CONFÉRENCES CLINIQUES

SUR LES

MALADIES DES FEMMES

PARIS. — IMPRIMERIE G. ROUGIER ET Cie

1, RUE CASSETTE, 1

CONFÉRENCES CLINIQUES

SUR LES

MALADIES DES FEMMES

PAR

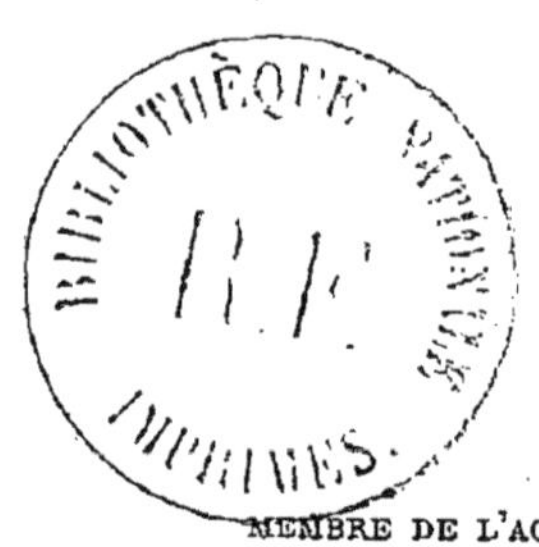

G. BERNUTZ

MEMBRE DE L'ACADÉMIE DE MÉDECINE, MÉDECIN HONORAIRE DES HÔPITAUX
OFFICIER DE LA LÉGION D'HONNEUR

PARIS

G. MASSON, ÉDITEUR

LIBRAIRE DE L'ACADÉMIE DE MÉDECINE

120, Boulevard Saint-Germain, 120

—

1888

PRÉFACE

Depuis plusieurs années, Bernutz était atteint d'un rhumatisme chronique qui le tenait éloigné de l'hôpital et de la clientèle. Mais il avait gardé sa passion pour l'étude de la gynécologie. Dans les moments de répit que lui laissait la souffrance, il avait recueilli ses notes, revu ses observations et rédigé les leçons qu'il avait faites à la Charité, dans les dernières années de sa carrière hospitalière.

Il ne voulait pas que le travail de toute une vie d'étude fût perdu pour la science. Sa préoccupation était de faire paraître ce livre; sa crainte, de n'en avoir pas le temps. Aussi ne pouvait-on sans émotion être témoin de l'ardeur qu'il mettait à coordonner ses matériaux. Sur le conseil que ses amis lui donnaient de ménager ses forces : « Je dois me hâter, répondait-il, la maladie s'aggrave, peut-être n'aurai-je pas le temps de finir. »

Grâce au zèle et à l'empressement de son éditeur, auquel je suis heureux de rendre hommage, il put recevoir les premières épreuves une semaine avant de mourir. Ce jour fut pour lui un jour de bonheur. Son rêve le plus cher était réalisé. Son livre paraîtrait !

Mais les derniers efforts que son énergie avait imprimés à sa constitution affaiblie et usée par la souffrance avaient épuisé ses forces. Il succomba sans avoir pu terminer l'œuvre qu'un moment il avait eu l'espérance de conduire à sa fin.

Un de ses élèves favoris, son ancien interne, le docteur Bastard, dont il avait pu apprécier le savoir et le dévouement, voulut bien se charger des dernières corrections.

Quoiqu'il paraisse après la mort de son auteur, ce livre a été écrit tout entier de sa main. Aucune addition n'y a été faite, l'ordre même des chapitres a été respecté.

Il est donc bien l'œuvre tout entière, je dirais volontiers le testament médical de Bernutz.

Malgré son grand savoir et malgré ses nombreuses recherches personnelles, Bernutz ne s'est pas cru en mesure de publier un traité didactique de gynécologie. Fidèle à l'épigraphe qu'il avait mise en tête de sa *Clinique médicale sur les maladies des femmes* (ars tota in observationibus, sed perpendæ sunt observationes), il n'a voulu livrer à la publicité que les questions qu'il avait mûrement étudiées et dont, pour la plupart, il avait pu contrôler le diagnostic, soit par les signes directs, soit par l'anatomie pathologique. Il se plaisait à dire, quand on le félicitait de sa patience, de son infatigable persévérance et de sa sévérité pour ses observations, que s'il savait quelque chose il lui restait beaucoup plus à apprendre. Aussi, malgré sa profonde érudition, se sentait-il incapable de publier un traité complet de gynécologie.

Cet aveu de Bernutz est assurément bon à méditer par certains auteurs plus pressés de publier que d'apprendre.

Dans ce livre, Bernutz fait paraître, sous la forme de *confé-*

rences, les différentes questions qu'il a traitées devant ses élèves. Nous ne pouvons avoir la pensée d'en donner une appréciation générale : le grand nombre et la diversité des sujets qui y sont étudiés ne comportent pas un compte rendu de ce genre. Il faudrait donner de chaque chapitre un résumé ; ce qui nous conduirait à faire une sorte de réduction de l'ouvrage. Or, telle ne peut être notre intention.

Nous signalerons cependant, parmi les articles les plus importants, ceux qui ont trait à l'hématocèle et à la pelvi-péritonite.

L'hématocèle, qui avait été déjà, de la part de Bernutz, l'objet de publications savantes (1), avait continué d'être l'un des sujets favoris de ses études. Aussi trouve-t-on, dans *ses conférences*, à propos de cette affection, la marque d'une connaissance approfondie de la question. On pourrait dire, en vérité, que Bernutz connaissait tous les cas d'hématocèle qui ont été publiés.

Mais, à mon sens, son article sur la pelvi-péritonite lui fait plus d'honneur encore. L'étude originale de cet état morbide a été le point de départ d'une révolution dans la pathologie des organes génitaux de la femme. Non seulement, elle a fait justice d'une erreur, mais elle a imprimé à l'interprétation des lésions péri-utérines une direction qui a été féconde en bons résultats, en établissant la grande part que prend le péritoine pelvien dans les inflammations de l'utérus et de ses annexes.

Dans toutes les questions qu'il a traitées, Bernutz s'est toujours montré avec ses qualités maîtresses. Clinicien sagace, patient et rigoureusement exact, il expose d'abord le fait ; ce n'est qu'un peu plus tard qu'il établit la théorie quand

(1) *Archives générales de Médecine*, 1848. — *Clinique médicale des maladies des femmes*, 1860.

il peut l'appuyer sur l'observation. Au débutant, il servira de guide dans les recherches qui doivent conduire au diagnostic; au praticien, il fournira les indications thérapeutiques les plus rationnelles pour éviter les mécomptes et obtenir la guérison.

Nous terminons en souhaitant un légitime succès à ce livre qui a été conçu et publié dans l'unique but d'être utile à la science et aux malades.

F. SIREDEY,

Médecin de l'hôpital Lariboisière.

CONFÉRENCES

SUR

LA GYNÉCOLOGIE

PREMIÈRE CONFÉRENCE

Exposition générale.

MESSIEURS,

La gynécologie, qui doit faire le sujet de ces conférences, comprend, lorsqu'on l'envisage au point de vue général, comme l'avaient fait avec raison les anciennes écoles de Cos et de Cnide, deux ordres de faits pathologiques : les maladies propres aux femmes et les dissemblances que le sexe féminin imprime aux maladies communes à toute l'espèce.

L'étude de ces deux ordres de faits, qui relèvent tous deux des conditions physiologiques spéciales qui sont imposées à l'économie féminine par la maternité et qui se complètent l'une l'autre, devrait logiquement ne former qu'un seul ensemble pathologique.

Malheureusement, ce qui était possible du temps et avec la méthode synthétique d'Hippocrate, est absolument irréalisable aujourd'hui, par le fait des exigences légitimes de la méthode scientifique moderne qui ne peut plus se contenter des indications générales plus ou moins vagues dont se compose le *Traité des maladies de femmes*. Une aussi gigantesque entreprise que celle de réédifier l'œuvre hippocratique sur les bases que comporte la méthode scientifique actuelle et qui devrait avoir comme préambule obligé l'étude physiologique comparée des fonctions non seulement de la vie de relation, mais aussi de la vie organique de la femme, ne peut être accomplie de nos jours par un seul observateur. Un groupe de médecins, qui posséderaient réunies toutes les connaissances spéciales nécessaires à l'étude des faits les uns physiologiques, les autres pathologiques très divers, qui sont nécessaires à élucider tous les points de cet ensemble, ne réussiraient probablement pas mieux, parce qu'alors manquerait l'unité de vues, qui peut seule faire entreprendre et mener à bien un travail aussi ardu et d'aussi longue haleine que celui de constituer actuellement, pour ainsi dire de toutes pièces, la pathologie féminine.

Cette impossibilité a entraîné l'obligation de restreindre la gynécologie et de n'y point comprendre les dissemblances que le sexe féminin imprime aux maladies communes à toute l'espèce. Les notions différentes à cet ordre de faits sont, par suite, laissées éparses, disséminées, comme perdues, malgré leur importance pratique considérable, dans chacun de nos traités spéciaux de pathologie si multiples, où elles restent nécessairement très incomplètes.

La gynécologie a été ainsi réduite à ne comprendre que les maladies propres aux femmes, et encore les faits de cet ordre ont été scindés en maladies de l'état de vacuité et maladies obstétricales.

Je me conformerai, du mieux qu'il me sera possible, au programme adopté de nos jours par la plupart des pathologistes et qui découle de la signification restreinte qu'on a donnée au mot gynécologie, en lui faisant désigner l'étude des maladies propres aux femmes dans l'état de vacuité.

Mais je dois vous prévenir que la séparation entre ces trois ordres de faits, en apparence facilement distincts, n'est pas aussi aisée à établir qu'on le croit tant qu'on n'a pas été aux prises avec les difficultés qu'elle présente. On est, on peut dire, contraint de ne pas s'astreindre absolument à cette division quand on expose, par exemple, l'histoire pathologique des troubles menstruels, qui sont si souvent des manifestations symptomatiques de maladies générales communes à toute l'espèce. Cette première infraction fait surgir de suite une des questions les plus embarrassantes à résoudre, à savoir : si l'on doit décrire comme des maladies propres aux femmes ou au contraire retrancher de la gynécologie, la chlorose et l'hystérie, qui se montrent avec une fréquence si différente dans les deux sexes qu'elles sont presque spéciales au sexe féminin, dans la pathologie duquel elles jouent un rôle des plus considérables.

Il en résulte que la gynécologie, entendue comme elle l'est aujourd'hui, n'a, comme du reste la plupart de nos divisions nosologiques, que des délimitations peu précises, qu'elles sont plus ou moins étroites suivant les doctrines médicales pour ainsi dire de chaque gynécologiste et, en particulier, suivant l'interprétation qu'il donne au fameux adage : *Mulier idest quod est propter solum uterum*, inauguré par F. Hofmann.

Cette sorte d'axiome, que vous trouvez inscrit au frontispice d'un grand nombre de traités de gynécologie du siècle dernier et du commencement de celui-ci, consacre, je dois vous le dire de suite, Messieurs, une grossière erreur, si on le prend dans le sens littéral que lui attribuaient nos prédécesseurs. Il faut, pour que cet adage soit admissible, et à plus forte raison pour qu'il soit considéré comme l'axiome fondamental de la gynécologie, qu'on lui donne une tout autre signification que celle qu'ils lui attribuaient, c'est-à-dire qu'on voie, comme je vais vous l'indiquer dans le mot *uterum*, une personnification de la fonction de la maternité. La matrice, en effet, analogue histologiquement aux vésicules séminales chez l'homme, ne peut, non seulement être regardée, ainsi que le faisait Hippocrate, comme une sorte d'être indépendant, fantasque et capricieux, emprisonné dans le corps de la femme, qui la domine et la rend presque inconsciente d'une partie de ses actes, mais ne peut même plus, depuis la découverte de l'ovulation, être considérée, ainsi que le faisaient nos prédécesseurs, comme l'organe fondamental du sexe féminin.

Les recherches modernes ont démontré qu'au point de vue génésique, le rôle primordial appartient non à l'utérus, mais aux ovaires, comme il appartient dans le sexe masculin aux testicules, qui sont histologiquement les analogues des ovaires. Mais elles ont établi par contre que l'utérus, dans lequel se produit l'incubation, qui permet à l'ovule fécondé, en se greffant à la muqueuse utérine, de se développer et à l'aide des contractions duquel s'effectue la naissance de l'enfant, est l'organe essentiel de la gestation, qui n'est pas sans doute toute la maternité, tant s'en faut, mais en est du moins un des actes les plus importants chez les vivipares. Il n'est par conséquent pas très irrationnel de faire servir le nom de l'organe utérus, dans lequel se passent les phénomènes les plus apparents de la maternité, à désigner cette fonction et, en se permettant cette extension de la signification du mot utérus, de lui faire dire, avec Pidoux, que la femme est toute maternité.

Cette nouvelle formule aphoristique que vous devez, Messieurs, considérer comme l'axiome fondamental de la gynécologie actuelle, a sur l'ancienne de nombreux avantages. Elle a d'abord celui de ne pas risquer, comme celle-ci, de cesser jamais de paraître vraie, en ce qu'elle ne fait que mettre en lumière le rôle qui est départi à la femme dans la conservation de l'espèce et auquel a été subordonnée toute son économie. Elle a, en second lieu, l'avantage énorme d'indiquer que la femme n'est pas seulement femme par son utérus, comme le voulait l'adage d'Hofmann, mais par toutes les parties de son être qui répond, par toute son organisation physique et morale, au but final pour lequel elle a été créée. Cette vérité primordiale, qu'on ne doit pas oublier un instant quand on s'occupe des maladies du sexe féminin, est, on peut dire, péremptoirement démontrée par les transformations multiples qui se produisent, non seulement dans les organes génitaux, mais dans tout l'organisme aux deux périodes de transmutation que la femme subit : l'une, quand s'établit, l'autre, quand cesse la menstruation qui est chez elle le signe extérieur de l'aptitude à la reproduction. Je ne passerai pas ici en revue tous ces changements que j'aurai à vous décrire longuement, quand je vous parlerai de la puberté et de la ménopause, je me bornerai à vous signaler la modification la plus intéressante de toutes, qu'on observe à ces deux époques de transmutations organiques imposées à la femme, parce qu'elle démontre à elle seule la participation dans le sexe féminin de toutes les fonctions à la fonction génitale. Il s'agit du résultat si intéressant, auquel ont conduit les recherches très remarquables de MM. Andral et Gavarret, sur la quantité d'acide carbonique expiré aux différents âges dans les deux sexes (1).

Ces recherches ont démontré que, si la quantité d'acide carbonique expiré est analogue dans les deux sexes, non seulement pendant l'enfance, mais pendant la vieillesse, c'est-à-dire aux deux périodes de la vie pendant lesquelles la fonction génitale est dans la torpeur ; il en est tout autrement dans toute la phase de l'existence pendant laquelle cette fonction est en pleine activité dans l'un et l'autre sexe. Ainsi tandis que, dans le sexe masculin, la quantité d'acide carbonique expiré continue à augmenter à la puberté, comme dans l'enfance, et va toujours croissant graduellement jusqu'à la fin de l'âge mûr, pour commencer à diminuer et à décroître assez rapidement dans le déclin de la vie ; on voit, au contraire, dans le sexe féminin, la quantité d'acide carbonique cesser d'augmenter à la puberté, c'est-à-dire à l'établissement de la menstruation et rester la même tant que dure cette fonction, après la cessation de laquelle seulement reparaît l'analogie avec ce qu'on observe chez l'homme, à la période correspondante de l'existence.

D'où il résulte que, chez la femme, la fonction génitale exerce pendant toute sa durée une influence des plus notables sur la combustion pulmonaire, qui est un des actes les plus importants de la vie organique, en ce que toutes les fonctions, absolument toutes, y coopèrent plus ou moins directement ou indirectement.

La persistance de cette déperdition d'acide carbonique par le poumon, moindre que chez l'homme, qui dure chez la femme pendant toute la période de la nubilité, établit que cette épargne des principes carburés est bien certainement liée à la maternité.

Du moment où la fille devient apte à être femme et peut dès lors avoir du jour au lendemain à subvenir, non seulement à sa propre existence, mais en même temps au développement d'un

(1) Andral et Gavarret. *Archives générales de médecine*, 4e série, t. I, p. 234.

ouvel être, qui, aussitôt l'imprégnation, vit du sang de sa mère, a fonction de l'hématose s'approprie chez la femme à cette éven-ualité qui la rend beaucoup plus complexe que chez l'homme, et ar suite bien plus susceptible de dérangement que dans le sexe nasculin. Vous comprendrez par suite, Messieurs, la fréquence e la chlorose chez la femme, et sa rareté au contraire chez homme. L'épargne qui se fait chaque jour au point de vue de 'éventualité d'une conception, et qui reste sans emploi si la fécon-ation n'est pas réalisée, s'emmagasine silencieusement, dans ce ernier cas, jusqu'à ce que l'organisme fournisse les éléments de hémorrhagie qui, dans l'état de vacuité, vient chaque mois servir e crise à l'éréthisme génital suscité périodiquement par la matu-ité d'un ovule. L'hémorrhagie cataméniale rétablit, comme l'a rofessé de Haller (1), l'équilibre dans l'économie féminine.

Le rôle d'hémorrhagie compensatrice, que remplit ainsi le flux ataménial, donne une importance primordiale à la fonction mens-ruelle, qui par là appartient au moins autant, si ce n'est plus à a vie organique, qu'elle ne relève de la vie de relation par la orte ovulaire, qui en est l'élément incitateur. Cette connexité, nposée par le rôle que l'hématose a à remplir pendant la gesta-ion et ses suites pour subvenir à des dépenses qui, non seule-nent sont inconnues à l'homme, mais qui n'existent pas chez la emme à l'état de vacuité, a nécessité chez celle-ci une organisa-ion plus complexe que dans le sexe masculin, destinée à relier de a manière la plus étroite, la fonction génitale à toutes les fonc-ions de la vie organique.

A l'époque de la vie où la maternité est possible, on peut voir hez la femme, succéder en vingt-quatre mois à l'état de vacuité, a gestation, la parturition et ses suites, la lactation, et après reize mois de celle-ci, le retour à l'état de vacuité, de telle sorte ue dans ce court espace de temps, la femme passe par quatre tats physiologiques différents auxquels doit s'approprier succes-ivement son hématose.

Son organisation est ainsi bien plus perfectionnée que celle de

(1) DE HALLER. *Elementa physiologiæ corporis humani*, 2e édit. Lausanne, 1778, VII, liv. 28, sect. III.

l'homme; mais aussi, par suite de la mobilité qu'elle doit présen ter, pour se prêter aux transmutations diverses qu'entraîne l maternité, elle offre par compensation moins de force de résis tance ; elle est comme tout appareil à articulations multiples et mouvement variés, exposée à des dérangements bien plus fré quents. Le système nerveux, en particulier, qui préside à l'har monie de toutes les fonctions et qui doit assurer leur concour régulier, au milieu des transmutations successives qui se produi sent chez la femme, non seulement à chaque nouvelle imprégna tion, mais même à chaque menstruation, est sujet à des perturba tions bien plus multiples que chez l'homme par suite de l'équilibr instable de l'économie féminine. En particulier, la subordinatio de l'encéphale, de l'axe cérébro-spinal et du grand sympathiqu qui composent le système nerveux, est moins bien assurée que che l'homme, et on a à craindre de voir ces diverses parties fonction ner irrégulièrement, indépendamment l'une de l'autre, ce qu constitue le caractère primordial de l'hystérie, qui n'appartien pour ainsi dire qu'au sexe féminin.

Je me suis très longuement étendu, Messieurs, sur la partici pation dans le sexe féminin, de toutes les fonctions de la vie orga nique à la fonction génitale, qu'on a cherché à mettre en lumière en disant que la femme est toute maternité, parce que de cett notion, découlent des notions scientifiques bien plus importante que celles qui constituent les généralités que peut fournir l'ana tomie. Cette notion primordiale permet, en premier lieu, de se rendre compte que les troubles fonctionnels des organes génitaux et en particulier les troubles menstruels, soient si fréquemmen des manifestations symptomatiques de maladies générales, ce qu oblige, toutes les fois qu'une femme présente un de ces trouble fonctionnels, de rechercher avec le plus grand soin quelles peu vent en être les causes, non seulement prochaines, mais éloignées Elle fait comprendre, en second lieu, que la marche des affection des organes génitaux, alors même qu'elles sont traumatiques, es subordonnée à l'état constitutionnel des malades, qui les éternise trop souvent.

Je reviendrai longuement sur le premier de ces deux points en étudiant avec vous les troubles fonctionnels très divers don s organes génitaux peuvent être le siège; et, très souvent sur e second, en discutant avec vous les indications thérapeutiques à emplir chez les malades en proie à des affections génitales, qui eront placées dans mon service.

La destination de mon service, auquel n'est plus annexé depuis ouze ans un service obstétrical, comme cela avait lieu, lorsque étais chargé de la salle Notre-Dame, à l'hôpital de la Pitié, me era étudier exclusivement avec vous les maladies propres aux emmes, qu'on observe dans l'état de vacuité, dont je me suis pécialement occupé. Toutefois, je ne me renfermerai pas exclusivement dans l'étude de celles-ci, parce qu'alors même qu'on veut e restreindre, comme j'en ai l'intention, aux maladies qu'on bserve dans l'état de vacuité, il est absolument impossible de aire complètement abstraction des faits qui se rapportent à la uerpéralité. Seulement je me limiterai, sous ce rapport, le plus u'il me sera possible, en me bornant à l'étude des faits, dont la onnaissance est indispensable pour bien comprendre l'histoire athologique des affections génitales de l'état de vacuité, que ous m'avez demandé spécialement de vous exposer.

Pour vous rendre cette étude plus facile, je passerai, dans cette exposition, des faits les plus simples à ceux qui sont plus complexes, pour que la connaissance des premiers serve à comprendre es seconds. Pour cela, après vous avoir rappelé en quelques mots les dispositions anatomiques des organes génitaux féminins, je vous exposerai successivement les vices de conformation très divers de ces organes, dans lesquels j'étudierai assez longuement les déplacements de l'utérus, qui sont bien loin sans doute d'être toujours congénitaux, mais qui du moins le sont dans un grand nombre de cas; de telle sorte qu'on ne peut séparer ces derniers faits de ceux dans lesquels la déviation s'est produite après la puberté. Après l'étude des déplacements de l'utérus, qui me permettra de vous initier aux notions si importantes que donne le toucher, qui est de tous les modes d'exploration celui qui fournit le plus de signes et les plus intéressants pour le diagnostic des affections utérines, je vous exposerai l'histoire pathologique des divers troubles fonctionnels des organes génitaux dans l'état de vacuité, c'est-à-dire l'histoire de la menstruation et de ses différents troubles. Cette étude m'amènera à vous décrire ensuite longuement les divers processus congestifs et inflammatoires, hématocèles, pelvipéritonites simples ou tuberculeuses, phlegmons des ligaments larges; et, après ceux-ci, les affections dynamiques, dont les organes génitaux peuvent être le siège. Je laisserai absolument de côté l'étude des dégénérescences : fibromes, myomes, cancer de l'utérus, kystes de l'ovaire ou autres, qui ont été surtout étudiés par les chirurgiens, à cause des opérations que ces affections organiques peuvent réclamer, et dont je serais mal venu de discuter les indications.

Je n'ai pas, Messieurs, la prétention de vous faire un cours dogmatique de gynécologie qui me paraît impossible, dans l'état actuel de nos connaissances; j'ai tâché seulement, en analysant les faits qui se sont présentés à mon observation, de vous initier de mon mieux à l'étude de cette branche si intéressante, mais en même temps si difficile de la médecine.

DEUXIÈME CONFÉRENCE

Vices de conformation des parties génitales externes.

L'appareil génital féminin dont j'ai, Messieurs, à passer successivement en revue, avec vous, les vices de conformation très multiples et très divers, est composé de deux groupes d'organes occupant profondément l'un l'excavation pelvienne, l'autre venant, au contraire, s'étaler superficiellement en avant du conduit vaginal qui les relie l'un à l'autre. Ces deux groupes d'organes comprennent le premier les ovaires, les trompes, la matrice, c'est-à-dire les organes féminins les plus essentiels à la génération; le second est composé d'organes très accessoires : le clitoris, le vestibule, les petites et les grandes lèvres. Ils se développent isolément l'un de l'autre dans les deux premiers mois de la vie intra-utérine. Indépendants l'un de l'autre au début ils se mettent bientôt en communication par la formation du vagin, qu'on peut considérer comme formant à lui seul un groupe intermédiaire aux deux autres, en ce qu'il appartient par la genèse de toute sa partie supérieure et moyenne au groupe génital interne, et par celle de son extrémité inférieure au développement du groupe génital externe, double origine qui me paraît devoir faire regarder le vagin comme un organe mixte ; cependant comme il appartient plus au groupe génital interne, je le rangerai plutôt dans celui-ci que d'en faire, comme M. Courty, un troisième groupe hybride, dont l'admission ne me paraît avoir aucun intérêt nosologique.

Les notions embryologiques indiquent d'étudier séparément les vices de conformation de chacun des deux groupes des organes génitaux, et de commencer par l'étude de ceux du groupe génital externe qui sont de beaucoup les plus simples, en ce qu'ils portent une atteinte beaucoup moins profonde à la fonction génitale. Les malformations les plus considérables de ce groupe, chez les individus viables, dont je m'occuperai seulement, ne peuvent, en effet, si les organes qui composent le groupe génital interne sont bien conformés, abolir l'ovulation dont la persistance fait que la femme reste femme, alors même qu'elle est incapable, par le fait de dispositions vicieuses des organes génitaux externes, d'avoir des rapports sexuels que tendent surtout à entraver les vices de conformation que nous allons passer en revue. Les plus graves de ceux-ci par leurs conséquences ont le fâcheux privilège, en même temps qu'ils constituent un obstacle plus ou moins marqué à la copulation, de rendre impossible l'excrétion de la sécrétion menstruelle dont le produit vient, comme dans l'imperforation de l'hymen, s'accumuler chaque mois dans les organes génitaux profonds et peut, par suite, entraîner la mort. Les plus bénins constituent simplement des difformités plus ou moins monstrueuses dont les plus complexes peuvent rendre difficile la détermination du sexe, et constituer une des variétés de l'hermaphrodisme (hermaphrodisme externe), dont la statue du Louvre reproduite au musée de Florence ne nous a donné qu'une idée très inexacte.

Pour vous faire comprendre ce vice de conformation, dont je dois vous entretenir en premier lieu, j'ai besoin de vous rappeler sommairement le développement du groupe génital externe et les analogies anatomiques qui existent entre chacun des organes homologues, doubles ou simples qui le composent dans l'un et l'autre sexe.

Ce groupe se développe vers la cinquième semaine de la conception et se forme par l'accumulation de matières plastiques, sous le feuillet interne du blastoderme qui donne lieu à une éminence médiane. Bientôt celle-ci, par suite de la corrosion simultanée du feuillet tégumentaire externe et celle du feuillet interne devient le siège d'une fente longitudinale, qui est l'orifice commun de tous les appareils internes et mérite le nom de cloaque externe. Plus tard, se développent sur le côté de cette fente deux éminences arrondies, qui remonteront chez l'homme pour constituer les corps caverneux, descendent, au contraire, chez la femme, chez laquelle elles formeront le clitoris et les petites lèvres. Dans les deux sexes, ces éminences se réunissent par leur face supérieure, tandis qu'elles laissent entre elles inférieurement, une gouttière qui persistera chez la femme pour former le vestibule, tandis que la gouttière se fermera chez l'homme par le développement de la paroi inférieure de la partie spongieuse de l'urèthre et ultérieurement par la fusion des deux bourses.

Celles-ci résultent du développement de deux corps sphéroïdaux saillants, qu'on voit naître en même temps que se produit, de dedans en dehors, la cloison périnéale destinée à séparer le rectum de l'appareil génital. Les deux corps sphéroïdaux saillants se portent ensuite en haut et en dehors et forment, comme je viens de vous le dire, le scrotum chez l'homme, les deux grandes lèvres chez la femme.

Vous voyez, en résumé, que chez l'homme les divers organes du groupe génital externe, en s'associant les uns aux autres et en se fusionnant au conduit d'excrétion des voies urinaires, en même temps que certains de ces organes se développent démesurément par rapport aux organes analogues chez la femme, arrivent à constituer le pénis et le scrotum, qui sont saillants tous deux, et dont la conformation ressemble si peu à celle de la vulve dans le sexe féminin. Dans ce dernier sexe, par suite de l'indépennance du conduit d'excrétion génital, de celui des voies urinaires et par suite du défaut de fusion des diverses parties du groupe génital externe, on voit la vulve caractérisée par une large gouttière, bordée par la double corolle que forment les grandes et les petites lèvres, et au fond de laquelle se cache le clitoris, organe rudimentaire homologue du corps caverneux masculin. Les différences que je viens de vous indiquer dans les deux sexes, ont pu vous faire trouver paradoxal ce que je vous ai dit tout à l'heure, que le groupe génital externe est formé dans l'un et dans l'autre sexe de parties respectivement analogues. Il a fallu, pour vous le faire comprendre, que j'entre dans les détails qui vous l'expliquent.

Je ne m'arrêterai pas sur l'ensemble des dissemblances que je viens de vous indiquer, et qui résultent des différences dans les métamorphoses du tubercule génital externe, pendant la vie intra-utérine, que rendrait indispensable la nécessité d'une coaptation plus ou moins parfaite des organes génitaux externes des deux sexes dans le rapport sexuel. J'ai à appeler votre attention sur les analogies, que les dissemblances précédentes empêchaient de saisir à première vue, et qui deviennent de la dernière évidence lorsqu'on étudie histologiquement chacun des organes homologues dans les deux sexes. L'étude histologique démontre l'analogie complète : 1° du clitoris chez la femme, du penis chez l'homme; 2° des petites lèvres chez la première, du fourreau de la verge chez le deuxième; 3° de la membrane hymen qui représente à l'état rudimentaire, la portion antérieure de la partie spongieuse de l'urèthre viril, absente dans le sexe féminin; 4° des glandes vulvo-vaginales, qui sont annexées dans le sexe féminin, à la membrane hymen comme le sont les glandes de Cowper au bulbe de l'urèthre masculin; 5° des grandes lèvres dont chacune est l'homologue des bourses, qui en se réunissant chez l'homme, au lieu d'être séparées comme chez la femme, forment le scrotum. Je dois en particulier signaler à votre attention, les analogies qui existent entre le pénis de l'homme et le clitoris de la femme, qu'on voit l'un ou l'autre mal conformé chez les individus affectés d'hermaphrodisme externe.

Ce vice de conformation offre deux variétés distinctes en ce que les individus affectés de l'une de ces deux variétés peuvent procréer et appartiennent au sexe masculin, tandis que ceux de la seconde appartiennent au sexe féminin en ce qu'ils peuvent concevoir, comme en témoignent les histoires scandaleuses rapportées dans les *Éphémérides des curieux de la nature*, dont je vous ferai grâce. L'hermaphrodisme externe masculin est caractérisé par un état rudimentaire du pénis et la dissociation des deux bourses, à l'extrémité inférieure desquelles on voit s'ouvrir le canal de l'urèthre, qui imite l'orifice vaginal.

Il en résulte qu'on peut, surtout si les testicules ne sont pas descendus dans les bourses à l'époque de la naissance, faire inscrire comme fille, sur les registres de l'état civil, un individu appartenant au sexe masculin, ainsi que j'en ai vu un exemple avec M. Robert. L'hermaphrodisme externe féminin est constitué par un développement monstrueux du clitoris, sans ou avec fusion du bord libre des petites lèvres. Cette dernière disposition permet, vous le comprenez facilement, une confusion inverse de la précédente, parce qu'il existe immédiatement au-dessous du clitoris, et en rapport avec la gouttière dont est creusée sa face inférieure, un orifice arrondi, qu'on peut d'autant mieux prendre pour le méat urinaire d'un hypospadias incomplet qu'il donne passage à l'urine. L'erreur de diagnostic peut être d'autant plus facile, qu'on peut voir l'une des deux grandes lèvres, réunie par la membrane continue qui résulte de la fusion des nymphes, contenir quelques portions d'épiploon ou d'intestin, qui simule un testicule comme l'a indiqué Mme Boivin (1). Mais je dois vous signaler que le pertuis, qui donne seulement issue à l'urine pendant l'enfance, livre passage, après la puberté, au flux menstruel et que cette particularité établit le diagnostic. Il était, on peut dire certain, dans l'observation de M. Huguier, publiée par M. Lefort.

L'intervention chirurgicale a du, dans ce cas, être plus complexe qu'elle n'a besoin de l'être habituellement, c'est-à-dire quand on s'aperçoit de la malformation pendant l'enfance et qu'on opère, comme c'est la règle, avant le développement de la puberté. Dans les cas de fusion simple des petites lèvres, il suffit, en général, après s'être bien assuré par des explorations réitérées, de l'état des parties, de pratiquer une incision qui suive, aussi correctement que possible, le petit raphé, qui indique la fusion, en se servant pour conduire le bistouri d'une sonde cannelée, qu'on a introduite bien verticalement par l'orifice sous-clitoridien derrière le voile membraneux, qu'elle sert à tendre jusqu'à sa partie inférieure. On peut même, dans certains cas, obtenir chez des enfants très jeunes la désunion des petites lèvres en employant le procédé d'Amussat (2) qui consiste à tirer énergiquement à l'aide des pouces sur chacune des petites lèvres de dedans en dehors, en même temps qu'on exerce avec force une pression d'arrière en avant sur le raphé à l'aide d'une tige solide introduite par l'orifice sous-clitoridien. La désunion est obtenue par l'un ou l'autre de ces deux procédés, dont le premier me paraît préférable; il est

(1) BOIVIN et DUGÈS. *Maladies de l'utérus*, t. I, p. 61.
(2) AMUSSAT. *Gazette médicale*, 1835, p. 821.

nécessaire ensuite de maintenir les deux petites lèvres écartées l'une de l'autre jusqu'à cicatrisation complète de leurs bords.

Je n'insisterai pas plus longuement sur ces deux monstruosités : hypospadias complet chez l'homme, fusion des petites lèvres chez la femme qui peuvent, lorsque le pénis est peu développé chez le premier, le clitoris au contraire monstrueux chez la seconde, rendre embarrassante, mais non difficile la détermination du sexe, s'il n'y a pas en même temps de malformations des organes génitaux internes, qui constituent l'hermaphrodisme interne. On peut, à l'aide d'explorations attentives arriver assez sûrement à cette détermination, surtout après l'époque de la révolution pubère, qui est le moment où elle a une réelle importance. A plus forte raison cette détermination est facile lorsque, dans de semblables circonstances, l'hermaphrodisme externe féminin est incomplet, c'est-à-dire lorsqu'il n'y a que la fusion des petites lèvres sans clitoris monstrueux, ou au contraire un clitoris monstrueux de dix centimètres de longueur, sans fusion des petites lèvres, comme dans certaines observations.

Ce dernier vice de conformation a un certain intérêt parce que, chez des femmes qui en sont affectées, on a vu les excitations génésiques, que suscitent les frottements de cette organe pendant la marche, donner lieu à un état morbide que je dois vous signaler. Cet état morbide m'a paru, dans le seul cas où je l'ai observé, être très analogue à celui qui se produit chez les jeunes gens en proie à des pertes séminales.

On peut arriver à le guérir par l'amputation du clitoris, comme cela s'est vu dans une observation publiée par M. Robert ; mais la guérison peut n'être que momentanée comme pour la jeune fille chez laquelle M. Richet a été obligé, pour les mêmes motifs que M. Robert, de faire l'ablation totale du clitoris. Chez celle-ci, les accidents, après avoir cessé plusieurs années, avaient reparu lorsque j'avais l'honneur d'avoir M. Richet pour collègue à la Pitié. Ils avaient, dans cette nouvelle récidive, me dit mon honorable ami, pour point de départ le col utérin, qui était devenu le siège d'une hyperesthésie génésique analogue à celle dont le clitoris avait été primitivement affecté. J'appelle tout particulièrement votre attention, Messieurs, sur cette récidive, parce que si on la rapproche de la rareté comparative des accidents que je viens de vous indiquer, chez des femmes dont le clitoris présente un semblable volume, on est forcé d'admettre qu'il faut, pour que les accidents se produisent, deux éléments morbides : c'est-à-dire qu'on voie coïncider au volume anormal du clitoris une impressionnabilité génésique exagérée, qui peut être, dans certains cas, l'élément morbide principal. Je n'ai pas besoin de vous dire que cette exagération de l'impressionnabilité peut être le fait de l'onanisme, qui tend, d'autre part, à exagérer le volume de l'organe. Mais j'ai à vous signaler spécialement qu'elle peut être le fait d'une névropathie, et, par suite, qu'on doit avoir résolu toutes ces questions de diagnostic avant de penser à une opération difficile, qui, comme je viens de vous le dire, peut ne donner qu'une guérison temporaire, si l'impressionnabilité est le fait d'une disposition générale.

L'amputation du clitoris est une ressource ultime à laquelle on ne doit avoir recours qu'après avoir essayé tous les moyens locaux et généraux qui peuvent être indiqués pour diminuer l'impressionnabilité excessive, dont le clitoris est le siège, qui joue le plus grand rôle dans la genèse des accidents. Mais on ne peut toutefois rejeter complètement l'emploi de cette opération, alors même qu'on croirait qu'elle ne doit donner qu'une guérison temporaire, lorsque, par exemple, l'état morbide causé par cette sorte d'onanisme involontaire, compromet gravement la santé par l'irritabilité nerveuse qu'il produit, mais surtout par le dépérissement qu'il engendre, et qui fait craindre le développement de tubercules.

Entre les racines du clitoris se trouve le méat urinaire, qui est en général placé à un centimètre au-dessous du clitoris, à égale distance de cet organe et du bord antérieur de l'orifice vaginal, de telle sorte qu'on peut, avec un peu d'habitude sonder les femmes sans les découvrir. Mais il peut être congénitalement beaucoup plus rapproché du vagin qu'à l'état normal, sans qu'on puisse accuser, comme l'a fait mon honorable collègue, M. Guérin, des trop précoces rapports d'en être la cause. J'ai vu chez une jeune fille de quinze ans, qui avait une paralysie hystérique de la vessie, le méat urinaire s'ouvrir à l'extrémité de la colonne antérieure du vagin, immédiatement en avant de la membrane hymen, qui dans ce cas était si complète qu'elle n'était percée que d'une très petite ouverture centrale par laquelle se faisait l'écoulement des règles. Dans des cas semblables, il faut forcément s'aider de l'inspection pour introduire la sonde dans le méat urinaire.

A une certaine distance en dehors du méat urinaire, viennent pendre de chaque côté, comme deux voiles membraneux, les petites lèvres, qui, comme je vous l'ai dit plus haut, forment, en se réunissant au-dessus du clitoris, un capuchon à cet organe, auquel inférieurement elles envoient deux petites lamelles pour constituer un frein à ce capuchon. A partir du frein, les deux petites lèvres, composées d'un repli de la muqueuse dans lequel se trouve interposé un mince tissu cellulaire, descendent, s'écartant légèrement l'une de l'autre pour venir border latéralement l'orifice vaginal et bientôt se confondre insensiblement dans la face muqueuse des grandes lèvres. Les nymphes de dimensions très variables d'un sujet à l'autre, non seulement par le fait de dispositions natives, mais aussi, suivant Brantôme, par le fait d'habitudes cyniques, peuvent offrir un tel développement chez certaines femmes qu'elles dépassent les grandes lèvres et constituent, dans certains cas, une véritable difformité. Néanmoins, si on tient compte que ce vice de conformation, qu'on trouve porté à son summum dans la race hottentote, où il constitue ce qu'on appelle le tablier, n'apporte aucun obstacle à la fonction génitale, on doit se refuser à faire l'excision de petites lèvres hypertrophiées que certaines femmes galantes vous demandent par coquetterie, ou sous le prétexte que cela les entrave dans l'équitation, dit M. A. Guérin (1). On ne doit s'y décider que si cette élongation des nymphes détermine, pendant la marche, des excitations génésiques, qu'il est utile de faire cesser.

Extérieurement aux petites lèvres dont la fusion, que je vous ai décrite tout à l'heure, constitue un vice de conformation bien plus intéressant que leur élongation, que je viens de vous indiquer, on voit proéminer, séparées des nymphes par un sillon de

(1) A. Guérin. *Maladies des organes génitaux externes.* Paris, 1864, p. 244.

séparation assez profond, deux bourrelets allongés, qui constituent les deux grandes lèvres droite et gauche. Ces deux bourrelets plus ou moins épais, en particulier chez les scrofuleuses, chez lesquelles elles sont souvent hypertrophiées, sont séparés supérieurement l'un de l'autre par le mont de Vénus, et viennent inférieurement se réunir en avant de l'anus, à une distance variable chez chaque femme pour constituer ce qu'on appelle la fourchette. Il en résulte que, dans la station, les grandes lèvres s'adossent l'une à l'autre et réduisent l'ouverture de la vulve à une fente légèrement entr'ouverte supérieurement, tandis que dans la position accroupie, en s'écartant l'une de l'autre et en entraînant dans cette dilatation l'écartement de la partie inférieure des petites lèvres, elles laissent entrevoir le vestibule. Chacune des grandes lèvres est revêtue sur la surface interne par la muqueuse génitale et sur sa surface externe par l'enveloppe cutanée, qui est fournie de poils et de follicules sébacés assez nombreux, ce qui explique la production d'un certain nombre des affections dont les grandes lèvres peuvent être le siège.

Au-dessous de la membrane d'enveloppe cutanée et muqueuse, on trouve des fibres dartoïdes, qui rappellent le dartos du scrotum, qui, en s'accolant au feuillet aponévrotique que le grand oblique envoie dans les grandes lèvres et qui leur est sous-jacent, constituent une bourse au centre de laquelle se trouve déposé du tissu cellulaire. Cette bourse ellipsoïde, sur la disposition de laquelle a insisté M. Broca, répond supérieurement à l'insertion du ligament rond au pubis et au canal péritonéal, appelé chez la femme canal de Nück, qui est perméable pendant la vie intra-utérine, mais qui le plus souvent s'oblitère avant la naissance. Chez certaines petites filles, le canal de Nück non-seulement persiste après la naissance, mais son renflement inférieur se prolonge plus ou moins bas dans la bourse dartoïde de la grande lèvre, et constitue une cavité le plus souvent virtuelle, mais qui, dans quelques cas, devient effective parce qu'elle est remplie de sérosité et donne lieu à une hydrocèle, analogue à l'hydrocèle du cordon chez l'homme. Il en résulte que le vice de conformation consistant dans l'élongation de l'ampoule inférieure du canal de Nück avec ou sans oblitération de celui-ci peut, sous l'influence de causes morbides se traduire, dans des cas exceptionnels, par une tumeur pathologique, une sorte d'hydrocèle, qui a fait le sujet de la thèse intéressante de M. Beachon. Il faut, pour qu'elle existe, des conditions exceptionnelles qui font que cette variété d'hydrocèle, propre à la femme est très rare; je n'ai jamais eu qu'une seule fois l'occasion de l'observer et très incomplètement, parce que c'était à la consultation de Lourcine et que la malade n'a pas voulu entrer à l'hôpital. Aussi, aurais-je omis de vous en parler, si je n'avais à vous prémunir contre le danger de faire suivre la ponction de ces kystes séreux, d'une injection iodée ou de tout autre liquide irritant, aussi bien que la ponction des kystes qui résultent d'une hydropisie d'un vieux sac herniaire (1) dont le diagnostic différentiel est très difficile. Il faut que vous sachiez que ces kystes peuvent sembler, par suite de la disposition de leur pédicule, constituer une cavité close, parce qu'on ne peut, en les comprimant, faire refluer dans l'abdomen le liquide qu'ils contiennent, et que cependant le pédicule creux de ce kyste permettra dans certain cas, le passage d'une partie de l'injection dans le ventre, ce qui déterminera une péritonite rapidement mortelle, comme dans une observation publiée par Bérard (2).

Je ne vous parlerai point de la fusion congénitale du bord libre des grandes lèvres, dont on a rapporté quelques exemples, parce qu'il y a eu dans ces faits une erreur d'interprétation, ainsi que l'a démontré M. Guersant, dans un rapport très remarquable qu'il a lu à la Société de chirurgie, sur un cas de cette espèce qui avait été adressé par un chirurgien de Lyon. Dans les cas de ce genre, il y avait soit une fusion congénitale du bord libre des petites lèvres, soit une cicatrice vicieuse, résultant d'ulcérations de nature diverse pendant l'enfance, qui avaient oblitéré la partie inférieure de la vulve. Ces cicatrices vicieuses, que je n'ai pas à vous décrire, et pour lesquelles une opération chirurgicale est nécessaire, empêchent l'écartement des grandes lèvres, et par suite l'accès dans le vestibule dont j'ai à vous rappeler les dispositions.

(1) G. Bernutz. *Thèse inaugurale*, p. 62. Paris, 1846.
(2) G. Bernutz. *Thèse inaugurale*, p. 62. Paris, 1846.

Cette sorte d'infundibulum a comme fond la face inférieure du clitoris, le tubercule du méat urinaire et enfin l'orifice vaginal muni de sa membrane hymen. Il a comme paroi latérale, la face interne de chacune des petites lèvres, et comme paroi postérieure le plan concave qui s'étend postéro-latéralement de la demi-circonférence de l'anneau vaginal, à la face interne des grandes lèvres et au bord antérieur du périnée que prolonge le repli muqueux de la fourchette.

La différence qui existe dans la direction du plan de la vulve et de celui du fond du vestibule, fait que l'infundibulum a une profondeur beaucoup plus grande postérieurement qu'antérieurement, surtout chez les femmes dont le périnée est plus saillant qu'à l'état normal.

Cette légère anomalie, en apparence insignifiante, en ce qu'elle disparaît chez le plus grand nombre d'entre elles après le premier accouchement, peut, si le mari est inexpérimenté et surtout s'il est génésiquement débile, être un obstacle à l'accomplissement du mariage. Il peut, surtout si la femme par sentiment de pudeur se dérobe aux approches conjugales, en résulter des rapports incomplets, qui tantôt n'auront d'autre inconvénient que la persistance infinie de la membrane hymen et l'absence de fécondation, tantôt au contraire feront naître chez la femme deux sortes d'états pathologiques constitués, l'un par une dilatation anormale de l'extrémité inférieure du vestibule et le rétrécissement de l'orifice vaginal, l'autre par une affection très singulière à laquelle on a donné le nom de vaginisme.

Il peut vous paraître extraordinaire que sans vice de conformation bien réel, sans état pathologique bien déterminé chez la femme, un mari qui n'est pas impuissant ne puisse arriver, sinon le premier jour ou dans la première semaine, mais après des mois et même des années, à consommer l'acte du mariage. Malheureusement le fait n'est que trop certain, et il n'est pas de praticien un peu répandu qui n'ait été consulté pour des faits de cette espèce. Dans des cas semblables, il est nécessaire de s'informer d'abord du mari s'il n'est pas trop inexpérimenté et surtout s'il n'a pas de pertes séminales qui seraient la cause de ses insuccès, parce qu'alors il faudrait dans ce dernier cas obvier à la maladie du mari. Après la guérison de celle-ci, il serait nécessaire de constater si les rapports incomplets, plus ou moins longtemps continués, n'ont pas donné lieu chez la femme à une disposition vicieuse spéciale sur laquelle Greham (1) a beaucoup insisté : « Il m'est arrivé souvent, dit cet auteur, de rencontrer des ménages, vieux de plusieurs mois et même de plusieurs années, dans lesquels la membrane hymen était intacte. C'est souvent à l'incurie du mari ou à sa débilité génitale, qui n'a pas assez de courage pour surmonter la résistance qu'explique la pudeur que les femmes montrent généralement, lors des premières approches, qu'il faut attribuer cet état. Il en résulte une certaine rigidité de l'orifice vaginal et une disposition infundibuliforme de la vulve, qui est due au coït incomplet, qui a été longtemps pratiqué. » Lorsqu'on rencontre cette disposition vicieuse, il est nécessaire de combattre l'état inflammatoire de l'orifice vulvaire pour arriver ensuite, à l'aide de bougies, à une dilatation graduelle de l'orifice vaginal qui permette l'accomplissement facile du devoir conjugal. L'état pathologique que je viens de vous indiquer est bien plus rare que le développement du vaginisme dont je vous entretiendrai plus tard, après vous avoir rapporté les dispositions anatomiques de la membrane hymen et signalé les vices de conformation dont elle peut être le siège.

La membrane hymen qui est représentée, chez les femmes mariées par les caroncules myrtiformes qui en sont les vestiges, manque très rarement congénitalement, d'après les recherches de M. Tardieu, qui a fait une étude spéciale de la question. L'absence congénitale de la membrane hymen, dans les cas exceptionnels où elle se rencontre, entraîne, comme conséquence, chez les femmes qui ont été affectées de ce vice de conformation, l'absence de caroncules myrtiformes, dont l'existence a, comme nous le verrons tout à l'heure, une valeur séméiotique plus considérable que la persistance de la membrane hymen, comme signe de défloration. Les dimensions de cette membrane hymen sont très variables, elle peut être de proportions si exiguës qu'elle paraît manquer, ainsi que vous avez pu le constater chez une jeune fille que

(1) *The Lancet*, n° 18, 1849.

j'ai reçue dans mon service, le 15 mars 1875, et que j'ai dû examiner devant vous parce qu'elle faisait dater les convulsions hystériques, auxquelles elle était en proie, d'un écoulement vaginal dont il importait de déterminer la nature.

Chez cette jeune fille, qui se disait vierge, le petit repli muqueux, bordant la demi-circonférence inférieure de l'anneau vaginal, qui constituait son hymen rudimentaire, était difficile à distinguer à la vue à cause de la rougeur et de l'état tomenteux de la muqueuse. En pratiquant le toucher, je ne l'ai pas perçu distinctement, en introduisant l'index, parce qu'alors l'hymen s'est incliné en arrière ; il a fallu, pour le rendre appréciable, que je plie légèrement la première phalange sur la seconde en retirant le doigt, et que j'accroche ainsi la petite membrane qui bordait l'orifice vaginal. Non seulement les dimensions de l'hymen sont très variables, comme je viens de vous l'indiquer, mais cette membrane peut offrir de très nombreuses variétés de formes qui ont été rattachées par M. A. Tardieu à cinq types principaux : 1° hymen à disposition labiale; 2° hymen annulaire à bords frangés; 3° hymen semi-lunaire; 4° hymen formant un diaphragme à ouverture supérieure; 5° hymen formant un diaphragme à ouverture centrale. Dans cette dernière forme, l'ouverture peut être grande, ou au contraire très petite, de manière à ne constituer dans certains cas qu'un étroit pertuis, de sorte qu'il n'y a qu'un pas pour arriver à l'imperforation de l'hymen.

Ce vice de conformation, absolument inoffensif pendant l'enfance, pendant laquelle il reste le plus souvent ignoré, devient au moment de la puberté la cause d'une série d'accidents, par suite de l'obstacle qu'il apporte à la production au dehors du flux menstruel. Je ne vous décrirai pas aujourd'hui ces accidents, qu'on retrouve dans toutes les atrésies génitales, seulement modifiés par le siège qu'elles occupent ; ce sera le sujet d'une de mes conférences ultérieures. Je vous indiquerai seulement que ces accidents peuvent entraîner la mort si on n'obvie pas en temps opportun au vice de conformation, parce qu'il est impossible de compter sur la rupture spontanée de la membrane hymen qui ne s'est produite que dans des cas très exceptionnels. Cependant cette membrane, uniquement constituée par un repli de la muqueuse, entre les lames de laquelle se trouve interposé un peu de tissu cellulaire, n'est que très peu résistante en général. Chez certaines femmes, elle peut sans se déchirer, se porter en arrière, s'accoler à la paroi postérieure du vagin et permettre des rapports multiples, sans qu'il y ait défloration, comme le témoigne le fait rapporté par Parent-Duchatelet. Il s'agit d'un procès intenté à un jeune homme par une femme pour attentat fait, disait-elle, à sa vertu, dans lequel le jeune homme ne dut son acquittement qu'à ce qu'il parvint à prouver que cette prétendue vierge, chez laquelle deux séries d'experts avaient constaté l'existence d'une membrane hymen absolument intacte, était depuis plusieurs années inscrite, comme fille publique, sur les registres de la police. Il semblerait qu'elle doit toujours être facilement brisée dans le premier rapport conjugal; il arrive cependant qu'elle offre un obstacle assez considérable à l'intromission du pénis. Cela résulte de ce qu'au moment des excitations génésiques, le constricteur du vagin entre en érection et qu'alors la membrane vient s'appuyer sur l'anneau vulvaire, qui en se resserrant derrière elle forme comme une espèce de coussinet, contre lequel le pénis la refoule, ainsi que l'a indiqué M. Richet.

La résistance qu'apporte à l'intromission du membre viril dans le vagin l'anneau vulvaire, dans la constitution duquel entre le *constrictor cunni*, permet de comprendre comment se produit parfois, dans le premier rapport, la déchirure du bord seulement de l'hymen, tandis que toute sa base, soutenue par l'anneau, reste intacte. Dans ces cas, malgré tous les efforts, l'extrémité seule du pénis, engagée dans la déchirure, ne peut arriver à franchir l'étroite filière placée derrière l'hymen, où se produit bientôt la perte séminale. Il en résulte une lacération incomplète de l'hymen, souvent très douloureuse, qui devient, dans les tentatives suivantes, le siège d'une irritation excessivement pénible, qui est le point de départ du vaginisme, que je vous décrirai dans la conférence suivante.

TROISIÈME CONFÉRENCE

Du Vaginisme.

Le vaginisme, qui doit faire le sujet de ma conférence d'aujourd'hui, ne peut, je dois vous le dire de suite, être rattaché à un vice de conformation. Aussi, n'aurais-je point dû vous en entretenir actuellement si l'incapacité d'avoir des rapports sexuels, qui existe en général depuis le mariage, chez les femmes en proie à cette cruelle affection ne la rapprochait, sous bien des points de vue, des malformations congénitales.

Le mot vaginisme, importé en pathologie par M. Sims, est de date récente; mais il faut reconnaître que l'affection à laquelle il a donné cette dénomination (1) avait été vaguement signalée au commencement de ce siècle par Guillemot (2), puis nettement indiquée par Huguier (3), Dupuytren (4), Lisfranc (5), Hervey de Chégoin (6), Scanzoni (7), Debout (8), Simpson (9), enfin décrite succinctement mais magistralement par Michon (10), qui avait rapporté onze observations avant la communication du chirurgien américain à la Société obstétricale de Londres. Aussi, peut-on dire qu'il a vulgarisé la connaissance de cette affection, en

(1) Sims. *Communication à la Société obstétricale de Londres*, 6 novembre 1861.
(2) Guillemot. *Journal des connaissances médicales*, t. XLIX. Paris, 1828.
(3) Huguier. *Thèse inaugurale*. Paris, 1834.
(4) Dupuytren. *Clinique*, 2e édit., p. 000, 1839.
(5) Lisfranc. *Clinique chirurgicale*, t. II, p. 000, 1841.
(6) Hervez de Chégoin. *Union médicale*, t. I, p. 228, 1847.
(7) Scanzoni. *Traduct. franç.*, p. 466, 1858.
(8) Debout. *Bulletin thérapeutique*, 15 août 1858.
(9) Simpson. *Edimbourg journal*, décembre 1861.
(10) Michon. *Bulletin de thérapeutique*, 30 août 1858.

signalant sa fréquence assez grande et sa difficile curabilité, mais qu'il n'a aucun droit à sa découverte.

Cette affection est assez rare surtout dans les hôpitaux ; depuis sept ans que je suis médecin de l'hôpital de la Charité, je n'ai pu vous en faire observer qu'un exemple. Elle s'observe beaucoup plus fréquemment dans la clientèle des classes aisées de la société que chez les femmes des classes ouvrières, pour plusieurs raisons. On a en particulier invoqué que chez ces femmes il y a en général moins de différence d'âge entre les conjoints ; ce qui milite en faveur de l'opinion d'un assez grand nombre de pathologistes qui attribuent à la débilité génésique des maris une influence assez considérable dans le développement du vaginisme chez leurs femmes. C'est sans doute un des facteurs fréquents de cette maladie, mais ce n'en est pas un facteur absolument nécessaire, comme je vous l'indiquerai tout à l'heure. Elle peut résulter de dispositions propres à la femme, sans que le mari soit génésiquement débile, et même, lorsqu'il est ainsi, il est commun de trouver chez les femmes des prédispositions au vaginisme qui l'ont fait éclater, en particulier un état nerveux très prononcé, souvent même de l'hystérie dont dépend le plus souvent le vaginisme.

Il débute, le plus souvent, lors du premier rapprochement sexuel, mais il n'en est pas toujours ainsi. On peut le voir survenir, soit, comme l'a indiqué Lorain, dans le premier rapport d'un second mariage, lorsque la femme n'en avait pas été affectée pendant sa première union, soit après une blennorrhagie comme dans l'observation de Labadie-Lagrave, soit après un accouchement, comme dans le fait rapporté par M. Depaul ; enfin après une affection des parties génitales qui exagère la sensibilité de la muqueuse vulvaire. Aussi devrez-vous examiner, avec le plus grand soin, les malades affectées de vaginisme, non seulement pour établir le diagnostic de leur affection, qui en général est assez facile, mais pour déterminer si cette maladie ne reconnaît pas pour cause une lésion de la vulve ou du vagin, ou si elle n'est pas le fait d'une névrose, qui fourniraient les indications thérapeutiques.

C'est le plus souvent dans votre cabinet que vous voyez pour la première fois les malades en proie au vaginisme ; elles vous sont amenées par leur mère ou par leur mari. C'est la personne qui accompagne la patiente qui se charge de faire le récit, pendant lequel la jeune femme rougit, pâlit, passe par une suite d'émotions. Elle était, vous dit-on, bien portante, mais en général d'une impressionnabilité assez grande, quand a eu lieu le mariage, qui, tantôt date de quelques jours seulement, ce qui est très rare, tantôt de quelques semaines, tantôt enfin de plusieurs mois et même de plusieurs années, voire de vingt-cinq ans, comme le premier fait observé par M. Sims, qui a été le point de départ de ses recherches.

Le premier rapprochement sexuel a été excessivement pénible, et le plus souvent impossible, et depuis lors, soit que le rapport ait été complet et que la membrane hymen ait été déchirée en entier ou partiellement, soit qu'elle soit restée intacte, les tentatives conjugales ont donné lieu à des douleurs si cruelles que leur souvenir seul suffit à bouleverser la patiente. Depuis lors, l'acte conjugal a été impossible à cause des douleurs qu'il provoque chez un grand nombre d'entre elles ; la constitution s'est altérée, la malade a pâli, s'est affaiblie graduellement, et chez quelques-unes d'entre elles est survenue une irritabilité nerveuse très caractérisée, et même parfois se sont manifestés tous les accidents de l'hystérie. Cette impressionnabilité à laquelle la malade est en proie, et le souvenir des douleurs cruelles auxquelles donne lieu le moindre attouchement de l'orifice vulvaire, fait que la demande d'un examen, auquel cependant les malades sont d'avance résignées, est, chez les malades affectées de vaginisme, le point de départ d'un émoi bien plus marqué que chez toute autre femme. Mais ce n'est rien encore auprès de ce que vous allez voir, quand, à force de supplications de la mère ou du mari, la femme en pleurs consent à l'exploration des parties génitales, que vous lui avez cependant promis d'être le plus simple possible.

La malade est décidée ; mais, au moment où vous vous approchez pour procéder à l'examen, sa figure prend l'expression de l'angoisse et de la terreur ; presque aussitôt le tronc raidi se rejette en arrière sur le lit à spéculum, comme par un mouvement de ressort, en même temps que les membres inférieurs se projettent en avant, inflexibles comme des barres de fer, les genoux inclinés en dedans, par la contracture des *custodes virginitatis*, avec laquelle coïncide celle des muscles du périnée. Après un moment d'attente, une légère détente se produit, qui vous permet, en écartant légèrement les grandes et petites lèvres, d'explorer incomplètement par la vue le vestibule qui, dans le plus grand nombre des cas, présente une rougeur plus ou moins marquée, dont la signification est plus ou moins embarrassante. Ce calme relatif est de courte durée et cesse au moment où l'apposition de votre doigt sur l'orifice vaginal ramène un raidissement plus intense que le premier, avec des plaintes, des sanglots et parfois une semi-perte de connaissance dont vous devez profiter pour introduire votre index dans le vagin. Le doigt ne peut pénétrer que difficilement à cause de la résistance que lui oppose l'isthme vaginal spasmodiquement resserré derrière la membrane hymen intacte ou au contraire plus ou moins complètement lacérée.

Cette résistance, due, pour une certaine part, à l'élasticité de l'orifice vaginal, comme l'ont indiqué MM. Richet et Gosselin, due, pour une autre part, à l'érection du bulbe, doit être surtout attribuée, contrairement à l'avis de M. Gosselin, à la contraction spasmodique du *constrictor cunni*. Cette opinion, acceptée par l'immense majorité de ceux qui ont observé des cas de vaginisme et qui a fourni le plus grand nombre des indications thérapeutiques, permet seule de comprendre l'engourdissement du doigt que dit avoir éprouvé M. Sims dans sa première observation et l'engourdissement du pénis signalé par le mari de la dame affectée de vaginisme intermittent, dans l'observation rapportée par M. Navarro. Cette résistance disparaît quand on soumet la malade à l'éthérisation ou autre moyen anesthésique, ce qui la distingue de celle qui est due à un rétrécissement congénital ou accidentel qui pourrait être compliqué d'hypéresthésie et faire croire à du vaginisme.

La courte description que je viens de donner de ce qu'on observe à un premier examen chez une malade affectée de vaginisme, démontre que cette affection est, comme je l'ai indiqué au début de la conférence, caractérisée par une hypéresthésie excessive de l'hymen et de la vulve, associée à une contraction spasmodique et involontaire du sphincter vaginal qui s'oppose au coït. La réunion de ces deux éléments morbides, hypéresthésie et contraction spasmodique de l'orifice vaginal, est indispensable pour constituer la maladie. L'hypéresthésie, comme l'a dit M. Sims, fait la base du diagnostic et la contraction spasmodique du *constrictor cunni* en constitue le symptôme pathognomique.

J'insisterai, Messieurs, sur la nécessité, pour être autorisé à dire qu'une femme est affectée de vaginisme, de trouver réunis chez elle les deux éléments morbides : hypéresthésie et contraction spasmodique de l'orifice vaginal, éléments dont l'association a été indiquée par M. Sims, comme indispensable pour constituer la maladie, parce que, sans cette notion primordiale, on arriverait à comprendre dans l'histoire pathologique, déjà si complexe, du vaginisme deux ordres de faits qui ne lui appartiennent pas. Cette notion permet en premier lieu de ne pas y faire rentrer, comme le voudrait à tort M. Lutaud (1), les faits dans lesquels il y a de l'hypéresthésie vulvaire sans véritable contraction du *constrictor cunni*, c'est-à-dire les névralgies des nerfs honteux décrites par Valleix, et les dermalgies vulvo-vaginales hystériques signalées par M. Briquet. Dans ces faits, il peut y avoir, sous l'influence de la douleur, un resserrement de l'orifice vaginal, mais qui n'est en rien comparable à la contraction spasmodique du véritable vaginisme.

Elle autorise, en second lieu, à ne pas comprendre dans l'histoire du vaginisme les faits dans lesquels il y a : soit des spasmes intermittents du *constrictor cunni* sans véritable hypéresthésie, comme cela existait dans les faits d'érections pathologiques du clitoris, qui ressemblent à la cordée chez l'homme, soit une constriction tonique de l'orifice vaginal sans hypéresthésie proprement dite qu'on observe dans les vaginites virulentes suraiguës. Dans ces cas, on n'est pas plus autorisé à rattacher au vaginisme la contracture vaginale qu'on observe, qu'on ne le serait de rapprocher le spasme anal symptomatique de la dysentérie des contractions spasmodiques du rectum qu'entraîne la fissure à

(1) Lutaud. *Thèse inaugurale*, p. 13. Paris, 1875.

l'anus. A la suite des vaginites virulentes, on peut voir, comme dans une observation rapportée par M. Labadie-Lagrave (1), survenir un véritable vaginisme; mais on n'est pas en droit pour cela de considérer la contraction tonique permanente de l'orifice vaginal qui existait dans la phase d'acuité de la blennorrhagie, comme la première période de l'affection spasmodique qui lui a succédé exceptionnellement.

Cette genèse du vaginisme dans certains cas, mais surtout la disparition de tous les accidents, soit par l'ablation d'un tubercule muqueux hypéresthésié, comme dans une des observations de M. Sims (2), soit par des cautérisations méthodiques de fissures de l'orifice vaginal, comme dans les faits rapportés par MM. Demarquay et Saint-Well (3), empêchent de considérer, avec M. Courty, cette maladie comme étant dans tous les cas une affection essentiellement nerveuse. Mais ce n'est pas une raison pour faire abstraction de l'excitabilité vulvaire toute spéciale qui existe chez les femmes affectées de vaginisme, et qui semble avoir été la seule cause du développement de la maladie, lorsqu'on voit, comme dans une observation rapportée par M. Desnos, le spasme vaginal se manifester à la première tentative de rapport sexuel, très ardemment désiré par la femme, et que l'amant est jeune, ardent et pas du tout inexpérimenté. On peut croire qu'i en est de même lorsqu'on voit les accidents disparaître à la suite d'une cautérisation révulsive qui n'intéresserait que l'épaisseur de la muqueuse, comme dans l'observation de M. Broca; enfin lorsque le vaginisme guérit par le bromure de potassium, comme dans les faits de M. Raciborski. Ce sont ces faits qui ont servi de fondement à l'opinion du professeur de Montpellier, et qui la légitiment. L'excitabilité vulvaire qu'on trouve, dans un grand nombre de cas, surajoutée, comme dans la fissure à l'anus, à une lésion de la muqueuse parfois très peu importante, est si particulière qu'elle donne à l'affection une physionomie caractéristique et en est l'élément primordial. Aussi suffit-il, en général, d'avoir observé une malade affectée de vaginisme bien accentué

(1) Visca. *Thèse inaugurale*, p. 127, obs. 18. Paris, 1870.

(2) Sims. *Observation.*

(3) Demarquey et Saint-Well. *Gazette hebdomadaire.*

pour poser ultérieurement, on peut dire d'emblée, le diagnostic, surtout lorsqu'il s'agit de jeunes femmes récemment mariées.

Les renseignements qui nous ont été donnés, dans la première consultation, sur l'impossibilité des rapports sexuels ; la constatation de l'hypéresthésie vulvaire et des spasmes réflexes provoqués par l'examen; la constatation de la résistance éprouvée par le doigt pour traverser l'orifice vaginal; enfin la cessation de cette résistance par la chloroformisation, si vous avez cru nécessaire d'y avoir recours, établissent, on peut dire d'une manière certaine, le diagnostic. Mais il faut reconnaître que cette notion n'est pas suffisante pour le traitement à instituer et pour le pronostic, qui sont loin d'être aussi simples que l'a indiqué M. Lutaud (1). Il faut, pour résoudre ces deux points, bien d'autres éléments de jugement, parce que, d'une part, le vaginisme est sinon toujours, comme l'ont avancé certains gynécologistes, du moins encore assez souvent, symptomatique d'un état pathologique variable de la muqueuse génitale, qui sera plus ou moins curable ; parce que, d'autre part, il est lié, dans un assez grand nombre de cas, suivant la remarque très importante de M. Scanzoni (2), à un état nerveux génital antécédent et souvent lié à de l'hystérie qui sera difficilement guérissable. Pour le traitement à instituer et pour le pronostic à poser, il faut tenir compte de toutes ces circonstances et de plus de la détérioration de l'état général de la malade qu'a produit le vaginisme lui-même et qu'il faudra combattre.

Je viens de vous dire que le vaginisme est souvent symptomatique d'une lésion de la muqueuse; je n'ai pas dit toujours, comme certains pathologistes qui ont prétendu que la difficulté de l'examen avait empêché de constater des lésions dans les cas qui ont été publiés comme des exemples de vaginisme idiopathique. Les faits que j'ai observés, dans trois desquels je n'ai point constaté de lésions, malgré le soin que j'ai mis dans mes recherches, ne me permettent pas de partager cette opinion. Je crois qu'il en était de même dans le fait qui a été rapporté par M. Courty (3), dans lequel un praticien, aussi exercé que lui, a assuré qu'il n'a

(1) LUTAUD, *loc. cit.*
(2) SCANZONI, *loc. cit.*
(3) COURTY.

point constaté de lésions, et surtout dans ceux qui ont fait admettre à M. Sims (1) l'existence du vaginisme idiopathique, qu'il avait intérêt à rejeter, pour le triomphe de son opinion. Aussi est-il nécessaire pour formuler, en connaissance de cause, un avis sur un cas de vaginisme, d'avoir bien plus d'éléments de jugement que ceux qui suffisent pour établir le diagnostic de l'affection locale. Malheureusement l'ébranlement général, qui est résulté de l'introduction de l'index qui a été nécessaire pour établir le diagnostic, oblige de ne pas insister ce jour-là sur un examen qui, lorsqu'il a mal débuté, comme c'est l'ordinaire pour le premier, ne permettra que bien difficilement de constater, soit une petite fissure, soit une légère prolifération de la muqueuse, qui se dissimule dans les plis de la vulve convulsivement resserrée, et encore bien moins si la lésion siège sur la muqueuse de l'orifice vaginal, que bien des causes ont mis ce jour-là en révolte complète.

Au lieu de cela, il faut interroger minutieusement la malade sur ses antécédents, rechercher si elle était sujette à des affections herpétiques, établir la filiation des accidents nerveux variés qu'elle peut offrir; enfin déterminer si l'état anémique qu'elle présente est antécédent ou consécutif au mariage, de manière à faire la part qui peut revenir à ces différentes causes dans la genèse du vaginisme. Ces renseignements sont indispensables, parce qu'à moins qu'il n'y ait l'indication d'agir sans désemparer, soit parce que le vaginisme reconnaît pour cause un pessaire, qu'il faut enlever de suite, comme on le voit dans une observation de M. Richet (2), soit parce que la malade est dans un tel état de mélancolie qu'il peut vous faire craindre qu'elle ne se donne la mort, comme l'a fait une cliente de M. Hervez de Chégoin (3), il y a avantage, pour les malades, à procéder comme l'a recommandé M. Scanzoni (4). Avant de demander une seconde exploration, qui est nécessaire pour reconnaître l'existence ou non d'un état pathologique de la muqueuse vulvo-vaginale, dont le vaginisme

(1) Sims.
(2) Richet.
(3) Hervez de Chégoin.
(4) Scanzoni.

est symptomatique, il faut tâcher d'avoir obtenu une diminution de l'excitabilité de la muqueuse par une médication, non seulement locale, mais générale, qui variera suivant les indications. Cette variabilité m'empêche d'entrer dans les détails sur la médication générale à instituer; mais j'ai à le faire pour la médication locale recommandée par M. Scanzoni, qui se compose : du repos aussi absolu que possible; de bains tièdes prolongés chaque jour; de fomentations tièdes d'eau blanche laudanisée ou belladonée; enfin de légers laxatifs et de tisane mucilagineuse ou légèrement diurétique, pour tâcher d'obtenir le calme le plus complet possible des organes génitaux, que l'état de la muqueuse vulvaire rend anormalement impressionnable. A ces prescriptions de M. Scanzoni, j'ajouterai celle-ci : la séparation complète du mari qui me paraît avoir une importance considérable pour la guérison.

Après avoir atténué par ce traitement préparatoire l'hypéresthésie vulvaire, vous procéderez au second examen le plus doucement qu'il vous sera possible, en évitant surtout, si cela se peut, de porter le doigt vers l'orifice vaginal et sur la fourchette qui est anormalement impressionnable. Vous inspecterez minutieusement le vestibule pour reconnaître si la membrane hymen est entière ou incomplète et, dans ce cas, si elle est épaissie ou non par un travail inflammatoire, et vous rechercherez s'il existe quelques fissures vers sa base ou de petites proliférations de la muqueuse, enfin s'il y a trace d'une éruption eczémateuse ou autre qui pourraient être la cause du spasme vaginal. Si vous croyez à l'existence de fissures vaginales, il faut, au lieu d'introduire l'index, faire usage, comme l'a indiqué M. Demarquay, d'un petit spéculum américain qui vous permettra de reconnaître ces fissures, qui siègent le plus souvent sur la paroi antérieure du vagin, très près de l'orifice. Il faut, de plus, déterminer si la rougeur de la muqueuse du vestibule, qu'on observe dans le plus grand nombre des cas de vaginisme, est le fait d'un travail inflammatoire ou la conséquence de l'hypéresthésie vulvaire.

Dans les cas où la membrane hymen est intacte ou incomplètement ouverte, ou bien lorsque les caroncules sont le siège de petits tubercules muqueux, résultant de la vaginite congestive qu'ont amenée les tentatives conjugales, il est indiqué, après avoir anesthésié la malade, de faire l'excision totale de l'hymen ou de ses vestiges plus ou moins enflammés, ce qui constitue le premier temps de l'opération conseillée par M. Sims. Après cette excision, on a recours à la dilatation forcée de l'anneau vaginal, soit avec les doigts, soit avec le spéculum bivalve ou de Boseman, que vous retirez tout ouvert, ce qui me paraît une pratique assez mauvaise. Je vous engage, Messieurs, à faire l'excision totale de la membrane hymen ou des caroncules myrtiformes, pour mettre la malade à l'abri d'une récidive dont j'ai eu un exemple. Je me suis contenté, chez cette jeune dame, restée vierge après deux années pleines de mariage, de faire trois incisions de la membrane hymen et, après ce premier temps de l'opération, de pratiquer la dilatation forcée de l'orifice vaginal; peu de temps après elle devint enceinte, mais, au troisième mois, elle fut prise de douleurs d'avortement pendant lesquelles le spasme vaginal reparut aussi intense qu'il l'avait jamais été et se prolongea, comme dans l'observation de Guillemot (1), jusqu'à l'expulsion du produit de la conception. La fausse couche faite, les rapports sexuels furent de nouveau pénibles mais possibles; une seconde grossesse survint, arriva au terme normal et se termina par un accouchement naturel depuis lequel il ne reste plus que le souvenir du vaginisme passé.

On trouve une indication analogue, lorsque cette affection reconnaît pour cause : soit un tubercule muqueux, plus ou moins comparable à un névrome comme dans une observation de M. Sims (2); soit une prolifération de la muqueuse vulvaire, comme dans une observation de M. Dechambre (3). Dans ces cas, il faut, après avoir chloroformisé la malade, faire l'ablation de la prolifération et profiter de l'anesthésie que l'excision a nécessitée, pour pratiquer la dilatation brusque de l'orifice vaginal à l'aide des doigts, qui a été adoptée par la plupart des chirurgiens français. Après celle-ci, il est de règle d'employer, pendant un temps assez long, soit des mèches dilatantes enduites de pommade bel-

(1) GUILLEMOT. *Loc. cit.*
(2) SIMS. *Loc. cit.* (Édition française, 1863).
(3) Observ. de Dechambre. LUTAUD. *Loc. cit.*

ladonée ou astringente et narcotique, soit une sorte de spéculum plein en caoutchouc, qui est d'une application plus facile, mais qui n'agit que comme corps étranger dilatant, si on ne l'enduit pas de substances narcotiques.

Malheureusement, on doit considérer comme exceptionnels les cas dans lesquels le vaginisme est symptomatique d'un état pathologique de la muqueuse du vestibule ou de l'orifice vaginal, dans lesquels on obtient la guérison à l'aide d'un traitement chirurgical approprié aux différentes lésions, qu'on fait suivre d'une dilatation de l'orifice vaginal plus ou moins prolongée, en soumettant en même temps à une médication antispasmodique et reconstituante. Aussi Sims a-t-il proposé et a-t-il eu recours à une intervention chirurgicale assez grave, consistant à enlever par une double incision se réunissant par en haut, à l'orifice vaginal, s'en écartant par en bas, un triangle de la paroi postérieure du vagin, dans lequel se trouve comprise une partie du *constritor cunni;* cette opération, rejetée par les chirurgiens français, a donné entre les mains du chirurgien américain quelques succès, non seulement temporaires, mais persistants, mais qui me paraissent devoir être attribués à la perturbation violente produite chez des femmes nerveuses par l'acte opératoire, de même qu'on voit guérir des sciatiques par la cautérisation d'un lobule de l'oreille.

Dans le plus grand nombre des cas, le vaginisme est, comme l'a indiqué Sims lui-même, idiopathique, et consiste dans une contracture spasmodique du constricteur du vagin de nature nerveuse, une sorte de névrose, entretenue par une hypéresthésie excessive de la muqueuse du vestibule et surtout de l'orifice vaginal, une sorte d'éréthisme nerveux de ces parties, au moindre contact et même au souvenir des douleurs antécédentes. Mais je dois vous signaler que, dans quelques cas excessivement légers et qui ne méritent pas, à proprement parler, le nom de vaginisme, il n'y a qu'une sensibilité excessive du vestibule suscitée par des tentatives maladroites et du mari et de la femme, qui, surtout lorsque la fourchette est fortement portée en arrière, par un sentiment déraisonné de pudeur, se dérobe au moment de l'intromission du pénis. Je vous signale ce fait, parce que j'ai été appelé un jour par un jeune ménage, marié depuis dix jours, qui avait quitté en toute hâte Bruxelles, pour venir saus qu'on en sache rien dans leur pays, consulter à Paris.

Il suffit de leur imposer une vie tranquille pendant quelques jours, de faire prendre chaque jour à la femme un bain tiède prolongé et au commencement des repas des pilules de camphre, pour que le mariage ait pu avoir lieu d'une manière régulière.

QUATRIÈME CONFÉRENCE

Vices de conformation.

Les vices de conformation très multiples des organes génitaux internes qui doivent faire le sujet de cette conférence, sont le fait d'une aberration, et le plus souvent d'un arrêt dans les métamorphoses que subissent deux organes glandulaires transitoires, appelés corps de Wolff, dont je vais vous rappeler les dispositions anatomiques.

Les deux corps de Wolff, aux dépens desquels se forme dans les deux sexes l'appareil génital interne, sont déjà très développés le vingt-cinquième jour de la conception, et descendent, l'un à droite, l'autre à gauche, le long de la colonne vertébrale. Ces deux organes, d'une forme ellipsoïde allongée, offrent chacun à considérer trois parties : 1° une partie centrale glandulaire, la plus considérable de toutes au début, qui disparaîtra en partie ultérieurement; 2° un petit renflement qui occupe le bord interne de la partie glandulaire, et qui est appelé, en se développant plus tard, à devenir testicule ou ovaire; 3° une partie canaliculée qui forme le bord externe de la partie glandulaire et qui est constituée : 1° par le canal d'excrétion de la glande; 2° plus extérieurement par un second canal, appelé canal de Müller, qui est plein d'abord, mais qui se creusera ensuite pour constituer dans le fœtus femelle : le pavillon, la trompe, enfin la moitié de l'utérus.

I. — La partie glandulaire est composée de tubes en cœcum, ouverts du côté externe dans le canal d'excrétion, fermés au contraire du côté interne. Ils sont primitivement droits, mais se contournent plus tard quand ils ont acquis leur maximum de développement. Ils disparaissent en partie, et en partie se transforment dans les métamorphoses variables, suivant les sexes, que subissent les corps de Wolff.

Dans le fœtus mâle, les tubes moyens se transforment pour constituer, en s'allongeant, les vaisseaux séminifères afférents, qui vont du testicule à l'épididyme, tandis que ceux des extrémités disparaissent ou s'atrophient pour donner lieu les inférieurs aux *vasa aberrantia* de Haller, et les supérieurs, parfois à de petits kystes épididymaires.

Dans le fœtus femelle, les tubes moyens persistent, mais sans s'allonger comme dans le fœtus mâle, et constituent le corps de Rosennüller, dont les canalicules aboutissent au hile de l'ovaire, et représentent ainsi les vaisseaux séminifères afférents de l'homme ; les supérieurs et les inférieurs disparaissent ou s'atrophient seulement comme dans le sexe masculin, et donnent alors naissance à des *vasa aberrantia.*

II. — Les transformations de la partie glandulaire auxquelles coïncident des transmutations de même ordre de la partie canaliculée des corps de Wolff, sont normalement liées à l'accroissement du renflement génital, qui, comme nous l'avons dit, occupe le bord interne de la glande, et du bord inférieur duquel part un petit ligament qui, dans le fœtus mâle, deviendra *gubernaculum testis,* tandis que dans le fœtus femelle, il se décomposera en ligament de l'ovaire et en ligament rond. Il résulte de la corrélation qui existe entre les métamorphoses de la partie glandulaire et l'accroissement du renflement génital, que celui-ci reste rudimentaire au lieu de croître graduellement, et de devenir, suivant l'impulsion qu'il a reçue, ovaire ou testicule ; les transmutations de la partie glandulaire et de la partie canaliculée ne se produisent pas, ou du moins, très irrégulièrement. On verra ainsi surgir une série de vices de conformation, dont un grand nombre portera atteinte à la fonction génitale.

L'arrêt complet dans le développement des deux renflements génitaux fait que tout l'appareil génital interne reste rudimentaire et, en particulier, l'utérus. Chez les individus de cette espèce, dont on peut rapprocher, au point de vue pratique, les sujets chez lesquelles les deux ovaires ont été soit détruits pendant la première enfance par une maladie, soit enlevés chirurgicalement à cette époque de la vie comme cela se pratique dans certaines régions de l'Inde, la révolution pubère n'a pas lieu, la menstruation ne se produit pas, enfin, il y a absence complète de vie sexuelle, quoique les parties génitales externes soient, en général, bien régulièrement conformées. L'absence de vie sexuelle, qui caractérise l'absence des deux ovaires, devrait, semble-t-il, permettre de reconnaître assez facilement pendant la vie, l'existence de ce vice de conformation congénital ou acquis pendant la première enfance. Mais il faut reconnaître qu'un diagnostic aussi précis n'est guère possible, parce qu'on voit, chez un certain nombre de femmes qui ont des ovaires, mais dont l'utérus manque, ou bien est resté rudimentaire, comme dans une observation de M. Briquet (1), pour ainsi dire les mêmes symptômes que chez celles qui n'ont pas d'ovaires. Chez les unes et chez les autres, la révolution pubère n'a pas lieu, la menstruation, non seulement ne se produit pas, mais n'est indiquée par aucun *molimen;* enfin, les désirs sexuels font complètement défaut.

Dans les deux cas, le toucher vaginal et le toucher rectal donnent les mêmes résultats, c'est-à-dire font constater l'état rudimentaire de l'utérus. Heureusement, un diagnostic rigoureux n'est pas très nécessaire dans la pratique, parce que les indications sont les mêmes dans les deux cas. Il suffit, chez une jeune fille qui a passé l'âge où la menstruation devrait être régulièrement établie, et où elle ne l'est pas, d'avoir constaté par le toucher vaginal et rectal que l'utérus manque ou est resté à l'état infantile pour qu'il soit indiqué de s'abstenir de toute médication emménagogue. Celle-ci, en effet, serait non seulement inutile, mais pourrait être dangereuse. Il est surtout indiqué de donner le conseil de ne pas penser à un mariage, qui ne pourrait avoir que des conséquences funestes, qu'on ait ou non prévenu le futur mari de l'état des choses.

Il faut que vous insistiez sur ce conseil, parce que les vices de conformation que je viens de vous indiquer ne sont pas une

(1) Observation d'Alby. *Société anatomique (Bulletin de la)*, avril 1854.

cause de nullité de mariage, ou du moins elle n'a été prononcée qu'une seule fois par le tribunal d'Aix, et il est infiniment probable que cette jurisprudence sera réformée un jour ou l'autre, à cause des inconvénients graves qu'elle aurait. Ce serait un retour à la fameuse épreuve du Congrès si heureusement abolie depuis longtemps.

Une neutralité sexuelle semblable à celle qu'on observe dans l'arrêt de développement des deux renflements génitaux, peut résulter d'une aberration tout à fait singulière dans les métamorphoses de ces deux renflements, dont l'un se transforme en testicule et l'autre en ovaire, comme dans une observation de Sue (1). On peut rapprocher de ce vice de conformation qui constitue l'hermaphrodisme latéral le fait de M. Follin (2), dans lequel il y avait, à gauche, un testicule, et à droite, une trompe et un corps de Rosenmüller, comme l'établissent de la manière la plus péremptoire les détails anatomiques minutieux contenus dans cette observation.

Dans le cas où un seul des renflements génitaux est arrêté dans son développement, la moitié correspondante de l'appareil génital interne reste plus ou moins rudimentaire. S'il s'agit d'un fœtus femelle, l'utérus sera unicorne, disposition vicieuse qui peut résulter aussi d'un autre arrêt de développement, dont je vous parlerai plus loin; cette malformation n'entrave pas les fonctions de la matrice en ce que, non seulement la menstruation, mais tous les actes de la maternité peuvent avoir lieu.

III. — La partie canaliculée des corps de Wolff dont j'ai actuellement à vous indiquer les transformations est composée, ainsi que je vous l'ai dit, de deux petits canaux adossés l'un à l'autre qui portent l'un le nom de canal de Müller et l'autre celui de canal excréteur. Ces deux petits canaux, après avoir longé dans leur plus grande longueur le corps de Wolff, se détachent inférieurement de ce corps sous forme d'une petite bandelette, qui se dirige en bas, mais surtout en dedans, pour venir s'insérer à l'ouraque un peu en arrière et en dedans de l'insertion de l'ure-

(1) Thèse de Morand. Paris, 1749.
(2) Follin. *Gazette des Hôpitaux*, 4 décembre 1851, p. 561.

tère. Dans ce trajet, les deux canaux, presqu'immédiatement après s'être détachés du corps de Wolff, s'enroulent l'un sur l'autre, de telle sorte que le canal de Müller, qui jusque-là avait été externe devient interne, après avoir formé une demi-spirale autour du canal excréteur du corps de Wolff, et vient s'insérer à l'ouraque à une faible distance de l'insertion du canal de Müller du côté opposé. L'enroulement en demi-spirale du canal de Müller autour du conduit d'excrétion du corps de Wolff, que je viens de vous signaler, partage, au point de vue du développement, le canal de Müller en deux parties distinctes. Celle qui est située au-dessus de l'entrecroisement se métarmorphose supérieurement en pavillon et inférieurement en trompe; celle qui est située en dessous, en se développant graduellement et en se soudant successivement de bas en haut à la partie correspondante du canal de Müller opposé, arrive à constituer l'utérus. Si cette partie des canaux de Müller ne se développe pas, vous aurez l'*uterus deficiens* qu'il est si difficile, comme je vous l'ai indiqué, de distinguer pendant la vie de l'absence congénitale des ovaires. Dans les cas d'*uterus deficiens*, il n'y a pas, à proprement parler, absence de la matrice; elle est représentée par une petite masse de tissu cellulaire dans lequel le microscope permet de reconnaître l'existence de fibres musculaires. Si l'extrémité inférieure d'un seul des canaux de Müller ne se développe pas, vous avez un utérus unicorne, mais auquel seront appendues les deux trompes, ce qui le distingue de l'autre variété d'utérus unicorne dont je vous ai parlé plus haut. Les deux canaux de Müller sont primitivement séparés l'un de l'autre, et à l'état normal n'arrivent qu'ultérieurement à se souder l'un à l'autre. Cette soudure peut n'avoir pas lieu et alors on voit l'utérus composé de deux cornes séparées l'une de l'autre, ce qui constitue le vice de conformation auquel on a donné le nom d'*uterus diductus, bipartitus*. Si le défaut de soudure, au lieu d'être complet, n'est que partiel et ne survient que dans la partie supérieure des deux canaux de Müller, on a alors l'utérus bicorne et à un degré moins élevé encore l'utérus cordiforme. L'extrémité inférieure des deux canaux de Müller, après s'être soudée à celle du côté opposé, finit par ne plus constituer qu'un seul organe par l'absorption graduelle de haut en bas de la cloison qui résultait de leur accolement. L'absence de la disparition de la cloison qui partageait l'utérus en deux cavités donne lieu à ce qu'on a appelé l'utérus bifide. Cette bifidité peut être complète ou n'avoir lieu que dans la partie inférieure de l'organe. Il peut se faire enfin que c'est le col utérin seul qui présente deux cavités, lorsqu'il n'y a qu'une cavité pour le corps. Ces différents vices de conformation dont la connaissance vous échappe en général, lorsqu'il n'y a pas en même temps bifidité du vagin, ne donne lieu à aucun trouble morbide pendant l'état de vacuité. Malheureusement, il n'en est pas de même lorsqu'il y a une conception et surtout lorsque la grossesse est gémellaire ; la gestation est plus ou moins difficile et surtout l'accouchement. On a vu dans un grand nombre de cas se produire la rupture de l'utérus pendant le travail de la parturition ; on l'a observée surtout dans l'*uterus bipartitus*. La fréquence de la grossesse gémellaire chez les femmes affectées de ce dernier vice de conformation, et l'imminence extrême chez elles de la rupture de l'un ou des deux demi-utérus devrait faire interdire le mariage à ces malheureuses créatures, mais vous n'êtes que rarement à même de donner ce conseil, parce qu'il faut des circonstances toutes particulières pour que vous ayez connaissance pendant la vie de ce vice de conformation. Il faut que vous ayez été obligé de passer la femme au spéculum et que vous ayez constaté que le col utérin présente deux orifices ; enfin que le bec d'un hystéromètre, introduit dans chacune des cornes utérines, n'arrive pas à toucher celui qui se trouve dans l'autre demi-utérus, comme dans les utérus incomplètement bifides ; mais que les deux instruments, en s'avançant doucement dans chacune des cornes utérines, s'écartent l'un de l'autre et ne peuvent se rapprocher par suite de la disjonction des deux moitiés de l'utérus.

Je viens de vous indiquer les vices de conformation auxquels donnent lieu les arrêts de développement du canal de Müller. Le canal d'excrétion du corps de Wolff ne prend aucune part à ces transmutations, à moins qu'on ne veuille considérer le canal de Gardner, dont le bord de l'utérus est exceptionnellement creusé, chez certaines femmes, comme un vestige de la partie inférieure de ce conduit d'excrétion.

Malheureusement l'accord qui existe entre les embryologistes, lorsqu'il s'agit du fœtus femelle, ne se retrouve plus dans les interprétations des métamorphoses de la partie canaliculée du corps de Wolff dans le fœtus mâle. Ainsi tandis que Coste (1) prétend que le conduit d'excrétion du corps de Wolff s'atrophie dans le fœtus mâle comme dans le fœtus femelle, et que c'est le canal de Müller qui se développe dans les deux sexes, Kobelt (2) affirme qu'il y a dans les deux sexes une sorte d'antagonisme dans les métamorphoses de la partie canaliculée du corps de Wolff. Il professe que le canal de Müller, qui se développe dans le fœtus femelle, s'atrophie dans le fœtus mâle, et au contraire que le canal d'excrétion du corps de Wolff, qu'on voit s'annihiler dans le sexe féminin, se développe dans le sexe masculin de la manière suivante : — La partie du conduit d'excrétion, dans laquelle s'ouvrent les tubes en cœcum moyens, en train de se transformer à cette époque en vaisseaux séminifères afférents, devient l'épididyme ; la partie moyenne du conduit d'excrétion constitue le canal déférent; enfin la partie de ces conduits placée au-dessous de l'entrecroisement se métamorphose en vésicule séminale.

Cette dernière opinion a prévalu, non seulement à cause de la précision des recherches de Kobelt, mais parce qu'elle permet, ce que n'autorisait pas l'opinion de Coste, de comprendre toute une série de faits méritant le nom d'hermaphrodisme vertical. Il n'y a, dans cette variété d'hermaphrodisme, de surajouté à l'appareil génital interne femelle qu'un organe surnuméraire résultant de ce que la partie inférieure du conduit d'excrétion, au lieu de s'atrophier complètement et d'être représentée par un canal de Gardner, s'est développée par aberration suivant l'impulsion mâle et a constitué une vésicule séminale. Je ne m'étendrai pas davantage sur cette variété d'hermaphrodisme qui est bien plus intéressante au point de vue tératologique qu'au point de vue pratique; elle entraîne la neutralité sexuelle comme l'hermaphrodisme latéral et transverse et ne peut, pas plus que ceux-ci, être diagnostiquée avec quelque certitude pendant la vie.

(1) LONGET. *Physiologie*, t. II, p. 212.
(2) KÖBELT. *Nebeneierstock des Weibes.*

J'ai hâte d'arriver à un vice de conformation des trompes, bien moins considérable que les malformations dont je viens de vous entretenir, qui annihilaient la fonction génitale, mais qui, tout minime qu'il soit, donne lieu cependant aux accidents les plus graves et qui résulte de l'absence de creusement partiel des canaux de Müller. Cette absence de creusement peut occuper l'extrémité inférieure seulement de ces canaux de Müller, destinée à former le col de la matrice et donner lieu à une imperfection de l'utérus. Si elle occupe non seulement ce point, mais toute la partie des canaux de Müller destinée à constituer la matrice, nous aurons alors un utérus sans cavité centrale. Enfin le défaut de creusement peut être limité à un point plus étroit encore, correspondant à l'endroit où les canaux de Müller s'enroulent l'un sur l'autre et donne lieu alors à l'imperforation des *ostium uterinum*.

Je ne m'occuperai pas ici des deux premiers vices de conformation, parce que j'aurai à vous en reparler en faisant l'histoire générale de l'atrésie. Mais je suis obligé de vous parler de l'imperforation des trompes qui donne lieu, après l'établissement de l'ovulation, à une symptomatologie toute spéciale parfaitement décrite dans l'observation de M. Besnier dont j'ai cru pouvoir ne reproduire que l'en-tête.

Les détails circonstanciés contenus dans cette observation intéressante permettent d'indiquer les éléments à l'aide desquels on peut espérer, pendant la vie, le diagnostic de l'atrésie de l'*ostium uterinum* des deux trompes. Ce vice de conformation se traduit en effet par deux groupes de symptômes, dont l'un commun à toute atrésie des voies génitales établit l'existence d'un obstacle insurmontable à l'évacuation de la sécrétion menstruelle, tandis que l'autre permet de déterminer le point de l'imperforation.

La connaissance d'une atrésie a pour éléments : 1° la manifestation de douleurs dysménorrhéiques stériles chez une femme qui n'a pas ses règles, quoiqu'elle soit en âge de les avoir depuis longtemps, revenant périodiquement et de plus en plus intenses à mesure que les crises se muliplient; 2° l'apparition, au bout d'un assez grand nombre de ces accès de dysménorrhée sans règles, d'une tumeur dans la région hypogastrique, peu considérable d'abord, mais qui va croissant sous l'influence des crises de douleurs, et après chacune desquelles elle redevient indolente; 3° la production d'une hématocèle qui, par les circonstances particulières dans lesquelles elle survient et par les caractères spéciaux qu'elle présente, offre un cachet insolite.

Je n'insisterai pas sur cet ensemble symptomatique, que j'étudierai avec soin en faisant l'histoire générale des atrésies. J'ai ici à appeler votre attention sur le second groupe de signes, c'est-à-dire sur ceux qui, le diagnostic de rétention menstruelle posé, permettent de déterminer le siège de l'imperforation. Ce second diagnostic, qu'on ne peut poser que par exclusion, a comme éléments deux ordres de signes : les uns, négatifs, indiquant que ni le vagin, ni le col utérin, qui sont le siège le plus habituel des atrésies, ne sont imperméables; les autres, positifs, précisant par eux-mêmes le siège de l'imperforation. On a sous ce rapport à tenir compte : 1° du volume normal de la matrice qu'on trouve enclavée entre deux tumeurs sanguines ; 2° de la configuration de la tumeur hématique occupant les parties latérales de la région hypogastrique, tandis que dans les atrésies vulgaires la tumeur est médiane et constituée par l'utérus qui se distend et vient faire saillie au-dessus du pubis, en s'élevant sous une forme globuleuse vers l'ombilic. Ici ce sont les trompes qui se distendent l'une plus que l'autre de telle sorte qu'elles viennent dans l'une des fosses iliaques constituer, latéralement à l'utérus, une tumeur appréciable à la palpation abdominale et au toucher vaginal, tandis que la matrice conserve son volume normal.

Je me suis laissé aller à vous exposer longuement le diagnostic de l'atrésie des trompes, quoique ce soit un vice de conformation très exceptionnel, parce qu'il entraîne presque fatalement la mort et parce qu'on a bien peu de chances d'y remédier utilement, si l'on n'intervient pas de bonne heure, si ce n'est par l'ablation des organes génitaux par la voie abdominale. Si on tarde à le faire, il y aura distension des trompes, puis ultérieurement rupture de l'une d'elles, et alors, soit pénétration du sang dans l'abdomen et mort dans les vingt-quatre heures, soit production d'une hématocèle.

CINQUIÈME CONFÉRENCE

Vices de conformation du vagin. — Atrésie des voies génitales.

Le conduit vaginal, interposé aux deux groupes des organes génitaux qu'il relie, peut être considéré par son développement comme un organe mixte, en ce que la formation de l'orifice vaginal se rattache aux métamorphoses du groupe externe, tandis que la genèse des cinq sixièmes de la partie supérieure du vagin est le fait du bourgeonnement et du creusement de l'extrémité inférieure des canaux de Müller. Il résulte de cette connexité, mais surtout de celle qui existe entre le développement du vagin et celui du rectum et de la vessie, que les vices de conformation du conduit vaginal sont le plus souvent complexes. On voit coïncider avec eux des vices de conformation soit de l'anus et de l'urèthre, soit des organes génitaux internes, soit enfin des communications anormales du rectum avec la vessie. Pour que vous compreniez bien cette connexité, il faut que je vous rappelle quelles sont les dispositions d'une cavité transitoire, appelée cloaque, qui existe dans les premiers temps de la vie utérine et que je vous rappelle les transmutations qu'il subit.

A la fin du premier mois de la vie intra-utérine, on trouve, partant de la partie antérieure de l'ampoule rectale, un cloisonnement creux qui vient par l'ouraque communiquer avec la vésicule allantoïde. Cette cavité donne, un peu en avant du rectum, insertion sur sa partie médiane aux canaux de Müller, et en dehors de ceux-ci, sur la même ligne, aux conduits excréteurs des corps de Wolff; enfin, on voit s'insérer un peu plus en avant et latéralement les deux uretères. Cette poche transitoire, dans laquelle se déversent les sécrétions intestinales, celles des corps de Wolff, et enfin celles des reins, est au début complètement close inférieurement. Mais on la voit bientôt, par suite de la corrosion simultanée des feuillets interne et externe du blastoderme, communiquer avec l'extérieur par un assez large orifice qui se partagera bientôt en deux, par le développement et la fusion des deux bourgeons destinés à former le périnée; de telle sorte qu'à cette époque on trouvera deux orifices: l'un en avant, l'orifice vaginal; l'autre en arrière, l'anus. En même temps que survient la communication du cloaque avec le vestibule vulvaire, on voit se former à la partie supérieure trois éperons. L'un résulte du bourgeonnement de la paroi antérieure de l'intestin, descend directement en bas, pour se fusionner avec les bourgeons périnéaux et interrompt ainsi la communication de l'ampoule rectale avec le cloaque. L'autre naît de l'extrémité des uretères et vient former le bas fond de la vessie. Entre ces deux premiers éperons, s'en développe un troisième, résultant du bourgeonnement de l'extrémité inférieure des canaux de Müller, qui descend entre la paroi vésicale et la paroi rectale, pour aboutir à l'orifice vaginal. Ces bourgeonnements, pleins d'abord comme le canal de Müller, auquel ils correspondent, se creusent comme celui-ci d'une cavité; puis les deux bourgeonnements creux se fusionnent par la résorption de la double cloison qui les séparait.

Un arrêt de développement, dans ce travail complexe d'organisation, donne lieu à chacun des vices de conformation dont le vagin peut être le siége. L'absence de cloisonnement du cloaque, avec absence de séparation de l'orifice de communication de cette cavité avec la vulve, donne lieu dans la race humaine à une malformation, qui rappelle la disposition normale du cloaque des gallinacés, comme on le voit dans deux observations rapportées, l'une par Fabrice d'Acquapendente, l'autre par M. Broca (1). Cette aberration de la nature, tout à fait exceptionnelle, ne s'est rencontrée jusqu'ici que chez des fœtus mort-nés.

Il n'en est pas de même des vices de conformation qui résultent d'une irrégularité dans le travail de corrosion, qui met le

(1) *Bulletins de la Société anatomique*, 1844.

cloaque en communication avec l'extérieur. Si l'irrégularité porte sur la partie postérieure de l'orifice de communication, il y aura absence d'anus; si elle porte, au contraire, sur la partie antérieure, vous aurez l'absence d'orifice vaginal. Mais vous ne devez pas attribuer à une irrégularité de cette corrosion, les rétrécissements cicatriciels de l'orifice vaginal, qu'on peut rencontrer au moment de la puberté. Ils sont le fait d'un état morbide qui a eu lieu pendant l'enfance, mais ne sont pas des vices de conformation. Ils demandent, cependant, qu'on y obvie chirurgicalement pour que le mariage puisse avoir lieu.

L'absence congénitale d'orifice vaginal peut être simple, mais le plus souvent elle est complexe, associée soit à un défaut complet de bourgeonnement de l'extrémité inférieure des canaux de Müller, qui entraîne l'absence totale de vagin, soit à un bourgeonnement inférieur imparfait, qui entraîne une absence partielle du conduit vaginal, soit enfin à une communication du vagin avec le rectum ou la vessie. Ce dernier vice de conformation est le fait d'un arrêt dans le développement de l'éperon rectal ou vésical, en même temps que d'une irrégularité dans le travail de formation du vagin. Dans le premier cas, le vagin communique avec l'intestin, et s'il y a, comme c'est presque la règle, absence soit d'anus, soit d'orifice vaginal, le produit des sécrétions intestinales et utérines est émis par celui des deux orifices qui persistent. Il en résulte que les menstruations, dans un des cas, se produisent par le rectum, et que dans l'autre, les défécations se font par le vagin. Ces vices de conformation sont irrémédiables, mais entraînent souvent moins d'inconvénients que vous pourriez le supposer. Dans un fait de cette nature, que j'ai vu personnellement, la communication établie entre le rectum et le vagin, à peu près à la partie moyenne, passait pour ainsi dire inaperçue.

L'enfant n'avait de garde-robes que tous les deux jours; alors s'établissait pendant quelques heures une sorte de débâcle qui s'arrêtait toute seule. Il en a été de même dans une observation de M. Gibert (du Havre), où le vice de conformation n'a été reconnu qu'au moment de l'accouchement. C'est assez sur ces faits, je dois vous arrêter plus longuement sur l'absence simple de l'orifice vaginal et sur celle qui est compliquée d'absence totale ou partielle du vagin.

Lorsqu'il y a absence de l'orifice, simple ou compliquée, on voit, quand on entr'ouvre la vulve, au-dessous du tubercule uréthral un infundibulum à peine marqué, muni d'une muqueuse saine, sans cicatrice, et qui résiste à la pression du doigt. L'index introduit dans le rectum sent, directement pour ainsi dire, une sonde placée dans la vessie, soit dans un très court espace, s'il n'y a qu'absence d'orifice, soit dans l'espace de plusieurs centimètres, lorsqu'il y a absence d'une très grande étendue ou totale du vagin. A ce premier signe différentiel, viennent s'adjoindre d'autres, lorsqu'on observe le vice de conformation après le développement de la puberté. Jusque-là, il était passé inaperçu parce qu'il ne déterminait aucun trouble, mais lorsque la menstruation s'est établie, elle a entraîné tous les accidents de la rétention menstruelle. Dans le cas d'absence totale du vagin, c'est dans l'utérus que s'accumule mensuellement le produit des sécrétions cataméniales; il en résulte une dilatation plus ou moins considérable de cet organe et des trompes, qui forme une tumeur globuleuse qu'on peut percevoir, d'une part par l'abdomen, et d'autre part, par le toucher rectal. Mais cette tumeur n'est perceptible dans le rectum qu'à une hauteur de plusieurs centimètres, et elle offre des caractères propres, qui indiquent qu'elle est formée par l'utérus dilaté. Vous ne trouverez pas de semblables caractères dans la tumeur qui résulte de l'accumulation du sang dans un vagin plus ou moins complet, et en particulier dans celle qui résulte de la dilatation d'un vagin, auquel il ne manque que l'orifice. Dans ces cas, c'est presque à l'orifice de l'anus que vous sentez la tumeur hématique qui vient déprimer la paroi antérieure du rectum, et qui rappelle par sa configuration un vagin énormément distendu. L'interposition de cette tumeur sanguine, pâteuse, obscurément fluctuante, vous empêche complètement de sentir la sonde que vous auriez introduite dans la vessie.

Ces derniers signes qui assurent le diagnostic n'apparaissent qu'à la puberté; mais c'est seulement à cet âge, suivant moi, qu'on doit penser à obvier par une opération à l'atrésie de l'orifice vaginal, et à plus forte raison à l'absence totale de vagin qui jusque-là n'a donné lieu à aucun accident.

Ce conseil est fondé sur ce que l'imperforation de l'orifice vaginal est très souvent associée à un autre vice de conformation dont la connaissance importe pour décider l'opération. Elle peut être liée : 1° à une communication anormale du vagin avec le rectum ou la vessie, qui vous sera indiquée après le développement de la puberté par l'émission des règles, soit par l'anus, soit par l'urèthre, et qui est une contre-indication formelle d'opération; 2° à un état rudimentaire de l'utérus qui ne vous sera révélé qu'à la puberté par le défaut d'établissement de la menstruation et qui rendrait inutile, comme dans une observation de M. Richet (1), la tentative chirurgicale que vous auriez faite dans l'enfance; 3° à une imperforation de l'utérus à laquelle il sera difficile d'obvier avant la puberté, et qui pourra donner lieu, après la première opération que vous aurez faite, à tous les accidents de la rétention et entraîner la mort, comme dans une observation de M. Huguier (2).

Je viens de vous parler de l'absence totale du vagin qu'entraîne le défaut complet de bourgeonnement de l'extrémité inférieure des canaux de Müller. J'ai maintenant à vous signaler ce qui résulte de l'imperfection de ce bourgeonnement. Il peut être incomplet et se compliquer d'irrégularité dans la formation de l'éperon, soit rectal, soit vésical, ou ne donner lieu qu'à l'ampoule supérieure du vagin, ce qui entraîne l'absence des trois quarts inférieurs de ce conduit.

Dans ces cas, qui le plus souvent sont compliqués de communications de cette partie supérieure du vagin avec le rectum, on voit, à l'établissement des règles, se produire un écoulement sanguin périodique par l'anus. La santé se maintient; mais, malgré cet état satisfaisant, la femme ne doit pas se marier, car dans des cas semblables les rapports conjugaux ne pourraient avoir lieu que par des voies anormales, comme il y en a quelques exemples, et alors une grossesse se produire et l'accouchement avoir lieu par

(1) Lefort. Thèse d'agrégation, 1863, p. 166.
(2) Lefort. Thèse d'agrégation, 1863.

le rectum. Je vous signale ce fait à cause des difficultés de diagnostic qui pourraient résulter d'une grossesse illicite chez des femmes ainsi conformées, diagnostic qui ne peut avoir pour bases que les signes rationnels de la gestation et la perception à un moment donné des bruits du cœur du fœtus.

Vous trouvez en général les accidents de la rétention menstruelle lorsque le bourgeonnement des canaux de Müller a été incomplet et a produit l'absence d'une très faible longueur de vagin.

Ce conduit résulte, comme je vous l'ai dit, non seulement du bourgeonnement de l'extrémité inférieure des canaux de Müller, mais du creusement de ces bourgeonnements et enfin de la fusion des deux demi-vagins primitifs. L'absence de cette fusion donne lieu à la bifidité du vagin, vice de conformation assez commun qui peut être simple ou associé à une bifidité non seulement du col, mais de la matrice elle-même. Dans le plus grand nombre des cas, la cloison qui sépare les deux demi-vagins n'offre qu'une très faible résistance et s'incline sous l'influence d'une pression exercée dans l'un ou l'autre des demi-conduits, et il en résulte que les rapports sexuels sont possibles sans aucun inconvénient. Mais il peut se faire que la cloison intervaginale soit résistante et ne permette pas à des rapports sexuels d'avoir lieu dans l'un ou l'autre des vagins. Dans des cas semblables, vous devrez obvier au vice de conformation par une opération très simple qui consiste à inciser dans toute sa hauteur la membrane interposée, parce que, faute de rapports sexuels, vous verriez bientôt la mésintelligence s'établir entre les conjoints et les plus grands malheurs en résulter. La stérilité peut être la conséquence d'une bifidité du vagin dans laquelle le plus petit des vagins est seul en rapport avec l'origine du col, tandis que l'autre, dans lequel les rapports ont lieu, est absolument imperforé supérieurement, comme dans une observation de M. Maunoir (de Genève) (1) dont la cliente est devenue enceinte après l'incision de la cloison intervaginale.

La bifidité peut être plus partielle que dans les cas dont je

(1) LEFORT. Thèse d'agrégation, 1863.

viens de vous parler. Il peut n'y avoir qu'un demi-vagin rudimentaire dont l'existence passe inaperçue, mais qui peut, dans certaines circonstances, être cause de prolongation de maladies vénériennes, comme dans une observation de M. Martelière (1). Dans ce fait, il s'agissait d'une malade affectée de blennorrhagie qu'on n'arrivait pas à guérir jusqu'à ce qu'on eût découvert l'existence du vagin rudimentaire dans lequel ne pénétraient pas les injections et qui faisait incessamment renaître l'affection virulente.

Il peut se faire qu'un des demi-vagins soit imperforé inférieurement et communique soit avec un demi-utérus normal ou rudimentaire (2), et alors vous verrez naître au moment du développement de la puberté, une série d'accidents qui ont été décrits par M. Puech sous le nom d'hématomètre (3), et dont je vous parlerai tout à l'heure.

Vous pouvez trouver le vagin encore imperforé par un vice de conformation assez difficile à expliquer et qui consiste en ce qu'on trouve à une hauteur variable de cet organe un diaphragme et parfois même deux et trois diaphragmes superposés et séparés l'un de l'autre. On ne peut se rendre compte de cette malformation que par un arrêt très partiel dans le creusement du bourgeonnement de l'extrémité inférieure des canaux de Müller. Cette atrésie donne lieu à la série d'accidents qu'on trouve dans toutes les imperforations que je viens successivement de vous indiquer. Ainsi, qu'il y ait une imperforation de l'hymen, une absence de l'orifice vaginal, un diaphragme cloisonnant le vagin, une absence partielle ou totale de ce conduit, enfin une imperforation ou une absence de col utérin, on voit naître, à la puberté, une série d'accidents sur lesquels j'ai à appeler votre attention.

Les premiers accidents produits par ces diverses atrésies génitales se manifestent à l'époque où la révolution pubère, commencée depuis un certain temps, a amené cette série de modifications morales et physiques qui, en quelques mois, ont transformé l'enfant en jeune fille : changement de caractère, etc., d'une

(1) Martelière. Thèse d'agrégation de Lefort, 1863.
(2) Decesse. *Bulletin de la Société anatomique*.
(3) *Annales de gynécologie*, 1875, avril, juin, juillet, août.

part, et, d'autre part, développement des seins, élargissement du bassin, etc. ; qu'on voit manquer, au contraire, lorsque l'aménorrhée, également congénitale, mais d'une autre nature, reconnaît pour cause l'absence relative des ovaires ou leur atrophie pendant l'enfance. — Les premiers accidents de l'aménorrhée par atrésie, très insidieux au début, consistent dans un sentiment de malaise général, une sensation de gêne et de pesanteur pelviennes, qui semblent indiquer la venue prochaine des règles que tout annonçait et qui, cependant, ne se produisent pas. Au bout de quelques jours, le malaise disparaît, la sensation de pesanteur diminue, mais sans cesser complètement et pour revenir plus marquée avec un nouveau malaise général, soit le mois suivant, soit deux ou trois mois après, à une époque correspondante à celle de la première manifestation. Soit alors, soit à une époque subséquente, la pesanteur pelvienne s'accompagne de douleurs intermittentes, qui, de la région lombaire, se portent vers le pubis ou le rectum et offrent les caractères des premières douleurs de l'accouchement. Ces coliques utérines, auxquelles se joignent souvent des ténesmes après la défécation ou la miction et des fourmillements des cuisses, persistent pendant quelques jours, conservant la même intensité, puis diminuent pour ne plus laisser après elles qu'une pesanteur hypogastrique, augmentant par les fatigues, la marche, etc., pesanteur hypogastrique qui devient de plus en plus marquée, à mesure que les accès se multiplient. Au nouveau stade de calme, mais très incomplet, succède, à une époque mensuellement correspondante aux premiers accès, un nouvel orage de douleurs plus violentes, mais d'une durée à peu près semblable, pendant lequel les malades sont alors en proie à un état d'anxiété ou d'impatience, parfois à des palpitations violentes ou à des syncopes, à des convulsions hystériformes, à des frissons irréguliers ou à une sorte de fièvre nerveuse, mais qui est bien différente du mouvement fébrile qui se produira à une époque plus éloignée. J'insiste sur la différence que présente ce mouvement fébrile, parce qu'on pourrait déjà le croire lié à un travail inflammatoire, à cause de l'existence d'une tumeur qui est venue, dans l'un des derniers accès, surgir dans la partie inférieure de l'abdomen.

Cette tumeur est constituée par le fond de l'utérus, qui, sous l'influence de la distension dont cet organe est le siège, est devenu saillant au-dessus du pubis vers lequel s'incline sa face antérieure. L'utérus, ainsi tuméfié, diminue un peu pendant le calme très imparfait qui va, pour un mois, suspendre les contractions utérines et les accidents hystériformes. A l'accès suivant ou à un des accès suivants, on voit se produire, dans chaque fosse iliaque, une tension plus ou moins marquée, ou même une tumeur latérale constituée par la tension des ligaments larges, qui, au mois suivant, augmentera en même temps que l'utérus, par suite de la distension nouvelle qu'il subit, s'élèvera vers l'ombilic, que cet organe, successivement amplifié par saccades périodiques correspondantes aux accès de douleurs, finira par atteindre et parfois même par dépasser.

Aussi n'a-t-il pas été rare de voir ces malheureuses filles, qui étaient absolument incapables d'être mères, être accusées d'être enceintes à cause de cette augmentation progressive de l'abdomen et de la conservation apparente de leur santé en dehors des accès, surtout lorsqu'elles offraient, comme cela a eu lieu chez quelques-unes d'entre elles, un gonflement des seins et une perversion des fonctions digestives analogue à celle de la grossesse.

Je n'ai pas besoin de dire qu'un pareil jugement ne résiste pas à un examen sérieux, parce que le diagnostic, qui peut offrir d'assez grandes incertitudes au début des accidents, devient très facile ultérieurement.

On a, pour l'établir, l'âge de la malade, l'époque à laquelle ont débuté les premiers accidents, leur intermittence mensuellement périodique, les caractères de ces accès de plus en plus graves et dans chacun desquels s'accroît par saccades la tumeur abdominale, enfin la configuration toute spéciale de cette tuméfaction. L'exploration directe des organes génitaux, que l'existence de cette tumeur abdominale autorise à réclamer impérieusement, permet alors de constater l'imperforation et les caractères de la tumeur hématique qui diffèrent suivant le siège de l'imperméabilité. Si elle existe à l'orifice vaginal, vous aurez une distension de tout le vagin qui formera une tumeur d'une configuration toute spéciale que vous pouvez percevoir par le toucher rectal, immédiatement au-dessus de l'anus, et que surplombe la tumeur globuleuse formée par l'utérus dilaté, sensible à la palpation abdominale.

Dans le cas où l'atrésie occupe un des points quelconques du vagin, vous trouverez à une certaine hauteur de cet organe la base de la tumeur que vous percevez d'autre part par le toucher rectal, à une hauteur plus ou moins élevée au-dessus de l'anus.

Si, enfin, il y a absence totale de vagin ou imperméabilité du col utérin, vous êtes obligés de porter le doigt assez haut dans le rectum pour atteindre la base de la tumeur hématique constituée par l'utérus dilaté, et vous percevez très distinctement les pressions exercées par l'abdomen sur la tumeur. Le diagnostic du siège importe surtout pour le traitement chirurgical que vous aurez à instituer dans les différents cas. Malheureusement il arrive souvent que, même à une période avancée, les jeunes filles ne réclament pas les soins d'un médecin, qu'il n'est appelé que lorsque, dans l'un des accès, la nature, par un effort sublime, mais trop exceptionnel, amène la rupture de la membrane obturante et l'expulsion curatrice du sang retenu, ou lorsque ces infortunées succombent à une péritonite pour ainsi dire foudroyante qui a donné lieu parfois à un commencement de poursuite judiciaire et fait ordonner l'autopsie. La mort, dans cette circonstance est, comme je l'ai établi dans ma clinique, le résultat du passage dans l'abdomen du sang qui distendait les organes génitaux, qui est venu se déverser par les trompes, en quantité considérable, dans le bassin et susciter ainsi une péritonite généralisée, très rapidement funeste. Heureusement cette terminaison fatale est assez tardive dans l'aménorrhée par rétention congénitale ; elle survient rarement avant la deuxième ou la troisième année du début des accidents ; on a même vu, dans une observation que Hervez de Chégoein (1) a lue à l'Académie de médecine, dix années s'écouler sans qu'elle ait lieu.

Mais, dans la pratique, on ne peut tenir compte de ces heureuses exceptions et perdre un temps précieux à attendre une guérison spontanée qui ne se produit presque jamais ; on le peut d'autant moins que les femmes affectées d'imperforations, arri-

(1) *Archives générales de médecine*, 1re série, t. XXI, p. 610.

vées à la période où nous avons arrêté notre description, sont exposées à une autre série d'accidents, qui reconnaît, comme la péritonite foudroyante que je viens d'indiquer, le passage dans l'abdomen du sang qui distendait les organes génitaux. La dissemblance qui existe entre ces derniers cas et les premiers résulte de ce que dans les premiers l'hémorrhagie est considérable, tandis qu'elle est peu abondante dans ceux qui nous restent à indiquer; mais alors elle se renouvelle à divers intervalles, fait naître chaque fois une péritonite partielle, destinée à isoler chacune des collections sanguines qui viennent constituer, latéralement à l'utérus, des kystes hématiques à différentes périodes de régression. Sous l'influence de ces péritonites partielles répétées, qui présentent chacune un cortège symptomatique plus ou moins obscur, qui ne disparaît qu'en partie, et de moins en moins après chacune d'elles, la santé générale, qui était restée jusque-là supportable en dehors des accès dysménorrhéiques, s'altère profondément et de plus en plus à mesure que les péritonites se renouvellent davantage.

Les malades condamnées à un repos presque absolu, à cause des douleurs pelviennes qu'elles éprouvent, en proie à des nausées ou à des vomissements presque continus, à une constipation presque invincible, à des dysuries ou à des rétentions d'urine, sont prises d'une fièvre hectique, caractérisée d'abord par le retour, chaque soir, d'accès intermittents et ensuite par un mouvement fébrile subcontinu semblable à celui qui se manifeste dans les suppurations profondes, et qui entraîne la mort, comme dans une observation très intéressante rapportée par Boyer (1). Cependant il peut se faire, mais presque miraculeusement, que le travail de suppuration, dont un des kystes hématiques pelviens est devenu le siège, au lieu d'entraîner la mort, se transforme en moyen curateur, comme j'en ai rapporté un exemple. Soit spontanément, soit sous l'influence d'un effort, la collection sanguino-purulente s'ouvre dans le rectum ou dans la vessie, comme dans une observation rapportée par Desormeaux (2), et permet au pus et au sang, qui distendaient le kyste péritonéal et les

(1) Boyer. *Traité des maladies chirurgicales*, 4e édit., t. X, p. 447.
(2) Desormeaux. *Gazette des Hôpitaux*, 1857, p. 170.

organes génitaux de s'évacuer au dehors, et met ainsi la malade à même de revenir lentement à la santé. Mais ce n'est là qu'une guérison très imparfaite, parce qu'au bout d'un certain temps, le conduit accidentel s'oblitère en tout ou en partie, et qu'il faut, pour que les menstruations ultérieures se produisent par la vessie ou par le rectum, qu'il survienne à chaque mois une sorte de travail d'accouchement et bien souvent un travail inflammatoire du kyste péritonéal, interposé aux organes génitaux et à l'organe creux qui sert de conduit de décharge, de telle sorte que ces femmes, restées inhabiles au mariage, n'ont jamais qu'une santé précaire.

Aussi est-il de précepte aujourd'hui, lorsque toutefois la malade n'est pas arrivée à la période de coliquation que nous venons de décrire, de tâcher, dans tous les cas, sans exception, d'aménorrhée par rétention congénitale, de rétablir par une opération la perméabilité du conduit excréteur utéro-vagino-vulvaire et de ne pas tenir compte des restrictions formulées par Boyer. Je n'ai pas à décrire ici les procédés opératoires très divers qui sont indiqués, soit dans le défaut de séparation des grandes ou des petites lèvres, soit dans l'imperforation de la membrane hymen, soit dans les cas d'absence du vagin, comme dans l'observation d'Amussat (1), ou de coarctations membraneuses ou fibreuses plus ou moins étendues de ce conduit, comme dans l'observation remarquable publiée par Debrou (2), ni enfin dans l'absence ou l'imperforation du col utérin. J'ai seulement à signaler que toutes ces opérations, même les plus simples, comme la ponction de la membrane hymen, peuvent, comme j'en ai collationné d'assez nombreux exemples dans ma clinique, entraîner une mort presque foudroyante, en suscitant immédiatement l'épanchement dans l'abdomen du sang contenu dans les organes génitaux, qu'on cherchait à conjurer par l'opération, et qu'il est nécessaire, pour se mettre autant que possible à l'abri d'un si cruel malheur, de se soumettre à certaines règles. La première condition de succès, et la plus importante de toutes, c'est de ne pas perdre un temps précieux à une temporisation complètement inutile et qui

(1) Amussat. *Gazette médicale*, 1835, p. 785.
(2) Debrou. *Gazette médicale*, 1851, p. 32.

augmente les dangers de l'opération résultant de la distension considérable dont les organes génitaux sont le siège. Mais s'il faut opérer le plus tôt possible, il faut cependant choisir le moment opportun, non l'époque des règles, comme l'avait indiqué Dance (1), mais, au contraire, l'époque la plus éloignée possible du travail menstruel. Il faut, en opérant, éviter de faire un trop large débridement, se garder d'exercer aucune pression sur l'abdomen, soit pendant, soit après l'opération, et proscrire les injections intra-utérines abondantes qu'avait recommandées Récamier (2) et qu'on a vues tout récemment encore être suivies d'une péritonite hémorrhagique, rapidement mortelle, chez une femme opérée à l'Hôtel-Dieu par Maisonneuve. Il faut, malgré l'apparente bénignité de l'opération, être très circonspect dans le pronostic, parce qu'on peut avoir à craindre le développement d'une infection purulente à laquelle a succombé une des opérées de Michon (3) et parce qu'on a surtout à redouter de voir survenir, dans les jours qui suivront l'opération, comme dans une observation de Textor (4), une pelvi-péritonite purulente mortelle, par suite du retentissement inflammatoire sur le péritoine pelvien. Il faut, pour cela, faire garder, assez longtemps après l'opération, un repos absolu aux malades et les condamner de nouveau au repos à l'époque du retour de la menstruation, parce que celle-ci peut être l'occasion du développement d'une pelvi-péritonite, comme dans une observation de Bell (5). Je ne saurais trop insister sur ces particularités qui sont très importantes dans la pratique, non seulement dans les cas d'atrésies congénitales, mais aussi dans les atrésies accidentelles dont je suis obligé de vous parler brièvement, parce que je n'aurai plus l'occasion de vous en entretenir.

L'imperméabilité du canal excréteur qui, dans les atrésies accidentelles, détermine la rétention menstruelle, est toujours le

(1) DANCE. Maladies de l'utérus. (*Archiv. génér. de méd.*, 1829, 1re série, t. XX, p. 530.)

(2) BOURDON. Mémoire sur les tumeurs fluctuantes du bassin. (*Revue médicale*, 1841.)

(3) BERNUTZ et GOUPIL. *Clinique médicale*, p. 78.

(4) TEXTOR. *Gazette médicale*, 1847, p. 850.

(5) BELL. *Union médicale*, 1858, p. 91.

fait d'une cicatrice vicieuse, et, par conséquent, le résultat plus ou moins éloigné d'une maladie ou d'une lésion traumatique qui est venue, postérieurement à la puberté, faire adhérer, soit les parois du vagin les unes aux autres ou au col utérin, soit les parois du conduit cervico-utérin entre elles. Il résulte de cette différence de siège de l'imperméabilité certains caractères particuliers, mais sur lesquels nous ne nous arrêterons pas ici, pour insister sur ce fait, très important pour le diagnostic, à savoir que l'imperméabilité est toujours, dans ces cas, le résultat d'une maladie ou d'une lésion traumatique, survenue postérieurement à la puberté. On a vu cette espèce d'aménorrhée par rétention se produire après des cautérisations (Williams) (1), après une amputation du col (Pauly) (2), après des accouchements laborieux et, en particulier, lorsqu'on avait dû, comme dans l'observation de Dance (3) le terminer par le forceps; après des gangrènes du vagin, soit puerpérales, soit symptomatiques d'une fièvre typhoïde (Féréol) (4), soit de nature indéterminée (Goupil) (5); après une variole (Scanzoni) (6); enfin, on l'a vue survenir comme épiphénomène d'une production cancéreuse (Duparcque) (7).

On comprend que les diverses circonstances pathologiques qui ont déterminé secondairement l'imperméabilité du canal excréteur et, par suite, la rétention de la sécrétion menstruelle, doivent modifier, dans ces différents cas, le début des accidents. Dans les uns, les accidents de la rétention ne se manifestent qu'après une succession plus ou moins longue d'accès dysménorrhéiques; dans les autres, au contraire, ils surviennent d'emblée, mais assez tardivement à la maladie ou à l'accouchement laborieux qui avait suspendu, pour un temps plus ou moins long, la sécrétion cataméniale. Les accidents qui caractérisent la réten-

(1) London medical Gazette et Rankings half yearly Abstract, 1850. (*Bull. thérapeutique*, 1850, p. 329.)

(2) Pauly. Maladies de l'utérus d'après les leçons de Lisfranc, p. 230. Paris, 1836.

(3) Dance. Maladies de l'utérus. (*Arch. gén. de médecine*, 2e série, t. XX, p. 530.)

(4) Bernutz et Goupil. *Cliniq. méd.*, p. 78.

(5) Bernutz et Goupil. *Cliniq. méd.*, p. 85.

(6) Scanzoni. Traité des maladies des organes sensuels. Trad. en franç., 1858, p. 146.

(7) D. Duparcque. Maladies de l'utérus, 2e édit., p. 13.

tion des règles par oblitération sont, on le conçoit facilement, complètement analogues à ceux des rétentions congénitales que nous avons décrits, mais ils en diffèrent par la gravité beaucoup plus grande qu'ils présentent; aussi voit-on souvent, dès les premiers accès de douleurs, se produire les symptômes qu'on trouve seulement au cinquième ou sixième mois dans les rétentions congénitales. Comme dans celles-ci, au stade de douleurs succède un calme, mais très imparfait, de telle sorte que les femmes sont le plus souvent obligées de garder le repos, pour ainsi dire, dès la première époque où les règles annoncées par leurs prodromes habituels n'ont pu, malgré des contractions utérines excessivement violentes, se produire au dehors. A la seconde ou à la troisième époque menstruelle sans excrétion, cela suivant l'abondance habituelle des règles et les circonstances qui ont pu augmenter ou diminuer la sécrétion, les malades sont en proie à des coliques utérines cruelles, qui, ordinairement, les forcent à réclamer les soins d'un médecin ; celui-ci peut alors constater l'existence d'une tumeur saillante, d'une part, dans l'abdomen, proéminente, de l'autre, dans le vagin plus ou moins raccourci, mais qui offre des caractères particuliers, suivant le siège de l'oblitération.

Le doigt, si l'imperméabilité occupe le vagin, rencontre à deux ou trois centimètres de l'orifice vulvaire, une tumeur globuleuse remplaçant l'excavation pelvienne, proéminente dans le rectum, où elle est très nettement appréciable, et qui est, jusqu'à un certain point, indépendante de la tuméfaction formée au-dessus du pubis par le fond de l'utérus qu'on trouve distendu, comme à trois ou quatre mois de conception. Cette tumeur, présentant tous les caractères des collections hématiques que je n'ai pas à énumérer, offre sur un point de sa partie la plus saillante un petit bourrelet irrégulier, qu'on pourrait prendre pour le col utérin, qu'on cherche en vain, et qui est constitué par le froncement de la cicatrice vaginale, comme il est facile de le constater de la manière la plus certaine par l'examen au spéculum. Pas plus à cet examen qu'au toucher, il n'est possible de trouver le col utérin dans aucune des anfractuosités de l'étroit sillon qui tient lieu des culs-de-sac du vagin ; ils sont complètement effacés par la saillie de la tumeur globuleuse, qui est formée par la partie supérieure du vagin, oblitérée et distendue par du sang. C'est, au contraire, sur le col, plus ou moins déformé par le travail morbide qui l'a oblitéré, mais encore reconnaissable, qu'arrive directement le doigt, lorsque la tumeur proéminente dans le vagin, mais un peu moins bas que dans le cas précédent, est constituée par l'utérus distendu par du sang et par les ligaments larges tuméfiés, ce que démontre la continuité parfaite qui existe alors entre la partie vaginale de la tuméfaction et la partie qui est saillante au-dessus du pubis.

La configuration particulière de ces tumeurs, que je n'ai pu qu'esquisser très incomplètement, rapprochée des caractères des accidents, de l'intermittence de ceux-ci et de la connaissance de la maladie qui a donné lieu à la cicatrice vicieuse, permet en général d'arriver au diagnostic avant qu'un troisième ou quatrième accès, plus cruel que les précédents, ait enlevé tous les doutes, et indiqué qu'il faut sans retard aucun avoir recours à une opération. La crainte de voir survenir une péritonite hémorrhagique foudroyante, lorsque les accidents sont aussi pressants que ceux que nous venons d'indiquer, impose la nécessité d'opérer, alors même que l'oblitération du col serait liée à un cancer de cet organe, parce qu'on ne peut compter alors sur la lenteur que les accidents ont mis dans certains cas à suivre leur cours et parce que le rétablissement spontané de la perméabilité du conduit utéro-vulvaire, bien que possible, est complètement exceptionnel. Je n'ai pas à vous décrire l'opération, qui peut être indiquée dans les différents cas, cela m'entraînerait dans trop de détails, surtout si je devais vous signaler toutes les précautions à prendre pour empêcher une cicatrisation vicieuse.

On trouve une série d'accidents analogues à ceux que je viens de vous décrire, mais avec persistance, en apparence normale, du flux menstruel dans des atrésies complexes auxquelles M. Puech a donné le nom d'hématomètre unilatéral (1). Ces faits sont exceptionnels, mais ne sont pas cependant d'une rareté excessive,

(1) PUECH. *Loc. cit.* (*Annales de gynécologie*, 1874, avril, p. 277.)

puisque le gynécologiste de Nîmes a pu en réunir trente-quatre observations publiées depuis 1834, où un médecin français, M. Leroy (1), a appelé l'attention sur ces faits ; ces atrésies complexes sont le fait d'un double arrêt de développement qui survient entre le deuxième et le troisième mois de la vie intra-utérine. L'un consiste dans un défaut de fusion de l'extrémité inférieure des deux conduits de Müller, qui restent séparés l'un de l'autre, ce qui donne lieu à un utérus diductus ; ou rapprochés, mais non fusionnés, ce qui caractérise l'utérus septus, ce qui est beaucoup plus rare (deux observations sur les trente-quatre faits de M. Puech). A cette séparation de l'utérus coïncide ou non une bifidité totale ou partielle du vagin. L'autre arrêt de développement consiste dans un défaut de creusement d'un des conduits de Müller d'où résultera une imperforation de ce conduit, tandis que l'autre présente les conditions de perméabilité normale. La symptomatologie se ressentira de l'existence de ces deux arrêts de développement en ce qu'il y aura d'une part production du flux menstruel dans le demi-utérus normal et rétention dans celui qui est le siège de l'atrésie.

L'imperforation peut porter soit sur le vagin bifide (vingt-trois fois sur trente-quatre), soit sur l'un des orifices de l'utérus bifide. Lorsqu'elle siège sur le vagin elle peut être située soit à son extrémité inférieure, soit le plus souvent au segment moyen, soit enfin à la partie supérieure. Lorqu'elle occupe l'utérus, presque constamment c'est l'un des orifices utérins qui est imperméable (onze fois), mais l'imperméabilité peut être plus étendue et ce demi-utérus peut être réduit à sa corne (2). Le siège de l'imperforation modifie d'une façon assez sensible les symptômes par lesquels se traduit la malformation complexe.

Le vice de conformation passe inaperçu jusqu'au développement de la puberté qui, dans le plus grand nombre des cas, a lieu à l'âge normal, mais qui cependant, dans plusieurs des observations, a été sensiblement retardée. La première menstruation se produit, et parfois dès cette époque apparaissent les symptômes

(1) Le Roy. *Journal des Connaissances médico-chirurgicales*, t. II, 1835, p. 181.

(2) Puech. De l'hématomètre dans la corne rudimentaire d'un utérus unicorne. (*Annales de gynécologie*, 1874, t. II, p. 359.)

de la rétention dans le demi-utérus imperforé, tandis que d'autres fois ce sera après plusieurs menstruations.

Les sentiments de pesanteur dans le bassin, de pression pelvienne, de ténesmes anal et vésical qui se sont montrés dans cette première menstruation se dissipent au bout de quelques jours pour reparaître le plus souvent à l'époque menstruelle suivante. Je dois vous signaler que, dans un certain nombre des observations qui se rapportent à ce vice de conformation, on a noté une assez grande irrégularité dans les règles ; elles venaient régulièrement deux ou trois mois de suite, puis s'interrompaient pendant un laps de temps à peu près égal, et c'était à ces dernières époques que se produisaient les symptômes de rétention, comme si la menstruation se faisait alternativement par le demi-utérus normal et par le demi-utérus mal conformé. La quantité de sang perdue à chacune des époques a été en général peu abondante, moins que chez une femme saine. Sous l'influence de la répétition de ces menstruations apparaît une tumeur dans l'une des fosses iliaques et qui grossit mensuellement à chaque époque menstruelle. Cette tumeur est globuleuse, se dirige légèrement en dehors et offre une consistance élastique semi-fluctuante analogue à celle d'un kyste.

En même temps, la santé générale de la femme s'altère plus ou moins profondément, comme dans les atrésies simples. Vous avez en somme, chez une femme qui a des règles le plus souvent irrégulières et peu abondantes, des accès de dysménorrhée et formation d'une tumeur qui croît par saccades mensuelles.

Cette tumeur aura inférieurement une configuration différente suivant le siège de l'imperforation. Lorsqu'elle est placée à l'orifice vaginal, vous voyez proéminer à la vulve une tumeur recouverte d'une muqueuse violacée qui entr'ouvre le vagin, rétrécit ce conduit dont elle occupe une des moitiés pour venir se prolonger dans le bassin et se confondre avec la tumeur pelvienne que vous constatez à la palpation abdominale. Lorsqu'elle occupe la partie médiane, c'est à une certaine distance de l'orifice du vagin que vous sentez ce conduit rétréci par une tumeur qui en remplit la partie médiane, rejette le col utérin sain du côté opposé. Enfin, quand elle occupe l'extrémité supérieure du vagin ou l'orifice utérin, il y a absence du cul-de-sac vaginal correspondant à la fosse iliaque occupée par la tumeur. On trouve, au lieu de cet infundibulum, une saillie fluctuante qui reçoit directement les pressions exercées par l'abdomen sur la partie saillante de la tumeur.

Cette saillie du cul-de-sac est rattachée à l'orifice utérin sain qui est fortement rejeté du côté opposé et dont l'ouverture est le plus souvent déformée en fer à cheval. Si vous introduisez un hystéromètre dans ce demi-utérus, on le voit s'écarter sensiblement de la tumeur hématique, dans les cas où il s'agit d'un utérus diductus, ce qui est le plus fréquent.

Si la maladie est abandonnée à elle-même, on voit assez souvent se produire des symptômes de péritonite partielle, mais alors même qu'il n'est pas survenu de travail inflammatoire, on voit, sous l'influence de la distention dont la tumeur est le siège, survenir une rupture, soit de la partie inférieure de la tumeur qui amènera la guérison, soit une rupture de la trompe qui entraîne la mort.

La crainte de cette terminaison fatale et des dangers de l'opération, quand elle est faite à une période trop tardive, impose la nécessité d'établir le diagnostic de ces vices de conformation à une période la plus rapprochée possible du début des accidents. L'existence du flux menstruel éloigne l'idée d'une rétention, et vous pouvez croire surtout qu'il s'agit d'une dysménorrhée congestive. Mais il faut reconnaître que si le diagnostic est difficile dans les premiers mois, il devient assez facile lorsqu'il existe une tumeur saillante, dans l'abdomen, proéminant et descendant plus ou moins bas dans le vagin et qu'on voit cette tumeur croître par saccades de mois en mois. La chronicité de l'affection et l'augmentation saccadée de la tumeur empêchent de penser à une hématocèle, de sorte que, en analysant attentivement les symptômes et en procédant à un examen direct qui fait constater non seulement l'existence de la tumeur, mais la perméabilité du demi-utérus simple, on arrive à établir son jugement avec plus ou moins de difficulté. S'il reste incertain, on peut avoir recours à une ponction exploratrice qui fera reconnaître la nature du liquide, mais à la condition que vous ferez suivre cette ponction exploratrice d'une assez large incision, qui donne écoulement au liquide et permette à l'ouverture de persister.

Quoique très simples en apparence, j'ai à vous signaler que ces opérations sont souvent suivies de la mort (huit morts pour dix-huit guérisons) et qu'il faut prendre les mêmes précautions pour l'opération et ses suites que pour les atrésies simples sur lesquelles j'ai longuement insisté.

M. Huguier a opéré lorsque la rupture de la trompe avait déjà eu lieu et avait produit une hématocèle ; c'était à une période beaucoup trop tardive, parce qu'alors survient très souvent la résorption putride à laquelle a succombé la malade de l'hôpital Beaujon. Dans ces circonstances, il est préférable d'accepter la règle de conduite de Boyer pour toutes les imperforations génitales : de ne rien tenter et de s'en rapporter aux ressources de la nature, qui parfois ont donné lieu à l'ouverture de la poche hématique, soit dans le rectum, soit dans la vessie. Une intervention n'a de chances de succès que lorsqu'il n'y a pas une accumulation considérable de sang dans les trompes et que la ponction faite par le vagin ne vous exposera pas à une résorption putride. Le succès de cette intervention est toujours infiniment douteux, parce qu'il faut, pour que ce ne soit pas simplement une cure palliative, que l'ouverture faite par le trocart reste fistuleuse ou s'entr'ouvre chaque mois pour donner passage à la sécrétion cataméniale.

Le pronostic ne sera guère moins sombre si l'atrésie, au lieu d'être double, comme dans l'observation de M. Besnier, n'occupait qu'un des *ostium uterinum*. Dans ce cas, l'avantage de la simplicité du vice de conformation est compensé par la difficulté de diagnostic, qui résulterait de ce que l'on verrait coïncider aux douleurs pelviennes, qui traduisaient périodiquement la distension de la trompe imperforée, un flux menstruel constitué non seulement par la sécrétion cataméniale de la trompe, mais par l'hémorrhagie utérine. Il y aurait ainsi une symptomatologie analogue à celle qu'on observe dans un groupe de faits étudiés, tout particulièrement par M. Puech (1), sous le nom d'hématomètre unilatéral, dont je vais vous entretenir.

(1) Puech. *Annales de gynécologie*, t. III, p. 176 et 249 ; t. IV, p. 34.

SIXIÈME CONFÉRENCE

Des déplacements de l'utérus. — Déviations et flexions utérines.

J'ai aujourd'hui, Messieurs, pour clore la liste déjà si longue des vices de conformation des organes génitaux internes, que je viens de passer en revue, à vous parler des déviations congénitales de l'utérus, dont la connaissance offre un plus grand intérêt, que celle d'aucune des malformations, dont je vous ai entretenus jusqu'ici. Cet intérêt résulte de ce que la constatation de la fréquence des déviations congénitales, mais surtout de leur complète innocuité, non seulement chez les petites filles impubères, mais chez un grand nombre de femmes adultes, contribue largement à élucider la question depuis si longtemps pendante de l'influence que les déplacements de la matrice exercent sur la santé des femmes. Aussi m'a-t-il paru nécessaire de ne pas isoler l'histoire des déviations congénitales de celle des déplacements de la matrice en général, dont elles ne sont qu'une variété, et de profiter de l'obligation où je suis aujourd'hui de vous parler des faits congénitaux pour aborder la question générale des déplacements utérins, qui, depuis Hippocrate jusqu'à nos jours, n'a cessé d'être le sujet des plus ardentes controverses.

L'importance de cette question s'est sans doute très amoindrie depuis quarante à cinquante ans, mais elle n'en reste pas moins une des questions les plus intéressantes de la gynécologie, dans laquelle on ne peut, pour ainsi dire, faire un seul pas, si on n'a pas une connaissance parfaite des signes physiques par lesquels se traduisent au toucher non seulement l'état normal de la matrice, mais aussi les déplacements si multiples qu'elle peut offrir.

On ne peut, en effet, poser le diagnostic d'une tumeur utérine, mais surtout péri-utérine, si on n'a pas une connaissance approfondie non seulement des signes physiques auxquels donne lieu l'état normal de l'utérus chez les multipares, mais aussi chez les filles, chez lesquelles ils ne sont pas identiques; mais il faut avoir surtout la connaissance des signes physiques, divers suivant les cas, par lesquels se traduisent les déplacements très multiples de l'utérus.

Je dois ajouter de plus que la constatation d'une déviation, flexion de l'utérus, etc., doit appeler l'attention du médecin et lui faire chercher avec le plus grand soin s'il existe une affection génitale actuelle ou antécédente, dont le déplacement de la matrice est symptomatique et à laquelle peuvent se rattacher les douleurs et les troubles menstruels auxquels la malade est en proie.

Malheureusement la description forcément très longue des divers déplacements de l'utérus et des signes physiques qui les traduisent me forcera de reléguer très loin la question primordiale de mon sujet, qui n'a cessé, depuis Hippocrate, de soulever les plus ardentes controverses, et qui consiste à déterminer quelle influence les déplacements de l'utérus exercent sur la santé de la femme chez laquelle ils existent et si ces troubles sont différents dans chaque espèce de déviation, comme l'ont professé nos prédécesseurs immédiats.

Pour obvier à cet inconvénient, j'intercalerai dans un certain nombre de mes descriptions des remarques en faveur de l'opinion que je professe que, parmi les divers déplacements de l'utérus, il n'y a que les abaissements et les chutes de la matrice qui donnent lieu à des troubles de la santé, à moins qu'on ne trouve conjointe à une déviation une autre affection génitale, dont le déplacement de l'utérus exagère la symptomatologie.

L'utérus, comme vous le savez, est plongé dans l'excavation pelvienne au-dessous des dernières circonvolutions de l'intestin grêle qui recouvrent son fond et peuvent, par la pression qu'elles exercent sur lui, l'incliner dans différents sens, comme peuvent le faire la réplétion et la déplétion de la vessie placée en avant de lui et du rectum en arrière, ce qui fait que Cruveilhier a proclamé avec raison que l'utérus n'avait pas d'axe et, par conséquent, qu'on ne peut rattacher aux déviations de cet organe les accidents qu'on leur a attribués. Il est situé transversalement dans le bassin, à une certaine distance en arrière des pubis, qu'il dépasse par son fond d'un travers de doigt et vient, interposé à la vessie en avant, au rectum en arrière, émerger par l'extrémité de son col dans le fond du vagin où on peut l'atteindre par le toucher. Il est maintenu transversalement par les deux ligaments larges, inférieurement par les deux ligaments utéro-sacrés, qui vont de la face postérieure du col s'insérer au sacrum, et maintenu antérieurement par l'adhérence cellulo-fibreuse interposée au bas-fond de la vessie et à la face antérieure de la portion sus-vaginale du col et de la partie attenante du corps.

Ces trois faisceaux fibreux (ligaments utéro-sacrés et l'adhérence utéro-vésicale) forment réunis une sorte de zone ligamenteuse qui maintient solidement l'utérus à sa hauteur normale dans le bassin, comme le démontrent péremptoirement les expériences cadavériques de Legendre (1) et établissent le peu de fondement des prétendues migrations de la matrice auxquelles l'école hippocratique ou plutôt cnidienne (2) attribuait tous les accidents auxquels peut donner lieu l'hystérie.

Les ligaments utéro-sacrés, qui sont l'élément le plus important de cette zone, en même temps qu'ils fixent l'utérus à sa hauteur, tendent à attirer le col en arrière, tandis que l'adhérence cellulo-fibreuse utéro-vésicale le porte en avant par une action antagoniste. Par leur réunion, ces trois faisceaux constituent un anneau de sustentation qui, par la position qu'il occupe, est disposé de la manière la plus favorable possible pour les mouvements auxquels la matrice est astreinte, pour s'accommoder aux fonctions des organes qui l'avoisinent. Le fond de l'utérus, qui forme un bras de levier bien plus long que le museau de tanche, exécute des mouvements comparativement étendus, quand le museau de tanche ne fait que s'incliner du côté opposé à celui du fond, ce qui fait que le col utérin paraît peu dévié au toucher dans des inclinai-

(1) LEGENDRE. *Thèse d'agrégation.*

(2) LITTRÉ. Traduction d'Hippocrate, 2e livre *Des maladies des femmes*, t. VIII.

sons assez marquées du fond de la matrice. Ces mouvements ont pour centre l'anneau de sustentation formé par la zone ligamenteuse que je viens de vous indiquer, dont l'axe a par suite été considéré comme l'axe fictif de sustentation de l'utérus qui répond, d'après les recherches d'Aran (1) à une ligne fictive antéro-postérieure, qui passerait un peu au-dessus de l'union du col et du corps de la matrice.

La nécessité de cet anneau de sustentation résulte de l'obligation imposée à l'utérus de s'accommoder à la déplétion, à la réplétion de l'S iliaque, du rectum et de la vessie; ce qui a pour conséquence que le fond de l'utérus se porte tantôt en avant, tantôt en arrière, tantôt enfin latéralement ou que l'un de ses bords se projette en avant de l'autre. La fréquence de ces mouvements fait que l'utérus n'a pas de position absolument fixe et qu'on peut être autorisé à dire, comme M. Cruveilhier, qu'il n'a pas d'axe. Mais il faut reconnaître qu'il y a dans cette opinion une certaine exagération, parce que les mouvements de l'utérus sont assez restreints et qu'on ne peut dire véritablement qu'il est dans un équilibre absolument instable, comme chez certaines femmes, ce qui milite en faveur de l'innocuité des déviations sur la santé des femmes. On peut voir chez certaines femmes la matrice s'incliner comme une sorte de balance folle, en avant dans la station, en arrière dans le décubitus; mais cette mobilité excessive à laquelle Aran a donné le nom d'état indifférent de statique, est une condition anormale dont les femmes, dans le plus grand nombre des cas, ne s'aperçoivent pas, tandis que, dans d'autres, il s'accompagne de douleurs marquées tenant à la coexistence d'états morbides de l'utérus.

Chez les femmes bien conformées, si l'utérus n'est pas absolument fixe, il y a cependant une position habituelle qu'on peut considérer comme normale, et on peut par suite lui assigner un axe. Les recherches cadavériques, faites pour le déterminer, ont établi que, chez les femmes multipares, mais ce n'est pas une règle pour les filles, on doit considérer comme normales les deux conditions suivantes : 1° que le corps et le col de l'utérus se

(1) ARAN. De l'utérus. (*Arch. gén. de médecine*, 1858, février.)

continuent en ligne droite; 2° que cet organe est situé sur un plan qui répondrait à une ligne fictive qui partirait de l'ombilic pour aboutir à l'extrémité inférieure du sacrum.

Ces deux conditions sont certainement les deux conditions normales chez les femmes qui ont eu plusieurs enfants, mais on ne peut plus aujourd'hui, depuis les travaux de Boullard et de Verneuil, les donner comme les conditions normales chez les filles.

Il résulte, en effet, non seulement des recherches de Boullard (1), mais du rapport de Verneuil sur cette thèse à la Société de chirurgie et des statistiques nécroscopiques de Lorrain (2), de Soudry (3), de Goupil (4), suscitées par ces recherches, enfin des statistiques de Gosselin (5) et des miennes, résultant ces dernières de l'examen des malades n'ayant pas eu d'enfants qui étaient dans nos services (6), que l'antéflexion est la disposition la plus ordinaire de la matrice non seulement chez les fœtus, chez les petites filles, mais chez les femmes qui n'ont pas encore eu d'enfants, de telle sorte que l'antéflexion, qui, dans ces conditions, ne donne lieu à aucune douleur, ni à aucun trouble fonctionnel, peut être considérée, chez ces sujets, comme une disposition régulière et normale, comme une simple exagération de l'antécourbure naturelle de l'utérus, qui est bien plus fréquente que la rectitude de la matrice. Cette inflexion de la matrice ne disparaît pas par le développement que prend l'utérus de la naissance à la puberté, puisqu'on voit que, de deux à quatorze ans chez les filles non réglées, l'antéflexion existe dans plus de la moitié des cas et que le nombre des cas dans lesquels l'antéflexion existe augmente encore dans le relevé des autopsies de filles vierges rapportées par Aran (7). Il est enfin établi aujourd'hui que l'antéflexion disparaît par la grossesse et surtout par des grossesses répétées, par le nombre infiniment plus restreint des antéflexions dans les

(1) BOULLARD. *Thèse de Paris*, 1853, p. 12, l. 13.
(2) P. LORRAIN. *In Traité clinique*, G. Bernutz et Goupil, t. II, p. 464.
(3) SOUDRY. *In Aron. Maladies de l'utérus*. Paris, 1848, p. 981.
(4) GOUPIL. *Clinique*, t. II, p. 665.
(5) GOSSELIN. *In Rapport à l'Académie* de Depaul, 1854.
(6) G. BERNUTZ. *Clinique*, t. II, p. 665.
(7) ARAN. Statique de l'utérus. (*Arch. gén. de la médecine*, 1858, t. I, p. 313.)

autopsies des femmes ayant eu des enfants, et enfin par la comparaison du nombre des antéflexions avant la grossesse ou, au contraire, après plusieurs accouchements que j'ai observées pendant la vie (1).

Je vous ai exposé assez longuement la notion nouvelle qui est résultée de la thèse de Boullard, mais surtout des recherches très nombreuses qu'elle a suscitées, parce qu'elle milite en faveur de l'innocuité des déviations utérines sur la santé des femmes. On ne voit, en effet, signalé aucun des troubles qui ont été attribués aux déviations, en particulier par Velpeau, Valleix, etc., chez les femmes qui appartiennent à l'une ou à l'autre des deux catégories de faits dont je viens de vous entretenir, lorsqu'on ne trouve pas associée à l'une ou à l'autre de ces dispositions de l'utérus une affection utérine ou péri-utérine.

On ne trouve pas de troubles signalés sans cette complication lorsque l'utérus présente l'état normal propre aux femmes qui ont eu plusieurs enfants, dans lequel le corps de cet organe continue en ligne droite le col, et répond par sa direction à l'axe du détroit supérieur.

Il en est de même dans l'autre catégorie de faits dans laquelle existe l'état normal de l'utérus propre aux filles, c'est-à-dire dans laquelle la matrice est antéfléchie.

L'absence de tout trouble fonctionnel chez les femmes de cette dernière catégorie, non malades s'entend, a d'autant plus de valeur en faveur de l'innocuité des déviations utérines, que l'antéflexion a été considérée par nos prédécesseurs pour ainsi dire comme une maladie. J'aurais pu donner à mon argumentation plus de force en invoquant l'innocuité que présentent les déviations congénitales diverses (rétroflexions, antéversions, rétroversions, latéroversions et latéroflexions), qu'on trouve signalée dans les statistiques multiples auxquelles j'ai cru devoir vous renvoyer au lieu de vous les reproduire.

Cela aurait eu cependant l'avantage de vous convaincre qu'on ne doit pas, comme on le fait chaque jour, considérer comme seules normales les conditions que je vous ai décrites chez

(1) Aran. *Loc. cit.* et Richet. *Anatomie chirurg.* Paris, 1857, p. 719.

les femmes qui ont eu plusieurs enfants, et chez elles seules.

La direction de l'axe de l'utérus, que je vous ai indiquée plus haut comme normale chez les multipares, fait que, lorsqu'on touche une de ces femmes, saine dans le décubitus dorsal, l'index vient, en suivant l'axe du vagin, tomber sur la lèvre antérieure du col utérin, qui normalement doit occuper le centre de l'ampoule vaginale et être situé à 0,055 de l'orifice du vagin.

La mesure que je vous indique comme moyenne, et que modifie dans des limites restreintes la taille du sujet, est le résultat de très longues recherches que j'ai faites avec mon excellent ami Goupil, à l'hôpital de Lourcine, et que vous trouverez consignées avec beaucoup plus de détails dans ma clinique. Je dois vous prévenir que, dans nos recherches, qui ont porté sur trois cent cinq femmes et trois cents filles, nous avons pris pour point de repère l'orifice vaginal lui-même et non, comme l'ont fait les différents observateurs, le bord inférieur des grandes lèvres, dont le volume est très variable, surtout chez les scrofuleuses, ce qui a été la cause, suivant moi, de la divergence dans les mensurations données par mes prédécesseurs.

Quand on pratique le toucher dans la station, au lieu de le faire dans le décubitus dorsal, comme dans le cas précédent, on trouve encore chez les filles 55 millimètres pour moyenne de la distance du col à l'orifice vaginal. Mais chez les femmes qui ont eu plusieurs enfants, le col s'abaisse en moyenne de 1 millimètre à 2 millimètres, de telle sorte qu'il faut que cet organe soit, suivant moi, situé à 3 centimètres de l'orifice vaginal pour qu'on puisse affirmer qu'il y a un abaissement.

Le col utérin, chez les femmes qui ont eu des enfants a en moyenne de 30 millimètres à 31 millimètres de diamètre, tandis que la moyenne est de 34 millimètres à 25 chez les filles. C'est sur la lèvre antérieure de ce col, comme je viens de vous le dire, qu'arrive l'index lorsqu'on pratique le toucher dans le décubitus dorsal. C'est immédiatement au-dessous qu'on rencontre l'ouverture du col, qui doit être transversale. En portant le doigt en avant, on trouve la face antérieure du col se continuant avec la face antérieure du corps qui ne peut être sentie qu'en déprimant le cul-de-sac antérieur du vagin et ne peut être suivie que dans l'étendue de 1 centimètre à 1 centimètre 1/2. On perçoit seulement que cette face antérieure du corps se dirige obliquement en haut et en avant, vers la paroi abdominale antérieure. En arrière de l'ouverture du col, le doigt rencontre la lèvre postérieure derrière laquelle se trouve le cul-de-sac du vagin dans lequel on pénètre en suivant la face postérieure du col ; mais ce n'est qu'en déprimant ce cul-de-sac que l'on peut suivre une petite étendue de la face postérieure du corps. Sur les parties latérales le doigt peut suivre dans une assez médiocre étendue les bords du col et d'une partie du corps de l'utérus, et cette exploration est surtout utile pour le diagnostic des flexions.

Lorsqu'on trouve ces conditions réunies on peut dire que l'utérus occupe sa situation normale, tandis que l'absence d'une ou plusieurs d'entre elles indique qu'il existe une quelconque des nombreuses variétés de déviations que je dois vous signaler. On les a divisées : 1° en déviations suivant l'axe ; 2° en déviations suivant la hauteur. Je ne m'occuperai aujourd'hui que des premières. Celles-ci se partagent : 1° en versions qui sont caractérisées par une inclinaison vicieuse de l'organe tout entier, dont le fond se porte soit en avant, soit en arrière, soit latéralement ; 2° en flexions qui consistent en une inclinaison à angle du corps sur le col, ou réciproquement ; 3° en rotation sur l'axe ; 4° en translations de l'utérus dans lesquelles l'axe de la cicatrice ne correspond plus à la ligne médiane du corps. Outre ces déviations simples, il existe un assez grand nombre de variétés complexes dans lesquelles on trouve associées une ou plusieurs des déviations précédentes. Je ne m'occuperai pas de ces variétés complexes et je serai même très court sur la rotation et la translation de l'utérus qui ne sont pour ainsi dire jamais simples et auxquelles on n'a fait aucune allusion dans les diverses discussions qui ont eu lieu sur l'influence que les déviations exercent sur la santé des femmes.

Dans chacune des deux premières espèces on trouve une variété caractérisée par la déviation en avant du fond de l'utérus que produit une réplétion du cul-de-sac antérieur : l'antéversion et l'antéflexion, que nous étudierons d'abord à cause de ce caractère commun qui leur avait fait attribuer des troubles fonctionnels analogues résultant de la compression de la vessie. L'antéversion est une déviation très fréquente ; sur deux cent vingt-neuf femmes(mères ou filles) qui ont servi à nos recherches à Lourcine, nous avons trouvé trente-six cas d'antéversion chez les cent quatorze mères, et quatorze sur les cent quinze filles. Dans l'antéversion, l'utérus tout entier a basculé sur son axe fictif de sustentation, de telle sorte qu'en même temps que le fond se porte en avant, le col s'incline en arrière ; aussi, quand vous pratiquez le toucher dans le décubitus dorsal, le doigt rencontre le col utérin à peu près à sa hauteur normale, en moyenne à 58 millimètres au lieu de 55 ; l'index tombe sur la face antérieure du col et non sur la lèvre antérieure, un peu en avant de l'orifice comme à l'état normal ; le cul-de-sac antérieur du vagin, qui à l'état normal est à 62 millimètres de l'orifice vaginal, se trouve actuellement à 52, et, dans ce cul-de-sac antérieur, vous trouvez une résistance formée par la face antérieure du corps qui s'incline plus ou moins vers le pubis et qui peut être sentie dans une étendue plus grande qu'un demi-centimètre, comme cela s'observe à l'état normal.

Pour percevoir l'orifice du col, il faut porter le doigt très en arrière, et vous trouvez cet orifice regardant la face postérieure du vagin ; vous ne pouvez suivre la face postérieure du col et votre doigt tombe dans le cul-de-sac postérieur qui est situé, comme à l'état normal, à 75 ou 80 millimètres de l'orifice vaginal. La palpation abdominale permet, chez les femmes amaigries, de sentir, dans les antéversions très prononcées, le fond de l'utérus appuyé ou presque appuyé contre le pubis. Par le toucher rectal, vous sentez proéminer le col dans l'intestin et vous ne pouvez pas sentir le corps. Si vous croyez devoir pratiquer le cathétérisme, vous dirigez la courbure de l'instrument en avant et vous voyez son bec se porter vers la paroi abdominale, tandis que le manche s'incline vers le rectum. Dans les antéversions, on observe à l'autopsie une tension des ligaments ronds, mais surtout des ligaments sacrés qui ont comme action de porter la face postérieure du col en arrière.

On ne peut faire intervenir une tension des ligaments utéro-sacrés pour expliquer le développement de l'antéflexion. Dans celle-ci, le col conserve sa position normale, mais le cul-de-sac antérieur est encore bien plus effacé que dans l'antéversion ; vous y trouvez une résistance ferme, constituée par le corps de l'utérus que vous pourriez prendre pour une tumeur; mais si vous reportez le doigt dans les culs-de-sac latéraux, vous voyez le bord de l'utérus s'incliner et former un angle plus ou moins obtus qui indique que ce corps de l'utérus s'incline fortement vers le pubis, où il est souvent possible de percevoir le fond de la matrice par la palpation abdominale. Le doigt porté dans le cul-de-sac postérieur sent une espèce de vide, au lieu d'avoir la résistance vague que donnerait la face postérieure du corps. Vous pouvez avoir la même sensation en portant le doigt dans le rectum. C'est surtout dans cette déviation qu'il faut, quand on fait usage de l'hystéromètre, porter en avant la courbure de l'instrument qui fait constater que la cavité du corps est disposée à angle à sinus antérieur sur la cavité du col. Cette déviation, moyennement commune chez les femmes (dix-neuf sur cent quinze), est excessivement commune chez les filles (quarante et une sur cent quatorze); nous reviendrons sur ce point quand nous nous occuperons des déviations congénitales.

Dans deux variétés de déviations, qui sont rares par rapport aux deux précédentes, la rétroversion et la rétroflexion, le fond de l'utérus se porte au contraire vers l'excavation du sacrum, ce qui amène la réplétion du cul-de-sac postérieur. La rétroversion en particulier est rare (deux cas sur cent quinze filles et quatre sur cent quatorze femmes), et l'on comprend très bien la rareté de ce vice de situation en se souvenant que les ligaments utéro-sacrés sont, de tous les moyens d'attache de l'utérus, les plus pressants et que cette déviation suppose leur relâchement. L'utérus, col et corps, bascule suivant l'axe de sustentation, le col se porte en avant, regarde le pubis et le corps en arrière. Dans le toucher vaginal, le doigt arrive sur la lèvre postérieure du col, qui se trouve sensiblement rapproché de l'orifice vaginal, de telle sorte qu'il y a un léger abaissement. Il faut reporter le doigt en avant pour trouver l'orifice, puis la lèvre antérieure ; on ne peut explorer la face antérieure de l'utérus, tandis que la face postérieure est accessible, dans toute son étendue, au doigt investigateur. On trouve, comme distance de l'orifice vaginal au col,

42 millimètres au lieu de 55; le cul-de-sac antérieur est situé à peu près à la même hauteur; le cul-de-sac postérieur, dans lequel l'utérus vient proéminer, est en moyenne à 54 ou 58 millimètres au lieu de 75 à 80 millimètres.

Dans la rétroflexion, le col reste dans sa situation normale, le corps s'incline à angle plus ou moins obtus dans la concavité du sacrum.

Lorsque le doigt porté dans le cul-de-sac antérieur arrive à la limite supérieure du col, il a une sensation de vide, au lieu de rencontrer la continuation de la face antérieure du corps; dans le cul-de-sac postérieur, il rencontre au contraire une tumeur qui présente tous les caractères du corps de l'utérus et qu'on peut malgré cela prendre très facilement pour une tumeur rétro-utérine, si l'on n'a pas le soin de porter le doigt dans les culs-de-sac latéraux où l'on distingue assez facilement l'inflexion formée par les bords. Dans le cathétérisme, il faut diriger en arrière la courbure de l'instrument qui vous fait apprécier la disposition angulaire que forme le col avec le corps. La rétroflexion, presque toujours d'origine pathologique, est plus commune que la rétroversion (dix cas sur cent quatorze femmes et huit cas sur cent quinze filles); dans ce dernier chiffre figure un certain nombre de rétroflexions congénitales, dont j'aurai à vous parler plus loin.

Je ne ferai que vous indiquer qu'il peut y avoir des rétroflexions et antéflexions du col sur le corps qui reste à l'état normal, tandis que le col, dans le premier cas, est dirigé comme dans l'antéversion, et, dans le second, comme dans la rétroversion; mais ces faits ne méritent pas qu'on s'y arrête. Je ne vous dirai également que quelques mots des latéroversions et des latéroflexions.

Dans la première de ces déviations, le col est dirigé à gauche lorsque le fond est à droite; le cul-de-sac latéral vers lequel se dirige le col conserve sa profondeur, mais est plus étroit qu'à l'état normal, tandis que celui du côté opposé est abaissé et qu'on y sent proéminer le bord de l'utérus, qui est anormalement incliné vers l'os iliaque. On a cette même sensation, mais avec conservation de la situation normale du col, dans la latéroflexion.

La rotation est indiquée par la propulsion en avant d'un bord de l'utérus sur l'autre, et presque constamment l'ouverture du col n'est plus dans un plan horizontal, parce qu'il existe presque toujours un peu de latéroversion.

Dans la translation, l'utérus cesse d'être symétriquement placé; il abandonne en partie une des fosses iliaques pour être reporté dans l'autre, ce qui se traduit par la position du col utérin dans le vagin et plus encore par la différence de largeur des deux culs-de-sac latéraux.

Je viens de vous indiquer les signes physiques par lesquels se traduisent les déviations simples ; je crois inutile de le faire pour les déviations complexes, dont vous pouvez vous rendre compte en combinant les signes physiques des deux ou trois déplacements simples qui composent telle ou telle de ces déviations complexes.

J'ai longuement insisté sur les conditions de l'état normal et sur les signes physiques qui traduisent non seulement cet état, mais les différentes déviations, parce que leur connaissance a une importance primordiale dans le diagnostic des tumeurs utérines et péri-utérines qui repose surtout sur les notions que donne le toucher. Je devrais y ajouter l'indication des troubles fonctionnels auxquels donne lieu chaque déviation en particulier et arriver à étudier l'influence que non seulement ceux-ci, mais que les déplacements de la matrice en général exercent sur la santé des femmes. Mais cette question, qui n'a cessé de passionner les médecins, depuis Hippocrate jusqu'à nos jours, est très complexe et demande, pour être comprise, à être partagée en trois phases. Dans la première, on voit régner despotiquement les opinions professées dans la collection hippocratique en général, et, en particulier, dans le deuxième livre du *Traité des maladies des femmes*. Le médecin grec de l'école cnidienne (1), qui en est l'auteur, attribue aux vices de situation de la matrice les accidents les plus divers, les uns généraux, les autres locaux, constitués par une série de troubles fonctionnels que je vous indiquerai tout à l'heure. Mais il faut avouer qu'il suffit de la plus simple analyse pour reconnaître que la longue énumération des accidents généraux rapportés par l'Hippocrate cnidien comprend un certain nombre de faits absolument étrangers à notre sujet.

(1) LITTRÉ. Traduction d'Hippocrate, t. VIII. Argument.

Dans cet ordre de faits, il ne s'agit pas de déplacements vrais de la matrice, mais de prétendues migrations de cet organe, imaginées par les matrones de l'antiquité, qui croyaient que l'utérus, à l'état de vacuité, peut, comme dans la gestation, se porter non seulement dans l'hypogastre, mais dans les hypocondres et donner lieu, suivant le siège où il se fixe, à une attaque régulière ou anormale d'hystérie. Je ne discuterai pas cette opinion tout hypothétique, qui, du reste, ne concorde pas avec les notions très exactes que le médecin cnidien avait sur les déplacements vrais et sur la difficulté de les maintenir, et pour lesquels il conseillait un bâtonnet d'olivier, qui n'était autre chose qu'un redresseur utérin. Malheureusement, cette partie du *Traité des maladies des femmes* a été délaissée, on n'en a conservé que la partie qui avait trait aux prétendues migrations de la matrice, et cette théorie, si peu fondée, a été acceptée pendant des siècles par l'immense majorité des médecins, malgré l'ardente opposition de Galien et de ses partisans, qui s'appuyaient sur la connaissance exacte des ligaments de la matrice. Elle n'a été complètement délaissée que le jour où Charles Lepois eut établi que l'hystérie est une affection nerveuse, et qu'alors le débat a porté sur la signification à donner à cette névrose, au lieu d'avoir pour objet de déterminer si les convulsions hystériques étaient le fait de migrations de la matrice ou de vapeurs exhalées par cet organe, comme le voulaient les Galiénistes.

A partir de cette époque, on commence la seconde phase dans laquelle les faits qui se rapportent à l'hystérie ont été retranchés de l'histoire des déplacements de la matrice, et la question a été très simplifiée. Cette histoire n'a plus compris que les déplacements vrais de l'utérus dont Hippocrate a indiqué les principales variétés et auxquels il attribuait de donner lieu à des douleurs pelviennes et lombaires, de troubler les fonctions de la vessie et du rectum, d'être cause de stérilité, enfin d'entraver la marche, qu'elles rendaient parfois impossible, à cause des douleurs qu'elle produit, et auxquels il attribuait de plus d'altérer plus ou moins profondément la santé par les troubles fonctionnels qu'elle faisait naître. Les médecins de la Renaissance n'ont eu ainsi qu'à contrôler la description de ces faits qui semblaient porter le cachet de l'observation clinique et s'efforcer de compléter la description hippocratique.

Malheureusement cette double détermination constituait un problème beaucoup plus complexe que ne pouvaient le soupçonner non seulement les médecins de la Renaissance, mais même ceux qui se sont succédé jusqu'à il y a une trentaine d'années, parce que les premiers n'avaient aucune notion et les seconds qu'une notion très imparfaite des affections péri-utérines qui jouent un rôle très important dans la question. Ils ont cru qu'ils pouvaient prendre pour base de leur description pathologique les histoires des femmes affectées de déplacements utérins qui venaient demander un soulagement aux souffrances auxquelles elles étaient en proie, sans rechercher si de semblables déplacements n'existaient pas chez les femmes qui ne présentaient aucune douleur et aucun trouble fonctionnel. La nécessité de cette notion s'est surtout fait sentir le jour où Velpeau (1) a exagéré l'importance des troubles fonctionnels déterminés par des déplacements et leur influence sur la santé générale, en leur attribuant tous les symptômes rapportés par Lisfranc (2) aux engorgements de l'utérus, dont l'illustre professeur de la Charité niait absolument l'existence. Son argumentation — fondée : 1° sur ce qu'il n'avait jamais vu à l'amphithéâtre d'engorgements de l'utérus ; 2° sur ce que, chez les malades qui avaient présenté les symptômes de cette maladie pendant leur vie, on trouvait comme lésion une déviation de la matrice ; 3° sur le défi qu'il portait de présenter à l'Académie un spécimen de ces engorgements — ne put, bien qu'elle fût en apparence irréfutable, convaincre les praticiens qui avaient observé un grand nombre de malades affectées des engorgements utérins de Lisfranc.

Bien qu'ils ne pussent alors soupçonner que les faits auxquels Lisfranc donnait le nom d'engorgement étaient des exemples de pelvi-péritonites chroniques et que, dans les autopsies, en voulant isoler l'utérus pour constater son augmentation de volume, on détruit la pseudo-tumeur qui résulte des adhérences de la matrice

(1) VELPEAU. *Bulletin de l'Académie de médecine.*
(2) LISFRANC. *Bulletin de l'Académie de médecine.*

aux parties voisines que Lisfranc regardait comme un engorgement, ils étaient trop frappés de la nature phlegmasique de l'affection qu'ils observaient pour croire que les poussées inflammatoires auxquelles elles donnent lieu pussent être rattachées à une déviation. Il en résulte deux courants d'idées et de recherches.

Les unes, inspirées par Velpeau, nous ont fait connaître un certain nombre de variétés de déplacements utérins qui n'avaient pas été indiquées jusque-là, et nous ont fourni une étude plus circonstanciée des signes qui traduisent chacune des différentes espèces des déviations classiques. Les autres, entreprises par les contradicteurs des opinions de Velpeau en France et de Kirvisch en Allemagne, ont amené l'étude plus attentive de l'utérus et de toutes les déviations sans exception, qu'elles fussent ou non accompagnées de douleurs et de troubles fonctionnels. Ces recherches ont eu une très grande importance parce qu'elles ont préparé la révolution qui allait s'établir dans l'étude des déviations.

Ce sont MM. Cruveilhier (1) et P. Dubois (2) qui se sont chargés à l'Académie de saper dans ses bases la doctrine acceptée depuis Hippocrate sur l'influence des déplacements utérins. M. Cruveilhier d'abord, reprenant ce qu'il avait écrit dans son *Traité d'anatomie*, vint affirmer que l'utérus n'a pas d'axe, et en conclure qu'on ne peut admettre que les changements de position d'un organe qui a besoin d'un équilibre instable peuvent entraîner les douleurs pelviennes et les troubles fonctionnels attribués jusque-là aux déviations. Il ajoutait qu'on avait la preuve de cette innocuité dans la fréquence excessive des déviations utérines qu'on trouve à l'autopsie des femmes qui avaient succombé aux maladies les plus diverses. Cette opinion de l'illustre anatomopathologiste fut corroborée par la remarquable allocution dans laquelle M. P. Dubois vint résumer ce que sa haute position obstétricale lui avait permis d'observer, et déclarer qu'il avait constaté l'existence de déviations les mieux caractérisées et les plus diverses chez un grand nombre de femmes qui jouissaient d'une santé

(1) Cruveilhier. *Bulletin de l'Académie de médecine.*
(2) P. Dubois. *Bulletin de l'Académie de médecine.*

parfaite. Malgré sa réserve excessive, il ne craignit pas d'affirmer que les déviations ne donnent lieu à aucune douleur ni à aucun trouble fonctionnel et qu'elles n'en déterminent que dans des conditions particulières qu'il faut spécifier. L'effet de ces deux discours fut que, malgré les plaidoyers chaleureux de Velpeau et d'Amussat (1), la doctrine hippocratique fut mise à jamais en doute en France à partir de ce moment. Cependant cette doctrine, quoique fortement ébranlée, restait admise par l'immense majorité des médecins sous l'influence de Velpeau et de son école; sans doute, il en eût été ainsi longtemps encore si Valleix n'eût importé en France le redresseur utérin dont Kirvisch en Allemagne et Simpson en Angleterre se disputaient l'invention.

Les résultats malheureux de cette méthode de traitement, qui rappelait l'emploi du bâtonnet qu'Hippocrate introduisait et maintenait dans le col utérin, forcèrent tout ce qu'il y avait de jeune dans la génération médicale à reprendre l'étude des opinions de MM. Cruveilhier et P. Dubois. Aussi les esprits étaient-ils bien préparés lorsque MM. Cruveilhier et Broca soulevèrent à l'Académie la discussion sur le redresseur utérin qui devait inaugurer une nouvelle phase dans l'histoire des déviations.

On peut, en effet, considérer comme une condamnation de la doctrine hippocratique les deux conclusions suivantes du remarquable rapport de M. Depaul qui furent adoptées par l'Académie de médecine, malgré les éloquents discours de Velpeau et de Malgaigne :

1° Chez un grand nombre de femmes, l'utérus peut être incliné, fléchi, abaissé, repoussé vers l'anus ou l'autre paroi du bassin, sans que la santé en soit troublée en aucune façon, la déviation ne constituant alors qu'une simple difformité sans importance ;

2° Il existe cependant quelques déviations, mais elles sont très peu fréquentes, qui paraissent entraîner avec elles des incommodités assez nombreuses et des accidents assez sérieux pour qu'il faille un traitement direct.

On peut croire que cette condamnation eût été plus formelle encore si M. Depaul n'avait dû tenir compte de la résistance

(1) AMUSSAT. *Bulletin de l'Académie de médecine.*

qu'opposaient Velpeau et Malgaigne à la généralisation et à l'extension qu'il donnait des doctrines de Cruveilhier et P. Dubois. On peut trouver, en effet, qu'il est illogique, quand on vient de poser une règle aussi générale que celle que contient sa première proposition, de ne pas admettre qu'il existait une affection utérine ou péri-utérine indéterminée dans les faits exceptionnels auxquels il fait allusion dans la seconde conclusion, et que c'est à cette affection qu'on doit rapporter les troubles fonctionnels qu'on observe chez les malades.

On arrive à cette conviction lorsqu'on tient compte, comme je l'ai fait, des différents faits qu'on peut observer dans un service de vénériennes qui vous est confié, et qu'on peut, à cause des affections génitales qu'elles présentent, les examiner minutieusement et en particulier les toucher, qu'elles éprouvent ou non des douleurs pelviennes. Nous avons tenu compte pendant deux ans, mon ami Goupil et moi, nous contrôlant l'un l'autre, des dispositions que présentait l'utérus chez les 304 femmes qui sont entrées dans mon service de Lourcine ; mais nous avons dû éliminer les notes prises sur 85 de ces malades, qui étaient soit enceintes, soit réfractaires à l'observation. Sur les 229 malades, dont 115 n'avaient pas eu d'enfant et 114 étaient accouchées une ou plusieurs fois, qui ont servi de base à notre travail, nous n'en avons trouvé que 87 (43 filles et 44 femmes) qui présentaient les conditions dites normales de l'utérus, c'est-à-dire chez lesquelles le corps de la matrice se continuait en ligne droite avec le col ou était légèrement antécourbé. Ainsi, le nombre des femmes chez lesquelles l'utérus présentait, suivant nos prédécesseurs, ces conditions normales était bien inférieur à celui (142) chez lesquelles existait une déviation, ce qui légitime l'opinion de Cruveilhier, que l'utérus n'a pas d'axe. Cette opinion paraît encore légitime, si de ce chiffre 142 on retranche 20 cas d'antéflexion chez des filles et 10 cas de rétroflexion qui, depuis les recherches de Boullard et Verneuil que je vous ai fait connaître, sont considérés comme des dispositions congénitales normales chez les femmes qui n'ont pas eu d'enfant, puisqu'alors on trouverait que chez 117 de ces malades seulement existait la disposition normale de l'utérus, tandis que chez 112, c'est-à-dire chez le même nombre à peu près, il y avait une déviation. On ne peut disconvenir que ces chiffres militent de la manière la plus marquée en faveur de l'opinion défendue par Cruveilhier et P. Dubois que les déviations ne troublent pas par elles-mêmes la santé des femmes qui en sont affectées.

§ 1er

Cela ressort, du reste, d'une manière plus convaincante encore de l'analyse des faits appartenant à chacune des variétés de déviations que nous avons recueillies à Lourcine. Nous trouvons dans notre statistique 51 cas d'antéversion sur 229, 14 cas chez les 115 filles, et que, dans 11 de ces cas, 3 malades seulement ont éprouvé à diverses époques des douleurs dans le bas-ventre, des douleurs qu'on aurait pu attribuer à la déviation; mais chez l'une de ces malades, dont l'observation a été rapportée par mon ami Goupil (1) l'antéversion existait avant l'entrée à l'hôpital sans donner lieu à aucun trouble, et c'est seulement lorsque la blennorrhagie qui l'avait amenée à Lourcine s'est propagée au col et de là à la muqueuse utérine que cette malade a ressenti des douleurs dans le bas-ventre et dans les reins, qui ont disparu en même temps que la blennorrhagie, bien que l'antéversion ne fût en rien modifiée. Il en a été à peu près de même chez la seconde malade, chez laquelle l'antéversion existait sans donner de douleurs avant que survienne la pelvi-péritonite qui les a fait naître. Chez la troisième malade, l'antéversion et la pelvi-péritonite existaient lors de l'entrée de la malade à l'hôpital, mais les douleurs auxquelles elle était en proie ne dataient que de l'époque à laquelle avaient débuté l'état fébrile et les autres signes de l'inflammation aiguë de la séreuse, et ont été s'amendant avec la pelvi-péritonite qui, alors même qu'elle est simple, non compliquée de déviation, laisse souvent après elle des douleurs longtemps persistantes. Aussi peut-on dire que, chez cette malade, les douleurs n'étaient pas le fait de l'antéversion.

(1) Bernutz et Goupil. *Clinique*, t. II, obs. 1re, p. 476.

Il est facile d'expliquer l'existence de ces douleurs après les pelvi-péritonites, en songeant à la longue persistance, même après la guérison, non seulement du catarrhe utérin, mais encore de la congestion de l'utérus et de ses annexes, qui viennent si souvent retentir sur la séreuse lorsque l'affection utéro-tubaire, qui a suscité la péritonite, reprend, surtout à l'époque des règles, une certaine acuité. On ne peut, de plus, nier que les adhérences péritonéales qui se sont développées entre l'utérus ou ses annexes et la vessie et le rectum ne donnent lieu à des douleurs, comme on le voit après les pleurésies.

L'antéversion est excessivement fréquente chez les femmes qui ont eu plusieurs enfants; ainsi, des 114 multipares que nous avons observées, 36 étaient affectées d'antéversion.

Chez 16 de celles-ci, qui présentaient des douleurs et l'ensemble symptomatique attribué aux déviations, on voyait coïncider chez toutes une pelvi-péritonite et un certain nombre d'affections de l'utérus, qui était augmenté de volume, et le siège d'une leucorrhée, parfois puriforme, accompagnée d'une ulcération du col; par conséquent, dans ces 16 cas, l'antéversion n'était pas simple et on ne pouvait légitimement attribuer à la déviation les douleurs et les troubles fonctionnels auxquels ces malades étaient en proie. Cela paraît conforme, par ce que nous avons constaté chez deux de ces malades, que nous avons revues assez longtemps après leur première entrée à l'hôpital; elles étaient toutes deux guéries de leur pelvi-péritonite et elles ne ressentaient plus de douleurs ni de troubles fonctionnels, bien que leur antéversion persistât sans être modifiée. Je dois dire toutefois que chez l'une d'elles les douleurs pelviennes qu'elle éprouvait n'avaient cessé que depuis qu'elle était débarrassée, je ne sais sous l'influence de quel traitement employé à la Salpêtrière, des crises convulsives hystériques graves qui étaient très fréquentes lors de son premier séjour à la Pitié.

Dans 14 des 20 cas où avec l'antéversion ne coïncidait pas une pelvi-péritonite, les malades n'éprouvaient aucune douleur, ne présentaient aucun trouble fonctionnel, à l'exception toutefois d'une malade qui était sujette à des crises de dysménorrhée; par conséquent, l'antéversion chez les femmes mères, comme chez les filles, ne donne, lorsqu'elle est simple, lieu à aucun phénomène pathologique.

Nous trouvons cependant que chez les 6 dernières femmes de la catégorie que j'analyse, existaient des douleurs et l'ensemble symptomatique attribué aux déviations; mais il faut reconnaître que chez ces 6 malades l'antéversion n'était pas simple. Chez l'une de ces malades dont Goupil a publié, et longuement commenté, l'observation que je vous engage à consulter, les douleurs et les troubles fonctionnels devaient clairement être rattachés à une congestion utérine, métrite catarrhale de certains auteurs, qui avait débuté quinze jours après un accouchement et était symptomatique d'un défaut de subinvolution de l'utérus, qui, au moment de notre examen, offrait une augmentation très notable de volume avec laquelle coïncidait un écoulement leuchorrhéique continuel, et une ulcération du col utérin, qui était énormément tuméfié, fongueux et d'un rouge violacé. Mes 5 autres malades éprouvaient dans la station des douleurs qui disparaissaient dans le décubitus dorsal alors que se produisait une rétroversion indolente, que j'ai comprise dans les antéversions, et qui se produisait chez elles dans la station. Il existait chez elles une mobilité anormale de l'utérus, telle que cet organe était dans un équilibre instable signalé par Céran. Chez ces malades, chez lesquelles les douleurs avaient débuté à une époque très rapprochée de l'accouchement, coexistaient un abaissement et une augmentation de volume de la matrice, une leucorrhée souvent puriforme avec ulcération du col qui offrait tous les signes de la congestion symptomatique d'un défaut de subinvolution à laquelle nous croyons devoir, comme chez la première de ces 6 malades, rapporter les douleurs. Je dois vous signaler que ces 6 malades ont toutes retiré le plus grand avantage de l'usage d'une éponge comme pessaire, mais qui n'a été employée qu'après avoir obtenu par le repos absolu au lit, des bains, etc., un amendement marqué de la congestion et de la phlegmasie chronique de l'utérus.

Quelques-unes de nos malades ont pu sans inconvénient suspendre, au bout d'un temps plus ou moins long, l'emploi de l'éponge, et l'examen pratiqué à cette époque nous a permis de constater que l'utérus, sensiblement moins volumineux, n'était plus sensible à la pression comme aux premiers examens et ne déterminait plus aucun trouble fonctionnel, bien que l'antéversion et la mobilité anormale de l'utérus n'eussent été modifiées en aucune façon. Il est par suite démontré que l'antéversion n'était pas la cause des troubles fonctionnels, qui dépendaient de l'état morbide de l'utérus, mais que ceux-ci avaient été exagérés par le déplacement utérin.

§ 2

L'analyse des sept observations de rétroversion qui existent dans notre statistique, 3 sur 115 femmes n'ayant pas eu d'enfant, et 4 sur 114 femmes mères, est bien plus concluante encore. Ainsi, chez l'une des trois filles, la rétroversion était symptomatique d'un polype ; chez les deux autres, avec la rétroversion coïncidait une pelvi-péritonite, et c'est du début de celle-ci que les deux malades faisaient dater leurs douleurs ; chez l'une d'elles, qui était entrée à l'hôpital pour une blennorrhagie, c'est pendant le cours de la pelvi-péritonite suscitée par l'extension de la blennorrhagie à l'utérus, que nous avons vu la matrice, qui avait sa position normale, se dévier pour être, au moment de l'amendement de la pelvi-péritonite postéro-latérale, en rétroversion complète avec un peu d'inclinaison du corps à gauche.

Ces deux malades, qui, à leur sortie de l'hôpital, présentaient une leucorrhée abondante, avaient encore quelques douleurs, qui s'exaspéraient à la marche et elles offraient l'ensemble symptomatique si commun chez les femmes convalescentes de pelvi-péritonite.

Dans les quatre faits de rétroversion chez des femmes mères, le déplacement de l'utérus était compliqué de pelvi-péritonite chez trois de ces malades ; nous avons vu le développement de la pelvi-péritonite survenu, chez l'une, à la suite d'un trouble de la menstruation, chez la seconde, pendant le cours d'une blennorrhagie, et, chez la troisième, à la suite d'un avortement déterminé par un chancre du col. Chez ces trois malades, la déviation s'est produite sous nos yeux pendant la période de résolution de la tumeur péri-utérine et a persisté ensuite, maintenue par des adhérences établies entre la face postérieure de l'utérus et les organes voisins, comme l'autopsie nous a permis de le constater dans un de ces cas (1).

Chez la quatrième malade, la déviation et les troubles fonctionnels ont suivi immédiatement l'imprudence commise par la malade, qui, le quinzième jour de ses couches, avait porté son enfant et un paquet de linge assez lourd pendant un trajet assez long qu'elle fit ainsi chargée ; elle sentit une douleur vive, comme un poids sur le siège ; aussitôt arrivée, elle fut prise de frissons, de fièvre, de douleurs abdominales, avec vomissements et fut obligée de garder le lit pendant très longtemps. Chez cette malade, comme chez les trois précédentes, l'ensemble symptomatique était celui de pelvi-péritonite, chronique chez cette dernière, aiguë au contraire chez les trois premières, et ne pouvait être attribué à la rétroversion qui, comme l'antéversion, ne donne lieu, par elle-même, à aucun phénomène pathologique.

§ 3

Je me dispenserai d'analyser les cas de latéroversion et de latéroflexion, parce qu'aucun des membres distingués de l'Académie, ayant pris part aux différentes discussions sur les déviations utérines, n'a pensé à attribuer des douleurs ou d'autres troubles fonctionnels à ces sortes de déviations. Dans notre statistique, nous en avons relevé 62 cas, sur nos 229 malades ; mais le plus souvent elles étaient compliquées d'une autre déviation, et, sauf dans cinq cas, elles étaient toujours indolentes, quand elles n'étaient pas liées à une pelvi-péritonite qui leur avait donné naissance.

(1) Voyez observation première du mémoire sur la pelvi-péritonite, placé plus loin.

§ 4

Nous avons hâte d'arriver à l'analyse de la partie de notre statistique consacrée à l'antéflexion qui, depuis les recherches de Boullard et de Verneuil, est considérée par l'immense majorité des gynécologistes actuels comme une disposition normale chez les filles, qui est modifiée par la parturition, et souvent même ne disparaît qu'après plusieurs accouchements.

Nous avons trouvé, sur nos 115 filles, 41 cas d'antéflexion; dans 22 cas l'antéflexion était simple et paraissait congénitale. Aucune de ces femmes n'avait eu et n'avait de douleurs pelviennes et ne présentait de troubles fonctionnels, à l'exception d'une seule qui avait de la dysménorrhée.

Chez 19, avec la rétroflexion coïncidait une pelvi-péritonite qui, chez 9 d'entre elles, avait débuté pendant que les malades étaient dans mon service. Chez une seule d'entre elles, dont l'utérus présentait des conditions normales ou était très légèrement antécourbé avant le début de l'inflammation de la séreuse, nous avons vu se produire, pendant la période d'acuité de la complication, une antéflexion légère d'abord, très marquée ensuite; chez deux des huit autres malades, qui offraient toutes au début de l'antéflexion, nous avons vu celle-ci s'exagérer par le fait de la pelvi-péritonite, à partir de laquelle les malades ont eu des douleurs pelviennes et des troubles fonctionnels qu'elles n'avaient point tant que leur antéflexion, très probablement congénitale chez le plus grand nombre d'entre elles, était restée simple. Ces malades, après la guérison de leur pelvi-péritonite, ont conservé des douleurs pelviennes et des troubles fonctionnels, mais chez toutes l'utérus présentait une augmentation de volume; elles avaient de la leucorrhée persistante avec ulcération du col, et on sentait des brides péritonéales qui immobilisaient plus ou moins complètement la matrice, de telle sorte que c'est à cet état morbide persistant, si commun après les pelvi-péritonites et non à l'antéflexion qui était indolente avant la complication, qu'on doit attribuer l'ensemble symptomatique qui était donné par nos prédécesseurs comme propre aux déviations utérines. Mais je dois vous signaler que toutes les malades, après leur pelvi-péritonite, conservaient une leucorrhée bien marquée et, ultérieurement, de la dysménorrhée, qu'elles n'avaient pas tant que l'antéflexion était restée simple, ce dont on doit se préoccuper, parce que les crises de dysménorrhée empêchent la résolution si souvent tardive des affections génitales, qui ont suscité la pelvi-péritonite.

L'antéflexion est beaucoup plus rare chez les femmes qui ont eu un ou plusieurs accouchements, qui en effet font disparaître les antéflexions congénitales. Nous trouvons seulement dans notre statistique 19 cas d'antéflexion sur nos 114 femmes mères.

Chez six de ces malades, l'antéflexion était simple, ne donnait lieu à aucun trouble fonctionnel et ne se révélait qu'au toucher, comme dans les 22 cas d'antéflexion simple chez les filles, de telle sorte qu'ils ne peuvent être considérés, ainsi que l'ont professé Cruveilhier et P. Dubois, comme des faits pathologiques. Chez les treize autres malades, les douleurs pelviennes et les troubles fonctionnels qu'elles présentaient dataient, suivant le récit des malades, du début soit d'une pelvi-péritonite, soit d'un phlegmon des ligaments larges, qui les avaient longtemps retenues au lit et qui depuis les avaient laissées souffrantes. Cela est parfaitement établi par l'analyse détaillée du début des souffrances chez ces treize malades rapportée dans ma clinique. Les symptômes qu'on a observés chez ces malades, non seulement au début, mais pendant la période suivante et même de déclin du travail inflammatoire qui était venu se enter sur la rétroflexion, ont été chez les unes ceux de la pelvi-péritonite, comme j'ai pu le constater chez l'une des malades entrée dans mon service avant le début de l'inflammation de la séreuse et chez deux malades entrées à l'hôpital dans les premiers jours de la péritonite; chez les autres, les symptômes étaient ceux d'un phlegmon du ligament large, comme permet de le croire le récit de deux de ces malades que confirmait l'existence dans une des fosses iliaques de la cicatrice de l'incision qui avait servi de voie d'évacuation de la collection purulente. Les douleurs pelviennes et les autres signes qu'on a considérés comme l'ensemble symptomatique propre aux déviations surviennent au moment où les malades convalescentes de leur affection inflammatoire commencent à se lever.

A cette période, les malades constituaient deux catégories différentes. Les plus nombreuses, huit, offraient une antéflexion très prononcée, leur utérus était augmenté de volume d'une manière sensible, le col était gros et le plus souvent le siège d'une ulcération fongueuse qui, dans deux cas, coïncidait avec du catarrhe qui existait chez toutes. L'utérus était élevé, placé quelquefois plus haut qu'à l'état normal et souvent porté en masse soit à droite, soit à gauche; mais ce qu'il y avait de remarquable, c'est que l'utérus était maintenu fixe dans cette position, soit par des brides péritonéales, soit, dans deux cas, par une induration d'un ou des ligaments larges. Je dois vous signaler que c'était dans la fosse iliaque, où existaient ces adhérences, que les malades éprouvaient des tiraillements et de la pesanteur, ce qui indique que les adhérences avaient une certaine part dans la production des douleurs qu'éprouvaient les malades.

Dans l'autre catégorie de malades, au lieu de l'immobilisation de l'utérus, on observait, au contraire, une mobilité anormale exagérée de la matrice sur son axe fictif de sustentation; l'utérus antéfléchi, qui, dans le décubitus, présentait une antéversion légère, devenait le siège d'une antéversion exagérée qui cessait d'exister quand la malade reprenait la position horizontale.

Malgré cette dissemblance, les malades de cette catégorie présentaient les mêmes accidents que celles de la première, mais il faut noter qu'on trouvait, comme chez celles-ci, l'utérus augmenté de volume et de poids, une leucorrhée assez abondante, une ulcération du col et des poussées congestives qui constituaient un état pathologique auquel il est légitime de rapporter l'ensemble symptomatique attribué par nos prédécesseurs comme propre aux déviations utérines. Cela nous paraît démontré par les résultats de l'examen de deux de ces treize malades qui sont venues consulter Goupil à l'Hôtel-Dieu, deux ans après être sorties de mon service, et qui, à ce moment, étaient débarrassées de toute douleur et ne présentaient aucun trouble fonctionnel quoiqu'elles eussent cessé depuis quelque temps l'usage de l'éponge-pessaire, et chez lesquelles il a constaté que l'utérus avait repris son volume normal en même temps qu'avait diminué la leucorrhée, etc., mais que la latéroflexion n'était en rien modifiée. Aussi, tous les détails dans lesquels je viens d'entrer permettent-ils de conclure, avec Paul Dubois, que l'antéflexion n'a d'autre influence sur la santé des femmes que de susciter de la dysménorrhée quand avec l'antéflexion coïncide de la leucorrhée.

Le défaut d'influence sur la santé des femmes est bien plus évident encore pour la rétroflexion, dont nous trouvons 18 exemples dans notre statistique, 8 chez nos 115 filles, 10 chez nos 114 mères.

Dans les huit premiers cas, la rétroflexion nous a été uniquement révélée par les signes physiques auxquels donne lieu la flexion de la matrice en arrière. Dans un des dix cas de rétroflexion chez les femmes mères, nous trouvons que, chez une malade, dont l'accouchement et les suites de couches avaient été normaux, la rétroflexion ne se revêtait, comme chez nos huit filles, que par les signes physiques caractéristiques de la flexion de la matrice en arrière. L'innocuité certaine de la rétroflexion chez cette femme qui, antérieurement à son accouchement ni postérieurement, n'avait eu aucune affection génitale, présente pour nous le plus grand intérêt, lorsqu'on le rapproche de ce que nous avons constaté dans les neuf derniers faits dont nous avons à nous occuper ; dans ceux-ci, avec la rétroflexion avait coïncidé une pelvipéritonite, soit puerpérale, soit blennorrhagique, dans la convalescence de laquelle avaient, chez toutes, débuté les douleurs pelviennes et autres troubles fonctionnels considérés par nos prédécesseurs comme propres aux déviations utérines.

Je ne m'arrêterai pas à discuter à nouveau la signification de ces faits analogues, dans lesquels on trouvait, comme dans les faits que je vous ai signalés dans l'étude des autres déviations : 1° une augmentation de volume de l'utérus immobilisé par des adhérences dans certains cas, présentant au contraire dans d'autres une mobilité anormale ; 2° les signes de la persistance d'une métrite chronique qui, dans sa période d'acuité, avait suscité l'inflammation de la séreuse pelvienne. Je n'ai pas besoin d'établir, comme je l'ai fait dans l'étude des autres déviations, que l'existence de cet état morbide de l'utérus autorise à rattacher à cet ensemble de lésions tout le cortège symptomatique attribué faussement comme propre à la rétroflexion. Mais je dois vous signaler que, dans ces rétroflexions complexes, on doit tenir compte de la flexion utérine, qui exagère et éternise les douleurs pelviennes, et qui indique d'avoir recours à des moyens contentifs quand la période inflammatoire est passée, ce que visait la seconde conclusion du remarquable rapport de Depaul, qu'a votée l'Académie.

En résumé, la longue étude de la question des déplacements, que je viens de faire avec vous, dont l'exposition est si fastidieuse, alors même qu'on néglige certains détails qui ont malheureusement encombré le travail de Goupil, établit : 1° que les déplacements de la matrice, en exceptant toutefois les abaissements et les chutes de la matrice, ne donnent lieu par eux-mêmes à aucun trouble fonctionnel, ni à aucun phénomène pathologique; 2° que dans les cas assez fréquents où les déviations ou flexions utérines semblent donner lieu à des douleurs et à des troubles fonctionnels, les accidents sont liés à des affections de l'utérus ou de ses annexes, en particulier à des pelvi-péritonites ou à des phlegmons des ligaments larges. Dans les cas assez rares où il existe des douleurs, etc., sans qu'il y ait ni pelvi-péritonite, ni phlegmon des ligaments larges, on trouve comme cause de ces douleurs une congestion utérine et une augmentation de volume de la matrice, et une mobilité excessive de cet organe, symptomatique d'un défaut de subinvolution utérine après l'accouchement, à la suite duquel s'est manifesté l'ensemble symptomatique dont j'ai cherché dans ce travail à déterminer la signification. Les flexions seules, et presque exclusivement l'antéflexion, semblent avoir, mais rarement, une influence sur la production de la dysménorrhée. Cette influence, qui est presque nulle quand il n'existe aucune complication, se manifeste presque constamment lorsqu'une affection très légère, telle qu'un catarrhe utérin, est venue se joindre à une inflexion considérable du corps sur le col de la matrice.

Je ne saurais trop vous faire remarquer que les conclusions que je viens de formuler, toutes opposées aux opinions encore généralement admises aujourd'hui sur les déviations, sont déduites de l'analyse d'un grand nombre d'observations et concordent en tous points avec les deux conclusions du remarquable rapport de Depaul, adoptées par l'Académie de médecine, malgré les chaleureuses plaidoiries de Velpeau et de Malgaigne, etc., en faveur de l'ancienne théorie des déplacements de l'utérus. A ce propos, je dois vous signaler que la divergence d'opinions des observateurs distingués qui ont pris part à la discussion académique était le fait de la méthode vicieuse adoptée pour l'étude de la question par nos prédécesseurs, dont les notions fournies par le toucher étaient très imparfaites, comparativement à celles que donne aujourd'hui ce mode d'exploration, d'où résultaient de très grandes difficultés pour le diagnostic des déviations simples, mais surtout des déviations complexes dans lesquelles coexiste avec le déplacement de l'utérus une affection utérine dont ils ne tenaient pas compte dans l'interprétation de la symptomatologie de ces faits complexes.

Il faut remarquer, de plus, ce que présentait surtout de vicieux la méthode généralement suivie par nos prédécesseurs, dans l'étude des affections des organes génitaux, qui consistait à attribuer tous les symptômes à la lésion qui attire le plus l'attention, sans chercher à déterminer par une analyse méthodique si cette lésion n'était pas symptomatique d'une affection génitale conjointe, qui est l'élément primordial de la scène morbide et à laquelle on doit attribuer les douleurs pelviennes et les troubles fonctionnels, comme nous paraît le démontrer la longue analyse des observations de déviations utérines que j'ai recueillies à Lourcine.

SEPTIÈME CONFÉRENCE

Rétroversion et rétroflexion de l'utérus gravide.

En terminant l'histoire générale des déviations utérines, j'ai appelé votre attention, Messieurs, sur un fait de la plus haute importance, sur lequel j'aurai assez souvent à revenir en vous parlant de la congestion utérine et des pelvi-péritonites. Je vous ai dit que si les déviations ne déterminent pas par elles-mêmes des douleurs et des troubles fonctionnels, elles peuvent en déterminer indirectement en aggravant les symptômes de l'affection utérine ou péri-utérine qui lui est conjointe, de telle sorte qu'on doit tenir compte de ces deux éléments morbides. Vous trouverez une preuve convaincante de cette proposition dans l'histoire des rétroversions et rétroflexions de l'utérus gravide que j'ai à vous exposer aujourd'hui, parce que ces faits, dont le diagnostic présente le plus haut intérêt, s'observent, quoique obstétricaux, plus souvent dans les services généraux de médecine, comme le mien, que dans les services d'accouchement, ce qui se comprend à cause de l'époque assez rapprochée de la conception à laquelle surviennent les accidents.

Dans les faits de cette espèce, qui appartiennent tous à la première moitié de la gestation, on voit portée au summum la symptomatologie qu'on observe lorsque, pour une cause quelconque, l'ascension de l'utérus gravide qui survient à la fin du troisième mois est entravée. Les accidents résultent de la compression que la matrice, contenant un produit de conception, exerce sur les organes voisins et de la congestion utérine qui est la conséquence de la difficulté apportée à la circulation. Dans les cas heureux, ils disparaissent, soit lorsqu'un avortement met un terme à la grossesse laborieuse, soit lorsque l'utérus peut effectuer son mouvement d'ascension spontanément ou sous l'influence des moyens qui ont été mis en usage, c'est-à-dire lorsqu'on voit cesser d'exister l'un des deux éléments de la maladie, soit la grossesse qui, par l'augmentation du volume qu'elle détermine, produit la compression des organes pelviens, soit la déviation qui donne à la compression une intensité insolite et fait naître des accidents qu'on voit trop souvent mortels.

La connaissance de ces faits remonte au commencement du siècle dernier ; elle est incontestablement due à un chirurgien français, Grégoire, malgré la revendication mal fondée de M. Lacroix (1), au profit d'un médecin allemand qui en avait publié une observation, à peu près à la même époque où le chirurgien français indiquait, dans son cours, les accidents auxquels donne lieu la rétroversion gravide et les signes qui la caractérisent. Cette indication, restée stérile en France, eût sans doute été perdue si Walter Wall, de retour en Angleterre, n'eût conservé le souvenir de l'enseignement de Grégoire et n'eût pu, grâce aux notions qu'il y avait puisées, reconnaître qu'il s'agissait d'une rétroversion gravide dans un cas dont il rendit témoin William Hunter. Ce dernier, frappé de l'importance du fait que lui avait fait observer Walter Wall, en publia non seulement la relation, mais, quelques années après, fit paraître un mémoire très remarquable (2) sur la rétroversion de l'utérus gravide, qui en vulgarisa la connaissance en Angleterre et, plus tard, en France.

L'impulsion donnée à l'étude de cette question par l'Académie royale de chirurgie, en la mettant au concours (1785), suscita d'abord le mémoire de Desgranges (3), qu'elle couronna, puis les recherches de Baudelocque (4), et enfin le travail de Martin le jeune (5). A partir de cette époque, l'histoire de la rétroversion de l'utérus gravide fut, on peut dire, constituée, et l'on voit se multiplier dans tous les pays : d'une part, des observations pour

(1) Lacroix. *Thèse d'agrégation*. Paris, 1844, p. 12.
(2) *Medical obs. and inquiries* (1777).
(3) *Journal de médecine* de Vandermonde.
(4) Baudelocque. *Traité d'accouchements*.
(5) Martin le jeune. *Mémoires de médecine et de chirurgie*, 1835, p. 137.

la compléter, et, d'autre part, des procédés très divers de réduction et de traitement. Il serait trop long de vous donner l'indication de tous ces documents épars ; vous les trouverez résumés successivement dans le mémoire de M. Elleaume (1), la thèse d'agrégation de M. Salmon (2) et le mémoire de M. Charles (de Liège) (3).

Dans tous ces travaux, on n'a pas séparé la rétroversion gravide de la rétroflexion, soit parce qu'on ne savait pas les distinguer, comme Hunter et même Martin le jeune, soit parce qu'on a cru qu'il y aurait double emploi en étudiant séparément deux anomalies de la gestation qui présentent entre elles tant de ressemblance. L'absence de documents suffisants me forcera à suivre les errements de mes prédécesseurs, quoique je sois convaincu qu'il y aurait le plus grand intérêt à étudier spécialement les rétroflexions de l'utérus gravide, dont l'histoire a été jusqu'ici très délaissée. Cette raison me fera insister sur les caractères différentiels de ces deux déviations, que fait constater le toucher.

La rétroversion de l'utérus gravide est un fait exceptionnel pour M. Depaul (4), et je serais volontiers de son avis si je m'en tenais à ce que j'ai observé moi-même, puisque je n'en ai rencontré que quatre exemples, dont je vous parlerai tout à l'heure. Mais il faut reconnaître que cette rareté peut être, comme l'indique M. Elleaume, plus apparente que réelle, et résulter de ce qu'un grand nombre des faits de cette espèce passent inaperçus parce qu'il y a guérison, soit spontanée, soit consécutive à un avortement, comme dans le relevé du professeur Busch (5). Il indique que, sous l'influence seule du repos, sur soixante-quinze cas, il y eut soixante-neuf guérisons spontanées, dans l'espace de vingt-quatre heures. On comprend du reste très bien le peu de fréquence de la rétroversion et de la rétroflexion gravides, en la comparant à celle des mêmes déviations dans l'état de vacuité, lorsqu'on admet, comme je crois qu'on doive le faire, une intime corrélation entre les deux ordres de faits.

(1) Elleaume. *De la rétroversion utérine dans l'état de grossesse*. Paris, 1860.
(2) Salmon. *Thèse d'agrégation.*
(3) *Journal mensuel* de la Société des sciences médicales de Bruxelles, 1875.
(4) Depaul. *Leçons de clinique obstétricale*, 1876, p. 373.
(5) *Geschlechts Leben des Weibes*, t. III, p. 581.

On se rend de même compte de la plus grande rareté de la rétroversion gravide chez les femmes jeunes que chez celles qui sont plus âgées, chez les primipares que chez celles qui ont eu beaucoup d'enfants et qui, par ce fait, ont été plus exposées au développement de pelvi-péritonites, qui sont une des causes les plus fréquentes de la déviation du fond de l'utérus en arrière.

L'existence d'une intime corrélation entre les rétroversions dans l'état de gestation et celles de l'état de vacuité que je viens de vous indiquer est un corollaire des travaux sur les déviations que j'ai analysés dans ma dernière conférence. Ils établissent : 1° qu'on trouve l'utérus rétroversé ou rétrofléchi chez un certain nombre de femmes qui n'ont jamais souffert, ni présenté aucun trouble fonctionnel ; 2° que non seulement chez ces femmes, mais que même chez quelques-unes de celles dont la rétroversion ou rétroflexion était accompagnée de douleurs, on peut voir survenir une conception, comme j'en ai observé un exemple remarquable dont je vous parlerai tout à l'heure. Ces deux notions forcent à admettre que chez une femme chez laquelle surviennent, dans les premiers mois de la grossesse, les accidents qu'entraîne la rétroversion gravide, la déviation pouvait préexister à la conception, et qu'on ne peut invoquer, pour nier cette préexistence, l'absence, chez cette femme, de douleurs pelviennes et de troubles fonctionnels avant l'imprégnation.

Cette opinion nouvelle, que ne pouvaient avoir nos prédécesseurs (parce qu'ils admettaient comme une sorte de loi : 1° que toute déviation est un fait pathologique et se traduit nécessairement par des troubles fonctionnels ; 2° que la rétroversion utérine entraîne forcément la stérilité), a, on peut dire, modifié profondément la question que nous étudions. La croyance dans laquelle ils étaient, que la rétroversion était une cause absolue de stérilité, les avait entraînés à admettre que la rétroversion de l'utérus gravide se produit nécessairement pendant la gestation, et que ce mouvement de déplacement était annoncé par la manifestation des accidents auxquels sont en proie les malades. Cependant, depuis bien longtemps, Martin le jeune (1) avait indiqué qu'il

(1) MARTIN le jeune. *Loc. cit.*, obs. IV, p. 146.

avait vu la rétroversion se reproduire après l'accouchement et persister, et que cette déviation pourrait être cause d'accidents ultérieurs. Il admettait ainsi, mais comme fait exceptionnel, ce qui paraît être aujourd'hui la règle, c'est-à-dire qu'une rétroversion de l'état de vacuité peut, en persistant dans l'état de grossesse, être la cause des accidents qui se développent lorsque dans une grossesse l'utérus gravide a acquis un certain volume et vient comprimer les organes pelviens. La filiation que je vous indique me paraît ressortir des quatre faits que j'ai observés personnellement. Chez la première des malades, les accidents se sont développés à deux mois et demi de grossesse après une partie de campagne ; le fond de l'utérus en rétroflexion formait une tumeur globuleuse, irréductible. L'avortement qui suivit la tentative de réduction fit naître une péritonite mortelle, et, à l'autopsie, je trouvai une bride fibreuse qui unissait le fond de l'utérus au rectum et qui était incontestablement de date plus ancienne que la fécondation.

La seconde malade, qui entra une première fois dans mon service pour un avortement, à la suite duquel je trouvai l'utérus maintenu en rétroflexion par des adhérences, fut apportée l'année suivante à l'hôpital, en proie à tous les accidents de la rétroversion gravide. L'avortement eut lieu, la malade guérit, mais conserva toujours sa rétroflexion.

Chez la troisième malade, qui avait eu antérieurement deux grossesses normales, j'ai vu les accidents de la rétroversion survenir à une troisième grossesse, qui avait été précédée d'une blennorrhagie, compliquée de pelvi-péritonite. Nous avons assisté, chez cette malade, dont je vais vous rapporter l'observation, au mouvement que l'utérus en rétroversion a pu, après la cessation des premiers accidents, exécuter pour monter dans l'abdomen.

OBSERVATION

Le 5 novembre 1874, est entrée dans mon service, salle Saint-Joseph, n° 20, une cuisinière âgée de vingt-six ans, mère de deux enfants, assez grande, bien conformée, et qui avouait être enceinte depuis plus de deux mois. La première grossesse a eu lieu à dix-sept ans, trois ans après l'établissement de la menstruation qui, jusque-là, avait été très régulière. Cette grossesse a été parfaitement heureuse, et n'a donné lieu à aucune douleur notable du deuxième au cinquième mois. L'accouchement à terme a été normal et les suites de couches bonnes; après celles-ci les règles se sont rétablies régulièrement jusqu'à l'âge de vingt ans; alors seconde grossesse qui est, ainsi que les suites de couches, aussi régulière que la première. Depuis cette seconde grossesse, les règles n'ont plus été aussi régulières que précédemment, la malade a eu des retards et parfois des douleurs menstruelles, mais elles étaient insignifiantes jusqu'à il y a huit mois. A cette époque, la malade a été prise tout à coup d'un écoulement vaginal de nature suspecte, qui s'accompagnait de douleurs en urinant, et, quelques jours après son début, de douleurs pelviennes assez vives qui ont duré plus d'un mois; ce qui ferait supposer qu'il y a eu à cette époque un retentissement de la blennorrhagie sur le péritoine pelvien. Depuis celle-ci, les menstruations sont devenues beaucoup plus douloureuses. Les règles sont venues régulièrement le 15 août pour la dernière fois. A la fin de septembre, elle ressent des douleurs dans le bas-ventre et le côté droit de l'abdomen; elle a de la difficulté à aller à la garde-robe, et, après cet état de malaise continu, elle est prise de vomissements. Ces vomissements, après un voyage très fatigant fait pour aller voir son père mourant et revenir à Paris, deviennent incoercibles. Ils s'accompagnent d'une constipation très opiniâtre et d'une assez grande difficulté d'uriner. La miction est devenue excessivement difficile depuis deux jours avant son entrée à l'hôpital. La figure de la malade est très anxiée, elle vomit à peu près tout ce qu'elle prend, la constipation persiste absolue. La miction, qui n'avait pas eu lieu depuis vingt-quatre heures, s'est produite ce matin, suivant le récit de la malade, sous l'influence du repos au lit. Toujours est-il qu'on ne trouve pas à la région hypogastrique de tumeur formée par la dilatation de la vessie.

Le toucher vaginal fait trouver le col utérin porté fortement en avant, regardant la face postérieure du pubis, le corps, en ligne droite avec le col, tourné au contraire en arrière et un peu en haut, de telle sorte que le fond de l'utérus était placé au-dessous du promontoire, mais conservait une certaine mobilité, qu'on constatait en agissant sur le col. Je m'assurai de plus que cet utérus en rétroversion type au premier degré offrait non seulement une augmentation de volume parfaitement en rapport avec les deux mois et demi de gravidité, annoncés par la malade, mais le ramollissement élastique particulier qu'on observe au commencement de la gestation. Ces signes étaient si positifs qu'il n'y avait pas de doute à avoir sur l'existence d'une rétroversion de l'utérus gravide. Je prescrivis à la malade le repos absolu au lit en l'engageant à se coucher assez souvent sur le ventre ou inclinée sur le côté gauche. J'ordonnai un ou plusieurs lavements dans les vingt-quatre heures pour obtenir une garde-robe, et je recommandai à mon interne de surveiller la miction, de sonder la malade le soir, s'il n'avait pas la preuve matérielle qu'elle eût uriné. J'y ajoutai l'administration de dix pilules de 0,01 d'extrait d'opium à prendre dans les vingt-quatre heures pour faire cesser les vomissements incoercibles.

7 novembre, facies encore un peu altéré, yeux cernés, teint assez bon, pas de fièvre. Les coliques et les douleurs de reins ont diminué depuis deux jours ainsi que la dysurie; la malade, qui n'urinait qu'une fois ou deux par jour, urine bien à présent. La vessie n'est pas distendue et ne remonte pas au-dessus du pubis. Par la palpation abdominale, il est impossible de sentir le corps utérin, qui est fortement porté en arrière. Au toucher, on sent le col utérin entr'ouvert, appuyé fortement contre la symphyse pubienne. Le corps de la matrice forme une tumeur

arrondie du volume du poing, dans le cul-de-sac postérieur; elle est peu mobile, et les mouvements communiqués à cette tumeur, qui est de même consistance dans toute son étendue, se perçoivent au niveau du col. Cette tumeur est appliquée contre la face antérieure du sacrum; dans sa partie la plus saillante, elle est située à 0,07 de l'orifice vaginal, tandis que le col, qui est plutôt abaissé que relevé, est à 0,04. Un peu de flueurs blanches. Glaires en allant à la garde-robe, épreintes. Les vomissements n'ont en rien été modifiés par l'opium; ils persistent aussi abondants, ainsi que le crachement continuel.

Prescription : Repos absolu, potion de Rivière; glace, lavements émollients; une portion d'aliments.

Le 9, les vomissements sont un peu moins fréquents, la malade a pu supporter quelques aliments, la dysurie a entièrement disparu. Une selle normale, mais après un lavement.

Le 10, le corps utérin semble proéminer moins fortement dans le cul-de-sac postérieur; il est à 0,08 de l'orifice vaginal et descend moins bas dans l'excavation, le col toujours gros, volumineux, surtout sa lèvre antérieure, qui est très gonflée, semble moins directement appliqué contre la symphyse. Par le toucher rectal, on sent la tumeur, formée par le corps utérin, proéminer fortement dans le rectum, mais il est impossible de contourner cette tumeur. — Même prescription; on recommande à la malade de rester couchée sur le ventre.

Le 13, les vomissements alimentaires et bilieux, reparus le 11, persistent aussi abondants qu'au début; cependant la rétroversion semble moins marquée, la partie la plus saillante de la tumeur, formée par le corps de l'utérus gravide, est aujourd'hui à 8 centimètres et demi de l'orifice vaginal. La malade urine facilement, mais ne va toujours à la selle qu'avec des lavements.

Le 16, les vomissements, moins abondants le 14, l'ont été encore moins hier, où quelques aliments ont pu être supportés. Elle se plaint d'avoir eu, ce matin, des vomissements alimentaires et quelques coliques. Aujourd'hui, le col utérin est sensiblement moins appliqué contre la symphyse; on trouve entre lui et la tumeur volumineuse, qui existe toujours dans le cul-de-sac postérieur, une dépression ou angle rentrant, qui sépare le col de cette tumeur, dont la partie la plus saillante est restée aujourd'hui à la même hauteur que le 13, c'est-à-dire à 8 centimètres et demi de l'orifice vaginal. Le col est un peu mobile, il se déplace légèrement lorsqu'on imprime des mouvements au corps. La miction est toujours facile, mais il n'y a pas eu de selle aujourd'hui. — Même prescription.

Le 19, les vomissements sont de nouveau plus abondants, la malade se plaint toujours de coliques; le col est placé au centre du vagin; il est à 3 centimètres et demi de l'orifice vaginal au lieu de 4 où il se trouvait précédemment. Le palper abdominal ne permet pas de sentir le corps au-dessus du pubis; le toucher fait constater qu'il forme toujours une tumeur dans le cul-de-sac postérieur, qui est angulaire par rapport à la direction nouvelle qu'a prise le col, de telle sorte qu'une *rétroflexion bien manifeste a remplacé la rétroversion*. La miction est toujours facile; une selle, mais provoquée. — Prescription : Avant chacun des repas, un paquet de 0,05 de poudre de noix vomique; le reste *ut supra*.

Le 21, les vomissements, complètement arrêtés les deux jours derniers pendant lesquels la malade a un peu mangé et conservé ce qu'elle a pris, ont reparu cette nuit. On applique dans le rectum un pessaire à air, suivant la méthode Fanot; on fait remonter la boule jusqu'au niveau de la saillie formée, dans le rectum, par le corps de l'utérus obliquement rétrofléchi; on insuffle la boule qui est petite et arrondie, en s'assurant, par le toucher vaginal, qu'on refoule bien le corps en avant. Le pessaire est laissé deux heures en place; après son application, une selle sans lavement. Pas de douleurs ni de vomissements dans la journée. — Même prescription.

Le 22, deuxième application semblable du pessaire ; elle est suivie de coliques et de douleurs dans le ventre, qui font prescrire un quart de lavement avec vingt gouttes de laudanum.

Le 23, encore quelques coliques, mais sans vomissements, le col utérin se rapproche de plus en plus de la vulve; la saillie formée par le corps de l'utérus dans le cul-de-sac postérieur diminue.

Le 25, troisième application de pessaire pendant une heure et demie; elle n'est pas suivie de douleurs.

Le 26, plus de vomissements; le col, placé au centre du vagin, est à peine à 3 centimètres de l'orifice vaginal; le corps de l'utérus est un peu remonté, mais forme toujours une saillie considérable dans le cul-de-sac postérieur.

Le 27, la malade, qui n'avait pas vomi depuis plusieurs jours, fait une chute sur le siège en voulant s'asseoir; elle est prise, à la suite de cet accident, de coliques, de douleurs expulsives et de vomissements qui nécessitent l'usage continu de cataplasmes laudanisés et l'emploi d'un lavement fortement laudanisé.

Le 28, les coliques persistent encore violentes; la malade a vomi son dîner.

Le 29, encore quelques coliques, plus de vomissements.

Le 30, la malade n'éprouve plus de douleurs; elle n'a pas eu de vomissements. Aujourd'hui, le col, au centre du vagin, est à 2 centimètres de l'orifice vaginal; il est impossible de sentir, par le palper abdominal, le corps de l'utérus au-dessus du pubis; au toucher, il faut encore une saillie assez considérable dans le cul-de-sac postérieur, et le fond de ce cul-de-sac est à 9 centimètres et demi de l'orifice vaginal.

Le 1er décembre, il y a aujourd'hui un changement très remarquable dans l'état des choses. Le corps est facilement senti par la palpation abdominale; il est placé dans la fosse iliaque gauche et encore un peu incliné en arrière. Le cul-de-sac postérieur, dans lequel on ne sent plus de tumeur, n'a plus que 7 centimètres de profondeur. Plus de vomissements, une selle normale sans lavement.

Le 2, un peu de diarrhée, quelques vomissements.

Le 8, la malade n'a plus de douleurs abdominales; la diarrhée très éphémère qu'elle a eue s'est dissipée spontanément; garde-robes normales; elle a encore vomi après son déjeuner. On sent aujourd'hui très distinctement le corps de l'utérus dépassant le pubis et remontant jusqu'à trois travers de doigt de l'ombilic; il est actuellement incliné vers la paroi abdominale et porté dans la fosse iliaque droite. Le col large, mou, s'est porté en arrière et à gauche comme dans une grossesse régulière; il est situé à 7 centimètres de l'orifice vaginal, au lieu d'être abaissé, comme il l'était, lorsqu'il occupait le centre du vagin. La malade s'est levée hier une demi-heure et s'en est bien trouvée; elle continue à se lever les 9, 10, 11, 12, 13, sans en éprouver de douleurs.

Le 14, elle sort de l'hôpital, elle est assez bien portante, incommodée seulement par de rares vomissements. Elle n'est pas revenue à l'hôpital, ce qu'elle nous avait promis de faire si la grossesse ne continuait pas régulièrement.

Dans cette observation, on a vu, à la fin du deuxième mois de grossesse, se produire, sans cause occasionnelle appréciable, quelques troubles mal caractérisés alors; ils consistaient en douleurs hypogastriques et constipation qu'on voit si souvent dans les commencements de la gestation. Au bout de quelques jours, ils se sont accompagnés de vomissements fréquents et ont augmenté à l'époque où les règles, qui avaient manqué en septembre, auraient dû se produire en octobre, c'est-à-dire au commencement du troisième mois, où il est si commun de voir la menstruation être indiquée par une congestion stérile, qui est parfois suivie du décollement du placenta et, par suite, d'un avortement. Ils n'ont pris une véritable intensité qu'après un voyage long et fatigant qui, dans les commencements de la grossesse, donne si souvent lieu à des accidents qu'on attribue à des congestions utérines. Les vomissements sont devenus incoercibles, la constipation opiniâtre, la miction d'abord difficile, puis impossible.

C'est à ce moment, où la constipation étant devenue opiniâtre et la miction impossible constituaient des symptômes rationnels de rétroversion de l'utérus gravide, que la malade a été admise à l'hôpital, où l'on a pu constater, d'une manière certaine, par le toucher, la déviation de la matrice. Le lendemain de son entrée, il avait suffi du repos, gardé depuis l'admission, pour qu'une miction ait pu avoir lieu, et, consécutivement, nous avons vu, sous l'influence du repos, diminuer tous les accidents et se produire une série de déplacements successifs de l'utérus, pour que celui-ci arrive à monter dans l'abdomen et puisse avoir sa position normale à cette époque de la grossesse.

Dans cette observation, nous avons vu les accidents survenir après une cause occasionnelle, un certain temps après un double voyage fatigant, et alors augmenter graduellement et offrir, mais tardivement, après une cause déterminée, une des deux formes de la rétroversion gravide qui ont été indiquées par Baudelocque (1) et admises par tous les pathologistes. Dans l'une des formes, à laquelle il a donné le nom de *lente*, les accidents, sans cause apparente, mettent, comme chez notre malade, un cer-

(1) Baudelocque. *Loc. cit.*

tain temps avant d'arriver à présenter le tableau symptomatique complet de la rétroversion gravide. Dans l'autre forme, qui mérite le nom de brusque, les accidents succèdent, soit immédiatement, soit au bout de peu de temps, à une cause traumatique : un choc, une pression sur le ventre, un effort, etc., et, en peu d'heures, on trouve, comme chez la première malade que nous avons observée et que nous avons eu le malheur de perdre, le cortège symptomatique qui, dans la forme lente, mettait un temps plus ou moins long pour apparaître. A ces deux formes, M. Charles (de Liège) (1) en a ajouté une troisième (mixte), dans laquelle les accidents sont dus à une cause traumatique plus ou moins marquée, mais ne se développent, comme dans l'observation précédente, qu'après un temps plus ou moins long après la cause déterminante et progressent assez lentement.

Cette division, basée sur la rapidité plus ou moins grande de la marche des accidents, qui est galopante dans l'une, modérément rapide dans la forme mixte et lente dans la troisième, reproduit trois tableaux symptomatiques différents qu'on observe au lit des malades. L'importance de cette notion pour le diagnostic doit faire conserver la division de Baudelocque. Rien n'empêcherait de conserver les dénominations données à chacune des trois formes, à la condition de faire signifier à chacune de ces dénominations que la marche des accidents est brusque, mixte ou lente, et non, comme le voulait Baudelocque, que le déplacement de l'utérus gravide se fait brusquement dans le premier cas et lentement dans les autres.

Je ne nie point d'une manière absolue qu'une chute, une pression sur le ventre, etc., ne puisse, dans le commencement de la grossesse, précipiter le fond de l'utérus dans la concavité du sacrum, et donner lieu ainsi à une déviation qui n'est, en somme, qu'une exagération de l'obliquité postérieure de la matrice, qui est si commune dans les trois premiers mois de la gestation qu'elle peut être considérée comme la règle (2). Mais je dois vous signaler que cette première partie de la théorie de Baude-

(1) CHARLES. *Loc. cit.*
(2) DEPAUL. *Loc. cit.*, p. 376.

locque n'est péremptoirement établie par aucune observation, car on ne trouve pas indiqué, dans les exemples qui ont été donnés de cette précipitation, qu'on ait constaté par le toucher quelle était la situation de l'utérus avant le début des accidents et s'il n'était pas rétroversé depuis une époque indéterminée. Du reste, l'admission de cette précipitation ne comporterait pas que les accidents qui succèdent à l'action traumatique soient produits par le déplacement de la matrice lui-même. Il faudrait pour cela qu'on ait démontré que les accidents sont dus à la déviation utérine et ne peuvent être attribués à la congestion utérine active que des chutes, des pressions sur le ventre suscitent presque fatalement au début de la grossesse, soit que l'utérus ait sa situation normale, soit qu'il soit dévié. Dans les deux cas on voit se manifester des douleurs de reins, un sentiment de pesanteur dans le bas-ventre, de plénitude pelvienne et souvent des douleurs prodromiques d'avortement. Le tableau symptomatique diffère, quand l'utérus est rétroversé, en ce que la sensation de plénitude pelvienne est remplacée par les signes de compression qui résultent de ce que l'utérus gravide rétroversé vient, par suite de l'augmentation de volume qu'il doit à la congestion, effacer la cavité rectale en arrière et déprimer en avant le bas-fond de la vessie. Les accidents s'aggravent s'ils sont très caractérisés ou si la malade continue à vaquer à ses occupations, et l'on voit survenir une nouvelle cause de congestion résultant de la gêne apportée à la circulation des organes pelviens incarcérés trop à l'étroit dans le bassin et qui persistera tant que l'on n'aura pas fait disparaître ou du moins diminuer la compression à laquelle ils sont soumis. Si, au contraire, les accidents sont légers au début, on les voit disparaître par le seul repos au lit, qui ne peut modifier en rien la déviation, mais fait cesser la congestion utérine que l'acte traumatique a suscitée.

Le déplacement lent et graduel du fond de l'utérus gravide, admis par Baudelocque, est bien moins acceptable encore puisqu'on ne peut alors invoquer aucune cause occasionnelle pour expliquer la genèse du renversement. Cette forme lente de la rétroversion que Baudelocque a attribuée sans preuve au ramollissement physiologique de tissu qu'amène l'imprégnation et en faveur de laquelle on invoque surtout la légère obliquité postérieure du fond de l'utérus, qu'on observe dans les trois premiers mois de la grossesse, est encore bien moins établie par l'observation en ce que, dans les exemples qui en ont été publiés, on n'avait pas constaté dans les uns quelle était la situation de l'utérus avant le début des accidents, que, dans d'autres, on avait reconnu qu'il existait antérieurement une rétroversion (1), dans d'autres un abaissement, voire même une hypertrophie de la portion sus-vaginale du col (2) qui donne si souvent lieu à une rétroversion lorsqu'on repousse le col utérin (3).

Dans cette forme lente, graduelle, on voit une symptomatologie analogue à celle qui existe dans une gestation compliquée de tumeur intrapelvienne. Il est facile de comprendre qu'une compression semblable à celle qui existe dans ce dernier cas puisse, lorsqu'il y a une rétroversion, être le fait de l'augmentation de volume qu'imprime à l'utérus gravide la répétition de congestions utérines qui sont si fréquentes chez les femmes qui, malgré leur état de grossesse, se livrent à des travaux pénibles, ce qui explique la fréquence des accidents de la rétroversion de l'utérus gravide chez les femmes de la campagne, signalée par M. Salmon (4). Mais il n'est pas nécessaire, dans un grand nombre de cas de rétroversion lente, d'invoquer l'existence des congestions utérines pour expliquer la compression des organes pelviens; il suffit, pour qu'elle survienne, de l'augmentation graduelle de l'utérus rétroversé. Elle arrive presque fatalement, comme le démontrent les statistiques que je vous produirai tout à l'heure, à la fin du troisième mois ou dans le courant du quatrième, si les efforts de la nature n'ont pas amené spontanément l'ascension de l'utérus dans l'abdomen qui doit se produire à cette époque.

L'opinion de Baudelocque dérivait d'un fait d'observation, qu'on voit se reproduire, à savoir que, lorsqu'une rétroversion de l'utérus gravide existe, on constate que le déplacement du fond de l'utérus augmente graduellement.

(1) Cajeaux.
(2) Martin le jeune. *Loc. cit.*, obs. X, p. 155.
(3) Aran.
(4) Salmon. *Thèse d'agrégation.*

A une première période, le fond de l'utérus peut être incliné en arrière, placé immédiatement au-dessous du promontoire, un peu plus haut que le col, ce qui est le premier degré de la rétroversion de Scanzoni (1).

Quelques jours plus tard, sous l'influence de la pression qu'exerce, d'une part, la vessie distendue, et, d'autre part, l'S iliaque remplie de matières fécales, le fond de l'utérus se porte dans la concavité du sacrum, de sorte que le fond et le col sont en ligne droite, ce qui était le deuxième degré. Enfin, on peut voir, sous l'influence de la persistance des accidents, survenir une déviation bien plus prononcée, dans laquelle le fond de l'utérus est incliné vers le périnée, et le col tellement porté en haut que le doigt ne peut atteindre son orifice, ce qui constituait le troisième degré, que M. Elleaume (2) a partagé en deux. Cette succession est parfaitement établie par l'observation; mais cela ne force en rien à conclure que la rétroversion s'est formée pendant la grossesse et ne lui est pas, au contraire, antérieure, et n'a donné lieu à des accidents qu'à une certaine époque de la gestation où l'utérus gravide a acquis un certain volume.

Pendant le premier mois, on n'a jamais vu d'accidents de rétroversion; l'époque la plus rapprochée à laquelle on en ait observé est le commencement du deuxième mois. Ils sont surtout fréquents pendant le troisième et le quatrième mois de la grossesse, et on n'en observe qu'exceptionnellement dans les premiers jours du cinquième, ce qui se comprend facilement, si l'on tient compte de l'amplitude du bassin et du volume qu'offre l'utérus gravide au cinquième mois. Après cette époque, on peut observer des faits qui se rapprochent de la rétroversion du l'utérus gravide, mais qui ne lui appartiennent pas, et auxquels Deventer (3) a donné le nom si impropre d'*obliquité postérieure* que je dois vous les décrire brièvement, pour que vous puissiez vous en faire une idée. Dans les faits de cette espèce, le col est fortement incliné en

(1) SCANZONI. *Précis théorique et pratique de l'art des accouchements*, traduit par Picard. Paris, 1859.

(2) ELLEAUME. *Loc. cit.*

(3) Observation importante sur le *Manuel des accouchements*, trad. du latin par Brenier d'Ablancourt. Paris, 1734.

avant, comme dans la rétroversion, et souvent en même temps tellement en haut qu'on a de la peine à atteindre l'orifice. La partie du corps attenante au col forme dans le cul-de-sac postérieur du vagin une tumeur volumineuse, saillante, qui ressemble à la tuméfaction de la rétroversion gravide. Mais on trouve en même temps au-dessus du pubis, et pouvant remonter jusqu'à l'ombilic, une tumeur formée par l'ampliation de la plus grande partie du corps du l'utérus qui a pu venir se développer dans l'abdomen. Il en résulte une sorte de flexion double qui porte d'une part le col en avant et également en avant le fond de l'utérus dont la paroi antérieure est beaucoup plus courte que la paroi postérieure, ce qui fait que M. Depaul (1) a attribué cette déviation singulière à un défaut de développement des fibres musculaires de la paroi antérieure. Dans les cas de ce genre, la gestation peut suivre son cours, non seulement au delà du quatrième mois, mais jusqu'au terme normal de la grossesse, où elle devient une cause de dystocie.

Mais si vous venez à toucher ces malades, vous trouvez, en même temps que le déplacement d'une rétroversion concomitante, que le col utérin, légèrement augmenté de volume, est ramolli, facilement saignant et apparaît, au spéculum, exulcéré et donnant passage à des mucosités plus ou moins jaunâtres. Il en résulte que vous pouvez attribuer dans ces cas à des congestions des organes génitaux, dont le catarrhe utérin est symptomatique, les accidents éprouvés par les malades, et que tendent à diminuer le repos et l'usage d'un moyen contentif. Mais il faut reconnaître que si l'abaissement de l'utérus n'est pas la cause directe des accidents auxquels ces personnes sont en proie, il peut en être considéré comme la cause indirecte en ce que ce déplacement, par l'entrave qu'il apporte à la circulation utérine, favorise la production des congestions utérines chez les sujets qui y sont prédisposés et les aggrave quand il en existe. Aussi, dans l'appréciation des faits de cette espèce dans lesquels on trouve le plus souvent associés à la congestion, non seulement un abaissement, mais une déviation ou une mobilité anormale de l'utérus et du ballottement, doit-on tenir

(1) *Archives de tocologie*, 1877.

grand compte de l'abaissement et le prendre en sérieuse considération dans le traitement?

SYMPTOMATOLOGIE

Par opposition à ce que nous venons de voir dans ces derniers faits étrangers à notre sujet, c'est dans la première moitié de la grossesse qu'on voit survenir les accidents auxquels donne lieu la rétroversion de l'utérus gravide. Ils débutent, comme je vous l'ai indiqué, soit brusquement, soit d'une manière plus ou moins lente pendant la grossesse qui s'est traduite par les signes rationnels que je n'ai pas à vous rappeler. A des douleurs pelviennes de plus ou moins longue durée, à une constipation plus ou moins marquée, succèdent des troubles de la miction qui servent surtout à caractériser la maladie. Chez un certain nombre de malades, on voit de la dysurie exister avant la rétention complète qui manque très rarement et qu'on pourrait méconnaître parce que les malades urinent par regorgement. Chez d'autres, au contraire, surtout dans la forme brusque, c'est l'impossibilité d'uriner qui est le premier symptôme saillant. Il en est résulté que pour Denmann, et un certain nombre d'accoucheurs qui ont adopté son opinion, la rétention d'urine est la cause occasionnelle de la rétroversion. Il suffit d'observer attentivement les malades pour suivre la filiation et voir, comme chez celle dont je vous ai rapporté l'histoire, que les troubles de la miction sont secondaires, ainsi que l'a enseigné W. Hunter, et le résultat de l'action que la déviation exerce sur le bas-fond de la vessie. La rétention d'urine dans ce cas reconnaît des causes multiples : 1° la pression que le col utérin exerce sur le bas-fond de la vessie ; 2° la direction anormale imprimée par le déplacement de l'utérus au bas-fond de la vessie qui, d'oblique d'arrière en avant et de haut en bas, devient horizontal; 3° le changement de situation de l'urèthre qui, dans les cas de rétroversion, se trouve placé à l'orifice vulvaire par suite de la traction qu'a subie la paroi antérieure du vagin. Lorsque la rétention persiste, elle donne lieu à une ampliation de la vessie qui vient former une tumeur globuleuse fluctuante, occupant la ligne médiane, remontant vers l'ombilic qu'elle a dépassé dans un certain nombre de cas, dans lesquels on a pu, en sondant les malades, retirer 7 ou 8 litres (1) d'urine. Ce liquide, chez un certain nombre de ces femmes, prend une odeur fétide, ammoniacale et contient des produits de l'état morbide de la vessie qui, quelquefois non seulement est enflammée, mais même gangrenée (2) et qu'on a vu, dans certains cas, se rompre (3) et entraîner la mort. Le second symptôme, c'est une constipation opiniâtre que le plus souvent ne peuvent vaincre les lavements, parce que ceux-ci ne pénètrent pas dans l'intestin au-dessus de l'obstacle formé par le corps de l'utérus rétroversé. Cette constipation se traduit par l'absence de garde-robes, par des épreintes du côté du fondement, par du ténesme, des nausées et souvent des vomissements. Le troisième symptôme consiste en douleurs, tiraillements dans les aines et souvent en coliques utérines, ce qui indique un travail abortif qu'on voit se produire et souvent venir mettre un terme à la scène morbide. On trouve, de plus, comme symptômes généraux : 1° une anxiété extrême résultant non seulement des douleurs, mais de l'impossibilité d'aller à la garde-robe et surtout d'uriner; 2° une altération profonde des traits et un amaigrissement souvent assez rapide; 3° un état fébrile intense, qui devient surtout marqué quand il existe une cystite ou une inflammation du péritoine qu'on ne voit que trop souvent être la conséquence de la prolongation des accidents de la rétroversion gravide.

A ces symptômes se joignent les signes physiques que permettent de constater l'exploration de l'abdomen, le toucher vaginal et rectal. La palpation abdominale fait percevoir l'existence, au-dessus du pubis, d'une tumeur fluctuante formée par la dilatation de la vessie dont on peut souvent sentir, par le toucher vaginal, le bas-fond, en avant du col utérin. Le toucher vaginal fait constater la disposition vicieuse de l'utérus, qui différera suivant les trois degrés que je vous ai indiqués tout à l'heure. Dans le pre-

(1) Martin (de Lyon).

(2) *Gazette médicale*, 1849, p. 804. — *Monatschrift f. Geburstkunde*. Berlin, 1856, t. VII.

(3) W. Hunter. *Mémoire de la Société de médecine de Londres*. — Lacroix. *Thèse d'agrégation*.

mier, on constate que le col utérin, ramolli comme dans les commencements de grossesse, regarde en avant vers le pubis et se trouve placé plus inférieurement que le corps. Celui-ci, arrondi, tuméfié, offrant les caractères qu'il doit à l'imprégnation, est dirigé obliquement de bas en haut et d'avant en arrière, de telle sorte que son fond est placé au-dessous de l'angle sacro-vertébral. Dans le deuxième degré, le col et le corps sont situés horizontalement, l'orifice du col appuie directement contre la face postérieure du pubis et le corps globuleux forme une tumeur arrondie, en continuité avec le col, qui remplit le cul-de-sac postérieure du vagin et vient faire une saillie très nettement appréciable par le toucher rectal. On constate l'existence d'une semblable tumeur présentant les mêmes caractères, occupant le cul-de-sac postérieur du vagin dans la rétroflexion gravide au deuxième degré. Il y a cette différence que, dans la rétroflexion, on trouve en avant d'elle, coudé souvent comme à angle droit, le col utérin dans sa position normale et qui vient déprimer le bas-fond de la vessie par sa face antérieure. Dans ces cas, il est nécessaire d'explorer, si l'on peut, les culs-de-sac latéraux, pour suivre le bord du col et voir s'il est bien en continuité avec la tumeur postérieure formée par le corps de l'utérus et s'assurer par cette exploration s'il ne s'agit pas d'une tumeur péri-utérine. Dans le troisième degré, le doigt a à peine pénétré dans le vagin qu'il sent la paroi postérieure de ce conduit qui est plutôt relâchée que tendue, repoussée par une tumeur globuleuse offrant tous les caractères de l'utérus gravide. L'extrémité inférieure de cette tumeur, qui atteint presque le périnée et quelquefois le déprime, est constituée par le fond de la matrice qui a complètement basculé. On trouve, continuant en ligne droite avec cette tumeur, le col utérin reporté en avant et en haut, de telle sorte que le doigt a beaucoup de peine à en atteindre l'orifice. Il résulte de ce mouvement de bascule que toute la paroi antérieure du vagin est fortement tendue, comme je vous l'ai indiqué en vous parlant du déplacement de l'urèthre, et ne présente plus aucun des plis normaux qui persistent, au contraire, sur sa face postérieure. Les parois du vagin peuvent être le siège d'un ramollissement pathologique sous l'influence du travail morbide, et l'on a vu dans deux cas la paroi postérieure se rompre et le fond de l'utérus venir faire saillie à la vulve (1). Le toucher rectal fait constater d'une manière plus nette la position du fond de l'utérus; je n'y insisterai pas, malgré l'importance de cette exploration pour le diagnostic différentiel.

Le DIAGNOSTIC de la rétroversion de l'utérus gravide comprend deux sortes d'éléments. On a à reconnaître : 1° la grossesse; 2° déterminer la cause des accidents qui surviennent dans cette gestation. En général, dans les observations, le diagnostic de la grossesse était établi par les malades elles-mêmes, qui avaient eu plusieurs enfants et qui ne cherchaient pas à dissimuler leur maternité. Il n'en était pas ainsi chez une de celles que j'ai observées qui, à son entrée à l'hôpital, niait absolument être enceinte, mais qui avoua bientôt le fait, lorsque la recherche des signes rationnels de la gestation qu'on trouvait chez elle permit de lui dire qu'elle nous trompait. L'existence de ces signes rationnels autorise à éliminer du diagnostic les tumeurs fibreuses, l'hématocèle et, en général, toutes les tumeurs péri-utérines qui entraînent, d'ailleurs, des symptômes généraux tout différents. Le diagnostic réellement difficile est celui d'une grossesse compliquée de tumeur fibreuse ou celui d'une grossesse extra-utérine pelvienne. Dans tous ces cas, en effet, vous trouvez réunis aux signes de la grossesse ceux que donne une tumeur occupant le cul-de-sac postérieur du vagin et qui peut, parce qu'elle est implantée sur la paroi postérieure de la matrice, avoir imprimé un mouvement de bascule à l'utérus qui porte son col en avant. Dans le cas de tumeurs fibreuses compliquant une grossesse, au lieu de trouver le corps de l'utérus offrant sa régularité, sa consistance normales et cette semi-fluctuation qui s'observe au début de la grossesse, vous constatez une tumeur plus ou moins irrégulière, bosselée, offrant une consistance bien plus grande. De plus, si vous portez le doigt assez profondément sur les parties latérales du col, qui dans l'un et l'autre cas est dans la rétroversion, vous trouvez

(1) *Monatschrift f. Geburstkunde*, etc. Berlin, 1857, t. XX. — *Presse médicale*, t. I, p. 135, n° 20, 11 mars 1837.

qu'il n'y a pas une parfaite continuité entre le col et la tumeur fibreuse. Dans ces cas difficiles, il en résulte qu'on peut arriver sinon à une certitude, au moins à une grande probabilité.

Dans la grossesse extra-utérine pelvienne, qui a donné lieu à une erreur de diagnostic très célèbre (1), vous avez comme éléments les douleurs qui se montrent ordinairement pendant le premier mois, les hémorrhagies irrégulières qui sont si fréquentes dans ces grossesses anormales, le peu de modifications que ces grossesses extra-utérines impriment au col utérin, qui reste presque comme dans l'état de vacuité. Vous pouvez enfin, en multipliant les explorations et en déprimant fortement les culs-de-sac, arriver à reconnaître d'une manière sinon certaine, du moins vague, qu'il existe une tuméfaction surajoutée à la paroi postérieure de l'utérus. Il pourrait se faire, de plus, que vous trouviez la tumeur occupant le cul-de-sac postérieur, animée de pulsations, comme cela avait lieu dans un fait de grossesse extra-utérine que j'ai observé (2). Il faut, de plus, reconnaître que, dans ces anomalies, on ne trouve pas la régularité des symptômes qui existe dans la rétroversion de l'utérus gravide. Les erreurs de diagnostic assez nombreuses qui ont été commises ont tenu surtout à ce que les observateurs n'avaient pas une notion parfaite de l'affection et souvent parce qu'ils n'avaient pas pratiqué le toucher.

Je ne saurais trop insister sur la nécessité impérieuse d'avoir recours au toucher quand vous observez, dans les quatre premiers mois d'une grossesse, une constipation opiniâtre, mais surtout de la difficulté de la miction, afin de vous assurer que ces troubles fonctionnels ne sont pas le fait d'une rétroversion de l'utérus gravide. Je ne saurais même trop vous recommander de réclamer instamment cette exploration, lorsqu'une femme vient, au deuxième mois de la conception vous demander de vous charger de son accouchement, et de la faire avec le plus grand soin, pour lui prescrire, si vous trouvez un déplacement du fond de l'utérus gravide en arrière, les précautions ordinaires qu'elle doit prendre pour éviter que cette rétroversion ne soit cause d'accidents à

(1) *Bulletin de l'Ac. de méd.*, 1841, t. VI, p. 502.
(2) Lesouef. *Thèse inaugurale*. Paris, 1863.

l'époque où doit se produire l'ascension du fond de l'utérus dans l'abdomen, comme j'ai été assez heureux de l'obtenir dans l'observation suivante.

Dans le milieu du mois d'octobre 1874, je vis entrer dans mon cabinet la femme d'un des notaires les plus distingués de Paris, à laquelle j'avais donné le conseil, dans les derniers jours du mois de juin, d'aller prendre les eaux d'Uriage. Elle me dit qu'elle s'était admirablement trouvée de mon conseil et que c'était un des résultats de l'amélioration qu'elle avait obtenue qui la ramenait. Elle me rappela qu'au début de son mariage elle avait eu trois enfants et qu'après l'accouchement du troisième elle avait eu une péritonite assez grave, à la suite de laquelle elle avait été souffrante pendant de longues années. Sa santé était sensiblement meilleure à l'époque où la marche des Prussiens sur Paris l'obligea à quitter son mari pour se réfugier avec ses enfants à Jersey. Aussitôt les portes de Paris ouvertes, son mari s'était empressé de la rejoindre et elle était devenue immédiatement enceinte. A la fin du troisième mois de sa grossesse, elle avait été prise de douleurs violentes, puis d'une hémorrhagie abondante qui se termina par un avortement, que son accoucheur lui affirma avoir pour cause l'existence d'une rétroversion. L'avortement avait ranimé l'ancienne péritonite, et, depuis, elle avait été sujette à de fréquentes récidives de douleurs. C'est pour cela que cette dame était venue me consulter au mois de juin.

Je trouvai indiqué en tête de ma consultation que j'avais constaté une rétroversion qui me paraissait due à l'existence de brides interposées au fond de l'utérus, qui devenaient douloureuses quand on essayait de faire basculer la matrice. J'ajoutais qu'on trouvait, coexistant avec cette pelvi-péritonite chronique, un catarrhe utérin qui me paraissait jouer le plus grand rôle dans la genèse des récidives, et que je l'engageais pour cela à aller prendre les eaux d'Uriage. Elle en était revenue bien portante, comme je vous l'ai dit. Les règles, qui avaient manqué en septembre, n'étaient pas venues en octobre; aussi la malade, qui éprouvait les mêmes malaises que dans les grossesses précédentes, se croyait-elle enceinte et venait me demander de lui indiquer si je lui confirmais cette espérance et ce qu'il fallait faire pour éviter une fausse couche. Elle était décidée à tout pour cela. Je trouvai l'utérus placé, comme au mois de juin, horizontalement dans le bassin; le col, augmenté de volume, ramolli, regardait le pubis ; le corps globuleux, rénitent, occupait le cul-de-sac postérieur; le fond arrondi proéminait dans le rectum. Ces signes, rapprochés des modifications que présentaient les seins et des symptômes rationnels indiqués par la malade, me permirent de lui dire que je la croyais enceinte, comme elle le pensait.

Je lui prescrivis de garder rigoureusement le repos absolu au lit pendant tout le mois qui allait s'écouler, en lui recommandant de se coucher pendant le jour le plus souvent qu'elle pourrait sur le ventre, et je l'engageai à prier son accoucheur de venir la voir souvent, pour qu'il surveille attentivement ce qui se passerait, qu'il veille à ce que les selles soient régulières, mais surtout la miction facile. J'ajoutai pour mon confrère que je serais d'avis, si des accidents de compression survenaient, qu'il ait recours à un pessaire à air introduit dans le rectum, dont il augmenterait graduellement la distension.

Un mois après, je fus, comme il en était convenu, appelé en consultation près de cette dame par le Dr Taurin. Le repos au lit avait été rigoureusement observé et il n'y avait eu aucune douleur pelvienne et aucun trouble fonctionnel. Nous étions à trois mois et demi de grossesse. Le toucher fit constater que la rétroversion n'existait plus ; le col utérin était placé en arrière et à gauche ; le fond de l'utérus, développé comme à cette époque de la grossesse, était placé dans la fosse iliaque droite ; il était ainsi établi que l'utérus avait pu faire son mouvement d'ascension sans que la malade eût éprouvé de souffrances, et nous pûmes lui assurer qu'en prenant les précautions ordinaires, sa grossesse suivrait régulièrement son cours ; ce qui eut lieu.

Le PRONOSTIC de la rétroversion de l'utérus gravide peut, dans les cas semblables à celui que je viens de vous rapporter, être considéré comme favorable en général ; cependant je dois vous engager à ne le présenter que sous les plus grandes réserves. Ce conseil est fondé sur ce que la question jusqu'ici n'a pas été posée comme nous le faisons et qu'on n'a pas les éléments suffisants pour résoudre avec quelque certitude les deux questions suivantes que comprend dans ces cas le pronostic de la rétroversion gravide, savoir : 1° si le déplacement du fond de l'utérus (rétroversé ou rétrofléchi), qui a été jusque-là absolument innocent, mettra, ultérieurement ou non, la vie de la femme plus ou moins en danger ; 2° s'il compromettra plus ou moins gravement l'existence du fœtus par l'éventualité plus ou moins probable d'un avortement. On peut dire d'une manière générale : 1° que le pronostic est plus favorable pour la vie des femmes, mais plus grave pour l'existence du fœtus, dans la rétroflexion que dans la rétroversion ; 2° qu'il est sensiblement plus rassurant dans les déplacements en arrière du col congénitaux que dans ceux qui sont acquis et sont le fait d'une pelvi-péritonite dont le diagnostic rétrospectif est établi par le récit de la malade.

Mais ce sont là des éléments généraux de pronostic ; il en est de plus particuliers dont on doit tenir le plus grand compte, notamment des conditions sociales des malades, qui obligeront les unes à des travaux pénibles, tandis qu'elles permettront aux autres de prendre une foule de précautions, de garder le repos à la moindre douleur, enfin de réclamer les soins les plus éclairés quand elles présenteront une constipation opiniâtre, mais surtout des troubles de la miction. J'insiste sur la nécessité de prendre ces conditions en très sérieuse considération pour le pronostic parce qu'il faut, dans le plus grand nombre des cas de rétroversion, une cause occasionnelle, active dans la forme brusque, chronique dans la forme lente, pour donner lieu à l'enclavement de l'utérus et, par suite, aux symptômes qui le traduisent. Dans les cas où ceux-ci seront apparus, et qui sont les seuls cas pris en considération par nos prédécesseurs, le pronostic peut encore en général être considéré comme favorable. Il n'est le plus souvent grave que chez celles où les accidents prennent en peu d'heures une intensité considérable, ou chez celles qui, négligeant les premiers accidents bénins de leur maladie, ne réclament que trop tardivement les soins. Dans ces derniers cas, la gravité du pronostic est en rapport avec l'intensité des accidents, que je n'ai pas à vous rappeler, l'époque de la grossesse à laquelle ils surviennent, l'irréductibilité plus ou moins grande de l'utérus et enfin la déclivité plus ou moins grande de son fond. On doit considérer comme de très mauvais augure : une profonde altération du facies, un amaigrissement rapide, un état fébrile intense et enfin l'existence d'une cystite et surtout d'une péritonite. Je n'ai pas besoin de dire qu'on peut considérer comme fatalement mortels les cas dans lesquels on a vu se produire une rupture de la vessie et ceux dans lesquels l'utérus s'est précipité à la vulve à travers une déchirure du vagin. On doit tenir compte de la possibilité de ces faits, exceptionnellement graves, pour le traitement que je vais vous exposer.

Le TRAITEMENT de la rétroversion de l'utérus gravide, lorsqu'elle est simple, c'est-à-dire ne s'accompagnant d'aucune compression, présente, comme vous l'avez vu par l'observation que je viens de vous rapporter, trois indications : 1° faire garder le repos le plus complet possible; 2° veiller à la régularité des garde-robes; 3° surveiller attentivement la miction. Ces trois indications se représentent plus impérieuses et plus pressantes lorsque la rétroversion gravide s'accompagne d'accidents plus ou moins graves. Il faut alors prescrire aux malades le repos absolu au lit en leur recommandant de se coucher le plus souvent possible sur le ventre, mais sans insister trop sur la nécessité de cette position. Le repos suffit, dans un assez grand nombre de cas, pour faire cesser les accidents, comme l'a indiqué avec beaucoup de soin M. Depaul, et comme le prouve la statistique de M. Busch que je vous ai rapportée au début de cette conférence. Dans un certain nombre d'autres cas, il faut ajouter au repos l'évacuation de l'urine, répétée trois et quatre fois par jour, ou au moins matin et soir. Je dois à cet égard vous dire que le cathétérisme, chez les femmes affectées de rétroversion, présente souvent les plus grandes difficultés, non seulement à cause de la position du méat urinaire au-dessous de la symphyse, mais à cause du changement de direction de l'urèthre et enfin parfois de la direction du col utérin qui empêche le passage de la sonde. Dans ces cas, il vaut mieux se servir d'une sonde en gomme élastique munie ou non de son mandrin, plutôt que d'une sonde d'homme en métal, qu'on a vue perforer le vagin. Il faut procéder doucement et faire avancer la sonde pour ainsi dire sur son doigt placé dans le vagin et écarter, à l'aide de ce doigt, le col utérin au moment où la sonde va pénétrer dans le bas-fond de la vessie. Malgré toutes les précautions que je viens de vous indiquer, il peut se faire qu'on soit obligé d'y revenir à plusieurs reprises, en variant la grosseur de la sonde, pour pouvoir pénétrer dans le réservoir urinaire et éviter d'avoir recours à la ponction de la vessie qui ne peut être qu'une ressource extrême.

L'évacuation régulière de l'urine amène si souvent la cessation des accidents et l'ascension spontanée de l'utérus, que Denman, comme je vous l'ai dit, avait considéré la rétention de l'urine comme la cause occasionnelle de la rétroversion. On peut, dans certains cas, espérer encore la guérison à l'aide du repos et du cathétérisme, lorsque les accidents datent de plus d'un mois, comme dans une observation rapportée par M. Depaul (1).

Il est entendu qu'on doit joindre au cathétérisme l'évacuation des matières fécales, dont l'accumulation a été également considérée comme une cause de la rétroversion. Il faut pour cela avoir recours à des lavements, mais avoir le soin, pour qu'ils pénètrent, d'employer une longue canule en caoutchouc qui dépasse l'obstacle formé par le fond de l'utérus rétroversé. Cet obstacle est souvent insurmontable, malgré la précaution que je viens de vous indiquer, et l'on est obligé d'avoir recours à des purgatifs légers et en particulier à l'huile de ricin. Malgré l'indication de ces purgatifs, il est nécessaire parfois d'avoir recours à l'opium pour combattre les vomissements incoercibles auxquels les malades peuvent être en proie et dont les efforts sont très nuisibles. Ces trois moyens réunis constituent ce qu'on a appelé la médication expectante de la rétroversion, à laquelle on doit avoir recours lorsque les accidents ne présentent qu'une intensité moyenne, et surtout lorsque, modérés comme je viens de vous le dire, ils ne datent que de quelques jours. On peut ajouter à cette méthode expectante l'emploi d'un pessaire à air introduit dans le rectum au-dessous du fond de l'utérus. Il doit être de petit volume le premier jour, et on l'augmente graduellement, de manière à repous-

(1) DEPAUL. *Loc. cit.*, p. 391.

ser lentement le fond de l'utérus en avant de l'angle sacro-vertébral. Je ne saurais trop vous recommander l'emploi de ce moyen qui sollicite les garde-robes, n'expose à aucune espèce d'accidents et a souvent été suivi de l'ascension de l'utérus dans l'abdomen.

Si les accidents, survenus brusquement ou bien lentement, présentent une grande intensité, on doit, après avoir vidé la vessie à l'aide du cathétérisme, essayer la réduction de l'utérus gravide. Cette réduction a été faite soit en employant uniquement la main ou les mains, et cette méthode a reçu le nom de réduction manuelle, soit en se servant de différents instruments, ce qui constitue la réduction instrumentale. Il y a différents procédés de réduction manuelle. Elle a été faite en introduisant un, deux, trois, quatre doigts ou la main entière dans le vagin, et en repoussant de bas en haut et d'arrière en avant le fond de l'utérus. Pour ce procédé, on faisait coucher la malade sur le dos, les cuisses légèrement fléchies, comme pour les opérations obstétricales en général. Au lieu d'agir par le vagin, on a introduit le doigt ou les doigts dans le rectum, parfois même on s'est servi du poing fermé, comme le fait M. Gosselin, et l'on a cherché à repousser le fond de l'utérus en haut et en avant. Dans ce procédé, on a le plus souvent placé la malade de telle sorte qu'elle s'appuyait sur les coudes et sur les genoux. M. Godefroy a recommandé une position différente. La malade est placée la tête en bas, le siège sur le bord du lit et le chirurgien entre les cuisses de la malade. Presque personne n'a adopté cette position horriblement gênante pour la femme qu'on est obligé de faire maintenir par des aides.

Dans le procédé le plus fréquemment employé, et qui me paraît le meilleur, on se sert des deux mains pour obtenir la réduction. Deux doigts de l'une sont introduits dans le vagin, portés en avant du col utérin, et servent à repousser cet organe en arrière et en bas, en même temps qu'on cherche à reporter le fond de la matrice en haut et en avant à l'aide de deux ou trois doigts introduits dans le rectum. On fait en général placer la malade comme pour les opérations obstétricales, et cela est d'autant plus nécessaire qu'il est de règle aujourd'hui de chloroformer les malades pour tenter la réduction.

Je ne vous parlerai point de la réduction instrumentale, qui me paraît devoir être abandonnée aujourd'hui, parce qu'alors on n'a pas suffisamment la notion de la résistance qu'on peut éprouver en opérant la réduction et qu'on peut employer une trop grande force.

Je ne saurais trop vous recommander de ne pas faire des tentatives exagérées de réduction et de les abandonner si l'utérus résiste d'une manière trop marquée à vos efforts, parce que ces tentatives sont loin d'être toujours innocentes. L'utérus peut être maintenu solidement attaché au rectum par une bride, comme chez la malade que j'ai perdue, et vos efforts de réduction en amèneraient la déchirure qui ferait naître une péritonite nécessairement grave. Cette complication survient souvent après des tentatives de réduction et peut être le fait de la force trop considérable employée pour la réduction, lors même qu'il n'y a pas déchirure de bride.

On a bien plus à craindre encore, si les efforts qu'on a été obligé d'employer ont été violents, de voir survenir un avortement, qui est très souvent même la conséquence d'une réduction facile.

Vous devez vous garder de toute tentative de réduction si vous craignez un ramollissement des parois du vagin, qui se déchireraient sous la pression, et même si la malade présente les moindres signes d'une péritonite, qui serait aggravée par vos manœuvres. Dans ces circonstances, il n'y a à se préoccuper que de la péritonite et avoir recours au traitement qu'elle réclame, en ayant soin toutefois d'évacuer les urines. Si vous avez dû renoncer à la réduction parce que l'utérus est trop enclavé et que vos tentatives n'aient pas donné lieu dans les vingt-quatre ou trente-six heures à un travail expulsif, il est nécessaire, si les accidents sont graves, de provoquer l'avortement.

Il peut se faire que vous ayez les plus grandes difficultés à le solliciter, parce que le col utérin se trouve placé trop haut pour que vous puissiez l'atteindre et le dilater. Il faut alors, malgré l'opposition que lui font les accoucheurs français, avoir recours à la ponction de l'utérus qui a été préconisée par M. Velpeau et qui a été fréquemment employée en Angleterre. On peut la faire par le rectum ou plutôt par le vagin. On se sert pour cela d'un trocart de petit calibre et d'un appareil aspirateur pour donner issue au liquide amniotique. Cette évacuation amène une diminution sensible de la compression des organes pelviens et rend ainsi plus facile l'expulsion du fœtus, qu'on voit le plus souvent survenir dans les vingt-quatre ou quarante-huit heures qui suivent l'opération.

Je vous ai engagés à faire plutôt la ponction vaginale, quoique cependant les résultats aient été moins souvent heureux que ceux de la ponction rectale.

Mais quand on analyse les observations, on voit que cette opération a été faite dans des cas désespérés, alors que souvent il y avait une péritonite et que les malades ont succombé à celle-ci et non à l'opération. C'est une ressource extrême à laquelle on peut se laisser entraîner quand il existe une péritonite, parce qu'on peut espérer que la déplétion facile de l'utérus peut rendre plus facile la guérison de l'inflammation du péritoine.

Je n'ai pas besoin de vous dire qu'après ces ponctions, après les avortements, il faut maintenir les malades dans leur lit et leur donner les soins que réclame leur état grave. J'ai seulement à vous indiquer qu'après une réduction ou après l'ascension spontanée de l'utérus, il faut les maintenir au lit, surveiller la garde-robe et la miction pour qu'il n'y ait pas de récidive de la rétroversion. Je ne vous conseille point, pour éviter cette récidive, d'introduire dans le vagin un pessaire Gariel ou autre moyen contentif, parce qu'il pourrait solliciter l'avortement ou au moins du ténesme.

Vous ne devez leur permettre de reprendre leur vie ordinaire qu'au bout d'un temps assez long, lorsque le volume de l'utérus a augmenté et les met à l'abri d'accidents de rétroversion.

HUITIÈME CONFÉRENCE

Élévation et abaissement de l'utérus.

Je regrette, Messieurs, que le besoin de vous faire connaître les accidents qui surgissent lorsque l'utérus gravide est enclavé dans la cavité pelvienne, par le fait de la rétroversion qu'il présente, m'ait entraîné à une digression si longue, qu'elle a pour ainsi dire scindé en deux l'histoire des déplacements de la matrice. Cela m'obligera à vous rappeler quelques-unes des notions générales que je vous ai exposées dans mon avant-dernière conférence, dont la connaissance est plus indispensable encore pour comprendre les déplacements de l'utérus suivant la hauteur, dont je dois vous entretenir aujourd'hui, qu'elle ne l'était à l'étude des déviations suivant l'axe, que j'ai faite avec vous.

L'utérus, comme je vous l'ai dit, a pour moyens principaux de sustentation les ligaments utéro-sacrés et l'adhérence utéro-vésicale qui le maintiennent, sinon d'une manière absolument fixe, du moins à peu près fixe dans sa position, comme le démontrent les expériences cadavériques de M. Legendre (1), dont je vous donnerai le résumé plus loin. Le fond de l'utérus est placé en arrière des pubis, qu'il dépasse d'un travers de doigt à peu près; le col utérin, dans le décubitus dorsal, est distant de l'orifice vaginal de $0^m,055$, le fond du cul-de-sac antérieur, de $0^m,062$, et le cul-de-sac postérieur, de $0^m,075$ à $0^m,080$; la station debout ne modifie pas ces mensurations chez les femmes qui n'ont pas eu d'enfant, mais les fait baisser de 0,01 à 0,02 chez les multipares. Cette position peut être modifiée par des causes diverses qui

(1) LEGENDRE. *Thèse d'agrégation.*

rendront le col plus distant de l'orifice vaginal qu'à l'état normal, ce qui constitue l'élévation; les autres, au contraire, le rapprocheront de la vulve, ou même le feront pendre au-dessous de celle-ci et donneront lieu à un abaissement plus ou moins considérable.

L'ÉLÉVATION, d'une importance pratique beaucoup moindre que l'abaissement, est caractérisée, d'une part, par une plus grande saillie du fond de l'utérus dans l'abdomen qu'à l'état normal, et, d'autre part, par un éloignement du col utérin de l'orifice vaginal et en même temps des culs-de-sac du vagin. Ce déplacement, qui se produit physiologiquement au commencement du quatrième mois de la grossesse, est, on peut dire, toujours symptomatique soit d'une augmentation de volume physiologique ou morbide du corps de l'utérus, qui force cet organe à monter dans l'abdomen, soit symptomatique d'une tumeur des ovaires ou des organes voisins de l'utérus, qui exercent la même action, soit enfin symptomatique d'adhérences du péritoine, résultant d'anciennes péritonites qui attirent en haut le fond de la matrice. L'élévation de l'utérus ne donne lieu par elle-même à aucune douleur ni à aucun trouble fonctionnel. Il en résulte que sa constatation n'a, pour ainsi dire, au point de vue pratique, d'autre intérêt que de faire rechercher la cause du déplacement, et, en particulier, de faire déterminer s'il n'est pas le fait d'une grossesse dont la malade veut dissimuler l'existence. Mais je dois vous rappeler que, chez les femmes d'une haute stature, le col utérin peut être situé à $0^m,01$ ou $0^m,02$ plus haut que chez celles d'une taille moyenne, et qu'il peut en être exceptionnellement de même chez des femmes d'une taille ordinaire, en vertu de dispositions congénitales, comme je l'ai observé une fois. Il n'y a point de déplacement pathologique dans ces cas, et j'aurai à vous faire une remarque analogue pour des cas inverses dans l'histoire de l'abaissement, que j'ai hâte d'aborder, à cause de l'intérêt bien plus considérable qu'elle présente.

L'ABAISSEMENT de l'utérus est, comme l'indique cette dénomination, caractérisé par un déplacement en bas de la matrice, dont le col, entraînant avec lui les culs-de-sac du vagin, se rapproche de l'orifice vaginal en même temps que le fond descend d'une manière proportionnelle dans l'excavation pelvienne. Ces trois éléments : descente du fond, rapprochement du col de l'orifice vaginal, enfin abaissement simultané des culs-de-sac du vagin, sont indispensables pour affirmer l'existence d'un abaissement. Ils empêchent de le confondre : 1° avec une hypertrophie longitudinale de la portion sous-vaginale du col, dans laquelle le museau de tanche se rapproche de la vulve, peut même s'engager dans l'orifice vaginal, mais dans laquelle les culs-de-sac vaginaux conservent leur profondeur, et le fond de l'utérus sa position normale, dont je vous reparlerai à la fin de cette conférence; 2° avec une hypertrophie de la portion sus-vaginale du col, dans laquelle, non seulement le museau de tanche, mais les culs-de-sac du vagin, sont moins distants de l'orifice vaginal qu'à l'état normal, mais dans laquelle le fond de l'utérus conserve sa position régulière. Enfin on peut, ce qui est de la plus grande importance, arriver, en tenant compte de la différence qui existe entre la descente du col et celle du fond, qui ne sont pas proportionnelles, à reconnaître que l'abaissement est, comme c'est si commun, compliqué d'hypertrophie du col, qui peut être, dans certains cas, cause et, dans d'autres, effet, du déplacement en bas de la matrice.

L'utérus peut être plus ou moins déplacé suivant sa hauteur, et il y a sous ce rapport une foule de variétés, mais qui ont été rangées sous trois chefs. Dans le premier degré, auquel on a malheureusement conservé le nom d'ABAISSEMENT, qui aurait dû être réservé comme terme générique, le col utérin est rapproché de l'orifice vaginal et se trouve situé à $0^{m},03$ au moins de cet orifice dans la position debout, et entraîne avec lui le tiers supérieur à peu près du vagin qui s'invagine dans le tiers moyen de ce conduit. Ce premier degré ne s'accompagne que de très légères modifications dans la disposition des organes voisins. L'invagination du vagin produit seulement une élongation du cul-de-sac péritonéal utéro-rectal. Le bas-fond de la vessie est légèrement attiré en bas par suite de l'adhérence utéro-vésicale, mais ne constitue pas un véritable infundibulum, comme dans les degrés suivants. Dans le deuxième degré, auquel on a donné le nom de DESCENTE de la matrice, le col utérin arrive jusqu'à l'orifice vaginal et déprime plus ou moins le périnée. On trouve alors en arrière une élongation prononcée du cul-de-sac utéro-rectal du péritoine et en avant un infundibulum bien marqué du bas-fond de la vessie, qui s'accompagne d'un changement notable dans la direction du canal de l'urèthre. Dans le troisième degré, qui a reçu les noms de PROLAPSUS, de CHUTE INCOMPLÈTE de l'utérus, si une partie de la matrice se trouve encore contenue dans le vagin, et de CHUTE COMPLÈTE si la matrice entière est précipitée hors de la vulve, le col utérin a non seulement franchi l'orifice vaginal, mais vient constituer l'extrémité inférieure d'une tumeur pyriforme, qui pend au-dessous de la vulve plus ou moins bas entre les cuisses. On trouve alors un changement de direction du rectum, dont la paroi antérieure est attirée en avant par le renversement de la paroi postérieure du vagin, de telle sorte que dans un assez grand nombre de cas, il existe un rectocèle. L'infundibulum vésical, qui n'offrait que des proportions restreintes dans le deuxième degré, présente ici une dimension considérable, il occupe la partie antérieure de la tumeur sous-vulvaire, dans laquelle il descend inférieurement jusqu'à une très petite distance de l'orifice utérin, à $0^{m},01$, d'où résultent des changements énormes dans la direction du canal de l'urèthre. Enfin on trouve, quand il s'agit d'un abaissement vrai, au-dessus du fond de l'utérus un infundibulum péritonéal assez considérable dans les parties latérales duquel on sent à droite et à gauche une corde dure, tendue, qui est constituée par le ligament de l'ovaire et le ligament rond.

Les déplacements que je viens de vous indiquer sont dus : les uns (déformation du rectum, élongation du cul-de-sac péritonéal) à l'invagination du conduit vaginal ; les autres (déformation du bas-fond de la vessie, changement de direction de l'urèthre) en partie à l'invagination, mais surtout à la descente de la portion sus-vaginale du col à laquelle est adhérent le bas-fond de la vessie ; les derniers enfin (infundibulation du péritoine pelvien, déformation des ligaments ronds et de l'ovaire) sont dus à la descente du fond de la matrice. Ces derniers sont exclusivement propres à l'abaissement vrai, tandis qu'on peut rencontrer les déplacements des deux premiers ordres, non seulement dans les abaissements, mais dans les hypertrophies sus-vaginales du col, avec ou même sans descente de l'utérus. Il en résulte que les abaissements vrais et les hypertrophies sus-vaginales du col ont, comme vous le verrez, un grand nombre de symptômes communs, qui tendent d'autant plus à les confondre, qu'on trouve souvent associées ces deux lésions.

Dans l'abaissement, il y a constamment soit une rupture, soit une élongation des ligaments utéro-sacrés, sans laquelle le déplacement en bas de l'utérus ne pourrait se produire, comme le prouvent les expériences cadavériques si intéressantes de M. Legendre (1). Elles établissent qu'une traction lente de 20 kilogrammes exercée sur le col utérin n'est pas suffisante pour abaisser le col jusqu'à l'orifice vaginal. Il faut, pour obtenir ce résultat, une traction lente de 50 kilogrammes ou une traction brusque de 25 kilogrammes, et l'on trouve alors une déchirure d'un grand nombre des fibres des ligaments utéro-sacrés. L'altération de ces ligaments, plus ou moins marquée dans les premières phases du premier degré, doit être considérable dans le deuxième, qui exige, pour être produit artificiellement, une traction lente ou brusque assez puissante, comme l'indiquent les expériences que je viens de vous indiquer. Il faut une action bien plus puissante ou bien plus longtemps continuée pour que, non seulement le col, mais le fond de l'utérus puissent se trouver au-dessous de l'orifice vaginal, comme dans la chute complète de la matrice, dont les exemples sont, on le comprend, très rares, ainsi que l'a indiqué M. Huguier (2).

La constance des altérations des ligaments utéro-sacrés dans les abaissements explique quelle part les accouchements prennent dans la production de ce déplacement. Il peuvent, comme l'a fait remarquer M. Legendre, agir de deux façons différentes : d'une part mécaniquement, en tiraillant et allongeant les ligaments suspenseurs de l'utérus, en distendant le périnée, le vagin et l'ouverture vulvaire ; et, d'autre part, pathologiquement en faisant

(1) LEGENDRE. *Loc. cit.*
(2) HUGUIER. *Mémoires sur les allongements hypertrophiques du col.*

naître un état congestif ou inflammatoire chronique de l'utérus et des tissus environnants, qui favorise l'abaissement et dont les douleurs spéciales qu'éprouvent les malades sont les symptômes.

Étiologie. — Aussi, les causes les plus fréquentes des abaissements sont : 1° des grossesses très multipliées ; 2° des parturitions difficiles dans lesquelles le col utérin est descendu jusqu'à la vulve ; 3° l'absence de repos suffisamment prolongé après l'accouchement, qui rend imparfaite l'involution utérine consécutive à l'accouchement, et fait qu'en même temps que les ligaments ne reprennent pas leur solidité, l'utérus reste plus lourd. L'augmentation de volume et de poids de l'utérus, qui résulte soit d'un engorgement, soit de tumeurs fibreuses ou d'un polype, agit de même que celle qui résultait de la subinvolution utérine et constitue un autre ordre de causes de l'abaissement. Dans cet ordre, l'altération des ligaments est secondaire, tandis qu'elle était primitive dans les abaissements d'origine obstétricale. L'altération des ligaments est également secondaire dans les abaissements de l'utérus, qui reconnaissent comme cause, mais exceptionnelle, soit la présence d'un calcul volumineux dans la vessie, comme dans une observation de Ruysch (1) et dans la pièce n° 345 du musée Dupuytren, soit l'existence d'une tumeur abdominale, qui vient appuyer sur le fond de l'utérus et le déprime.

On a considéré comme cause d'abaissement tout un autre ordre de faits : l'existence d'un cystocèle ou d'un rectocèle, la procidence de l'extrémité inférieure de la muqueuse vaginale, la dilatation de l'orifice vaginal, la déchirure du périnée qui, en déterminant l'abaissement du vagin, amèneraient celui de la matrice. Mais si l'on tient compte que le vagin n'est qu'un moyen très accessoire de sustentation de l'utérus, et que le conduit vaginal est très extensible, on arrive à n'accorder qu'une importance très secondaire à ces déformations du vagin dans l'étiologie de l'abaissement. La dilatation de l'orifice vaginal et la déchirure du périnée favorisent la chute de l'utérus et font rapidement succéder le troisième degré au deuxième.

(1) Ruysch. *Obs. anat. chir. Centuria.*

Toutes les causes que je viens d'énumérer, et auxquelles il faut ajouter les professions fatigantes qui forcent, comme celle de blanchisseuse, à rester debout et à faire des efforts réitérés, agissent lentement et donnent lieu à la forme lente et graduelle de l'abaissement. Il n'était, dans certains cas, que préparé et on le voit se produire tout à coup sous l'influence d'une cause traumatique : d'une chute, d'un effort violent ou d'un travail fatigant; on a donné le nom de forme brusque à ce mécanisme de l'abaissement. Mais il faut dire que, le plus souvent, l'abaissement existait déjà peu marqué, quelquefois au premier degré ou même au deuxième, sans que les malades en eussent conscience, quand est intervenue la cause traumatique qui a amené soit le col utérin à la vulve, soit un prolapsus qui a appelé l'attention des malades. Dans cette forme brusque, une sensation douloureuse, parfois de craquement ou de déchirure suivie, dans certains cas, de syncope ou de défaillance incomplète, accompagne l'accident, et les malades, revenues à elles, s'aperçoivent, en introduisant le doigt dans les parties génitales, que le col utérin s'est rapproché de l'orifice vaginal ou même s'est engagé dans cet orifice et parfois enfin qu'il pend en dehors de la vulve. Au déplacement brusque succède un accroissement lent et graduel de la propulsion de l'utérus et le prolapsus devient de jour en jour de plus en plus complet.

L'étiologie, que je viens de vous indiquer fait comprendre que l'abaissement se rencontre rarement chez les femmes jeunes, et qu'il est surtout commun chez les femmes d'un certain âge et, en particulier, chez celles qui approchent de la ménopause et parfois même après celle-ci. Dans les faits de cette dernière espèce, dont la symptomatologie est plus bénigne que celle qu'on observe pendant la nubilité, l'abaissement de la matrice est symptomatique d'une hypertrophie de l'organe, qui s'est substituée au travail de régression atrophique, dont l'utérus est habituellement le siège après la ménopause. L'abaissement, dans cette condition, n'est pas simple; il est, comme c'est du reste le cas de beaucoup le plus fréquent, compliqué. On peut le voir associé, soit à une version, soit à une augmentation de volume de la matrice et, en particulier, comme je vous l'ai dit si souvent, à une hypertrophie longitudinale du col, ce qui vient singulièrement embarrasser la symptomatologie que j'ai à vous exposer, parce qu'il faut, dans ces cas presque toujours complexes, faire la part des symptômes qui reviennent à l'abaissement et celle qui appartient à la lésion qui la complique.

La SYMPTOMATOLOGIE se ressent malheureusement, comme je viens de vous le faire pressentir, de la difficulté que présente ce départ et offre, par suite, un assez grand nombre de points litigieux.

L'abaissement, en donnant à cette dénomination sa signification restreinte, ou mieux, pour bien préciser le déplacement dont il s'agit et qu'il n'y ait pas de confusion, le premier degré de l'abaissement passe le plus souvent inaperçu, non seulement pour le médecin, mais pour les malades qui n'en éprouvent aucune incommodité. L'utérus peut, comme je vous l'ai indiqué en vous rapportant la conclusion primordiale du rapport de M. Depaul, « être incliné, fléchi, abaissé, repoussé vers l'anus, ou l'une ou l'autre paroi du bassin, sans que la santé en soit troublée en aucune façon, la déviation ne constituant alors qu'une difformité sans importance. » C'est là la règle générale, mais il faut reconnaître que cette innocuité formulée par M. P. Dubois, acceptée avec complaisance par Valleix (1), défendue par M. Depaul, n'est pas absolument constante, comme l'a indiqué ce dernier observateur, ou du moins qu'il peut sembler y avoir des exceptions à cette loi. Ainsi, un certain nombre de femmes, accouchées depuis un temps plus ou moins long, se plaignent d'éprouver, depuis qu'elles se sont relevées après leurs couches, des douleurs dans les reins et les aines, une pesanteur très marquée vers le siège ou les aines, de petites douleurs sourdes et continues, comme de fausses envies qui semblent les inviter à pousser et qui augmentent à la moindre fatigue, et ces femmes rapportent ces accidents, qui les entravent dans toutes leurs occupations, à un abaissement de l'utérus dont elles ont constaté l'existence en portant le doigt dans les parties génitales ou dont leur médecin leur a dit être affectées. Vous

(1) VALLEIX. *Procès-verbaux de la Société médicale d'observation*, 1854.

trouvez en effet par le toucher le col, souvent d'une mobilité anormale, situé à moins de 0,03 de l'orifice vaginal et les culs-de-sac du vagin également descendus, et parfois le fond de l'utérus ne vous semble plus accessible, à la palpation, au-dessus du pubis. Mais vous constatez en même temps que cette descente que l'utérus entier est plus volumineux qu'il ne devrait être, que le col, en particulier, augmenté de volume, est le siège d'ulcération, et qu'il y a en somme tous les signes d'un défaut de subinvolution utérine, auquel vous devez attribuer les douleurs dont se plaignent les malades. Chez d'autres femmes, d'un âge en général assez avancé, et dont la menstruation est exubérante, vous constatez également l'existence d'un abaissement de l'utérus auquel elles rapportent les douleurs lombaires et pelviennes auxquelles elles sont en proie depuis un temps plus ou moins long et qu'elles font souvent dater d'un voyage ou d'une occupation fatigante. Elles invoquent en faveur de cette étiologie que leurs douleurs augmentent par la station, par la marche, de telle sorte qu'elles sont souvent, pour ainsi dire, condamnées au repos qui fait plus ou moins complètement disparaître leurs douleurs et qu'on voit également diminuer ou disparaître par l'emploi d'un pessaire approprié.

Mais si vous venez à toucher ces malades, vous trouvez, en même temps que le déplacement d'une rétroversion concomitante, le col utérin légèrement augmenté de volume ; il est ramolli, facilement saignant et apparaît au spéculum exulcéré et donnant passage à des mucosités plus ou moins jaunâtres. Il en résulte que vous pouvez attribuer, dans ces cas, à des congestions des organes génitaux, dont le catarrhe utérin est symptomatique, les accidents éprouvés par les malades, que tendent à diminuer le repos et l'usage d'un moyen contentif. Mais il faut reconnaître que si l'abaissement de l'utérus n'est pas la cause directe des accidents auxquels ces personnes sont en proie, il peut en être considéré comme la cause indirecte en ce que ce déplacement, par l'entrave qu'il apporte à la circulation utérine, favorise la production des congestions utérines chez les sujets qui y sont prédisposés et les aggrave quand il en existe. Aussi dans l'appréciation des faits de cette espèce dans lesquels on trouve le plus souvent associés à la congestion non seulement un abaissement mais une déviation ou une mobilité anormale de l'utérus et du ballottement, doit-on tenir grand compte de l'abaissement et le prendre en sérieuse considération dans le traitement.

On observe, mais plus rarement, des faits semblables dans le deuxième degré de l'abaissement, c'est-à-dire dans la descente qui est caractérisée, comme je vous l'ai indiqué, par la propulsion du col utérin jusqu'à l'orifice vaginal, dans lequel il tend à s'engager en même temps qu'il déprime le périnée. Malgré les déplacements qu'imprime aux organes voisins dans la descente l'invagination de la moitié supérieure du vagin, ce deuxième degré de l'abaissement passe souvent inaperçu pour les malades, comme le premier. Mais il faut reconnaître que beaucoup d'entre elles se plaignent d'avoir 1° la sensation d'un corps étranger dans le vagin qui suscite, comme les hémorroïdes, un besoin de pousser sur lequel MM. Cazalis et Legendre ont appelé tout particulièrement l'attention parce qu'ils le considèrent comme une cause du progrès ultérieur de la descente; 2° un sentiment de pesanteur et de poids dans le bassin et de tiraillements dans les aines augmentant par la fatigue; 3° un sentiment de faiblesse analogue à celui qu'on observe chez les sujets affectés de hernie, et qui se manifeste quand ils se livrent à des travaux pénibles; 4° des envies fréquentes d'uriner et du ténesme vésical qui accompagne le ténesme vaginal que je viens de vous signaler.

Mais il faut reconnaître que ces troubles sont en général assez légers pour que les malades ne s'en plaignent pas ou peu, surtout les femmes des classes ouvrières, à moins qu'elles ne soient entravées dans leurs occupations par le sentiment de pesanteur et de fatigues pelviennes après des travaux pénibles. Vous trouvez alors la vulve légèrement entr'ouverte et parfois vous pouvez constater par la vue la présence du col utérin, qui est engagé dans cet orifice. Le doigt introduit dans le vagin est bien vite arrêté par la descente des culs-de-sac vaginaux. Par le toucher rectal, vous sentez que l'utérus, interposé entre votre doigt et la vessie, remonte plus ou moins haut, si vous avez affaire à une descente simple ou à une descente compliquée d'hypertrophie de la portion sus-vaginale du col. Dans le premier cas, l'extrémité du doigt peut atteindre et même surplomber le fond de l'utérus qui est situé à 0,08 ou 0,09 de l'orifice anal, tandis que, dans le second, il faudra porter le doigt plus ou moins haut, suivant le degré de l'hypertrophie, pour sentir vaguement et souvent pour soupçonner à quelle hauteur se trouve le bord supérieur de la matrice qui peut n'être qu'à peine abaissé.

La bénignité et le peu de signification des troubles fonctionnels dans ce deuxième degré de l'abaissement et, par suite, l'ignorance de leur infirmité dans laquelle restent un certain nombre de femmes qui en sont affectées font qu'il est impossible d'affirmer que ce déplacement n'existait pas depuis un temps plus ou moins long, quand on voit tout à coup, sous l'influence d'une cause traumatique, l'utérus se précipiter hors de la vulve. Ce troisième degré, auquel on a donné les noms de prolapsus, de chute de la matrice, peut non seulement survenir brusquement, comme je viens de vous l'indiquer ou, au contraire, ce qui est le plus fréquent, se produire lentement par les progrès graduels de la tumeur. Ceux-ci donnent lieu d'abord à une chute incomplète dans laquelle on trouve encore contenue dans le vagin une partie plus ou moins considérable de la matrice dont on peut nettement déterminer l'étendue par le toucher rectal et qui diminue à mesure que la chute devient de plus en plus complète. Dans le degré le plus élevé de l'abaissement vrai, qui a reçu les noms de chute complète, de prolapsus complet, l'utérus tout entier est précipité hors de la vulve, l'orifice du col se trouve à la partie inférieure de la tumeur, qui pend entre les deux cuisses et on trouve le fond de la matrice un peu au-dessus de l'orifice vaginal.

Cette dissemblance, c'est-à-dire la différence qui existe entre les chutes complètes ou incomplètes, se traduit par des différences dans les caractères de la tumeur qui pend au-dessous de la vulve, qui, en général, pyriforme dans la chute incomplète, est moins volumineuse, descend moins bas, s'incline un peu en avant ainsi que l'orifice utérin, tandis que, dans la chute complète, elle est ellipsoïde, descend plus directement en bas, et plus bas s'incline assez souvent en arrière. Dans le prolapsus complet, le vagin est complètement retourné et est représenté par un étroit sillon placé postérieurement en avant de la fourchette, et quand on porte le doigt dans le rectum, on constate, à la place que devait occuper le vagin, l'existence d'un infundibulum péritonéal sur les parties latérales duquel on sent à droite et à gauche les ligaments ronds et de l'ovaire. Dans la chute incomplète, le doigt, placé dans le rectum, suit, dans une étendue plus ou moins considérable, la paroi postérieure de la matrice avant d'atteindre le fond qui est placé plus ou moins haut au-dessus de l'anus.

La différence que je viens de vous signaler dans les caractères de la tumeur, dans les cas de chute incomplète ou au contraire complète de l'utérus, s'accompagne de troubles fonctionnels, en général d'autant plus marqués que le prolapsus est plus considérable. Cependant, je dois vous signaler que bien souvent ils sont beaucoup plus marqués chez certaines femmes dont la chute est incomplète que chez d'autres dont l'utérus est entièrement précipité hors de la vulve. Cette apparente irrégularité est due à ce que la gravité des troubles fonctionnels est non seulement subordonnée au degré du prolapsus, mais aussi à d'autres conditions : 1° par l'irréductibilité ou, au contraire, la réductibilité de la tumeur, et, dans ce dernier cas, à sa facile ou plus ou moins difficile contention ; 2° par l'âge des malades ou mieux par l'existence de la menstruation ou, au contraire, par la cessation de cette fonction ; 3° par les conditions sociales des malades qui les obligent plus ou moins à des travaux fatigants, surtout lorsque ceux-ci se font dans la station debout ; 4° par les soins que les malades prennent de leur infirmité, et dont l'absence peut non seulement aggraver les troubles fonctionnels, mais faire naître des complications dont les unes sont communes, telles que des ulcérations de la tumeur, et dont les autres sont rares, telles que la formation de calculs dans le diverticulum de la vessie, et enfin une gestation extra-abdominale dans le cas de fécondation. Ces complications font naître un ensemble symptomatique qui s'ajoute aux symptômes subjectifs ordinaires de la chute de l'utérus.

Les femmes affectées de cette infirmité se plaignent de l'existence d'une tumeur du volume de la tête d'un fœtus et plus, qui sort de la vulve pour descendre plus ou moins bas entre les cuisses, et qui rentre en général spontanément ou à l'aide d'une compression méthodique quand les malades sont dans la position horizontale, mais qui ressort dans la station ou lorsqu'elles font le moindre effort. Cette tumeur, en général réductible, le devient moins facilement et même parfois se montre complètement irréductible lors de la congestion cataméniale, qui rend le prolapsus turgescent, augmente son volume et exagère les douleurs auxquelles il donne lieu. Ces douleurs, qui disparaissent par le repos, quand la tumeur est réduite dans le vagin, sont de différentes sortes. Les malades se plaignent d'un sentiment de pesanteur pelvienne, de tiraillements dans les aines et les lombes, d'un sentiment de faiblesse quand elles se livrent à un travail pénible qui va parfois jusqu'à déterminer des syncopes, enfin de douleurs provoquées quand elles heurtent ou froissent leur tumeur. Ces sensations pénibles et la gêne qu'elles éprouvent par suite de la présence de cette tumeur entre les cuisses les entravent dans la marche et bien plus encore dans leurs travaux qui, lorsqu'ils sont pénibles, exagèrent les douleurs lombaires et pelviennes auxquelles elles sont en proie. Elles accusent du ténesme vésical et, quand elles cèdent à ce besoin, l'urine, entravée dans sa sortie, s'éparpille et tombe sur la tumeur. Chez d'autres malades, la miction est tellement difficile qu'elles prennent les positions les plus bizarres pour l'accomplir. Parfois elles sont obligées d'exercer une pression sur la tumeur ; chez d'autres enfin il y a une incontinence d'urine, et c'est surtout dans ces cas qu'on voit se former des calculs dans le diverticulum vésical. La défécation est également entravée, les malades sont tourmentées par une constipation opiniâtre, et les efforts qu'elles font pour la vaincre tendent à augmenter le volume de la tumeur.

Pour satisfaire à ce besoin, elles sont obligées de reporter le prolapsus en avant et de prendre souvent des positions bizarres; malgré cela, il arrive que la partie postérieure de la tumeur soit souillée par les matières fécales et devienne le siège d'ulcérations. Enfin, un certain nombre de malades se plaignent de troubles des fonctions digestives, qui sont surtout très marqués chez celles chez lesquelles exceptionnellement des anses intestinales se trouvent contenues dans l'infundibulum péritonéal qui se trouve au fond de l'utérus prolapsé. Malgré ces troubles fonctionnels si marqués des organes voisins, l'utérus remplit ses fonctions de manière à peu près normale. Les malades peuvent avoir des rapports sexuels, qui sont douloureux chez quelques-unes et elles peuvent concevoir.

Les règles restent habituellement régulières, mais prennent souvent une abondance exagérée et constituent des sortes de pertes. Enfin, le plus grand nombre des malades affectées de chute de l'utérus ont un écoulement muco-purulent fourni par les follicules du col et la muqueuse de l'utérus.

Cet organe forme la partie centrale de la tumeur plus ou moins globuleuse, mobile d'avant en arrière et latéralement, qu'on voit pendre au-dessous de la vulve et qui est en général réductible, comme je vous l'ai indiqué si souvent. Cette tumeur, d'un rouge violacé, à la partie inférieure de laquelle on trouve l'orifice utérin parfaitement reconnaissable, quelquefois légèrement inversé, est tapissée par la muqueuse vaginale, dont on reconnaît les rides et qui est plus ou moins altérée par le contact de l'air, par les frottements, et qui présente parfois de larges ulcérations résultant du contact de l'urine. Cette tumeur offre à sa partie antérieure une partie fluctuante produite par le diverticulum de la vessie, comme il est facile de s'en assurer par le cathétérisme. Vous trouvez souvent en arrière un autre diverticulum constitué par un rectocèle, en général de quelques centimètres d'étendue dans lequel on peut faire pénétrer le doigt en l'introduisant dans l'anus et en le recourbant à un centimètre de cet orifice. Au centre de cette tumeur, vous avez la sensation d'un corps assez dur, résistant, dont la consistance toute spéciale permet de dire que c'est l'utérus. Dans le cas de chute incomplète, le toucher rectal vous permet d'apprécier que cette partie centrale de la tumeur constituée par l'utérus occupe une étendue plus ou moins considérable du vagin, et vous pouvez alors, avec le doigt introduit dans le rectum, sentir l'extrémité de la sonde placée dans le bas-fond de la vessie qui vient dépasser le fond de l'utérus. Dans le cas de chute complète, vous trouvez à la base de la tumeur le fond de l'utérus et au-dessus une espèce de vide qui vous permet de sentir que vos deux doigts ne sont séparés l'un de l'autre que par le vagin et les deux diverticulum formés l'un par la vessie et l'autre par le rectum.

Le doigt, introduit dans l'anus, vous fait constater la vacuité de l'infundibulum péritonéal qui résulte de l'entraînement de la séreuse pelvienne par la descente du fond de l'utérus, et vous trouvez, sur les parties latérales droite et gauche, deux cordes tendues qui partent des cornes de l'utérus et vont se rendre dans le bassin, et qui sont constituées par le ligament rond et le ligament de l'ovaire. La cavité utérine conserve ses dimensions normales, comme il est facile de s'en assurer par l'introduction d'un hystéromètre. Mais je dois vous dire que, chez un grand nombre de femmes qui ont passé l'âge de la ménopause, il est impossible d'avoir cette mensuration parce qu'on trouve l'orifice cervical complètement oblitéré.

Cette tumeur est en général réductible, en procédant comme pour une hernie. Dans le cas de chute incomplète, la réduction facile se fait graduellement. Dans le cas de chute complète, vous éprouvez une certaine difficulté à faire rentrer le fond dans l'orifice vaginal, et souvent, avant d'y arriver, on a la sensation et le bruit de gargouillement, ce qui tient à ce que des intestins s'étaient précipités dans l'infundibulum péritonéal et ont été réduits. Sous vos efforts de taxis, le fond arrive à travers l'orifice, et immédiatement après la matrice remonte comme s'il y avait une sorte d'aspiration.

Nous aurons à revenir sur cette sensation toute particulière pour le diagnostic différentiel du prolapsus compliqué d'hypertrophie.

Le DIAGNOSTIC de l'abaissement, qu'il soit au premier, au deuxième ou au troisième degré, est des plus faciles ; mais, en revanche, il est très difficile parfois de reconnaître si une hypertrophie sus ou sous-vaginale du col s'accompagne d'un abaissement peu considérable.

L'élément primordial du diagnostic de l'abaissement dans le premier et le deuxième degré consiste en ce que c'est le col utérin, conservant ses caractères habituels, offrant à sa partie centrale son orifice libre et entr'ouvert, régulièrement normal, qui approche de l'orifice vaginal, entraînant avec lui les culs-de-sac du vagin. Ces caractères permettent de distinguer de l'abaissement : 1° la procidence de la muqueuse vaginale résultant soit d'un rectocèle, soit d'un cystocèle; 2° les tumeurs fibreuses ou organiques d'une ou des deux lèvres du col qui descendent dans le vagin; 3° l'hypertrophie sous-vaginale du col ; 4° les polypes folliculaires ou fibreux de l'utérus qui s'engagent dans le col et descendent plus ou moins bas dans le vagin ; 5° enfin l'inversion utérine dans laquelle le fond de l'utérus, retourné sur lui-même, a traversé le col utérin pour se porter vers l'orifice vaginal. Mais ils ne peuvent servir au diagnostic différentiel de l'abaissement et de l'hypertrophie sus-vaginale, dans l'un et l'autre desquels ces caractères existent ; il faut pour les étudier tenir compte que dans l'abaissement le fond de l'utérus descend proportionnellement au col, tandis qu'il n'en est pas de même dans l'hypertrophie sus-vaginale. Il en résulte que chez les femmes assez maigres, dont les parois du ventre sont flasques, affectées d'hypertrophie sus-vaginale, on peut sentir le fond de l'utérus à sa place derrière le pubis, et qu'en refoulant l'utérus à l'aide du doigt introduit dans le vagin, on fait saillir ce fond dans l'abdomen d'une manière anormale.

Mais je dois vous prévenir que ce signe est souvent trompeur, parce que, dans beaucoup de cas d'hypertrophie sus-vaginale, le fond de l'utérus, dans ce mouvement de refoulement, se porte vers le rectum et donne lieu à une rétroflexion. Si on a recours à l'hystéromètre, on trouve une élongation de la cavité en rapport avec l'étendue qu'offre la descente.

Dans la chute, les caractères tout spéciaux qu'offre la tumeur qui pend hors de la vulve, que je vous ai décrits longuement et, en particulier : 1° l'aspect propre à la muqueuse vaginale qui recouvre la tumeur et qui présente des rides transversales ; 2° l'existence à l'extrémité de cette tumeur de l'orifice utérin avec sa physionomie toute spéciale, permettent de distinguer le prolapsus utérin de l'inversion complète de l'utérus, dont je vous ferai l'histoire dans une prochaine conférence.

Le seul diagnostic différentiel embarrassant est celui de la chute vraie de l'utérus et du pseudo-prolapsus symptomatique d'une hypertrophie sus-vaginale du col compliquée ou non d'abaissement ; et encore faut-il dire que, s'il y a de nombreuses erreurs de diagnostic de ce genre, cela tient à ce que le mémoire si remarquable de M. Huguier n'est pas suffisamment connu. Dans la chute complète, qui est très rare, comme l'a indiqué M. Huguier, et dont je n'ai vu personnellement aucun exemple, on sent le fond de l'utérus au-dessous de l'orifice vaginal, en même temps qu'on trouve à l'extrémité de la tumeur l'orifice vaginal; et il est facile par la mensuration de reconnaître qu'il n'y a pas d'hypertrophie de l'organe ou que, s'il en existe, elle est pèu importante. Dans la chute incomplète, la hauteur à laquelle vous êtes obligé d'introduire l'index dans le rectum pour atteindre le fond de l'utérus et pour que ce doigt perçoive au-dessus de ce fond l'extrémité d'une sonde que vous avez introduite dans la vessie peut vous donner une mensuration semblable et permettre de conclure comme vous l'avez fait dans la chute complète. Dans l'hypertrophie sus-vaginale assez considérable pour imiter une chute de l'utérus, on sent très distinctement par la palpation de la tumeur que le col utérin, sous forme d'un corps dur, cylindroïde, s'engage dans ce qui représente l'orifice vaginal, pour remonter interposé à la vessie en avant, au rectum en arrière, où le doigt le perçoit, et se confondre avec le corps de l'utérus placé derrière la symphyse. Si ces caractères ne vous paraissent pas suffisants, vous ajoutez les renseignements que fournit l'emploi de l'hystéromètre ou mieux d'une sonde en gomme élastique, munie d'un mandrin; mais je ne saurais trop recommander d'éviter autant que possible l'emploi de l'hystéromètre.

Le diagnostic différentiel, entre les abaissements vrais et les pseudo-abaissements résultant d'une hypertrophie, a la plus grande importance, parce qu'il peut être dangereux, dans ce dernier cas, d'employer des moyens contentifs qui seraient indiqués dans l'abaissement et que réclament instamment les malades. Il faut se souvenir, avant de céder à leurs demandes, que non seulement l'abaissement vrai, mais même le pseudo-abaissement, ne compromet que très rarement l'existence, et ne peut le faire que lorsqu'il survient des complications du côté de la vessie résultant de la stagnation de l'urine dans le diverticulum vésical ou lorsqu'en cas de conception il y a une conception extra-abdominale. Mais si le pronostic, sous ce rapport, n'est pas grave, il l'est en ce qu'il empêche les femmes de vaquer à leurs occupations et qu'il peut être une cause de misère pour celles qui ont besoin de gagner leur vie.

Traitement. — Aussi est-il triste qu'on ne puisse espérer une cure radicale de l'abaissement, que rend impossible l'absence de tout moyen de modifier l'état pathologique des ligaments utéro-sacrés, qui est constant dans ce genre de déplacement de l'utérus. Cependant M. Scanzoni indique la possibilité de guérisons radicales spontanées à la suite de péritonites, qui ont fait naître des adhérences, qui ont relevé l'utérus en l'immobilisant plus ou moins complètement. Il faut, par suite, se contenter d'une cure palliative qui se compose : 1° de soins hygiéniques, consistant en soins de propreté ; 2° maintenir la liberté du ventre et faciliter l'écoulement des urines; 3° de précautions consistant à éviter les fatigues, les efforts et, dans le cas de chute complète, de réduire au plus tôt la tumeur à l'aide d'un taxis analogue à celui qu'on emploie dans les hernies ; 4° en moyens contentifs qui maintiendront l'utérus dans sa situation normale. On a cherché à obtenir ce maintien de deux manières : soit en déterminant, à l'aide de caustiques, d'excisions ou de sutures, une perte de substance du conduit vaginal et consécutivement une cicatrice nodulaire de ce conduit qui le rétrécissent et s'opposent à l'abaissement. Je ne vous décrirai point les divers procédés opératoires qui ont été employés, parce qu'aujourd'hui ce mode de traitement est en général abandonné. Le second ordre de moyens consiste dans des soutiens mécaniques (pessaires, pelotes périnéales, hystérophores), à l'aide desquels on cherche à maintenir l'utérus dans sa position. Les pessaires à air, en gimblette, ronds ou ovales élytroïdes, de Hays, de Vuillet, qui ont été employés avec plus ou moins d'avantages, suivant les cas, ne peuvent être conseillés que dans le premier ou deuxième degré ; ils échouent lorsqu'il y a une chute dans laquelle l'orifice vaginal est très élargi et le périnée a perdu sa résistance. Dans ce cas, il faut que le pessaire prenne un point d'appui inférieur sur une pelote périnéale, comme le pessaire Borgniet. L'insuffisance de ces moyens, dans le plus grand nombre des cas, fait que non seulement, lorsqu'il y a chute, mais même lorsqu'il y a abaissement congestif, on est souvent obligé d'avoir recours à des appareils plus complexes, auxquels on a donné le nom d'hystérophores, qui se composent d'une plaque métallique placée au-dessus du pubis, sur laquelle s'articule une tige métallique en forme de cou de cygne, qui porte à son extrémité supérieure recourbée une plaque en ébène ou mieux une poire en caoutchouc qu'on peut insuffler. Mais je dois vous dire que ces moyens contentifs, applicables aux femmes des classes élevées et moyennes, sont souvent insupportables, dans le cas de chute de l'utérus, pour les femmes qui se livrent à des travaux pénibles. Elles sont très souvent forcées de se contenter de maintenir la descente à l'aide d'un bandage en toile, analogue à celui qu'elles emploient pendant leurs règles, ou même au moyen d'une serviette fortement serrée qui maintient très incomplètement l'utérus dans le vagin. Aussi est-il souvent nécessaire de donner le conseil à ces femmes de changer de profession et de choisir des travaux qui n'exigent aucun effort. Elles doivent surtout les éviter au moment de l'époque des règles qui, comme je vous l'ai dit, congestionnent la tumeur et peuvent déterminer des symptômes d'étranglement, pour lesquels vous pouvez avoir besoin d'avoir recours à des moyens antiphlogistiques. Je n'ai pas besoin de vous dire que, dans le cas de conception, il faut nécessairement maintenir avec soin l'utérus dans le vagin, pendant les deux premiers mois, de manière à ce qu'il s'y développe et qu'ultérieurement, par suite de son augmentation de volume, il ne puisse se précipiter au dehors. Après le troisième mois, l'infirmité cessera, mais pour reparaître après l'accouchement souvent plus grave encore qu'elle n'était, parce que, sous cette influence, l'utérus aura augmenté de volume, et que l'hypertrophie du col, qui était conjointe à l'abaissement, aura aussi augmenté.

Tous ces moyens ne sont que des palliatifs, le plus souvent insuffisants dans les descentes complètes de l'utérus, qui ne sont que très exceptionnellement, ainsi que l'a indiqué Huguier, le fait d'un abaissement simple, mais le fait habituel, au contraire, d'un allongement hypertrophique de la paroi sus-vaginale du col; toutes les descentes de l'utérus que j'ai observées rentraient dans cette catégorie. Aussi voit-on le plus grand nombre des malades qui entrent à l'hôpital réclamer avec instance une opération qui diminue les douleurs auxquelles elles sont en proie quand elles se livrent à leurs occupations habituelles et qui sont telles que la malade est forcée de les interrompre, ce qui les jette dans la misère. Il en est résulté qu'Huguier a dû s'ingénier à venir en aide aux malheureuses femmes et a proposé, pour les cas si fréquents dans lesquels la chute de l'utérus est symptomatique d'une hypertrophie sus-vaginale du col, une opération très ingénieuse, mais aussi très délicate à exécuter, qu'il a encore pratiquée avec succès, deux ans avant sa mort, sur une malade placée à l'hôpital de la Pitié, dans le service de Gallard. Cette opération consiste à évider le col utérin en taillant un cône à base supérieure de 2 à 3 centimètres de hauteur; je ne puis mieux faire, non seulement pour les règles de cette opération, mais pour la connaissance de l'allongement hypertrophique sus-vaginal du col, que de vous renvoyer au mémoire si remarquable du chirurgien de Beaujon, auquel je n'ai cessé de faire des emprunts et dans lequel se trouve signalé pour la première fois le vice de conformation dont je viens de vous entretenir.

Sa part dans la découverte des allongements hypertrophiques de la partie sous-vaginale du col a été bien moindre, en ce que ces faits, toujours congénitaux, avaient été signalés à l'attention des observateurs par Mme Boivin. Cette altération de nutrition, facile à distinguer des allongements de la partie sus-vaginale, parce que dans ces derniers cas les culs-de-sac du vagin sont rapprochés de l'orifice vulvaire comme le museau de tanche lui-même, n'entraîne aucune douleur ni aucun trouble fonctionnel. Aussi ne reviendrai-je pas sur ces faits, s'ils ne pouvaient susciter indirectement un état morbide qui donne l'indication d'avoir recours à une intervention chirurgicale, comme dans le fait que je vais vous rapporter succinctement.

Au printemps de l'année 1864, vint à la consultation de l'hôpital de la Pitié une jeune fille de dix-huit ans, appartenant à une honnête famille d'artisans, qui se plaignait d'éprouver depuis cinq ou six mois un trouble indéfinissable toutes les fois qu'elle se baissait, et surtout lorsqu'elle essayait de s'accroupir et ensuite qu'elle se relevait. Depuis deux ou trois mois, une attaque de nerfs incomplète succédait à ce trouble indéfinissable pour la malade. Depuis lors, cette jeune fille était devenue très impressionnable, sa santé générale s'était profondément altérée.

Pour observer ce qu'elle présenterait je l'engageai à entrer dans mon service à la Pitié, et elle fut placée salle Saint-Charles n° 2. Toutes les fois qu'on disait à cette jeune fille de s'accroupir sur son lit et qu'elle le faisait, même incomplètement, on voyait l'extrémité inférieure du col utérin venir proéminer dans l'ouverture très large de la membrane hymen, qui était refoulée par le museau de tanche. Quand on faisait réitérer plusieurs fois les mouvements d'accroupissement pour examiner cet engagement et le désengagement du col utérin dans l'ouverture de la membrane hymen, la malade était prise d'une attaque incomplète de raidissement des membres, après laquelle elle se sentait épuisée. Quand on touchait la malade, ce qui était facile à cause de la laxité de la membrane hymen, on sentait, dans la position horizontale, l'extrémité inférieure du col à $0^m,01$ à peu près de la membrane hymen, il remplissait tout le vagin, l'extrémité inférieure des culs-de-sac du vagin était à la hauteur normale. Le corps de l'utérus paraissait sain.

Sous l'influence des excitations génésiques, qui se produisaient dans les mouvements d'accroupissement, et de retour à la station, dont la malade était profondément humiliée, elle avait pâli, maigri; les yeux s'étaient plombés, et elle est devenue en proie à une grande susceptibilité nerveuse avec prédominance d'idées tristes. Aussi ai-je cru nécessaire de lui faire garder pendant trois semaines le repos au lit le plus complet possible, pour éviter tous les mouvements qui suscitaient l'excitation génésique, puis, presque chaque jour, un bain et un régime tonique, avant d'arriver à lui faire, avec l'assistance de mon ami Siredey, l'amputation de toute la partie du col qui était le siège d'une hypertrophie sous-vaginale.

Après l'amputation, qui fut facile à l'aide du serre-nœud de Maisonneuve, le mouvement d'accroupissement n'a plus donné lieu à aucune sensation semblable à celle que ce mouvement suscitait avant l'opération ; les attaques incomplètes de raidissement disparurent, la santé générale se rétablit, la malade sortit bien portante de l'hôpital et continua à l'être si bien, que, six mois après, elle se présenta chez moi, pour me demander si elle pouvait se marier, ce qui eut lieu. Je l'ai revue deux ans après son mariage; elle était tout à fait bien portante, en particulier elle ne présentait aucun accident nerveux, mais elle n'avait pas d'enfant, bien que son mari fût jeune et semblait certainement être en état d'en avoir. Je l'ai enfin revue il y a deux ou trois ans; elle était bien portante, mais n'avait pas eu d'enfant. Le toucher me fit constater que la partie du col que j'avais amputée il y a plus de vingt ans était sensiblement située plus bas qu'à mon dernier examen et qu'il y avait aujourd'hui une hypertrophie de la partie sus-vaginale du col. Je vous signale cette particularité parce qu'elle indique qu'il y a presque constamment une corrélation entre les hypertrophies des parties sus et sous-vaginales du col, comme l'a indiqué Huguier, auquel revient l'honneur d'avoir élucidé cette question si intéressante de la gynécologie.

NEUVIÈME CONFÉRENCE

De la menstruation.

L'ordre que j'ai adopté pour mes conférences m'a, à mon grand regret, empêché jusqu'ici de vous faire l'histoire de la menstruation, qui aurait dû logiquement venir immédiatement après l'exposé succinct des dispositions anatomiques des organes génitaux féminins, parce qu'on ne peut, pour ainsi dire, faire un seul pas en gynécologie sans la connaissance de cette fonction. Il en est résulté que j'ai dû, en vous décrivant les vices de conformation des organes génitaux et les vices de situation de l'utérus, supposer que vous connaissiez les actes organiques divers qui se succèdent dans l'accomplissement de la fonction menstruelle, que je vais vous exposer longuement, à cause de son importance primordiale dans l'économie féminine.

La menstruation, comme vous le savez, est caractérisée par un écoulement sanguin des organes génitaux, mensuellement périodique, de quelques jours de durée, qui s'établit chez la femme à l'adolescence, s'interrompt pendant la grossesse et la lactation, pour se produire régulièrement après celle-ci et durer jusqu'au début de la période de déclin de la vie. Son apparition coïncide avec le début de l'aptitude à concevoir, sa cessation avec l'extinction de la faculté de reproduction. Cette double coïncidence et l'interruption de la menstruation pendant la grossesse et l'allaitement ont fait admettre, on peut dire, dans tous les temps, qu'il existe une intime corrélation entre l'écoulement sanguin périodique auquel les femmes sont assujetties pendant tout le temps de leur nubilité et la fécondation. Mais je dois vous dire que cette notion était bien vague pour les médecins grecs, quoiqu'elle ait inspiré à Aristote (1) la théorie de la génération, malheureusement peu acceptable, qu'il a formulée ; il admettait que la fécondation était le fait de la coagulation d'une partie du sang menstruel par le principe éthéré du liquide spermatique et de l'organisation consécutive de ce coagulum. La corrélation entre la menstration et la fécondation est ainsi restée très confuse pour tous les médecins non seulement de l'antiquité, mais de la Renaissance et même de l'époque qui l'a suivie. Il faut arriver à moitié du dernier siècle pour voir l'idée fondamentale de la théorie d'Aristote être reprise et la menstruation être qualifiée de phlogose amoureuse par Lecat (2), et à voir l'orgasme vénérien comme phénomène primordial pour Emett (3), qui rapprochaient ainsi tous deux implicitement l'époque menstruelle de l'époque du rut qu'on observe dans les espèces animales. Mais il faut reconnaître qu'ils ne déterminaient pas et qu'ils ne pouvaient pas à cette époque déterminer d'une manière précise la corrélation qui existe entre l'écoulement sanguin périodique des femmes et la fécondation. Il était nécessaire, pour arriver à cette détermination, que les recherches si intéressantes de R. de Graaf (4) sur les vésicules ovariennes qui portent son nom et les controverses qu'a soulevées l'interprétation qu'il leur avait donnée (5) eussent amené la découverte de l'ovule humain par L. de Baer (6), et celle de la vésicule germinative par Coste (7).

Alors tous les éléments de la question étaient préparés ; les travaux d'Emett avaient indiqué, d'une part, l'analogie de la menstruation et du rut chez les animaux, ceux de Graaf et de ses continuateurs avaient, d'autre part, démontré l'oviparité humaine ; il ne manquait plus que d'établir la coordination entre ces deux ordres de notions, c'est-à-dire de démontrer la connexité qui existe entre la menstruation et le travail ovulaire. C'est ce que

(1) Aristote. *Histoire des animaux*, traduite par Camus. Paris, 1783, liv. VII.

(2) Lecat. *Nouveau système sur la cause de l'écoulement périodique*, p. 34. Amsterdam, 1765.

(3) Emett. *Essais de médecine sur le flux menstruel*. Edit. française, 1757.

(4) De Graaf. *De mulierum organis generationis inservientibus*. Leyde, 1672.

(5) Cruikshansk. *Philosophical Transactions*, 1797, t. I, p. 197.

(6) De Baer. Lettre sur la formation de l'œuf. Traduct. française dans *Répertoire général d'anatomie et de physiologie pathologiques*. Paris, 1829.

(7) Coste. *Recherches sur la génération des mammifères*. Paris, 1834, p. 29.

Négrier (1) eut le bonheur de faire en faisant voir, par des observations suivies d'autopsies, qu'au moment où les règles se produisent, l'ovaire est le siège d'un travail physiologique très important, consistant dans la maturation de l'ovule et sa déhiscence de l'ovaire pour être recueilli par le pavillon et de là passer par les trompes dans l'utérus.

Cette démonstration, qui a été rendue plus complète par les travaux de Coste (2), de Gendrin (3), de Pouchet (4), de Bischoff (5), de Raciborski (6), a précisé, on peut dire pour toujours, la corrélation qui existe entre la menstruation et la fécondation, et établi que l'époque menstruelle, où se produit la ponte périodique d'un ovule apte à être fécondé, est, sous tous les rapports, analogue à l'époque du rut des animaux mammifères. Comme chez ceux-ci, la fonction génitale, dont la fonction menstruelle n'est qu'une dépendance, n'entre en activité dans l'espèce humaine que lorsque l'organisme est arrivé à un degré assez avancé de développement, par suite à un âge qui est à peu près le même pour toutes les femmes de toutes les races et de tous les pays. On peut dire, d'une manière générale, que la menstruation s'établit dans l'espèce humaine de 12 à 18 ans, comme vous pouvez en juger par le tableau suivant que j'emprunte à M. Raciborski.

Ce tableau général de statistique montre, lorsqu'on le considère dans son ensemble, que chez le plus grand nombre des femmes, on peut dire du monde entier, la menstruation débute entre 12 et 18 ans, et qu'on peut considérer l'âge de 15 à 16 ans comme l'époque moyenne de l'apparition des règles ; il en est ainsi surtout en France, comme vous pouvez l'apprécier, d'après les statistiques particulières de notre pays. Mais ce tableau fait voir en même temps que l'époque du début de la menstruation est très variable d'une femme à l'autre et qu'elle s'échelonne

(1) Négrier. *Recherches sur les ovaires dans l'espèce humaine*. Paris, 1840.

(2) Coste. *Loc. cit.*

(3) Gendrin. *Traité philosophique de médecine*, Paris, 1839.

(4) Pouchet. *Théorie de l'ovulation spontanée et de la fécondation*. Paris, 1847, in-8°.

(5) Bischoff. Recherches sur la théorie de la menstruation et de la fécondation. (*Archives de médecine*, 1845.)

(6) Raciborski. *Traité de la menstruation*. Paris, 1868.

(abstraction faite bien entendu des menstruations monstrueusement précoces ou anormalement tardives dont j'aurai à vous parler à part), elle s'échelonne dans la statistique générale entre 8 et 26 ans et entre 8 et 25 dans la statistique de la France. La prédominance des cas dans lesquels le début a lieu, comme je viens de vous l'indiquer, de 14 à 16 ans ou années voisines, fait que l'écart si considérable qu'on trouve dans les faits particuliers n'influence pas davantage l'écart entre les moyennes du début de la menstruation dans les divers pays.

Il en résulte que bien qu'on trouve entre les femmes de France, qui sont réglées le plus tôt, 8 ans, et celles qui sont réglées le plus tard, 29 ans, une différence de 17 ans, il n'y a cependant qu'un écart de 3 ans et 9 mois entre les deux moyennes extrêmes de ce tableau général, c'est-à-dire entre la moyenne de l'Asie méridionale, qui est 12 ans et 10 mois, et celle de la Laponie, 16 ans et 7 mois.

Il établit que si la précocité plus ou moins grande de la menstruation est, chez chaque femme, subordonnée surtout aux conditions particulières qui lui seront propres et qui feront qu'elle est plus ou moins soumise à la loi générale, cette précocité est cependant influencée par des causes générales qui agissent sur toutes les femmes du même pays et qui font varier les moyennes pour chacune d'elles. Nous devrons signaler en première ligne sous ce rapport l'influence de la race, qui est parfaitement établie. Ainsi, chez les Juives de la Pologne, la moyenne du début de la menstruation est inférieure de près d'une année à celle des femmes slaves et concorde avec celles des femmes de la Palestine (1). Les filles nées dans les Indes de parents anglais sont réglées plus tard que les Indoues et au même âge que les femmes de la Grande-Bretagne (2). Cette influence de la race, dont se rapproche celle de l'hérédité, peut être rapportée aux dispositions individuelles et ne peut être assimilée à celle qu'exercent les conditions climatériques que nous allons examiner.

Une des causes générales qui a le plus d'influence sur le début

(1) Raciborski. *Loc. cit.*
(2) Roberton. *Pathologica indica*, part. II.

de la menstruation, mais qui en a une moins considérable qu'on ne le croyait autrefois, c'est la latitude et plus particulièrement la température moyenne du pays, comme l'indique le tableau précédent. Nous voyons la moyenne du début de la menstruation être de douze ans et dix mois dans l'Asie méridionale, dont la température moyenne est de 25 degrés, et être de quatorze ans et onze mois à Paris, dont la température moyenne est de 11 degrés; enfin être de seize ans et dix-sept mois en Laponie, qui a comme température moyenne 0 degré. Mais je dois vous signaler que la différence la plus remarquable, sous le rapport du début de la menstruation dans les pays de température dissemblable, consiste surtout en ce que le nombre des femmes réglées avant quatorze ans est, dans les pays chauds, d'autant plus grand, et celui des femmes réglées après quatorze ans plus petit que la température moyenne est plus élevée, et *vice versa* pour les pays froids.

Mais ce n'est pas seulement la latitude et la température moyenne du pays qui influent sur la précocité plus ou moins grande de la menstruation; elle est modifiée aussi par l'altitude. On doit attribuer à cette cause la moyenne du début de la menstruation à Madrid, qui est de quinze ans treize jours, ainsi un peu supérieure à celle de Paris, quoiqu'il y ait chez nous 3 degrés de différence en moins dans la température moyenne. L'altitude peut aussi avoir une certaine part dans le retard de la menstruation qu'on observe dans un même pays chez les femmes qui habitent la montagne par rapport à celles qui habitent la plaine. On peut croire que les courants de vents, et surtout les conditions hygiéniques, ont, dans ce cas, une bien plus grande influence que l'altitude.

On ne doit pas être étonné de la différence que je viens de vous signaler quand on voit l'apparition des règles être plus précoce à la ville qu'à la campagne, à Paris que dans ses environs. La différence de dix mois, qui existe entre ces deux statistiques, ne peut guère, dans ce cas, être attribuée aux mœurs pures de la campagne, qui sont censées retarder la venue de la menstruation, qui avancerait, au contraire, dans des conditions morales opposées. On peut beaucoup plus facilement s'expliquer l'influence très marquée qu'exerce l'aisance des familles sur le développement de la puberté. On trouve qu'il y a plus d'une année de différence entre l'apparition des règles chez les ouvrières de Paris, dont la moyenne est de quatorze ans dix mois, et chez les filles des classes élevées, dont la moyenne est de treize ans huit mois (1). Elle résulte de l'influence qu'ont les bonnes ou les mauvaises conditions hygiéniques, en particulier une alimentation insuffisante et un travail excessif, sur le développement général et par suite sur celui de la menstruation.

Cette fonction, comme je viens de l'établir à l'aide de documents statistiques que vous trouverez beaucoup plus complets dans le traité de la menstruation de M. Raciborski, apparaît dans notre pays, en moyenne, entre quatorze et seize ans, mais elle avait été précédée par une série de transformations organiques que j'ai à vous faire connaître.

On trouve réunis dans la menstruation deux phénomènes qui, quoiqu'ils soient intimement reliés l'un à l'autre, sont, on peut dire distincts : une congestion active des organes génitaux suivie d'une hémorrhagie extérieure, et la déhiscence d'un ovule arrivé à maturité à laquelle succède la migration de l'ovaire dans l'utérus.

Le premier de ces deux phénomènes, qui, pour les médecins de l'antiquité, constituait toute la menstruation et qui sert encore aujourd'hui à la caractériser, parce qu'il est le seul qui soit facilement appréciable physiquement, peut être considéré comme secondaire, puisqu'on voit devenir enceintes des femmes chez lesquelles l'hémorrhagie cataméniale fait et même a toujours fait complètement défaut. Le second, au contraire, soupçonné par tous les médecins distingués depuis qu'Harvey (2) avait formulé le principe : OMNE VIVUM EX OVO, mais qui n'a été mis en lumière que de notre temps, en est le phénomène on peut dire fondamental. Cependant je dois vous signaler que vous ne devez pas, comme on l'a fait généralement depuis la découverte de l'ovulation, regarder l'hémorrhagie qui accompagne la ponte ovulaire comme

(1) BRIERRE DE BOISMONT. *De la menstruation.*
(2) HARVEY. *De generatione animalium.* Amsterdam, 1651.

un phénomène complètement accessoire. Les transmutations profondes qui se produisent dans l'économie, non seulement à la puberté et à la ménopause, mais pendant la grossesse et l'allaitement, pendant lesquels le flux cataménial n'existe pas, forcent à croire que la perte sanguine menstruelle joue un rôle considérable dans la fonction génitale.

L'ovulation, qui est, chez la femme, la partie la plus essentielle de la fonction génitale, et qui est bien autrement importante que la gestation, dont sont dispensées les femelles de la plus grande partie de l'échelle animale, est le fait d'une série d'actes organiques qui commencent pour ainsi dire avec la vie et se succèdent pendant l'enfance, la puberté, la nubilité jusqu'à la fin de la ménopause. Les premiers actes organiques qui se produisent pour amener l'ovulation débutent à l'époque assez rapprochée de la conception où les corps de Wolf se transforment, comme je vous l'ai dit, pour constituer les organes génitaux internes. A peine le renflement interne du corps de Wolf s'est-il métamorphosé en ovaire et les deux substances qui constituent cet organe se sont-elles organisées, qu'on trouve dans la substance ovigène, qui en forme la partie superficielle, un grand nombre d'ovules, incomplets sans doute, mais dont les parties essentielles existent, et qui sont contenus dans les follicules de Graaf. A la naissance, bien que l'ovaire ait, à cette époque de la vie, à peine le quart du volume qu'il présentera à la puberté, les follicules de Graaf sont, d'après les recherches de MM. Sappey (1) et Kolliker (2), on peut dire innombrables. Ils constituent, dans la partie superficielle de l'ovaire, des myriades de granulations juxtaposées les unes aux autres, appréciables au microscope, qui, à l'exception parfois d'une ou deux (3), présentent le même volume et ne débordent pas la couche corticale. La saillie légère que forment ce ou ces deux follicules de Graaf, par suite de l'interposition d'une petite quantité de liquide qui a eu lieu entre la membrane interne folliculaire et l'ovule imparfait, fait pressentir que le travail organique qui a donné lieu pendant

(1) Sappey. *Anatomie descriptive.* Paris, t. IV, p. 694.
(2) Kolliker. *Anatomie microscopique*, 1854, p. 459.
(3) Raciborski. *Loc. cit.*, p. 238.

la vie intra-utérine aux ovules et à leurs follicules enveloppants va continuer, mais habituellement très torpide pendant l'enfance.

L'existence à l'époque de la naissance de ce travail organique, rapprochée de l'organisation définitive à cette même époque, non seulement des trompes, mais de l'utérus, permet de comprendre la monstrueuse précocité des menstruations dites enfantines, dont vous trouverez collationné un assez grand nombre d'observations dignes de foi dans un mémoire de M. Demeyzeris (1) sur ce sujet. Dans les faits de cette espèce, il s'agit de véritables menstruations, établies et s'exerçant régulièrement tous les mois chez les petites filles de quatre, trois, deux ans, et quelquefois même à la mamelle. Chez ces enfants, on voit un développement anormalement précoce de tout le corps, mais surtout des seins, des organes génitaux externes qui sont aussi bien organisés qu'à l'époque de la puberté. On a supposé, et il est croyable que, dans ces cas, existe tout le travail ovulaire qu'on observe à l'époque de la nubilité, mais je dois vous dire qu'il n'existe aucune autopsie qui le démontre péremptoirement. C'est une hypothèse très plausible en faveur de laquelle on peut invoquer la précocité de la conception chez ces enfants : on a vu l'une d'elles devenir grosse à huit ans (2). Mais ce n'est pas une raison, lorsque la puberté débute dans l'enfance, pour que la fonction génitale doive s'éteindre avant l'âge ordinaire de la ménopause ; on a vu dans un cas la menstruation durer jusqu'à cinquante-trois ans (3). Il ne faut pas considérer comme une preuve d'une bonne constitution, d'une sorte d'exubérance de vie, cette monstruosité qui rapproche les femmes chez lesquelles on l'observe des animaux des classes inférieures, chez lesquels la reproduction se fait à un âge beaucoup plus précoce que chez ceux des classes supérieures. On voit, quand on analyse les observations, qu'un certain nombre de ces enfants étaient rachitiques et que beaucoup d'entre eux sont morts très jeunes. Il faut tenir compte de cette notion dans le traitement hygiénique qu'indique l'existence de cette monstruosité.

(1) Demeyzeris. Journal *l'Expérience*, t, II, p. 12.

(2) Meyer. *Handbuch zur Erkenntnisse und Heilung der Blutflüsse.* Wien, t. II, p. 381.

(3) *Nouveau Journal de médecine, chirurgie et pharmacie*, t. VII.

Dans les années qui suivent la naissance, le travail organique reste normalement, comme je vous l'ai dit, dans une torpeur presque complète. L'utérus, qui n'avait que 0^m, 035 de longueur à la naissance, conserve à peu près la même mesure, et l'on trouve toujours aussi marqué le désaccord qui existait dans le premier âge entre les dimensions du col, qui est comparativement très long par rapport aux diamètres du corps qui persiste avec son petit volume. Mais, dans ces années, les ovaires ne restent pas dans un état aussi stationnaire, et, suivant le développement général du corps, ils augmentent un peu de volume. Je dois surtout vous signaler qu'on commence à trouver plus nombreux les follicules de Graaf qui font saillie au-dessus de la substance corticale; leur nombre arrive à être de sept ou huit avant la dixième année.

Déjà à cette époque, comme vous l'avez vu par le tableau statistique que je vous ai rapporté plus haut, un certain nombre, mais relativement très restreint, de petites filles sont arrivées à la période de révolution pubère, les unes à huit ans, les autres à neuf ans et les dernières à dix-huit ans. Ce sont des cas anormaux, qui se rapprochent jusqu'à un certain point de ceux des menstruations infantiles, mais qu'on ne peut plus cependant considérer comme des monstruosités. A partir de cette époque, le nombre de celles qui vont être réglées augmente d'une façon très sensible et l'on observe les phénomènes suivants :

Dans l'année qui précède l'époque de la première apparition des règles, la taille grandit d'une manière beaucoup plus sensible que dans les années précédentes, le bassin s'élargit d'une manière remarquable, le pubis devient plus proéminent, les seins commencent à se tuméfier, puis s'accroissent, et l'on voit en même temps les parties génitales externes devenir turgescentes et prendre une forme bien dessinée qu'elles n'avaient pas jusque-là, enfin le pubis s'ombre de quelques poils. Toutes ces modifications croissent graduellement et sont accompagnées d'un changement dans le caractère de la jeune fille, qui cesse d'être une enfant, devient rêveuse, mélancolique, impressionnable, plus ou moins coquette. Mais à côté de ces métamorphoses facilement appréciables, il en existe qui, malgré leur importance, ne se traduisent pas à nos sens : les organes génitaux internes augmentent rapidement de volume ; le vagin non seulement s'allonge, mais s'amplifie d'une manière très marquée à sa partie supérieure ; l'utérus, qui n'avait que $0^m,04$ de longueur, arrive à en présenter $0^m,06$, suivant Sappey (1), et souvent $0^m,07$.

Cet accroissement est dû surtout à l'augmentation du corps de la matrice, qui arrive à égaler le col en longueur et dont les parois s'épaississent d'une manière très marquée, notamment la paroi antérieure. Les ovaires, quadruplés en volume de ce qu'ils étaient chez l'enfant, offrent, répartis sur les deux organes, une douzaine de follicules de Graaf, appréciables à la vue, de différent volume, qui dépassent la surface corticale. Cette activité nutritive de tous les organes génitaux internes s'accompagne d'un développement très considérable de l'ensemble du système circulatoire des organes génitaux qui va avoir une si grande part dans les phénomènes de la menstruation, qui est à la veille de se produire.

Malheureusement cette venue prochaine des règles est souvent annoncée, soit par des troubles dans la santé générale, soit par des troubles locaux, soit enfin par des troubles appartenant à ces deux ordres. Chez un certain nombre de filles qui ne peuvent faire les frais de la transmutation non seulement physique, mais morale, considérable, qui se produit à la puberté, on voit survenir une chlorose plus ou moins intense et réfractaire.

Chez d'autres, congénitalement très impressionnables, on voit se manifester soit sans causes déterminantes, soit sous l'influence de causes insignifiantes, de l'hystérie avec ou sans attaques, qui persistera plus ou moins longtemps, et que je devrai vous décrire spécialement à cause de l'importance primordiale de cette névrose dans la pathologie féminine. D'autres enfin, chez lesquelles les troubles généraux sont moins marqués, sont en proie à des troubles gastriques plus ou moins intenses, à des palpitations et à une foule d'accidents mal caractérisés, pendant la durée desquels on les voit parfois présenter des éruptions, soit d'acné du visage, soit d'herpès. Pendant que les jeunes filles sont en proie à ces perturbations, on voit quelques-unes d'entre elles, parfois sans qu'il y

(1) Sappey. *Loc. cit.*, p. 727.

ait aucun accident général, offrir du côté des organes génitaux des symptômes prodromiques de l'établissement du flux cataménial. On les voit tantôt prises d'un écoulement leucorrhéique qui s'exaspère à des intervalles mensuellement périodiques, tantôt affectées de douleurs de reins qui se répètent régulièrement à la même date, un certain nombre de mois avant l'éruption menstruelle. Mais il arrive souvent aussi que l'hémorrhagie génitale se manifeste tout à coup sans qu'il y ait eu aucun prodrome, et effraye beaucoup la jeune fille si elle n'a pas été prévenue de l'établissement de cette fonction.

A chaque menstruation les organes génitaux sont, comme je vous l'ai indiqué, le siège d'un double travail physiologique consistant, l'un dans la déhiscence de l'ovule arrivé à maturité, l'autre dans la production d'une hémorrhagie extérieure dont j'ai à vous exposer les phases diverses. Mais avant je dois m'occuper de la congestion active dont tout le système génital devient le siège, qui précède et donne lieu, pour ainsi dire, à la déhiscence ovulaire et à l'hémorrhagie qui sont ainsi liées l'une à l'autre de la manière la plus intime. Le fluxus qui doit lui donner lieu a pour cause déterminante l'incitation qui résulte du développement avancé auquel sont arrivés l'un des follicules de Graaf et son contenu sous l'influence du travail lent et graduel dont ils ont été le siège depuis la naissance, qui est tel que l'ovaire à la veille de la maturité n'a plus besoin, comme je vais vous l'indiquer, que d'un dernier effort organique pour être apte à être fécondé.

On voit à la surface de l'un des deux ovaires une vésicule pour très peu de temps encore transparente, qui tranche par son volume sensiblement plus considérable sur celui des sept ou huit vésicules analogues, qui proéminent d'une manière facilement appréciable au-dessus de la substance corticale dans laquelle elles sont contenues. Cette vésicule, à la veille de sa maturité, de 4 à 5 millimètres de diamètre (1), forme sur la surface de l'ovaire une saillie arrondie sur laquelle rampent quelques vaisseaux interposés au péritoine et à la face externe de la vésicule qui, à l'époque que je décris, sont très peu apparents, mais le deviennent

(1) Pouchet. *Loc. cit.*

bientôt et arriveront, sous l'influence de la distension sanguine dont ils sont le siège, à se rompre et à former une assez large ecchymose (1). Le follicule de Graaf dans lequel se trouve emprisonné l'ovule est en connexité, par la plus grande partie de sa surface externe, avec le tissu propre de l'ovaire qu'il a de plus en plus refoulé à mesure que s'accroissait la vésicule, qui, de microscopique qu'elle était à la naissance, est arrivée à avoir 4 à 5 millimètres de diamètre. Toutes les parties constituantes de cette vésicule, qu'elles fassent partie du follicule de Graaf ou de l'ovule, se sont hypertrophiées et se prêtent à être facilement étudiées, si ce n'est chez la femme, du moins chez les animaux, chez lesquels l'ovule est moins petit et qu'on peut surtout sacrifier aux diverses phases du rut.

Le follicule de Graaf présente une double membrane propre, dont l'une, externe, ferme, élastique, est éminemment rétractile, ce qui contribue beaucoup, après la déchirure de la partie saillante du follicule, à l'expulsion de l'ovule. L'autre, interne, au contraire, qui est séparée de la première par du tissu connectif contenant des vaisseaux sanguins, est formée d'un tissu cellulaire délicat, riche en vaisseaux et très peu rétractile. Il résulte, d'une part, de ce défaut de rétractilité qu'après la rupture du follicule le feuillet externe se plisse sur lui-même et, d'autre part, de sa richesse vasculaire qu'il s'hypertrophie sous l'influence du travail inflammatoire qui surgit après la déchirure du follicule, et qu'il a ainsi la plus grande part dans la formation de la cicatrice connue sous le nom de CORPS JAUNE.

La membrane propre est partout doublée à sa face interne par une membrane fine, mince dans la plus grande partie de son étendue, à laquelle on a donné le nom de MEMBRANE GRANULEUSE, CELLULEUSE, à cause des cellules nombreuses qui la constituent. Cette membrane s'épaissit dans le point le plus rapproché de la surface de l'ovaire correspondant à la partie libre de la vésicule de Graaf, qui se rompra, et forme là un renflement discoïde très intéressant auquel on a donné le nom de DISQUE OU CUMULUS PROLIGÈRE. Cette partie, en effet, de la membrane granuleuse dans

(1) RACIBORSKI. *Loc. cit.*, pl. 2, fig. 1.

laquelle est niché l'ovule se détachera au moment de la rupture du follicule, sortira avec l'ovule qu'elle entoure et l'accompagnera jusque dans la première partie de la trompe, où elle disparaît.

La petite cavité formée par la membrane propre du follicule doublée de la membrane granuleuse est remplie par un liquide clair, visqueux, qui ne contient que quelques granulations microscopiques avec quelques globules huileux, transparents. Presque nulle au moment de la naissance, la quantité de ce liquide augmente graduellement, mais très lentement, pendant l'enfance jusqu'à la veille de la maturité de l'ovule, et, pendant toute cette longue période, c'est surtout à la quantité plus ou moins grande de ce liquide qu'est dû le volume successivement croissant du follicule de Graaf. Sous l'influence de la congestion dont les organes génitaux sont le siège, il augmente presque subitement, et de clair et transparent qu'il était, il devient opaque par le mélange d'une certaine quantité de sang. Cette augmentation rapide détermine une destruction de plus en plus marquée de la membrane propre du follicule de Graaf et a une très grande part dans la déchirure de la partie saillante du follicule qui, il est vrai, est ramollie pour favoriser cette rupture et, par suite, la déhiscence de l'ovule.

Je n'ai pas à m'appesantir sur la constitution de l'ovule que vous connaissez tous, ni à vous décrire, comme je l'ai fait pour le follicule de Graaf, chacun de ses éléments : membrane vitelline, vitellus, vésicule germinative et tache germinative.

J'ai à vous indiquer seulement que la vésicule germinative disparaît dans la dernière partie de la migration de l'ovule par les trompes pour se rendre dans la cavité utérine, c'est-à-dire dans une des phases du travail ovulaire qui se produit pendant la menstruation.

Pour faciliter l'étude de cette fonction on y a distingué trois périodes : 1° d'invasion, 2° d'état, 3° de cessation. Je me conformerai à cette division.

La période d'invasion a, comme je vous l'ai indiqué, pour point de départ l'incubation ovarienne qui suscite le développement d'un follicule de Graaf. Sous cette influence, l'organisme tout entier s'émeut, comme le témoignent les phénomènes généraux qui se manifestent ; le système nerveux et le système circulatoire en particulier se ressentent de cette incubation. La femme ou la jeune fille qui est à la veille d'avoir ses règles éprouve, deux ou trois jours avant que l'écoulement sanguin se produise, un sentiment de malaise plus ou moins marqué qui se traduit parfois par une éruption d'herpès ou, ce qui est plus rare, par un érysipèle.

Son caractère se modifie plus ou moins ; elle devient impatiente, irritable, plus impressionnable à toutes les émotions physiques et morales qui trop souvent donnent lieu chez celles qui y sont prédisposées à des attaques de nerfs. L'appétit est diminué, parfois il y a du dégoût ou d'autres perturbations digestives, en même temps qu'un peu de diarrhée ou plutôt qu'une diminution de la constipation habituelle. Enfin, elle présente des palpitations, des bouffées de chaleur à la figure ou des poussées congestives plus marquées vers différents organes, en particulier vers les poumons, d'où résultent des hémoptysies chez celles qui sont à une période peu avancée de tuberculisation.

Mais très souvent ces troubles généraux sont bien plus marqués ou même manquent complètement et, comme les symptômes prodromiques, ont uniquement pour siège les organes qui appartiennent au système génital.

Les seins deviennent sensibles, irritables, se tuméfient et parfois même sont le siège de sensations analogues à celles qu'on observe au début de la grossesse, le ventre se ballonne, devient sensible, inférieurement surtout, dans la partie moyenne des fosses iliaques et quelquefois plus d'un côté que de l'autre, il y a des douleurs lombaires plus ou moins marquées. Ces derniers symptômes ne méritent pas, à proprement parler, d'être considérés comme prodromiques ; ils traduisent l'existence du fluxus qui s'établit vers les organes génitaux, par lequel le système circulatoire et le système nerveux répondent à l'incitation ovarienne.

La congestion active de tous les organes génitaux internes et externes qui en résulte amène dans la disposition de tous ces organes de nombreux changements que je dois passer en revue

Les organes génitaux externes s'animent, sécrètent une plus grande quantité de mucosités qui prennent à ce moment une odeur *sui generis*, mais qui est loin d'être aussi appréciable que le ferait supposer l'indication de M. Pouchet (1), qui en a exagéré l'importance pour faire mieux concorder le tableau de la menstruation et celui du rut. Les grandes et les petites lèvres et tout le vestibule présentent une coloration rosée plus marquée qu'à l'état ordinaire ; la rougeur est plus caractérisée encore dans le vagin, notamment à sa partie supérieure et sur le col utérin qui présente parfois une coloration violacée presque semblable à celle qu'on observe dans le commencement de la grossesse. Le col utérin turgescent, augmenté de volume, présente un léger degré de ramollissement qui se rapproche de celui qu'on observe au début de la gestation.

Tous les organes génitaux internes : utérus, ligaments larges, trompes, ovaires, sont turgescents et, par suite, en érection, par le fait de leur disposition anatomique. Cette tuméfaction générale des organes génitaux internes donne lieu à un certain empâtement des fosses iliaques, mais dont il me semble qu'on a exagéré l'importance en disant qu'elle peut être appréciée facilement à la palpation. Le bulbe de l'ovaire, formé d'un tissu érectile, augmente de volume, élève la glande, et, par là, la rapproche des franges du pavillon qui, par suite de leur érection, arrivent à embrasser une grande partie de l'ovaire et, en particulier, celle où se trouve le follicule de Graaf le plus développé. On a même indiqué (2) qu'on trouve parfois interposée, entre les franges du pavillon et la partie de l'ovaire qu'elles embrassent, une fausse membrane mince et transparente qui établirait entre la trompe et l'ovaire une continuité momentanée qu'on voit permanente dans certaines espèces animales. Mais je dois vous dire que je n'ai jamais vu cette production membraneuse qui paraît complètement exceptionnelle ; la règle est qu'une partie de l'ovaire soit complètement embrassée par les franges du pavillon correspondant, et on comprend difficilement que, dans des cas exceptionnels, l'une des

(1) POUCHET. *Loc. cit.*

(2) E. PANCK. *Archiv. gén. de médecine*, 4e série, t. IV, p. 81.

trompes puisse, comme l'ont admis un certain nombre de gynécologistes (1), suppléer l'autre. Il est incontestable sans doute que des observateurs émérites ont vu, à l'autopsie de femmes récemment accouchées, l'un des ovaires dont la trompe était absolument imperméable, faisait en partie défaut dans des cas d'utérus unicorne, être le siège d'un corps jaune de fécondation et dont l'existence, en pareil cas, est très difficile à interpréter autrement que par une transmigration de l'ovule. Cependant les dispositions anatomiques ne permettent guère de croire soit que la trompe opposée à l'ovaire ovulifère puisse venir se mettre en rapport avec cet organe et donner lieu à ce qu'on a appelé la transmigration externe, soit que cette trompe exerce à distance une attraction de l'ovule détaché de l'ovaire qui, tombant dans le péritoine, est alors recueilli par le pavillon de la trompe perméable, d'où résulterait ce que l'on a appelé la transmigration extra-utérine externe de l'ovule. Je n'insisterai pas sur les seize ou dix-sept faits connus de cette espèce que j'ai dû vous signaler, parce que leur interprétation, aujourd'hui incertaine, n'est qu'une question incidente dans l'histoire de la menstruation et, en particulier, de la période de congestion des organes génitaux que nous étudions.

Dans cette période, les trompes en érection ont augmenté de volume par la turgescence dont elles sont le siège, la membrane muqueuse, vivement injectée, a pris un aspect plus tomenteux et est le siège d'une sécrétion plus abondante, qui bientôt, de blanc grisâtre qu'elle était, prendra une coloration brunâtre par le mélange d'une certaine quantité de sang qu'elle va contenir. L'utérus augmente de volume, est d'une consistance moins dure, comme ramolli; il est parsemé de vaisseaux sanguins beaucoup plus apparents que pendant l'intermenstruation, surtout ceux de la muqueuse qui ponctuent sa surface d'une myriade de petits points par lesquels on verra bientôt suinter le sang. Cette muqueuse, doublée de volume et boursoufflée, offre un aspect mamelonné qui a fait donner à cet état qu'il présente le nom de NIDATION. Les follicules du col tuméfiés sont le siège d'une sécré-

(1) MAYRHOFFER. *Ueber die gelben Koeprer und die ueberwanderung Eies.* Wien, 1876.

tion plus marquée et tout le col injecté présente une teinte violacée, en même temps qu'une certaine mollesse qui, comme je vous l'ai déjà dit, rapproche l'état de cet organe de celui qu'on observe au début de la gestation.

La congestion est plus intense encore dans les ovaires, et en particulier dans la partie de celui de ces deux organes où se trouve le follicule de Graaf, qui est à la veille d'arriver à la maturité. On trouve autour de ce follicule un réseau vasculaire très injecté, qui notamment se dessine de la manière la plus marquée au niveau de la partie saillante du follicule qui est en rapport avec le péritoine où bientôt vous verrez une assez large ecchymose. Sous l'influence de cette congestion active, dont le follicule de Graaf est devenu le siège, on voit ce follicule et son contenu augmenter de volume rapidement et subir différentes transformations que je vais vous indiquer. Le liquide albumineux qui remplit la cavité folliculaire s'accroît de telle sorte que le follicule, qui avait 4 à 5 millimètres de diamètre, arrive à en présenter 10. A ce moment, le liquide qu'il contient, de transparent qu'il était, est devenu opaque par le mélange d'une certaine quantité de sang qui s'épanche dans la cavité du follicule sous l'influence de la distension dont le follicule est devenu le siège, et sous celle du ramollissement de sa partie la plus saillante, par le fait d'une sorte de travail inflammatoire, il se perfore comme un abcès. Par la fente linéaire qui résulte de cette perforation, l'ovule sort, entraînant avec lui le cumulus proligère qui sert en l'entourant à le protéger. Il est alors recueilli par les franges du pavillon et progressera lentement dans la trompe par les contractions de cet organe et par l'action des cils vibratils dont est garnie sa membrane muqueuse. Dans cette progression lente, on voit disparaître d'abord le cumulus proligère qui est dissous par les mucosités tubaires et un peu plus loin la vésicule germinative.

L'hémorrhagie qui résulte de la déchirure des vaisseaux sous-péritonéaux et de ceux du follicule s'épanche dans la cavité de la vésicule, devenue vide par la déhiscence de l'ovule entouré du cumulus et l'expulsion du liquide albumineux. Mais je dois vous signaler qu'immédiatement après la sortie de l'ovule, cette cavité avait diminué par le plissement de la membrane interne sous l'influence de la rétraction de la membrane externe et que, dans les jours qui suivront, elle sera en partie comblée par le bourgeonnement des cellules de la membrane interne. Vous voyez ainsi s'organiser une cicatrice à laquelle on a donné le nom de corps jaune, dont la coloration est due en partie à l'hématoïdine du sang, mais surtout à la coloration propre des cellules de la membrane interne. Cette cicatrice diminue légèrement de volume dans le mois qui suit la menstruation, et décroît plus rapidement dans les mois qui suivent, puis alors elle s'enfonce dans le stroma de l'ovaire pour cesser d'être facilement appréciable à la fin du quatrième mois.

Cette disparition comparativement rapide différencie les corps jaunes de la menstruation simple de ceux qui succèdent à une menstruation suivie de fécondation. Ceux-ci persistent non seulement pendant les neuf mois de la grossesse, mais sont après l'accouchement plus volumineux que celui d'une menstruation récente, par suite de l'activité nutritive que la gestation imprime à toutes les parties du système génital en exagérant la prolifération des cellules de la membrane interne du follicule de Graaf; aussi peut-on facilement distinguer les deux espèces de corps jaunes.

La réplétion du follicule de Graaf que je viens de vous décrire commence au moment où débute la congestion générale des organes génitaux, et ordinairement se poursuit pendant tout le temps que dure l'écoulement sanguin menstruel. Bischoff (1) rapporte qu'il a examiné les ovaires de quatre jeunes femmes mortes par submersion ou subitement, pendant la menstruation; chez trois d'entre elles, il a observé sur l'un des ovaires une vésicule de Graaf éclatée et remplie de sang; chez la quatrième, la vésicule n'était pas ouverte. On trouve dans les pièces conservées par M. Coste au Collège de France, et provenant de femmes qui se sont suicidées à l'époque des règles, que le follicule n'était déchiré au début de la menstruation que dans un cas; chez toutes les autres, la déhiscence n'existait pas encore, bien que chez quelques-unes l'écoulement menstruel fût à sa fin. Il résulte de

(1) POUCHET. *Loc. cit.*, p. 120.

ces faits que l'ouverture du follicule de Graaf peut avoir lieu à tous les moments de l'époque menstruelle, mais que, dans le plus grand nombre des cas, il ne se produit qu'à la fin du flux cataménial.

La production de ce flux caractérise la deuxième période de la menstruation que l'on a appelée la période d'état. L'hémorrhagie qui donne lieu à cet écoulement sanguin est précédée, pendant un ou deux jours, par une augmentation très notable de la sécrétion du mucus utéro-vaginal qui se traduit par un écoulement d'abord leucorrhéique qui appartient à la première période, puis leucorrhéo-sanguinolent qui relève déjà en partie de la deuxième. Cet écoulement, en effet, de blanc mat qu'il était, devient successivement de plus en plus brunâtre et tache le linge d'une manière très marquée. Cette coloration est due non seulement à des lamelles d'épithélium et à des globules muqueux, mais à une certaine quantité de globules sanguins qui s'y trouvent associés. Le nombre des globules sanguins va graduellement augmentant, et, chez un certain nombre de femmes, l'écoulement sanguin qui se produit semble être pour ainsi dire la continuation de l'écoulement qui était blanc au début et est devenu de plus en plus sanguinolent. Mais je dois vous dire que, chez un certain nombre de femmes, l'écoulement leucorrhéique, après avoir duré un ou plusieurs jours, s'interrompt pour reparaître quelques heures avant l'hémorrhagie et être seulement alors teinté de sang. La plupart des femmes se plaignent, en même temps qu'elles ont cet écoulement blanchâtre, de pesanteur pelvienne, de douleurs lombaires et abdominales, qui vont en augmentant jusqu'au moment où le flux sanguin se manifestera à la vulve. Outre ces douleurs, quelques-unes sont en proie à des coliques utérines qui se rapprochent par leurs caractères des premières douleurs de l'accouchement, qui se répètent modérées pendant un certain temps avant que paraisse le sang et quelquefois avant les premières heures de l'écoulement. Chez quelques-unes, ces coliques, présentant un caractère pathologique, sont tellement vives que les femmes sont obligées de prendre le lit où elles se tordent de douleurs et en même temps sont en proie à des nausées ou à des vomissements. Cette scène de douleurs dure un nombre d'heures plus ou moins grand, après lesquelles le flux se produit avec une abondance variable et est alors constitué par un sang très séreux qui laisse sur le linge des taches rouges entourées d'un grand cercle gris rosé. Au bout d'un certain nombre d'heures, l'écoulement plus épais et plus vermeil est alors composé : 1° de sang qui, d'après les analyses, est analogue au sang artériel; 2° de mucosités plus ou moins abondantes, utérines et vaginales, à la présence desquelles est due, chez la plupart des femmes, l'absence de coagulation du sang menstruel. L'hémorrhagie en général augmente le deuxième jour, puis persiste à peu près pendant le troisième jour, pour diminuer le quatrième, où l'on voit l'écoulement être de moins en moins teinté de sang.

Sous l'influence de cet écoulement, on voit habituellement se calmer l'excitation nerveuse et l'impressionnabilité auxquelles les femmes sont fréquemment en proie pendant la période menstruelle; et le faciès, qui est souvent altéré d'une manière caractéristique tant que dure l'écoulement, revient à son type normal. A partir de ce moment commence la période de cessation. L'écoulement brunâtre qui a succédé au flux sanguin devient de moins en moins abondant et de moins en moins coloré dans les vingt-quatre ou trente-six heures qui suivent. Dans les derniers moments, le liquide perdu est presque entièrement constitué par les sécrétions utérines et vaginales, contenant des globules sanguins de plus en plus rares et des lambeaux plus ou moins considérables d'épithélium utérin. A cet écoulement succède une perte leucorrhéique de quatre à cinq jours de durée, mais qui peut être beaucoup plus persistante chez certaines femmes et présenter une abondance anormale, de telle sorte que vous voyez l'écoulement physiologique prendre les caractères d'un écoulement morbide. Je n'ai pas poursuivi la description de l'écoulement post-menstruel jusqu'au quinzième jour, comme l'a fait M. Pouchet (1) parce que je ne crois pas qu'on puisse considérer, ainsi qu'il l'a fait, comme une membrane caduque le produit gélatiniforme qui est fréquemment expulsé à cette époque. Cette expulsion d'un bouchon gélatineux n'est pas constante

(1) POUCHET. *Loc. cit.*, p. 384.

et les caractères de ce produit ne rappellent en rien ceux de la muqueuse utérine, mais ceux au contraire de la sécrétion des follicules du col utérin qui certainement lui donnent naissance. Cela ne veut pas dire, Messieurs, que je mette en doute qu'il y ait, lors de la menstruation, une exfoliation soit de toute la muqueuse, soit au moins de tout l'épithélium de cette muqueuse. Mais l'expulsion de cette sorte de caduque a lieu dans les derniers jours du flux menstruel et non à une époque aussi éloignée que celle indiquée par M. Pouchet.

Je vous ai dit que l'hémorrhagie avait une durée de quatre à cinq jours : c'est la moyenne ordinaire; mais il y a sous ce rapport des différences excessives entre les femmes dont quelques-unes perdent du sang pendant huit jours et d'autres à peine pendant vingt-quatre heures, quelquefois moins encore. Il y a des variations aussi marquées dans la quantité de sang perdu à chaque période menstruelle; la moyenne indiquée serait de 200 à 300 grammes, mais il n'y a rien d'absolument sûr dans cette moyenne à cause des difficultés inouïes qu'on rencontre lorsqu'on veut apprécier chez une femme la quantité de sang qu'elle a perdue à une époque.

Chez la jeune fille qui vient d'être réglée pour la première fois, il est assez rare que la menstruation, qu'elle ait été, ce qui est le plus commun, régulière, ou, au contraire, trop anormale ou trop peu abondante, revienne régulièrement le mois suivant. Le plus souvent, deux, trois, six, huit mois se passent, et quelquefois plus, suivant les conditions de santé générale, sans que la seconde menstruation se produise, comme si la révolution pubère n'était pas complète au moment où a eu lieu le premier effort de l'organisme pour annoncer le début de la vie sexuelle. L'insuffisance de l'organisme à faire, dans l'espace de quelques mois ou même d'une année, tous les frais qu'entraînent les transmutations énormes qui se produisent à la révolution pubère, se comprend facilement quand on réfléchit à la multiplicité et à l'étendue des modifications que doit subir l'économie pour qu'une enfant devienne apte à être mère. Il a fallu un accroissement rapide de tout le corps pour que cette enfant arrive à avoir à peu près la taille qu'elle présentera toute la vie, et un accroissement plus rapide encore de certaines parties du corps, en particulier du bassin, pour qu'il se prête non seulement au développement considérable et presque extemporanné des organes génitaux qui sommeillaient pendant l'enfance, mais surtout pour que ses diamètres permettent le travail de la parturition. Il a fallu, ce qui est bien plus important, une modification dans toutes les fonctions qui coopèrent à la nutrition pour que cette enfant hier, devenue femme pour ainsi dire le lendemain, puisse, si elle conçoit, suffire à son entretien et à celui de son enfant, et, dans le cas contraire, subvenir tous les mois à une hémorrhagie de 200 à 300 grammes en moyenne, sans tenir compte des dépenses qui résultent des sécrétions générales concomitantes. Aussi voit-on, aussitôt l'établissement de la menstruation, une des fonctions les plus importantes de l'économie, qui joue un rôle primordial dans l'hématose, subir, pour compenser ces pertes, une modification très importante signalée par M. Andral et Gavarret (1), qui ne se produit pas à la puberté chez l'homme. La quantité d'acide carbonique expirée à chaque mouvement respiratoire, qui avait été dans les deux sexes toujours régulièrement croissant depuis la naissance, cesse d'augmenter chez la jeune fille réglée et reste, contrairement à ce qu'on observe dans le sexe masculin, stationnaire jusqu'à la ménopause, après laquelle la perte d'acide carbonique est égale chez la femme à celle qui a lieu chez l'homme à l'époque correspondante de la vie.

Les différences dans les fonctions de la vie organique, dont malheureusement nous ne connaissons bien aujourd'hui que celle que je viens de vous signaler et qui résulte de la nécessité que la fonction génitale soit, dans le sexe féminin, reliée le plus étroitement possible à la nutrition qui doit subvenir en même temps à l'entretien de la mère et à celui du fœtus, ne peuvent, vous le comprenez, se produire à la puberté sans donner lieu à une perturbation profonde de l'économie. A la puberté, une vie on peut dire nouvelle commence pour la femme, non seulement à cause de la prédominence que vont prendre chez elle les facultés affectives, mais à cause de la participation énorme qu'auront toutes

(1) ANDRAL et GAVARRET. *Archives générales de médecine*, 4e série, t. I, p. 284.

les fonctions de la vie organique à la fonction génitale. Aussi n'y a-t-il rien d'étonnant qu'il faille un certain temps après le développement complet des organes génitaux, qu'est venue révéler la première éruption menstruelle, pour que l'économie se soit appropriée à cette vie nouvelle et assure le fonctionnement régulier de l'hémorrhagie périodique qui sert, dans l'état de vacuité, à éliminer les principes carbonés qui s'emmagasinent depuis l'époque menstruelle précédente, tous les vingt-quatre et même tous les vingt et un jours quelquefois, sans qu'on puisse considérer cette fréquence comme pathologique quand elle se produit constamment chez la même femme. On ne peut également considérer comme pathologiqne ce que M. P. Dubois a appelé les menstruations supplémentaires, qu'on observe chez un certain nombre de jeunes filles, qui sont prises à demi-époque d'une menstruation comme en miniature. Les symptômes prodromiques sont moins accusés que ceux qui existent à la menstruation normale, l'écoulement sanguin dure vingt-quatre heures, parfois moins, et se tarit après sans être suivi d'une leucorrhée notable comme à la véritable époque. Cependant je crois qu'on doit considérer cet écoulement sanguin comme une menstruation véritable, parce qu'on a vu la fécondation se produire à la fin d'une de ces menstruations en miniature comme à la véritable époque cataméniale. Le plus souvent, ces menstruations supplémentaires disparaissent vers l'âge de vingt ans ou après le mariage, quand la fonction a pris toute son activité.

En général, la menstruation se produit régulièrement au même intervalle chez chaque femme, quoique cependant on ait indiqué que l'intervalle diminuait un peu avec l'âge, de telle sorte qu'après avoir été de trente jours il deviendrait de vingt-sept. Je n'insisterai pas sur cette opinion, basée sur le tableau dressé par une femme qui a tenu note pendant trente-huit ans de toutes les époques où était arrivée sa menstruation, parce que la connaissance de ces variations à longue échéance n'a pas grande importance.

La menstruation se reproduit régulièrement tant que dure la nubilité et n'est, dans l'état de santé, interrompue que pendant la gestation et l'allaitement ; aussi, chez une jeune femme bien portante, l'absence de règles a-t-elle la plus grande importance comme signe de grossesse. Pendant le cours de celle-ci, on voit en général, comme je viens de vous le dire, cesser l'hémorrhagie menstruelle, mais il est bien loin d'être certain qu'il en soit de même de l'ovulation. Les travaux récents de MM. de Sinéty (1) et de Slawjanski (2) semblent établir que l'ovulation continue, sinon pendant tout le temps de la grossesse, du moins pendant les quatre premiers mois.

On peut rapprocher de ce cas ce qu'on observe chez les nourrices, et surtout chez un certain nombre de phtisiques, chez lesquelles la menstruation est suspendue depuis près d'une année. Quand elles succombent, on trouve à l'autopsie dans les ovaires des corps jaunes datant incontestablement d'une époque de beaucoup postérieure à la suppression des règles. On est forcé d'en conclure que l'ovulation, c'est-à-dire l'acte fondamental de la fonction menstruelle, a persisté dans les faits de cette espèce, et qu'il n'y a eu absence que des phénomènes qui, pour nos devanciers, constituaient toute la menstruation, c'est-à-dire le fluxus sanguin dont les organes génitaux deviennent le siège à l'époque cataméniale et l'hémorrhagie qui lui sert de crise. La fonction a été pour ainsi dire décomposée en deux : la partie fondamentale de cette fonction, au point de vue génital, a continué à avoir lieu, tandis qu'il y a eu, au contraire, cessation de la partie accessoire de la fonction à un point de vue très important, au point de vue de la vie organique dont l'hémorrhagie cataméniale relève. On peut sans doute croire que, dans ces cas, la maturité de l'ovule, à laquelle contribue le fluxus sanguin prodromique de l'hémorrhagie, laisse parfois à désirer, mais que cependant le défaut d'aptitude de l'ovule à être fécondé qui peut en résulter est loin d'être constant, à cause de la fréquence encore assez grande des conceptions peu désirées qu'on voit survenir chez les nourrices non menstruées et de la possibilité de la fécondation chez des femmes qui n'ont jamais eu leurs règles. On voit aussi que les deux actes qui constituent la menstruation, et qui sont habituellement reliés l'un à l'autre d'une manière intime, peuvent

(1) *Loc. cit.*

(2) SLAWJANSKI. *Annales de gynécologie*, fév. 1878, p. 82.

être assez indépendants l'un de l'autre pour que l'un, l'ovulation du moins, puisse se produire régulièrement, alors que l'autre fait défaut, ou du moins reste fruste. L'ovulation peut aussi avoir lieu, comme je viens de vous le dire, sans qu'il semble y avoir de règles, mais il n'est pas péremptoirement démontré jusqu'ici qu'en l'absence d'ovulation on puisse voir se produire tous les mois un flux sanguin qui mérite véritablement le nom de menstruation. Il existe sans doute deux ou trois observations d'ovariotomie qui sembleraient le faire croire, en ce qu'on a vu chez ces malades auxquelles on avait enlevé les deux ovaires se produire, après leur rétablissement, un flux sanguin mensuellement périodique qui présentait les caractères des règles. Mais ces faits, si en désaccord avec ce qu'on observe habituellement après l'extirpation des ovaires, soit dans les espèces animales, soit dans l'espèce humaine, sont jusqu'ici trop peu nombreux pour faire admettre sans conteste que la menstruation peut exister chez ces femmes devenues absolument neutres. Il est regrettable qu'on n'ait pas examiné chez ces malades si la quantité d'acide carbonique expiré à chaque mouvement respiratoire restait semblable à ce qu'elle est chez les femmes non mutilées, et si le flux sanguin périodique auquel elles restaient sujettes n'était pas dû à cette condition ou se modifiait au contraire comme après la ménopause.

Le flux menstruel interrompu par la grossesse se reproduit chez les femmes dont les suites de couches ont été normales et qui n'allaitent pas leurs enfants, six semaines en général après l'accouchement, quelquefois un peu plus tôt, un mois, ou un peu plus tard, deux mois après sans qu'il y ait rien de pathologique. Cette première menstruation, à laquelle les femmes donnent le nom de retour de couches, est ordinairement un peu plus longue et plus abondante qu'à l'état normal, ce qui tient à ce que, jusque-là, l'utérus n'avait pas accompli complètement son travail de subinvolution dont l'influence ne se fera plus sentir à la menstruation suivante qui sera revenue à son type régulier. Chez les femmes qui allaitent leurs enfants, la menstruation ne reparaît en général que treize mois après l'accouchement. Malheureusement, bien souvent elle se reproduit avant cette époque fixée par la nature pour cesser l'allaitement, et il semble que cette réapparition précoce peut être souvent attribuée à la cohabitation de la femme avec son mari qui rend au travail ovulaire une activité qu'il ne devrait pas avoir.

Ce travail, commencé pour ainsi dire avant la naissance, mais qui n'a eu son entier développement qu'à la puberté, s'éteint à un âge très variable, plus variable encore que n'a été celui de la première menstruation. A cette époque de la vie, il se produit dans l'organisme de la femme une révolution au moins aussi importante que celle qui a eu lieu à la puberté, mais dont l'étude est bien plus difficile, parce que les conditions individuelles ont bien plus d'influence sur cette révolution tardive que sur celle qui s'est produite au début de la vie ; chez les unes, le célibat ; chez les autres, les accouchements plus ou moins multiples, les suites de couches plus ou moins normales, les affections génitales ; chez les unes et chez les autres, les conditions heureuses ou malheureuses de la vie, les prédispositions morbides qui n'étaient qu'en puissance à la puberté et qui se sont mises en activité par la succession des années, viennent singulièrement compliquer le problème de la ménopause dont l'histoire est loin d'être bien faite jusqu'à présent.

La fonction menstruelle dure trente et un ans en moyenne en Europe, d'après les statistiques réunies par M. Raciborski (1), vingt-neuf ans en moyenne en Espagne, trente et un ans huit mois pour la France, trente-deux ans pour la Norwège ; ce qui semblerait faire croire que la durée est un peu moindre dans les climats chauds que dans les climats froids, mais il y a sous ce rapport une si petite différence qu'on peut n'en pas tenir compte. L'époque de la cessation de cette fonction très variable, comme je viens de vous le dire, s'échelonne entre trente-cinq et cinquante-cinq ans. Il y a un certain nombre de femmes chez lesquelles elle survient avant trente-cinq ans, trente ans, vingt-huit ans, mais il faut reconnaître que cette cessation précoce est en général le fait d'un état pathologique des organes génitaux, le plus souvent. On voit de même les règles se prolonger au delà de cinquante-cinq ans,

(1) Raciborski. *Loc. cit.*

de soixante ans, et cette prolongation avoir le plus fréquemment pour cause une affection génitale, en particulier l'existence de corps fibreux et trop souvent d'une production organique qui se révèlera bientôt. L'époque à laquelle on voit le plus souvent les règles cesser en France est de quarante-quatre à cinquante ans, ce qui donne dans les statistiques quarante-six ans comme moyenne.

Cette abolition de la vie sexuelle s'annonce souvent d'avance; on voit vers quarante ans des femmes qui ne cesseront d'être réglées que vers quarante-six ans prendre de l'embonpoint, présenter une sorte d'état nouveau, comme un retour de jeunesse, mais qui ne sera qu'éphémère. Chez un certain nombre de ces femmes, la vie sexuelle se ranime, et l'on voit beaucoup d'entre elles qui étaient veuves depuis l'âge de vingt-huit à trente ans, ou étaient restées filles, accepter un mariage qu'elles avaient refusé auparavant; et c'est l'époque chez les femmes mariées depuis longtemps des grossesses posthumes, auxquelles il faut toujours penser quand la suppression des règles survient tout à coup sans aucune espèce de prodromes. Après cette période qui est d'assez courte durée, les femmes s'alourdissent, prennent une démarche tout autre, comme s'il survenait des changements dans le bassin qui modifie les dispositions des membres inférieurs. Chez un grand nombre de ces femmes, on voit survenir un état anémique qui rappelle la chlorose des jeunes filles et qui déjà se traduit par quelques bouffées de chaleur au visage qui seront bien plus fréquentes dans quelque temps. Sous l'influence d'une émotion physique ou morale ou sous l'influence d'une maladie intercurrente, la menstruation manque et chez quelques-unes ne se reproduira plus. Mais il faut dire qu'assez souvent cette cessation avait été précédée d'une diminution dans la quantité des règles précédentes à laquelle les femmes n'avaient pas fait attention.

Dans un second groupe de femmes, cette diminution est très caractérisée; non seulement les menstruations sont moins abondantes, mais elles retardent, manquent, reviennent pour manquer encore et enfin cesser définitivement, de telle sorte qu'il y a une diminution graduelle de la fonction qui met parfois quatre à cinq ans pour disparaître complètement. Pendant toute cette longue période, les femmes sont tourmentées par des bouffées de chaleur, des sueurs profuses subites qui surtout inondent le cou et les épaules, et très fréquemment en proie à des accidents nerveux. On voit reparaître à cette époque, chez un certain nombre d'entre elles, les symptômes d'une hystérie dont elles paraissaient guéries depuis un certain nombre d'années, et cette réapparition est si fréquente que Gardane (1) a considéré la ménopause comme une des causes les plus fréquentes de cette névrose. Chez d'autres, les accidents nerveux moins bien caractérisés représentent ce que M. Sandras (2) a décrit sous le nom d'état nerveux, M. Bouchut (3) sous le nom de nervosisme et M. Raciborski (4) sous le nom de pléthore nerveuse. En somme, on trouve souvent un mélange d'hystérie et d'hypocondrie.

Cette sorte de diminution graduelle de la fonction est en rapport avec l'état anatomique que présentent les ovaires à la fin de la ménopause. Ces organes, diminués de volume, ratatinés, irréguliers, sont parsemés de sortes de cicatrices fibreuses qui étouffent la substance ovigène. En même temps que les ovaires sont ainsi atrophiés, on voit l'utérus diminué de volume, comme rétracté sur lui-même, et dont la cavité cervico-utérine est souvent oblitérée à sa partie supérieure. Avec cette diminution de volume de l'utérus coïncide une flétrissure des organes génitaux externes : les grandes et petites lèvres sont devenues flasques, pendantes, l'orifice vaginal élargi a perdu sa contractilité, de telle sorte que le conduit paraît inférieurement plus élargi que pendant l'âge de la nubilité, tandis que sa partie supérieure, au contraire, a perdu de son amplitude par la disparition des culs-de-sac du vagin dont la muqueuse est venue se souder à la partie saillante du col qui, à cette époque, ne forme plus de proéminence.

Cet état des organes génitaux se retrouve semblable quand la cessation des règles revêt la troisième forme que j'ai à vous indiquer, et que j'ai réservée pour la dernière, parce que c'est pour cette forme que vous êtes souvent consultés. Dans celle-ci vous

(1) GARDANE. *De la ménopause.*
(2) SANDRAS. *Traité des maladies nerveuses.* Paris, 1851, t. I, p. 18.
(3) BOUCHUT. *De l'état nerveux aigu et chronique, ou nervosisme.* Paris, 1860, p. 24.
(4) RACIBORSKI. *Loc. cit.*, p. 267.

voyez à des absences de règles succéder des menstruations ménorrhagiques; non seulement les femmes perdent une très grande quantité de sang dans un court espace de temps, mais on voit l'écoulement prendre une très longue durée.

On voit ainsi se succéder les unes aux autres des pertes d'une abondance considérable, qui les jettent dans un état anémique des plus intenses; et ce qu'il y a de plus pénible c'est que, sous l'influence de la répétition des hémorrhagies, les pertes deviennent de plus en plus marquées. Vous aurez, par conséquent, à intervenir et à déterminer s'il s'agit de ménorrhagies cataméniales, ou si l'existence d'une tumeur fibreuse ou d'une production organique n'est pas la cause de cette surabondance des règles. Il faut, dans ces cas, examiner avec le plus grand soin les malades, combiner au toucher la palpation, pour déterminer si vous ne trouverez pas une augmentation morbide de volume d'un point de l'utérus ou une tumeur de ses annexes, et il faut tenir compte, en particulier, du changement qui survient dans les culs-de-sac du vagin, à l'époque de la ménopause et qui ne se présentent point aussi bien caractérisés dans le cas où existent des corps fibreux.

Je n'ai pas à vous indiquer les moyens hémostatiques que vous aurez à conseiller pour modérer les hémorrhagies, ni le traitement tonique qui est indispensable pour combattre l'anémie profonde dans laquelle sont tombées les malades. Sous l'influence de cette médication et des progrès de l'âge, les pertes diminuent, puis s'éloignent de plus en plus, et enfin cessent. Quand la ménopause est terminée, on voit pour ainsi dire une vie nouvelle commencer pour les femmes, et qui se rapproche de celle de l'homme à la même époque de la vie. La quantité d'acide carbonique expirée à chaque mouvement respiratoire devient, comme je vous l'ai dit, semblable à ce qu'elle est dans le sexe masculin à cette époque, et elle ira, à partir de ce moment, toujours successivement en décroissant; toutes les fonctions organiques, comme la respiration, se rapprochent de ce qu'elles sont chez l'homme.

Je dois vous dire en terminant qu'on voit quelquefois, deux ou trois années après une apparente cessation des règles, revenir une menstruation, mais qui ne se reproduira plus; elle n'a rien de pathologique, tandis que vous devez considérer comme morbides des prétendus retours des règles, qui, après quatre ou cinq années de cessation, se reproduisent de mois en mois. Ces prétendues règles de retour deviennent bientôt des hémorrhagies et sont presque toujours le symptôme d'une affection organique, et l'on peut considérer comme symptomatiques les exemples de menstruations retardées qu'on a observés après soixante ans; j'aurai à vous en reparler dans l'étude particulière de chacun des troubles de ces menstruations qui feront le sujet de mes prochaines conférences.

DIXIÈME CONFÉRENCE

De l'inversion utérine.

L'inversion utérine, qui doit, Messieurs, faire le sujet de cette conférence, constitue un déplacement tout à fait à part et qui n'a pour ainsi dire aucune analogie avec les différentes variétés que je vous ai décrites. Dans l'inversion utérine, en effet, l'utérus, ainsi que je vous l'ai indiqué dans le diagnostic différentiel de l'abaissement, se retourne sur lui-même comme un doigt de gant, de telle sorte que son fond, de supérieur qu'il était, devient inférieur, et que la muqueuse, qui tapissait la cavité utérine, devient extérieure. Pour qu'un tel changement se produise, il faut qu'il y ait non seulement une dilatation assez considérable de la cavité de la matrice, mais un relâchement de ses parois, total ou partiel et occupant alors l'hémisphère inférieur, en même temps qu'une cause soit extérieure, soit d'ordre pathologique, intervient pour abaisser le fond de l'utérus. Aussi comprendrez-vous facilement que l'inversion ne survienne qu'exceptionnellement dans l'état de vacuité, et se produise presque uniquement dans l'accouchement, surtout au moment de la délivrance où se trouvent souvent réunies les trois conditions indispensables à sa genèse. Quand l'inversion a lieu dans ces circonstances, elle s'accompagne d'accidents de la plus haute gravité, dont il importe d'autant plus de reconnaître la cause que, si l'on assiste à la production de l'inversion et que l'on intervienne immédiatement d'une manière opportune, on peut en général obtenir facilement la réduction du déplacement, qui pourrait être impossible quelques heures plus tard et conjurer ainsi les dangers de mort, auxquels serait exposée la malade.

La fréquence d'une issue fatale dans les vingt-quatre heures qui suivent l'inversion puerpérale (soixante-douze cas sur cent neuf dans la statistique de Crosse) et la manière dramatique dont elle survient alors, surtout lorsque l'utérus est précipité hors de la vulve, expliquent que, malgré la rareté de ce déplacement, il ait été connu des médecins à une époque très reculée. Il a été indiqué comme un fait de notion vulgaire par Ambroise Paré, qui disait que, dans ces cas, l'utérus se retourne comme un sac (1) et qui a ainsi donné par cette comparaison une idée assez exacte de l'inversion, qui ne s'est plus perdue depuis. Elle a été reproduite par tous ceux, et ils sont très nombreux, qui depuis la Renaissance se sont occupés de l'inversion utérine sous les noms de retournement de la matrice (2), de renversement de l'utérus (3), d'introversion (4), enfin plus récemment sous le nom d'inversion utérine. Malgré tous ces travaux dont quelques-uns, tels que celui de Dalliez (5) et surtout celui plus récent de Crosse (6), offrent le plus grand intérêt, l'inversion utérine reste souvent méconnue, du moins au début, où il serait si important qu'elle fût diagnostiquée; et cela ne peut guère s'expliquer que par le peu de fréquence de ce déplacement.

Je n'en ai, comme Aran (7) observé personnellement qu'un seul exemple : l'inversion complète, dans ce cas, avec invagination du vagin, était survenue pendant l'accouchement et datait de près d'une année quand la malade fut placée à l'hôpital Beaujon, dans le service de M. Laugier, auquel j'étais attaché.

La réduction par le taxis fut facile, comme je vous l'indiquerai plus loin, et le déplacement ne s'était pas reproduit quand la malade sortit de l'hôpital, un mois après la réduction. Je n'en ai pas vu un seul cas dans les cinq années pendant lesquelles j'ai été chargé du service obstétrical de la Pitié dans lequel se faisaient en moyenne cinq cents accouchements par an. Depuis 1870

(1) Ambroise Paré. *Édition de Malgaigne*, t. II, p. 739.
(2) Guillemeau. *Œuvres et Chirurgie*, p. 368. Rouen, 1649.
(3) Levret. *Observ. sur les polypes*. Obs. IV, p. 138, 3e édit. Paris, 1771.
(4) Boivin et Dugès. *Maladies de l'utérus*, t. I, p. 221.
(5) Dalliez. *Thèse inaugurale*. Paris, 1828.
(6) Crosse. *Essays on inversion of the uterus*, p. 170.
(7) Aran. *Maladies de l'utérus*. Obs. XXVII, p. 914. Paris, 1858.

que je suis médecin de la Charité, il n'y a eu, à ma connaissance qu'un seul cas dans le service obstétrical; l'inversion a été réduite immédiatement. Le résultat de mon observation concorde assez bien avec celui de M. West (1), qui indique qu'il n'a observé que trois cas d'inversion utérine, tous trois chroniques, et qui signale en même temps qu'on ne trouve dans le relevé des hôpitaux Saint-Barthélemy de Londres et Lying-in-Hospital de Dublin qu'un seul cas d'inversion utérine sur quatorze cent quarante accouchements. La rareté de l'inversion utérine dans ce relevé statistique l'a amené à conclure que les soins donnés aux accouchées ont une influence considérable sur la fréquence du renversement de la matrice et qu'on doit en tenir compte dans l'étude de l'étiologie de ce déplacement.

Le mécanisme du retournement de la matrice et les différents stades qu'il présente sont faciles à comprendre quand on analyse ce qui se passe lorsqu'un polype à large base s'insère sur le fond de l'utérus et détermine, comme on le voit quelquefois, une inversion lente et graduelle, et qu'on en rapproche le résultat des autopsies des femmes qui ont succombé à ce déplacement.

L'existence d'un polype de cette espèce a comme première conséquence l'ampliation de la cavité et des parois du corps de l'utérus, qui est une des conditions indispensables pour que l'inversion ait lieu. Sous l'influence du poids de ce polype, mais surtout des contractions utérines qui tendent à l'expulser, on voit le polype se porter vers l'orifice cervico-utérin, puis s'y engager, enfin traverser le col. Alors le fond de l'utérus sur lequel s'insère le polype, obéissant à la traction qu'il subit, s'incurve légèrement, puis de plus en plus, enfin s'invagine dans le corps et arrive à une faible distance de l'orifice interne du col. On a alors le premier degré de Leroux (de Dijon) (2), et de Mme Boivin (3) et dont Mauriceau a constaté l'existence à l'autopsie de la malade de la 230e observation (4) et qu'on voit repré-

(1) West. *Leçons sur les maladies des femmes*. Traduct. franç., p. 281.

(2) Leroux. *Observations sur les pertes de sang de femmes en couches*. Dijon, 1776, p. 59.

(3) Boivin et Dugès. *Maladies de l'utérus*, t. I, p. 221.

(4) Mauriceau. *Observations sur la grossesse et l'accouchement*. Paris, 1740, p. 165.

senté dans un dessin de Forbes (1) reproduit par M. Courty (2).

A l'ouverture de l'abdomen on trouve que la saillie formée par le fond de l'utérus est remplacée par une tuméfaction terminée supérieurement par une concavité cupuliforme, entourée de bords saillants, qui sont formés par l'angle de flexion des parois de la moitié inférieure du corps de la matrice qui n'est pas invaginée, de telle sorte que l'ensemble de l'utérus ainsi déformé présente une configuration analogue, comme l'a dit Mauriceau, au cul d'une fiole de verre. Latéralement à droite et à gauche de cet infundibulum sortent le ligament rond, la trompe et le ligament de l'ovaire qui partent, de chaque côté du fond de l'infundibulum, d'un petit mamelon qui représente le vestige de chacun des angles de la matrice. On pourrait, en enlevant le polype, porter le doigt dans le col utérin dilaté et sentir le fond de l'utérus situé à 3 centimètres de l'orifice du museau de tanche.

Dans un deuxième temps à l'incurvation et à l'invagination du fond de l'utérus succède son engagement dans la partie sus-vaginale, puis sous-vaginale du col, et enfin sa sortie à travers l'orifice utérin où le fond de l'utérus vient former une sorte de gros bourgeon charnu saillant entre les lèvres du museau de tanche. C'est le deuxième degré de Leroux et de Mme Boivin; il est caractérisé par la présence de ce gros bourgeon charnu constitué par le fond de l'utérus engagé entre les lèvres du col et par la constatation à l'ouverture de l'abdomen d'un vestige de la tuméfaction en forme de cul de bouteille qui était si bien dessinée au premier degré. Au deuxième degré, les bords de cet infundibulum, constitués seulement par une très petite partie de l'extrémité inférieure du corps et par la portion sus-vaginale du col, n'ont plus que très peu de hauteur. L'ouverture rétrécie, froncée, offre à peu près la même dimension que le fond de l'infundibulum qui est devenu une cavité pour ainsi dire virtuelle par la saillie que font dans son intérieur les ligaments ronds, les trompes et les ligaments de l'ovaire qui sont placés latéralement à l'infundibulum, et extérieurement au péritoine. Il en

(1) *Medico chirurgical Transactions*, t. XXXV, p. 127, 1882.
(2) COURTY. *Traité des maladies de l'utérus*, p. 785. Paris, 1856.

résulte qu'il est impossible, à ce degré, que des anses intestinales soient, comme cela était possible dans le premier degré, contenues dans la cavité formée par le retournement de l'utérus. Souvent l'invagination du corps s'arrête à ce degré, surtout dans les cas d'inversion tenant à un polype, et cet arrêt est la conséquence de la résistance qu'opposent à un renversement plus complet les ligaments utéro-sacrés en arrière, l'adhérence utéro-vésicale en avant, qui s'insèrent à la partie tout à fait inférieure du corps et à la portion sus-vaginale du col.

Mais il n'en est pas toujours ainsi, quand surtout l'inversion se produit pendant l'accouchement, parce qu'alors les moyens de sustentation de l'utérus ont été ramollis par le travail de la gestation, allongés, tiraillés par les efforts de la parturition. On voit dans ce cas la partie sus-vaginale du col utérin suivre le mouvement d'inversion du corps, et il ne reste plus dans la situation normale que la portion sous-vaginale du col. Il est probable que le museau de tanche est maintenu dans sa situation normale par une dernière résistance des ligaments utéro-sacrés et de l'adhérence utéro-vésicale. Mais on n'est pas en droit de l'affirmer, parce que dans les autopsies, telles que celle d'Aran, qui auraient permis d'élucider la question, on a complètement négligé de s'occuper de ce point intéressant. Dans ce troisième degré de Mme Boivin, le museau de tanche plus ou moins dilaté forme un anneau plus ou moins large, mais peu profond autour de l'utérus, qui est presque entièrement retourné sur lui-même et qui vient alors constituer une tumeur plus ou moins considérable, et contenue tout entière dans le vagin. A l'autopsie de la malade d'Aran, qui est un exemple de ce troisième degré, on a trouvé à la place qu'aurait dû occuper l'utérus un vide au fond duquel on voyait l'ouverture de l'infundibulum plus froncée encore que dans le deuxième degré, mais qui ne présentait d'adhérence ni avec les parties voisines, ni entre ses duplicatures. Sur les bords de cet orifice étaient appuyés, à droite et à gauche, les pavillons des trompes et les ovaires qui, dans ces trois premiers degrés de l'inversion, restent dans l'abdomen grâce à l'élongation que subit la partie de ces organes contenue dans l'infundibulum péritonéal. Cette cavité presque virtuelle ne présentait, dans l'observation d'Aran, qu'un filament pseudo-membraneux insignifiant, comparé aux adhérences nombreuses que l'infundibulum peut, mais très exceptionnellement, offrir lorsqu'il a été le siège d'un travail inflammatoire.

Dans un quatrième degré, on voit la portion sous-vaginal du col se renverser elle-même et une partie du vagin s'invaginer, attirée en bas par la descente de l'utérus inversé, qui a franchi l'orifice vaginal. La matrice, tapissée antérieurement par la muqueuse utérine, constitue au-dessous de la vulve une tumeur sans trace d'ouverture inférieure, qui rappelle l'orifice utérin; elle est en général pyriforme à grosse extrémité inférieure, tandis que son sommet constitué par le museau de tanche retourné sur lui-même est placé à une faible distance de l'orifice vaginal. Le museau de tanche, très reconnaissable à la palpation, se continue sans ligne de démarcation bien nettement appréciable à la vue avec la muqueuse vaginale invaginée lorsque, comme je l'ai vu, la tumeur, irréductible depuis des mois, a été souvent exposée à des frottements et au contact de l'air.

La tumeur, au lieu d'être pyriforme, comme je viens de vous l'indiquer, peut offrir une forme globuleuse et descendre très bas entre les cuisses, comme dans les observations de Stalpar van der Wiel et de Levret, dans lesquelles l'infundibulum péritonéal contenait des anses intestinales. La pénétration des intestins, dans ce quatrième degré, résulte de ce que l'ouverture, au lieu d'être étroite et froncée, comme dans les deuxième et troisième degrés, peut s'élargir par suite de l'infundibulation du vagin. Dans l'observation de Levret, il est indiqué que non seulement les trompes, les ovaires et des anses intestinales, mais une partie du rectum très fortement coudée et enfin un diverticulum de la vessie étaient contenus dans la tumeur, ce qui est difficile à comprendre faute de détails anatomiques suffisants. Ceux-ci, en effet, ne permettent pas d'affirmer que, dans ce cas, le rectum et le diverticulum de la vessie, bien que faisant partie constituante de la tumeur, n'étaient point contenus, comme je le crois, dans le sac péritonéal qui renfermait des anses intestinales et les ovaires, mais étaient placés extérieurement au péritoine, comme l'indiquent les dispositions anatomiques normales. On doit d'autant plus regretter que les autopsies récentes ne contiennent aucun détail sur l'état du bas-fond de la vessie qu'il semblerait tout naturel que cette partie du réservoir urinaire soit déplacée par le retournement de la portion sus-vaginale du col à laquelle il adhère et vienne, comme paraissent l'indiquer les observations de Levret et de Mme Boivin, former dans la tumeur un diverticulum analogue à celui que l'on rencontre dans le prolapsus, mais situé très différemment.

Dans cet aperçu succinct de l'anatomie pathologique de chacun des degrés de l'inversion, je vous ai parlé des vices de situation que présentait l'utérus, mais sans vous indiquer les conditions particulières dans lesquelles se trouve cet organe, suivant le temps plus ou moins long qui s'est écoulé entre l'accouchement et la mort. Il me suffira de vous dire que, contre toute attente, l'involution post-puerpérale de l'utérus se fait d'une manière régulière dans le cas d'inversion et qu'elle ne paraît pas entravée par la gêne circulatoire qui résulte du déplacement ; c'est du moins ce qu'on peut conclure de la statistique de M. Crosse.

L'exposé que je viens de vous présenter fait voir qu'il y a sans doute des nuances très multiples dans l'inversion, mais qu'elles peuvent légitimement être rapportées, comme l'ont fait Mme Boivin et la plupart des gynécologistes, à quatre degrés qui se traduisent chacun par des signes physiques distincts. qui seront certainement plus ou moins accentués, suivant les cas, mais qui sont différents dans chacun des quatre degrés. Ainsi, dans le premier degré, le fond de l'utérus est plus ou moins rapproché de l'orifice cervico-utérin qui reste libre ; dans le deuxième, il est plus ou moins engagé dans le col pour arriver à la fin de ce degré à faire saillie entre les lèvres du museau de tanche; dans le troisième, il est descendu dans le vagin, où il constitue une tumeur plus ou moins considérable, mais qui reste contenue dans le conduit vaginal; dans le quatrième, le fond de l'utérus a franchi l'orifice vaginal et vient former au-dessous de la vulve une tumeur extérieure qui a pour caractère primordial de ne pas présenter à sa partie inférieure l'orifice utérin, comme dans la chute de la matrice. Ces indications précieuses pour le diagnostic, que la division acceptée par Mme Boivin met en lumière, la rendent bien préférable à la division beaucoup plus simple : en inversion complète et inversion incomplète, qu'ont adoptée Dailliez (1) et, après lui, Aran (2) et M. Courty (3), qui, il faut le dire, se sont bien plus préoccupés de l'état chronique de sa première période dans laquelle il y a si grand intérêt à ne pas méconnaître le déplacement.

L'inversion, comme je vous l'ai dit, peut être symptomatique d'un polype ou d'un corps fibreux implanté sur le fond de l'utérus, et présente alors une marche lente et graduelle, qui ne suscite aucun trouble fonctionnel particulier qui appelle l'attention sur le renversement. Dans ces faits, tous les symptômes subjectifs se rapportent ou paraissent se rapporter aux polypes ou aux corps fibreux dont l'inversion n'est qu'un épiphénomène, le plus souvent ignoré, mais dont il est de la plus haute importance de rechercher avec le plus grand soin l'existence quand on veut intervenir chirurgicalement ; c'est à ce point de vue et ainsi seulement, d'une manière secondaire que je m'occuperai de cet ordre de faits ; mon désir est, avant tout, d'appeler votre attention sur l'inversion puerpérale.

Dans celle-ci, le déplacement se produit brusquement, ou du moins la première partie de l'inversion se fait toujours d'une manière brusque ; mais à celle-ci peut succéder une période lente, pendant laquelle se complète le renversement qui n'était d'abord qu'à un des premiers degrés. Elle peut survenir à trois époques différentes de l'accouchement : au moment de l'expulsion du fœtus, au moment de la délivrance, et c'est pour ainsi dire la règle ; enfin, et très exceptionnellement, quelques heures après la délivrance.

Lorsque l'inversion survient au moment de l'expulsion de l'enfant, elle exige pour se produire trois conditions : une inertie générale de l'utérus qui succède immédiatement aux contractions expulsives ; une brièveté du cordon congénitale ou résultant d'un enroulement de ce cordon autour de l'enfant ; enfin, l'accom-

(1) Dailliez. *Loc. cit.*
(2) Aran. *Loc. cit.*
(3) Courty. *Loc. cit.*

plissement de l'accouchement dans la position debout. Elles sont nécessaires pour que la précipitation de l'enfant hors de la vulve vienne, par l'intermédiaire du cordon, exercer une traction suffisante sur le placenta et, par suite, sur le fond de l'utérus inerte pour que celui-ci se retourne. Vous devez comprendre, d'après cela, combien les faits de cette espèce doivent être rares. C'est exceptionnellement aussi que l'inversion se produit au bout de quelques heures après la délivrance, comme cela a eu lieu dans l'observation de M. Roussel (1) qui ne laisse aucun doute.

On doit, au contraire, considérer comme problématiques les deux faits rapportés par Sabatier, dans lesquels l'inversion se serait produite le dixième jour après l'accouchement. Il est très probable que, dans ces deux faits, l'inversion existait incomplète au premier degré, depuis la délivrance, et n'est devenue appréciable que tardivement, comme l'a indiqué Baudelocque dans l'interprétation qu'il a donnée d'un cas qu'il a observé et dans lequel le renversement n'a été aperçu que le treizième jour. Dans ces circonstances, l'inversion de l'utérus se complète sous l'influence des efforts des mouvements de l'accouchée, qui interviennent comme cause déterminant les progrès du déplacement, mais qui demandent comme condition essentielle un défaut de rétraction suffisante de la matrice.

Je ne m'arrêterai pas plus longtemps sur ces faits exceptionnels pour aborder enfin l'histoire de ceux dans lesquels l'inversion survient, comme c'est pour ainsi dire la règle au moment de la délivrance. C'est le plus souvent après des tractions sur le cordon, faites à une époque trop rapprochée de la sortie de l'enfant, ou après des tractions mal dirigées ou trop énergiques sur un placenta vicieusement adhérent qu'on voit survenir l'inversion utérine; en somme, le plus souvent après des soins peu intelligents donnés aux accouchées, comme l'a signalé M. West. Mais on la voit aussi se produire malgré les soins les plus attentifs et les plus intelligents spontanément, sans qu'il y ait eu de tractions imprudentes ni même aucune traction qu'on puisse accuser d'avoir donné lieu au déplacement. Le relevé des hôpitaux anglais,

(1) Cazeaux. *Traité des accouchements*. Paris, 1856, p. 944.

invoqué par M. West, indique qu'il y aurait un cas d'inversion spontanée sur quatorze cent quarante accouchements. Cette considération et la facilité avec laquelle se produit la rupture du cordon dans le cas de placenta adhérent forcent à admettre qu'il faut une disposition vicieuse de l'utérus pour qu'il y ait renversement de la matrice. Cette disposition vicieuse consisterait, suivant Rathford, dans une inertie de la partie inférieure de l'utérus associée à des contractions irrégulières du fond, qui peuvent être spontanées ou suscitées par des tractions maladroites sur le placenta. La nécessité, dans un certain nombre de cas, de tractions imprudentes pour qu'on voie surgir les contractions irrégulières du fond de l'utérus qui donnent lieu à l'inversion explique que cet accident soit bien plus rare dans les services obstétricaux que dans la clientèle des sages-femmes.

Au moment où l'inversion se produit, on en est averti, si on exerçait une traction sur le cordon, parce que celui-ci cède brusquement sans pourtant se rompre, et qu'au même moment la malade pousse des cris de douleur. Elle se plaint d'une sensation de déplacement dans le bas-ventre et d'une réplétion dans le bassin, de tiraillements dans les aines et dans les reins, quelquefois tellement cruels qu'il semble à certaines malades qu'on leur déchire le ventre. La perturbation générale qui résulte du déplacement se traduit souvent par des syncopes, des défaillances, parfois très prolongées.

Mais il faut reconnaître que, dans un grand nombre de cas, les lipothymies, les syncopes qui se manifestent au moment où se produit l'inversion peuvent être avec plus de raison attribuées à l'abondance de l'hémorrhagie qui accompagne le déplacement et qui en est, suivant la remarque de Mme Boivin, un des signes les plus constants, contrairement à ce qu'a avancé Cazeaux. L'abondance de l'hémorrhagie peut être telle qu'on a vu les malades succomber en quelques instants dans les convulsions, par suite de la déperdition beaucoup trop considérable de sang qu'elles ont subie en un très court espace de temps, comme dans l'observation de Mauriceau. Aussi, si vous vous trouvez en présence d'une de ces hémorrhagies foudroyantes dans lesquelles le sang coule à flots des parties génitales, devez-vous, sans perdre une minute, en même temps que vous faites administrer à pleins verres le vin le plus généreux que vous ayez à votre disposition, porter la main dans le vagin. Si vous rencontrez le fond de l'utérus précipité hors de la vulve ou inclus dans le vagin ou engagé dans le col, vous le repoussez en pressant directement sur lui, de manière à retourner l'organe qui cède facilement à votre manœuvre par suite de l'inertie complète dont il est affecté. Vous devez alors introduire le poing dans la cavité utérine replacée et la parcourir dans tous les sens, non seulement pour redresser les incurvations du corps s'il en existe, mais pour solliciter la contraction de la matrice qui est nécessaire pour amener la cessation de l'hémorrhagie. Aussi faut-il, avant de retirer la main et à plus forte raison avant de s'éloigner de la malade, s'être assuré par la palpation abdominale non seulement que la matrice a repris sa configuration normale, mais qu'elle forme par la cessation de son inertie le globe rassurant des accoucheurs. La réintégration du fond de l'utérus fait en général cesser pour toujours les accidents qui résultent de l'inversion; cependant, comme il est à craindre qu'une récidive se produise, on doit non seulement faire garder à l'accouchée le repos le plus complet possible, mais lui défendre de faire aucun effort et pour ainsi dire aucun mouvement qui pourrait ramener le déplacement.

Heureusement les cas dans lesquels survient, comme je viens de vous l'indiquer, une hémorrhagie foudroyante sont exceptionnels, et il peut arriver, au contraire, que non seulement la perte de sang soit très médiocrement abondante, mais que la production de l'inversion, au lieu de se traduire par le cortège symptomatique effrayant que je vous ai signalé, consistant en pertes de connaissance, syncopes et douleurs déchirantes du bas-ventre, ne donne lieu qu'à une sensation de déplacement dans le bas-ventre et à quelques tiraillements dans les aines et les reins, qui, malgré leur persistance, n'attirent pas l'attention des observateurs qui ne sont pas prévenus que cet ensemble de signes se rencontre dans les inversions incomplètes.

Aussi est-ce le plus souvent dans les faits de cette espèce, dans lesquels la production de l'inversion est plus ou moins fruste, que ce déplacement est méconnu, et cependant il ne devrait pas l'être à cette période initiale. Si, en effet dans ces cas, un des trois groupes de signes qui servent à caractériser l'inversion est moins accentué qu'on ne l'indique en général, le diagnostic n'en reste pas moins facile à l'aide des deux autres groupes fournis l'un par la palpation abdominale, l'autre par le toucher vaginal. La palpation abdominale fait constater, à la place que devait remplir le globe utérin, soit un vide, soit plus souvent une tuméfaction qui occupe la partie inférieure seulement de la région hypogastrique et qui présente une configuration cupuliforme toute particulière. Au toucher vaginal, on trouve, coïncidant avec cette absence dans la région hypogastrique, soit du fond de l'utérus seulement, soit de la matrice tout entière, une tumeur d'une consistance spéciale qui descend plus ou moins bas dans les parties génitales, qui est intra-vaginale dans le troisième degré, intra-cervicale dans le deuxième et intra-utérine dans le premier.

Cette coïncidence et les caractères si particuliers, au moment de l'accouchement, de la tumeur formée par le fond de l'utérus retourné qu'on trouve soit doublé du placenta, soit offrant la plaie placentaire, empêchent de la confondre, comme on l'a fait, avec une môle et surtout avec un polype. Il n'y a pas d'exemple qu'un polype, sorti de l'utérus au moment de l'accouchement, ait été compliqué d'inversion. Mais il faut avouer qu'on peut méconnaître au toucher l'existence du premier degré, parce qu'il faut avoir le soin de porter le doigt à travers le col utérin dilaté et le plus souvent la main assez haut pour arriver à sentir la saillie formée par l'incurvation du fond de l'utérus, si on ne l'avait pas constatée à la palpation abdominale par la déformation si remarquable de la matrice.

Dans ce dernier cas, c'est-à-dire si à l'aide de la main introduite dans le corps de l'utérus, vous avez constaté l'existence du premier degré, l'indication est précise, il faut non seulement repousser le fond incurvé, mais susciter les contractions de la matrice sans se préoccuper si le placenta est plus ou moins adhérent, d'en faire alors l'extraction. Il est, au contraire, de règle dans le deuxième, mais surtout dans le troisième degré de l'inversion, avant de tenter la réduction, de dégrafer le placenta, non seulement s'il est en partie détaché, mais même s'il est entièrement adhérent. Ce précepte est basé sur ce que le décollement du placenta est plus facile à opérer dans le vagin que dans la cavité utérine, mais surtout sur ce que, par cette manœuvre, on diminue le volume de la tumeur à faire repasser à travers l'anneau formé par le museau de tanche. Cependant il peut se faire, si la malade est très affaiblie et si la perte est assez abondante, qu'on doive se départir de cette règle générale lorsque le placenta est très adhérent et que son détachement demanderait, un temps assez long, parce qu'alors on peut craindre de voir la malade succomber dans cette tentative, comme cela est arrivé dans un cas indiqué par Mme Boivin. Il faut alors réduire l'inversion, ce qui est, comme je vous l'ai dit, en général, facile à cette période initiale à cause de l'inertie de l'utérus qui n'oppose à se laisser retourner aucune des résistances qu'on rencontre aux périodes suivantes.

Il arrive souvent que vous n'assistez pas à l'inversion et que vous ne voyez la malade que plusieurs heures et même qu'un ou deux jours après qu'elle s'est produite. A ce moment, les douleurs intenses du début se sont un peu calmées et l'hémorrhagie continue, mais très notablement diminuée, ce qui n'empêche pas cependant que vous trouviez la malade en proie à une angoisse très marquée et dans un état d'anémie profonde. Vous avez alors trois éléments de diagnostic : 1° le récit que vous fait la malade ou la sage-femme qui l'assistait du début instantané des douleurs dont l'accouchée a été prise et de la coïncidence d'une hémorrhagie abondante ; 2° l'absence, à la palpation abdominale, du globe rassurant des accoucheurs et la constatation soit d'une tuméfaction limitée à la partie inférieure de l'hypogastre offrant la dépression caractéristique qu'on a comparée à un cul de bouteille, ou un vide à la place que devrait occuper l'utérus ; 3° les signes que donne la tumeur formée par le renversement de l'utérus, qui peut être appréciable à la vue dans le cas d'inversion complète et qui, dans le troisième degré, qui est beaucoup plus commun que le quatrième, s'est incluse dans le vagin et embrassée à sa partie supérieure par le museau de tanche, dont elle est séparée par un sillon d'une profondeur uniforme de 1 à 2 centimètres, de telle sorte qu'on puisse sentir à l'aide du doigt introduit dans ce sillon la continuité du pédicule de la tumeur avec le museau de tanche.

Cette tumeur, dans le deuxième degré, forme une sorte de fongosité entre les lèvres du col, et, dans le quatrième, elle n'est sentie qu'à 1 ou 2 centimètres au-dessus de l'orifice vaginal. Ces trois éléments permettent en général d'établir facilement le diagnostic de l'inversion. Elle ne pourrait être confondue qu'avec un polype qui serait venu proéminer dans l'orifice vaginal ou descendre dans le vagin au moment de l'accouchement. Mais dans le cas de polype, il n'y aurait pas à l'hypogastre absence de la tumeur constituée après l'accouchement par le corps de l'utérus.

Après avoir établi ce diagnostic, vous devez essayer de réduire l'inversion. Mais il peut se faire que la tumeur soit irréductible, parce que, sous l'influence de la congestion qui s'est produite depuis le déplacement, les parties invaginées ont augmenté de volume et que l'anneau formé par le museau de tanche s'est rétracté et étrangle plus ou moins la tumeur, de telle sorte que, dans certains cas où la constriction a été portée à l'extrême, il en est résulté la gangrène. Je ne crois pas nécessaire de vous décrire les accidents qui peuvent survenir alors et parfois exiger que vous ayiez recours à un traitement antiphlogistique, malgré l'état de faiblesse dans lequel se trouve la malade. Le plus souvent, cet étranglement est très modéré, mais il n'en contre-indique pas moins d'insister sur les tentatives de réduction, qui non seulement seraient inutiles, mais qui pourraient augmenter la congestion de la tumeur et de l'anneau formé par le col. Vous devez essayer de modérer l'hémorrhagie, qui malheureusement après s'être calmée reparaît très abondante. C'est à la gravité de ces hémorrhagies profuses du début et du retour, peu d'heures après la production, de l'inversion qu'est due l'effroyable mortalité des femmes affectées d'inversion qui succombent dans le premier jour. Dans la statistique de M. Crosse (1) sur cent neuf cas suivis de mort, soixante-douze ont eu une

(1) Crosse. *Loc. cit.*, p. 170.

terminaison fatale dans les vingt-quatre heures qui ont suivi l'accouchement.

Vous trouvez, en général, diminuée au bout de quelques jours la constriction exercée par le museau de tanche, non seulement parce que cet anneau est moins rétracté, mais aussi parce que la tumeur cesse d'être congestionnée. A cette période, la réduction peut se faire en pressant sur le fond de l'utérus, c'est-à-dire en faisant repasser par l'orifice utérin les parties sorties les premières. Ce n'est que dans certains cas où la réduction est difficile que vous employez un taxis analogue à celui en usage dans les hernies.

Malheureusement, dans un nombre de cas encore assez grand, la réduction ne peut avoir lieu; les malades, en proie à des douleurs persistantes, sont minées par une hémorrhagie continue d'une abondance moyenne, mais qui s'exaspère à la moindre cause et prend alors des proportions inquiétantes.

Aussi trouvons-nous dans la statistique de M. Crosse que, sur 109 cas, 80 sont mortes dans la première semaine et 6 dans le premier mois, ce qui fait 80 morts dans les huit premiers jours et 86 dans le premier mois.

Chez les malades qui ont traversé cette terrible phase, l'hémorrhagie reste modérée, puis s'arrête chez les femmes qui allaitent, et reste suspendue pendant tout le temps de la lactation qu'on doit conseiller avec insistance en pareil cas. A l'époque menstruelle qui suit la fin de la lactation ou de la première période menstruelle chez celles qui ne nourrissent pas, l'hémorrhagie, qui avait continué chez ces dernières, présente une abondance excessive qui peut encore entraîner la mort, mais qui est cependant assez bien supportée pour la plupart d'entre elles. Malheureusement les pertes se renouvellent, non seulement aux époques menstruelles, mais sous l'influence de la moindre cause et souvent sans cause; les malades sont prises d'hémorrhagies intercalaires aux époques, aussi prolongées que les premières. Sous l'influence de ces pertes continuelles de sang auxquelles viennent se joindre des sécrétions plus ou moins abondantes fournies par la muqueuse utérine, la santé générale se détériore complètement et les malheureuses femmes exsangues sont en proie à tous les accidents qu'entraîne la plus profonde anémie. La crainte trop fondée qu'on a alors, que si l'on ne peut arriver à la réduction les malades ne succombent presque fatalement, a fait qu'on a cru pouvoir recourir à des procédés dangereux pour obtenir cette réduction et même conseiller, lorsqu'elle était impossible, d'avoir recours à l'ablation de l'utérus.

On ne peut avoir recours à une opération de cette gravité que lorsqu'on a la certitude de son diagnostic. Il ne présente aucune difficulté pour le médecin qui a assisté à toutes les phases de la maladie, mais il peut en être autrement pour celui qui ne voit la malade qu'à une époque assez éloignée de la production de l'inversion et qui n'a que des renseignements très vagues sur les accidents qui l'ont accompagnée.

On peut confondre, et il est incontestable qu'on a confondu assez souvent l'inversion complète et la chute de l'utérus, malgré les différences considérables qui existent pour tout médecin instruit entre les tumeurs sous-vulvaires, auxquelles donnent lieu l'un et l'autre de ces déplacements. Dans l'inversion, la tumeur est pyriforme, à grosse extrémité inférieure, et celle-ci ne présente pas d'orifice qui rappelle celui du col utérin. On peut voir seulement deux petits pertuis séparés l'un de l'autre de 3 centimètres qui sont constitués par les *ostium uterinum* des trompes. La muqueuse qui recouvre la tumeur ne présente pas les plis de la muqueuse vaginale; elle est parsemée d'orifices glandulaires, par où l'on voit sortir, à l'époque des règles, le sang menstruel. C'est pourquoi l'on peut dire que, si l'on tient compte de ces caractères et des accidents, même vaguement indiqués qui se sont produits au moment où l'inversion est survenue pendant l'accouchement, il n'y a pas de confusion possible entre l'inversion complète et la chute de l'utérus.

Je vous ai indiqué qu'on avait comme éléments de diagnostic différentiel entre un polype qui serait descendu dans le vagin au moment de l'accouchement et l'inversion utérine : la manifestation de douleurs au moment où le renversement se produit et que vous indique le récit de la malade; la sensation d'un vide à la région hypogastrique qu'on constate, non seulement à la palpation abdominale, mais aussi au toucher rectal; enfin, la détermination de la profondeur de la cavité utérine à l'hystéromètre. Il n'y a pas là de sérieuses difficultés de diagnostic; s'il y a eu des erreurs commises, c'est qu'on n'avait pas pensé qu'un polype pouvait entraîner une inversion et qu'on n'avait pas cherché à constater les signes qui la traduisent. Les difficultés ne sont rien auprès de celles qu'on peut rencontrer lorsqu'un polype, descendu dans le vagin en dehors de l'accouchement, a déterminé une inversion utérine qui se traduit par un vide à la région hypogastrique, non seulement à la palpation abdominale, mais au toucher rectal, et par une diminution de la profondeur de la cavité utérine à l'hystéromètre, et qu'il s'agit de préciser où finit le polype, où commence le fond de l'utérus invaginé sur lequel il s'insère. Cette détermination peut sans doute, à cause de la fréquence des polypes fibreux, beaucoup plus grande par rapport à ceux d'une autre nature, être établie par une palpation méthodique de la tumeur contenue dans le vagin qui présente une consistance dure, ferme dans toute la partie qui appartient au polype et qui tranche sur la mollesse du fond de l'utérus. Mais je dois vous signaler que, dans certains cas, on a trouvé le polype creux et présentant une consistance analogue à celle de l'utérus et que ce n'est qu'après l'ablation de la tumeur qu'on a reconnu que ce n'était pas la matrice qu'on avait enlevée, mais une production organique. Il faut, dans ces cas, tenir compte que l'utérus retourné sur lui-même ne forme de tumeur dans le vagin que lorsque l'inversion est au troisième degré, ce qui se traduit par un défaut complet de résistance à la région hypogastrique, tandis que lorsqu'un polype a déterminé une inversion, celle-ci reste ordinairement au deuxième degré, et qu'alors il n'y a pas un vide complet à la place que devrait occuper la matrice. C'est à l'aide de ce désaccord dans les symptômes qu'on arrive à établir le diagnostic avec plus ou moins de certitude. Aussi croyons-nous que si, dans un certain nombre de cas, le fil à ligature ou l'instrument tranchant a été porté sur l'utérus et non sur le pédicule du polype seulement, c'est parce que l'on n'avait pas pensé à la ossibilité d'une inversion utérine et alors pris soin, dans le cas de doute, d'attirer la tumeur au dehors, pour reconnaître à la vue où devait être faite la section, pour ne point risquer d'intéresser sérieusement la matrice. Le polype enlevé en respectant une certaine hauteur de sa base, on devrait, comme le recommande M. West, chercher plus qu'on ne le fait à obtenir la réduction du fond de l'utérus renversé et à le maintenir réduit, dans la crainte d'hémorrhagies plus ou moins abondantes que pourrait entraîner le déplacement.

Tout ce qui précède vous a appris que le pronostic de l'inversion utérine est d'une gravité extrême. Cependant, un certain nombre de femmes peuvent survivre à cet accident, et même n'en éprouver que très peu d'incommodité, comme la malade dont Mme Boivin a rapporté l'observation; dans ce cas, les accidents, graves au début, se sont assez vite amendés pour que la malade ait pu, trois semaines après l'accident, prendre la diligence pour retourner chez elle. A partir de cette époque, la menstruation a complètement cessé; la santé est redevenue assez bonne et la malade ne se plaignait que de douleurs, de tiraillements dans les aines et de fréquentes envies d'uriner quand elle était debout, et qui disparaissaient quand elle était dans le décubitus dorsal. Il en a été à peu près de même chez la malade chez laquelle Dewès a rendu complète l'inversion, à l'exception seulement que, chez celle-ci, la tumeur pendait entre les cuisses et que les malaises qu'elle en ressentait l'empêchaient de se livrer au travail. Chez ces deux malades, la menstruation a été assez rapidement suspendue, aussitôt après l'accident chez l'une, au bout de trois ans chez l'autre, par le fait de la ménopause, et Aran attribue à cette circonstance la demi-guérison qu'elles ont eue. Il en a tiré la conclusion que, si l'on pouvait se dispenser de l'ablation de la matrice chez les femmes qui approchent de la ménopause, cette règle de conduite n'était pas applicable aux femmes jeunes, qui seraient condamnées à une existence misérable par l'inversion, alors même qu'elle ne compromettrait pas leur existence. Je dois vous dire que je ne partage pas l'opinion d'Aran parce que la vie était très compatible avec l'existence d'une inversion chez la malade que j'ai observée. Chez elle, la menstruation était très abondante sans doute, mais ne déterminait pas une anémie profonde. Elle n'éprouvait que de légères douleurs dans la marche et elle ne pouvait pas travailler, mais il lui était du moins possible de se livrer aux soins de son ménage sans en être plus incommodée que les femmes qui ont une descente de la matrice irréductible et qui la maintiennent à moitié réduite à l'aide d'une serviette. Cet état de santé, certainement précaire, mais qui ne rendait pas l'existence insupportable aurait certainement contre-indiqué d'avoir recours à une opération aussi grave que l'ablation de l'utérus, si M. Laugier n'avait pas été assez heureux pour obtenir la réduction.

La première indication du traitement c'est de combattre l'anémie profonde dans laquelle l'abondance de la perte de sang jette les malades et de tâcher d'obtenir la réduction du déplacement, non seulement aux premières périodes, mais même aux périodes chroniques. A l'époque de Mme Boivin, on croyait qu'au bout de très peu de temps après l'accident, la réduction était impossible; mais aujourd'hui on peut dire qu'il n'y a plus de limite en ce qu'on a des exemples de réussite non seulement au bout de plusieurs mois, d'une année, mais même après douze ans de l'existence du déplacement, comme dans l'observation de Tyler Smith. Ces succès indiquent qu'à moins qu'on ne trouve, comme dans l'observation de Mme Boivin, l'utérus tellement rétracté sur lui-même qu'il formait un corps solide d'une consistance fibreuse, absolument incapable de tout déplacement, on doit tenter d'obtenir la réduction, sans tenir trop compte du temps écoulé depuis l'accident. Pour y avoir recours, il faut avoir laissé la malade pendant un certain temps, au repos absolu et avoir relevé ses forces à l'aide de toniques; il faut choisir une époque assez éloignée des règles, non seulement parce qu'elles ramènent un mouvement fluxionnaire qui augmente le volume de la tumeur, mais surtout parce que, à cette époque plus qu'à toute autre, les tentatives de réduction peuvent être suivies d'accidents inflammatoires. On a employé avec succès, pour cette réduction, les méthodes que je vous ai déjà indiquées. La première consiste à refouler, à l'aide des doigts ou du poing, le fond de l'utérus, de manière à faire repasser d'abord par le col les parties sorties les premières.

La seconde consiste, au contraire, dans un taxis analogue à celui en usage dans les hernies et qui agit en sens inverse de la première. West a conseillé de combiner les deux méthodes, c'est-à-dire de faire succéder à un taxis préliminaire le refoulement du fond. Malheureusement ni l'un ni l'autre de ces trois procédés ne diminue la difficulté de la réduction qui résulte, dans le troisième degré de l'inversion, qui est de beaucoup le plus commun, du défaut de fixité du museau de tanche par lequel il faut faire repasser l'utérus. Ce défaut de fixité est cause que le museau de tanche remonte à chaque effort que vous faites pour réduire l'une ou l'autre des parties de la tumeur sur laquelle vous agissez dans chacun de ces trois procédés. On obvie sans doute à cette mobilité du museau de tanche, mais très incomplètement en chargeant un aide de maintenir cet organe en déprimant la région hypogastrique ou en le refoulant contre l'angle sacro-vertébral, comme l'a essayé M. Barrier, qui a ainsi réussi deux fois à réduire des inversions datant de plus d'une année. Toujours est-il que bien souvent, quoi qu'on ait endormi la malade par le chloroforme, le taxis le plus méthodique, au lieu d'amener la réduction, détermine, au bout de peu de temps, une contracture de l'utérus, qui devient dure, rigide, ce qui force à interrompre les tentatives qui seraient non seulement inutiles, mais pourraient être dangereuses. Après avoir laissé reposer la malade pendant quelque temps, on tente de nouveau la réduction soit en employant le même procédé, soit en le variant ; mais il faut avoir le soin de s'arrêter lorsqu'on voit survenir cet état de révolte de l'utérus qui contre-indique absolument d'insister, ce jour-là, sur un procédé qui cependant semblait au début réussir parce qu'il y avait en commençant une légère diminution de la tumeur. Ce léger succès doit engager à revenir, au bout de quelque temps, à une troisième tentative de taxis, qui pourra cette fois déterminer la réduction, mais pourra échouer encore sans que cela doive vous décourager trop vite d'y avoir encore recours. La difficulté de la réduction résultant du défaut de fixité du museau de tanche a fait proposer par Aran de maintenir cet organe immobile à l'aide de pinces de Museux pendant que l'on fait le taxis. La crainte trop fondée de voir les lèvres du col se déchirer a empêché M. Courty d'adopter ce conseil et lui a fait proposer de fixer le museau de tanche qu'on a légèrement abaissé dans un premier temps en introduisant deux doigts dans le rectum, de manière à accrocher les deux angles transverses du col utérin et à les maintenir pendant que l'on fait le taxis. On a cru devoir, pour le rendre plus efficace, solliciter la dilatation de l'anneau formé par le museau de tanche à l'aide de pommades belladonées et même à l'aide de débridements multiples. On a cru également qu'on réussirait mieux en employant un repousseur qu'à l'aide de la main, mais je dois vous prévenir que l'instrument imaginé par M. Depaul a donné lieu à une perforation de l'utérus, malgré toute l'habileté de l'éminent accoucheur.

Je dois vous signaler que la réduction peut être beaucoup plus facile lorsque l'inversion est au quatrième degré que quand elle est au troisième, dont je viens de m'occuper.

Dans le quatrième degré, vous pouvez, comme je l'ai vu faire par M. Laugier, embrasser d'une main la partie inférieure du vagin que vous avez légèrement attirée au dehors et que vous rendez ainsi immobile, et alors, à l'aide d'un taxis méthodique, rentrer d'abord le museau de tanche, puis graduellement le corps et enfin le fond de la matrice. Il est résulté de cette plus grande facilité qu'on trouvait à faire la réduction, quand l'inversion était au quatrième degré, qu'on a proposé, lorsqu'elle était au troisième degré et irréductible, de la compléter, comme l'avait fait Dewès dans un tout autre but. Je vous avouerai que moi-même je n'hésiterais pas à avoir recours à cette manœuvre si je me trouvais en face d'une inversion au troisième degré qui me paraîtrait irréductible.

Cependant, avant d'arriver à cette manœuvre, je vous conseillerai d'avoir recours à une sorte de méthode de réduction lente, imaginée par Tyler Smith et qui a donné quelques succès. Elle consiste à introduire dans le vagin un pessaire à air qu'on y maintient et qu'on distend de plus en plus, et qu'on y fixe à l'aide d'un bandage extérieur. On a vu, sous l'influence de cette pression continue, l'anneau formé par le museau de tanche se dilater, la tumeur formée par l'utérus retourné, d'abord se ramollir, puis diminuer graduellement par la réduction lente de chacune des parties qui la composaient. Malheureusement cette méthode, non seulement ne réussit pas toujours, mais expose à des dangers. La malade d'Aran chez laquelle on l'a essayée était prise, au bout de quelques instants de l'application du pessaire à air, d'un mouvement fébrile tel qu'on était obligé d'enlever le pessaire. Une des malades chez laquelle M. West (1), encouragé par un premier succès, employa cette méthode, a succombé à une péritonite. Aussi, Messieurs, si vous employez cette méthode, faut-il surveiller, pour ainsi dire d'heure en heure votre malade et enlever le pessaire si le moindre symptôme vous indiquait l'imminence d'une inflammation du péritoine.

Le danger du développement d'une péritonite me fait absolument rejeter l'emploi de la cautérisation de la tumeur par le fer rouge ou le sparadrap de Canquoin proposé par Aran, quoique cette méthode ait été suivie une fois d'une réduction de la tumeur. Ces différentes méthodes ont été proposées à cause des dangers auxquels expose la répétition des hémorrhagies qui jettent les malades dans un tel épuisement que leur vie est compromise dans un court espace de temps. C'est cette imminence d'une mort prochaine qui peut seule décider à avoir recours à l'ablation de l'utérus. Dans le relevé de M. West (2), nous trouvons que, sur cinquante-neuf cas d'extirpation de la matrice pour inversion puerpérale, il y a eu quarante-deux guérisons, quinze morts et deux résultats indéterminés, parce que, dans ces deux cas, l'opération n'a pas été terminée.

La mortalité a été en général d'autant plus grande que l'opération a été faite à une époque plus rapprochée de l'accouchement, comme l'indique le tableau statistique rapporté par M. West. Le plus grand nombre des succès ont eu lieu quand l'opération a été pratiquée au bout d'une année au moins du début de l'inversion.

Différents procédés ont été employés pour faire l'ablation de l'utérus. Quarante-cinq fois on a eu recours à la ligature seule, il y a eu trente-trois guérisons, dix morts et deux opérations non terminées. Cinq fois on a eu recours à l'incision simple, soit par le bistouri ou l'écraseur : trois guérisons et deux morts. On a employé l'excision après la ligature, il y a eu six guérisons et trois morts. Cette statistique, rapportée par M. West, semble indiquer

(1) West. *Loc. cit.*, p. 289.
(2) West. *Loc. cit.*, p. 393.

qu'on doit donner l'avantage à la ligature, comme tendrait à le faire croire le raisonnement. L'excision simple expose, d'une part, à des hémorrhagies considérables, et, d'autre part, à des péritonites qui sont le fait de la communication de la cavité péritonéale avec l'air extérieur. L'emploi de la ligature, avant de faire l'excision, met à l'abri de ce dernier danger en ce que, sous l'influence de la ligature, on a obtenu une adhérence des deux feuillets du péritoine qui forment l'infundibulum, mais il semble que ce procédé mixte mette moins à l'abri des péritonites que l'emploi de la ligature seule.

Dans ce dernier procédé, on doit se servir pour la ligature d'un fil d'argent recuit, recouvert de soie de dentiste (1) qui permet de serrer et de relâcher à volonté la constriction. Celle-ci, au lieu d'être portée tout de suite à un haut degré, comme l'ont proposé certains chirurgiens, doit être modérée d'abord pour éviter les accidents d'étranglement qui ont été la conséquence d'une constriction trop énergique. On serre graduellement le fil à l'aide du serre-nœud jusqu'à ce qu'on soit arrivé à la section de la moitié du pédicule. Arrivé à ce temps de l'opération, généralement au bout de huit ou dix jours, on termine assez rapidement la section en serrant fortement le fil à ligature. Pendant tout ce temps, il faut avoir eu le soin de faire des injections détersives pour mettre la malade à l'abri des accidents qui résulteraient de l'absorption des matières septiques provenant de la mortification de l'utérus.

Je n'ai pas besoin de vous dire, Messieurs, que pendant tout ce temps vous devez surveiller attentivement la malade pour parer aux accidents inflammatoires qui pourraient survenir du côté du péritoine, et que vous devez lui donner des toniques pour éviter les accidents septiques auxquels elle peut être exposée.

(1) West. *Loc. cit.*, p. 296.

ONZIÈME CONFÉRENCE

De l'aménorrhée.

La fonction menstruelle que je vous ai assez longuement décrite, Messieurs, présente, non seulement, comme je vous l'ai indiqué, des anomalies nombreuses, mais elle peut être entravée ou troublée de diverses manières, que j'ai aujourd'hui à passer en revue avec vous. Je devrai le faire avec d'autant plus de soin que l'existence ou l'absence de l'un ou de l'autre de ces troubles a, dans un assez grand nombre d'affections utérines, une grande valeur pour le diagnostic, et que quelques-uns de ces troubles peuvent être cause d'accidents graves, parfois mortels.

Mais avant d'aborder cette question intéressante, qui constitue l'emménologie pathologique, je dois vous signaler que, jusqu'à présent, on n'y a pas donné place aux troubles de l'ovulation, qui est cependant l'acte fondamental de la menstruation, mais sur lesquels nous n'avons pas de notions suffisantes.

L'emménologie pathologique actuelle ne comprend ainsi que l'étude des troubles de l'hémorrhagie cataméniale qui, pour nos prédécesseurs, constituait toute la menstruation. L'hémorrhagie utérine et le fluxus, qui lui sert de crise, constitue ainsi une fonction jusqu'à un certain point séparée, qui relève des fonctions de la vie organique. Celles-ci, lorsqu'elles s'exécutent bien, donnent lieu à un écoulement sanguin normal, insuffisant au contraire dans les conditions opposées. Aussi comprend-on facilement quelle part considérable revient aux maladies générales dans l'étiologie des troubles menstruels, c'est-à-dire dans l'étiologie des troubles d'une fonction hématopoiétique indispensable pour la maternité. Vous verrez que si tous les troubles menstruels ne relèvent pas d'aberrations de l'hématose, il en est du moins ainsi pour le plus grand nombre d'entre eux, malgré la diversion qu'ils présentent et qui les a fait partager en quatre groupes :

1° Aménorrhée, c'est-à-dire absence ou diminution notables de l'écoulement sanguin cataménial;

2° Dysménorrhée, menstruation laborieuse;

3° Ménorrhagie, abondance ou exagération des règles;

4° Déviations menstruelles.

AMÉNORRHÉE

L'aménorrhée, c'est-à-dire l'absence ou la diminution du flux menstruel, a beaucoup perdu de l'importance nosologique qu'elle avait à une époque assez rapprochée de nous, où on accusait ce trouble fonctionnel de pouvoir non seulement faire naître la chlorose, ce qu'admettent encore certains médecins, mais de susciter toutes les maladies, pour ainsi dire, du cadre nosologique, comme l'a indiqué Royer-Collard dans le *Dictionnaire de médecine* en soixante volumes. Cette opinion, basée sur les prétendues qualités nocives du sang des règles, qui était censé, dans les cas d'aménorrhée, infecter toute l'économie, n'est plus acceptable, aujourd'hui que l'analyse chimique a démontré que le sang des règles présente, comme l'avait indiqué Hippocrate, les caractères du sang artériel. Aussi aujourd'hui, au lieu de voir dans l'aménorrhée la cause des maladies nombreuses, en général cachectiques, dans lesquelles on observe ce trouble fonctionnel, on est arrivé à croire qu'il est, sinon toujours, au moins dans l'immense majorité des cas, symptomatique soit d'une maladie générale, soit d'une affection locale ayant alors le plus souvent pour siège les organes génitaux; ce qui établit qu'il y a deux espèces d'aménorrhée. On doit même admettre qu'il y en a un bien plus grand nombre d'espèces si on donne au nom d' « aménorrhée » sa signification étymologique.

Si, en effet, le mot « aménorrhée » signifie étymologiquement, comme l'entendaient nos prédécesseurs, absence de l'écoulement menstruel, ils étaient obligés de comprendre dans ce groupe nosologique tous les faits, quels qu'ils fussent, dans lesquels les règles manquaient. Ils ne tenaient pas compte que l'absence de la menstruation peut être le fait soit d'un défaut de la sécrétion cataméniale, soit le fait d'un défaut d'excrétion de l'exhalation sanguine restée normale. Il en est résulté un groupe nosologique composé de faits disparates que P. Dubois a cru devoir scinder dans le *Dictionnaire* en trente volumes en deux espèces : aménorrhée par défaut de sécrétion et aménorrhée par rétention. Je ne crois pas devoir revenir sur les faits de cette seconde espèce, que je vous ai longuement décrits en vous faisant l'histoire des vices de conformation des organes génitaux qu'on a cru devoir retrancher de l'histoire des aménorrhées par défaut de sécrétion cataméniale, qui seules méritent légitimement le nom d'aménorrhée.

Mais je dois vous dire que l'absence ou la diminution du flux menstruel ne mérite le nom d'aménorrhée qu'à la condition d'être pathologique, parce que, dans certaines conditions physiologiques, l'absence des règles est l'état normal. Il en est ainsi chez les filles avant le développement de la puberté, chez les femmes ou nourrices, chez celles qui ont passé l'époque de la ménopause, enfin chez les femmes qui sont neutres, soit par suite d'un vice de conformation des organes génitaux, soit par suite de l'ablation ou de la destruction pathologique des deux ovaires. On peut rapprocher de cet ordre de faits les exemples de femmes qui, bien que leurs organes génitaux soient bien conformés et qu'elles puissent avoir des enfants, ne sont jamais réglées, et celles qui n'ont chaque mois que des règles presque insignifiantes, et qui cependant ne sont point malades. Je dois toutefois vous avouer que les femmes que j'ai vues réglées ainsi étaient en général d'une santé délicate, de telle sorte que cette anomalie menstruelle se rapproche pas mal de l'aménorrhée morbide.

De plus, l'absence des règles est, comme vous le savez, Messieurs, physiologique pendant la gestation et l'allaitement ; malheureusement l'aménorrhée manque assez souvent pendant l'allaitement et parfois aussi pendant la grossesse, surtout tout à fait au début. Il est très important de se souvenir que la menstruation peut exceptionnellement exister pendant la gestation, mais cependant vous n'en devez pas moins considérer le défaut des règles, chez une femme bien portante, comme le meilleur signe rationnel de la grossesse, et vous conduire dans ce cas comme si cette femme était enceinte, quoique vous n'en ayez pas la certitude. Pour la même raison vous devez avoir l'arrière-pensée, dans tous les cas où vous êtes consultés pour une aménorrhée, qu'elle peut être symptomatique d'une conception que la malade dissimule, et, sans faire part à la malade de vos soupçons, l'interroger soigneusement pour éviter une erreur de diagnostic, que vous regretteriez amèrement.

L'aménorrhée, c'est-à-dire l'absence ou la diminution du flux menstruel, à laquelle il faut ajouter les retards dans le retour de la fonction, peut s'observer à toutes les époques de la nubilité. On la voit : 1° à l'époque de la puberté, où elle est, ainsi que dans les cinq ou six années qui suivent, plus fréquente qu'à tout autre âge ; 2° dans la période de la plus grande activité des organes sexuels, où elle est alors, plus souvent qu'aux deux autres âges, liée à des affections génitales ; 3° enfin à l'époque de la ménopause, où alors on observe le plus souvent des retards auxquels succèdent des ménorrhagies.

Aux deux limites de la vie sexuelle (la puberté et la ménopause) l'absence des règles peut tenir à l'anomalie de la révolution organique, qui s'opère à ces deux époques de la vie dans l'économie féminine, au lieu d'être le résultat d'un trouble de la fonction menstruelle, qui peut, dans le premier cas, ne pas encore exister, et, dans le second, avoir cessé prématurément.

A l'époque de la puberté, le retard apporté à la révolution pubère ou l'insuffisance de celle-ci peuvent être le fait soit de dispositions héréditaires, soit de mauvaises conditions hygiéniques, en particulier de l'insuffisance de la nourriture, coïncidant avec des travaux exagérés. Vous avez dans ces cas à déterminer si l'absence des règles tient à un retard dans le développement de la fonction, qui se traduit par l'absence des transmutations qu'on observe à la puberté, ou est le fait d'une neutralité sexuelle, qui ne peut être affirmée sans un examen local minutieux. A l'époque de la ménopause, l'absence des règles peut tenir à une sénilité anticipée qui peut être le résultat de maladies antérieures très diverses, ou de mauvaises conditions hygiéniques, et on a ainsi à distinguer si l'interruption des règles est le fait d'une avance de la ménopause ou d'une aménorrhée morbide. Mais il faut reconnaître qu'il y a tant d'analogies au point de vue étiologique entre les troubles de la révolution organique qui accompagnent à la puberté, l'établissement et, à la ménopause, la cessation des règles et les troubles de la fonction menstruelle elle-même à ces deux époques critiques, qu'on a dû les comprendre dans l'histoire de l'aménorrhée.

Ce trouble fonctionnel peut reconnaître des causes très multiples, et cela se comprend facilement, puisque, d'une part, la fluxion génitale et l'exhalation sanguine sont subordonnées aux bonnes ou mauvaises conditions de la vie organique, et que, d'autre part, il est nécessaire que les organes génitaux soient dans des conditions normales pour que l'exhalation sanguine, dont ils sont le siège, se produise régulièrement. Elle peut être ainsi le fait de causes de deux ordres : soit de maladies générales ou locales étrangères aux organes génitaux, qui portent atteinte à l'hématose dont la menstruation est une fonction subsidiaire, soit de maladies génitales, qui portent directement atteinte au fluxus ou à l'exhalation sanguine.

Dans un très grand nombre de cas l'aménorrhée survient sans cause occasionnelle par le fait de la cause déterminante (maladie générale ou génitale) qui l'a suscitée. Mais très souvent aussi elle succède à une cause occasionnelle, à une impression physique et morale, qui intervient soit au début de l'époque menstruelle, au moment de la période de fluxion sanguine, qui précède l'exhalation, soit au moment où le flux menstruel est en pleine activité.

Il en résulte, dans le premier cas, une absence des règles, et, dans le second, une interruption de l'écoulement, qui est comme coupé en deux et, par suite, moins abondant qu'à l'état normal, ce qui a conduit à ranger cet ordre de faits dans l'aménorrhée. La suppression menstruelle complète ou incomplète survient, sans doute, dans un grand nombre de cas, chez des femmes dont la menstruation était défectueuse depuis un temps plus ou moins long, et elle n'a besoin, dans ces cas, pour se produire, que d'une impression physique ou morale souvent insignifiante, de telle sorte que l'on est obligé d'attribuer une assez large part dans la genèse pathologique à l'aménorrhée préexistante. Mais il faut reconnaître qu'on voit aussi chez des femmes qui jusque-là avaient été bien portantes et dont les menstruations avaient toujours été normales les règles se supprimer sous l'influence d'impressions morales ou physiques, mais en général assez bien caractérisées. Alors l'impression amène le trouble de la fonction et l'on voit, consécutivement à cette sorte d'action traumatique, survenir une série d'accidents, parfois mortels, qui reconnaissent pour cause l'arrêt brusque apporté au travail menstruel. L'absence ou l'interruption de l'écoulement, qui ont fait donner à cet ordre de faits le nom d'aménorrhée, est alors le premier acte de la scène morbide dont tous les accidents ultérieurs ne sont que la conséquence. Aussi les faits de cette espèce sont-ils, comme l'a indiqué Kiwisch, de tout autre ordre que ceux qui composent les diverses espèces d'aménorrhée, dans lesquelles le trouble fonctionnel survient sans cause occasionnelle.

La disjonction de ces faits, proposée par le gynécologiste allemand, est d'autant plus légitime que les suppressions menstruelles sont non seulement d'un autre ordre que les aménorrhées proprement dites, mais qu'elles se traduisent par un ensemble symptomatique distinct, et enfin qu'elles présentent des indications spéciales à remplir. Jusqu'à présent, on s'est refusé à accepter cette séparation, parce qu'il y a dans les suppressions menstruelles, de même que dans les aménorrhées proprement dites, absence ou diminution de la sécrétion cataméniale; mais il faut reconnaître que le trouble fonctionnel, bien qu'ayant le même caractère, tient à des causes bien différentes dans les unes et dans les autres. On s'y est refusé encore, parce qu'on trouve comme chaînons intermédiaires les faits complexes que je viens de vous indiquer, dans lesquels il suffit d'une cause plus ou moins insignifiante pour susciter la suppression chez ces sujets dont la menstruation était antérieurement défectueuse. Dans ces faits complexes on trouve une symptomatologie hybride, de telle sorte qu'il y a un enchaînement, dont on ne peut négliger de tenir compte, entre les suppressions véritablement traumatiques, les suppressions mi-traumatiques, chez les femmes aménorrhéiques, et enfin les aménorrhées proprement dites. Mais il nous semble possible de respecter cet enchaînement en décrivant d'abord l'aménorrhée proprement dite et en plaçant à la suite de l'histoire pathologique de ce trouble fonctionnel, et à part, celle des suppressions menstruelles qui nous semble, comme à Kiwisch, constituer une entité distincte.

L'aménorrhée proprement dite reconnaît, comme je vous l'ai tant de fois signalé, deux ordres de causes : elle peut être le fait de maladies générales ou locales qui portent atteinte à l'économie, ou le fait de maladies locales, qui ont pour siège les organes génitaux et entravent directement la fonction cataméniale. Elle peut enfin être l'effet de ces deux ordres de causes réunis. Ainsi, après le développement d'une pelvi-péritonite reconnaissant pour cause une suppression brusque des règles par impression locale du froid, l'aménorrhée qu'on observe dans les premiers mois peut être attribuée, pour une certaine part, à la détérioration de la constitution résultant de la péritonite et du traitement antiphlogistique qu'elle a nécessité, et, pour une autre part, à l'affection génitale (utérine, tubaire ou ovarique) qui a suscité l'inflammation de la séreuse pelvienne. Nous verrons que, dans les cas où l'aménorrhée est le fait d'une affection génitale, elle s'accompagne en général de phénomènes locaux plus marqués que dans le cas où l'aménorrhée est uniquement symptomatique d'une maladie générale.

Toutes les maladies générales ou locales qui portent une atteinte profonde à l'économie produisent l'aménorrhée quand elles ont entraîné un état cachectique assez marqué. Ainsi toutes les affections organiques : cancers, tubercules, maladies de Bright, et les intoxications saturnines, palustres et les maladies aiguës, qui par les troubles qu'elles déterminent, les déperditions anormales qu'elles suscitent, détériorent la constitution ; enfin toutes les maladies dans lesquelles existe une dyscrasie sanguine peuvent être cause d'aménorrhée. Mais nous voyons que, sous ce dernier rapport, l'aménorrhée peut être symptomatique de deux dyscrasies très différentes : l'anémie ou au contraire la pléthore. Cette dernière variété, très rare dans les grandes villes, s'observe à Paris chez des filles qui viennent de la campagne pour y être domestiques, et qui ont à la ville non seulement une alimentation bien plus richement azotée, mais un travail bien moins pénible. Aux premières époques menstruelles, elles sont en proie à tous les symptômes d'une congestion utérine intense, qui se traduit par un sentiment de pesanteur pelvienne, le gonflement du ventre, des douleurs lombaires et en même temps par un état de malaise général résultant de poussées congestives vers les principaux organes, qui indiquent que l'économie répond activement, trop activement même, à l'incitation ovarienne d'où résulte le défaut d'exhalation sanguine normale de l'utérus. Chez quelques-unes d'entre elles, malgré l'intensité croissante de la congestion utérine, la menstruation ne se produit pas ou se produit très incomplètement, et l'état de souffrance résultant de la congestion utérine intense et du malaise général continue jusqu'à ce que la pléthore se juge par une épistaxis ou par une hémorrhagie de toute autre muqueuse, et qu'alors tout rentre dans l'ordre, soit pour toujours, soit jusqu'à l'époque menstruelle suivante qui ramènera pendant un certain temps la même scène pathologique.

Chez d'autres qui n'ont point eu d'hémorrhagie supplémentaire, ou chez lesquelles elle a été incomplète, la congestion utérine persiste plus ou moins marquée ainsi que l'état de malaise général, pendant tout le mois, et augmente à l'époque suivante qui donne lieu alors à une hémorrhagie exubérante qui ramène le calme, soit définitivement, soit pour un temps plus ou moins long. Chez un certain nombre enfin, les troubles digestifs, les insomnies, les perturbations fonctionnelles diverses qu'entraîne l'aménorrhée font succéder au malaise général qui résultait des poussées congestives un alanguissement de la constitution qui met un terme à la dyscrasie pléthorique. Mais il faut bien se garder de prendre pour une aménorrhée de cette espèce, qui expose à des congestions cérébrales ou autres plus ou moins graves et qui indique d'avoir recours à un traitement antiphlogistique, l'absence ou la diminution des règles d'un ordre tout opposé, et qui s'accompagne d'une fausse pléthore qui peut induire en erreur.

Ce sont les maladies qui, comme la chlorose, sont caractérisées ou suivies par une dyscrasie sanguine toute différente et opposée, pour ainsi dire, à la pléthore, qui donnent lieu le plus souvent à l'aménorrhée. On la voit succéder à des pertes de sang considérables ou fréquemment répétées, traumatiques ou autres, se produire dans la période de déclin et plus souvent de convalescence des maladies aiguës qui ont anémié le sujet d'une façon très notable ; dans les intoxications palustre, saturnine, hydrargyrique, etc., qui ont la même action ; dans les affections du tube digestif ou de ses annexes qui portent atteinte à la nutrition; dans les anémies de toute sorte ; dans les névropathies générales ; enfin dans les maladies chroniques et en particulier dans les maladies organiques qui entraînent un état cachectique plus ou moins profond.

Il est très difficile de déterminer dans ces diverses conditions si l'amémorrhée doit être attribuée à un défaut d'incitation ovarienne ou à un défaut de synergie de la constitution qui ne répond pas à celle-ci ou y répond d'une manière anormale. Il y a probablement de très grandes différences, sous ce rapport, dans les diverses conditions qui amènent l'aménorrhée que je viens d'indiquer : ainsi si l'on peut, dans l'intoxication par le sulfure de carbone, attribuer l'absence des règles à un défaut d'incitation ovarienne, elle doit au contraire, dans la phthisie, être rattachée à un défaut de synergie dans la constitution, comme je vous l'ai signalé tout à l'heure, et il faut reconnaître que celui-ci peut donner lieu à une anomalie du fluxus génital ou à un défaut de l'exhalation sanguine.

Ces diverses conditions impriment à l'aménorrhée une marche différente. Dans les unes, où l'anémie se produit rapidement et décroît ensuite comme celle qui succède à une hémorrhagie ou à une maladie aiguë, il y a de prime abord absence des règles, puis, dans les mois suivants, les époques sont indiquées par un écoulement leucorrhéique, enfin par des menstruations de plus en plus abondantes et composées d'un flux de plus en plus sanguin. Dans celles, au contraire, où l'anémie survient lentement et augmente graduellement sous l'influence de l'état morbide de plus en plus grave qui l'a produite, on voit une marche inverse : les règles, de moins en moins abondantes, arrivent en dernier lieu à se tarir.

J'ai à vous signaler surtout qu'en général on n'observe pas dans les aménorrhées symptomatiques de maladies ou d'états cachectiques, quelle que soit la marche qu'elles présentent, la congestion utérine bien caractérisée, ni les processus congestifs qui existent dans les aménorrhées par pléthore.

Mais il faut reconnaître qu'il n'en est pas ainsi dans les aménorrhées symptomatiques de la chlorose, de névropathies ou de tuberculisation commençante. Dans les deux premiers cas, l'aménorrhée peut revêtir les trois formes suivantes : 1° Il peut y avoir absence, non seulement de la menstruation, mais de tout molimen menstruel ; 2° la menstruation peut manquer, mais le molimen être très caractérisé et donner lieu soit à des symptômes locaux intenses, soit à des phénomènes généraux plus ou moins graves, soit enfin à ces deux ordres de symptômes réunis ; 3° les règles peuvent être plus ou moins insuffisantes, plus ou moins décolorées, et s'accompagner de symptômes locaux ou généraux plus ou moins prononcés. L'acuité des symptômes qui peuvent exister dans ces cas peut, comme je vous l'ai dit, induire en erreur, surtout dans la deuxième forme où il y a absence d'écoulement et des poussées congestives considérables. Mais quand on examine attentivement les malades, qu'on les interroge minutieusement, on arrive facilement à distinguer la fausse pléthore, qui existe dans ces cas, de la vraie pléthore.

Au début de la phthisie, on voit souvent le molimen menstruel se produire, puis au milieu de ces prodromes survenir une congestion pulmonaire, et à celle-ci succéder une hémoptysie plus ou moins abondante qui supprime le flux menstruel. Dans ces cas, l'incitation ovarienne a fait naître tous les prodromes habituels de la menstruation, mais, sous l'influence de la lésion pathologique des poumons, la fluxion s'est produite vers ces organes et a fait avorter plus ou moins complètement celle dont les organes génitaux étaient le siège. Le molimen menstruel a suscité dans l'économie le consensus nécessaire pour qu'une hémorrhagie se produise ; elle a eu lieu, mais elle a eu pour siège le poumon vers lequel il y a eu appel sanguin par suite des tubercules qu'il contenait. Dans ce cas, l'aménorrhée n'est pas, comme le croyaient nos prédécesseurs et comme le croient encore les malades, la cause du développement des tubercules qui lui préexistaient, mais en est la conséquence et une conséquence fâcheuse, parce que, sous l'influence des poussées cataméniales, dont le poumon devient le siège, les tubercules évoluent plus rapidement. Il y a dans ces cas indication de détourner la fluxion pulmonaire et de favoriser l'exhalation sanguine de l'utérus.

Vous verrez une indication analogue, mais qui comporte une médication en général plus active, dans les aménorrhées symptomatiques d'affections génitales. Les aménorrhées de ce second ordre de causes se montrent dans les maladies génitales inflammatoires : métrite catarrhale, pelvi-péritonite, hématocèle, phlegmon des ligaments larges ; dans les affections chroniques : cancer au début, tumeurs fibreuses, kystes de l'ovaire. Dans les premiers cas, c'est habituellement dans la période d'acuité de la phlegmasie, soit à la première, soit aux premières époques qu'on voit les règles attendues ne pas se produire ; des phénomènes de congestion utérine intense surgissent et bientôt après une exacerbation de la maladie génitale, qui reste en général simple, mais qui parfois aussi se complique d'un nouvel élément morbide ; ainsi on voit dans certaines métrites catarrhales l'exacerbation que suscite l'absence de la menstruation donner lieu à un retentissement inflammatoire du péritoine pelvien. Dans les périodes moyennes de ces affections génitales, on voit bien plus fréquemment que l'aménorrhée des ménorrhagies plus ou moins abondantes succéder aux prodromes de la menstruation. Mais on voit parfois l'aménorrhée reparaître dans les périodes tardives, mais alors subordonnée plutôt à l'état cachectique dans lequel sont tombées les malades, qu'à l'affection inflammatoire, qui toutefois est, dans ces cas, ramenée à un état plus ou moins aigu par l'absence du fluxus dont les organes génitaux sont le siège à l'époque cataméniale.

L'aménorrhée est ou peut être rare dans les affections génitales chroniques, qui ont le plus souvent comme symptômes des métrorrhagies ; elle peut cependant précéder celles-ci, dans certains cancers, etc., mais ce sont des faits exceptionnels. Il est, au contraire, commun d'observer l'absence des règles dans l'engorgement chronique de l'utérus où elle succède à des règles devenues de moins en moins abondantes, qui s'accompagnent de poussées congestives locales plus ou moins intenses auxquelles il est indiqué d'obvier.

Dans tous les faits précédents, l'absence ou la diminution des règles était le fait de la cause générale ou locale qui la détermine, mais dans un grand nombre d'autres le trouble fonctionnel est, comme je vous l'ai indiqué tout à l'heure, l'effet plus ou moins immédiat d'une cause accidentelle qui vient interrompre la fonction. La cause accidentelle, qui intervient dans ces cas à l'époque menstruelle, pendant laquelle l'économie tout entière concourt au travail physiologique, peut entraver l'accomplissement régulier de la fonction de deux manières : soit par le trouble général qu'elle produit, soit par son action directe sur les organes génitaux. On peut considérer qu'agissent de cette dernière manière les ablutions froides des organes génitaux, les cautérisations du col, enfin les rapports sexuels pendant les règles. On doit croire, au contraire, que c'est par le trouble général qu'elles suscitent, qu'agissent les impressions morales ou physiques vives, les immersions totales ou partielles du corps dans l'eau froide, les boissons glacées qu'on voit assez souvent déterminer presque subitement la suppression du flux menstruel et consécutivement les accidents qui la caractérisent.

Dans quelques-uns de ces cas, en particulier lorsqu'il s'est écoulé un certain nombre d'heures entre l'intervention de la cause accidentelle et l'arrêt des règles, on peut bien admettre que le trouble fonctionnel est le fait du développement d'un travail inflammatoire, mais cela paraît difficile à accepter lorsque la suppression du flux succède instantanément à une émotion morale ou physique, et surtout lorsqu'il suffit, comme cela arrive souvent, du retour au calme et de l'ingestion de quelques gorgées d'une boisson stimulante pour voir reparaître l'écoulement et avec celui-ci cesser toute douleur. Il ne semble y avoir là qu'une perturbation dynamique, mais dont la prolongation pourra susciter un travail organique qui rendra difficile le rétablissement de la fonction et assimilera tardivement les faits de cet ordre à ceux dans lesquels l'aménorrhée est le résultat d'un travail inflammatoire. C'est en suscitant un travail de cette nature, que semblent agir non seulement pendant les règles, mais dans les jours qui les précèdent, les fatigues résultant, soit de travaux pénibles, soit de la marche, soit de l'équitation, soit d'un voyage dans une voiture mal suspendue. Ainsi semblent plus particulièrement agir les excès vénériens, dont les malades se rendent si difficilement compte, et auxquels il est cependant permis d'attribuer une plus large part dans l'étiologie des affections génitales qu'on ne le fait généralement, lorsqu'on réfléchit au nombre considérable de femmes galantes qui en sont atteintes.

Du reste, que cet état congestionnel ou inflammatoire date du début ou qu'il ne se soit développé que secondairement, il existe à peu près constamment lorsqu'après quelques jours d'attente, pendant lesquels, dans les cas légers, a eu lieu le retour de la menstruation, les malades viennent, dans les cas graves, consulter le médecin qui doit alors porter son diagnostic. Ce qui complique alors la question (abstraction faite bien entendu du diagnostic différentiel de la grossesse à laquelle il faut toujours penser dans la crainte d'être induit en erreur par les réponses mensongères des malades), c'est que le plus grand nombre des causes accidentelles, que nous venons d'indiquer, peuvent également déterminer la suppression de la sécrétion et celle de l'excrétion, et que l'un et l'autre de ces deux troubles s'accompagnent d'un état inflammatoire qui rend la distinction difficile. Dans les deux cas, en effet, après la suppression des règles symptomatique dans l'un du défaut d'excrétion, et dans l'autre du défaut de l'exhalation qui sert de crise à la congestion physiologique, les malades sont prises de douleurs lombaires et abdominales, d'une sensation de pesanteur pelvienne et enfin présentent une tuméfaction des organes génitaux perceptible au toucher et qui tient, dans le premier cas, à leur distension par le produit de la sécrétion non excrétée, et dans l'autre, à la persistance de la congestion physiologique à laquelle est venu s'adjoindre un fluxus morbide par suite d'un défaut de crise de l'organe menstruel. Du reste, cette distinction n'a pas une importance pratique bien grande, puisque l'absence des règles dépend dans les deux cas d'un défaut d'un des deux derniers actes du travail menstruel, qui se succèdent l'un à l'autre; que ces faits sont d'un même ordre, c'est-à-dire de cause externe, qu'ils surviennent dans les mêmes circonstances, qu'ils peuvent également entraîner le développement d'une pelvi-péritonite ou d'un phlegmon du ligament large et enfin qu'ils offrent les mêmes indications thérapeutiques.

Chez certaines malades, les phénomènes morbides, du côté des organes génitaux, au lieu d'être aussi intenses que nous venons de l'indiquer, sont peu marqués, parce que, à la cause accidentelle qui a déterminé la suppression, a succédé un trouble général plus ou moins grave, et l'on observe des poussées congestives du côté des principaux viscères. Ces poussées congestives se produisent en général très peu de temps après la suppression, et on voit les malades être prises assez rapidement après celles-ci, soit de congestions pulmonaires, soit enfin de congestions d'autres viscères, qui demandent une intervention immédiate, surtout si elles sont tuberculeuses. Mais il faut se garder de prendre pour des congestions réelles les troubles cérébraux ou autres qu'on voit survenir chez les femmes hystériques, lorsqu'une cause souvent insignifiante a déterminé chez elles une suppression des règles à laquelle elles sont très prédisposées.

Les dangers que peut entraîner une suppression menstruelle doivent faire recommander aux femmes de s'astreindre pendant leurs règles à beaucoup plus de précautions qu'elles ne veulent en prendre. Ils doivent surtout leur faire recommander de ne pas chercher, comme elles le font parfois sous le plus futile motif, à arrêter le travail physiologique qui s'opère pendant toute la durée de l'époque menstruelle. Il faut, aussitôt que cet accident est survenu, pour éviter les conséquences graves qui peuvent en résulter, chercher à solliciter au plus tôt le rétablissement de la fonction et pour cela prescrire le repos au lit, l'application de cataplasmes presque brûlants couvrant tout l'abdomen, l'ingestion d'une infusion chaude, légèrement stimulante et même emménagogue; enfin, si ces moyens sont insuffisants, promener des sinapismes sur les extrémités inférieures et avoir recours à des fumigations vulvaires de décoction de plantes emménagogues. Dans le plus grand nombre des cas, ces moyens employés peu de temps après la suppression réussissent, administrés seuls ou aidés de grands bains et de l'usage de potions contenant de l'ammoniaque ou antispasmodiques, qui sont spécialement indiquées quand les malades sont en proie à des accidents nerveux.

Mais si, malgré cette médication, les accidents au lieu de s'amender ont été rapidement en augmentant ou s'ils sont très intenses spontanément ou par le fait d'absence de soins, il faut avoir recours à des émissions sanguines.

S'il s'agit d'une congestion grave du cerveau ou d'un autre viscère, il faut sans tarder avoir recours à une saignée et à un ensemble de moyens révulsifs. Les accidents sont moins pressants en général, quand il s'agit de congestion utérine; mais si elle est intense il faut, dans les trente-six ou quarante-huit heures qui suivent la suppression, avoir recours à l'application de sangsues à la partie interne des cuisses chez les filles, sur le col utérin chez les femmes et la renouveler le jour suivant si la première application n'a pas fait cesser les accidents et fait craindre le développement d'une péritonite dont on ne peut d'avance prévoir la gravité. Dans ces cas, toute temporisation ne peut être que désavantageuse; on ne doit pas craindre, lorsqu'on s'est toutefois bien assuré qu'il ne s'agit pas d'une grossesse, d'avoir recours à des émissions sanguines locales qui ne peuvent avoir ici les inconvénients qu'elles auraient dans certaines des aménorrhées proprement dites.

Le pronostic, dans les cas de cette espèce, c'est-à-dire lorsque la suppression est le fait de l'intervention d'une cause accidentelle chez une femme bien réglée, est subordonné au début à la gravité de la congestion viscérale ou utérine et ultérieurement à celle des accidents qui en sont la conséquence. Il en est encore ainsi en partie lorsque la suppression est le fait d'une cause accidentelle chez une femme dont la menstruation est défectueuse. Mais il faut tenir compte en même temps de la cause générale ou locale de l'aménorrhée préexistante qui vient changer les conditions du pronostic et celles du traitement qu'on doit instituer. Dans les aménorrhées proprement dites, le pronostic et le traitement ressortent surtout de la cause déterminante du trouble menstruel. C'est la maladie générale ou la maladie locale dont le trouble menstruel est symptomatique qui donne les indications thérapeutiques. Il est clair qu'il n'y a pas à chercher à susciter la menstruation chez les femmes dont l'aménorrhée est liée à une maladie profondément cachectique, mais il peut y avoir indication, comme je vous l'ai dit, quand elle est liée à une phtisie au début, de détourner la congestion qui se fait du côté des organes et à la rappeler du côté des organes génitaux. On peut trouver cette indication encore plus pressante chez les femmes dont l'aménorrhée est symptomatique d'hystérie, et l'on voit souvent dans ces cas le retour de la menstruation donner lieu à un amendement notable de la névrose, comme l'a indiqué M. Briquet.

Mais je ne puis suivre ainsi, une à une, les diverses espèces d'aménorrhée pour vous indiquer le pronostic et le traitement; je n'ai qu'à vous indiquer comme règle générale que c'est la considération de la maladie dont l'aménorrhée est le symptôme qui doit vous servir de guide dans votre pratique.

OBSERVATION (1).

Aménorrhée complète jusqu'à vingt-quatre ans. — A cette époque, douleurs lombaires et abdominales de quelques jours de durée. — Depuis cette époque, manifestation chaque mois de douleurs dysménorrhéiques qui durent deux ou trois jours. — Depuis deux ans manifestation d'une tumeur occupant la partie inférieure de l'abdomen. — Pendant la convalescence d'une fièvre typhoïde, cette tumeur devient douloureuse et détermine une réaction fébrile. — Entrée de la malade à l'hôpital où l'on constate l'existence d'une tumeur simulant une hématocèle rétro-utérine. — Apparition d'un flux sanguin par la vulve qui peut être considéré comme la première menstruation. — Ponction de la tumeur hypogastrique. — Mort. — Imperforation des deux trompes. — Tumeur sanguine considérable formée à gauche par la trompe énormément distendue; formée à droite par la trompe et le péritoine pelvien. — Phlébites.

Anaïs W..., née à Anvers, modiste, âgée de vingt-huit ans, entre, le 4 octobre 1857, à l'hôpital Beaujon, salle Sainte-Marthe, n° 51, service de M. Barth. Taille élevée, face pâle, muqueuses peu colorées, cheveux blonds; systèmes musculaire et adipeux peu développés; bassin assez large et assez bien conformé; glandes mammaires de moyen volume.

Elle a une sœur bien portante, qui présente cette particularité que la menstruation s'accompagne chez elle de douleurs vives.

A aucune époque la malade n'a eu d'écoulement sanguin par la vulve; elle arriva même à l'âge de vingt-quatre ans sans avoir éprouvé aucun phénomène particulier du côté des organes génitaux; mais, à cette époque, elle commença à res-

(1) Besnier. *Bulletins de la Société anatomique de Paris*, 2e série, t. III, Juin 1858, p. 286.

sentir des douleurs violentes dans les reins, et surtout dans le bas-ventre. Ces douleurs étaient assez fortes pour lui arracher des cris ; elles cessèrent au bout de quelques jours, puis se renouvelèrent le mois suivant, et ainsi de suite d'une façon régulière, jusqu'au mois de juin de l'année 1857, c'est-à-dire pendant environ quatre ans. La malade se mettait alors au lit, appliquait des cataplasmes émollients sur le bas-ventre, et tout rentrait dans l'ordre au bout de deux ou trois jours. Il y a deux ans, elle constata l'existence d'une grosseur du volume d'un œuf environ qui, suivant son rapport, venait à certains moments faire saillie à la partie droite et inférieure de l'abdomen. Cependant la malade ne peut dire si cette tumeur, qui était dure, peu douloureuse au toucher, éprouvait ou non des modifications au moment où survenaient les douleurs menstruelles. De temps à autre, il y avait une certaine gêne dans l'émission de l'urine, mais jamais de constipation. A diverses époques la malade avait demandé des conseils médicaux. Elle prit à l'intérieur divers médicaments dont elle ne se rappelle pas la nature ; des fumigations sur la vulve, des bains de siège et quelques applications de sangsues aux malléoles constituèrent le traitement externe. Jamais il ne fut pratiqué d'examen local.

La malade vient à Paris pour la première fois au commencement de 1857 ; au mois de juin elle fut atteinte de fièvre typhoïde. Pendant la convalescence qui fut très longue, l'abdomen resta sensible à la pression et plus volumineux qu'il n'était avant la maladie. Cependant, l'état général s'améliorait lorsque, après une journée passée à un travail assidu et prolongé, la faiblesse se prononça de nouveau, l'appétit se perdit, la fièvre revint et la malade se décida à rentrer à l'hôpital.

État actuel. — Décubitus dorsal. Expression de la physionomie normale, un peu de pâleur de la face et des muqueuses oculaire et buccale. L'amaigrissement n'est pas très prononcé. Température de la peau appréciée à la main, assez élevée Pouls à 80, peu résistant. Langue humide, recouverte d'un enduit blanchâtre ; bouche pâteuse, perte d'appétit ; quelques nausées, un peu de toux, pas d'expectoration.

L'auscultation du thorax ne démontre l'existence d'aucun trouble fonctionnel notable. L'abdomen est volumineux, assez régulièrement arrondi, sonore à la percussion dans la partie supérieure, mat et douloureux à la percussion dans la partie inférieure. La malade se plaint de n'avoir pas uriné depuis la veille. Le cathétérisme de la vessie donne issue à un peu moins d'un litre d'urine. L'étendue de la matité diminue, mais la sonorité ne reparaît pas dans la portion la plus déclive. — Prescription : 15 grammes d'huile de ricin, cataplasme sur le ventre. Bouillon. Repos au lit.

Les jours suivants l'état général s'améliore rapidement ; le ventre est moins tendu, mais toujours douloureux à la pression et mat à la percussion dans sa partie inférieure. La malade va à la selle tous les jours et urine sans difficulté. En même temps on perçoit par la palpation abdominale une tuméfaction persistante, formant une masse arrondie que la main tout entière peut embrasser et qui occupe la partie inférieure et latérale droite de l'abdomen. La percussion, exercée avec assez de force, fait entendre une matité absolue dans toute son étendue, représentée assez exactement par la main appliquée à la partie inférieure et droite de l'abdomen. Le cathétérisme ne donne issue qu'à quelques gouttes d'urine.

Toucher vaginal. — Le pubis fait une saillie prononcée ; il occupe en hauteur environ la moitié supérieure de la fente vulvaire. Le doigt, porté au fond du vagin, reconnaît immédiatement l'existence d'une tumeur d'un volume d'une tête de fœtus, enclavée dans le détroit supérieur, qu'elle paraît occuper en entier. Cette tumeur est dure, tendue, douloureuse à la pression. En aucun point on ne trouve de fluctuation manifeste et l'on ne sent pas d'artères battre à sa surface. Le col est situé à gauche de la ligne médiane, appuyé fortement contre la branche du pubis. Le corps est en rétroflexion, et l'on ne peut apprécier que la portion gauche, toute la portion droite paraissant se continuer avec la tumeur. Le col est petit et présente les caractères qui appartiennent au col utérin des femmes qui n'ont jamais eu d'enfants. M. Huguier qui voit alors la malade, constate ces détails. Pendant le cours du mois d'octobre jusqu'au milieu de novembre, les choses restent dans le même état. La malade garde le repos au lit. On fait sur l'abdomen des applications émollientes et narcotiques. Plusieurs fois par jour la malade fait des frictions avec la pommade à l'iodure de potassium. L'état général est assez bon et la malade mange une portion. Mais, tous les soirs, après le repas principal l'abdomen devient plus tendu et la malade y ressent des douleurs profondes.

Le 15. — Les douleurs deviennent plus fortes. La malade a quelques légers frissons dans la journée. Le soir, la température de la peau est plus élevée que les jours précédents. Le pouls bat 120 ; en même temps, la malade perd par la vulve quelques gouttes de sang pâle qui colore à peine le linge.

Le 16. — Au matin, le pouls est redevenu normal et la malade est dans un état analogue à celui des jours précédents. Elle accuse pour la première fois l'existence d'une douleur dans le membre inférieur droit, suivant le trajet des nerfs cruraux; cette douleur diminue quand le membre est placé dans la demi-flexion. Les jours suivants, la malade peut se lever quelques instants dans la journée. La défécation s'exécute régulièrement, mais il y a un peu de chaleur en urinant et le liquide ne s'écoule qu'avec une certaine difficulté. Le soir, le pouls s'accélère de nouveau, les douleurs sont plus vives; le ventre est plus tendu; et le matin on constate sur la chemise quelques taches d'un rouge pâle.

Le 23. — L'écoulement sanguinolent augmente un peu, et la malade a perdu dans la journée quelques petits caillots du volume d'une noisette environ. Le soir, elle éprouve un accroissement subit dans l'intensité des douleurs abdominales. En même temps, la fièvre survient, et, en très peu de temps, il se déclare un délire violent. La peau est chaude, le pouls accéléré, l'abdomen tendu et douloureux à la pression. L'interne de garde, appelé dans la soirée, fait appliquer vingt sangsues sur l'abdomen.

Le 24. — Le délire a cessé; les douleurs abdominales sont moins vives; la peau est fraîche, le pouls à 80, et la malade répond nettement à toutes les questions qu'on lui adresse. L'abdomen est un peu plus tendu que les jours précédents et l'on ne peut pratiquer la palpation abdominale sans exciter de vives douleurs. Le toucher vaginal est également très douloureux. On peut constater néanmoins que la tumeur est toujours dure et tendue. La saillie formée par son segment inférieur paraît plus considérable que dans les examens antérieurs. En présence des accidents qui se déclarent, M. Barth fait appeler de nouveau M. Huguier, qui veut bien recevoir cette femme dans son service, pour la soumettre directement à son observation, et pratiquer, s'il y a lieu, une opération chirurgicale, à laquelle d'ailleurs la malade est parfaitement décidée. Aucune modification notable ne survient dans l'état de la malade. Les douleurs abdominales étaient toujours vives avec redoublement fébrile le soir. Il s'écoulait toujours un peu de sang par la vulve; l'excrétion de l'urine devenait difficile et le cathétérisme douloureux. M. Huguier décida l'opération pour le 3 décembre. Elle devait consister dans une ponction faite avec un trocart courbe pénétrant dans la paroi abdominale; puis, dans un deuxième temps, le trocart devait perforer de dedans en dehors le segment inférieur de la tumeur dans sa portion vaginale. La ponction abdominale fut pratiquée à la partie inférieure et droite de l'abdomen, au point le plus déclive de la tumeur, dans l'espoir de rencontrer le point où existaient probablement des adhérences. Le poinçon fut retiré et il s'écoula un litre et demi d'un liquide épais dont la couleur ne peut être mieux comparée qu'à celle du chocolat.

Ce liquide, passé à travers un linge, laissa sur la trame un grand nombre de petites masses rouges, qu'il était aisé de reconnaître pour des caillots sanguins. Avant de pratiquer le deuxième temps de l'opération M. Huguier, dans le but de rechercher sur quelle portion vaginale de la tumeur devait porter la ponction, introduisit une sonde dans la vessie. Le doigt, porté dans le vagin, fit alors reconnaître que, quelque point que l'on fît toucher à la sonde, elle se rencontrait avec la tumeur. Le doigt porté dans le rectum rencontrait aussi la canule. On eut alors la conviction que les rapports intimes de la tumeur avec le rectum et la vessie, qui paraissait comme étalée à sa surface, ne permettaient pas de pratiquer sans danger le deuxième temps de l'opération. M. Huguier retira la canule, se réservant d'agir de nouveau quand la poche serait remplie. La malade avait été soumise aux inhalations de chloroforme. Peu de temps après l'opération, il se déclara un frisson prolongé et un refroidissement général qui résista à tous les moyens de calorification externe mis en usage. La malade accusait une douleur violente dans l'abdomen. Le pouls était petit et fréquent (onctions mercurielles sur le ventre). Le soir, le pouls était relevé (100 pulsations) et la chaleur rétablie. Douleur vive et superficielle à la pression dans le côté droit de l'abdomen; douleurs spontanées se prolongeant dans la cuisse droite. La malade n'a pas uriné depuis l'opération. On pratiqua le cathétérisme; urine normale. — Prescriptions : vingt sangsues; frictions sur les cuisses avec du croton; eau de Seltz, glace.

4 décembre. — Un calme relatif a lieu pendant la nuit. Les douleurs spontanées sont moins vives. Quelques vomissements bilieux. Le soir, le mieux continue. On est encore obligé de recourir au cathétérisme.

Le 5. — L'amélioration se maintient jusqu'au 7 au soir.

Le 7. — Les douleurs abdominales sont plus vives pendant la nuit. Pas de fièvre.

8 décembre. — M. Huguier constate que la tumeur s'est remplie de nouveau, et il se décide à pratiquer une seconde ponction directement par le vagin. Une sonde est préalablement introduite dans la vessie; le toucher rectal pratiqué, M. Huguier peut alors constater que la tumeur présente une portion libre d'une étendue de 3 centimètres environ. C'est en ce point que la ponction est pratiquée avec le trocart courbe. Il s'écoule par la canule un litre d'un liquide grisâtre, sanieux, d'une fétidité excessive; des gaz également fétides sortent brusquement par la canule. Une sonde de gomme destinée à rester en demeure est alors introduite et son extrémité libre fixée. Une injection iodée est pratiquée par la canule, puis on laisse s'écouler le liquide et l'on ferme l'orifice inférieur de la sonde par un fausset. Aussitôt après l'opération, des vomissements bilieux se déclarent, la face est pâle, grippée. La malade s'agite et se plaint. Le soir, pouls à 130, face

grippée, douleurs vives et superficielles dans l'abdomen, douleurs spontanées, cris. La malade exprime le sentiment d'une fin prochaine. On débouche la sonde, qui donne issue à une petite quantité d'un liquide grisâtre, fétide. — Prescription : vingt-cinq sangsues sur l'abdomen. Potion avec 2 grammes d'alcoolature d'aconit.

Le 9. — A la visite du matin, l'amélioration est manifeste. Plus de cris, douleurs spontanées calmées, douleur toujours vive et superficielle à la pression. La malade a vomi toute la nuit. On débouche la sonde, il ne sort rien. On fait une injection d'eau tiède dont le liquide revient jaunâtre et fétide. — Prescription : Potion de Rivière. Friction sur les extrémités inférieures avec de l'huile de croton. Le soir, l'état est le même. On débouche la sonde, qui donne issue a une cuillerée de liquide jaunâtre et fétide. Il n'y a plus de vomissements bilieux, mais tous les liquides ingérés sont rejetés à l'instant. Il y a eu plusieurs selles diarrhéiques verdâtres. — Prescription : Julep avec 30 grammes de sirop diacode.

Le 10. — Pouls à 112. — Prostration très grande : la mort semble prochaine. — Prescription : Injection d'eau tiède dans la tumeur. Deux vésicatoires aux cuisses. Une cuillerée à bouche de sirop quinquina est donnée et rejetée aussitôt. Le soir, l'abattement est moins grand. Pouls à 128. Une cuillerée de sérosité fétide sort par la sonde. Selles encore liquides mais moins nombreuses. Vomissements verdâtres, abondants, se reproduisant aussitôt qu'on touche l'abdomen. Douleur abdominale vive ayant son maximum d'intensité à l'épigastre.

Le 21. — La malade, qui a éprouvé les jours précédents des accidents graves, présente aujourd'hui un mieux notable; pouls à 128. Facies meilleur. On cherche de nouveau à introduire une sonde; elle pénètre facilement dans l'orifice de la ponction qui s'est élargi, mais elle rencontre aussitôt les parois de la tumeur revenue sur elle-même. Le toucher est un peu douloureux, on peut assez facilement explorer l'abdomen et constater que la sonorité a reparu à la partie inférieure de l'abdomen.

Le 22. — L'amélioration continue. En l'absence de M. Hugier, M. Robert, chargé de voir cette malade, conseille de supprimer la sonde, l'orifice fistuleux était assez large pour permettre un libre écoulement du liquide. Le doigt ne reconnaît plus manifestement de tumeur vaginale; le toucher est peu douloureux; la sonorité du côté droit de l'abdomen est à peu de chose près celle du côté gauche. Bouillon, vin de Bordeaux.

Le 30. — L'état, resté à peu près le même ces jours derniers, est plus grave; la diarrhée continue, la faiblesse est extrême. Mort le 4 janvier 1858.

Autopsie. — *Abdomen.* — La paroi antérieure du ventre étant enlevée, on aperçoit les intestins, le grand épiploon et les organes contenus dans le petit bassin, agglutinés entre eux et recouverts de pus et de fausses membranes. Le pus épanché est fétide, noirâtre, surtout dans le petit basin; on en trouve jusqu'au niveau du foie et dans les flancs. Le grand épiploon est d'un gris noirâtre, imbibé de pus sanguinolent, épaissi, adhérent à la paroi abdominale et aux intestins; les fausses membranes qui agglutinent les intestins aux autres organes contenus dans l'abdomen sont épaisses, friables, de la couleur du pus. Les intestins rétrécis dans leur calibre sont fortement unis entre eux et avec les parties voisines; ils sont friables et se laissent déchirer quand on veut les séparer; leur couleur est d'un rouge ardoisé, leurs parois sont épaissies et injectées. A l'intérieur l'intestin grêle est sain; le gros intestin présente des traces de psorentérie très marquée; la surface interne de l'estomac est exempte d'altération. Le tissu des reins est exempt d'altération. Le rein droit est uni au foie par des adhérences.

Foie. — Son volume est énorme; il est exsangue et ne graisse pas le scalpel. A sa face inférieure, le faisceau des vaisseaux et conduits hépatiques est recouvert de fausses membranes; le péritoine sous-hépatique est épaissi, grisâtre, pseudo-membraneux; le bord tranchant du foie, vers son milieu, dans l'étendue de 9 centimètres et sur une hauteur de 2, est le siège d'une coloration semblable à celle des parties altérées précédemment décrites. Cette même portion est en outre ramollie et friable. La vésicule du fiel est d'une coloration blanc sale, épaissie, ratatinée, ne renfermant pas de bile; les ligaments suspenseur et coronaire, ainsi que la face diaphragmatique du foie, sont exempts d'altération. Le rectum, l'utérus, les ligaments larges (ce qu'on peut voir sans dissection), la paroi postérieure de la vessie, sont enduits d'une couche de pus et de fausses membranes d'un gris foncé noirâtre, ce qui leur donne une apparence de tissu finement granulé, onctueux au toucher.

Dissection du bassin par M. Huguier. — On reconnaît d'abord la trompe du côté gauche : elle est flexueuse, dilatée dans toute sa longueur; à son extrémité utérine, où elle se perd dans le tissu de la matrice, le volume égale celui d'une plume d'oie; le pavillon, qui est fermé, forme avec le corps de l'organe une tumeur allongée, renflée en massue; la grosse extrémité de cette massue répond aux franges du pavillon. Le volume de la tumeur égale celui d'un œuf de pigeon. Cette masse offre une teinte gris ardoisé qui fait supposer, avant son ouverture, qu'elle renferme du sang altéré. Vers la position libre et inférieure de la trompe qui correspond à l'ovaire se trouvent deux petits kystes du volume d'un pois, contenant une substance liquide, claire, transparente, incolore. L'extrémité externe de la tumeur, formée par la trompe (partie supérieure) renferme une matière semi-fluide, couleur chocolat foncé, qui produisait la coloration gris ardoisé mentionnée plus haut.

La portion de la trompe dilatée la plus rapprochée de l'utérus ne renferme pas de liquide, et sa coloration intérieure est grisâtre. Il n'existe aucun orifice de communication entre la cavité de la trompe et la cavité utérine, et la pression ne pouvait faire refluer le liquide de ce côté. L'ovaire gauche est plus volumineux qu'à l'état normal, il est ramolli; l'une de ses vacuoles est dilatée, elle a le volume d'une noisette et contient un caillot sanguin.

Côté droit. — Toute la cavité pelvienne du côté droit, ainsi que l'intervalle situé entre le rectum et la matrice, est remplie par une poche inégale, anfractueuse, irrégulière. Cette cavité arrive par un prolongement jusqu'à la partie externe de la marge du bassin; en avant, elle adhère à la partie postérieure de l'utérus et à la partie correspondante du vagin; en arrière, elle adhère au rectum. La partie inférieure de la poche est gangrenée et d'une coloration gris-ardoise; elle présente une grande quantité de colonnes, plis et plicatures, qui annoncent le retrait qu'a subi la tumeur. A sa partie inférieure elle communique avec la partie latérale droite un peu postérieure du vagin par une ouverture qui n'est autre que celle qui a été opérée par le trocart. Cette ouverture, aujourd'hui agrandie et ulcérée, offre un diamètre d'un centimètre environ; elle conduit dans la tumeur par un trajet oblique et infundibuliforme placé entre la vessie et le rectum. Le volume de la tumeur égale celui du poing d'un adulte.

L'utérus est sain et normal. La portion adhère, dans presque toute son étendue, à la vessie par des fausses membranes épaisses, résistantes, probablement anciennes. L'ovaire droit et la trompe ne peuvent être constatés évidemment dans aucun point de la tumeur qui occupe la totalité des replis péritonéaux à partir du bord droit de l'utérus.

Direction des veines. — Les veines des membres supérieurs, les axillaires, les jugulaires, les veines caves, sont oblitérées par des caillots noirâtres comme du raisiné, adhérant à la membrane interne de ces vaisseaux.

Cœur et péricarde. — Aucune altération.

Poumons. — Ils sont le siège d'une congestion qui n'occupe que les parties déclives. A l'incision, il s'écoule une sérosité spumeuse abondante; à la base du poumon droit on trouve un petit noyau de la grosseur d'un pois, d'une coloration blanc sale, dont l'aspect et la consistance rappellent les caractères du tubercule cru.

DOUZIÈME CONFÉRENCE

De la métrorrhagie et plus particulièrement de la ménorrhagie.

La ménorrhagie, dont j'ai, Messieurs, à vous entretenir aujourd'hui pour finir l'histoire des troubles de la menstruation, est, comme l'indique l'étymologie de la dénomination donnée à cette perturbation cataméniale, caractérisée par la perte, à l'époque des règles, d'une plus grande quantité de sang qu'à l'état normal, ce qui convertit l'hémorrhagie physiologique en hémorrhagie morbide. Cette déperdition sanguine, plus considérable qu'à l'état physiologique, peut résulter : soit 1° de ce que le flux, dont la durée reste régulière, est pendant toute ou une partie seulement de l'époque menstruelle plus abondant qu'il ne devrait l'être ; soit 2° de ce que l'écoulement, d'une abondance modérée, se prolonge au delà des limites qui lui sont habituelles ; soit 3°, ce qui est le plus fréquent, de ce qu'il présente diversement réunies ces deux conditions ; soit 4° enfin de ce que le retour de la menstruation a lieu plus tôt qu'à l'ordinaire. Dans ce dernier ordre de faits, qu'on a compris par extension dans la ménorrhagie, il y a sans doute, comme dans les autres ordres, une perte anormale de sang, mais dans l'appréciation de laquelle il faut faire intervenir le nombre de jours dont la menstruation a été avancée. Il résulte de là que la perte de sang est peu considérable s'il n'y a qu'une avance peu marquée de la menstruation et que celle-ci n'est pas plus abondante qu'à l'état physiologique. Aussi s'est-on principalement fondé, pour rapprocher cet ordre de faits des trois autres, sur ce que les menstruations, lorsqu'elles avancent, sont ordinairement plus ou moins exubérantes ; mais surtout sur ce que ce dérangement menstruel est très souvent le précurseur de règles ménorrhagiques et par là rentre dans l'étude de ce trouble fonctionnel.

Cette étude, que rend excessivement complexe le nombre presque infini de détails qu'elle doit comprendre, est, je dois vous en prévenir, hérissée de difficultés de toutes sortes.

Elles résultent : 1° de ce que la fonction menstruelle, comme je vous l'ai indiqué, est variable pour l'époque de son retour, son abondance, les symptômes dont elle s'accompagne, sa durée, enfin l'affaiblissement qui lui succède, non seulement d'une femme à une autre, mais même chez la même femme, suivant les conditions hygiéniques dans lesquelles elle se trouve. Cette variabilité comporte que, pour apprécier si une menstruation exubérante doit être ou non considérée comme ménorrhagique, il est indispensable de la comparer à ce qu'est ordinairement le flux menstruel chez la malade, et il faut pour cela l'interroger minutieusement sur la façon dont la fonction cataméniale s'exécutait depuis son début, surtout si celle-ci est irrégulière. Ce n'est pas tout, on doit soigneusement s'informer de la manière dont s'accomplissaient toutes les fonctions de l'économie, et en particulier de la manière dont elles s'accomplissaient dans les derniers mois, parce qu'on a jugé nécessaire, pour donner la qualification de ménorrhagiques à des règles exubérantes, qu'elles entraînent un état anémique bien caractérisé et plus ou moins persistant.

2° Ces difficultés résultent de ce qu'il y a de telles connexités entre la ménorrhagie et les métrorrhagies de l'état de vacuité, c'est-à-dire les hémorrhagies non puerpérales qui sont fournies par l'utérus en dehors de l'ovulation, qu'on est obligé de comprendre ces deux ordres de faits dans une même étude, comme l'ont fait presque tous les gynécologistes. On trouve sans doute de notables dissemblances entre les deux ordres de faits résultant de ce que l'un n'est qu'une perversion fonctionnelle, tandis que l'autre est un phénomène morbide absolument anormal.

Mais il faut reconnaître qu'ils sont néanmoins nosologiquement très voisins l'un de l'autre, et qu'il est par suite souvent très difficile, surtout chez les femmes qui ont des pertes de sang prolongées, de distinguer s'il s'agit d'une métrorrhagie ou d'une ménorrhagie.

La distinction, peu importante dans le plus grand nombre des cas, prend dans d'autres un grand intérêt, par exemple lorsqu'il s'agit de décider si une perte doit être considérée comme une prolongation des règles ou regardée comme une hémorrhagie symptomatique d'un avortement ou d'une grossesse extra-utérine au début.

3° Ces difficultés résultent de ce qu'il y a de très grandes différences non seulement dans l'abondance, mais dans l'activité, ou au contraire la passivité des ménorrhagies tenant même parfois à une même cause, et quelques-unes sont tellement foudroyantes qu'on en a vu, comme je vous en rapporterai un exemple, qui entraînaient à elles seules la mort en un court espace de temps, tandis que d'autres passives constituent un léger suintement sanguin, qui se prolonge presque sans interruption pendant des années, sans entraîner un état anémique aussi marqué que celui qu'on observe chez des femmes chez lesquelles la ménorrhagie résulte d'une cause accidentelle.

4° De ce que surtout la ménorrhagie peut se montrer dans des conditions morbides infiniment diverses, qui forcent à faire des incursions dans la pathologie tout entière et entraînent à des dépressions d'autant plus longues que l'exubérance des règles a, dans quelques-unes des maladies générales, une valeur pronostique considérable qu'elle n'a pas dans d'autres.

Mais avant de passer en revue les maladies très multiples dont la ménorrhagie peut être symptomatique et d'étudier le rôle qu'elle joue dans chacune d'elles, j'ai à aborder une question préliminaire. J'ai à discuter si l'on doit admettre avec l'immense majorité des gynécologistes que ce trouble fonctionnel peut être essentiel, c'est-à-dire s'il peut dans certains cas constituer ou, dans l'état actuel de nos connaissances, sembler constituer toute la maladie. Il y a sans doute bien peu d'hémorrhagies essentielles et l'on peut regarder comme une règle générale que les hémorrhagies du plus grand nombre des organes sont toujours symptomatiques. Mais il faut, dans le cas particulier que nous discutons, tenir compte des différences considérables qui existent entre la ménorrhagie et les autres flux sanguins. Il s'agit d'une hémorrhagie fournie par un organe qui, par une exception unique, est physiologiquement le siège chaque mois, pendant la vie sexuelle, d'un flux sanguin, de telle sorte que la ménorrhagie n'est qu'une anomalie, qu'une exagération de la perte sanguine normale.

On conçoit d'autant plus facilement que ce flux sanguin puisse être spontanément exagéré, qu'on le trouve, quand on le compare chez un grand nombre de femmes bien portantes, exubérant chez un certain nombre d'entre elles par rapport à ce qu'il est chez les autres, sans qu'on puisse attribuer cette différence à aucune cause morbide et qu'on le voit augmenter accidentellement chez la même femme, lors même qu'elle reste bien portante d'ailleurs, sous l'influence de conditions hygiéniques, en particulier sous celle de l'élévation de la température ou d'une plus grande altitude. Il est parfois exubérant chez des femmes qui jouissent de la plénitude de la santé : 1° à la première menstruation; 2° lorsque la fonction cataméniale a été suspendue par une grossesse et une lactation; 3° lorsque l'époque précédente a été trop peu abondante par le fait d'une cause accidentelle. Enfin, on l'a vue prendre dans certaines circonstances une abondance anormale sous l'influence d'une émotion morale, qui a cependant le plus souvent une influence inverse.

Mais, dira-t-on, la ménorrhagie est, dans toutes les circonstances que je viens d'indiquer, la conséquence d'un fluxus exagéré dont les organes génitaux sont devenus le siège, et peut être considérée comme symptomatique de la congestion anormale amenée par l'exagération du fluxus. Mais il faut reconnaître que le fluxus congestif qui précède l'hémorrhagie cataméniale qui la prépare fait, on peut dire, partie intégrante du flux sanguin qui lui succède et en est le premier stade; on ne peut les isoler l'un de l'autre, comme l'ont fait ceux qui ont voulu à tout prix échapper à la nécessité d'accepter des ménorrhagies essentielles. Ils ont cherché par cet artifice à être autorisés à regarder les ménorrhagies, auxquelles nous donnons le nom d'essentielles comme une manifestation symptomatique du fluxus congestif exagéré qui précède l'hémorrhagie et qui est inséparable de toute exubérance des règles. Il n'y a aucun intérêt, mais désavantage à admettre cette théorie qui ne résout pas la question, mais recule seulement la difficulté. Cette théorie, en effet, ne tient compte que de la cause prochaine de la ménorrhagie qui est toujours la même pour tous les cas, aussi bien pour ceux où l'hémorrhagie est symptomatique que pour ceux où elle est essentielle, de telle sorte que son acceptation imposerait la pénible condition de rechercher, dans tous les cas, la cause procréatrice du fluxus exagéré.

Dans les cas où l'exagération de ce fluxus, qui peut sans doute dépendre soit d'un état de resserrement, soit de dilatation des capillaires résultant d'une perversion des vaso-moteurs qui est bien difficile à déterminer exactement dans l'état actuel de nos connaissances, ne peut être rattachée à une maladie soit générale, soit locale, on est obligé, en fin de compte, de considérer l'anomalie de la congestion prémonitoire du flux sanguin comme essentielle.

On recule ainsi sans profit la difficulté pour tous les cas auxquels nous donnons le nom de ménorrhagie essentielle ; on l'augmente même si l'on se croit en droit de leur donner, comme l'a fait M. Jaccoud, le nom de ménorrhagie mécanique, parce que cette qualification, qui ne leur est pas exclusivement propre, tend à dissimuler l'influence de nos connaissances ou peut servir d'indications thérapeutiques absolument hypothétiques et qui ne sont que trop souvent funestes aux malades. Mais je dois dire que, dans le plus grand nombre des cas qui mériteraient le nom de ménorrhagies essentielles, le médecin n'est pas consulté, car l'exubérance des règles est en général modérée, et surtout elle ne se répète pas et n'entraîne pas d'anémie. Malheureusement il en est parfois autrement et une femme peut être profondément anémiée par une métrorrhagie qui n'est symptomatique ni d'une maladie générale, ni d'une maladie locale, et qu'on est obligé de regarder comme une simple exagération fonctionnelle. C'est ainsi qu'on a vu l'hémorrhagie qui ne pouvait être qualifiée que d'essentielle entraîner la mort, comme M. West dit l'avoir observé dans deux cas, dont l'un, que je vais vous rapporter, a été suivi d'autopsie :

Une jeune femme d'une excellente santé, condamnée à la transportation, fut envoyée par mer, par un très mauvais temps, d'Édimbourg à Londres. La menstruation se montra pendant la traversée.

L'épuisement fut attribué en grande partie, et non sans raison, au mal de mer. A terre, cette jeune femme se trouva mieux et quoique la menstruation continuât à être profuse, elle ne se plaignit pas aux employés de la prison. Enfin, un jour, s'étant évanouie on la fit entrer dans l'infirmerie de l'établissement; pendant les trois ou quatre jours qu'elle y resta, il ne survint pas de pertes abondantes, mais il persistait toujours, en dépit des astringents et des applications froides, un léger écoulement qui finit par l'épuiser jusqu'à la mort. A l'autopsie, on trouva un petit caillot dans l'intérieur de l'utérus; en aucun point il n'y avait de lésion morbide.

M. Obri (1) a vu un dénouement semblable chez une jeune fille vierge, âgée de quatorze ans et trois mois, chez laquelle l'évolution utérine de la puberté, au lieu de suivre ses voies régulières, se manifesta par une hémorrhagie non interrompue, qu'aucun traitement ne put dominer. A l'autopsie, toutes les parties externes et internes des organes génitaux furent trouvées ce qu'elles devaient être chez une vierge et saines, à l'exception d'un ramollissement remarquable de la muqueuse utérine, qui était détachée en plusieurs points de la tunique musculaire. Elle était pâle, mais de nombreuses ecchymoses s'observaient en plusieurs points. Le ramollissement remarquable de la muqueuse utérine qui existait dans ce fait et les ecchymoses qu'elle présentait doivent, dans l'état actuel de nos connaissances, être considérés non comme le stigmate d'un travail inflammatoire, ainsi que l'a indiqué M. Gallard (2), mais comme le fait du travail physiologique d'exfoliation menstruelle de la muqueuse utérine que je vous ai longuement décrit dans la précédente conférence.

On a regardé comme analogue un troisième fait rapporté par

(1) Obri. *Gazette médicale de Paris*, 1858, page 596.

(2) Gallard. *Leçons cliniques sur les maladies des femmes*. Paris, 1873, page 207.

M. Withehead (1) que j'ai cru devoir, à cause de l'intérêt qu'il présente, placer en note.

Mais il faut reconnaître que les circonstances dans lesquelles est survenue l'hémorrhagie mortelle, l'augmentation de volume de l'utérus et le ramollissement de ses parois paraissent indiquer qu'il y a eu chez ces malades sinon, comme l'a voulu M. Gallard, un travail inflammatoire, qui n'est pas péremptoirement établi, au moins une congestion utérine pathologique.

L'interprétation que me semble mériter l'observation intéressante, mais très diversement appréciée, que j'ai transcrite en note, me conduit à vous signaler qu'il faut, pour qu'on puisse considérer, ainsi que je viens de le faire, une métrorrhagie symptomatique d'une congestion utérine pathologique, que celle-ci constitue un état morbide bien déterminé, qui se rapproche du travail inflammatoire et dont la persistance pendant l'intermenstruation

(1) WITHEHEAD. *Archives de médecine*, 4e série, t. XII, p. 487.

Une jeune fille de dix-sept ans, d'un tempérament lymphatique, d'un teint coloré, à la peau lisse et blanche, naturellement très irritable, avait été réglée pour la première fois à l'âge de treize ans.

Depuis cette époque, les fonctions menstruelles avaient continué de la manière la plus régulière, lorsqu'au mois de décembre dernier, par un jour de glace, elle fit une chute dans la rue qui fut suivie d'un violent ébranlement, mais sans blessure. Dix ou douze jours après, les règles parurent comme à l'ordinaire, seulement elles avaient été précédées d'une langueur considérable accompagnées de frissons et de fièvre. Au second jour de la période menstruelle, elle fit une autre chute, et, deux ou trois jours après, au moment où les règles étaient sur le point de s'arrêter, elle fut prise d'une violente hémorrhagie qui dura pendant cinq ou six jours. Cependant, après dix ou douze jours, elle était à peu près rétablie. A l'époque menstruelle suivante, au commencement de février, six semaines environ après son accident, les règles parurent, mais beaucoup plus abondantes qu'à l'ordinaire et elles se prolongèrent pendant seize jours. Le 2 mars, époque de la troisième menstruation, les règles parurent de nouveau, mais deux ou trois jours après, elles furent remplacées par une hémorrhagie des plus abondantes, qu'il fut impossible de maîtriser. La malade mourut d'épuisement le 15 mars, vingt-quatre heures seulement après la cessation de l'hémorrhagie. A l'autopsie, on ne trouva nulle part de lésion organique, l'utérus était un peu plus volumineux qu'à l'ordinaire, ses parois moins fermes, mais d'une épaisseur normale; il renfermait un caillot de sang qui en occupait toute la cavité.

Les lèvres et le corps de l'utérus étaient parfaitement sains. A la surface interne de cet organe, on distinguait de nombreuses petites ouvertures visibles à l'œil nu, et dans lesquelles on aurait pu introduire un petit stylet.

Les trompes de Fallope étaient vides et de dimension normale. Les deux ovaires présentaient des corps jaunes à divers degrés de formation, mais sans aucune altération de leur tissu.

est la cause de l'exagération du fluxus congestif, qui précède toute ménorrhagie. Ce fluxus congestif fait, comme je vous l'ai dit, partie intégrante du flux sanguin qui lui succède; on ne peut les isoler comme l'ont fait ceux qui ont voulu à tout prix supprimer les ménorrhagies essentielles; il faut, par conséquent, pour que l'on considère la congestion comme la cause procréatrice d'une ménorrhagie qu'elle présente un caractère véritablement morbide semi-inflammatoire.

Les ménorrhagies essentielles dont j'admets, comme vous le voyez, l'existence, sont rares et, à plus forte raison, les métrorrhagies de même espèce. Aussi ne peut-on accepter l'existence de celles-ci qu'avec la plus excessive réserve, surtout après la cessation définitive des règles. Elles se montrent de préférence, les unes et les autres, aux deux extrêmes de la vie sexuelle, c'est-à-dire au moment où la fonction menstruelle, qui a besoin pour s'établir d'une si profonde transformation de l'organisme féminin, est encore mal équilibrée, ou, au contraire, au moment où la fonction menstruelle va cesser, où elle se dérange et où survient dans l'économie une nouvelle transmutation qui est, sous bien des rapports, aussi marquée que celle de la puberté. Aussi comprend-on qu'à ces deux époques de transformation il suffise d'une cause pour ainsi dire insignifiante pour exagérer le flux sanguin. Ces exagérations fonctionnelles sont particulièrement fréquentes à la période critique, où alors, au lieu de les dire essentielles, on les considère, sans rien préciser, comme symptomatiques de la ménopause dont l'étude laisse encore malheureusement tant à désirer.

Chez certaines femmes, la période critique se prolonge pendant des années, et l'on est alors très embarrassé pour formuler un jugement. Le plus souvent, dans ces cas, le diagnostic de la métrorrhagie essentielle, qu'on est obligé de formuler faute de mieux, n'est, comme l'a indiqué M. Siredey, qu'un diagnostic d'attente.

On peut être, à cette époque de la vie, obligé de considérer comme essentielle une métrorrhagie symptomatique d'une production organique que les explorations les plus attentives ne permettent pas de constater et qui sera appréciable quelques mois plus tard. A cette époque de la vie, et surtout dans les années qui suivent, il faut se défier à l'excès des hémorrhagies utérines qui reparaissent après une très longue interruption des règles et qu'on ne peut rapporter à aucune cause pathologique déterminée. Elles peuvent être sans doute des retours tardifs, isolés de la menstruation qui disparaît, mais elles peuvent aussi être, ce qui est bien plus fréquent, le premier symptôme d'un cancer de l'utérus, en particulier du corps de cet organe, dont la rareté ne permet pas de rejeter l'existence, ou le symptôme d'un cancer siégeant dans le tissu cellulaire du bassin. Je me souviens d'avoir exprimé la crainte d'un cancer de la matrice chez une dame qui avait de ces métrorrhagies et chez laquelle cependant toutes les explorations possibles ne permettaient point de constater d'affection organique de l'utérus dont son médecin ordinaire rejetait l'existence.

Ma crainte, basée sur tous les renseignements que donnait la malade, que sa sœur était certainement morte d'un cancer du sein, ne s'est pas réalisée en ce que cette dame n'a pas eu de cancer de la matrice, mais elle succombait, huit mois après ma consultation, à une affection organique de l'excavation pelvienne, qui, dans sa dernière période, fut accessible par le rectum. Il n'y a pas de praticien, pour ainsi dire, qui ne puisse rapporter des faits plus ou moins analogues, qui démontrent combien il faut se défier de ces prétendus retours des règles à la fin de la ménopause. Ils établissent qu'à cette période de la vie on ne doit admettre des ménorrhagies essentielles qu'avec la plus grande réserve. Les ménorrhagies peuvent, comme je vous l'ai indiqué plusieurs fois, être symptomatiques soit d'une maladie locale, indépendante des organes génitaux, soit d'une affection de l'utérus ou de ses annexes. De là deux grandes classes de ménorrhagies que nous aurons à étudier successivement.

A. — La métrorrhagie, mais surtout la ménorrhagie, est très souvent symptomatique, soit d'une maladie générale, soit d'une maladie de certains organes étrangers au système génital, qui peut soit porter atteinte à l'économie tout entière ou entraver la circulation pelvienne. La menstruation, en effet, comme je vous l'ai longuement développé en vous faisant l'histoire de cette fonction, n'est pas seulement une fonction génitale, mais elle est, par l'écoulement sanguin qui est lié à l'ovulation, une sorte de fonction succédanée de l'hématopoïèse destinée à éliminer les principes carburés qui ne sont pas brûlés en même quantité dans l'acte respiratoire chez la femme adulte que chez l'homme du même âge. Il résulte de là, d'une part, que toutes les conditions constitutionnelles ou morbides, qui portent une atteinte profonde à la nutrition et entraînent la nécessité d'une plus grande déperdition de ces principes carburés dans un temps donné peuvent venir retentir sur la menstruation, en troubler la sécrétion et rendre son écoulement trop abondant, et il résulte, d'autre part, que les causes qui entravent la circulation abdominale peuvent venir également rendre le flux menstruel exubérant par la congestion pessive qui résulte de la stase sanguine dans la veine cave inférieure. Nous voyons ainsi que cette première classe de métrorrhagies symptomatiques se partage en deux espèces distinctes : dans la première, le trouble de la menstruation est le résultat de l'atteinte profonde portée à l'économie tout entière ; dans la seconde, il est le fait du trouble circulatoire que subissent les organes génitaux. Cette dernière classe de métrorrhagies symptomatiques dont on me paraît, comme cela a paru à M. Siredey (1), avoir exagéré la fréquence, ne comprend qu'un petit nombre de variétés dépendant du siège que peut occuper l'obstacle à la circulation abdominale : maladies de cœur, affections hépatiques, tumeurs abdominales. La rareté des ménorrhagies, dans ces trois catégories, autorise à ne point insister sur ces faits.

Il suffit d'en avoir signalé l'existence pour que vous en teniez compte quand vous aurez à déterminer la cause d'une ménorrhagie, ce qui force à rechercher chez toute malade qui en est affectée quel est l'état du cœur. J'aurai surtout à insister sur ces faits de la première classe, qui est beaucoup plus intéressante à étudier. Elle contient un très grand nombre de variétés ; aussi, devrais-je chercher à les grouper pour ne pas me perdre dans des détails sans fin.

L'analyse la plus sommaire fait constater que les ménorrhagies et métrorrhagies symptomatiques d'une atteinte portée à l'économie sont le fait les unes d'une maladie aiguë, les autres d'une maladie

(1) SIREDEY. *Loc. cit.*

chronique ou d'un état diathésique, et qu'il y a entre ces deux groupes, qui admettent tous deux un certain nombre de divisions, des différences considérables, non seulement au point de vue de l'ensemble morbide dans lequel se produit le flux sanguin, mais au point de vue de la valeur séméiotique de ce trouble fonctionnel. Au premier rang des maladies aiguës qui peuvent venir retentir sur la menstruation et rendre son flux exubérant ou donner lieu à des métrorrhagies, on doit placer les fièvres éruptives : variole, rougeole, scarlatine, etc., la fièvre typhoïde, les typhus, etc. ; en seconde ligne, les maladies telles que le scorbut, le purpura, etc., qui se rapprochent des fièvres éruptives ou typhiques en ce qu'elles ont comme caractère de pouvoir donner lieu à des hémorrhagies par diverses voies. Ces deux variétés de métrorrhagies, auxquelles M. Gubler a donné le nom d'épistaxis utérines pour rappeler les analogies multiples qui existent entre elles et les hémorrhagies nasales symptomatiques des mêmes maladies, se produisent en général, comme celles-ci, à la période prodromique ou d'invasion des fièvres éruptives et des typhus, et, au contraire, à différentes phases dans le scorbut et le purpura.

Elles se manifestent sans avoir été le plus souvent précédées et sans être accompagnées de symptômes bien accentués de congestion pelvienne, de telle sorte qu'elles constituent des hémorrhagies passives, malgré l'abondance parfois excessive que présente le flux sanguin.

Il mérite, dans le plus grand nombre des cas, le nom de ménorrhagie en ce que la perte survenue à l'époque des règles, ou quelques jours en avance, n'est, le plus souvent, autre chose que l'écoulement sanguin physiologique dévié de son type normal par la maladie générale, qui domine toute la scène morbide et à laquelle il est en général facile de rapporter l'hémorrhagie. On doit uniquement donner le nom de métrorrhagie aux pertes qui se montrent dans le cours de ces maladies pendant l'intermenstruation et qui ne sont ainsi en aucune façon liées à la fonction ovulaire. Ces métrorrhagies, qu'on arrive le plus souvent à rattacher assez facilement, comme les ménorrhagies, à la maladie, dont elles sont symptomatiques, en tenant compte de l'ensemble des phénomènes morbides au milieu desquels elles se manifestent, emportent en général un pronostic très fâcheux, beaucoup plus grave que l'exubérance des règles, à moins que celle-ci ne soit profuse et constituée par du sang diffluent. Mais il faut, pour que le pronostic de la métrorrhagie ou de la ménorrhagie profuse ait le fâcheux caractère que je viens d'indiquer, qu'on se soit assuré par l'interrogatoire de la malade et, en cas de doute, par l'exploration directe, que la métrorrhagie n'est pas directement le fait d'une affection utérine ou péri-utérine antécédente à la maladie générale qu'on devrait considérer comme la cause procréatrice la plus puissante de l'hémorrhagie.

Ce pronostic est, dans le cas, moins sombre non seulement que celui des métrorrhagies qui surviennent dans les fièvres éruptives ou les typhus sans qu'il y ait d'épine morbide du côté des organes génitaux, mais même que celui des métrorrhagies symptomatiques d'un avortement d'un produit de conception de date récente arrêté dans son développement par la maladie générale, qui peuvent inspirer des craintes les plus sérieuses pour la vie des malades. La sévérité du pronostic de ces deux espèces de métrorrhagies et ménorrhagies symptomatiques tient à ce qu'on a vu, exceptionnellement sans doute, mais à ce qu'on a vu, à l'autopsie de femmes succombant après une de ces métrorrhagies symptomatiques, de la rougeole dans un cas, de la scarlatine dans un autre, de la variole dans un troisième, du purpura dans deux autres, ainsi que les trompes distendues par du sang, et, dans deux d'entre elles, la migration du sang des trompes dans la cavité péritonéale.

Ces ménorrhagies ou métrorrhagies, qu'on peut considérer comme exceptionnelles par rapport à la fréquence des épistaxis dans ces mêmes circonstances, indiquent que les maladies dont elles sont symptomatiques sont tellement graves, qu'elles méritent la qualification de malignes qu'on leur a donnée quand elles présentent cette forme.

Dans le scorbut, le purpura et d'autres maladies analogues, l'existence d'une ou de plusieurs métrorrhagies ou de règles exubérantes indiquent une gravité, et d'autant plus grande, que la perte est plus abondante et se répète davantage. Dans les fièvres éruptives et dans les typhus, la production d'une métrorrhagie ou de règles profuses, associée à de l'irrégularité dans la marche de la maladie, signifie non seulement que la maladie sera grave, mais qu'elle présentera une forme maligne, et entraînera presque fatalement la mort. Dans la variole, en particulier, elle doit faire craindre de voir la maladie prendre la forme hémorrhagique et mériter le nom de variole noire qui est presque toujours mortelle.

Vous rencontrez des ménorrhagies qui se rapprochent, sous beaucoup de rapports, de celles des deux espèces précédentes dans les maladies fébriles aiguës, telles que la pneumonie, la bronchite, le rhumatisme, dans lesquelles on ne voit qu'exceptionnellement se produire des hémorrhagies.

Dans ces maladies, les ménorrhagies analogues aux épistaxis, qu'on y rencontre aussi parfois, paraissent tenir au mouvement fébrile lui-même, et en particulier, à l'activité circulatoire qui en résulte plutôt qu'à l'atteinte portée par la maladie elle-même à l'économie.

Ces ménorrhagies, indiquées dans l'étude que mon collègue M. Hérard a faite de l'influence des maladies aiguës sur la menstruation, se montrent en général dans la période d'invasion de la maladie comme les épistaxis de même nature, et, contrairement à ce qu'on observait dans les deux variétés précédentes, elles ont une influence favorable sur la maladie, d'où le précepte de les respecter, ou du moins de n'intervenir que lorsqu'elles paraissent avoir une trop grande abondance.

On observe aussi parfois des ménorrhagies à la période d'augment ou plutôt à la fin de la période d'augment de ces maladies fébriles aiguës, notamment dans la pneumonie et les fièvres continues palustres (1) ; on leur a donné le nom de critiques qui est assez souvent légitime parce qu'on les voit, dans un certain nombre de cas, juger tantôt favorablement la maladie, tantôt, au contraire, être, dans des cas graves, le prélude d'accidents dangereux, tels que le développement d'une parotidite, qui entraînent, en général, la mort de la malade. On peut enfin observer des ménorrha-

(1) HIPPOCRATE. 3e *liv. des Épidémies*, traduction de Littré.

gies dans la période de la convalescence, non seulement des maladies fébriles aiguës, mais des fièvres éruptives, la fièvre typhoïde, les typhus, etc.... Celles-ci ne relèvent pas, à proprement parler, de la maladie, mais doivent être rattachées à l'état anémique plus ou moins profond qu'a fait naître l'état morbide, et se rapprochent des ménorrhagies tenant à la même cause qu'on rencontre dans les maladies chroniques et les états diathésiques que j'ai à passer en revue.

B. — L'anémie, quelle qu'en soit la cause, qu'elle résulte soit d'une maladie aiguë dans la convalescence de laquelle elle s'est manifestée, comme je viens de vous l'indiquer, soit d'une intoxication palustre, saturnine, mercurielle, etc....., soit d'une des nombreuses maladies chroniques qui altèrent la nutrition, à l'exception, toutefois, de quelques-unes d'entre elles, telles que la phtisie et l'intoxication par le sulfure de carbone qui ont comme caractère de supprimer les règles, peut être considérée d'une manière générale comme la cause la plus fréquente des ménorrhagies, qu'on ne peut rattacher à une affection de l'utérus ou de ses annexes. Mais il faut reconnaître que l'anémie qu'entraînent les maladies chroniques n'est pas le seul facteur des ménorrhagies qu'on observe dans leurs cours. Malheureusement je ne puis, à cause des longueurs dans lesquelles cela m'entraînerait, vous signaler les particularités que présente chacune des diverses variétés de ces ménorrhagies cachectiques, ordinairement peu abondantes, qu'on voit assez souvent remplacées dans la même maladie par de l'aménorrhée, et même parfois alterner avec celle-ci chez la même malade. J'ai d'autant moins besoin de le faire qu'on peut en général les rapporter assez facilement à la maladie chronique, dont elles sont symptomatiques, par l'interrogatoire des malades, et, au besoin, en y ajoutant l'exploration directe. Je dois faire seulement exception pour les ménorrhagies cachectiques qui se rattachent : 1° à la maladie de Bright, sur l'existence desquelles M. West a beaucoup insisté ; 2° à la syphilis ; 3° à l'hystérie ; et 4° plus encore pour celles qui sont symptomatiques de la chlorose et qui présentent un intérêt tout particulier.

L'albumine serait, suivant M. West, assez souvent la cause de ménorrhagies, pour qu'il soit nécessaire d'expérimenter les urines dans tous les cas où vous trouverez exubérance des règles, chez une femme qui présente un léger œdème, afin de ne pas rapporter celui-ci et la ménorrhagie à l'état anémique, qui n'est ici que secondaire à l'affection rénale, dont il faut avant tout se préoccuper dans le traitement. Ce précepte est excellent, et je vous engage, Messieurs, à vous y conformer, quoique cependant je doive vous avouer que je ne partage pas l'opinion de M. West, sur la fréquence des ménorrhagies albuminuriques. Elles me paraissent assez graves, et il faut avoir soin de retirer l'urine à expérimenter en sondant la malade pour se mettre à l'abri de l'erreur qui résulterait de la présence dans l'urine de quelques gouttes de sang venant du vagin. Le diagnostic de la ménorrhagie albuminurique, qu'on doit baser sur l'analyse de la sécrétion urinaire, emporte l'indication, je n'ai pas besoin de vous le dire, d'avoir recours à toute autre médication qu'au traitement tonique vulgaire, en même temps qu'on tâche de modérer la perte par des astringents, en particulier en prescrivant du tannin.

Dans cette maladie, l'altération du sang, à laquelle on doit rapporter la production de l'hémorrhagie est toute spéciale, comme elle est toute particulière dans le scorbut, etc.

Une raison analogue doit engager à déterminer avec le plus grand soin la cause des ménorrhagies qui peuvent se produire chez les syphilitiques, et dont la fréquence, surtout à la période secondaire, a été signalée par tous les médecins de Lourcine et qui peuvent se rattacher à des conditions morbides diverses. Elles peuvent sans doute être rapportées, dans un certain nombre de cas, à l'anémie qu'entraîne la syphilis, sur l'existence de laquelle a insisté M. Fournier; mais elles peuvent aussi, ce qui m'a paru beaucoup plus fréquent, être le fait d'une anémie antécédente à la maladie vénérienne, que celle-ci a exagérée. Elles doivent, dans d'autres cas, être attribuées au traitement mercuriel employé, enfin être considérées, dans un assez grand nombre de cas, comme symptomatiques de manifestations syphilitiques secondaires de la muqueuse génitale ou du col utérin encore mal déterminées, telles que l'induration secondaire du museau de tanche, signalée par M. Aimé Martin. Il faut, outre cela, tenir compte de la fréquence, chez les femmes prodigues de leurs faveurs, des maladies de l'utérus et de ses annexes, dont les ménorrhagies peuvent être symptomatiques. Enfin, il faut se souvenir qu'il est très commun, comme l'a signalé Parent-Duchâtelet, de voir les règles exubérantes chez les femmes qui se livrent à des excès vénériens, et de voir cette habitude constitutionnelle vicieuse persister malgré la continence, dégénérer même en ménorrhagies sous l'influence de l'irritation produite par des plaques muqueuses dont les parties génitales externes sont le siège.

On doit également ne faire jouer à l'anémie qui accompagne si souvent l'hystérie qu'un rôle très secondaire dans la production d'un certain nombre de ménorrhagies qu'on observe, mais assez exceptionnellement dans cette névrose. On voit chez quelques-unes des malheureuses femmes, qui sont en proie à cette cruelle maladie, les règles devenir exubérantes, ménorrhagiques même, tandis que, chez quelques autres d'entre elles, on observe des hémoptysies ou des hématémèses, bien que cependant l'anémie soit très modérée malgré la gravité que présentent leurs accidents nerveux. Aussi est-on obligé de rapporter par exclusion cette perversion fonctionnelle, comme les épistaxis, les hémoptysies, les hématémèses qui ont lieu dans de semblables conditions chez d'autres hystériques, à une sorte d'hémophilie accidentelle qu'engendre l'hystérie et qui, je dois vous le signaler, s'exaspère au lieu de s'amender sous l'influence des préparations martiales. Consécutivement à ces ménorrhagies symptomatiques de la névrose surviendra une anémie plus ou moins grave, qui pourra, si l'on n'arrive pas à l'amender, avoir une influence procréatrice pour des pertes ultérieures. On trouve une filiation semblable sur laquelle je n'ai pas à insister dans les ménorrhagies symptomatiques de la maladie singulière à laquelle on a donné le nom d'hémophilie, et dans celles qui sont liées à un état diathésique particulier à certaine famille, signalé par M. Gendrin et qui peut se traduire par des ménorrhagies survenant à une même époque de la vie et durant un même temps dans trois générations successives.

Les ménorrhagies symptomatiques soit d'une maladie chronique, soit d'un état diathésique, que je viens de passer en revue, présentent en général, plus ou moins bien dessinés, les caractères des hémorrhagies passives. Mais on voit faire exception à cette sorte de règle un certain nombre des ménorrhagies qui sont symptomatiques de la chlorose, et qui cependant méritent d'être considérées comme cachectiques par suite de l'altération du sang qui constitue un des éléments primordiaux de cette maladie. Je dois signaler avec d'autant plus de soin ces ménorrhagiques à votre attention que non seulement les phénomènes congestifs, qui précèdent et accompagnent le flux sanguin et l'activité qu'il présente, mais que la fausse pléthore qu'offre, dans un certain nombre de cas, les malades et les poussées congestives, dont elles se plaignent, peuvent faire croire que le trouble menstruel est, dans ces cas, symptomatique d'une diathèse sanguine tout opposée à l'anémie. Cette méprise, qu'on arrive à éviter en tenant compte de la filiation des accidents, en particulier des troubles concomitants de la fonction digestive, des caractères tout particuliers qu'ils offrent, de la constitution du flux sanguin et de l'alanguissement qui lui succède, enfin des bruits de souffle que l'on perçoit à l'auscultation du cœur et des gros vaisseaux qui vient corroborer l'analyse microscopique du sang, conduirait à avoir recours, comme le faisait Lisfranc, à des saignées pompeusement intitulées révulsives ou dérivatives qui ne feraient qu'aggraver le mal. Je ne saurais trop insister sur le besoin, dans ces cas, d'étudier avec le plus grand soin les accidents concomitants à la ménorrhagie, pour ne pas vous laisser induire en erreur par la fausse pléthore, qui existe chez un certain nombre de ces malades, et de ne pas attribuer l'exubérance des règles à la leucorrhée qui l'a précédée et qui est, comme la perte sanguine, symptomatique de la chlorose. Cette étude est d'autant plus nécessaire que, chez un certain nombre de ces filles, l'état de virginité empêche d'avoir recours à une exploration directe qui permettrait de reconnaître si la leucorrhée est liée ou non à un état morbide de l'utérus ou de ses annexes qui pourrait être accusé, avec beaucoup plus de raison que la leucorrhée, d'être la cause de l'exubérance des règles. Heureusement les affections génitales capables de donner lieu à des métrorrhagies graves sont exceptionnelles chez les jeunes filles vierges. Elles se traduisent, lorsqu'elles existent, par un ensemble symptomatique variable pour chacune d'elles, mais qui est assez bien caractérisé dans le plus grand nombre d'entre elles pour que l'absence de cet ensemble symptomatique permette, dans la majorité des cas, de poser avec certitude le diagnostic de ménorrhagie chlorotique sans avoir recours au toucher vaginal.

J'ai beaucoup insisté sur les erreurs d'interprétation dont les ménorrhagies chlorotiques peuvent être et ont été fréquemment cause de la part de nos prédécesseurs, pour que vous n'attribuiez qu'à bon escient ce trouble fonctionnel à la pléthore, surtout s'il se répète plusieurs mois de suite. Les ménorrhagies symptomatiques de la pléthore, qu'on voit le plus souvent précédées de phénomènes congestifs intenses et d'accidents dysménorrhéiques qui attirent bien plus l'attention que l'exubérance du flux sanguin sont rares, surtout dans les grandes villes comme Paris, où l'on voit prédominer un état diathésique tout opposé chez les femmes, non seulement des classes laborieuses, mais aussi des classes les plus aisées.

On doit se défier, surtout chez les femmes qui ont dépassé la trentaine, des ménorrhagies et, à plus forte raison, des métrorrhagies qui semblent pouvoir être attribuées à la pléthore. Celle-ci n'est souvent que la cause adjuvante de la perte sanguine, qui a pour cause procréatrice une affection organique au début qui, par la répétition des hémorrhagies qu'elle suscitera, fera bientôt succéder un état anémique à la pléthore qui existait dans la première période. Aussi n'a-t-on que bien rarement, je vous le répète, l'indication, chez les femmes en proie à des ménorrhagies, d'avoir recours aux prétendues saignées dérivatives ou révulsives de nos prédécesseurs qui donnent lieu parfois, je le reconnais, à un amendement momentané, mais très trompeur, qui les fait rechercher par certaines malades au désir desquelles vous devez résister. On peut dire qu'on ne trouve véritablement l'indication d'émissions sanguines que dans les métrorrhagies symptomatiques d'affections inflammatoires des organes génitaux, dont il importe de combattre les retours d'acuité et qui constituent une des variétés les plus intéressantes du troisième groupe dont j'ai à vous entretenir.

C. — Presque toutes les maladies de l'utérus et de ses annexes, c'est-à-dire toutes celles qui peuvent par un mécanisme quelconque, soit faire avancer, soit exagérer, soit prolonger la congestion dont l'immense corps caverneux utéro-ovarien devient physiologiquement le siège à l'époque menstruelle peuvent rendre ménorrhagique le flux sanguin, qui est la conséquence de la pléthore utérine anormale causée par l'affection génitale. Ainsi la ménorrhagie peut reconnaître pour cause :

1° Une des lésions traumatiques diverses, dont l'appareil utéro-ovarien peut être directement et même indirectement le siège, telles que celles qui peuvent être le fait d'une chute sur le siège et qui donnent lieu à une perturbation de la circulation utérine.

2° Un des états morbides assez mal caractérisés, accidentels comme les premiers, qui résultent de l'irritation des organes génitaux par des excès vénériens ou l'ingestion d'une substance emménagogue, etc.

3° Une congestion dépendant d'un trouble, soit de la menstruation antécédente, qui a été brusquement interrompue ou a été insuffisante pour une cause quelconque ; soit de la menstruation actuelle qui, au lieu d'être indolente, a été douloureuse par de la dysménorrhée et particulièrement par de la dysménorrhée membraneuse qui est presque constamment accompagnée d'exubérance des règles ; soit enfin douloureuse par des troubles de la circulation des organes génitaux de nature diverse, qui constituent la lésion essentielle des congestions chroniques utéro-ovariennes, si difficiles à interpréter, qu'on observe après la subinvolution incomplète, les abaissements, les hypertrophies de l'utérus.

4° Une des inflammations aiguës ou chroniques de l'utérus ou de ses annexes, au nombre desquelles figurent, en première ligne, la métrite chronique qui est représentée par 31 cas sur 82 dans la statistique de M. Letellier et, en seconde ligne, les affections génitales diverses, qui constituent le groupe nosologique complexe, auquel on a donné le nom de phlegmon péri-utérin, au nombre de 29 dans la même statistique.

5° Un des néoplasmes très multiples : polypes, cancers, corps fibreux non seulement de l'utérus, mais des annexes auxquels il faut ajouter les kystes dermoïdes, les kystes simples ou complexes, bénins ou malins de l'ovaire.

La ménorrhagie, que vous avez vu tout à l'heure subordonnée à une foule d'états morbides généraux ou diathésiques, peut donc être, d'autre part, symptomatique du plus grand nombre des maladies de l'appareil utéro-ovarien, de l'état de vacuité, et, dans ces cas, elle peut être compliquée.

Il faut, de plus, dans le diagnostic tenir compte des métrorrhagies puerpérales liées soit à un avortement, soit à une môle charnue ou hydatique, et qui se rapprochent sous bien des rapports des pertes sanguines liées à une maladie génitale. Cependant, il faut reconnaître que si la ménorrhagie peut être considérée, à cause du très grand nombre des maladies des organes génitaux internes dont elle peut dépendre, comme un symptôme pour ainsi dire commun à toutes ces maladies, il y a toutefois de si grandes différences dans la fréquence et surtout dans la gravité de ce symptôme dans quelques-unes d'entre elles qu'il ne peut être regardé comme un signe banal. Ainsi, tandis que les ménorrhagies accidentelles traumatiques ou liées à une perturbation menstruelle sont en général de courte durée et ne se reproduisent pas aux époques menstruelles suivantes, si la cause qui leur a donné lieu n'intervient pas de nouveau, on voit au contraire les autres persister plus ou moins longtemps, se reproduire pendant un nombre plus ou moins considérable de mois. Il y a encore d'assez grandes différences, sous ce rapport, entre celles qui sont liées à des congestions chroniques ou des inflammations à récidive, qui présentent des alternatives plus ou moins marquées, et celles au contraire qui se rattachent à des polypes, à des cancers, des corps fibreux ou à certaines métrites chroniques, qui se reproduisent avec une régularité et une gravité désespérantes. Dans les ménorrhagies symptomatiques d'une affection inflammatoire aiguë ou chronique, en particulier dans les hématocèles, les phlegmons péri-utérins, la ménorrhagie, quoique très importante, n'est pour ainsi dire qu'un phénomène accessoire, tandis que dans les cancers au début, les polypes, les corps fibreux et les métrites chroniques, l'hémorrhagie constitue un symptôme primordial et est parfois le seul signe par lequel se traduit pour les malades l'affection grave à laquelle elles sont en proie. Il y a, sous ce rapport, un tel désaccord en général dans les deux groupes entre les phénomènes fonctionnels, douleurs pelviennes, etc... et la métrorrhagie, qu'il est impossible de se faire une opinion qui vienne confirmer les signes donnés par le toucher.

La prédominance de l'hémorrhagie sur les autres symptômes est surtout marquée dans cette forme particulière de métrite chronique, caractérisée par l'existence de fongosités sur lesquelles M. Récamier a appelé l'attention, de telle sorte que dans cette affection l'hémorrhagie continue qui épuise les malades constitue presque toute la maladie. Mais je ne puis entrer dans les particularités que présente l'étude de ces ménorrhagies symptomatiques. Je dois me contenter de vous dire que les métrorrhagies graves dans lesquelles l'écoulement sanguin persiste sans interruption pendant des mois se rapporte en général à l'une des quatre espèces d'affections utérines ou péri-utérines que je viens de vous indiquer. Aussi, quand vous voyez les règles se prolonger indéfiniment chez une femme qui a passé la trentaine et qui ne présente que peu de symptômes utérins ou des symptômes utérins mal caractérisés, devez-vous craindre qu'il s'agisse soit d'un cancer au début, d'un polype, de corps fibreux ou d'une métrite chronique hémorrhagique. Mais j'aurai à revenir sur ce point en vous faisant le diagnostic de la métrorrhagie.

La première question que l'on a à se poser et à résoudre quand une femme est en proie à une métrorrhagie, c'est d'établir si cette métrorrhagie est puerpérale ou de l'état de vacuité et, dans le premier cas, si elle est symptomatique d'un avortement imminent ou effectué. Malheureusement je dois vous dire que la solution de la question est très difficile. Cette question est souvent rendue difficile, surtout dans les hôpitaux, par les réponses évasives et même mensongères des malades. Aussi faut-il rechercher avec le plus grand soin comment se faisait chez cette femme la menstruation et si depuis la dernière époque elle a eu quelques-uns des signes rationnels de la grossesse, comment est survenue la perte, de quelles sortes de douleurs elle s'accompagnait ; si dans l'écoulement existaient des caillots et comment étaient les caillots. Ce n'est pas tout, il faut examiner attentivement les seins, etc., et enfin rechercher par le toucher si l'utérus présente une augmentation de volume qui peut faire croire qu'il est gravide ou s'il offre ce ramollissement particulier du col qu'on observe chez les femmes qui viennent de faire une fausse couche.

Il faut se souvenir que, dans des avortements du premier ou du second mois de la grossesse, il n'est pas rare de voir une rétention soit de tout, soit d'une partie du placenta qui se traduit par une perte continue de sang très analogue à celle qu'on voit dans les ménorrhagies passives, et que c'est en analysant les renseignements qu'on a pu obtenir, souvent d'une façon détournée, sur les signes rationnels qui ont existé pendant le mois qui a précédé l'hémorrhagie, sur les douleurs spéciales qui ont existé au début, l'existence ou non de caillots et surtout sur les signes qu'a fournis le toucher, qu'on arrive à pouvoir formuler son jugement.

Dans un assez grand nombre de cas, on est obligé de laisser le diagnostic incertain, de surveiller attentivement la malade, de se faire présenter les linges qui sont tachés par le sang, et enfin d'avoir assez souvent recours au toucher pour percevoir le bout du placenta, qui parfois n'est expulsé qu'au bout d'un mois ou six semaines après l'accouchement.

On éprouve de plus grandes difficultés encore lorsqu'il s'agit d'une de ces pertes irrégulières qu'on observe dans les grossesses extra-utérines au début, et qui résultent de ce que, si les signes rationnels font croire à une gestation, on est détourné de cette opinion par le peu d'augmentation du volume de la matrice, comparativement à l'époque présumée de la conception, et par la coexistence avec cette légère hypertrophie d'une tumeur accolée à l'utérus, qu'on prend très facilement pour un fibrome, comme cela m'est arrivé dans une observation publiée par un de mes externes, M. Martin de Genève.

Dans tous les cas auxquels je fais allusion, ainsi que dans les métrorrhagies symptomatiques de môles charnues ou hydatiques, qui sont de même ordre, on trouve un ensemble de conditions, qui, si elles n'établissent pas d'une manière certaine le diagnostic,

(1) MARTIN. *Archives de tocologie*, 1874.

du moins mettent sur la voie. La perte est survenue sans cause, comme chez des femmes assez jeunes en général, bien portantes, ou du moins assez bien portantes, qui se sont exposées, souvent contrairement à leurs dénégations, à devenir enceintes, et on trouve, en cherchant minutieusement, un ou plusieurs signes rationnels ou physiques de la grossesse dont une observation ultérieure vient confirmer le soupçon.

Cette première notion acquise, plus ou moins difficilement, il faut rechercher avec le plus grand soin s'il s'agit d'une menace de fausse couche, qu'il importe de conjurer au plus vite, ou d'un avortement effectué, ou enfin d'une grossesse anormale et quelle est l'anomalie de la gestation. Dans les derniers cas, on rencontre les plus grandes difficultés de diagnostic; je n'ai pas à vous les exposer ici plus longuement, parce que cela m'entraînerait dans de trop longs détails.

Quand on a établi qu'il ne s'agit pas d'une métrorrhagie puerpérale, ce qui, je puis le dire, sauf les cas exceptionnels que je viens de vous indiquer, est facile dans l'immense majorité des cas, on a à résoudre une seconde question bien plus complexe, à savoir si la métrorrhagie est symptomatique d'une affection génitale, ou si elle est symptomatique d'une maladie générale ou d'un état diathésique.

En général, quand la métrorrhagie est symptomatique d'une affection génitale, les malades accusent des douleurs pelviennes, en particulier des pesanteurs sur le fondement, des douleurs de reins qui sont plus ou moins marquées suivant l'affection génitale. Alors vous devez procéder à un interrogatoire très complet et à une exploration minutieuse de l'état des organes génitaux, puisqu'en somme le diagnostic de l'espèce de métrorrhagie est fourni par le diagnostic de l'affection génitale, en y comprenant le diagnostic des tumeurs fibreuses, des annexes de l'utérus, des kystes de l'ovaire. Quand la métrorrhagie est symptomatique d'une affection utérine ou péri-utérine aiguë, le diagnostic de la cause du flux sanguin est facile à déterminer par l'interrogatoire des malades et la recherche des signes physiques et fonctionnels auxquels donne lieu l'affection utérine ou péri-utérine. Il devient bien plus difficile quand la métrorrhagie est symptomatique d'une affection chronique des organes génitaux et de leurs annexes. Ainsi quand la métrorrhagie est symptomatique d'une tumeur fibreuse qui occupe le fond de la cavité de la matrice, sur laquelle M. Sims a appelé l'attention, on a beaucoup de peine à déterminer si la perte de sang est symptomatique de cette espèce de fibrome ou le fait de la métrite granuleuse de Récamier. On peut également hésiter dans certains cancers, surtout du corps de l'utérus ou de ses annexes. Cependant, en apportant beaucoup de soin dans l'examen des malades, on arrive en général au diagnostic, qui peut n'être pas absolument certain, mais infiniment probable, surtout quand il s'agit de femmes arrivées à la quarantaine chez lesquelles le retour fréquent des métrorrhagies doit toujours faire craindre un cancer, comme je vous l'ai longuement signalé plus haut.

Je dois vous dire toutefois qu'il n'est pas souvent nécessaire d'avoir recours au diagnostic par exclusion que je viens de vous indiquer, c'est-à-dire d'avoir déterminé que la métrorrhagie n'est pas symptomatique d'une affection génitale ou des annexes de l'utérus, pour reconnaître que la métrorrhagie est symptomatique d'une maladie générale ou d'un état diathésique. La connaissance de la maladie générale (fièvres éruptives, purpura, etc.), dans laquelle elle survient, surtout quand elle est unique et quand antérieurement la malade avait des règles régulières, suffit pour établir le diagnostic. On doit toutefois, surtout quand les règles n'étaient pas régulières, demander une exploration minutieuse des organes génitaux, afin de déterminer si la malade ne présente pas une affection génitale ou les vestiges d'une ancienne affection utérine, qui, si elle n'est pas la cause directe de la perte sanguine, prédispose au moins la malade à de la métrorrhagie ce qui peut modifier le pronostic et donner des indications thérapeutiques spéciales.

La maladie générale qui donne lieu le plus souvent à des métrorrhagies est la chlorose, et il est très souvent impossible chez les jeunes filles souvent vierges qui en sont affectées de demander un examen qui heureusement est presque toujours inutile, parce qu'on ne constaterait que les signes d'une congestion utérine symptomatique de la chlorose, comme la métrorrhagie. Mais, en somme, on arrive, en éliminant les cas exceptionnels, tels que les métrorrhagies symptomatiques de grossesse anormale, les fongosités de Récamier et enfin les corps fibreux du fond de la matrice, dont l'histoire n'est pas faite, à déterminer assez facilement, dans l'immense majorité des cas, quel est l'état morbide général ou local auquel on doit rattacher la ménorrhagie. Les longs détails dans lesquels je suis entré établissent qu'il y a dans les différents cas des indications particulières à remplir, ressortant de l'état morbide qui est la cause de la métrorrhagie, mais qu'il serait trop long d'exposer. Je dois me contenter de vous rappeler le traitement banal employé dans toutes les métrorrhagies, qui vise à modérer le fluxus utérin et, par là, à modérer l'hémorrhagie. Repos absolu au lit dans une chambre fraîche, application de compresses froides ou glacées sur l'hypogastre, boissons astringentes auxquelles il faut joindre l'usage des boissons toniques froides, vin de Champagne frappé, potion Tood, dont on graduera la quantité suivant l'état plus ou moins profondément anémique déterminé par la perte. Il est entendu qu'on doit prendre surtout en considération dans le traitement la maladie procréatrice de la métrorrhagie, qui est l'élément morbide capital.

TREIZIÈME CONFÉRENCE

De la pelvi-péritonite.

J'ai aujourd'hui, Messieurs, à vous initier à une des questions les plus intéressantes et en même temps les plus complexes de la gynécologie, qui, depuis qu'elle a été mise à l'ordre du jour par Lisfranc, n'a cessé, jusqu'à mes premières recherches sur le sujet, d'être l'objet de controverses. Il s'agit de l'étude du groupe nosologique propre au sexe féminin, auquel nos prédécesseurs ont, faute d'autopsie, successivement donné les dénominations vicieuses d'engorgements de l'utérus, de métrite chronique partielle, enfin de phlegmon péri-utérin, qui est, en somme, comme l'ont démontré mes recherches, l'analogue chez la femme du groupe également complexe, qui a reçu chez l'homme le nom d'orchite. Ce groupe nosologique a en effet (ainsi que l'ont établi les dissections minutieuses auxquelles, plus heureux que mes prédécesseurs, j'ai pu avoir recours), comme élément prédominant, une inflammation de la séreuse pelvienne, qui reconnaît pour cause un état morbide, variable, d'un des organes génitaux internes, presque toujours des trompes.

Cette sorte d'entité morbide, dans laquelle on ne peut, à cause de l'origine génitale qu'a nécessairement dans ces cas l'inflammation de la séreuse pelvienne, comprendre les péritonites pelviennes symptomatiques d'une des affections organiques si diverses du bassin, ou de kystes, est, comme du reste l'indiquaient déjà les dénominations vicieuses employées par nos prédécesseurs, caractérisée par l'existence d'une tumeur pelvienne, dont la détermination a été pendant de longues années le nœud gordien de la question. L'analyse en effet la plus attentive possible des symptômes observés pendant la vie des malades dont nous nous occupons, et sur laquelle nos prédécesseurs se sont exclusivement basés pour leurs interprétations, ne pouvait en aucune façon, contrairement à ce qu'ils pensaient, révéler la nature de la tumeur péri-utérine caractéristique du groupe en question. Il fallait nécessairement le concours de l'anatomie pathologique pour déterminer la constitution de cette tumeur, qui a demandé pour être précisée une dissection méticuleuse des divers éléments anatomiques qui la composent (1). Ces recherches anatomiques, en réalité indispensables, auxquelles des circonstances favorables m'ont permis d'avoir le premier recours, ont démontré : 1° que la tumeur péri-utérine spéciale au groupe en question est comme Nonat avait eu le mode de l'établir cliniquement, péri-utérine, adjacente à l'utérus, dont elle est indépendante, et par conséquent que cette tumeur n'est pas constituée par un engorgement de l'utérus, comme l'avait formulé Lisfranc, ni par une métrite chronique partielle suivant Gendrin; 2° que cette tumeur résulte de l'adhésion d'un plus ou moins grand nombre des organes pelviens entre eux et aux parois abdominales par des néo-membranes qu'a fait naître un travail inflammatoire de la séreuse pelvienne, et qu'elle ne peut nullement être considérée comme l'a fait Nonat, en ne s'appuyant que sur une simple vue d'esprit sans recherches anatomiques, comme le fait d'une inflammation du tissu cellulaire péri-utérin, c'est-à-dire du tissu cellulaire interposé au péritoine d'une part et au muscle utérin de l'autre. Ce tissu cellulaire, dont j'ai rappelé dans ma clinique les dispositions anatomiques (2), était sain dans toutes les observations assez nombreuses, suivies d'autopsie, que j'ai pu réunir et que je crois devoir vous rapporter parce qu'elles entraînent la conviction.

(1) Observat. 1re.

(2) G. Bernutz. *Clinique médicale*, t. II.

OBSERVATION I

Absence d'affection utérine antérieure, blennorrhagie occupant l'urèthre, le vagin, l'utérus. — Le douzième jour du début de cette blennorrhagie, douleurs vives occupant la partie inférieure du ventre. — Le vingtième jour, entrée de la malade à l'hôpital, où l'on constate une douleur très vive, occupant la région hypogastrique, marquée surtout à gauche, et où de plus on constate par le toucher l'existence d'une tumeur *circonscrivant les trois quarts du pourtour du col utérin. — Pleurésie mortelle. — Autopsie. —* Adhérences péritonéales *réunissant : 1° sur la ligne médiane, en avant la vessie et l'utérus antifléchi, en arrière la face postérieure de l'utérus à l'S iliaque et au rectum ; 2° réunissant à droite la fin de l'S iliaque au ligament large droit recroquevillé sur lui-même, de telle sorte qu'il existe sur le côté et en arrière de ce ligament large droit un espace libre de toute adhérence au péritoine pelvien qui répond au seul point du cul-de-sac vaginal droit qui, pendant la vie, restait dépressible et paraissait libre de toute tumeur ; 3° réunissant à gauche au péritoine pariétal et entre eux le ligament large gauche, l'S iliaque, et la partie supérieure du rectum. — Entre ces organes, c'est-à-dire en arrière du ligament large gauche, en avant de l'S iliaque, qui en se contournant laisse une loge peu étendue, existe une collection purulente intra-péritonéale contiguë à l'ovaire, dont le tissu est sain ; l'ovaire du côté opposé est également sain. — Collections purulentes dans la trompe droite, oblitération de la trompe gauche. —* Le tissu cellulaire qui double le péritoine qui recouvre l'utérus, ainsi que celui des ligaments larges, est parfaitement sain.

Le 12 février 1856, entre à l'hôpital de Lourcine, salle Saint-Clément, n° 51, une jeune fille âgée de dix-huit ans, couturière, née à Saint-Florent (Yonne), dont le père est encore actuellement bien portant, mais dont la mère est morte probablement de phtisie pulmonaire.

Cette jeune fille, d'une assez médiocre constitution, d'un tempérament lymphatique, assure cependant n'avoir jamais eu d'autre affection qu'une blépharite ciliaire de date ancienne, dont elle est encore incommodée. Elle a été réglée pour la première fois à l'âge de quinze ans, sans douleurs et sans phénomènes précurseurs ; depuis, les règles ont toujours été irrégulières : ainsi depuis le 10 février 1855, où cette fille a eu pour la première fois des rapports sexuels, elle n'a été réglée que trois fois : février, juillet et décembre ; ces règles, comme toujours, n'ont pas été accompagnées de douleurs notables. Malgré cette irrégularité de la menstruation et l'existence d'une leucorrhée habituelle, mais peu abondante, la santé était assez bonne ; les digestions se faisaient bien, il n'y avait aucun phénomène nerveux ; et en particulier cette femme n'avait jamais eu aucune souffrance des organes génitaux, ni aucun commencement de grossesse, lorsque survint la maladie vénérienne qui l'amène à l'hôpital.

Le début de cette affection est assez facile à préciser par les détails très circonstanciés et portant le cachet de la véracité que la malade nous fournit. Ces renseignements établissent que c'est du 20 au 25 janvier, après six semaines de continence, qu'elle a eu des rapports sexuels avec une personne affectée d'une maladie indéterminée, mais pour laquelle cet homme allait chaque semaine, depuis assez longtemps avant de la connaître, à la consultation de M. Puche, à l'hôpital du Midi.

Les rapports sexuels commencés le 20 cessent le 25, parce qu'un écoulement jaune verdâtre remplace la leucorrhée habituelle dont cette femme était affectée. Malgré cette circonstance et malgré les renseignements suspects qu'elle a obtenus sur la santé de son amant, elle ne se soigne pas; l'absence de toute plaie ou bouton sur les organes génitaux, et surtout l'absence de douleurs quelconques, soit spontanées, soit après la miction et la défécation, lui font espérer que cet écoulement insolite n'aura rien de dangereux. Elle reste ainsi pendant douze jours à peu près continuant ses occupations habituelles, assez fatigantes à causes des courses longues auxquelles elle est obligée, et sans faire aucun traitement. A ce moment, c'est-à-dire il y a huit jours (mais nous n'avons pu faire préciser exactement la date du jour même du changement dans son état), la malade est prise d'un malaise général et de douleurs vives occupant le bas-ventre, qui s'exagèrent par les mouvements et par les efforts de défécation. Ces douleurs non seulement continuent les jours suivants, mais augmentent, et depuis quelques jours sont telles qu'elles rendent la marche très difficile, parce qu'elles viennent s'irradier alors dans la partie interne de la cuisse gauche jusqu'au genou. C'est cette nouvelle phase de la maladie, datant de huit jours, mais survenue le douzième jour après le début de l'écoulement jaune verdâtre, et ainsi le vingtième jour environ de la contamination vénérienne, qui a décidé cette jeune fille à venir demander son admission à Lourcine, où le lendemain de son entrée elle présente l'état suivant :

13 février. — Fièvre légère; la figure pâle, fatiguée, porte l'empreinte de la souffrance ; bruit de souffle assez fort le long des vaisseaux du cou, doux et assez léger au premier temps à la base du cœur ; pas de nausées ni de vomissements ; appétit assez bien conservé pour que la malade demande instamment à manger; constipation.

L'examen de la surface cutanée, du cuir chevelu, de la cavité buccale, ne fait constater aucune affection syphilitique, soit récente, soit ancienne.

La malade se plaint uniquement d'une douleur vive, occupant toute la partie inférieure du ventre, qui est surtout marquée à gauche ; cette douleur est exaspérée par les mouvements, par les efforts de défécation, et très sensiblement par l'exploration de la région hypogastrique dont les parois, assez fortement contractées, gênent par leur tension l'examen des fosses iliaques.

Pas de ganglions inguinaux notables; les plis génito-cruraux sont sains, exempts même de cette coloration pigmentaire si fréquente dans la blennorrhagie, coloration qui se trouve au contraire bien marquée et étendue à toute la région interfessière et au périnée jusqu'à la marge de l'anus. L'anus est sain ; les grandes lèvres sont également saines, nullement gonflées; il en est de même des petites lèvres, qui ne sont pas tuméfiées ; leur face externe présente une coloration normale, leur face interne au contraire est d'un rouge carminé assez vif, mais elle est lisse et sans développement de papilles. Le méat urinaire, d'un aspect semblable à celui de la face interne des petites lèvres, laisse échapper, quand on le presse d'arrière en avant, une notable quantité de muco-pus épais, qui se mêle à la sécrétion muco-purulente abondante, qui, en s'écoulant du vagin, forme sur le linge de larges et nombreuses taches épaisses, d'un jaune verdâtre.

Le vestibule, l'anneau vulvaire, le vagin dans toute son étendue, et le col utérin présentent la même coloration que la face interne des petites lèvres, d'un rouge carmin, vive, aiguë, franche, également étendue à toute la muqueuse, qui est lisse et polie, sans papilles marquées ni granulations, ni érosions d'aucune sorte, excepté sur le col utérin dont nous allons décrire l'état. Cet organe (de 0,021 de haut sur

0,022 de large, offrant une fente transversale de 0,006) laisse échapper une gouttelette de pus jaunâtre, épais, bien lié, qui de temps à autre est remplacée par une goutte de mucus glaireux et à peine opalin. Du bord de cet orifice, presque linéaire, s'étend sur la lèvre inférieure une petite érosion, haute de 0,003 seulement, à bords à peine sensibles, finement grenue, de la même teinte que les parties voisines, et dont l'aspect rappelle complètement celui que présente souvent la fosse naviculaire de l'homme affecté de blennorrhagie.

Au toucher, on constate que ce col est petit, conique, mollasse, non entr'ouvert et normalement dirigé. Le doigt, dirigé dans le cul-de-sac antérieur, est bientôt arrêté par une surface résistante presque perpendiculaire à l'axe du col. Cette surface résistante se termine à droite par une extrémité renflée, arrondie, dure, très nettement séparée du col par un sillon profond qui disparaît dans le cul-de-sac antérieur proprement dit. La résistance se prolonge à gauche, augmente de volume, contourne le bord gauche du col pour occuper tout le cul-de-sac postérieur, puis vient enfin se terminer en s'effilant assez brusquement par une courbe un peu arrondie au-dessous du bord droit du col. Cette tumeur, dont on peut se faire une idée plus exacte par la figure assez grossière que nous avons tracée immédiatement après le toucher, se termine ainsi au bord droit du col, en avant et en arrière, en laissant libre une partie du cul-de-sac droit, qui est le seul point que le doigt puisse déprimer; la partie latérale droite du col peut ainsi être explorée, elle paraît supérieurement un peu augmentée de volume ; on ne peut constater comment est le corps même de l'utérus.

Du reste, la mesure prise avec soin de l'orifice vaginal même aux différents points indiqués dans cette exploration, exprimera plus exactement ce qu'il y avait d'anormal dans les saillies rencontrées par le doigt. Ainsi on trouve :

De l'orifice vaginal	au col.	0,042
—	au cul-de-sac antérieur	0,050
—	au cul-de-sac postérieur.	0,055
—	au cul-de-sac gauche	0,052
—	au cul-de-sac droit	0,052
—	à la partie dépressible de ce cul-de-sac droit.	0,060

La tumeur, ainsi qu'on vient de le voir par les mesures précédentes, est un peu plus éloignée de l'orifice vaginal que le col lui-même, et forme à cet organe une sorte de gangue solide qui l'entoure dans plus des trois quarts de la circonférence, ne laissant de libre et de dépressible qu'une assez petite partie du cul-de-sac vaginal droit. C'est dans ce cul-de-sac vaginal droit seulement qu'on sent un sillon de séparation distinct entre la tumeur et le col utérin, sillon de séparation qui disparaît aussitôt qu'on arrive à la face antérieure du col. Là la tumeur ne semblerait être qu'un évasement de cet organe, si elle n'offrait une direction perpendiculaire à l'axe du col, mais surtout si elle ne différait par sa consistance, dure, ferme, presque ligneuse, qui tranche sur la mollesse assez grande que présente le col et aussi par une sensibilité plus grande à la pression. Dans la partie latérale gauche, la tumeur n'offre pas de sillon de séparation distinct du bord du col; elle semble former une bosselure énorme surajoutée à ce bord ; elle présente non seulement dans cette partie gauche, mais dans la partie postérieure, une sensibilité très vive à la pression qui, dans tous ces points, réveille très péniblement la douleur abdominale éprouvée par la malade. Mais pour être exact, il faut dire que, si la pression du col n'est pas douloureuse comme celle de la tumeur, il n'en est pas ainsi des tentatives faites pour imprimer des mouvements à cet organe. Les mouvements, très limités dans tous les sens, font renaître une douleur abdominale presque aussi intense que les pressions de la tumeur. — Prescription : Repos absolu; graine de lin émulsionnée, deux pots; quinze sangsues sur la fosse iliaque gauche; cataplasme permanent couvrant tout le ventre. Quatre portions d'aliments, deux de vin, trois de lait.

18 février. — Depuis l'application des sangsues, la malade se trouve soulagée, la fièvre a cessé, les douleurs ont un peu diminué, cependant elles sont encore assez vives et conservent les mêmes caractères. L'écoulement muco-purulent, opaque, blanchâtre, assez abondant, laisse sur le linge des taches jaune verdâtre assez épaisses et presque aussi nombreuses qu'au précédent examen, malgré l'absence actuelle de sécrétion de l'urèthre, dont la pression ne ramène plus aujourd'hui de gouttelette purulente, et malgré la modification heureuse survenue dans la rougeur des parties affectées. Cependant cette rougeur, quoique affaiblie, est bien plus vive qu'à l'état normal, non seulement sur les parties externes, mais dans toute l'étendue du vagin et sur le col dont la petite exulcération, toute superficielle, persiste dans le même état. De l'orifice du col s'échappe un mucus légèrement trouble, blanchâtre, uniformément opalin, qui, par ces caractères, diffère de l'écoulement du 13, où il était alors alternativement constitué par un muco-pus et par du mucus d'apparence normale.

Au toucher, la tumeur paraît offrir le même volume; la seule différence consiste dans l'existence d'un sillon de séparation assez bien marqué entre le bord gauche du col et la partie latérale de la tumeur, et en ce que la tumeur paraît être un peu moins étendue dans le cul-de-sac postérieur; elle n'atteint plus le bord droit du col. La pression est toujours très pénible dans toute l'étendue de la tumeur, ainsi que la recherche de la mobilité de l'utérus; elles donnent lieu, l'une et l'autre, à des douleurs abdominales assez vives. — Prescription : Repos absolu; graine de lin; cataplasmes; quatre portions.

Sous l'influence de ces moyens, amélioration très marquée; le 20, les douleurs abdominales sont presque nulles, mais la malade est en proie à une souffrance d'un nouveau genre, caractérisée par son siège, par ses irradiations suivant le trajet du dixième nerf intercostal droit, et par l'existence de points névralgiques, dont le plus douloureux, placé en avant du rebord costal, est le centre des irradiations superficielles les plus aiguës qui se dirigent de ce centre vers l'ombilic. Cette douleur, calmée par une application de sangsues *loco dolenti* qui n'a donné lieu qu'à une perte de sang peu abondante, a disparu le lendemain. Pendant la journée du 21, retour des souffrances de la fosse iliaque gauche, qui persistent aussi vives le 25, sans changement de volume de la tumeur appréciable au toucher; toutefois on trouve ceci de particulier que cette exploration exaspère assez notablement les douleurs pour qu'on ait cru prudent à cause de cela de s'abstenir de l'examen au spéculum. Avec ce retour des douleurs hypogastriques coïncide une recrudescence de l'écoulement vaginal qui est devenu plus abondant, mais d'une teinte plus jaune, moins verdâtre que ces jours derniers. La malade reste pâle, présente un bruit de souffle vasculaire bien marqué, les digestions sont assez bonnes. — Même prescription.

Les douleurs diminuent un peu les jours suivants, puis persistent modérées laissant la malade dans le même état jusqu'au 10 mars. Ce jour-là, elle éprouve une légère contrariété; manifestation les jours suivants d'un ictère qui augmente progressivement et auquel viennent se joindre le 19 les signes d'un épanchement pleural : absence de respiration, égophonie des plus manifestes, matité, défaut d'élasticité de la partie inférieure droite de la poitrine, mais sans point de côté, sans toux et presque sans fièvre, tant la réaction fébrile est modérée. Malgré l'emploi des diurétiques associés à des purgatifs, et malgré l'application successive de deux immenses vésicatoires, l'épanchement fait chaque jour de rapides progrès; il remonte bientôt jusqu'à la clavicule, puis il occupe non seulement tout le côté droit de la poitrine, mais une partie du côté gauche et refoule le cœur. Il arrive enfin à refouler d'une manière si marquée cet organe, que le cœur, par suite du mouvement de bascule qui lui est imprimé, prend une position horizontale telle que sa pointe, située sur une même ligne que sa base, vient battre dans le troisième espace intercostal à la partie inférieure du creux axillaire gauche. La malade en proie à une dyspnée extrême paraît sous le coup d'une asphyxie imminente que la thoracentèse semble seule pouvoir conjurer. Cette opération est pratiquée par M. Cullerier, qui retire de la poitrine une énorme quantité de sérosité citrine, limpide, tout à fait semblable au liquide ascitique, ne contenant ni débris de fausse membrane, ni apparence du pus. A la suite de cette opération, la malade est soulagée, la respiration est assez calme, le murmure respiratoire reparaît dans toute l'étendue du côté droit de la poitrine, mais pour peu de jours seulement. Bientôt la poitrine devient le siège de douleurs thoraciques légères, l'épanchement se reproduit presque aussi considérable que la première fois et entraîne une dyspnée presque aussi alarmante. Une seconde ponction est faite, elle donne lieu à l'écoulement d'une quantité de liquide un peu moindre que la première fois, mais qui, au lieu d'être de la sérosité pure, a un aspect louche, blanchâtre, surtout vers la fin de l'évacuation où le liquide paraît manifestement purulent. Aussi M. Cullerier fait-il suivre la ponction d'une injection iodée. Malgré celle-ci, l'épanchement pleural se reproduit, mais accompagné cette fois de douleurs thoraciques bien marquées, d'un mouvement fébrile continu avec exacerbations le soir, d'inappétence, de diarrhée et d'une émaciation de plus en plus rapide de la malade. Ces derniers symptômes colliquatifs persistent malgré une troisième et dernière ponction; l'épanchement est alors constitué par un liquide bien manifestement séropurulent. Quelques jours après celle-ci, le 12 mai, la malade succombe.

Autopsie trente-six heures après la mort. — Le cadavre est bien conservé. Avant de procéder à la dissection, on pratique le toucher vaginal, qui donne des sensations si analogues à celles qu'on avait obtenues pendant la vie, que le croquis fait après ce toucher vaginal, *post mortem*, est tout à fait semblable à celui dont nous avons parlé plus haut.

L'encéphale n'a pas été examiné.

La plèvre droite contient une quantité considérable de sérosité purulente; le poumon droit, refoulé contre la colonne vertébrale, est revêtu d'une couche épaisse de matière glutineuse jaunâtre, il ne contient pas de tubercules; le poumon gauche en est également exempt.

Le péritoine abdominal, proprement dit, présente dans la partie hépatique et dans la partie latérale droite correspondante une injection assez considérable et quelques fausses membranes interposées au diaphragme et au foie; cet organe n'offre pas d'abcès.

L'excavation pelvienne présente de très nombreuses adhérences anciennes, parfaitement organisées, réunissant entre eux la vessie, l'utérus, les ligaments larges et l'S iliaque, et offrant les dispositions suivantes qui ont été reproduites avant toute dissection dans le dessin annexé.

Sur la ligne médiane on trouve la vessie, dont le péritoine est sain en avant, mais qui, au contraire, est notablement épaissi sur la partie postérieure. Cette face postérieure de la vessie est réunie à l'utérus par deux adhérences couvertes de fines arborisations; l'une gauche se porte de la vessie à l'angle correspondant de l'utérus et de là à une des courbures de l'S iliaque; l'autre adhérence droite, extrêmement large et épaisse, part de la vessie, s'étale sur le ligament large droit et sur l'angle correspondant de l'utérus, puis se prolonge par par deux forts tractus jusqu'à une autre des courbures de l'S iliaque. De ces deux tractus très importants à étudier, le moins épais et le plus long unit l'utérus à l'S iliaque; l'autre, plus fort et plus court, imprime à la trompe droite un mouvement de circumduction postérieure et fait adhérer cette trompe à l'S iliaque dans un point voisin de l'insertion du premier tractus à ce même intestin, mais de manière à laisser entre ces deux tractus un espace vide.

Entre les deux adhérences vésicales on trouve le cul-de-sac péritonéal vésico-utérin assez profond, mais dont l'étendue antéro-postérieure est très diminuée par l'antéflexion considérable que présente l'utérus; le péritoine dans cet infundibulum est sain.

Le bord supérieur de l'utérus auquel se rendent à droite et à gauche les adhérences vésicales, que nous venons de décrire, est réuni en arrière par le prolongement de ces adhérences à l'S iliaque dont nous décrirons plus loin les courbures anormales.

Le ligament large droit, enveloppé pour ainsi dire dans la large membrane que forme en s'étalant l'adhérence vésicale droite, vient, en se courbant en arrière vers le bord et l'angle droit de l'utérus, former un demi-involucre, dont se détache en haut le repli de la trompe qui vient adhérer à l'S iliaque. Ce demi-involucre forme la paroi supérieure et interne de la portion droite de l'excavation pelvienne qui seule est restée libre; le péritoine de cet infundibulum est revêtu de fausses membranes tomenteuses.

A gauche il n'existe plus trace de l'excavation pelvienne; le ligament large est uni à la vessie, aux diverses courbures anormales de l'S iliaque et au rectum par des adhérences intimes, ayant dans certains points une consistance fibreuse. En décollant lentement ces adhérences, qui ne se séparent que très difficilement, on tombe dans un abcès enkysté, à parois grises, tomenteuses, ayant 0,04 de hauteur sur 0,03 de largeur, qui est rempli de pus très épais. Cet abcès intra-péritonéal est situé en dedans et au-dessous de l'ovaire, qui est situé plus bas qu'à l'état normal et comme luxé; le pus est en rapport direct avec le péritoine qui recouvre cet organe. Cet abcès répond par sa partie postérieure au rectum, dont le tissu cellulaire forme à la partie inférieure même de l'abcès une petite masse indurée, extérieure au péritoine qui est très épaissi dans ce point et qui forme une espèce de coque interposée à l'induration cellulaire antérectale et à la collection purulente intrapéritonéale.

La face postérieure de l'utérus est dans toute son étendue étroitement unie par des adhérences courtes et résistantes au rectum et à l'S iliaque, qui présente des courbures dont nous avons à décrire les différentes dispositions. Ainsi l'S iliaque se porte de la fosse iliaque gauche directement à la fosse iliaque droite, et forme en ce point un premier angle déterminé par l'adhérence de la trompe droite; de cet angle aigu il se porte en bas et en dedans, puis remonte brusquement pour venir adhérer à la partie médiane du bord supérieur de l'utérus en formant un V très étroit et très penché. Les deux adhérences qui forment les deux extrémités de ce V déterminent deux sortes de valvules entre lesquelles l'intestin offre une dilatation ampullaire. L'S iliaque va de l'adhérence médiane au bord supérieur de l'utérus plonger de nouveau dans l'excavation pelvienne, intimement uni alors à la face postérieure de la matrice et au ligament large gauche par des adhérences très étroites, semblables à celles qui sont interposées entre les diverses circonvolutions de cet intestin; aussi a-t-il fallu une dissection minutieuse pour séparer ces circonvolutions les unes des autres et les isoler de la face postérieure de l'utérus contre laquelle elles étaient appliquées.

L'utérus présente une antéflexion tellement prononcée que l'on ne peut faire pénétrer un stylet au delà de l'orifice cervical. Son volume est normal; ses parois offrent à l'union du col et du corps 0,01, au fond et à la partie moyenne du corps 0,015. La cavité mesure 0,048.

Les deux trompes présentent à l'extérieur une arborisation très prononcée. La trompe droite, qui offre une courbure si remarquable par suite de son adhérence à l'S iliaque, est partout perméable; elle présente à un centimètre de l'orifice utérin deux petites collections purulentes du volume d'un pois; de plus son pavillon très dilaté, complètement adhérent à l'ovaire, *est distendu par du pus verdâtre. La muqueuse est tomenteuse et verdâtre.* La trompe gauche, également adhérente à l'ovaire, offre de nombreuses sinuosités réunies entre elles par d'intimes adhérences; la perméabilité de cette trompe est interrompue au point où elle se dilate pour former le pavillon. L'insufflation n'a jamais pu faire pénétrer d'air de l'une de ces cavités dans l'autre. Elle ne contenait pas de pus. Les ovaires étaient sains, le droit contenait un corps jaune d'un petit volume.

Le rectum est très notablement épaissi; cet épaississement est essentiellement constitué par l'augmentation de volume du tissu cellulaire péri-rectal; il forme sur le côté droit, au point d'union du rectum et du vagin, un noyau induré de la grosseur d'une noisette, qui, comme nous l'avons dit plus haut, est en rapport avec la partie inférieure de l'abcès intra-péritonéal, mais séparé de lui par le péritoine épaissi.

Le tissu cellulaire des ligaments larges et de l'utérus est parfaitement sain.

Dans cette observation, nous voyons une malade, qui jusqu'alors avait été exempte de toute espèce de douleurs abdominales, être tout à coup, le douzième jour après le début d'une blennorrhagie aiguë, prise d'une affection intra-pelvienne que les symptômes observés pendant la vie d'une part et les lésions cadavériques d'autre part permettent de déterminer assez facilement. En effet, la maladie pendant laquelle l'affection secondaire s'est manifestée, l'extension qu'offrait la blennorrhagie qui non seulement occupait le vagin et l'utérus, mais même les trompes, enfin l'époque à laquelle après des fatigues sont survenues les douleurs abdominales, autorisent à rapprocher ces accidents de ceux qu'on voit survenir chez l'homme dans de semblables circonstances. Nous pensons que la filiation des accidents permet de les rattacher à une affection analogue à l'orchite chez l'homme, produite comme celle-ci par propagation de l'inflammation des parties externes vers les parties profondes, et qui a fait explosion au moment où le pavillon de la trompe, qui est l'analogue de l'épididyme (1), a été envahi. Nous nous croyons d'autant mieux autorisé à cette interprétation que c'est en contact, pour ainsi dire immédiat, avec l'ovaire gauche que nous avons trouvé une collection purulente intra-péritonéale qu'on pourrait, à la rigueur, attribuer au passage dans le péritoine du pus contenu primitivement dans le pavillon de la trompe gauche qui était vide, tandis que le pavillon de la trompe opposée était distendu par la suppuration.

Nous n'insisterons pas sur ce point, parce que nous avons immédiatement à signaler toute la différence que présente, dans les deux sexes, le cortège symptomatique de ces deux affections analogues, différence qui s'explique facilement par l'immense étendue du péritoine pelvien, qui chez la femme représente la double tunique vaginale de l'homme, mais surtout s'explique par le défaut absolu d'indépendance de cette pseudo-tunique vaginale des autres parties du péritoine. Aussi voyons-nous les signes de la vaginalite, qui chez l'homme constituent l'élément le plus saillant de la symptomatologie de l'orchite (2), être remplacés chez la femme par les signes irréfragables d'une péritonite partielle. Nous pouvons en effet considérer comme symptômes caractéristiques de cette affection à l'état aigu : l'aspect grippé de la figure, la fièvre, la douleur subite, intense, localisée dans les fosses iliaques, qui s'exaspère cruellement par la moindre pression et par le moindre mouvement; enfin la tension et la rétraction des parois abdominales endolories que notre malade présentait dans les premiers temps. Nous pouvons également considérer la longue persistance de l'état de souffrance générale, mais surtout des

(1) Postello. *Medicinæ in Academia Cadoneni professor. Acta Eruditorum Lipsiæ*, t. III, p. 140 (1692).

(2) Rochoux. *Archives générales de médecine*, 1833, 2e série, t. II, p. 51.

douleurs hypogastriques et le retour fréquent de ces douleurs à un état d'acuité momentanée comme les signes du travail inflammatoire chronique qui avait succédé à la péritonite aiguë. Cette interprétation est confirmée par l'existence, après la mort, de la collection purulente et des adhérences si nombreuses et si bien organisées qu'offrait le péritonite pelvien.

Ces adhérences méritent de fixer notre attention, parce qu'elles réunissaient entre eux les organes pelviens dans une disposition telle, qu'en rapprochant l'une de l'autre la planche anatomique qui avait été faite uniquement pour rendre plus facile notre description et le croquis tracé après le toucher pendant la vie, nous avons été étrangement surpris, de la ressemblance frappante des contours de ces deux dessins faits par deux personnes différentes et sans idée préconçue. On est tout d'abord étonné de voir que la seule partie de l'excavation pelvienne, restée libre de toute adhérence, corresponde exactement à la seule portion des culs-de-sac vaginaux où faisait défaut la résistance péri-utérine, que nous croyons très fermement jusqu'à la dissection devoir être constituée par un phlegmon. Ce qui frappe ensuite, c'est de voir chacune des parties de notre croquis représenter les quatre groupes d'adhérences péritonéales qui réunissent : dans le premier, les différentes parties du ligament large droit entre elles; dans le deuxième, la face antérieure de l'utérus antéfléchi à la vessie ; dans le troisième, les différentes parties du ligament large gauche entre elles et celles-ci à l'S iliaque et au rectum, et qui, dans le quatrième, réunissent la face postérieure de l'utérus à l'S iliaque doublement coudé sur lui-même avant de devenir rectum. Enfin ce qu'on doit surtout remarquer, c'est que dans le croquis : 1° la forme de la corne antérieure droite du prétendu phlegmon représente la forme qu'offrait le ligament large droit recroquevillé ; 2° le bord de la partie médiane antérieure représente le bord antérieur de la face supérieure de l'utérus antéfléchi ; 3° la partie gauche du croquis figure la masse réniforme du ligament large gauche, dont le hile est occupé par le bord de la matrice, en arrière de laquelle se trouvent les adhérences utéro-rectales qui représentent dans le croquis la partie postérieure du prétendu phlegmon.

Ces derniers mots indiquent quelle déception nous avons éprouvée lorsque, après avoir minutieusement disséqué tous les organes réunis par des adhérences, nous avons été forcés de nous avouer que le tissu cellulaire de l'utérus et de ses annexes, loin d'être le siège de l'induration péri-utérine, était au contraire resté étranger au travail inflammatoire de tous les organes qu'il doublait. Il était sain dans le ligament large droit qui constituait cette espèce de corne, séparée par un sillon distinct de l'angle antérieur droit du col de l'utérus, à laquelle les adhérences péritonéales interposées entre les diverses parties de ce ligament large donnaient non seulement la forme, mais aussi la consistance morbide qu'on percevait. Il était à l'état normal sur la face antérieure de la matrice, c'est-à-dire si peu abondant qu'on peut dire qu'il manquait dans la partie médiane antérieure de la tumeur péri-utérine ; celle-ci était tout simplement formée par la paroi de l'utérus antéfléchi. Mais il ne paraissait plus, du moins à première vue, en être de même pour le tissu cellulaire de la partie gauche de la tumeur, la plus complexe de toutes où existait une collection purulente. Malheureusement, il a suffi d'un examen attentif pour reconnaître que la collection purulente était interposée à la face antérieure de l'S iliaque et à la face postérieure du ligament large gauche d'une part, et était d'autre part enkystée par des fausses membranes. Elle était ainsi bien manifestement intra-péritonéale et ne pouvait dès lors être considérée comme une lésion propre au tissu cellulaire du ligament large gauche. Aussi peut-on dire que, même dans la partie gauche de la tumeur péri-utérine, on ne trouvait aucune preuve de l'existence d'un véritable phlegmon, puisque les lésions qui y existaient doivent être rattachées à l'inflammation blennorrhagique de la trompe et à la péritonite circonvoisine.

De semblables remarques peuvent s'appliquer à la partie postérieure de la tumeur péri-utérine, qui également ne présentait aucune trace d'induration appartenant au tissu cellulaire de la face postérieure de la matrice, où d'ailleurs le tissu cellulaire forme normalement une si mince lamelle qu'il paraît impossible, lorsqu'on l'a une fois disséquée, que ce feuillet rudimentaire ait jamais pu être le siège réel des prétendus phlegmons rétro-utérins qu'on a décrits. Aussi la résistance morbide que nous avions sentie pendant la vie en arrière du col, ne pouvait-elle plus, après la mort, être attribuée à l'induration de ce tissu cellulaire qui était sain. Elle paraissait, après dissection, devoir être attribuée aux adhérences péritonéales si nombreuses interposées à l'utérus et aux inflexions si remarquables qu'offrait l'S iliaque, enfin à l'épaissement fort inattendu qu'offrait le tissu cellulaire sous-séreux de la face antérieure du rectum. Quant à la signification pathologique de cette dernière lésion inflammatoire, occupant bien, celle-ci, une lame du tissu cellulaire, mais une lame qui n'appartenait pas au tissu cellulaire des organes génitaux, elle ne soulèvera sans doute aucune objection ; cette lésion paraissait due à la contiguïté de la collection purulente et être l'indice du travail curateur, qui tendait à donner issue à la suppuration par le rectum.

Nous ne croyons pas devoir insister sur ce fait, ni même devoir nous arrêter à discuter l'influence que peuvent avoir eue soit la collection purulente intra-péritonéale, soit la blennorrhagie sur le développement de l'hydrothorax mortel qui s'est produit sans qu'il y eût de tubercules dans les poumons. Nous aurions cependant la plus grande tendance à considérer cette affection pleurale, à marche singulière, comme une manifestation blennorrhagique et à rapprocher cette pleurésie des arthrites toutes particulières qu'on voit survenir dans cette maladie.

Nous ne dirons rien non plus de l'état d'intégrité que présentaient les ovaires, ni des états morbides divers qu'offraient au contraire les trompes, qui complètent la ressemblance absolue des lésions que la blennorrhagie détermine dans les deux sexes. Nous avons hâte d'exposer le fait suivant dans lequel nous avons vu, après un trouble de la menstruation, survenir une série de phénomènes entièrement analogues à ceux que nous venons d'analyser, malgré la différence considérable qui existe entre les deux maladies procréatrices de la péritonite.

OBSERVATION II

Suppression menstruelle. — Développement d'un prétendu phlegmon péri-utérin pendant l'évolution duquel se produisent différentes déviations utérines successives. — Variole maligne rapidement mortelle. — Déviation utérine. — Adhérences péritonéales *interposées à la face postérieure de l'utérus et au rectum. — Inflammation des trompes. —* Tissu cellulaire péri-utérin sain.

Le 30 janvier 1855, entre à l'hôpital Lourcine, salle Saint-Clément, nº 18, une jeune femme, âgée de dix-neuf ans, blanchisseuse, d'une bonne santé, et qui elle-même n'a jamais été malade pendant son enfance.

Les premières douleurs qu'elle ait pour ainsi dire éprouvées, se sont manifestées à l'âge de seize ans, quelques jours avant la première menstruation qui s'est produite après l'application d'un vésicatoire que ces douleurs avaient semblé indiquer. Depuis lors la menstruation non douloureuse, revenant tous les vingt et un jours, en durant cinq ou six, non suivie de flueurs blanches, est restée régulière jusqu'à une grossesse heureuse qui s'est terminée, il y a un an, par un accouchement facile, qui n'a laissé à sa suite aucune souffrance.

Elle était ainsi parfaitement réglée, bien portante, lorsqu'il y a six mois, après avoir eu des rapports avec une personne affectée d'écoulement uréthral, elle contracte pour la première fois une maladie vénérienne, qui la force à entrer le 24 août 1855, un mois après le début de son mal, dans le service de M. Cullerier où elle est restée deux mois.

Guérie de son écoulement vaginal et des douleurs assez vives qu'elle a éprouvées dans les membres pendant le cours de cette première affection vénérienne, qu'elle désigne sous le nom de *vaginite*, cette malade sort de Lourcine le 23 octobre dernier pour avoir immédiatement des rapports sexuels qui ne donnent lieu à aucune contamination. Mais quinze jours après sa sortie, au commencement de novembre, elle voit survenir sur ses parties génitales des ulcérations que nous ne pouvons caractériser, faute de renseignements suffisamment circonstanciés. Ces ulcérations au bout de quelque temps ont été, au dire de la malade, remplacées par des boutons qui ont beaucoup grossi et sont devenus très douloureux pendant la marche, mais surtout la nuit au point de la priver complètement de sommeil. Elle a de plus été prise, il y a cinq jours, de fièvre et d'un mal de gorge dont elle ne souffre plus aujourd'hui où elle se présente à l'hôpital, environ deux mois après le début des ulcérations que la malade ne peut caractériser à leur période initiale.

Le 31 janvier. — On constate que cette malade est affectée de plaques muqueuses toutes récentes occupant les amygdales, accompagnées de ganglions cervicaux nombreux et légèrement indurés, de plaques muqueuses vulgaires, celles-ci anciennes, très nombreuses, occupant les plis génito-cruraux, le périnée, le bord et la face externe des grandes lèvres tuméfiées, enfin de plaques muqueuses, offrant seulement la forme papuleuse, placées sur les petites lèvres.

Le vagin, d'un rouge assez vif, est le siège d'une sécrétion très peu abondante, blanchâtre, à laquelle se mêle la sécrétion utérine qui est constituée par du mucus normal, mais assez abondant. Le col (de 0,023 sur 0,026 dont l'orifice, transversal, mesure 0,018) est normal, il offre seulement disséminés sur les deux lèvres des follicules assez marqués, épars sur la lèvre postérieure, agglomérés en un point sur la lèvre antérieure. L'utérus d'un volume normal ne présente aucune déviation; les culs-de-sac vaginaux sont libres et paraissent tout à fait normaux. — Traitement mercuriel.

Le 2 février. — Cette malade sensiblement mieux voit venir ses règles, mais elles sont très peu abondantes; elles ne durent que deux jours. Cependant dans les jours suivants elle ne se plaint pas; les accidents syphilitiques s'amendent sous l'influence de soins de propreté et de pilules de 0,05 de proto-iodure de mercure, dont l'action détermine, le 12, un commencement de salivation très modérée malgré lequel on continue la médication mercurielle. Le 13, elle éprouve des douleurs vagues dans le bas-ventre et dans les reins, elles persistent jusqu'au 16, où alors la malade est prise d'un frisson répété, puis d'une douleur vive qui occupe la fosse iliaque droite et s'exaspère par les mouvements respiratoires et la toux.

Le 17. — A la visite du matin, nous trouvons la malade presque immobile dans le décubitus dorsal par suite des douleurs très vives qu'elle éprouve depuis la veille. La figure est anxieuse, le sillon naso-labial tiré, les yeux caves, fatigués, un peu enfoncés dans les orbites. La langue est grise, l'inappétence complète, pas de nausées ni de vomissements; constipation. Le pouls petit, faible, abdominal, donne 108 pulsations, quoique la température de la peau ne soit qu'à peine modifiée. La respiration haute, suspirieuse, fréquente, peu profonde, augmente beaucoup les douleurs très vives que la malade éprouve dans la fosse iliaque droite.

Cette douleur devient excessive lorsqu'on essaye d'explorer par la palpation cette fosse iliaque dont les muscles se contractent alors fortement, mais dans laquelle on peut néanmoins constater l'existence d'une tuméfaction dure, résistante, allongée transversalement, paraissant occuper tout le ligament large droit. Au contraire, la palpation est peu ou point douloureuse dans la région sus-pubienne où l'on peut limiter le fond de l'utérus non augmenté de volume; elle ne l'est nullement dans la fosse iliaque gauche où l'on ne perçoit aucune résistance anormale. Le vagin, dont la sécrétion est peu abondante, blanchâtre comme ces jours derniers, présente au toucher une chaleur notable dans le cul-de-sac postérieur et dans la moitié inférieure du cul-de-sac gauche. Là un peu en arrière du col, qui est mou, peu volumineux, non entr'ouvert, mais dirigé en avant *et porté en totalité avec l'utérus en haut derrière le pubis, on sent une tumeur arrondie, résistante, très douloureuse à la pression*, on ne perçoit ni pulsations ni battements vasculaires. Cette tumeur toute récente entoure la portion post-vaginale du col dans son tiers postérieur gauche, mais sans se continuer avec la paroi utérine dont elle paraît indépendante; elle se prolonge dans une petite étendue en hauteur sur le bord gauche de l'utérus qui, comme nous l'avons dit, est relevé en masse, mais non augmenté de volume. Le cul-de-sac antérieur est complètement libre, il en est de même de la partie antérieure du cul-de-sac droit, tandis qu'on trouve postérieurement dans ce cul-de-sac droit une résistance vague qui se continue avec la tumeur placée en arrière du col et qui de là se prolonge dans le cul-de-sac gauche. — Prescription : Limonade; deux pots; quinze sangsues sur la fosse iliaque; gauche; bain; cataplasmes en permanence. Diète absolue.

Le 18. — Hier, pendant le bain qui a suivi l'application des sangsues, la malade a eu par le vagin un écoulement de sang assez notable pour qu'elle l'ait bien distingué de celui que fournissaient les piqûres de sangsues. *Cet écoulement de sang, provenant de la cavité vaginale elle-même et que la malade considère comme un retour de ses règles qui ont été incomplètes ce mois-ci*, s'est arrêté quelque temps après qu'elle a été replacée dans son lit. Aujourd'hui la malade se trouve mieux, les yeux sont moins cernés, moins enfoncés dans l'orbite; l'expression de la figure est un peu meilleure; la peau chaude, moite, sudorale; le pouls, relevé à 105 pulsations, est plus large et plus plein; la douleur de la fosse iliaque est un peu moins vive qu'hier, cependant elle est exaspérée encore par chaque inspiration qui a ainsi un retentissement pénible à la partie inférieure du ventre; cette partie du ventre n'offre cependant aucun ballonnement. — Prescription : Limonade; cataplasme laudanisé. Diète.

Le 19. — La malade reste dans le même état. La figure exprime toujours la souffrance; le pouls est à 120; la peau chaude, moite; la langue reste sale, limoneuse; inappétence, quelques nausées, constipation; l'oppression est toujours marquée et accompagnée de petites quintes de toux dont chaque secousse est excessivement pénible par le retentissement qui se produit dans la fosse iliaque droite. L'exploration de cette région, toujours pénible, suscitant la contraction des muscles abdominaux, permet de constater, mais toujours vaguement, la tuméfaction peu large, allongée transversalement, que nous croyons pouvoir attribuer au ligament large. — Même prescription.

Le 20. — Le sommeil a été assez bon cette nuit pour la première fois depuis le 16, mais cependant interrompu encore par quelques légers frissons semblables à ceux qui se sont irrégulièrement manifestés chaque jour et chaque nuit depuis le début de la douleur abdominale.

Aujourd'hui la figure un peu colorée a une expression assez naturelle, bien que les yeux soient encore caves et cernés et que la fièvre persiste avec les mêmes caractères. La langue reste sale; inappétence, soif assez vive; nausées qui apparaissent surtout après les petites quintes de toux sèche, convulsive, qui tourmentent toujours la malade par le retentissement qu'elles ont dans la fosse iliaque droite, mais aussi parce qu'elles augmentent une douleur qui s'est fait sentir depuis hier dans le neuvième espace intercostal, où dans un point très circonscrit la pression réveille de vifs élancements superficiels. Cette douleur névralgique ne s'accompagne d'ailleurs que d'une expectoration très peu abondante, constituée par de petits crachats blancs, incolores, aérés, sans caractères, et ne s'accompagne en particulier d'aucun signe morbide soit à la percussion, soit à l'auscultation, non seulement au niveau de la partie endolorie, mais dans toute l'étendue de la poitrine.

L'exploration de la région hypogastrique, toujours très pénible à droite, donne les mêmes signes que précédemment, bien que cependant la malade se trouve soulagée depuis cette nuit, pendant laquelle l'écoulement blanchâtre a beaucoup augmenté. Ce matin, il est très abondant, et en même temps plus épais, il n'offre cependant aucun des caractères d'un écoulement purulent. Le toucher vaginal fait constater que le col peu volumineux est légèrement entr'ouvert et que *la tumeur qui est située derrière lui descend moins bas, qu'elle est plus petite, moins dure, elle est aujourd'hui indolente à la pression et on ne sent plus la chaleur anormale qui existait le* 17. — Prescription : Limonade; deux verres d'eau de Sedlitz; bain; cataplasmes. Bouillons.

Le 22. — Le sommeil est complètement revenu; la figure, bien que fatiguée, a recouvré son aspect normal; la fièvre est tombée; la langue est large, plate; appétit; la douleur intercostale a disparu et n'est même plus réveillée par la pression; le palper est à peine douloureux dans la fosse iliaque droite, excepté en se rapprochant du bord de l'utérus où il est encore pénible; il permet de constater, mais moins distinctement encore qu'hier, la persistance de cette tuméfaction allongée en forme de corde appartenant au ligament large. Au toucher vaginal, le corps *de l'utérus, placé moins haut et moins en avant que ces jours derniers*, est redescendu dans le bassin; on ne sent plus qu'une sorte d'épaississement léger du bord gauche du col situé au-dessus de la portion vaginale de cet organe; *l'induration s'étend encore en arrière du bord gauche de l'utérus, mais elle est sensiblement moins considérable qu'au dernier examen.* — Prescription : Limonade; cataplasmes; bouillons, potages.

Le 28. — Malgré cet état en apparence satisfaisant et l'absence complète de fièvre le matin, la malade a encore éprouvé tous ces jours derniers des frissons erratiques, suivis d'un peu de chaleur, mais rarement de sueur, qui se renouvellent plusieurs fois chaque après-midi et le soir; une diarrhée, peu abondante, persiste depuis l'administration des deux verres d'eau de Sedlitz prescrits le 20. Cependant la malade se trouve bien; elle ne souffre plus spontanément dans la fosse iliaque droite, la pression à peine douloureuse permet de sentir un empâtement mais très vague du ligament large Au toucher, on *trouve que le col et le corps de l'utérus, au lieu d'être placés en avant et appliqués contre le pubis comme ils l'étaient au début des accidents, sont portés en totalité en arrière dans le cul-de-sac postérieur où l'on sent une sorte de bride médiane verticale, dure, qui paraît attacher l'utérus à la paroi antérieure du rectum.* L'écoulement est aujourd'hui peu abondant, blanchâtre, peu épais et sans odeur spéciale. — Même prescription : Une portion.

Le 16 mars. — Malgré une amélioration continue, qui depuis quelques jours a permis à la malade de se lever, mais pour se recoucher bientôt, parce qu'elle éprouve alors de la fatigue dans les reins, cette malade est encore en proie à quelques frissons erratiques le soir, et souvent à des sueurs pendant la nuit. Elle est très amaigrie, faible, pâle; cependant on ne trouve pas de bruit de souffle soit à la région du cœur, soit le long des vaisseaux du cou.

Pour la première fois depuis le développement de l'affection aiguë, on peut examiner *de visu* les organes génitaux; les plaques muqueuses ont disparu, laissant comme seul vestige de leur existence une coloration rosée de la peau, qui, dans ces points, est un peu déprimée et plus épaisse. La pression ne dénote aucune tuméfaction dans les fosses illiaques; on trouve médiocrement abondante et simplement blanchâtre la sécrétion qui s'échappe du vagin, la muqueuse est d'un rose pâle. Une coloration semblable existe sur le col utérin qui est d'un petit volume (de 0,02 sur 0,019) et dont l'orifice transversal, mais légèrement entr'ouvert, ne mesure plus que 0,012.

De l'orifice vaginal au col, on trouve.	0,048	la malade couchée.
— au cul-de-sac antérieur. .	0,030	
— au cul-de-sac postérieur.	0,062	

L'utérus sans anté ni rétroversion est dans un plan horizontal, du moins quand on examine cette malade couchée, seulement cet organe présente aujourd'hui au toucher un léger mouvement de rotation de gauche à droite sur son axe, de telle sorte que l'angle gauche du col est, du moins dans le décubitus, situé plus en avant que l'angle droit. Le cul-de-sac gauche est légèrement douloureux à la pression, cependant il paraît souple comme *tout le pourtour du col utérin qui ne semble plus présenter aujourd'hui ni tuméfaction, ni bride aucune.* L'utérus, dont le volume paraît normal, est néanmoins peu mobile, il est *toujours porté en arrière col et corps,* et logé dans le cul-de-sac postérieur qui devient le siège d'une douleur assez vive quand on essaye avec le doigt de le refouler, ou de porter le col en avant. — Même prescription.

Le 22. — La malade reste dans le même état de faiblesse, ayant toujours quelques frissons irréguliers le soir, elle a un peu de diarrhée, mais depuis deux jours seulement et sans aucune douleur abdominale soit spontanément, soit à la pression, Le toucher dans le décubitus fait constater aujourd'hui que l'utérus, *outre la latéroversion qu'il présentait au dernier examen et qu'il conserve, a subi une légère inclinaison qui porte le fond de cet organe en arrière,* tandis que le col est un peu tourné en avant, de telle sorte que le doigt explorateur arrive directement sur la lèvre postérieure. L'écoulement est toujours assez abondant.

Le 30 mars. — La malade qui jusqu'alors n'a pas vu revenir ses règles depuis le 2 février, semble aujourd'hui en ressentir les prodromes. Elle éprouve quelques douleurs dans la fosse iliaque droite; l'écoulement blanchâtre est sensiblement plus abondant que ces jours derniers, enfin le col utérin a augmenté de volume, de telle sorte qu'il mesure 0,028 de large sur 0,022 de haut. *La déviation utérine* reste dans le même état. — Même prescription.

Le 12 avril. — Les règles n'ont pas eu lieu; l'écoulement a diminué depuis quelques jours et a repris les caractères qu'il offrait avant la légère recrudescence du 30 mars. Le col est également revenu à son volume normal (0,02 sur 0,018). La déviation persiste dans le même état et sans être sensiblement différente, soit que la malade soit dans le décubitus ou dans la station, qui détermine un si faible abaissement, que dans cette position les mesures indiquées plus haut et prises dans le décubitus dorsal ne sont diminuées chacune que de 3 ou 4 millimètres seulement. La malade ne souffre pas.

L'état général s'améliore un peu jusqu'au 18 avril où la malade est prise, sans cause connue, d'un frisson suivi d'une fièvre intense, avec chaleur marquée à la peau, et de douleurs vives dans les reins et dans les fosses iliaques, qui sont surtout marquées dans la fosse iliaque gauche. Ces douleurs s'exaspèrent sensiblement à la pression, quoique cependant ni l'exploration abdominale ni le toucher vaginal ne fassent constater la moindre tuméfaction ni même de chaleur anormale dans aucun point des régions douloureuses; la chaleur est semblable à ce qu'elle est sur les parties voisines. Repos; diète.

Le 22. — Des pustules de variole apparaissent; les jours suivants, les pustules se remplissent de sang et s'accompagnent de symptômes funestes au milieu desquels, le 27, pendant la visite du matin, la malade conservant toute son intelligence, la figure plombée, les mains froides, livides, sans pouls, tendues vers nous, succombe en nous demandant avec instance de lui enlever de la poitrine le poids qui l'oppresse, et qui depuis hier la rend haletante.

A l'*autopsie*, on trouve une gangrène peu étendue du poumon gauche et des noyaux disséminés de pneumonie lobulaire.

L'utérus est couché à plat sur le rectum; le fond est porté à gauche de la ligne médiane, tandis que le col regarde légèrement à droite. En avant, il n'existe aucune adhérence entre la vessie et l'utérus; on en trouve, au contraire, un assez grand nombre qui unissent la face postérieure de ce dernier organe à la face antérieure du rectum; la plus considérable de ces adhérences, longue, mince, fine, sans trace d'organisation, mais assez résistante, triangulaire, à sommet inférieur, occupe toute la hauteur de la face postérieure de l'utérus et vient adhérer au rectum par l'angle de sa base; de cette façon elle réunit d'une manière médiate ces deux organes, mais plus étroitement le fond de l'utérus que la partie qui avoisine le col. On voit deux autres adhérences, minces, fines, peu étendues, partir du bord droit de l'utérus et venir en s'écartant l'une de l'autre se rendre à la face antérieure du rectum, de manière à laisser entre elles et l'adhérence médiane trois espèces d'alvéoles vides de toute sérosité. On trouve une disposition semblable sur le bord gauche de l'utérus : on voit en effet partir, du point d'insertion de la trompe à l'utérus, pour se rendre à la face antérieure du rectum, six adhérences larges, fines, sans trace d'organisation, mais très résistantes, qui ont un centimètre et demi de hauteur à peu près chacune. Les adhérences gauches offrent une longueur beaucoup plus grande que celle du côté droit; cette différence explique la projection antérieure du bord gauche de l'utérus sur le bord droit de cet organe qui était retenu en arrière, presque appliqué au rectum, par des adhérences moins longues que celles du côté opposé.

L'utérus ne présente aucune flexion; sa longueur totale est de 0,06. Nous observons seulement que la face postérieure du corps est plus bombée que l'antérieure. La muqueuse utérine est blanchâtre, saine, souillée seulement par un liquide épais, couleur lie de vin; le péritoine qui revêt cet organe présente en avant un demi-millimètre d'épaisseur à peu près, tandis qu'il mesure plus d'un millimètre sur la face postérieure. Cette séreuse peut être détachée par une dissection attentive du tissu utérin proprement dit, dans toute l'étendue de la partie sus-vaginale appartenant au col, où la séreuse se trouve doublée d'une lame de tissu cellulaire encore assez notable. Mais, lorsqu'on veut continuer cette dissection sur le corps même de l'utérus, on est bientôt arrêté sur la ligne médiane en avant à 0,02 de l'union du corps et du col, et en arrière on est arrêté à 0,01 de ce même point; au-dessus, la séparation sur la ligne médiane devient complètement impossible. A partir de ces deux points médians, en avant à 0,02, en arrière à 0,01, placés au-dessus de l'union du col et du corps, on voit que l'union intime de la séreuse au tissu utérin proprement dit forme à droite et à gauche une courbe dont l'extrémité supérieure répond à l'insertion de la trompe. Dans toute la partie moyenne de l'utérus, limitée latéralement par ces deux courbes, il est impossible d'isoler le péritoine soit sur la face antérieure, soit sur la face postérieure jusqu'au moment où on arrive au bord supérieur de cet organe qui présente de nouveau un peu de tissu cellulaire. Au-dessous des deux courbes indiquées, on trouve latéralement de minces tractus celluleux qui constituent plus loin une lamelle, puis celle-ci devient de moins en moins ténue à mesure qu'on se rapproche des bords latéraux de l'utérus, où ce tissu cellulaire forme une véritable lame celluleuse, qui se continue avec celui des ligaments larges dont elle est une véritable dépendance.

Les trompes se portent en haut et viennent s'appuyer sur les vaisseaux iliaques externes. En ce point, le péritoine de la trompe gauche présente une fausse membrane molle, blanchâtre, peu étendue, appliquée sur la séreuse et qui lui adhère intimement. Les trompes sont toutes deux volumineuses, flexueuses, finement injectées à leur surface, surtout dans les deux tiers externes; elles donnent au toucher la sensation d'un cordon dur, ferme, presque plein. Des deux côtés on ne peut trouver les franges du pavillon qui est complètement adhérent à l'ovaire, ce que démontre l'insufflation des trompes par l'extrémité utérine, qui les distend sans qu'il s'échappe une seule bulle d'air. Sur les deux trompes le péritoine est doublé d'un tissu cellulaire, finement vascularisé, qui leur donne la coloration rougeâtre qu'elles présentent extérieurement. Lorsqu'on les a déplissés, on voit qu'elles présentent chacune 0,10 de longueur ; leur largeur est normale dans la partie adhérente à l'utérus qui est saine et blanche; là leur perméabilité est telle qu'elle admet une soie très fine; mais bientôt le calibre de chaque trompe va s'élargissant, de telle sorte que la mesure de la trompe fendue et étalée est de 0,02 vers la partie moyenne, et de 0,03 à la partie externe. La cavité de la trompe gauche est remplie d'un liquide épais de consistance sirupeuse, couleur lie de vin, dans lequel on ne trouve aucun caillot; la muqueuse qui la tapisse, après avoir été lavée avec soin, est villeuse, comme tomenteuse, d'une couleur gris rougeâtre; elle forme des plis longitudinaux et présente plus de 0,002 d'épaisseur, mais il faut noter que dans cette épaisseur on comprend l'enveloppe blanche, fibreuse, parcourue de nombreux vaisseaux qui l'injectent finement. La trompe droite offre le même aspect extérieur, si ce n'est qu'elle est un peu moins injectée que la gauche; ses dimensions sont également un peu moindres. La muqueuse, bien que tomenteuse et épaissie, d'un gris assez foncé, est moins injectée que celle de la trompe opposée, et le liquide qu'elle contient est constitué seulement par du muco-pus épais qui ne peut s'échapper par suite des adhérences intimes de cette trompe à l'ovaire. Les deux ovaires peu volumineux ne contiennent ni caillots, ni corps jaunes, leur membrane fibreuse est dure, épaissie et recouverte de nombreuses cicatricules.

Les réflexions que nous avons placées à la suite de la première observation nous dispensent de discuter les différents symptômes énumérés dans la deuxième. Dans celle-ci, en effet, qui a eu lieu sous nos yeux, nous trouvons au début, des accidents bien plus caractéristiques encore d'une péritonite aiguë que dans la première observation, et ultérieurement nous pouvons, pour ainsi dire, suivre pas à pas l'organisation des fausses membranes que cette péritonite a fait naître par les déviations successivement différentes que ces adhérences impriment à l'utérus, de sorte qu'il ne peut y avoir aucun doute sur ce point. Nous pouvons également nous abstenir de discuter la préexistence d'un phlegmon rétro-utérin à la péritonite, puisque le tissu cellulaire de la face postérieure de la matrice offrait sa disposition normale, c'est-à-dire une ténuité du tissu cellulaire, qui double les faces antérieure et postérieure de l'utérus, et qui, *à priori*, aurait dû inspirer des doutes sur la légitimité du siège anatomique attribué aux phlegmons anté et rétro-utérins ; nous croyons donc ne pas devoir revenir sur ce fait.

Toutefois, dans cette observation, plus encore que dans la première, on pourrait, malgré le rapprochement que nous avons établi entre les péritonites pelviennes et l'orchite, se prendre à douter que ces affections de la séreuse du bassin soient capables de donner une sensation analogue à celle d'un plegmon, sans que le tissu cellulaire péri-utérin participe dans la période d'acuité au travail inflammatoire des parties circonvoisines. Nous n'espérions pas, à cause de la rareté d'une terminaison fatale dans la période d'acuité, pouvoir de longtemps dissiper tous les doutes que certaines personnes peuvent avoir à cet égard, lorsque notre excellent ami M. Boucher est venu, au moment où j'écrivais ces lignes, nous prévenir qu'on venait de placer dans son service une malade affectée d'une pelvi-péritonite tellement grave, qu'il avait dû porter un pronostic funeste, qui ne s'est malheureusement que trop tôt réalisé. Nous avons pu voir la malade pendant la vie, et examiner après la mort les lésions anatomiques, qui sont décrites dans l'observation éminemment intéressante que nous a remise notre bon ami M. Boucher. Nous ajouterons que l'autopsie a été faite en présence de notre collègue et ami M. Aran, qu'on n'accusera certainement pas de partialité en faveur de notre opinion, puisqu'il n'a pu, jusqu'à présent, se décider encore à rejeter complètement l'existence des prétendus phlegmons péri-utérins.

OBSERVATION III

Le cinquième jour de l'écoulement des règles suppression du flux menstruel après un refroidissement. — Manifestation presque immédiate de vomissements et de douleurs abdominales très vives, mais limitées à la partie inférieure du ventre qui seule offre une légère tension. — Le sixième jour, manifestation d'une tumeur rétro-utérine du volume des deux tiers du poing, simulant par sa configuration une hématocèle, mais beaucoup plus fluctuante que les tumeurs de cette espèce. — *Généralisation de la péritonite. — Mort le douzième jour du début des accidents. — État normal des poumons et des organes digestifs. — Adhérences glutineuses et sérosité purulente dans la cavité abdominale proprement dite. — Occlusion de la cavité pelvienne par l'adhérence des anses de l'intestin grêle entre elles et au bord supérieur de l'utérus.* — La cavité pelvienne ainsi enkystée est distendue par de la sérosité puriforme *dont la quantité équivaut à peu près à un tiers de litre. — Collections purulentes des trompes. — État morbide de la muqueuse du corps de l'utérus. — Dilatation de la cavité de cet organe qui est remplie par un liquide sanieux muco-sanguinolent. — Le tissu cellulaire des ligaments larges, celui de l'utérus, et en particulier celui qui double le cul-de-sac rétro-utérin, sont parfaitement sains.*

Le 1er janvier 1859, fut apportée sur un brancard à l'hôpital Saint-Antoine, dans le service de M. Boucher de la Ville-Jossy, salle Sainte-Cécile, n° 24, une jeune femme, âgée de vingt-deux ans, tapissière, depuis six ans à Paris, habitant rue de Charenton, 86. Cette jeune femme a toujours joui, dit-elle, d'une bonne santé; sa santé était telle dans ces derniers temps qu'elle a pu, pendant les huit jours qui ont précédé sa maladie, passer non seulement ses journées, mais la plus grande partie des nuits, à travailler pour les commandes du jour de l'an. Elle n'a jamais eu d'enfants, les règles jusqu'au début de la maladie ont toujours été régulières, elles duraient huit jours. La menstruation, malgré le travail excessif auquel la malade était soumise, vint normalement le 22 décembre, continua régulière jusque dans la journée du 27, où, après un refroidissement, l'écoulement sanguin qui n'était qu'au cinquième jour seulement de sa durée habituelle de huit jours, s'arrête. C'est à cette cause que la malade attribue son mal, parce qu'elle a vu des douleurs abdominales vives et des vomissements succéder presque immédiatement à cette suppression. Le lendemain les vomissements, après vingt-quatre heures de durée, cessent, mais les douleurs abdominales persistent et continuent semblables jusqu'à l'entrée de la malade à l'hôpital, qui a lieu pendant la visite du matin et permet ainsi de constater immédiatement l'état suivant :

Décubitus dorsal, facies abdominal, douleurs vives occupant la partie inférieure du ventre, mais limitées à cette partie inférieure qui est légèrement gonflée, tendue, très sensible à la moindre pression. *Le toucher vaginal ne fait constater aucune tumeur*, quoique cependant on ait cherché avec soin à en reconnaître l'existence. Anorexie, ni nausées, ni vomissements; constipation. Réaction fébrile marquée, mais cependant assez modérée. — Prescription : Vingt-cinq sangsues sur le bas-ventre; cataplasmes; diète, lavement.

Le 2 janvier. — L'état est sensiblement le même que la veille, il n'y a pas de diminution sensible de la douleur, qui reste toujours limitée à la partie inférieure du ventre. La constipation persiste. *On ne touche pas la malade.* — Prescription : Vingt sangsues sur le ventre ; bain après les sangsues; cataplasmes; huile de ricin et sirop de chicorée de chaque 30 grammes. Lavement émollient. Diète.

Le 3 janvier. — Malgré ces moyens, l'état a persisté sensiblement le même pendant toute la journée du 2 et en particulier la constipation; dans la soirée l'interne de garde a cru devoir prescrire 0,30 de calomel et deux pilules de 0,025 d'opium. Il y a eu à peine d'évacuations alvines la nuit, elle a été très mauvaise. Nous trouvons ce matin que l'état a considérablement empiré. La figure est tirée, anxieuse; les douleurs abdominales très vives, au lieu d'être limitées comme hier à la partie inférieure du ventre, se sont généralisées à tout l'abdomen qui est tendu, météorisé. Les vomissements, suspendus depuis le 28, se sont reproduits ce matin, ils sont très fréquents. Le pouls est petit, serré, à 120 pulsations. *Le toucher vaginal, qui le 1er janvier n'avait fait reconnaître aucune tumeur dans le bassin, permet de constater aujourd'hui en arrière du col de l'utérus une tumeur du volume des deux tiers du poing, molle, semi-fluctuante, douloureuse au toucher.* — Prescription : Bain; calomel 0,20 en vingt-quatre paquets; glace; cataplasmes. Diète.

Le 4. — L'état général est aussi mauvais, la malade affaissée reste dans le décubitus dorsal; la figure exprime la souffrance. L'abdomen, très distendu, météorisé d'une manière générale, est très sensible à la pression. État nauséeux continuel, vomissements très fréquents, constipation que le calomel a de la peine à surmonter. Pouls petit, serré, 120 à 125. — Prescription : Deux bains; cataplasmes; frictions mercurielles; lavement émollient; deux pilules de 0,025 d'opium. Diète.

Le 5. — L'état reste le même. — Mêmes prescriptions auxquelles on ajoute des bouillons froids.

Le 6. — L'état est à peu près le même, mais cependant paraît plus grave à cause de l'anxiété générale de la malade, de la continuité des nausées, de la fréquence extrême de régurgitations de matières bilieuses, et enfin à cause de l'état de la respiration qui est suspirieuse. Le facies a une expression de très vive souffrance en rapport avec l'intensité des douleurs que la malade éprouve dans l'abdomen, qui sont plus vives encore que ces jours derniers. La sensibilité du ventre est telle que la moindre pression est difficilement supportée; aussi ne peut-on penser à un examen méthodique par la palpation abdominale, une palpation très imparfaite semble faire constater un léger empâtement sus-pubien. Le toucher, au contraire, est possible et complètement en désaccord pour la douleur qu'il suscite avec la sensibilité abdominale. Il fait constater que le vagin, d'une chaleur très peu vive, est raccourci, que le col utérin est rapproché de l'orifice vaginal, qu'il est porté en avant et appliqué contre la face postérieure du pubis. Là cet organe, petit, assez mou, lisse, un peu entr'ouvert, est aplati dans le sens antéro-postérieur par suite de la pression qu'il éprouve entre le pubis en avant d'une part et la tumeur qui se trouve placée en arrière de lui d'autre part. Il en résulte qu'on ne peut porter le doigt dans le cul-de-sac antérieur et explorer la face correspondante de l'utérus ; les tentatives infructueuses de cette exploration donnent lieu à de très vives douleurs; le doigt porté en arrière suit le col dans l'étendue de 3 ou 4 millim., là cet organe se confond dans une tumeur régulièrement arrondie, lisse, peu tendue, occupant tout le cul-de-sac postérieur. Cette tumeur, placée en arrière de l'utérus, semble occuper toute l'excavation pelvienne, elle ne déborde pas en avant sur les bords latéraux du col qu'on peut suivre chacun dans l'étendue de 1 à 2 centimètres; l'axe de l'utérus ne paraît pas changé, ni incliné, ni infléchi. Cette exploration est douloureuse, mais beaucoup moins, comme nous l'avons dit, qu'on eût pu le croire à l'aspect de la malade et en préjugeant de la sensibilité de la tumeur vaginale par la sensibilité des parois abdominales. Le doigt revient couvert de mucus jaunâtre et de sang couleur lie de vin.

Le toucher rectal fait constater l'existence d'une tumeur arrondie, séparant le col et le corps de l'utérus du rectum ; cette tumeur présente la forme d'une hématocèle semi-fluctuante. Le pouls donne 120 pulsations. — Prescription : Calomel 0,50 ; glace ; deux bains ; frictions avec onguent napolitain belladoné ; cataplasmes ; bouillons froids.

7 janvier. — La malade a éprouvé dans le bain un soulagement tel qu'elle demande aujourd'hui à y être envoyée de nouveau ; elle a eu dans la journée d'hier trois selles peu abondantes. Les vomissements ont été moins fréquents, mais ils ont reparu réitérés pendant la nuit qui s'est passée sans sommeil ; ce matin ils continuent aussi fréquents que la nuit. La tension et la sensibilité du ventre sont les mêmes qu'hier, ils s'accompagnent de la même anxiété ; l'expression du facies est semblable. Le pouls petit, serré, 124. La peau est fraîche, couverte

d'une sueur très légèrement visqueuse. — Prescription : Glace ; deux pilules d'opium ; lavement émollient ; frictions mercurielles belladonées ; deux bains ; cataplasmes ; bouillons glacés.

Le 8. — L'état s'est aggravé depuis hier ; les nausées et les vomissements ont persisté aussi fréquents, la faiblesse a été si rapidement croissante que, malgré le désir que la malade avait de prendre un bain, elle n'a pu y rester que cinq à six minutes ; le soir il y avait du refroidissement. Ce matin, l'intelligence est affaiblie, subdelirium, faiblesse extrême, le facies grippé exprime la souffrance, mais moins qu'hier ; météorisme et excessive sensibilité du ventre. Le col utérin est encore plus fortement appliqué contre le pubis que le 6 ; il est presque entièrement confondu dans la tumeur post-utérine qui, lisse, globuleuse, occupe tout le petit bassin. La sensibilité de cette tumeur semi-fluctuante est plus marquée qu'au dernier examen. Le pouls est petit, misérable, à 120 pulsations ; la peau froide, humide, visqueuse. Mort à onze heures du matin.

Autopsie, quarante heures après la mort. — Le cadavre ne présente de marques de décomposition que dans les régions abdominales qui ont une teinte légèrement verdâtre. L'encéphale n'a pas été examiné. Les poumons, le cœur, les organes digestifs, ainsi que les reins, sont sains.

En ouvrant l'abdomen il s'échappe une assez grande quantité de sérosité blanchâtre dans laquelle flottent des fausses membranes. Les anses intestinales, unies par des adhérences qu'on peut détruire avec le doigt sans qu'il y ait de déchirure des intestins, laissent entre elles des espaces enkystés qui contient de la sérosité purulente. Les adhérences les plus remarquables sont celles qui, au niveau du détroit supérieur, soudent les anses de la dernière partie de l'intestin grêle, les unes au fond de l'utérus, les autres au ligament large gauche, d'autres enfin au ligament large droit et à l'S iliaque, de telle sorte que le cul-de-sac rétro-utérin forme une cavité complètement close de toutes parts. Cette cavité, tapissée partout par le péritoine enflammé, est distendue par de la sérosité purulente, dont la quantité peut être évaluée à un tiers de litre à peu près. Non seulement ce pus ne contient pas de trace de sang, mais on ne trouve dans aucun point de cette cavité d'apparence de caillot sanguin soit ancien, soit récent ; elle contient seulement et uniquement de la sérosité puriforme. Le *tissu cellulaire* qui double le péritoine enflammé, en particulier le tissu cellulaire *du cul-de-sac vagino-rectal, est parfaitement sain.*

La vessie est d'une capacité très restreinte ; son tissu cellulaire sous-péritonéal brunâtre est épaissi, mais il ne contient pas de pus ni d'autre trace d'un travail inflammatoire.

L'utérus a dans son grand diamètre 7 à 8 centimètres : 4 centimètres latéralement, 3 centimètres d'avant en arrière dans sa partie moyenne. Les parois de cet organe sont saines ; sa cavité agrandie pourrait contenir 7 à 8 grammes de liquide, elle est remplie par un mucus brunâtre semblable à celui qui, pendant la vie, souillait le doigt explorateur. La muqueuse, légèrement tomenteuse, présente une coloration gris brunâtre analogue, mais moins foncée que la couleur du mucus sanguinolent qui est en contact avec cette muqueuse et qui semble l'avoir colorée par imbibition. Le tissu cellulaire sous-péritonéal de l'utérus *est tout à fait normal.*

Il en est de même du tissu cellulaire des ligaments larges. Les deux ovaires sont sains, mais il n'en est pas ainsi des trompes qui, toutes deux, adhèrent aux ovaires, offrent, toutes deux, d'assez nombreuses flexuosités persistantes, déterminées par des fausses membranes, et qui présentent, toutes deux, une augmentation très sensible de volume. A l'extrémité externe du pavillon de la trompe gauche, qui, comme nous l'avons dit, adhère à l'ovaire correspondant, est appendu par un mince pédicule un kyste séreux du volume d'une aveline. Les bords frangés du pavillon de cette trompe sont brunâtres, comme fongueux; cet état inflammatoire se prolonge dans le pavillon dont la capacité est plus grande qu'à l'état normal, il contient du pus blanc, crémeux, qu'on trouve dans toute la longueur de cette trompe. La trompe droite présente un état fongueux analogue à celui du pavillon, et contient, comme la trompe gauche, une assez grande quantité de pus phlegmoneux.

Nous n'ajouterons aucune réflexion à cette observation intéressante, qui a d'autant plus de prix à nos yeux qu'elle n'a pas été recueillie par nous, mais par un de nos amis les plus distingués, complètement impartial, et en particulier complètement impartial dans la question de l'existence ou de la non-existence des phlegmons péri-utérins. Nous ferons remarquer seulement que la tardive apparition de la tumeur péri-utérine qui n'a eu lieu que le septième jour après le début des accidents, et l'absence de tout caillot ou produit hématique quelconque soit dans le kyste pelvien, soit dans l'un des annexes de l'utérus, rendent parfaitement impossible la supposition qu'il s'agissait dans ce cas d'une hématocèle suppurée. Nous n'avons pas besoin de dire que l'état d'intégrité absolue du tissu cellulaire péri-utérin, contrôlé par notre collègue et ami Aran, qui admet encore la possibilité des phlegmons péri-utérins, et la courte durée de la maladie qui, chaque jour, a été s'aggravant, empêchent de croire que le tissu cellulaire ait été le siège d'une inflammation qui serait arrivée à résolution complète au moment de l'autopsie. Aussi croyons-nous que cette observation démontre de la manière la plus péremptoire que la péritonite pelvienne, lorsqu'elle donne lieu à une collection liquide enkystée, se révèle au toucher par l'existence d'une tumeur rétro-utérine qui présente tous les caractères d'un abcès. Il est plus difficile d'admettre qu'il en soit de même dans les périodes tardives de cette affection, et d'admettre qu'une sensation analogue à celle d'une tumeur phlegmoneuse puisse être produite par des intestins réunis entre eux par des adhérences péritonéales de très ancienne date. Pour dissiper toute incertitude à cet égard, nous emprunterons au journal américain, *Philadelphia medical Examiner* (1), un fait qui est malheureusement trop convaincant.

OBSERVATION IV

Gastrotomie pratiquée pour une prétendue tumeur de l'ovaire qui n'était autre qu'une masse intestinale réunie par des adhérences.

Une femme, âgée de vingt-trois ans, dont la jeunesse avait été tellement orageuse, qu'un jour en peu d'heures elle avait souffert les approches de treize hommes, mère de quatre enfants et atteinte de syphilis, portait depuis plus de huit mois, dans le côté gauche de l'abdomen, une tumeur du volume de la tête d'un adulte; elle était mobile et se déplaçait un peu selon le côté sur lequel la malade s'inclinait; la percussion faisait constater un son mat.

A part des hémorrhoïdes et une dysurie qui nécessita souvent le cathétérisme, cette femme n'éprouvait aucune incommodité résultant de la tumeur; elle était bien portante sous tous les rapports, mais elle désirait beaucoup être opérée, parce qu'on lui avait dit que sa tumeur était de même nature qu'une affection des suites de laquelle une de ses sœurs était morte.

Quatre médecins de l'hôpital de Philadelphie ayant déclaré qu'il s'agissait d'une tumeur de l'ovaire et formulé l'avis de l'opérer, M. Smith fit une incision de 22 centimètres à la paroi abdominale et alla à la recherche de la masse morbide; mais il ne trouva d'abord que l'épiploon graisseux et épais de près d'un centimètre et demi. A ce moment, un mouvement de la malade fit sortir *une masse d'environ 5 mètres d'intestins* (sic), adhérents entre eux par des liens annonçant l'existence d'une ancienne péritonite et l'on reconnut que la tumeur n'était constituée que par cette masse; car, après qu'on eut rompu les adhérences, toute apparence de tumeur disparut. On fit la suture de la plaie, après avoir refoulé les intestins dans l'abdomen.

Heureusement le malade guérit sans accidents.

Nous n'avons, pour ainsi dire, aucune réflexion à ajouter à cette observation, les détails qu'elle contient parlent d'eux-mêmes. Ils établissent d'une manière irréfragable que des anses intestinales, réunies entre elles par d'anciennes adhérences péritonéales, peuvent simuler une tumeur contenant un liquide et la simuler d'une manière complète, puisque quatre médecins d'un grand hôpital réunis en consultation ont cru, après mûr examen, pouvoir tirer de cette sensation trompeuse l'indication d'une des opérations les plus graves de la chirurgie. Nous n'avons pas à juger si l'indication

(1) *Dublin medical Press*, 18 avril 1855, p. 246, et *Philadelphia medical Examiner. Traduction* in *Gazette hebdomadaire*, 27 juillet 1855, t. II, n° 30, p. 556.

était téméraire ou non, mais à faire remarquer que, non seulement l'opération commencée, mais même que, l'abdomen largement incisé, l'erreur persistait encore. Il a fallu que l'anatomie pathologique de la tumeur soit faite sur le vivant, pour qu'il soit démontré enfin que la sensation trompeuse d'un kyste était produite par une masse d'intestins agglutinés entre eux par des adhérences péritonéales, comme il nous a fallu dans notre première observation une dissection minutieuse de la tumeur pelvienne, qui cependant était là sous nos yeux sur la table d'autopsie, pour nous désabuser et nous convaincre enfin que la sensation trompeuse d'un phlegmon péri-utérin, que nous voulions à toute force trouver, était produite par des anses intestinales réunies par des adhérences péritonéales. Ce que nous venons de dire fait comprendre combien l'erreur a dû être facile dans la détermination des tumeurs péri-utérines; comment, en l'absence d'autopsies, sans doute peu recherchées, on a pu arriver par une induction trompeuse à considérer comme signes de prétendus phlegmons péri-utérins les symptômes physiques, jusqu'à nous restés inconnus, auxquels donnent lieu les péritonites partielles. L'erreur s'explique lorsqu'on réfléchit que c'est sur la sensation perçue par le toucher d'une tumeur péri-utérine rénitente, dont on n'avait jamais cherché à constater, pièces anatomiques en main, quelle était la constitution réelle, qu'on a hypothétiquement établi l'existence des phlegmons péri-utérins. Elle s'explique bien mieux encore lorsqu'on fait la remarque qu'on a subordonné à ces signes si peu étudiés, que fournissait un toucher empirique, tous les autres symptômes de l'affection qui, dès lors, n'ont plus servi qu'à établir des divisions que leur dénomination seule, comme celle de phlegmon chronique, aurait dû cependant rendre suspectes.

QUATORZIÈME CONFÉRENCE

De la pelvi-péritonite

(Suite.)

Les détails dans lesquels je suis entré dans ma dernière conférence font comprendre : 1° combien il a été facile de se tromper dans la détermination des tumeurs péri-utérines, sur lesquelles on n'avait que des notions très imparfaites, tant qu'on n'a pas fait intervenir l'anatomie pathologique dans leur étude ; 2° comment, sans autopsie, on est arrivé par suite d'une induction trompeuse à considérer comme symptômes d'un phlegmon péri-utérin, les signes physiques restés très peu étudiés jusqu'à nous, auxquels donnent lieu les pelvi-péritonites dans leur période d'état par suite de l'immobilisation des organes pelviens qu'elles déterminent. Ces signes, qui alors indiquent l'existence d'une tumeur ou plutôt d'une pseudo-tumeur, se modifient quand la pelvi-péritonite marche à la guérison, et on ne sent plus alors, comme dans les deux observations suivantes, qu'une résistance produite par des tractus péritonéaux, et qui restait comme vestige de la tumeur péri-utérine à laquelle avait donné lieu dans la période d'état, l'inflammation de la séreuse pelvienne.

OBSERVATION V

Absence d'affections utérines antérieures. — Le deuxième jour de l'écoulement des règles, immersion prolongée des mains dans l'eau froide. — Suppression de l'écoulement menstruel. Immédiatement, malaise, douleurs abdominales qui augmentent graduellement pendant les jours suivants. — Le septième jour de la suppression menstruelle, entrée de la malade à l'hôpital, où nous constatons l'existence d'une tumeur occupant la partie latérale droite de l'utérus. — Application de sangsues sur le col, amélioration progressive. — Retour régulier de la menstruation. — Guérison presque complète. — Sortie de la malade de l'hôpital où elle rentre dix jours après sa sortie, affectée d'une fièvre typhoïde maligne qui la fait succomber soixante-neuf jours après la suppression des règles.

Autopsie. — *Ulcérations des plaques de Peyer. — Adhérences de la trompe droite à l'ovaire correspondant, circonscrivant un foyer muco-purulent intra-péritonéal. — Adhérences interposées à cette trompe, à l'ovaire, à l'utérus et au rectum. — Longues brides péritonéales se portant de ces adhérences à l'intestin grêle. — Antéversion et légère incurvation latérale de l'utérus qui est sain. — Ovaires sains. — La trompe droite, dont la muqueuse épaissie présente une légère injection, contient du muco-pus. — La trompe gauche est saine. — Le tissu cellulaire des ligaments larges, celui des faces antérieure et postérieure de l'utérus, enfin celui des culs-de-sac vaginaux, minutieusement disséqué, est sain.*

Le 7 mars 1857, entre à la Pitié dans mon service, salle Sainte-Marthe, n° 40, une jeune femme, âgée de vingt-trois ans, cartonnière, née à Fontainebleau, habitant depuis assez longtemps Paris, rue des Francs-Bourgeois, n° 15. Son père est mort, à quarante-cinq ans, d'une attaque d'apoplexie qui l'a enlevé au milieu d'une bonne santé; sa mère est morte, à quarante-huit ans, d'un ulcère de la matrice qui semble avoir été un ulcère cancéreux; sa sœur aînée est souvent souffrante depuis un accouchement laborieux, à la suite duquel est survenue une chute de la matrice. Notre malade, brune, à teint pâle, assez maigre, d'une assez faible constitution, aurait été, suivant son récit, plus mal partagée encore que sa sœur sous le rapport de la santé; car, suivant elle, depuis sa plus tendre enfance, elle aurait été presque toujours souffrante, sans cependant avoir été obligée de garder un seul jour le lit pour cause de maladie. Dans son enfance, d'une santé délicate, elle aurait été, dit-elle, très fréquemment en proie à des maux de tête violents qui n'ont cessé qu'à l'âge de quatorze ans, où la santé a été bonne pendant deux années pour commencer à seize ans à s'altérer de nouveau. A dix-sept ans eut lieu, sans aucune douleur, la première menstruation qui, depuis, a continué, mais très irrégulière, venant tantôt quinze jours, tantôt six semaines après la menstruation précédente, sans qu'il y ait eu de plus longs intervalles, ni aucun symptôme qui puisse faire soupçonner un commencement de grossesse. La menstruation, accompagnée pendant les deux premiers jours de quelques douleurs abdominales, dure trois jours, assez abondante pendant tout le temps. Depuis l'établissement de la menstruation, cette malade est affectée d'une leucorrhée presque habituelle; elle est sujette à des céphalalgies fréquentes, des tiraillements d'estomac, une tympanite stomacale après les repas et à des douleurs névralgiques au niveau des fausses côtes gauches. Elle éprouve de plus des battements de cœur et des étouffements lors de la marche; enfin elle est prise, à la moindre contrariété, de douleurs épigastriques et d'une sensation de constriction qui vient se manifester au-dessous du larynx, mais il est à noter qu'elle n'a jamais eu aucune attaque de convulsions hystériques bien caractérisée.

Elle était dans cet état de santé habituel, lorsque, le 1er mars, elle va au lavoir malgré l'existence de ses règles qui étaient apparues la veille et qui coulaient assez abondamment; pendant qu'elle lave son linge, le flux sanguin continue abondant, il s'arrête immédiatement lorsque cette femme cesse son travail; il est alors remplacé par un écoulement blanchâtre, mais sans que cette perturbation insolite de la fonction donne lieu à ce moment à de vives douleurs. Le lendemain, 2 mars, elle éprouve un état de malaise général, qui reste sans manifestation locale bien caractérisée jusque dans la soirée où alors, sans qu'il y ait eu de frissons, elle voit les douleurs abdominales, très modérées, qu'elle ressentait, augmenter sensiblement d'intensité. Le lendemain, 3, la malade est obligée de garder le lit, non seulement parce que le moindre mouvement exagère d'une manière excessive les coliques utérines qu'elle éprouve, et les douleurs abdominales auxquelles elle est en proie, mais parce que ces mouvements donnent lieu à des lypothymies. Malgré le repos absolu au lit, l'application continuelle de cataplasmes émollients et l'administration de potions dont la composition est restée indéterminée, les douleurs ne cessent pas ; le lendemain elles sont continuelles dans la partie inférieure gauche du ventre, vives, mais intermittentes du côté droit. Elles persistent semblables jusqu'au moment où la malade se fait apporter sur un brancard à l'hôpital où, le lendemain de son entrée, nous constatons l'état suivant :

8 mars. — La figure pâle exprime la souffrance. La peau est modérément chaude, le pouls peu développé donne 104 pulsations. L'auscultation ne fait constater qu'un peu de faiblesse du murmure respiratoire sous la clavicule droite; la percussion est normale, elle semble indiquer que le cœur est assez petit, ses bruits ne présentent d'ailleurs qu'un souffle très doux au premier temps, qui se prolonge le long des vaisseaux du cou. Pas de vomissements; constipation.

Le ventre est souple, indolent à la pression dans toute sa moitié supérieure, tandis que l'exploration réveille des douleurs très vives dans la région hypogastrique et dans les deux fosses iliaques, particulièrement dans un point situé à gauche de la ligne médiane. Le toucher vaginal fait constater une chaleur modérée de ce conduit; le col peu éloigné de l'orifice vulvaire est complètement tourné vers la concavité du sacrum et un peu à droite; il est petit, légèrement entr'ouvert, il paraît un peu rugueux au doigt vers l'angle droit de son orifice, où cependant le spéculum employé pour l'application des sangsues ne nous a point fait constater de granulations. La muqueuse de cet organe, sans aucune exulcération, est d'un rouge assez pâle sur lequel apparaît le mucus glaireux et incolore qui s'échappe de la cavité cervicale. Le corps de l'utérus, dans le même axe que le col, vient par son fond appuyer contre la face postérieure du pubis; il est assez long, mais ne paraît pas sensiblement élargi ; sa face antérieure ne présente aucune concavité. Il n'existe aucune tuméfaction dans le cul-de-sac antérieur qui est peu sensible à la pression, tant qu'on n'imprime pas de mouvements à l'utérus; ceux-ci sont très pénibles, parce qu'ils viennent retentir douloureusement dans la partie inférieure du ventre. Dans le cul-de-sac droit, on sent à peu près au niveau de l'union du col et du corps une tumeur accolée au bord de cet organe; cette tumeur est assez nettement dessinée inférieurement, mais moins facile à déterminer supérieurement où elle est plus mollasse, plus étendue et sans délimitation supérieure bien exacte. La pression de ce cul-de-sac droit est très douloureuse à une pression un peu forte. Cette exploration est plus douloureuse encore dans le cul-de-sac gauche qui est bien plus étroit que celui du côté opposé; cependant on ne trouve dans ce cul-de-sac qu'une tuméfaction mal dessinée sans contours arrêtés, et qui est située sur un plan un peu plus élevé que la tumeur franchement accusée qui existe à droite. L'exploration du cul-de-sac postérieur, presque impossible si l'on ne déplace pas l'utérus qui est en antéversion, est très difficile encore lorsqu'on essaye de ramener le col en avant, parce que les mouvements qu'on imprime à l'utérus donnent lieu à des douleurs qui empêchent de constater s'il existe ou non une tuemur rétro-utérine. — Prescription : Tisane de tilleul et fleurs d'oranger; quatre sangsues sur le col; cataplasmes sur le ventre; lavement huileux; bouillons; diète.

Le 9. — L'application des sangsues a été suivie d'un écoulement de sang très abondant qui a continué toute la nuit et a amené une notable diminution des douleurs. Cet écoulement sanguin a persisté avec la même abondance pendant la première partie de la matinée, où alors la malade a été prise de coliques utérines vives qui, au bout d'une heure et demie de durée, ont amené l'expulsion d'un caillot assez volumineux uniquement formé de sang noir et coagulé. Les coliques utérines ont cessé, et avec elles l'écoulement sanguin qui est devenu blanchâtre.

Du 10 au 20. — La malade va sensiblement mieux, le facies est meilleur, la peau est fraîche, le pouls varie de 64 à 72 pulsations. Néanmoins la malade éprouve encore quelques nausées, le ventre reste sensible à la pression surtout à droite de la ligne médiane; elle éprouve fréquemment des douleurs dans le bas-ventre qui s'irradient sous forme d'élancements dans la partie supérieure des deux cuisses. Ces douleurs ont sensiblement augmenté et se sont accompagnées de maux de reins lorsque la malade s'est levée et a marché pour aller au bain. — Prescription : Tilleul orangé, un paquet de fer réduit par l'hydrogène de 0,10; bain tous les deux jours; deux portions.

A dater du 20, l'amélioration continue et fait de sensibles progrès. Les douleurs du bas-ventre sont plus rares, sourdes, la leucorrhée est très peu abondante. Le toucher fait constater d'assez notables modifications. Ainsi le vagin ne présente plus aucune chaleur anormale, l'utérus n'a pas changé de position, mais il n'y a plus de tuméfaction appréciable dans le cul-de-sac gauche; dans le cul-de-sac droit, on ne sent plus que la partie arrondie de la tumeur qui se dessinait le plus nettement dans le premier examen. Cette tumeur assez régulière est moindre aujourd'hui, d'une forme oblongue, allongée, sensible à la pression, et assez nettement détachée de l'utérus pour paraître constituée par l'ovaire. Tout l'empâtement périphérique, en particulier celui qui au début était placé supérieurement à la tumeur, a presque complètement disparu.

Le 26. — Les règles annoncées par de l'anorexie, une légère augmentation de la chaleur de la peau et une réaction modérée du pouls qui non seulement donne 88 pulsations, mais est plus développé que les jours précédents, paraissent sans aucune douleur. Elles coulent régulièrement pendant trois jours, s'arrêtent le 29 ; reparaissent pendant une demi-journée le 30, puis cessent sans être presque suivies de leucorrhée.

A partir de ce jour, la malade ne ressent plus aucune souffrance dans le bas-ventre; elle se plaint seulement d'une douleur située entre la colonne vertébrale et le scapulum dans la gouttière vertébrale gauche, douleur qui augmente par moments, s'exaspère à la pression du doigt comme les douleurs névralgiques. A l'exception de cette douleur que la malade a déjà éprouvée à diverses reprises avant son entrée à l'hôpital, elle se trouve complètement bien lorsqu'elle demande sa sortie le 8 avril. Avant son départ, on l'examine une dernière fois; le toucher ne fait constater aucun changement survenu dans la position de l'utérus observée à l'examen précédent. Le cul-de-sac gauche paraît libre; dans le cul-de-sac droit, on trouve encore la petite tumeur latérale à l'utérus, mais elle a encore diminué de volume depuis le 20, elle est moins dure et à peine sensible à la pression. Autour de cette tuméfaction persistante on sent quelques brides transversales qui, lorsqu'on essaye d'imprimer des mouvements de latéralité à l'utérus, deviennent le siège de douleurs semblables à celles que la malade éprouvait autrefois, mais qui depuis les règles ont disparu d'une manière si complète qu'elle ne les ressent même plus après la marche.

Dix jours après sa sortie de l'hôpital, cette malade est apportée de nouveau dans mon service, mais cette fois pour une fièvre typhoïde maligne datant de quatre jours. Malgré l'existence de cette maladie, trop bien caractérisée, les règles viennent spontanément le 21 avril, sans aucune douleur à leur époque régulière, elles coulent normalement jusqu'au 23, sans que la malade accuse aucune douleur abdominale. La fièvre typhoïde à forme adynamique suit sa marche funeste et entraîne la mort le 8 mai.

Autopsie. — Injection notable des méninges; piqueté de la substance cérébrale. Adhérences pleurales nombreuses, surtout à gauche et à la partie inférieure. Les poumons ne contiennent pas de tubercules. Congestion considérable de ces organes, splénisation du lobe inférieur du poumon droit. Le cœur petit, jaunâtre, mou, sans lésion des orifices.

Injection notable du foie et surtout des reins. Plaques volumineuses dans le tiers inférieur de l'intestin grêle. Deux de ces plaques seulement, placées contre la valvule iléo-cæcale, offrent deux larges ulcérations ovalaires, taillées à pic, dont le fond est formé par la membrane musculeuse; follicules isolés nombreux dans le colon ascendant, mais de plus en plus rares à mesure qu'on se rapproche de l'S iliaque.

Nous dirons, avant de nous occuper de l'anatomie pathologique des organes génitaux et parties adjacentes, qu'il existait quatre longues brides péritonéales qui, de la partie postérieure du ligament large droit, allaient en s'écartant en forme de patte d'oie se rendre à la dernière portion de l'intestin grêle, et qui, au moment où elles arrivaient à l'intestin, se bifurquaient pour adhérer aux deux faces latérales opposées de l'intestin, en laissant entre chacune des bandelettes de bifurcation un espace vide comme le font les bifurcations des artères mésentériques. Ces tractus, longs de 12 à 16 centimètres, solides, résistants, offraient une teinte vineuse semblable à celle de l'intestin, auquel elles se rendaient.

L'utérus était, comme nous l'avions constaté pendant la vie, en antéversion complète, le col tourné vers la cavité du sacrum, l'angle gauche un peu plus haut que le droit qui regardait un peu en avant. Le col régulièrement conique, petit, de 0,025 sur 0,02, offrait une légère exulcération qui entourait son orifice, transversal, ouvert de 0,01. La face antérieure de l'utérus, libre de toute adhérence, était parfaitement normale, sauf une légère courbure dont nous parlerons plus loin; on peut détacher de la vessie et de la face antérieure de l'utérus le péritoine aussi loin qu'à l'état normal : le tissu sous-péritonéal est parfaitement sain. La face postérieure présente au contraire de nombreuses adhérences, surtout à sa partie inférieure : les unes, fines, assez courtes, sont interposées à l'utérus et au rectum qui est dévié à gauche ; les autres, moins longues encore, plus nombreuses et plus larges, sont interposées à la matrice, à l'ovaire et à la trompe droite, qui sont tous deux abaissés et, pour ainsi dire, soudés par ces adhérences à la face postérieure latérale droite de l'utérus, à l'union du col et du corps, mais un peu au-dessous de ce point ; c'est de ce réseau épais de fausses membranes fines et serrées que partent les brides intestinales dont nous avons parlé. L'utérus présente, comme nous l'avons dit, une légère incurvation sur son bord latéral droit, appréciable surtout en arrière, qui fait que la corne droite est placée plus bas que la gauche. Le tissu cellulaire de cette face postérieure de l'utérus est sain. La cavité utérine et la cavité cervicale nous ont paru parfaitement normales.

La trompe gauche est régulière, normale, perméable ; son pavillon n'est pas adhérent ; la muqueuse, d'un blanc grisâtre, un peu tomenteuse, est saine, humectée d'un peu de mucus incolore.

L'ovaire gauche, assez volumineux, ayant 0,04 de longueur sur 0,027 de hauteur, paraît sain ; son stroma est un peu injecté. La coupe de cet ovaire nous a montré un certain nombre de vésicules normales, un caillot brunâtre, gros comme une noisette, enkysté dans une cavité à parois tomenteuses grisâtres, qui est situé sur le bord de l'ovaire, mais au-dessous de son enveloppe fibreuse dont la continuité ne paraît pas altérée.

L'ovaire droit, placé plus bas et plus en arrière que son congénère, est soudé, comme nous l'avons dit, contre le bord droit et la face postérieure de l'utérus ; il mesure 0,05 sur 0,04 ; tout le stroma est très injecté et présente une coloration d'un rouge vineux. Cet ovaire contient un corps jaune, du volume d'une aveline, dont le centre, d'un rouge noirâtre, est moins dense que la partie corticale de ce caillot, qui est, elle, d'une teinte semi-jaunâtre. La coque fibreuse de cet ovaire est entière, non érodée, non seulement dans le point correspondant à ce caillot, mais dans une partie voisine de celui-ci, qui cependant forme extérieurement une dépression cupuliforme, de 2 centimètres de diamètre, qui sert de paroi à la partie postérieure de l'ovaire.

Cette collection de muco-pus jaunâtre, dont la quantité équivaut à celle d'une forte cuillerée à café, a pour paroi d'une part, comme nous l'avons dit, la dépression cupuliforme à bords festonnés que présente la face postérieure de l'ovaire qui, à ce niveau, villeuse, d'un gris rougeâtre, semble privée de son revêtissement péritonéal. Elle a pour paroi, d'autre part, le pavillon de la trompe qui, après un mouvement de circumduction autour de l'ovaire, est venu s'unir à la face postérieure de cet organe par une adhérence intime et résistante. Il résulte de là que cette collection muco-purulente, à laquelle on ne peut parvenir qu'en détruisant la fausse membrane interposée à l'ovaire et au pavillon, est, à proprement parler, intra-tubaire ; elle mérite d'autant mieux cette dénomination, que la trompe, parfaitement perméable dans toute son étendue, est distendue par du muco-pus semblable à celui qui est contenu dans le pavillon. Cette trompe incurvée, qui avant toute dissection paraissait volumineuse, comme boursouflée par le liquide muco-purulent qu'elle contenait, revient à son volume normal et reprend sa forme lorsqu'on l'a séparée de l'ovaire auquel elle adhère dans toute la partie qu'elle embrasse dans sa circumduction à cet organe. La muqueuse de cette trompe est grisâtre, un peu plus injectée que celle du côté opposé, et couverte, comme nous l'avons dit, par du muco-pus.

Les réflexions que nous avons ajoutées à nos premières observations pour démontrer la corrélation des symptômes et des lésions, en particulier la corrélation des signes de la tumeur péri-utérine et des lésions péritonéales, rendent inutile que nous revenions sur ce point qui nous paraît suffisamment prouvé. Mais nous avons, à propos de l'observation précédente, à résumer les lésions anatomiques qui se trouvent décrites, non seulement dans ce fait, mais dans les observations II et III, qui appartiennent toutes trois à une même variété de la pelvi-péritonite, c'est-à-dire à la pelvi-péritonite menstruelle dont nous présenterons plus loin la symptomatologie. Nous n'avons pas la prétention de pouvoir, avec ces trois faits, tracer d'une manière complète l'anatomie pathologique de cette variété très importante des orchites féminines, mais de donner un premier croquis de ce tableau nécrologique dont les lacunes disparaîtront par des travaux ultérieurs. Si ce croquis n'est pas complet, il a du moins l'avantage d'indiquer les lésions que nous avons pu constater anatomiquement à des époques différentes après le début de l'affection, puisque la mort a eu lieu dans l'une (1) le douzième jour, dans l'autre le soixante-neuvième jour, et dans la dernière (2) à la fin du troisième mois, après la perturbation des règles qui a déterminé la pelvi-péritonite.

Nous n'avons pas besoin de dire que, dans ces trois observations, existaient des lésions du péritoine pelvien, ni de décrire minutieusement ces lésions, sur lesquelles nous avons tant de fois insisté dans le but de démontrer que ce sont les produits inflammatoires de la séreuse qui constituent la tumeur péri-utérine perçue par le toucher vaginal. Il nous suffira de rappeler que, dans l'une de ces observations (3), le péritoine pelvien constituait un véritable kyste purulent; que, dans l'autre (4), il existait au milieu de nombreuses adhérences un petit foyer muco-purulent interposé médiatement à l'ovaire et à la trompe, et que, dans la troisième (5), la séreuse n'offrait plus que des tractus celluleux qui restaient comme stigmates indélébiles du travail inflammatoire passé. Mais nous avons à attirer d'une manière toute parti-

(1) Voyez obs. III.
(2) Obs. II.
(3) Obs. III.
(4) Obs. VII.
(5) Obs. II.

culière l'attention sur l'état d'intégrité des ovaires, que nous avons déjà signalé dans la pelvi-péritonite blennorrhagique. Ces organes étaient complètement sains dans deux de ces observations (1) ; dans l'autre (2) également, le parenchyme de l'ovaire, quoique congestionné, n'était pas altéré, mais il existait à la surface une ulcération qu'on ne peut, suivant nous, considérer comme une lésion de l'ovaire lui-même, puisque cette ulcération n'intéressait que le péritoine et avait laissé entière, mais déprimée, la membrane fibreuse (tunique albuginée), qui en ce point servait de paroi au foyer muco-purulent. Aussi nous croyons-nous en droit de dire que, dans ces trois observations, les ovaires étaient sains, abstraction faite, bien entendu, de l'absence ou de la présence des caillots physiologiques qu'ils contenaient, qui manquaient dans l'une des observations (3), existaient dans l'autre (4) où ils présentaient les caractères bien tranchés des épanchements sanguins qui se rattachent au travail ovulaire, l'un d'un mois plus ancien que l'autre qui datait d'une vingtaine de jours environ.

A cet état d'intégrité des ovaires, nous opposerons les lésions que présentaient les trompes dans ces trois observations, auxquelles on peut joindre deux observations, l'une d'Harrison (5), et l'autre d'Andral (6), et qui indiquaient de la manière la plus certaine que ces conduits, qui sont les analogues du canal déférent et de l'épididyme réunis, avaient été le siège d'un travail inflammatoire que nous avons déjà vu, dans la pelvi-péritonite blennorrhagique, être le point de départ de l'affection de la séreuse. Ce travail inflammatoire était indiqué, dans l'une (7) de nos trois observations, par la réplétion des deux trompes, par du pus phlegmoneux semblable à celui qui était contenu dans le péritoine, par l'état tomenteux de la muqueuse, surtout

(1) Obs. II et obs. III, *loc. cit.*

(2) Obs. VII.

(3) Obs. II.

(4) Obs. VII.

(5) Observation de M. Harrison (de Louisville), *The American Journal of the Medic. Sciences*, février 1835, p. 372. Extraite du *Mémoire sur les maladies des ovaires* de M. de Chéreau, p. 129. Paris, 1844.

(6) Observation de M. Andral, *Clinique médicale*, t. II, p. 687.

(7) Obs. III.

de celle des deux pavillons, qui tous deux adhéraient aux ovaires. Il était indiqué, dans l'autre (1), par la tuméfaction de la trompe droite, la coloration gris ardoisé de la muqueuse tubaire, l'adhérence à l'ovaire du pavillon de cette trompe, enfin la réplétion de cette sorte d'ampoule qui rappelait imparfaitement la disposition décrite comme un état physiologique, par une collection muco-purulente dont le contenu était tout à fait semblable à celui qui existait dans la trompe. Ce travail inflammatoire était indiqué enfin dans la dernière observation (2), c'est-à-dire dans celle où la mort a eu lieu à l'époque la plus éloignée du début des accidents, par l'adhérence immédiate des deux trompes aux ovaires, par l'épaississement de leurs parois, la coloration gris ardoisé et l'état villeux de leur muqueuse, enfin par la dilatation de toute la partie extra-utérine de chacun des deux oviductes, dont l'un contenait du muco-pus, tandis que le droit était rempli d'un liquide tout particulier, d'une consistance sirupeuse et de couleur lie de vin, qui semblait indiquer que cette trompe avait été le siège d'une collection sanguine actuellement en voie de résorption. En résumé, nous pouvons dire que, dans ces trois observations, existaient des lésions inflammatoires des trompes qui peuvent être assez légitimement accusées d'avoir été le point de départ de l'inflammation péritonéale, et que cette pelvi-péritonite a été déterminée, dans une de ces observations, par simple contiguïté, et, dans les deux autres, par migration dans la cavité pelvienne des liquides pathologiques sécrétés par les trompes.

A côté de ces lésions, qui rapprochent beaucoup les pelvi-péritonites menstruelles des pelvi-péritonites blennorrhagiques (3), nous devons placer la description des lésions que présentait l'utérus dans les trois observations que nous analysons. Nous n'avons pas à répéter ce que nous avons signalé à satiété, c'est-à-dire que dans ces trois observations, comme dans toutes celles que nous avons rapportées, le tissu cellulaire péri-utérin était sain, absolument sain, même dans l'observation, si intéressante, que nous devons à notre excellent ami M. Boucher, dans laquelle cependant

(1) Obs. VII.
(2) Obs. II.
(3) Voyez les réflexions placées à la suite de l'observation I.

la mort est survenue le douzième jour après la suppression des règles, ainsi non seulement dans le stade d'acuité de l'affection, mais par le fait même de la suracuité insolite de la période initiale. Nous laissons de côté ce point de la discussion, qui nous paraît épuisé, pour signaler des lésions utérines moins hypothétiques que celles du tissu cellulaire utérin, que personne n'a jamais vues, et appeler l'attention sur celles que nous avons pu constater *de visu* dans ces trois observations, mais qui auraient besoin de faits plus nombreux que les nôtres pour être complètement appréciées. Ces lésions utérines ont été de deux sortes. Les unes, constatées dans les deux observations où la mort est survenue assez tardivement après le début de la pelvi-péritonite, et alors que celle-ci avait donné lieu à des fausses membranes parfaitement organisées, consistaient dans des déviations de l'utérus. Les autres, au contraire, appréciables seulement dans l'observation III, où la terminaison fatale s'est si malheureusement produite le douzième jour du début, consistaient dans une dilatation de la cavité utérine et un état anormal de la muqueuse de cet organe, dont nous avons à chercher la signification.

Nous n'étudierons pas ici les déviations que présentait l'utérus dans deux de ces observations, parce que ce point a été longuement discuté dans la conférence consacrée aux déviations utérines, mais nous devons apprécier l'état anormal que présentait l'utérus dans l'observation III. Nous avons pour cela à résoudre si la dilatation de la cavité utérine par du mucus sanguinolent semblable à celui qui avait été expulsé dans les derniers jours de la vie, et la coloration lie de vin de la muqueuse de cette cavité, étaient les stigmates d'une métrite chronique antécédente à la suppression menstruelle, ou étaient, au contraire, le fait du trouble fonctionnel. Nous rejetons la première supposition, c'est-à-dire la supposition d'une métrite chronique antécédente à la suppression, d'abord parce qu'elle se trouve contredite par les antécédents que la malade avait donnés, et qui étaient si explicites, que cette filiation des accidents, proposée par notre collègue et ami, M. Aran, au moment où il examinait les pièces anatomiques avec M. Boucher, n'a point été acceptée par ce dernier, qui non seulement avait soigné, mais minutieusement étudié cette malheureuse femme. Nous la rejetons ensuite, parce que cette supposition ne rend pas compte de la présence du sang altéré que contenait l'utérus dans ce cas, la trompe dans l'observation II, ni surtout du flux sanio-sanguinolent signalé dans nos trois observations de pelvi-péritonite menstruelle, qui semble, à cause de sa fréquence dans cette variété de l'orchite féminine, avoir une corrélation avec le trouble de la fonction auquel elle succède. Nous la rejetons enfin parce que la coloration vineuse de la muqueuse utérine, loin de pouvoir être considérée avec certitude, dans les circonstances précitées, comme une lésion, peut au contraire être attribuée beaucoup plus légitimement à l'imbibition cadavérique du sang avec lequel la muqueuse était en contact. Ces divers motifs réunis nous empêchent de regarder la dilatation de la cavité utérine et la coloration anormale indiquée dans l'observation III comme les stigmates d'une métrite chronique antécédente à la suppression. Nous ne nions pas que la cavité utérine, dont la muqueuse présentait un état villeux, ait été pendant la vie le siège d'un travail inflammatoire; nous nions seulement la chronicité de cette inflammation qui nous paraît, au contraire, de date récente et devoir être rattachée au trouble de l'excrétion menstruelle auquel cette inflammation a été consécutive et non antécédente.

En somme, nous croyons que la perturbation de l'excrétion a amené la réplétion et rendu permanente la dilatation de la cavité utérine qui se produit à l'époque cataméniale, et que la présence du caillot intra-utérin qui résultait de l'arrêt du flux menstruel a été une cause adjuvante au développement de l'inflammation de la muqueuse utérine, qui y était d'ailleurs conviée par l'empêchement apporté à la solution complète de la congestion physiologique par le trouble fonctionnel. Mais ceci admis n'établit point que ce soit par propagation de l'inflammation de la muqueuse utérine qu'ait lieu l'envahissement de la muqueuse tubaire qui a servi de point de départ à la pelvi-péritonite, ou du moins n'établit point qu'il en soit ainsi dans le plus grand nombre des cas. On peut admettre que ce genre de processus a eu lieu dans l'observation II, à cause de la longueur du temps écoulé et à cause de l'état de malaise éprouvé par la malade entre la suppression et l'explosion de la pelvi-péritonite ; mais il n'est pas possible de penser qu'il se soit produit dans les deux autres observations. Dans ces deux-ci et en particulier dans la IIIe, l'instantanéité du début des accidents péritonéaux après la suppression et la multiplicité des lésions constatées à l'autopsie, doivent faire penser que, dans ces deux cas, l'orchite féminine a été le fait, soit d'une généralisation extemporanée de l'inflammation à toute la muqueuse utéro-tubaire, soit d'une sorte de métastase semblable à celle qu'on observe parfois chez l'homme dans la blennorrhagie, ou après un cathétérisme. Nous n'insisterons pas sur ce dernier mode de processus de l'inflammation, parce que nous aurons à en reparler dans la pelvi-péritonite traumatique, en particulier dans celles qui surviennent après l'emploi de l'hystéromètre ou du redresseur utérin, et à démontrer alors que l'inflammation de la séreuse pelvienne résulte d'un retentissement morbide, analogue à celui que détermine parfois la présence d'une sonde dans le canal de l'urèthre chez l'homme. Nous avons avant cela à rapporter des observations de pelvi-péritonites consécutives à des avortements, suivies de mort, dans lesquelles l'inflammation de la séreuse a eu également pour point de départ une inflammation de la trompe.

Je ne rapporterai que l'entête de cette observation publiée in-extenso, dans ma clinique, tome II, page 73.

OBSERVATION VIII (1)

Bonne santé habituelle. — Avortement à trois mois de grossesse. — Symptômes d'une pelvi-péritonite subaiguë, douleurs d'un caractère tout particulier revenant presque toutes les nuits. — Le cinquante-deuxième jour après l'avortement, vomissements ; manifestation, les jours suivants d'un ictère qui ne s'accompagne d'aucun frisson. — Le soixante-dix-huitième jour, dix-neuvième de la manifestation de l'ictère, délire, puis coma. — Mort le troisième jour après le développement de ces derniers accidents.

A l'autopsie, utérus sain, intégrité parfaite des sinus utérins, des veines ovariennes, hypogastriques, iliaques et veine cave. — Stigmates d'une pelvi-péritonite bilatérale et postérieure, mais surtout marquée à gauche. — Collection purulente ayant pour parois le pavillon de la trompe gauche et la face antérieure de la fin de l'S iliaque. — Collection purulente dans chacune des deux trompes, occupant la partie la plus interne de ces deux conduits. — Dans le

(1) Observation recueillie par M. Durante.

ligament large droit, noyau de tissu cellulaire épaissi et infiltré de sérosité rougeâtre. — Les autres parties du tissu cellulaire des ligaments sont saines. Le tissu cellulaire qui double l'utérus est parfaitement normal. — Atrophie jaune aiguë du foie. — Congestion pulmonaire.

Nous ne ferons que signaler l'affection hépatique singulière, caractérisée pendant la vie par de l'ictère, un affaiblissement progressif, du délire et le coma, qui est venue terminer d'une manière funeste l'observation précédente, et faire constater l'atrophie d'une partie du parenchyme de la glande biliaire, parce que nous n'avons pu saisir le lien pathologique qui existait entre cette atrophie jaune aiguë du foie et l'affection des organes génitaux dans le cours de laquelle elle s'est développée. Nous ne nous arrêterons pas sur ce point, malgré l'attrait qu'on pourrait trouver à rapprocher cette affection hépatique consécutive et les affections granuleuses des reins que nous avons vues de même se produire secondairement à des affections génitales. Nous avons à appeler plus spécialement l'attention sur ce qui, dans ce fait, est intéressant à notre point de vue, c'est-à-dire sur la concordance, pour ainsi dire, parfaite des sensations perçues par le toucher et les résultats de l'autopsie, et surtout sur les lésions des trompes dont l'inflammation semble bien manifestement avoir été le point de départ de la pelvi-péritonite.

Nous avons à mentionner, sous le premier rapport, l'existence d'adhérences péritonéales dans les parties latérales droite et gauche de l'excavation pelvienne qui avaient été pendant la vie le siège d'une rénitence analogue à celle que donne un phlegmon; l'absence, au contraire, d'adhérences dans la partie médiane du cul-de-sac utéro-rectal, qui était en rapport avec le défaut de résistance morbide au doigt dans le cul-de-sac vaginal postérieur. Nous avons ensuite à faire remarquer l'exiguïté comparative des adhérences péritonéales dans la partie latérale droite du bassin, où le toucher n'avait fait constater qu'une tuméfaction vague, par contre leur multiplicité et leur superposition les unes aux autres dans la partie gauche, où l'on trouvait pendant la vie une tumeur très nettement appréciable, accolée au bord de l'utérus, mais distincte de cet organe par un sillon de séparation caractéristique. Nous n'avons pas besoin d'insister sur ces diverses particularités, que nous avons déjà signalées en analysant chacune des observations précédentes et que nous rencontrerons encore dans celles que nous rapporterons plus loin; nous pouvons nous borner à cette simple remarque et rechercher immédiatement quel a été, dans le fait actuel, le point de départ de l'inflammation de la séreuse pelvienne.

Une dissection attentive de chacun des ligaments larges et des produits inflammatoires que chacun d'eux présentait nous a montré que des adhérences réunissaient à gauche entre eux l'utérus, l'S iliaque et les différentes parties du ligament, et qu'elles réunissaient en particulier à la fin de l'S iliaque le pavillon de la trompe qui s'étalait pour former la paroi antérieure d'une collection purulente. Elle nous a fait voir que cette collection purulente, limitée en avant par l'extrémité externe de la trompe dans laquelle elle était en partie contenue, avait pour paroi postérieure le péritoine de la fin de l'S iliaque auquel étaient venues se souder les franges du pavillon, de sorte que cet abcès était en même temps intra-tubaire et intra-péritonéal. Cette disposition, qui révélait la migration dans la cavité du péritoine d'une partie de la sécrétion morbide fournie par la trompe, indique d'une manière à peu près certaine que c'est cet épanchement muco-purulent qui a suscité l'inflammation de la séreuse de la partie latérale gauche du bassin. Elle établit que c'est le passage dans le péritoine du pus provenant de la trompe primitivement affectée, qui a déterminé secondairement la péritonite pelvienne gauche dont les produits ont soudé les différents replis qu'offrait l'oviducte, ont rendu, pour ainsi dire, imperméable la partie moyenne de ce conduit, enkysté dans sa portion la plus interne une certaine quantité de la sécrétion morbide tubaire, et ont enfin fixé l'ovaire dans la position anormale qu'il occupait. Je dois faire remarquer, à ce propos, que la procidence de cet organe, qui, non seulement dans l'observation précédente, mais dans les observations I et VII, était adhérent au bord de l'utérus au-dessous de l'union du col et du corps, quoique l'ovaire fût parfaitement sain, infirme la valeur diagnostique que notre collègue et ami M. Aran a voulu accorder à ce déplacement inférieur du testicule féminin et empêcher de le considérer comme un signe d'ovarite. Non seulement l'ovaire gauche était sain, mais le droit, qui était de même luxé en bas, était également normal, et ce n'est pas à l'inflammation de cet organe qu'on peut attribuer le travail pathologique de la séreuse de la partie droite du bassin (1).

L'examen anatomique nous a montré que dans cette partie droite de la cavité pelvienne, siège pendant la vie d'une tuméfaction mal délimitée, il n'existait que deux adhérences péritonéales, interposées toutes deux à une courbure anormale de l'S iliaque et à la partie interne du ligament large droit qui, en ce point, offrait une induration. Une dissection attentive nous a prouvé que cette induration était constituée en grande partie par une dilatation morbide de la trompe et, pour une très faible part, par un épaississement du tissu cellulaire qui doublait le côté interne de ce conduit, et qui était interposé à cette portion de la trompe malade et aux adhérences péritonéales. L'importance comparative de l'altération pathologique de la partie interne de la trompe dont les parois indurées étaient distendues par la collection muco-purulente enkystée qu'elle contenait, mais surtout la juxtaposition des altérations que présentaient la muqueuse tubaire qui était toute fongueuse, la membrane fibreuse de ce conduit qui était épaissie, enfin le tissu cellulaire qui était induré et infiltré de sérosité rougeâtre, font, pour ainsi dire, assister au processus du travail inflammatoire. Elles établissent que l'inflammation s'est propagée par continuité de la trompe à un point du tissu cellulaire qui la double, et de celui-ci à la partie contiguë du péritoine. Nous voyons ainsi dans cette observation l'inflammation de la séreuse pelvienne liée, dans chacune des moitiés droite et gauche du bassin, à l'inflammation de la trompe correspondante, mais développée dans chacune d'elles par un mécanisme tout différent. L'inflammation de la séreuse, en effet, produite à gauche par l'épanchement intra-péritonéal de la sécrétion morbide de la trompe, a été à droite, au contraire, le fait de l'envahissement successif des différents tissus interposés à la muqueuse tubaire et au péritoine, qui présentaient tous, et le tissu cellulaire en particulier, les stigmates parfaitement caracté-

(1) Aran. *Leçons cliniques sur les maladies de l'utérus*, 2e partie, p. 579.

ristiques du travail pathologique dont ils avaient été le siège.

Mais nous ne pouvons laisser passer inaperçu ce petit noyau du tissu cellulaire épaissi, infiltré de sérosité rougeâtre, qu'on trouvait dans le ligament large droit, accolé d'une part à une des faces de la dilatation morbide de la trompe, et, d'autre part, à la partie de la séreuse pelvienne droite incrustée d'adhérences, qui cependant semblerait, à première vue, ne pas mériter plus d'intérêt que les indurations du tissu cellulaire sous-pleural qu'on rencontre dans les pleurésies et qu'on ne pense pas à noter. Ici c'est différent, parce que ce petit noyau de tissu cellulaire induré témoigne que l'inflammation de la trompe peut être, dans certains cas, le point de départ de phlegmons des ligaments larges, mais qu'il faut des circonstances toutes particulières pour que le travail pathologique, au lieu de rester limité comme dans l'observation précédente à un simple point, se propage, envahisse le tissu cellulaire du ligament large tout entier. Il indique qu'en dehors de ces conditions spéciales, c'est le péritoine qui devient de préférence le siège du retentissement morbide de l'affection tubaire.

L'existence de ce petit noyau de tissu cellulaire induré, constatée anatomiquement à une époque assez éloignée non seulement de l'avortement, mais du début de l'affection génitale, offre encore un autre intérêt; elle vient prouver que les altérations inflammatoires du tissu cellulaire génital ne sont pas aussi éphémères que le suppose M. Nonat (1), qu'elles persistent assez longtemps, et par conséquent qu'il n'est pas permis d'affirmer, sans preuve convaincante, que ce tissu cellulaire a été le siège d'un travail inflammatoire terminé par résolution, lorsqu'on ne trouve à l'autopsie aucun stigmate d'un phlegmon. La constatation tardive de l'épaississement et de l'infiltration séro-sanguinolente, qui a eu lieu dans le fait précédent et qui a eu lieu également, quatorze mois après la guérison, dans une observation de phlegmon du ligament large que nous rapporterons plus loin (2),

(1) NONAT. *Loc. cit.*, p. 242 et 247.

(2) WEST. *Diseases of women*, p. 429. Londres, 2e édit. — Obs. III, rapportée en note, p. 92.

infirme dès lors la seule objection aux conclusions de notre premier mémoire émise par M. Nonat (1).

Elle permet d'accorder, comme nous l'avons fait, une assez grande valeur négative de l'existence antécédente d'un phlegmon à la constatation de l'état d'intégrité du tissu cellulaire péri-utérin, qui existait dans mes premières observations et que j'aurai encore à mentionner ultérieurement.

L'analyse des observations suivies d'autopsie que je viens de vous rapporter et de commenter, qui malheureusement ont fait défaut à nos prédécesseurs, a, on peut dire, complètement changé la face de la question de ce qu'elle était pour eux. En effet, le résultat de nos dissections minutieuses nous a tout d'abord forcé à avouer que nous nous étions grandement trompé, pendant la vie de nos premières malades, en attribuant la tumeur, que nous avions perçue, à une tuméfaction du tissu cellulaire péri-utérin, et nous a obligé à reconnaître, pièces anatomiques en main, que cette sensation était donnée par la cohérence des viscères pelviens réunis entre eux par des fausses membranes péritonéales. Ces dissections nous ont prouvé, en même temps que cette sensation de tumeur était d'autant plus nettement appréciable, que les adhérences étaient plus nombreuses et plus intimes. Nous avons dû alors, opposant l'état d'intégrité absolue du tissu cellulaire qui double l'utérus aux stigmates si nombreux d'un état inflammatoire que présentait le péritoine pelvien, rapporter à celui-ci le plus grand nombre des symptômes observés pendant la vie, c'est-à-dire ceux qui se présentaient constants dans nos observations, quel qu'ait été le point de départ de la pelvi-péritonite. L'analyse de ces symptômes nous a démontré une identité si complète de la symptomatologie des prétendus phlegmons péri-utérins et de celle des péritonites partielles, que nous avons dû par conséquent révoquer en doute la légitimité de la première de ces affections. De l'ensemble de tous ces faits nous avons conclu que les prétendus phlegmons péri-utérins doivent être assimilés aux péritonites partielles, dont ils ne diffèrent que par le siège particulier qu'occupe l'in-

(1) NONAT. *Loc. cit.*, p. 250 et p. 792 et suiv.

flammation péritonéale et par les états morbides des organes intra-pelviens qui non seulement lui donnent naissance, mais qui rendent cette affection complètement l'analogue de l'affection complexe qui a reçu, chez l'homme, le nom d'orchite.

Mais avant de passer en revue les circonstances dans lesquelles se développent ces péritonites partielles, nous devons, pour qu'on ne donne pas à notre opinion une généralisation qui est loin de notre pensée, répéter de nouveau que le doute que nous avons émis sur l'existence des phlegmons péri-utérins s'applique seulement à ceux qui méritent légitimement cette dénomination, c'est-à-dire aux prétendus phlegmons auxquels on a hypothétiquement donné pour siège le tissu cellulaire même de l'utérus, celui qui est interposé au muscle utérin et au péritoine. Nous n'avons pas entendu nier, comme nous l'avons dit tant de fois, l'existence des phlegmons des ligaments larges ni celle des périrectites, qui sont des variétés des phlegmons des fosses iliaques. Ils constituent, nous le répétons pour qu'il ne puisse y avoir de confusion, des affections parfaitement distinctes des péritonites partielles que nous étudions, quoiqu'il soit cependant assez rare que ces phlegmons, surtout ceux des ligaments larges, n'aient point de retentissements sur le péritoine.

En résumé, les observations précédentes ont établi que, dans chacun des faits complexes que nous étudions, l'ensemble symptomatique est dû à l'association de deux éléments morbides distincts : 1° à un travail inflammatoire de la séreuse pelvienne; 2° à un état morbide, variable, d'un des organes génitaux internes, presque toujours des trompes, qui suscite soit par contiguïté, soit par continuité l'inflammation de la séreuse. Il résulte de là que l'état morbide génital, dont la pelvi-péritonite est symptomatique, est l'élément primordial de l'ensemble nosologique (abstraction faite, bien entendu, de la puerpéralité, de la blennorrhagie, etc.) dont l'affection génitale est une manifestation et qui semblerait, par conséquent, devoir avoir un rôle capital dans l'histoire du groupe en question.

Il ne peut malheureusement en être ainsi quant à présent, à cause de l'imperfection de la pathologie génitale, qui rend impossible de déterminer pendant la vie quelle a été l'affection soit de l'utérus, soit des ovaires, soit surtout des trompes, qui a été le point de départ de la péritonite pelvienne. Cela a entraîné les gynécologistes à faire une seule et même entité morbide, spéciale du groupe en question dont chacun des faits a comme élément, commun à tous, un travail inflammatoire du péritoine, à forme tantôt aiguë, tantôt subaiguë, tantôt enfin chronique. On ne peut nier que cet élément morbide, quoique symptomatique, n'ait une importance des plus considérables dans la question, en ce que l'inflammation de la séreuse donne lieu d'une part à la tumeur péri-utérine caractéristique du groupe, et, d'autre part, par la prédominance de ses symptômes, rend difficilement saisissables les signes propres à l'affection génitale procréatrice. Il résulte de là que le groupe nosologique que nous étudions, auquel nous avons cru devoir donner le nom de pelvi-péritonite, est l'analogue, dans la pathologie pelvienne, de la pleurésie dans la pathologie pulmonaire et mérite, par conséquent, d'être étudié avec le plus grand soin.

QUINZIÈME CONFÉRENCE

De la pelvi-péritonite. — Étiologie.

L'impossibilité où on a été jusqu'ici de déterminer, pendant la vie, quelle est, dans chacun des faits dont nous nous occupons, l'affection génitale, presque toujours tubaire dans les autopsies rapportées plus haut, qui a fait naître la pelvi-péritonite, impose avant tout de rechercher les conditions pathologiques dans lesquelles on voit surgir les orchites féminines.

Nous avons vu les péritonites pelviennes survenir après des accouchements soit à terme, soit prématurés, après des troubles de la menstruation, pendant le cours de blennorrhagies, après des excès vénériens, enfin après l'action de divers agents traumatiques, notamment après l'introduction d'un hystéromètre. Ce ne sont pas, sans doute, les seules circonstances pathologiques dans lesquelles elles peuvent naître, nous en sommes convaincu, mais les seules, sauf deux ou trois cas exceptionnels rapportés plus loin, dans lesquelles nous les avons vues se manifester depuis plus de six ans que nous avons commencé nos recherches. A ce propos, nous devons rappeler que le plus grand nombre des observations qui ont servi à faire ce travail ont été recueillies à Lourcine, par conséquent dans des conditions que rendaient particulières non seulement la destination spéciale de l'hôpital, mais aussi l'âge des malades qui avaient presque toutes de quinze à vingt-cinq ans, très exceptionnellement plus de trente. Nous insistons sur ces particularités, parce que, si l'on n'en tenait pas compte, on aurait lieu d'être étonné du peu de part que les affections organiques semblent avoir sur le développement de ces péritonites, et de la fréquence exagérée au contraire de celles qui se rattachent à la blennorrhagie. Je n'ai pas fait entrer dans ma statistique les observations des malades du service dont j'ai été ensuite chargé à la Pitié, parce que la moitié des lits de femmes de ce service est consacrée à des femmes en couches, et que le relevé de ces observations eût changé les résultats que nous avions d'abord obtenus. Il en eût donné qui seraient plus éloignés encore de ceux qu'on observe dans la pratique ordinaire que ne le sont ceux de notre premier relevé, qui me paraissent assez bien se rapprocher de ce qu'on voit habituellement, abstraction faite, bien entendu, du chiffre des pelvi-péritonites vénériennes, qui se trouve de beaucoup exagéré par la destination spéciale de Lourcine.

L'analyse des quatre-vingt-dix-neuf observations recueillies dans cet hôpital et à la Pitié, dans la salle Sainte-Marthe, où il n'y avait qu'exceptionnellement des femmes en couches, et qui contiennent l'indication des circonstances pathologiques dans lesquelles s'est développée la pelvi-péritonite, établit que :

43 étaient puerpérales	35 après un accouchement. 8 après un avortement.
28 blennorrhagiques.	
20 menstruelles.	
8 traumatiques	3 suite d'excès vénériens. 2 pendant l'évolution de chancres du col. 2 après l'emploi de l'hystéromètre. 1 après l'emploi d'une douche vaginale ascendante prescrite pour une affection ulcéro-membraneuse du col.

Ces chiffres démontrent de la manière la plus péremptoire la prédominance numérique des pelvi-péritonites puerpérales, qui, à elles seules, ont été presque aussi fréquentes que toutes les autres variétés prises ensemble, surtout si l'on tient compte du milieu exceptionnel dans lequel nous avons observé assez longtemps et dans lequel n'étaient pas placées les femmes en couches.

Pelvi-péritonites puerpérales.

L'étude de cette espèce de pelvi-péritonite présente malheureusement, à l'époque actuelle, de très grandes difficultés par suite :

1° des divergences d'opinions qui règnent encore sur la septicémie puerpérale, dont la connaissance, restée incomplète au point de vue des cultures pastoriennes (1), prime toute la pathologie puerpérale, et 2° par suite de la dissemblance profonde de nature du travail pathologique, dont les organes génitaux et la séreuse pelvienne deviennent le siège dans trois conditions différentes.

Dans l'un de ces trois groupes, auquel Cruveilhier avait donné avec raison le nom de typhus puerpéral à cause de la dissémination dans tout l'organisme des manifestations métastatiques qu'on observe et à cause de la prostration générale qu'entraîne l'existence, pour ainsi dire constante dans ces cas, soit de phlébites, soit de lymphangites purulentes, l'ensemble morbide résulte de l'envahissement de l'économie par des microbes septiques. Dans ces cas, le travail morbide dont les organes génitaux et la séreuse pelvienne sont le siège est de mauvaise nature et diffère complètement de l'inflammation franche qu'on observe dans le groupe des orchites féminines légitimes, *boni moris*, que j'ai à étudier avec vous.

Aussi n'ai-je pas à m'occuper de ces faits caractérisés par une péritonite le plus souvent purulente, auxquels on donne le plus habituellement le nom soit de phlébite, soit de lymphangite purulente et qu'on ne peut rationnellement comprendre dans l'histoire de l'orchite féminine.

Dans un second groupe on voit, comme dans le premier, se produire dans les premiers jours qui suivent l'accouchement (quinze fois dans les dix premiers jours, dans notre statistique, le plus souvent sous l'influence d'une cause déterminante, neuf fois l'inobservation d'un repos au lit suffisant) un ensemble symptomatique qu'il est parfois difficile au début de distinguer à cause du ou des frissons que présentent les malades, comme dans l'observation suivante, de l'ensemble symptomatique auquel donne lieu, dans le premier groupe, la septicémie puerpérale.

(1) Doléris. *Thèse inaugurale*, Paris.

OBSERVATION VII

Péritonite puerpérale, séro-adhésive dans la partie supérieure de l'abdomen, purulente et enkystée inférieurement; perforation du cæcum; issue incomplète du pus; diarrhée rebelle, marasme. — Mort. — Autopsie.

Le 19 janvier 1859, entre à la Pitié, dans mon service, salle Notre-Dame, n° 15, une femme non mariée, âgée de vingt-sept ans, qui se dit au terme normal d'une première grossesse, pendant laquelle elle a éprouvé une assez grande misère pour qu'on puisse en grande partie attribuer à cette cause l'altération profonde de la constitution qu'elle présente. Lors de son entrée, cette femme était en travail depuis plusieurs heures, en proie aux petites douleurs; dans la soirée se manifestent les grandes douleurs, qui durent onze heures, interrompues par quelques intervalles de cessation complète, et qui se terminent le 20, à six heures du matin, par l'expulsion régulière d'un enfant qui se présente par la tête, et vient au monde parfaitement vivant. La délivrance est normale.

Dans les premières heures qui suivent l'accouchement, tout se passe régulièrement; mais, avant la fin de cette première journée de l'accouchement, des douleurs assez vives se font sentir dans la partie inférieure du ventre. Elles persistent semblables, c'est-à-dire assez mal caractérisées, à la visite du lendemain matin 21, où l'on constate que les suites de couches fluent d'une manière normale, que les douleurs dont se plaint la malade n'augmentent pas sensiblement à la pression et que la palpation abdominale ne révèle aucune tuméfaction morbide, en particulier aucune augmentation du volume de l'utérus qui paraisse anormale pour l'époque des couches à laquelle se trouve cette malade. Malgré l'emploi de larges onctions mercurielles et de grands cataplasmes émollients sur le ventre, ces douleurs, toujours mal déterminées, continuent et restent semblables à la visite du 22.

Dans la journée du 22, à ses souffrances physiques vint se joindre une peine morale très vive pour la malade; celle de se voir délaissée par sa famille et par le père de son enfant, qui ne sont pas venus depuis son accouchement, et qu'elle avait gardé l'espoir de voir ce jour-là. Dans la soirée même, c'est-à-dire exactement soixante-douze heures après l'accouchement, premier frisson; un second frisson semblable, avec claquement de dents, a lieu le matin avant la visite du 23. La fièvre persiste toute la journée, les lochies se suppriment, et bientôt surgit une douleur fixe qui occupe la fosse iliaque droite. Le 24, on constate que la douleur, survenue pendant la journée de la veille, persiste, qu'elle occupe aujourd'hui non seulement la fosse iliaque droite, primitivement seule envahie, mais qu'elle s'est étendue à la fosse iliaque opposée; enfin, que cette douleur spontanée augmente très sensiblement à la pression; les lochies, qu'on a en vain essayé de rappeler par des sinapismes, restent supprimées.

Malgré l'application d'un large vésicatoire, qui couvre toute la région hypogastrique, la douleur, jusque-là localisée à la partie inférieure, se généralise à tout l'abdomen dans la journée du 25. A la visite du 26, le facies est profondément altéré, grippé; la sensibilité abdominale est excessive; l'abdomen est ballonné; il y a des nausées; le pouls est petit, fréquent, misérable. Le 27, l'état général est aussi mauvais; anxiété extrême, insomnie, fièvre; deux vomissements hier, ils continuent aujourd'hui très fréquents; ballonnement considérable du ventre; cependant la sensibilité est un peu moindre, de sorte que la percussion, quoique douloureuse, peut être essayée en prenant beaucoup de ménagements. Cette percussion, nécessairement très superficielle, révèle que, dans la partie inférieure du ventre, où l'apposition seule de la main fait constater la présence d'un épanchement très liquide comme serait celui d'une hydropéritonite, existe une matité qui, du pubis, remonte jusqu'à l'ombilic. La ligne de niveau de cette matité, plus élevée à droite qu'à gauche dans le décubitus dorsal un peu incliné à gauche que garde constamment la malade, change quand on redresse la position, ce qui semble démontrer que l'épanchement très liquide n'est pas enkysté. (Douze pilules de 0,01 d'opium chaque, à prendre à intervalle d'une heure l'une de l'autre; malgré le vésicatoire, onctions mercurielles belladonées et par-dessus cataplasme couvrant tout le ventre.)

L'état général reste aussi mauvais les jours suivants, quoique cependant la malade soit plus tranquille, dans une sorte de demi-somnolence, et que la sensibilité abdominale soit moindre; mais les vomissements persistent malgré l'emploi de l'opium, qui est remplacé, le 30, par 0,002 de strychnine. Sous l'influence de cette dernière médication, continuée pendant trois jours, les vomissements s'arrêtent et ne reparaissent plus. — Bouillons froids.

Le 3 février. — Quoiqu'il n'y ait plus de vomissements depuis plusieurs jours, l'état général paraît toujours aussi mauvais, le pronostic aussi funeste. Cependant on doit noter, comme signes plus favorables, que l'abdomen, quoique très ballonné, est moins douloureux; que la palpation est moins pénible, et que les douleurs qu'elle provoque tiennent surtout à l'existence d'une immense ulcération qui a succédé au vésicatoire et à la production de fausses membranes qui ont envahi et démesurément agrandi ce vésicatoire. Le niveau de la matité a baissé, il est aujourd'hui sensiblement au-dessous de l'ombilic; ulcération de la région sacrée. — On continue les onctions mercurielles belladonées; cataplasmes; bouillons.

Dans la nuit du 3 au 4 et la journée du 4, délire, dilatation des pupilles, qui disparaissent avec la cessation de la belladone et l'administration de 0,10 de calomel à doses réfractées, qui est continuée le lendemain.

Le 7. — La malade est un peu mieux, l'état général s'est un peu amélioré; la diarrhée persiste depuis l'administration du calomel; le ventre est moins douloureux, mais toujours très ballonné, d'une sonorité exagérée dans sa partie supérieure, mat au contraire inférieurement. Cette matité est un peu moins étendue que précédemment, surtout dans sa partie moyenne où viennent, en s'abaissant, converger deux lignes obliques qui, partant chacune à peu près de l'épine iliaque antérieure et supérieure, limitent latéralement la matité; l'oblique droite plus élevée et plus convexe que la gauche. Les changements de position ne modifient plus cette ligne de niveau, qui est comme brisée, et dont la partie moyenne est moins élevée que les deux extrémités. A la pression, on sent que cette partie mate est limitée par un bord induré, assez épais, qui ferait croire que cette matité résulte de l'existence, dans chacune des fosses iliaques, d'une tumeur liquide intra-abdominale venant à la partie moyenne se confondre avec celle du côté opposé. Le pouls est petit, fréquent, mais sans réaction fébrile bien marquée; il n'y a le soir ni frisson ni exacerbation notable. — Riz, sirop de coings; un verre de macération de kina; frictions mercurielles; cataplasmes; lavements laudanisés; bouillons; 200 grammes de vin de Bordeaux.

Les jours suivants, la malade s'affaiblit sensiblement sous l'influence de la diarrhée, qui persiste tantôt plus, tantôt moins abondante; la langue se couvre de muguet. A la faiblesse succède, malgré l'usage du quinquina et du vin de Bordeaux, une prostration extrême, et à celle-ci vient bientôt se joindre une gêne considérable de la respiration accompagnée d'un point de côté. La partie inférieure droite de la poitrine, où depuis longtemps existaient des râles muqueux à grosses bulles, est devenue le siège d'un épanchement assez considérable, caractérisé par de la matité, le défaut d'élasticité, l'absence de respiration dans le quart inférieur, du souffle au-dessus, et enfin de l'égophonie; cependant il n'y a pas de réaction fébrile notable. — Large vésicatoire couvrant toute la partie postérieure droite du thorax; continuer les toniques et les applications abdominales; bouillons.

Le 18. — La malade paraît dans un état désespéré; nous n'espérions pas la trouver encore vivante à la visite du lendemain.

Le 19. — Contre toute attente, la malade est un peu moins mal ce matin; elle se trouve, dit-elle, sensiblement soulagée depuis cette nuit, où, en allant à la garde-robe, elle a rendu en une seule fois un plein bassin d'un pus séreux, d'une odeur infecte. Les douleurs abdominales sont moindres, on trouve l'abdomen un peu moins développé, mais cependant beaucoup moins diminué qu'on aurait pu le croire d'après la quantité de pus évacué cette nuit. La diminution porte surtout sur la partie inférieure, et en particulier sur la partie inférieure droite qui cède plus facilement à la pression; cette partie est toujours mate à une percussion superficielle, mais devient sonore à une percussion profonde. Le toucher ne permet de constater l'existence d'aucune tumeur, mais il est à noter que le col est situé assez haut pour qu'il soit difficile de l'atteindre. — Même prescription.

Les jours suivants, l'état de la malade se relève un peu, la respiration est assez libre, l'épanchement pleural est presque entièrement résorbé; à l'absence de la respiration ont succédé des bruits de frottement; la malade n'éprouve plus de douleurs abdominales; la sensibilité à la pression est nulle ou presque nulle; la distension du ventre a continué à diminuer, mais pas d'une manière très notable toutefois. Ce qui frappe le plus, c'est de voir mieux dessinées et plus nettement accusées par un bord induré les pseudo-tumeurs intra-abdominales, fluctuantes, qui occupent les fosses iliaques et viennent, par leur extrémité la plus étroite, se confondre l'une dans l'autre à la partie moyenne de la région sus-pubienne. Malgré la diminution graduelle du ventre, qui a lieu depuis la grande évacuation purulente de la nuit du 18 au 19, il est et il a été impossible de constater la présence du pus dans aucune des selles liquides, jaune brunâtre, fétides, qui ont eu lieu chaque jour, et dont la fréquence fatigue la malade. Le muguet persiste, ainsi qu'une inappétence invincible; le pouls est petit, moyennement fréquent; la chaleur de la peau normale; le soir, il n'y a jamais ni frisson ni exacerbation marquée.

Cette amélioration, stationnaire quelque temps, au lieu de faire des progrès, rétrograde bientôt, en ce sens que l'état général redevient chaque jour moins bon, quoique cependant l'abdomen ne présente aucun changement appréciable. Ainsi le volume du ventre, toujours indolore au dire de la malade, reste le même; les tumeurs, ou plutôt la tumeur hypogastrique étranglée au milieu renflée dans chaque fosse iliaque, ne présentent pas de modifications. La diarrhée, malgré tous les moyens essayés inutilement l'un après l'autre, reste la même à quelques légères variations près, et épuise les forces de la malade. Le muguet, disparu un jour à la suite d'une cautérisation avec le sulfate ammoniacal de cuivre, reparaît le lendemain, pour disparaître par une nouvelle cautérisation et reparaître encore. En même temps qu'on voit ainsi diminuer les forces de la malade, malgré les différents toniques qu'on prescrit successivement, l'amaigrissement fait chaque jour de sensibles progrès ; cependant il n'y a pas de fièvre notable, le soir il n'y a pas de frisson ni d'exacerbation; la malade, prostrée, tombe bientôt dans un marasme absolu.

Le 5 mars. — La malade a eu cette nuit un délire tranquille qui continue à la visite du matin; elle est dans une sorte de rêvasserie, prononçant à voix basse des paroles incohérentes, mais, quand on l'interroge, elle sort de cet état et répond qu'elle se trouve bien, qu'elle ne souffre pas, puis elle retombe dans sa rêvasserie. La diarrhée persiste aussi abondante; le teint est d'un jaune foncé; le pouls à 116, petit, misérable; la température est plutôt froide que chaude.

Le 6. — Le même état persiste et continue jusque dans la nuit du 6 au 7, où la malade s'éteint doucement.

Autopsie faite le 8 mars, à onze heures du matin. — Le cadavre est bien conservé. Le crâne et la colonne vertébrale n'ont pas été ouverts ; la partie inférieure de la plèvre droite présente de très nombreuses adhérences ; les poumons ne contiennent pas de tubercules.

Abdomen. — Avant l'incision des parois abdominales, on constate, d'une manière très distincte, l'induration intra-abdominale qu'on avait perçue pendant la vie, et qui simulait une tumeur occupant les régions hypogastriques. Pour déterminer exactement à quoi était due cette sensation de tumeur, on fait aux parois abdominales une première incision transversale passant par l'ombilic, sur laquelle on en abaisse une seconde, perpendiculaire, allant de l'appendice xiphoïde au pubis. Ces incisions et celles qui ont été nécessitées ultérieurement montrent que des différents tissus qui constituent les parois abdominales, le péritoine seul est le siège d'altérations, que le fascia propria en particulier est sain. La dissection de chacun des lambeaux de l'incision cruciale offre la plus grande difficulté, parce que le péritoine pariétal est dans presque toute son étendue étroitement uni au péritoine viscéral : à l'épiploon supérieurement, aux intestins dans la région ombilicale. Les adhérences des intestins sont si nombreuses, qu'ils paraissent pour ainsi dire soudés aux parois abdominales, dont on ne peut les détacher qu'en procédant avec une extrême lenteur. Blanches, celluleuses, sans interposition de pus ni de sérosité dans les trois quarts supérieurs de l'abdomen, ces adhérences deviennent plus résistantes et plus épaisses inférieurement et forment, à peu près à la limite supérieure des régions hypogastriques, une induration continue représentant une ligne brisée qui, de l'épine iliaque droite, se rend d'abord à deux travers de doigt au-dessus du pubis, puis, de ce point le plus inférieur, se reporte, par une courbe à concavité supérieure, à l'épine iliaque gauche. Cette induration, assez mince dans sa partie moyenne, où elle résulte seulement de fausses membranes interposées aux parois abdominales et à l'intestin grêle, offre bien plus d'épaisseur et de consistance à ses deux extrémités, surtout à droite. Là, la sensation de tumeur résultait non seulement des fausses membranes interposées au péritoine pariétal et au cæcum, mais de l'induration des appendices graisseux de cet organe, qui formaient des lobules très durs, d'un gris ardoisé, qui se dessinaient en bosselures perceptibles pendant la vie. Une disposition semblable, mais moins tranchée, existait pour l'angle gauche, et était constituée par des indurations périphériques au premier coude de l'S iliaque. Il résulte de l'adhérence de ces intestins aux parois abdominales et de ceux-ci entre eux, une sorte de voûte irrégulière qui, de l'angle sacro-vertébral et de la demi-circonférence postérieure du détroit supérieur, se porte à deux travers de doigt au-dessus du pubis. Au-dessus, et formant cette voûte, existaient pour ainsi dire tous les organes abdominaux; au-dessous une collection purulente dans laquelle étaient immergés les organes génitaux. Nous décrirons la collection purulente et les organes en rapport avec elle, après avoir indiqué très succinctement les particularités principales qu'offrait la cavité abdominale proprement dite.

Des adhérences celluleuses, sèches, blanchâtres, très nombreuses, unissent la face convexe du foie et de la rate au diaphragme et aux parois abdominales, le bord inférieur de l'estomac au côlon transverse, enfin celui-ci à la face inférieure du foie et à l'intestin grêle. Les anses de l'intestin grêle, distendues par des gaz, sont enclavées entre les côlons ascendant et descendant, auxquels elles sont unies par des adhérences assez lâches dans les parties supérieures, très intimes inférieurement. Ces anses intestinales, par suite de leurs adhérences entre elles et aux parois abdominales, ne plongent pas dans l'excavation pelvienne; elles s'unissent à gauche au cæcum, qui occupe une position sensiblement plus élevée qu'à l'état normal. Les appendices graisseux du méso-cæcum, très indurés, d'un gris ardoisé, forment, comme nous l'avons dit, les lobules très durs qu'on sentait à travers les parois abdominales à l'extrémité droite de la prétendue tumeur. La partie inférieure du cæcum, appendue comme une grosse stalactite à la voûte qui sépare l'abdomen proprement dit de la cavité pelvienne, plonge dans le pus. Cette ampoule cæcale, ainsi immergée, présente trois ulcérations perforantes, de la largeur d'une pièce de 20 centimes chacune, à contours irréguliers, qui font librement communiquer l'intestin avec le foyer purulent, mais dans lequel, toutefois, il n'y avait pas apparence du passage des matières fécales avant qu'on eût essayé de détacher le cæcum des tissus indurés qui le retenaient solidement; dans ces efforts, des matières contenues dans l'intestin se sont déversées dans l'abcès.

Une disposition toute différente existe dans la partie gauche de la prétendue tumeur. Comme de l'autre côté, existent là des adhérences épaisses entre le paquet de l'intestin grêle et le côlon descendant, qui est solidement fixé aux parois abdominales par de fausses membranes au niveau de la crête iliaque; mais, à partir de ce point, le côlon descendant, au lieu de former l'S iliaque, se coude à angle droit, et se dirige en ligne droite au-dessous de l'intestin grêle au-devant de l'angle sacro-vertébral; puis, au moment où cet S iliaque, anormalement configuré, atteint le bord droit de la vertèbre, il se coude de nouveau à angle droit pour plonger dans le bassin, le bord droit de l'intestin intimement adhérent au bord correspondant de la matrice à la partie voisine de la face postérieure de cet organe. Mais nous avons à indiquer les adhérences que l'S iliaque présente dans la première partie de son trajet, c'est-à-dire dans sa direction rectiligne. Après avoir adhéré aux parois abdominales au moment de son coude iliaque, cet intestin s'en éloigne de plus en plus à mesure qu'il chemine, inférieurement au paquet de l'intestin grêle, vers l'angle sacro-vertébral. Dans toute cette étendue il adhère, d'une part, par sa face supérieure à la partie la plus profonde du paquet de l'intestin grêle, et, d'autre part, par la partie la plus antérieure de sa face inférieure au ligament large gauche et au bord postérieur du fond de la matrice. Il résulte de ces dispositions que la face antérieure de l'S iliaque, très étroite, libre d'adhérence, forme l'angle postérieur d'une sorte de cavité irrégulièrement triangulaire qui a pour plancher le ligament large gauche incrusté d'adhérences, le fond de l'utérus et le cul-de-sac vésico-utérin, qui a pour paroi supérieure la voûte formée par la face inférieure du paquet intestinal, et pour paroi antérieure la plus large des trois, la partie des parois abdominales située au-dessous des adhérences du péritoine pariétal à l'intestin grêle. Ce sont ces dernières adhérences qui simulaient le bord supérieur, très induré, de la prétendue tumeur.

Cette sorte de gouttière présente à sa partie externe gauche deux petits diverticulums, l'un sous-jacent au coude de l'S iliaque, l'autre interposé au bord externe de ce coude et aux indurations fibroïdes qui unissaient cet angle à la paroi abdominale antérieure. Elle contient un pus épais, crémeux, d'un jaune sale, grisâtre, qui rappelle assez la matière tuberculeuse, ramollie ; mais il est en quantité insuffisante pour remplir la cavité anfractueuse et irrégulière où il est renfermé. Cette gouttière, arrivée à l'angle droit de l'utérus, se renfle pour former une sorte d'ampoule au-dessous du cæcum et de la dernière partie de l'intestin grêle, et en même temps communiquer, par un large pertuis, avec la partie droite de la cavité pelvienne, qui contient, mais sans distension aucune, un pus semblable à celui que nous venons de décrire. Le large pertuis dont nous venons de parler, d'une forme irrégulièrement ovalaire, capable d'admettre le petit doigt, est placé en avant et en dedans d'une fausse membrane fibreuse, du volume du doigt médius, qui, en se rendant de la partie moyenne du ligament large droit au dernier coude de l'S iliaque, a laissé un espace libre entre cette adhérence, le bord droit de la matrice et la partie la plus interne du bord postérieur du ligament large. Un second pertuis, plus large encore que le premier, interposé au bord postérieur de cette même adhérence, fait de même communiquer l'ampoule, que l'abcès forme au-dessous du cæcum, avec la partie droite de la cavité pelvienne. En divisant d'un coup de ciseaux l'adhérence digitiforme que nous venons d'indiquer, on réunit les deux larges pertuis, et on fait ainsi librement communiquer l'ampoule sous-cæcale avec la collection pelvienne proprement dite. Il est possible alors de promener l'index dans la partie droite de la cavité pelvienne, de constater qu'inférieurement elle est close de toutes parts par suite de l'adhérence intime du rectum au bord droit de l'utérus dans toute sa longueur, et de sentir que cet index n'est séparé de l'index de l'autre main, introduit dans le cul-de-sac droit du vagin, que par une lame de tissu très mince (2 à 3 millimètres à peu près). Toute cette partie du péritoine, baignée par du pus d'une odeur infecte, non seulement a pris une teinte d'un jaune ocreux, mais a revêtu l'apparence d'une membrane pyogénique. Ces caractères pathologiques du péritoine de la partie droite du bassin tranchent d'autant plus avec l'aspect du péritoine de la partie gauche de la cavité pelvienne, convertie en une cavité parfaitement close par suite des adhérences précédemment indiquées, que cette partie du péritoine, par une singulière exception, n'offrait pas trace de produits inflammatoires.

L'utérus, en antéversion, est parfaitement revenu sur lui-même, il mesure de 0,06 à 0,07; sa cavité contient un détritus noirâtre; les sinus utérins sont sains et ne contiennent pas de pus. Les deux ligaments larges, d'un gris ardoisé à leur surface supérieure, sont épaissis et indurés. Il n'a pas été possible à l'interne que j'avais chargé de finir la dissection, que jusque-là j'avais faite moi-même, de se rendre compte de la situation et de l'état des trompes ni des ovaires. Il n'a même pas constaté quel était l'état du tube digestif, de sorte qu'il n'y a que le cæcum, que j'avais moi-même examiné, qui ait été ouvert; d'où résultent une foule de lacunes que nous avons dû signaler.

Nous voyons dans cette observation, au bout de soixante-douze heures après un accouchement, qui avait été suivi de contractions utérines prolongées de cause indéterminée, survenir, sous l'influence d'une peine morale très vive, un premier frisson très violent, qui a été suivi le lendemain d'un frisson semblable, qui ont fait craindre l'éclosion d'une septicémie puerpérale chez cette femme, d'une constitution profondément détériorée par les mauvaises conditions hygiéniques auxquelles elle avait été soumise pendant sa grossesse.

Au lieu de cela a surgi une péritonite qui, localisée d'abord dans la fosse iliaque droite, s'est ensuite graduellement généralisée, puis, après cette extension, s'est amendée dans une partie de son étendue. Elle a alors donné lieu dans celle-ci à une adhérence presque générale de presque tous les organes abdominaux entre eux et aux parois abdominales, tandis que les régions hypogastriques les premières envahies devenaient le siège d'une collection purulente enkystée pour les néo-membranes de la partie supérieure du péritoine offrant peu dans la vie les caractères d'une humeur liquide intra-abdominale.

Les symptômes graves auxquels la malade était en proie dans cette période, c'est-à-dire la continuité de l'état fébrile, l'émaciation rapide, le collapsus, mais surtout les vomissements incoercibles, la diarrhée incessante, les douleurs localisées dans la tumeur hypogastrique et enfin la résistance profonde qu'offrait cette région nous avaient fait conclure et, dans de semblables circonstances, autorisent à conclure à l'existence d'une collection purulente intra-péritonéale. Aussi me suis-je demandé avec anxiété, en voyant que la mort devenait plus imminente à cause du collapsus de plus en plus marqué dans lequel tombait la malade, si je ne devais pas plonger dans la fosse iliaque qui offrait une résistance profonde un trocart courbé pour le faire sortir dans le cul-de-sac vaginal correspondant, où malheureusement on ne pouvait percevoir de fluctuation, et déterminer par là l'évacuation du pus que nous attendions en vain des efforts de la nature.

Dans notre hésitation, nous avions laissé échapper le moment opportun d'intervenir; la malade était mourante lorsque, dans un effort suprême, a eu lieu l'évacuation d'une partie de la collection purulente et avec celle-ci un amendement qui malheureusement n'a pu qu'être éphémère par suite du siège défectueux de la perforation qui occupait un point assez élevé de la poche péritonéale. Alors la diarrhée, au lieu de diminuer, est devenue excessive et la malade a succombé sous l'influence du flux colliquatif qui a été la dernière expression de la consomption purulente, qui n'est que trop souvent le mode de terminaison des pelvi-péritonites purulentes. Cette forme du travail inflammatoire de la séreuse pelvienne, bien autrement grave que la forme séro-adhésive, est si fréquente dans la variété puerpérale dont nous nous occupons, que Valleix (1), qui faute d'autopsie considérait les faits qui sont pour nous les analogues de l'orchite chez l'homme comme des phlegmons péri-utérins, a cru devoir partager ce groupe en deux et séparer complètement tous les faits puerpéraux de l'histoire des faits de l'état de vacuité dont il s'efforçait de constituer une entité toute spéciale.

C'était sans doute aller un peu loin, mais il faut reconnaître que son opinion était rationnelle pour la plupart des faits de la variété puerpérale dont nous nous occupons. Dans ces faits, en effet, la gravité de l'état morbide qui le rapproche de celui de la septicémie puerpérale maligne semble résulter de ce que le travail de subinvolution qu'a rendu anormal soit la difficulté de la parturition, soit l'insuffisance du repos après l'accouchement, doit à une intoxication septique restreinte la tendance pyogénique qui existe dans ces cas et qu'on voyait si souvent entraver le succès des interventions chirurgicales avant l'emploi de la méthode antiseptique. La légitimité de cette opinion est confirmée par la bien moindre fréquence de la variété de pelvi-péritonite puerpérale dont nous nous occupons, quand on applique vigoureusement dans un service obstétrical la méthode antiseptique, ou, au contraire, quand on se contente des mesures hygiéniques

(1) VALLEIX. *Guide du médecin praticien*, t. II, p. 257, 3e édition.

indispensables, comme l'établissent les deux statistiques placées en note.

L'interprétation que je viens de formuler paraît incontestablement fondée pour les faits dans lesquels on trouve, comme dans ma dernière observation, réunies plusieurs conditions défavorables à l'évolution régulière du travail de subinvolution, qui, dans ces circonstances, devient anormal, et plus ou moins funeste sous la moindre influence septique. Mais elle est peu acceptable, je l'avoue, dans les faits (trois dans notre statistique) où la pelvi-péritonite succède à l'imprudence de la malade de se lever le lendemain de l'accouchement et chez quelques-unes à l'imprudence en outre de reprendre plus ou moins leurs occupations, chez quatre le troisième, le quatrième, le cinquième et le sixième jour, et chez deux le dixième jour.

Il faut reconnaître, en effet, que si ces pelvi-péritonites sont parfois purulentes, elles sont le plus souvent séro-adhésives et se terminent le plus souvent par la guérison. Elles s'annoncent par un frisson intense, une douleur pelvienne très vive et la suppression des lochies, qu'on a vues survenir presque immédiatement après l'imprudence chez les malades qui se sont levées le lendemain de l'accouchement et (quarante-huit heures une fois) chez celles qui ont gardé plus longtemps le repos au lit. A ce début, le plus souvent très accentué, succèdent les symptômes d'une péritonite sous-ombilicale de Beau, très caractérisée, présentant en général tous les caractères d'une inflammation franche de bonne nature.

Ces faits, par suite, servent pour ainsi dire de chaînon entre les faits du second groupe dont je viens de vous entretenir, et dont quelques-uns ont un caractère septique, qui manque ou est très peu accentué dans ceux des faits de ce même groupe où le travail morbide succédant à une imprudence est comme traumatique et de bonne nature et se rapproche ainsi de celui qui est constant dans le dernier groupe des pelvi-péritonites puerpérales dont il me reste à vous entretenir.

Dans ce groupe, qui est plus commun que les deux autres, que Lisfranc d'abord, Gendrin ensuite ont surtout visé sous les noms d'engorgement de l'utérus et de métrite chronique partielle, l'inflammation de la séreuse pelvienne, au lieu de se développer dans les dix premiers jours de l'accouchement, survient à une époque plus ou moins éloignée de la parturition. Elle s'est manifestée, chez trois de nos malades, un peu plus d'un mois après l'accouchement, à une époque qui a semblé correspondre au retour des couches, sous l'influence d'un refroidissement chez l'une, de fatigues excessives chez la seconde, et enfin d'excès vénériens chez la dernière. Mais plus souvent la manifestation de la pelvi-péritonite a lieu à une époque beaucoup plus tardive encore que chez les trois malades précédentes, ce qui est cause que les malades sont ou complètement réfractaires à l'observation, ou ne vous donnent que des renseignements très incomplets, d'où il résulte que l'étude de cette variété de pelvi-péritonite est très difficile et présente de nombreuses lacunes. Quelques-unes de ces malades, sans doute, indiquent qu'après avoir eu différents troubles consécutifs à l'accouchement, qu'on est autorisé à considérer, malgré leur indication vague, comme symptomatiques d'un travail de subinvolution défectueux, elles ont vu, sous l'influence de la reprise de leurs occupations, s'ajouter à leur malaise des douleurs pelviennes et une détérioration de la constitution qui ont été lentement augmentant chaque jour, jusqu'à ce que les malades soient forcées d'entrer à l'hôpital où on les trouve affectées d'une pelvi-péritonite à forme et à début latent. D'autres signalent, comme l'ont fait les trois malades auxquelles je viens de faire allusion, que, sous l'influence d'une cause déterminante ou simplement sous l'influence du fluxus menstruel, l'état précaire de santé qu'elles présentaient depuis leur dernier accouchement a été remplacé par l'ensemble symptomatique auquel Gosselin a donné le nom de phlegmon péri-utérin à redoublements (1). Ces renseignements, tout incomplets qu'ils sont, ont une assez grande valeur en ce qu'ils permettent de rattacher d'une manière générale, dans ces cas, le développement de la pelvi-péritonite au trouble du travail de subinvolution puerpérale, mais sans qu'on puisse pousser plus loin la détermination du point de départ de l'inflammation de la séreuse pelvienne. Elle est due sans doute, comme dans les pelvi-péritonites symptomatiques des chancres diphtéritiques du col, à

(1) Gosselin.

l'existence de l'état morbide de la muqueuse cervico-utérine, qui donne presque constamment lieu, après les couches, à une leucorrhée puriforme et à une ulcération du museau de tanche fissuré.

Aussi serait-il nécessaire de reprendre à nouveau l'étude de cette espèce de pelvi-péritonite, pour laquelle je me suis trouvé dans de moins bonnes conditions d'observation que pour les orchites féminines de l'état de vacuité.

Péritonites menstruelles.

Bien des conditions pathologiques diverses peuvent, comme l'a établi la statistique que j'ai rapportée plus haut, donner naissance, dans l'état de vacuité, au groupe nosologique complexe analogue, chez la femme, à l'orchite chez l'homme. Mais je dois vous rappeler que, pour éviter une inextricable confusion, on ne doit pas comprendre dans le groupe que nous étudions les péritonites pelviennes symptomatiques d'une affection organique, etc., qui constituent pour ainsi dire toute la maladie, alors que l'inflammation de la séreuse est l'accessoire, tandis que c'est l'inverse dans le groupe de faits que j'étudie avec vous.

Les pelvi-péritonites de l'état de vacuité reconnaissent très souvent pour cause (vingt observations sur quatre-vingt-dix-neuf dans notre statistique) un trouble de la menstruation.

Ainsi, le relevé des vingt observations de péritonite menstruelle circonstanciée que nous avons pu recueillir indique que l'inflammation de la séreuse abdominale s'est manifestée :

3 fois à la suite d'une menstruation incomplète sans cause déterminante ;
2 fois à la suite de douleurs dysménorrhéiques violentes ;
15 fois à la suite de la suppression brusque de l'écoulement cataménial, déterminée ;
9 fois par l'impression du froid ;
3 fois par une émotion morale vive ;
1 fois par un examen au spéculum ;

1 fois par une cautérisation du col utérin ;
1 fois par des rapports sexuels multipliés pendant la menstruation.

Dans les trois premiers cas, la péritonite a succédé à un trouble de la sécrétion menstruelle qui est survenu sans cause déterminante appréciable pour les malades, mais qui, par les circonstances pathologiques dans lesquelles il s'est manifesté, peut être considéré comme symptomatique. En effet, dans deux de ces faits, dont l'un a été rapporté précédemment, c'est pendant le cours d'une syphilis constitutionnelle et pendant un traitement mercuriel qui avaient profondément débilité les malades qu'a eu lieu la diminution de l'abondance et de la durée de l'écoulement, à laquelle a succédé, au bout de peu de jours, une péritonite subaiguë que j'ai rapportée dans ma clinique (1).

Dans le troisième des faits de cette première catégorie, nous avons vu la sécrétion cataméniale, peu abondante à deux époques, ne pas se produire à la troisième, et cette suppression être suivie du développement d'une péritonite qui se rapprochait de la variété des pelvi-péritonites puerpérales à début latent, par le peu de retentissement qu'elle présentait à sa première phase et par l'accroissement ultérieur de chacun des symptômes auxquels elle donnait lieu. Cependant, entre les pelvi-péritonites puerpérales à début latent et le fait auquel nous faisons allusion, se présente une différence bien tranchée : c'est que la marche, dans les premières, est progressivement croissante, tandis que, dans l'autre, l'aggravation a été intermittente, provoquée chaque fois par le retour laborieux de la menstruation, qui ramenait une récidive de l'inflammation de la trompe ou des ovaires et qui était l'élément morbide prédominant.

Dans les deux faits suivants de notre relevé, la pelvi-péritonite a également succédé à un trouble de la fonction menstruelle, mais à un trouble d'un ordre tout différent, puisqu'il consistait dans la difficulté de l'excrétion du produit sécrété. Elle s'est manifestée après des accès dysménorrhéiques qui, depuis deux

(1) G. Bernutz. *Cliniques*, t. II, obs. II, p. 426 et suiv.

mois chez l'une des malades, depuis trois mois chez l'autre, se produisaient à chaque époque et chez qui les douleurs expulsives, plus violentes encore lors de la dernière époque, ont été suivies du développement de la péritonite. Il semble qu'il serait, jusqu'à un certain point, permis de comparer ces deux pelvi-péritonites dysménorrhéiques aux péritonites puerpérales qui reconnaissent pour cause déterminante une parturition difficile.

C'est encore à un trouble de l'excrétion cataméniale qu'ont succédé les quinze dernières péritonites menstruelles dont nous avons à parler. Mais entre les faits de cette catégorie et ceux des catégories précédentes existe une différence bien tranchée, consistant en ce que, dans les faits actuels, l'écoulement des règles était en pleine activité, lorsque la cause déterminante est intervenue, a suspendu tout à coup le flux cataménial, et consécutivement à cette suppression a donné lieu à la péritonite. Elle s'est manifestée tantôt quelques heures seulement après la suppression, tantôt au contraire après quelques jours de souffrances qui étaient les symptômes de l'affection de l'un des organes génitaux : utérus, trompes ou ovaires, qui, comme nous l'avons dit précédemment, fait naître l'inflammation de la séreuse, mais que nous ne chercherons pas à déterminer. Il semblerait cependant naturel de tenir compte de ce que l'anatomie pathologique nous a révélé, et d'attribuer ces pelvi-péritonites à une inflammation des trompes, qui existait dans les trois observations suivies de mort que nous avons rapportées (1) ; nous ne l'avons pas osé, parce que trois faits ne nous ont pas paru suffisants pour hasarder cette localisation. Ces orchites, déterminées par l'arrêt brusque des règles, peuvent assez légitimement être comparées aux péritonites, qui, après les couches, succèdent à la suppression des lochies, et qui ont les unes et les autres des causes déterminantes semblables. Ainsi neuf fois, ce qui toutefois est plus fréquemment que dans l'état puerpéral, la pelvi-péritonite menstruelle a eu pour cause l'action du froid (2). Il a été trois fois le fait

(1) Obs. II; III, p. 60.

(2) La mort a été la conséquence de la suppression du flux menstruel par le froid, dans l'observation III, qui n'est pas comprise dans notre statistique.

de l'immersion des mains dans l'eau froide, momentanée dans deux cas, prolongée dans l'autre pour laver du linge ; il a été deux fois le fait d'une exposition assez longue à la pluie ; il a été une fois le fait de l'ingestion de plusieurs glaces, et enfin trois fois de l'imprudence que les malades avaient commise de laver leurs parties génitales avec de l'eau froide pour faire disparaître momentanément les traces de l'écoulement sanguin qui n'a point reparu.

Dans les faits qui nous restent à mentionner la suppression menstruelle a eu trois fois pour cause déterminante une impression morale : une vive contrariété dans un cas, la frayeur dans les deux autres, et qui, dans l'un de ceux-ci, n'a été autre que la crainte exagérée qu'avait la malade d'être soumise à un examen au spéculum dont elle se faisait une idée incroyable. Nous attribuons dans ce cas à la crainte de l'examen, bien plutôt qu'à l'examen lui-même, la suppression des règles qui a été suivie d'une pelvi-péritonite, parce que l'exploration elle-même que j'ai faite avec un spéculum bivalve tiédi dans de l'eau chaude n'a aucunement été douloureuse et a même été suivie, de l'aveu de la malade, d'un soulagement momentané en faisant cesser l'état d'angoisse que l'attente de cette exploration, inconnue pour elle, avait fait naître. Mais peu importe cette distinction, la suppression menstruelle n'en a pas moins été la conséquence, indirecte peut-être, mais en fin de compte la conséquence de l'examen au spéculum, dont on ne peut isoler le sentiment de répugnance, d'appréhension même, qu'il inspire au plus grand nombre des femmes, surtout à l'époque des règles. Aussi croyons-nous que cet examen doit être considéré comme dangereux pendant l'époque menstruelle, soit directement, soit indirectement, parce qu'il met plus ou moins en jeu l'excitabilité des malades, et qu'on doit éviter d'y avoir recours dans cette circonstance. On doit craindre qu'il n'arrête l'écoulement cataménial et ne détermine une pelvi-péritonite comme dans le cas que nous venons de signaler et sur lequel nous appelons particulièrement l'attention.

Nous regardons à plus forte raison comme dangereuse toute médication topique pendant la période menstruelle ; nous avons, sous ce rapport, à mentionner un des derniers faits de notre relevé, dans lequel les accidents se sont manifestés à la suite d'une cautérisation du col utérin faite à la période initiale d'une époque menstruelle. Je n'insisterai pas sur ce dernier fait, quoique cependant je n'aie aucune tendance à disculper cette pratique, dont on fait un si déplorable abus, des méprises de toutes sortes qu'elle cause dans les mains des charlatans trop nombreux qui l'exploitent. C'est à l'un de ceux-ci qu'incombe la responsabilité des accidents qui se sont produits dans le cas que j'indique et que je n'ai pu, pour cette raison même, observer à leur début, mais qui, d'après le récit parfaitement circonstancié de la malade, doivent être attribués au traumatisme intempestif auquel cette malade a été soumise pendant l'époque menstruelle. Cette cautérisation par le fer rouge a eu pour résultat, comme dans les cas précédents, de produire la suppression de l'écoulement sanguin et d'amener presque immédiatement après celle-ci le développement de la pelvi-péritonite.

On peut de même attribuer à une sorte de traumatisme la suppression des règles et l'inflammation consécutive de la séreuse pelvienne, qui, dans le dernier cas de pelvi-péritonite menstruelle qui nous reste à indiquer, se sont produites à la suite de rapports sexuels multipliés. En rapportant ces accidents à une sorte de traumatisme, nous nous conformons à l'opinion généralement reçue, car ce n'est pas là notre opinion; il nous semble que l'excitation physiologique excessive des organes génitaux, et des ovaires en particulier, qui résulte de tels excès, joue un rôle bien plus important qu'un traumatisme insignifiant dans la genèse des affections qui se manifestent en pareille occasion. Mais il ressort du dernier fait que nous venons d'indiquer un enseignement assez important, c'est que pendant l'époque menstruelle le repos des organes génitaux doit être observé, tant du moins que l'écoulement sanguin n'est pas tari, et que la transgression de la loi si sage de Moïse, qui déclarait les femmes impures pendant toute cette période et défendait de les approcher, peut être cause pour elles de très sérieux accidents, indépendamment des éruptions, du reste bénignes, que cette transgression inflige assez souvent aux maris. Il ressort surtout de ce fait qu'il faut, pour que la péritonite se déclare dans l'état menstruel, une cause déterminante plus active que dans l'état puerpéral et même que dans le cours des blennorrhagies, comme nous allons le voir dans les paragraphes suivants.

§ 4. — *Pelvi-péritonites blennorrhagiques.*

Dans différents paragraphes précédents nous avons incidemment parlé de la fréquence du développement des pelvi-péritonites pendant le cours de blennorrhagies; nous avons actuellement à revenir sur ce fait et à l'étudier assez longuement, parce qu'il constitue une des particularités les plus intéressantes de l'histoire de la blennorrhagie chez la femme. Nous avons pour cela à reproduire d'abord les chiffres qui, dans le relevé que nous avons présenté plus haut (1), indiquent cette fréquence. Dans ce relevé, nous voyons que, sur 99 observations de pelvi-péritonites, 28, c'est-à-dire plus du quart de ces affections, se sont produites pendant une blennorrhagie. Une si énorme proportion tient évidemment à la destination spéciale de l'hôpital dans lequel nous avons observé, ce qui certainement diminue de beaucoup la valeur des chiffres que nous venons d'indiquer, mais ils n'en conservent pas moins cependant une incontestable signification. Ils nous paraissent non seulement exclure l'idée d'une simple coïncidence entre l'inflammation pelvienne et la blennorrhagie, mais établir qu'il existe entre ces deux faits pathologiques, que nous avons vus si souvent conjoints, une intime connexion. Nous ne croyons pas avoir besoin d'insister sur ce point que nous avons déjà discuté dans un autre travail (2); les chiffres 28 sur 99 nous semblent parler d'eux-mêmes. Ils infirment complètement l'opinion de Hunter (3), qui rejetait d'une manière presque absolue la possibilité du développement, chez la femme, d'une affection analogue à l'orchite chez l'homme. Ils démontrent que cette affection est au contraire assez commune, beaucoup plus commune même que n'aurait pu le faire croire la description de l'ovarite blennorrhagique, tracée par

(1) Voyez page 288.
(2) G. Bernutz et Goupil. *Archives générales de médecine*, mars 1857.
(3) Hunter. *Syphilis*, trad. franç. de Richelot et Chassaignac, p. 232.

M. Ricord (1), qui, il faut le reconnaître, ne s'est plus trouvé depuis de longues années dans des circonstances très favorables pour l'observer.

Mais il est nécessaire, pour que les chiffres précédents acquièrent leur véritable valeur, que nous en rapprochions le nombre total des malades affectées de blennorrhagie qui ont été reçues pendant le même temps dans notre service. Pendant les seize mois que nous avons consacrés, à Lourcine, à cette partie de nos recherches, il est entré 94 malades affectées de blennorrhagie ; 28 de celles-ci, comme nous l'avons dit, c'est-à-dire près du tiers du nombre total des malades, ont été affectées de pelvi-péritonites. Le rapprochement de ces deux chiffres fait voir que la fréquence de la pelvi-péritonite est assez grande. Cette fréquence relative est même si considérable dans notre relevé, que nous croyons devoir indiquer tout de suite quelques-unes des circonstances diverses qui ont dû l'exagérer. En première ligne, nous devons placer les conditions sociales des malades reçues à Lourcine (ouvrières, domestiques, grisettes du quartier latin ou autres), qui, lorsque ces malheureuses sont affectées de blennorrhagie, deviennent une cause déterminante très active de pelvi-péritonite. Nous devons, en second lieu, signaler l'influence qu'a pu avoir la triste réputation de cet hôpital; dans lequel la plupart des malades ne demandent qu'à regret à entrer, et seulement lorsqu'elles y sont forcées par l'intensité de leur mal ; ce qui a dû augmenter de beaucoup le nombre des pelvi-péritonites par rapport à celui des blennorrhagies simples que nous avons reçues. Nous devons dire enfin que la fréquence relative que nous venons d'indiquer a dû se ressentir surtout de l'insuffisance, pendant certains mois de l'année, du nombre des lits par rapport au nombre des malades qui sollicitent leur admission, et qui nous a forcé à faire un choix et à recevoir de préférence celles qui présentaient, sensibles à la consultation, les signes des prétendus phlegmons péri-utérins que nous étudions.

Nous avons insisté sur ces diverses circonstances pour qu'on ne tire pas du rapprochement des nombres 28 et 93, indiqués

(1) Ricord. *Notes au Traité de la syphilis* de Hunter, p. 237 et suiv.

plus haut, une conclusion qui, suivant nous, serait complètement erronée, c'est-à-dire que l'inflammation de la séreuse pelvienne survient chez le tiers à peu près des femmes affectées de blennorrhagie. La seule conclusion qui nous paraisse légitime, c'est que la fréquence relative de la pelvi-péritonite blennorrhagique est à peu près la même à Lourcine que la fréquence relative de l'orchite blennorrhagique à l'hôpital du Midi. Du reste, ce n'est pas seulement la fréquence relative de l'orchite et de la pelvi-péritonite blennorrhagiques que nous trouverons à peu près semblables, mais aussi l'époque à laquelle ces deux affections apparaissent dans le cours de la blennorrhagie, la genèse de chacune d'elles, et même les causes déterminantes qui leur donnent naissance, que nous allons successivement étudier.

Recherchons d'abord à quelle époque de la maladie s'est développée la pelvi-péritonite, et, pour cela, voyons ce qu'indique l'analyse de quinze de nos observations qui contiennent des renseignements un peu circonstanciés sur le début de l'écoulement virulent qu'il est plus facile de faire préciser que le coït infectant lui-même. Cette analyse nous montre que l'inflammation de la séreuse pelvienne s'est produite à des époques variables qui se répartissent de la manière suivante.

Elle s'est manifestée :

1 fois du huitième au dixième jour du début de l'écoulement ;
1 fois le douzième ;
3 fois le quatorzième ou le quinzième ;
1 fois trois semaines après le début de l'écoulement ;
7 fois dans les derniers jours du premier mois ;
1 fois six semaines après le début de l'écoulement ;
1 fois deux mois après.

Dans ce tableau nous voyons que la pelvi-péritonite ne s'est présentée dans aucun cas avant le huitième jour, qu'elle a été rare avant le quatorzième, qu'elle est devenue fréquente dans les derniers jours du premier mois qui correspondaient le plus souvent à une menstruation, pour devenir, pour ainsi dire, exceptionnelle après cette époque et être liée encore, dans ces cas, au retour de la menstruation.

La manifestation tardive de la pelvi-péritonite par rapport au début de l'écoulement virulent que vient de nous indiquer le tableau précédent, un peu plus tardive même que celle de l'orchite chez l'homme qui se livre à des travaux plus pénibles, concorde de la manière la plus remarquable avec la marche progressivement ascendante que présente l'inflammation blennorrhagique avant l'explosion de l'affection péritonéale. Dans aucun cas nous n'avons vu cette pelvi-péritonite mériter le nom de métastatique, elle nous a paru avoir été dans tous le résultat de la propagation par contiguïté de l'inflammation qui s'est étendue du vagin à la muqueuse du col, de celui-ci à l'utérus, et de ce dernier organe aux trompes, dont l'état morbide est devenu le point de départ de la pelvi-péritonite. Cette filiation que nous paraît établir d'une manière incontestable l'observation Ire de ce travail, malheureusement rendue complète par la mort (1), nous a paru également évidente dans nos observations terminées par la guérison, et en particulier dans celle que j'ai rapportée, dans ma clinique 52e, p. 143, dont je ne reproduis que l'en-tête.

OBSERVATION VIII

Premier rapport sexuel un mois avant l'entrée de la malade à l'hôpital ; quinze jours avant celle-ci, deuxième rapport. — Trois jours après ce second rapport sexuel, écoulement virulent ; le quatrième jour, douleurs en urinant ; le douzième jour, entrée de la malade à l'hôpital. — Blennorrhagie uréthrale et vaginale. — Un mois juste après le début de l'écoulement virulent, à peu près à l'époque correspondante à celle où la menstruation a eu lieu le mois précédent, le mucus utérin devient purulent. — Des douleurs sourdes se manifestent dans la partie moyenne et inférieure de l'hypogastre, et il survient une légère tuméfaction de l'utérus qui prend une forme globuleuse. — Presque en même temps apparaît une augmentation de volume du ligament large gauche. — Six jours après ces premiers accidents, pelvi-péritonite de la fosse iliaque droite. — Amendement. — Recrudescence de la pelvi-péritonite à la suite de fatigues et correspondante à l'époque menstruelle. — Amélioration. — Dysménorrhée et hydrométrie consécutives.

Cette observation est si longue que nous avons dû n'y ajouter que d'assez courtes réflexions, ne faire que résumer, pour ainsi dire, les particularités les plus remarquables qu'elle contient, sans insister sur aucune de celles qui n'ont pas un rapport direct

(1) Obs. I, p. 243.

avec notre sujet et, en particulier, sur cette sorte d'hydrométrie, cependant si intéressante, qui s'est produite consécutivement à la blennorrhagie utérine dont cette malade a été affectée. Ce qui importe pour notre sujet, c'est cette blennorrhagie utérine, survenue à une époque menstruelle, un mois après le début de l'écoulement virulent, et qui a eu pour signes : la purulence du mucus utérin, des douleurs sourdes ressenties à la partie moyenne et inférieure de l'hypogastre, enfin une légère augmentation de volume de l'utérus, qui est devenu en même temps sensiblement globuleux. Nous signalerons ensuite l'augmentation de volume qu'a présentée le ligament large gauche qui repoussait à droite le col et le corps de l'utérus, les élancements que déterminait la pression de ce ligament large tuméfié, parce qu'ils nous paraissent indiquer que l'inflammation blennorrhagique, après avoir envahi l'utérus, s'était étendue à la trompe, peut-être même à l'ovaire gauche, avant de se propager au péritoine comme on voit la douleur et la turgescence du canal déférent et de l'épididyme précéder le développement de l'orchite. Ce n'est que six jours après la constatation de ces signes que nous avons vu, sous l'influence de l'augmentation continue des douleurs utérines ressenties par la malade à l'hypogastre et à la région lombaire, éclater, non pas à gauche, mais à droite, l'inflammation du péritoine pelvien qui rappelle par cette alternance de siège, déjà indiquée pour l'ovarite par M. Ricord (1), la variété de l'orchite qu'il a dépeinte par l'expression pittoresque d'orchite à bascule. Nous pouvons passer sous silence les signes propres à la pelvi-péritonite, que nous avons si souvent indiqués, pour appeler toute l'attention sur un fait très important qui a suivi immédiatement le développement de l'inflammation péritonéale. Nous voulons parler de la suppression presque complète de la sécrétion morbide du vagin alors que la purulence utérine persistait, suppression comparable à celle de l'écoulement uréthral qu'on observe dans l'orchite, et qui ne s'est produite dans cette observation que consécutivement à la manifestation de la pelvi-péritonite.

Ces différents faits et leur mode de succession nous paraissent

(1) Ricord. *Notes au Traité de la syphilis* de Hunter, p. 237.

établir que l'inflammation péritonéale n'a pas été métastatique, mais le résultat de l'extension graduelle de la blennorrhagie qui s'est propagée successivement des parties superficielles aux parties profondes jusqu'au péritoine et a déterminé l'inflammation partielle de celui-ci. Amendée par le traitement, mais surtout par le repos, la pelvi-péritonite a repris une nouvelle acuité à la suite de fatigues, mais il faut aussi le remarquer à une date qui indique que la fluxion menstruelle était imminente ou même se produisait. Quelques jours après cette recrudescence l'écoulement cataménial a eu lieu enfin et a amené une détente qui a été suivie alors d'une amélioration définitive, dans laquelle nous avons à signaler l'innocuité des rapports sexuels qui non seulement n'ont pas été préjudiciables à la malade, mais aussi n'ont pas été infectants. Nous aurions après cela à étudier la cause de l'altération singulière que présentait le sang de ce flux menstruel pour ainsi dire critique, à rechercher si la dysménorrhée, qui a été plus caractérisée encore aux époques suivantes, ainsi que les accès d'hydrométrie ultérieure doivent être attribués à la flexion si marquée qu'avait subie l'utérus, ou doivent être au contraire attribués à l'état morbide de la muqueuse cervico-utérine. Nous ne nous arrêterons pas à discuter cette opinion, que cependant nous croyons vraie, c'est-à-dire que l'inflammation de la muqueuse cervico-utérine entrave l'excrétion, comme on voit la cystite du col entraver l'excrétion urinaire, parce que ce n'est pas ici le lieu de le faire. Nous devons, pour une semblable raison, nous borner à mentionner les métrorrhagies si fréquentes, indiquées dans cette observation, que nous aurons à étudier dans la symptomatologie des prétendus phlegmons péri-utérins. Mais nous ne pouvons terminer ces réflexions sans rappeler d'une manière toute particulière les époques auxquelles ont eu lieu le début de la péritonite et la recrudescence qu'elle a présentée, et qui étaient toutes deux des époques menstruelles. Nous devons le faire parce que la fluxion cataméniale est une des causes déterminantes les plus fréquentes de l'inflammation de la séreuse pelvienne pendant le cours des blennorrhagies, que nous avons actuellement à passer en revue.

Malheureusement il nous sera impossible, dans la recherche de ces causes déterminantes, d'indiquer par des chiffres, comme nous avons pu le faire dans les espèces précédentes, quelle est la fréquence relative de chacune d'elles. Nos observations sont, sous ce rapport, trop complexes, il n'y en a qu'un trop petit nombre, cinq seulement, dans lesquelles la pelvi-péritonite ait eu une cause déterminante unique. Dans quatre de celles-ci la manifestation de l'inflammation péritonéale assez tardive, survenue un mois, six semaines, deux mois après le début de l'écoulement virulent, paraît avoir eu pour cause déterminante, comme dans l'observation que nous venons de rapporter, la fluxion menstruelle. Dans la cinquième observation, que nous avons déjà tant de fois rappelée, la pelvi-péritonite blennorrhagique paraît avoir été la conséquence des fatigues auxquelles cette malade était soumise par ses occupations habituelles. Dans les autres observations nous trouvons réunies soit toutes, soit le plus grand nombre des causes déterminantes que nous avons signalées : fatigues, défaut de traitement de la blennorrhagie, excès vénériens ou au moins continuation simple de rapports sexuels jusqu'au moment de l'entrée à l'hôpital, où le plus souvent, comme nous l'avons dit, les malades n'arrivaient qu'après le début de la pelvi-péritonite. Nous attribuons à ces causes chez la femme, comme chez l'homme, la plus grande influence sur la marche de la blennorrhagie, sur son extension des parties superficielles aux parties profondes. Nous croyons en particulier que les excitations vénériennes, surtout lorsqu'elles sont immodérées, et malheureusement cela n'est pas rare, sont une des causes déterminantes les plus actives de l'inflammation de la séreuse pelvienne. Nous sommes autorisé à considérer comme funestes, pendant la période aiguë de la blennorrhagie, les rapports sexuels non seulement par le grand nombre de pelvi-péritonites blennorrhagiques que nous avons vues à Lourcine chez des femmes, que leur écoulement virulent n'avait pas rendues continentes, mais parce que nous allons voir des excès vénériens sans blennorrhagie être suivis d'inflammations de la séreuse pelvienne, et celles-ci constituer même la variété la plus fréquente des pelvi-péritonites traumatiques qui nous restent à étudier.

SEIZIÈME CONFÉRENCE

Pelvi-péritonite. — Étiologie.

(*Suite.*)

Mais avant de nous occuper des pelvi-péritonites traumatiques, nous avons besoin de dire que nous n'attachons pas la moindre importance à la qualification que nous avons donnée à cette espèce, et qui ne s'applique bien légitimement qu'à la dernière des variétés qu'elle comprend. Nous aurions dû, pour être conséquents avec nos premières divisions, la partager en trois espèces distinctes, comprenant, l'une, les pelvi-péritonites suites d'excès (*ab immoderata venere*), comprenant, l'autre, les pelvi-péritonites consécutives à des ulcérations du col utérin, comprenant, la dernière qui seule est bien véritablement traumatique, les pelvi-péritonites consécutives à des manœuvres chirurgicales dont nous avons rapporté un exemple, dans notre clinique (1). Nous ne l'avons pas fait pour ne pas donner à cette partie de notre travail une longueur qui eût été disproportionnée au nombre peu considérable de faits, appartenant à ce groupe d'orchites féminines, que nous possédions. Mais nous engageons ceux qui viendront après nous à ne pas nous imiter et à ne pas réunir, comme nous sommes obligé de le faire, des faits qui ne sont pas complètement analogues. Il est ainsi entendu que c'est pour éviter des divisions trop nombreuses, non pour nous conformer à l'habitude erronée de considérer comme traumatiques les affections génitales suites d'excès, que nous avons rapproché les pelvi-péritonites crapuleuses des pelvi-péritonites véritablement traumatiques

(1) Voyez obs. XXIII, t. I, p. 121.

et que nous avons également rapproché de celles-ci les orchites féminines qu'on voit se manifester pendant le cours d'ulcérations du col utérin et en particulier pendant l'évolution de chancres utérins. Les faits qui composent ce groupe, de toutes façons peu médical, sont de beaucoup les moins nombreux ; nous trouvons en effet dans notre relevé (1) que, sur quatre-vingt-dix-neuf observations, huit seulement appartiennent à cette espèce.

Sur ces huit observations il n'y en a que trois qui méritent véritablement la qualification de traumatique, ainsi que le montre le tableau suivant qui indique que :

3 fois la pelvi-péritonite a succédé à des excès vénériens ;
2 fois elle s'est développée pendant l'évolution de chancres utérins ;
1 fois elle est survenue immédiatement après l'administration d'une douche vaginale froide prescrite pour une affection ulcéro-membraneuse du col ;
2 fois elle s'est produite immédiatement après l'emploi de l'hystéromètre.

La différence si tranchée qui existe entre chacune des causes déterminantes de ces pelvi-péritonites nous obligera, sinon à décrire chacune des variétés, au moins à rapporter une observation de chacune d'elles qui puisse tenir lieu de description. Nous commencerons par les pelvi-péritonites crapuleuses, *ab immoderata venere*, qui sont les plus communes de cette espèce, mais dont il est bien difficile de recueillir des observations circonstanciées.

OBSERVATION IX

Excès vénériens. — Pendant le cours de ces excès développement d'une pelvi-péritonite qui survient quinze jours après une menstruation régulière. — Amélioration très marquée à la suite de la menstruation suivante. — Persistance pendant plusieurs mois d'une tumeur occupant la partie latérale droite et postérieure de l'utérus. — Diminution lente de la tumeur.

Le 1er janvier 1856, entre à Lourcine, salle Saint-Clément, nº 38, Zoé P..., âgée de dix-neuf ans, dont le père et la mère sont tous deux bien portants et dont les

(1) Dans ce relevé nous n'avons pas compris le fait rapporté, t. I, obs. XXIII, p. 121, dans lequel la pelvi-péritonite a succédé à l'ablation d'un polype fibreux

neuf frères ou sœurs jouissent d'une bonne santé. Sa première enfance a été bonne ; cette jeune fille se souvient seulement d'avoir eu, à cette époque de sa vie, une affection des oreilles, mais de courte durée, qui ne paraît pas devoir être considérée comme scrofuleuse. Elle a été réglée facilement, sans douleurs et sans aucun prodrome, à l'âge de dix-sept ans ; après cette première menstruation il y a eu une suspension des règles pendant trois mois, puis une nouvelle interruption de six mois de durée après la deuxième menstruation. Depuis lors, les règles sont venues régulièrement tous les vingt-huit ou trente jours, en durent cinq assez abondantes et ne sont pas suivies de flueurs blanches ; elles ne se sont pas modifiées depuis que la malade habite Paris.

Il y a quatre à cinq mois à peu près que cette jeune fille est entrée comme domestique dans un petit hôtel de la rue Dauphine, où elle n'a pas tardé, soit par faiblesse, soit par entraînement, de céder à tous les jeunes gens qui habitaient l'hôtel ; il en est résulté qu'elle passait la nuit tantôt dans une chambre, tantôt dans l'autre, et qu'il n'y eût plus guère de nuits dans lesquelles elle n'eût au moins trois rapports sexuels. Malgré ce désordre, les règles se produisent une première fois normales, aussitôt après les excès commencent de plus belle, mais au bout de quinze jours de ce nouveau débordement vénérien qui a lieu sans paix ni trève, c'est-à-dire au commencement d'octobre, surviennent des douleurs lombaires d'abord, puis bientôt en même temps que se produit un très léger écoulement jaune verdâtre, se manifestent de très vives douleurs dans les deux fosses iliaques, de la constipation, des ardeurs en urinant, des frissons irréguliers et une insomnie continue par suite de l'intensité des souffrances pelviennes. La malade est alors obligée de faire venir un médecin qui, après l'avoir examinée et l'avoir touchée, croit devoir attribuer les accidents à une descente de matrice. Il lui fait quitter sa place, prescrit une continence complète, le repos absolu au lit, des bains et l'application continue des cataplasmes laudanisés sur l'abdomen. Cette prescription est rigoureusement suivie pendant quinze jours, au bout desquels les règles paraissent à leur époque normale ; elles sont beaucoup plus abondantes qu'à l'ordinaire, mais toutefois ne contiennent pas de caillots. La malade, très notablement soulagée à la suite de cette perte, garde encore assez exactement le repos pendant quelque temps, mais cesse d'être continente. Il est à noter qu'au début de cette nouvelle liaison son amant n'était pas malade, et que pendant plus d'un mois il est resté bien portant, que c'est il y a trois semaines seulement que la malade a vu se développer les chancres qui l'amènent aujourd'hui à l'hôpital et qui, suivant elle, lui ont été communiqués par la personne qu'elle a connue depuis l'amendement de sa péritonite.

A la visite du 3 janvier, cette femme présente l'état suivant : il n'existe aucune apparence d'une éruption syphilitique secondaire, les accidents, que j'indiquerai sans les décrire, appartiennent tous à la première période. Ainsi on trouve dans l'aine gauche un ganglion induré parfaitement caractéristique. La petite lèvre correspondante est le siège d'un œdème dur et présente sur sa face interne trois érosions chancreuses au commencement de la période de réparation, dont l'une est même encore recouverte en partie de la fausse membrane d'un blanc jaunâtre

implanté à l'orifice cervico-utérin, qui avait nécessité l'emploi des pinces de Museux. En comprenant ce fait, on trouverait que sur 100 observations, 4 peuvent être considérées comme réellement traumatiques.

qui caractérise la période d'état. Le capuchon du clitoris, plus volumineux qu'à l'état normal, cache à moitié le clitoris qui est rougeâtre, revêtu d'une mince pellicule comme s'il avait été tout récemment exulcéré, sur le bord droit du méat urinaire existe une quatrième érosion chancreuse à une période de réparation plus avancée que celle de la petite lèvre. Enfin, une des caroncules est tuméfiée et indurée, mais n'offre pas d'ulcération.

Le vagin, d'un rose normal, ne présente pas de sécrétion notable. Le toucher n'est douloureux qu'en un seul point, placé dans le cul-de-sac latéral droit, où existe une tumeur assez volumineuse qui occupe toute la partie latérale et postérieure de ce cul-de-sac.

Cette tumeur, d'une forme arrondie, assez consistante, mais souple, se confond en dehors avec l'enceinte osseuse du bassin, tandis qu'en dedans elle est séparée du col utérin par un sillon de séparation assez profond, dans lequel on peut inférieurement placer l'extrémité de l'index, mais dans lequel le doigt est arrêté un peu plus haut par des adhérences, sortes de brides qui unissent la tumeur au bord du corps de l'utérus. Les pressions exercées sur la tumeur sont pénibles pour la malade, celles au contraire qui sont faites sur la matrice elle-même ou les mouvements imprimés ne provoquent pas de douleurs. Le col utérin, petit, d'une forme toute spéciale qui rappelle celle d'un groin de porc, se porte légèrement à droite en sens inverse du fond de l'utérus, qui est faiblement incliné à gauche. En même temps que le col a subi cette légère latéroversion, il offre une faible torsion sur son axe qui rend antérieur son bord droit. Le corps de l'utérus en antécourbure très prononcée a subi la même rotation, ce dont il est facile de s'assurer en portant le doigt dans les culs-de-sac antérieur et latéral gauche qui, tous deux, sont libres de toute tumeur et facilement dépressibles. Le cul-de-sac postérieur également ne présente pas de tumeur, excepté dans la partie attenante au cul-de-sac latéral droit. Le col utérin, aplati et même légèrement cupuliforme, est rosé ; sa fente, au lieu d'être transversale, est légèrement oblique ; il n'offre pas d'ulcération. Il n'y a pas de sécrétion utérine notable. — Prescription : Salsepareille ; protoiodure de mercure 0,05 ; injections ; repos ; quatre portions.

Le 1er février. — Les chancres sont cicatrisés et ne laissent aucune induration, mais le ganglion inguinal reste un peu volumineux et dur. Depuis cinq jours ont apparu sur les piliers du voile du palais deux petites plaques muqueuses. La tumeur, qui jusque dans ces derniers temps n'avait, pour ainsi dire, offert aucun changement sensible, est aujourd'hui un peu moins volumineuse, mais surtout elle est à peine sensible à la pression. Aussi la malade demande-t-elle instamment sa sortie de l'hôpital qu'on est obligé de lui accorder le 4.

Le 17 avril cette femme est admise de nouveau dans mon service, parce que depuis un mois elle présente de nouveaux accidents syphilitiques : un bubon suppuré, des condylomes à l'anus qui ont converti en chancres les piqûres des sangsues que la malade s'est appliquées ces jours derniers pour calmer les douleurs qu'elle éprouvait. Les cheveux tombent, et on trouve à la région postérieure du col une syphilide maculeuse bien caractérisée. La tumeur persiste dans le cul-de-sac latéral droit; elle est mieux circonscrite, arrondie, et offre une mollesse sensiblement plus grande que lors de la sortie de la malade de l'hôpital.

La malade, très anémique, reste dans mon service du 17 avril jusqu'au 2 juin. La tumeur diminue graduellement : le 28, il persistait seulement une très petite tumeur, arrondie, occupant la partie la plus externe du cul-de-sac latéral droit, accolée contre les parois du bassin, assez molle, et des brides autour de l'utérus qui rendaient cet organe presque immobile. Mais je dois dire qu'au moment de cette seconde sortie de la malade, que nous n'avons pu garder malgré elle à l'hôpital, la syphilide maculeuse, très notablement pâlie, persistait encore.

Nous regrettons que cette observation, qui avait été prise à un tout autre point de vue que celui de nos recherches sur les pelvi-péritonites, ne contienne pas des détails plus circonstanciés sur les différentes modifications que la tumeur, symptomatique de l'inflammation de la séreuse, a offerte dans sa diminution lente et graduelle. Nous l'avons choisie de préférence à toute autre, malgré cette lacune regrettable, non seulement parce que les détails très explicites donnés par la malade nous ont paru mériter toute créance, mais aussi parce qu'ils permettent d'attribuer par exclusion les accidents aux excès vénériens. Ainsi : 1° l'absence de perte au moment du début des accidents, l'absence d'un caillot, pouvant faire soupçonner un commencement de conception, dans le flux menstruel à la suite duquel a commencé l'amélioration, ne permettent pas de considérer cette pelvi-péritonite comme puerpérale ; 2° l'époque à laquelle cette pelvi-péritonite a débuté, quinze jours après une menstruation qui avait été régulière, écarte la pensée qu'elle a été le résultat d'une perturbation de la fonction cataméniale ; 3° l'absence d'un écoulement avant le début des accidents, le peu d'abondance de celui qui s'est produit avec la manifestation des douleurs, son innocuité pour la personne qui a eu des rapports sexuels avec cette femme, presque aussitôt que l'acuité des accidents a cessé, empêchent de rattacher cette pelvi-péritonite à une blennorrhagie ; 4° enfin, la tardive apparition des chancres, qui ont paru plus d'un mois après une nouvelle liaison et qui semblent assez évidemment avoir été communiqués à cette femme par son dernier amant qu'elle accuse positivement de son infection syphilitique, paraissent mettre hors de cause l'existence d'un chancre utérin comme cause déterminante de la pelvi-péritonite. Il en résulte que par exclusion d'une part et directement, c'est-à-dire en acceptant le dire même de la malade, on arrive à croire que la pelvi-péritonite a eu pour cause déterminante les excès vénériens et qu'elle ne peut, en particulier, être attribuée à l'existence de chancres du col, comme dans l'observation rapportée dans ma clinique, t. II, p. 169, et dont je reproduis l'en-tête.

OBSERVATION X

Chancres de la vulve. — Chancre diphtéritique à la période d'état placé sur le col utérin. — Pelvi-péritonite. — Amélioration à la suite d'applications de sangsues. — Anémie. — Douleurs névralgiques. — Amélioration lente. — Apparition des règles et, à partir de ce moment, cessation des accidents pelviens. — Guérison de la pelvi-péritonite, mais persistance de l'anémie.

Le caractère exceptionnel du fait précédent, mais surtout l'impossibilité dans laquelle nous nous trouvons, pour ne pas trop multiplier les observations, de donner place dans ce travail au second cas que nous avons recueilli de pelvi-péritonite développée pendant l'évolution d'un chancre diphtéritique sur le col utérin, rendent nécessaire que nous fassions suivre celui-ci de quelques mots de réflexion. Nous avons besoin d'établir que les faits de cette espèce, bien qu'ils soient assez rares, ne sont pas cependant insolites, que l'inflammation de la séreuse pelvienne dans ces circonstances ne peut, du moins quant à présent, être rattachée, avec des raisons plausibles à une lymphite spécifique utéro-lombaire et être considérée comme un accident de voisinage d'une sorte de bubon intra-pelvien. Pour la solution de cette question il suffit presque uniquement de rapprocher de ces deux faits le chiffre des observations de chancres du col que nous avons recueillies à Lourcine dans l'espace de deux ans et demi, et d'indiquer les circonstances concomitantes de la pelvi-péritonite dans ces deux cas. Des vingt-quatre observations de chancre du col, appartenant à diverses variétés (1), que nous possédons, il n'y a que ces deux faits dans lesquels nous ayons vu se produire, pendant l'évolution de chancres utérins, une inflammation de la séreuse pelvienne qui fût évidemment liée à l'ulcération chancreuse; par conséquent, cet accident peut être considéré comme

(1) G. Bernutz. *Des affections syphilitiques de l'utérus*, communication faite à la Société médicale des hôpitaux de Paris, 14 mars 1855. *Union médicale*, 9 juin 1855.

assez rare, mais non exceptionnel. Dans deux autres cas, nous avons bien vu survenir, il est vrai, une pelvi-péritonite, mais elle a dû être attribuée dans l'un à un avortement, et à un trouble de la menstruation dans l'autre cas que nous n'avons pu rapporter. Dans les vingt autres cas, non seulement il n'y a pas eu de signes de péritonite, mais il n'y a eu même aucun signe d'un retentissement du chancre sur les ganglions lombaires, qui ont paru rester indolents, tandis que les ganglions inguinaux ont été, au contraire, affectés dans presque tous les cas. Il résulte de ce fait, c'est-à-dire du peu de fréquence des pelvi-péritonites liées à des chancres utérins et de l'absence, dans les autres cas, d'un signe quelconque d'une angioleucite spécifique utéro-lombaire, tandis que le retentissement sur les ganglions inguinaux était pour ainsi dire la règle, que l'angioleucite pelvienne, si elle existe, est anormale et aurait besoin pour être admise d'être démontrée anatomiquement. Nous ne nions pas la possibilité du retentissement d'un chancre utérin sur les ganglions lombaires, mais nous croyons que, tant que ce fait n'aura pas été mis hors de contestation, il n'est pas permis de rapporter à une lymphite intra-pelvienne l'inflammation de la séreuse du bassin qui survient pendant l'évolution d'une ulcération chancreuse du museau de tanche.

Il nous semble qu'il est plus simple, au lieu d'accepter une hypothèse qui peut paraître séduisante, mais qui n'est pas fondée, d'admettre que, sous l'influence de l'ulcération du col, indépendamment de sa nature spécifique, il se développe un travail morbide de la muqueuse utérine qui se propage par continuité à la muqueuse tubaire et de celle-ci au péritoine. L'admission de ce processus inflammatoire, analogue à celui qu'on observe dans les blennorrhagies, semble légitimée d'abord par l'étendue de l'ulcération chancreuse, occupant non seulement tout le pourtour de l'orifice, mais le plus souvent une partie de la cavité du col, dans la variété diphtéritique des chancres utérins, qui seule nous a offert des exemples de pelvi-péritonite. Elle paraît ensuite légitimée par l'époque du début de l'inflammation de la séreuse qui, dans nos deux observations, est survenue au commencement de la période d'élimination de la fausse membrane couenneuse, et ainsi au moment de la plus grande activité du travail inflammatoire de l'ulcération chancreuse. Elle paraît surtout autorisée : 1° par l'existence d'une sécrétion morbide de la cavité utérine dans tous les faits où une inflammation de la séreuse pelvienne s'est manifestée pendant le cours d'une ulcération du col, soit que cette ulcération fût blennorrhagique, syphilitique, soit qu'elle fût d'une autre nature ; 2° par la différence des caractères de cette sécrétion morbide dans la période d'acuité ou de déclin de la péritonite ; 3° enfin, par les modifications imprimées à cette sécrétion, chaque fois que l'inflammation péritonéale offrait une exacerbation, ou, au contraire, un amendement. En effet, la préexistence constante au développement de la pelvi-péritonite d'une hypersécrétion morbide de l'utérus et d'une ulcération du col utérin, la diminution de cette sécrétion, la viscosité ou l'aspect puriforme qu'elle présente dans la période d'acuité de l'inflammation de la séreuse, au contraire l'abondance et la fluidité du flux leucorrhéique qui se manifeste dans le stade de déclin de l'affection péritonéale, établissent qu'il existe une corrélation intime entre l'ulcération, l'inflammation de la muqueuse utérine et la péritonite. Cette corrélation nous paraît révéler quel est, dans ces circonstances, le processus du travail morbide, indiquer que l'inflammation se propage des parties superficielles aux parties profondes, et que chacune des recrudescences de la pelvi-péritonite est liée à une exacerbation de l'affection utéro-tubaire qui lui a donné naissance. Ce mode de processus permet, dès lors, de comprendre comment un moyen en apparence aussi inoffensif qu'une douche ascendante froide, ou même le toucher, peut, en surexcitant le travail inflammatoire d'une ulcération, jusqu'alors bénigne, déterminer le développement d'une pelvi-péritonite, comme on le voit dans l'observation de ma clinique (p. 171) et dont je reproduis l'en-tête.

OBSERVATION XI

Accidents syphilitiques primitifs et affection ulcéro-membraneuse concomitante des gencives, du voile du palais et du col utérin. — Aggravation de cette dernière affection sous l'influence du traitement mercuriel. — Disparition des accidents syphilitiques, persistance de l'affection ulcéro-membraneuse. — Six heures après l'administration d'une douche ascendante froide, pelvi-peritonite. — Amélioraton, puis recrudescence des accidents à l'époque menstruelle suivante; enfin diminution graduelle de la tumeur rétro-utérine. — Quelques mois plus tard, réapparition des douleurs pelviennes à la suite de fatigues. — Guérison de la pelvi-péritonite.

Nous nous réservons de faire ressortir dans un autre travail la similitude qu'offraient non seulement les ulcérations des gencives, du voile du palais et du col utérin, mais les productions pseudo-membraneuses qui recouvraient, de temps à autre, ces ulcérations et survenaient sur chacune d'elles par des sortes de poussées simultanées. Nous nous réservons également de faire ressortir alors l'influence défavorable du traitement mercuriel sur ces manifestations disséminées, symptomatiques d'un état cachectique particulier qui déterminait la production de ces pseudomembranes pultacées dans tous les points (cavité buccale, cavité cervico-utérine, canal de l'urèthre, conduit de Bartholin), où une cause quelconque suscitait un fluxus morbide. Nous ne pouvons qu'indiquer ces particularités si intéressantes sur lesquelles nous aurons à tracer le diagnostic différentiel des herpès du col utérin, des chancres diphtéritiques et surtout celui de la diphtérite, sorte de psoriasis de la muqueuse cervico-utérine, qui est si remarquable non seulement par l'aspect de la production épithéliale qui la caractérise, mais par son incurabilité désespérante. Nous avons uniquement à rechercher ici, pour ne pas sortir de notre sujet, quelle a été la cause ou plutôt les causes de la pelvi-péritonite dont les premiers symptômes se sont manifestés immédiatement après l'administration d'une douche ascendante froide. Nous avons pour cela à déterminer si c'est à cette douche vaginale, et uniquement à elle, qu'on doit attribuer le développement de l'inflammation de la séreuse pelvienne qui l'a suivie, si, au contraire, on ne peut pas l'attribuer à l'affection cervico-utérine dont l'ulcération du museau de tanche n'était que l'efflorescence extérieure, ou enfin à l'hypertrophie sous-vaginale qu'offrait le col utérin. Nous avons surtout à rechercher si l'orchite ne s'est pas produite chez cette femme sous l'influence des trois causes réunies, que nous venons d'indiquer, et à spécifier la part qui revient à chacune d'elles dans la genèse de l'affection péritonéale.

Cette dernière opinion, c'est-à-dire l'admission du concours plus ou moins direct de chacune de ces trois causes dans le développement de la pelvi-péritonite, nous paraît ressortir de l'analyse circonstanciée de cette observation. Ainsi l'absence, d'une part, de toute tumeur pelvienne aux différents examens antérieurs au 8 juin, l'absence de tout signe de péritonite, et, en particulier, de douleurs abdominales, non seulement avant le moment où la malade s'est rendue aux bains, mais même pendant l'administration de la douche, et, d'autre part l'instantanéité de la manifestation des souffrances après l'emploi de ce moyen perturbateur, nous paraissent établir d'une manière assez certaine l'action funeste de la douche vaginale. Ces circonstances nous semblent permettre avec d'autant plus de raison de regarder la douche comme la cause occasionnelle de l'inflammation de la séreuse qu'on voit parfois, lorsqu'il existe une inflammation des trompes, survenir une péritonite rapidement mortelle sous l'influence des excitations les plus insignifiantes des organes génitaux, ainsi après un toucher très méthodique comme dans l'observation (1) publiée par l'un de mes ancien élèves. Mais nous croyons que la douche, qui donne lieu si rarement à des accidents semblables, et dont l'action a été semblable à celle qu'a eue le toucher dans l'observation si intéressante de M. Chipault, ne peut être considérée que comme la cause occasionnelle. Il nous semble qu'on ne peut négliger de tenir compte de l'affection cervico-utérine, qui, chez notre malade, se prolongeait extérieurement sur le col sous forme d'ulcération. L'acuité du travail inflammatoire dont celle-ci est devenue le siège après la douche, et qui a été indiquée par l'aspect qu'a pris l'ulcération, par le changement imprimé à la

(1) Observation de M. A. Chipault, recueillie dans le service de M. Maisonneuve, reproduite dans ma clinique, t. II, p. 182. — Cancer du col de l'utérus. — Six jours après l'entrée de la malade à l'hôpital, où jusqu'alors elle n'a été soumise à aucun traitement actif, trois heures après un double toucher nécessaire pour reconnaître l'étendue de la production organique, développement d'une péritonite suraiguë. — Mort le troisième jour après le début de la péritonite. — Péritonite purulente généralisée. — Petite perforation de la trompe gauche distendue par du pus et dont le pavillon est oblitéré. — Distension de la trompe droite dont le pavillon est, comme celui du côté opposé, oblitéré par l'adhérence ancienne des franges du pavillon les unes aux autres. — Inflammation chronique de la muqueuse utérine. — Encéphaloïde du col utérin limité à cet organe.

sécrétion utérine, nous paraît avoir eu une influence bien plus directe sur le développement de la pelvi-péritonite. Il nous semble naturel de penser que c'est l'affection cervico-utérine qui, par suite de la modification qui lui a été imprimée par une médication malencontreuse, a suscité, soit par continuité, soit par contiguïté, l'inflammation du péritoine et en a été la véritable cause déterminante.

Nous n'attribuons qu'une très minime influence à l'hypertrophie du col, quoique, cependant, à la suite de cette altération de nutrition on observe assez souvent des pelvi-péritonites (1), parfois même des péritonites mortelles (2), parce que l'allongement hypertrophique était peu considérable chez notre malade et n'avait donné lieu jusque-là à aucun trouble fonctionnel. On ne pourrait attribuer à cet allongement hypertrophique, et encore serait-ce très arbitrairement, que d'avoir favorisé le développement ou d'avoir entretenu la persistance de l'affection cervico-utérine; par conséquent, même dans cette supposition, l'altération de nutrition du col ne pourrait être considérée que comme une cause éloignée de la péritonite. A ce propos, nous devons faire remarquer tout particulièrement que, dans l'une (3) des observations de péritonite mortelle survenue chez une femme affectée d'allongement considérable du col, rapportée par M. Huguier, c'est à la suite d'un examen dans lequel on avait dû faire usage de l'hystéromètre qu'a eu lieu le développement de l'inflammation de la séreuse pelvienne. Nous devons signaler que, dans cette observation de M. Huguier, c'est immédiatement après le cathétérisme que la malade, qui jusqu'alors n'avait offert aucun symptôme de péritonite, a été prise d'accidents analogues, sauf leur beaucoup plus grande intensité, à ceux que nous avons vus survenir deux fois

(1) Huguier. *Des allongements hypertrophiques du col de l'utérus*, p. 91, J.-B. Baillière. Paris, 1860.

(2) Huguier (*loc. cit.*), obs. XIV, p. 107; obs. XVI, p. 111; obs. XIX, p. 118.

(3) Observation de M. Huguier, rapportée *loc. cit.*, abs. XVI, p, 111. — Allongement considérable de la portion sus-vaginale du col, prolapsus de cette partie. — Chute et renversement complet du vagin. — Absence congénitale des annexes utérins gauches. — Division de la cavité utérine en deux parties latérales par une cloison. — Mort par péritonite le sixième jours après l'examen de cette malade, pendant lequel il a été nécessaire d'employer l'hystéromètre.

dans de semblables circonstances et notamment dans l'observation que nous rapporterons plus loin.

On arrive ainsi par exclusion à rapporter à l'action irritante qu'a eue la douche sur l'ulcération de susciter une recrudescence d'acuité de l'affection génitale, qui avait suscité antérieurement la pelvi-péritonite et à attribuer à la recrudescence résultant de la douche la récidive de l'inflammation de la séreuse.

Ce mode de processus permet dès lors de comprendre comment un moyen en apparence aussi inoffensif qu'une douche ascendante froide comme dans l'observation XVII de ma clinique ou même le toucher comme dans une observation de M. Chipault, peut, en surexcitant le travail inflammatoire d'une ulcération jusqu'alors bénigne, déterminer le développement d'une pelvi-péritonite. A plus forte raison voit-on, dans de semblables circonstances, comme le démontre l'observation XVI du mémoire d'Huguier sur les allongements hypertrophiques du col utérin, naître une pelvi-péritonite qui peut être purulente quand on a recours dans ces conditions à l'hystéromètre. Mais il faut reconnaître que l'emploi de l'hystéromètre peut, sans autre cause déterminante, susciter une pelvi-péritonite comme dans l'observation publiée dans ma clinique p. 189 et dont je reproduis l'en-tête.

OBSERVATION XII

Dix mois avant l'entrée de la malade à l'hôpital, contamination blennorrhagique. — Au troisième mois de l'existence de cette blennorrhagie, douleurs pelviennes qui semblent indiquer qu'à cette époque il y a eu une pelvi-péritonite. — Au dixième mois, entrée de la malade dans notre service, ayant pour motif la persistance du caractère contagieux de l'écoulement. — Rougeur violacée de la partie postérieure du vagin et du col utérin. — Antéflexion très marquée, emploi de l'hystéromètre pour étudier cette antéflexion. — Immédiatement après le redressement de la flexion par l'hystéromètre, douleur vive ressentie à la région suspubienne. — Cette douleur, modérée d'abord, persiste, puis augmente les jours suivants. — Le huitième jour, constatation d'un bourrelet dans le cul-de-sac antérieur. — Dix jours après, tumeur juxtaposée au bord gauche de l'utérus. — Le mois suivant, envahissement du cul-de-sac gauche par une tumeur. — Au deuxième mois, nouvelle poussée, envahissement du cul-de-sac droit. — Pendant six mois aggravation par poussées mensuelles successives. — A cette époque, production des règles qui étaient supprimées depuis le cathétérisme, amélioration graduelle, mais très lente. — Sortie de la malade de l'hôpital. — Rapports sexuels, non infectants, qui ramènent, par leurs excès, un état aigu de la péritonite, mais de très courte durée; à la suite de cette recrudescence, amélioration rapide et guérison.

Il est évident que nous ne pouvons attribuer à l'hystéromètre tous les accidents que nous avons vus dans cette observation succéder à cette exploration; qu'il a fallu non seulement des causes prédisposantes pour qu'ils se produisent, mais aussi des circonstances particulières pour que ces accidents, une fois développés, aillent ensuite s'aggravant et se perpétuant d'une façon désespérante pendant plus d'une année. Nous rechercherons impartialement ces circonstances, sans avoir l'envie d'atténuer en rien le malheur qui nous est arrivé et qui a été pour nous un cruel enseignement, lorsque nous aurons fait la part funeste qui revient à ce malheureux cathétérisme utérin, dont il est impossible de nier la trop patente nocuité. C'est en effet, aussitôt après cette exploration, comme dans les deux observations que nous avons placées en note (1), dans ma clinique, t. 2, p. 197 que l'utérus, qui était indolent, est devenu sensible au toucher; c'est dans le bain pris immédiatement, pour calmer cette excitation utérine, que se sont manifestées les douleurs hypogastriques qui, depuis ce moment, ont si tristement persisté; c'est enfin en sortant de ce bain qu'est apparu le suintement sanguin auquel a succédé l'écoulement, muco-purulent, qui a persévéré pendant plus de dix mois et qui n'existait pas au moment de l'emploi de l'hystéromètre. Cette soudaineté de la manifestation morbide ne permet guère de doutes; elles établit que les accidents que nous venons d'indiquer, ont été déterminés par l'hystéromètre, mais elle suggère en

(1) Observation de M. Noël Gueneau de Mussy, extraite du rapport de M. Depaul, fait à l'Académie de médecine sur le traitement des déviations utérines par les pessaires intra-utérins (1854). Tiré à part du *Moniteur des hôpitaux*, p. 56. — Abaissement et rétroflexion. — Cathétérisme. — Redressement de l'utérus peu douloureux au moment où il est effectué. — Quelques instants après douleur abdominale qui va en augmentant. — Péritonite rapidement mortelle. — Collection purulente intra-péritonéale. — Utérus sain. — Épanchement sanguin dans chacune des trompes.

Observation de M. Oldham, extraite du rapport de M. Depaul à l'Académie de médecine sur le traitement des déviations utérines, etc. (p. 57). — Dysménorrhée. — Stérilité. — Rétrécissement de l'orifice utérin. — Incision. — Dilatation à l'aide de sondes d'argent. — Insuccès. — Retour à cette médication. — A la suite de l'introduction d'un de ces dilatateurs, douleurs intolérables, frissons, vomissements, symptômes de péritonite. — Mort. — Intégrité de la cavité abdominale proprement dite. — Le bassin était rempli de pus liquide. — Mucus sanguinolent dans la cavité utérine, ramollissement partiel de sa face postérieure. — Injection considérable du pavillon de la trompe droite qui contient des mucosités sanguinolentes.

même temps la pensée qu'il y avait des causes prédisposantes pour que cette exploration, le plus souvent innocente, ait donné lieu au développement des phénomènes pathologiques qui l'ont suivie immédiatement.

Nous devons, ce nous semble, regarder comme cause prédisposante la blennorrhagie dont cette jeune fille était affectée, et cela avec d'autant plus de raison que cette blennorrhagie, antérieurement à l'exploration hystérométrique, n'était pas restée limitée au vagin, qu'elle paraît avoir envahi la cavité utérine trois mois après le début de l'écoulement à cause des douleurs hypogastriques qui se sont manifestées alors et à cause de la dysménorrhée qui leur a succédé. On peut croire que cette première affection utérine, bien que guérie ou du moins peu appréciable au moment du cathétérisme, rendait la muqueuse apte à être plus facilement le siège d'un nouveau travail inflammatoire. Mais ce n'est pas la seule influence que nous paraît avoir eue cette affection blennorrhagique antécédente de la cavité utérine; il nous semble permis de rattacher au retentissement de cette métrite blennorrhagique sur le péritoine l'inflexion angulaire, dont le redressement par l'hystéromètre a été funeste. En effet, une étude circonstanciée des accidents et de leur filiation semble indiquer que le cathétérisme a produit la rupture de quelques-unes des brides résultant de ce retentissement de la métrite blennorrhagique sur le péritoine circonvoisin, et que c'est cette déchirure qui a été le point de départ de la pelvi-péritonite qui s'est développée dans les jours suivants. Ainsi, c'est à l'union du col et du corps, dans la partie la plus angulaire de la flexion, qui avait offert une certaine résistance à la pénétration de l'hystéromètre, que le toucher est devenu douloureux immédiatement après le redressement qui avait donné lieu à une sensation très pénible et toute spéciale. C'est dans ce point inextensible avant, flexible au contraire après l'introduction complète du cathéter, et où avait dû se concentrer la plus grande partie de l'effort de la sonde utérine, que s'est manifestée, après plusieurs jours de souffrances localisées, la première induration péri-utérine qui, comme tout autre épaississement péritonéal, n'a été perceptible qu'à l'époque où l'inflammation de la séreuse était arrivée à la période d'organisation des fausses membranes. C'est enfin de ce point, induré à la suite de cette sorte de contusion par contre-coup, que l'inflammation péritonéale, fomentée par la métrite catarrhale, s'est étendue de proche en proche au bord gauche de l'utérus d'abord, dans le cul-de-sac correspondant ensuite, et enfin dans le cul-de-sac droit. Ces diverses circonstances : manifestation immédiate d'une douleur localisée par l'action de l'hystéromètre, production d'une péritonite limitée dans les premiers temps à la partie vers laquelle avait convergé l'effort nécessaire au redressement, enfin extension successive de l'inflammation de la séreuse de ce point comme d'un centre aux deux côtés du bassin, nous paraissent démontrer la proposition que nous avons émise. Elles nous semblent établir que la rupture de quelques-unes des brides de la face antérieure de la matrice auxquelles était due la flexion, et qui étaient le fait d'un premier retentissement de la métrite blennorhagique sur le péritoine, a été le point de départ de la pelvi-péritonite qui s'est développée après le cathétérisme.

Mais ce traumatisme, admis comme cause déterminante de l'inflammation de la séreuse, ne peut rendre compte ni de l'extension, ni de la marche chronique qu'a prise cette péritonite. L'extension, favorisée sans doute par l'existence antécédente d'une affection semblable survenue trois mois après le début de l'écoulement virulent, neuf mois avant le cathétérisme, nous paraît due essentiellement au retentissement sur le péritoine de la métrite catarrhale qui s'est manifestée après notre malencontreuse exploration. Nous n'essayerons pas de déterminer si la métrite catarrhale qui a succédé immédiatement à l'emploi de l'hystéromètre était simplement un retour à l'état aigu déterminé par le traumatisme, ou le résultat après celui-ci d'une nouvelle propagation de la blennorrhagie à l'utérus, ou enfin une manifestation utérine de la scrofule dont cette malade présentait des signes patents. Nous nous contenterons de dire qu'il nous semble plus probable que la blennorrhagie a de nouveau envahi l'utérus à la suite du cathétérisme, et que la diathèse scrofuleuse, à laquelle cette malade était en proie, a eu comme effet d'éterniser, pour ainsi dire, la blennorrhagie et la métrite catarrhale qui en était la conséquence. Du reste, peu importe ici la nature de cette métrite catarrhale. Ce qui est plus intéressant pour notre sujet, c'est de rapprocher la longue durée de cette affection de l'état constitutionnel de cette malade, et de faire remarquer que la métrite catarrhale a imprimé à la pelvi-péritonite la marche chronique qu'elle présentait elle-même. Il est également plus intéressant d'indiquer que chacune des poussées péritonéales était le résultat d'une recrudescence de l'affection utérine, et que la périodicité de chacune de celles-ci semble pouvoir les faire rattacher au molimen menstruel qui avait lieu, bien qu'il n'y eût pas de production extérieure des règles. Mais il importe surtout de signaler que l'amélioration si tardive de la pelvi-péritonite n'est survenue qu'après que l'affection utérine s'était elle-même amendée et que la menstruation avait pu s'effectuer.

Cependant, nous devons mentionner l'influence heureuse que semblent avoir eue sur l'inflammation de la séreuse pelvienne les injections de nitrate d'argent, que nous n'avions prescrites qu'à contre-cœur et uniquement pour céder aux désirs de la malade, et qui paraissent avoir eu une action révulsive, avantageuse, analogue à celle que notre infortuné collègue et ami Aran a cherché à obtenir en appliquant des vésicatoires sur le col utérin lui-même. Nous devons enfin appeler spécialement l'attention sur un fait très important, consistant en ce que la guérison définitive n'a eu lieu qu'au moment où, découragés par la longue persistance des douleurs, nous avons engagé cette malade à sortir de l'hôpital, parce que nous étions persuadé qu'aussitôt libre, elle aurait des rapports sexuels, et que ces rapports auraient une action favorable semblable à celle qu'on observe dans les dernières périodes des orchites chez l'homme. Nous avions, pour croire à l'utilité des rapports sexuels dans la phase chronique des pelvi-péritonites, l'exemple de la malade de l'observation précédente (1), qui, sortie de l'hôpital malgré nous au moment où la tumeur péri-utérine commençait à se résorber, avait vu non seulement l'amélioration continuer, mais devenir plus marquée et plus rapide en enfreignant la recommandation expresse que nous lui avions faite de vivre dans la continence. L'absence de recommandation de cette espèce à la malade de

(1) Obs. XVII, p. 171.

l'observation actuelle a été cause qu'au lieu de l'usage, l'abus a eu lieu, et que sous l'influence de ces excès, une recrudescence inflammatoire s'est produite; mais après celle-ci n'est pas moins survenue la guérison que nous avions en vain attendue pendant plusieurs mois du repos et des émollients. Nous n'insisterons pas davantage sur ces particularités, qui trouveront bien mieux leur place dans le traitement, que nous aurons à exposer après avoir tracé la symptomatologie et le diagnostic des prétendus phlegmons péri-utérins.

Mais avant de finir l'étude de l'étiologie, je dois vous rapporter en quelques mots deux faits très intéressants à connaître qui compliquent la question. Il s'agit de deux dames que j'avais soignées et guéries d'une pelvi-péritonite subaiguë, d'intensité moyenne, dont je n'avais pu déterminer la cause et qui me firent rappeler plusieurs années après la prétendue guérison de leur affection génitale. Chez l'une, c'était trois ans après, et elle n'avait jamais été absolument sans ressentiments pelviens; je constatai chez elle que le cul-de-sac vaginal gauche et les parties attenantes, qui avaient été antérieurement le siège de la tumeur péri-utérine que j'avais constatée et qui m'avait parut caractéristique, étaient occupées aujourd'hui par la base d'un kyste ovarique volumineux qui était venu proéminer dans la fosse iliaque qu'il remplissait aujourd'hui. Ce kyste, rempli de matière colloïde, comme l'a démontré une ponction faite par mon honorable collègue A. Guérin, suivit sa marche et entraîna la mort. C'est sept ou huit ans après la pelvi-péritonite que je fus rappelé chez l'autre dame, arrivée alors à l'âge critique, pour des mennorrhagies excessivement abondantes et qui avaient pour cause l'existence d'un corps fibreux inséré à l'union du col et du corps, et qui remplaçait la tumeur péri-utérine que j'avais antérieurement constatée dans le cul-de-sac droit, alors que cette dame présentait tous les symptômes d'une péritonite partielle. Elle a succombé, mais à une pneumonie qu'avait rendue exclusivement grave la détérioration de sa constitution. On ne peut s'empêcher de croire que, dans ces deux cas, la pelvi-péritonite n'ait eu pour cause les productions organiques (kyste colloïde, tumeur fibreuse) au début, qui ont évolué ultérieurement, mais dont rien ne revêlait et ne pouvait révéler l'existence quand la séreuse a été le siège d'un travail inflammatoire, comme on ne voit que trop souvent des pleurésies en apparence franches, être la première manifestation d'une tuberculisation qui ne se dessinerait qu'au bout de plusieurs années. Ces faits semblent être des chaînons intermédiaires entre les orchites féminines légitimes, inflammatoires dont nous nous occupons et les pelvi-péritonites tuberculeuses ou cancéreuses que nous étudierons spécialement, parce qu'elles constituent chacune une entité spéciale, formant des faits tout à fait distincts de ceux que nous étudions, par leur nature, leur pronostic, leur marche, enfin une symptomatologie différente sur certains points de celle que nous allons exposer.

DIX-SEPTIÈME CONFÉRENCE

De la pelvi-péritonite. — Symptomatologie.

(Suite.)

La symptomatologie de la pelvi-péritonite présente d'assez nombreuses difficultés, résultant, les unes, de ce que cette affection, sauf le cas où elle est bien légitimement traumatique, est dans tous les autres consécutive à une affection d'un des organes intra-pelviens ; résultant, les autres, de ce qu'elle donne lieu dans presque tous les cas à des déviations utérines. Il faut donc, dans chacun des faits, ainsi presque toujours complexes, rechercher quelle part revient à chacun des états morbides, et ne pas attribuer à l'un ce qui dépend des autres, comme on l'a fait en particulier pour les déplacements utérins qui, en dehors de circonstances exceptionnelles, ne donnent lieu par eux-mêmes à aucune douleur, comme nous le verrons dans la suite. La douleur, au contraire, est le phénomène saillant de la pelvi-péritonite, comme elle est, du reste, en général, le symptôme dominant de toute inflammation aiguë d'une séreuse quelconque. Seulement il faut dire que ce cri d'alarme, qui vient nous avertir du travail pathologique qui se produit dans la cavité pelvienne, présente de nombreuses dissemblances dans sa manifestation, non seulement suivant la différence de nature de l'état morbide qui retentit sur la séreuse et donne une marche particulière à l'affection péritonéale qu'il détermine, mais aussi suivant l'idiosyncrasie de la malade qui modifie cette marche. Aussi faudrait-il, pour tracer un tableau symptomatique complet de la pelvi-péritonite, étudier successivement sous ce rapport chacune des espèces qu'elle peut offrir : puerpérale, menstruelle, blennorrhagique, vénérienne, traumatique, etc., et étudier, dans chacune de celles-ci, chacune des formes diverses qu'elle peut présenter. Malheureusement ce travail entraînerait à de telles longueurs, que nous avons dû y renoncer malgré l'importance pratique qu'il aurait ; nous tâcherons d'y obvier en insistant, dans le chapitre consacré au traitement, sur les indications qui résultent de ces différences que nous ne pourrons signaler que très brièvement dans la symptomatologie. Notre description artificielle, comme du reste toute description dogmatique, ne comprendra donc que l'exposition des symptômes de la pelvi-péritonite proprement dite, c'est-à-dire abstraction faite des caractères particuliers si importants qu'imprime à l'affection péritonéale soit la puerpéralité, soit la blennorrhagie, etc., qui l'a fait naître. Nous avons dû, par conséquent, nous borner à décrire seulement les pelvi-péritonites à marche aiguë, et après celles-ci, celles au contraire à marche chronique, latentes pour ainsi dire à leur début, sans nous préoccuper des différences inhérentes à chacune des espèces.

Dans la forme aiguë, la malade, soit sans phénomènes précurseurs lorsque la pelvi-péritonite est traumatique, soit après quelques jours de malaise, pendant lesquels elle a éprouvé de la pesanteur pelvienne ou présenté d'autres symptômes dépendant de l'affection de l'utérus ou de ses annexes qui va retentir sur le péritoine, est prise tout à coup d'une douleur abdominale vive. Cette sorte de point de côté hypogastrique, d'un caractère tout particulier, propre à l'inflammation de la séreuse abdominale et que nous n'avons pas à décrire parce qu'il est connu de tout médecin, varie presque dans chaque cas d'étendue et d'intensité. Aussi, tantôt la douleur occupe toute la région hypogastrique et s'irradie même aux régions abdominales proprement dites, tantôt occupe seulement les deux fosses iliaques, et tantôt enfin n'occupe qu'une de celles-ci ; elle rend la défécation et la miction pénibles, et détermine des élancements dans la partie antérieure et interne du membre inférieur correspondant. Elle est ordinairement vive, intense, bien caractérisée, mais elle peut être peu marquée et même nulle, comme je l'ai vu tout récemment, en mars 1861, dans un cas de péritonite générale suppurée qui s'est terminée par la mort un mois après la suppression menstruelle qui lui avait donné naissance, et qui n'a eu pour signes, pendant la vie, que les symptômes d'une fièvre grave : stupeur, prostration des forces, diarrhée, fièvre continue, mais sans taches rosées lenticulaires. Cette douleur est augmentée par les grandes inspirations, les secousses de la toux, les mouvements des membres inférieurs, et même par la tension des muscles abdominaux, d'où résulte l'attitude spéciale que prennent les malades, qui, pendant la station, souvent même dans leur lit, se tiennent pliées en deux; mais elle est surtout exaspérée par la pression des régions où elle siège. Aussi l'exploration de ces régions est-elle presque impossible le premier ou les premiers jours, à cause des souffrances qu'elle détermine, et doit-on d'autant moins y insister qu'elle ne fait constater alors l'existence d'aucune tumeur, ni dans les fosses iliaques, ni dans les culs-de-sac du vagin dont la pression est aussi pénible, parfois même plus pénible que celle de l'hypogastre. L'utérus, dont le moindre mouvement donne lieu à de très vives souffrances, ressenties soit dans toute la région hypogastrique, soit dans l'une des fosses iliaques, conserve jusqu'alors la position qu'il offrait avant le début de la pelvi-péritonite. Ce n'est que plus tard qu'il se déviera, soit avant qu'apparaisse, soit en même temps qu'apparaîtra la tuméfaction qui va se manifester dans un ou plusieurs des culs-de-sac vaginaux, lorsque l'organisation de fausses membranes aura pu avoir lieu.

Mais avant cette manifestation de la tumeur, qui est tardive de plusieurs jours, comme l'a indiqué soigneusement M. Nonat (1), quoique cette circonstance soit contradictoire à l'opinion qu'il défend, on voit, dans le plus grand nombre des cas, c'est-à-dire lorsque la pelvi-péritonite ne doit pas se terminer par suppuration et amener une mort rapide comme dans l'observation III de ma clinique, se produire un léger amendement des phénomènes généraux qui avaient surgi en même temps que le point de côté hypogastrique. Ces phénomènes généraux : facies anxieux, nausées, plus rarement vomissements, constipation ou au contraire diarrhée, accélération du pouls qui est petit, serré et ordinairement

(1) Nonat. *Loc. cit.*, p. 251.

sans augmentation notable de la chaleur de la peau, offrent des nuances pour ainsi dire infinies dans leur intensité. Ils peuvent être tels dans certains cas, il est vrai exceptionnels, qu'ils rappellent presque complètement le tableau classique de la péritonite, tandis que, dans d'autres, les plus fréquents, ils sont les signes tellement amoindris de cette affection, qu'elle ne semble plus reconnaissable. La fièvre, parfois assez vive au début, tombe en partie, n'est plus caractérisée que par une légère accélération du pouls, par des recrudescences erratiques vespériennes, précédées le plus souvent soit d'un véritable frisson, soit d'un simple refroidissement, enfin par un état de langueur et de dépérissement des malades qu'il est de la plus haute importance de reconnaître, parce qu'il peut être cause d'erreurs de diagnostic plus ou moins grossières. En même temps que la réaction fébrile du début se modère, on voit la douleur abdominale perdre de son intensité, soit sous l'influence du traitement, soit d'une manière toute spontanée, et, par conséquent, au bout d'un nombre de jours qu'une foule de circonstances rendent variable. Il résulte de là, mais aussi de la tendance de l'inflammation de la séreuse à être adhésive, ou au contraire à donner lieu en même temps à une sécrétion de sérosité ou de pus, qu'à un premier examen on constatera tantôt l'existence d'une tumeur dans un ou plusieurs des culs-de-sac du vagin, tantôt une résistance vague seulement, et tantôt enfin seulement de la douleur sans la plus petite résistance morbide dans les points où à une exploration suivante on trouvera une tuméfaction. Il peut se faire que non seulement à un examen, mais qu'à deux examens successifs faits à un jour d'intervalle, on ne trouve rien qu'une douleur plus ou moins vive, et qu'à un troisième on constate une tumeur péri-utérine, comme nous l'avons vu dans une observation que nous nous dispenserons de rapporter parce qu'elle ne présente d'autre intérêt que cette particularité, qui est mise hors de contestation par un assez grand nombre de faits précédents. Si nous avons autant insisté sur cette particularité, c'est pour que ceux qui commencent à toucher, en voyant qu'ils n'ont pas senti la veille ce qu'ils perçoivent le lendemain, et en trouvant le surlendemain la tumeur différente de ce qu'elle était lorsqu'ils ont constaté son existence, ne se prennent pas à douter des sensations que leur a données le toucher, et, dans leur découragement, ne négligent pas à l'avenir un mode d'exploration avec lequel il est aussi nécessaire de se familiariser qu'avec l'auscultation.

Cette sensation de tumeur, qu'on perçoit dans un ou plusieurs des culs-de-sac vaginaux, est d'autant plus intéressante à étudier que ce signe est dans la pelvi-péritonite l'analogue de la matité ou plutôt l'analogue du défaut d'élasticité à la percussion qu'on trouve dans la pleurésie, et constitue comme la matité un des éléments les plus importants du diagnostic.

Malheureusement il y a, dans les sensations que donne le toucher une foule de nuances qu'il est impossible de communiquer à ceux qui n'ont pas le tact spécial sans lequel toute affection utérine est lettre close ; mais nous n'écrivons pas pour ceux qui, sous le rapport du toucher, sont sourds et aveugles, ce qui n'est que trop commun : qu'ils apprennent d'abord, ils arriveront après à trouver les particularités que présentent les tumeurs péri-utérines auxquelles donnent lieu les pelvi-péritonites. Cette tumeur, comme l'indique le nom qu'on avait indûment appliqué à cette affection, est juxtaposée à l'utérus et ne fait pas corps avec lui, ce qui est très important à déterminer, parce que cette circonstance sert, comme nous l'avons dit, à la distinguer des intumescences diverses, partielles ou générales, dont le tissu de cet organe peut être le siège. Elle en est séparée par un sillon, tantôt très manifeste, tantôt au contraire peu distinct ; de sorte que c'est bien plutôt alors par la différence de niveau, par la différence de consistance, d'élasticité, et par la configuration spéciale de cette prétendue tumeur, qu'on reconnaît qu'elle est indépendante de l'utérus. Limitée à une étendue plus ou moins considérable du pourtour de l'utérus, cette tumeur laisse pour ainsi dire toujours libre un ou au moins une partie d'un des culs-de-sac vaginaux qu'il faut tous, et tous minutieusement explorer non seulement par le toucher simple, mais par le toucher combiné avec la palpation abdominale. Par cet examen préparatif de tous les culs-de-sac du vagin, on arrive à constater non seulement l'existence de la tumeur et son étendue, mais aussi l'étendue de la partie du pourtour utérin qui n'a pas été envahie, et à apprécier les divers déplacements, versions ou flexions et rotations sur son axe qu'a subis l'utérus.

La dépression à l'aide du doigt de la partie des culs-de-sac vaginaux restée libre permet d'abord de constater, et de constater d'une manière plus certaine par la mensuration comparative, la réplétion des parties envahies, puis la résistance toute dissemblable que présentent les différents points du pourtour du col utérin, dont il faut toujours partir comme d'un centre dans les investigations. Elle permet ensuite d'explorer, soit une face, soit un bord de l'utérus, ce qui est bien plus utile pour reconnaître s'il existe une flexion de cet organe. Nous insistons sur ce fait, parce qu'une flexion peut être prise si facilement pour une tumeur péri-utérine, qu'on ne peut apporter trop d'attention à cette partie de l'exploration. L'examen du cul-de-sac resté libre, outre la connaissance de la profondeur qu'il présente, doit faire constater encore s'il offre une étendue plus grande ou moindre qu'à l'état normal, agrandissement ou diminution qui sont déterminés par les déplacements que la tumeur a imprimés à l'utérus. Ce point est d'autant plus intéressant que les déplacements peuvent être divers, non seulement suivant le point plus ou moins élevé que cette tumeur occupe dans un même cul-de-sac, et même suivant l'épaisseur qu'elle présente dans celui-ci.

Ainsi la tumeur peut déplacer l'utérus en masse, col et corps, sans déterminer aucune version, par une espèce de propulsion qu'elle exerce également sur les deux parties de l'organe ; dans ce cas, qui est le plus rare, on trouve le cul-de-sac où siège la tumeur, non seulement plus étendu, mais moins profond que le cul-de-sac opposé. On trouve de même le cul-de-sac qui est occupé par la tumeur, plus étendu et moins profond, lorsque celle-ci agissant exclusivement sur le col, a imprimé à l'utérus un mouvement de version tel que le col est éloigné du cul-de-sac dans lequel siège la tumeur et regarde le cul-de-sac opposé, tandis que le fond de la matrice s'incline dans la fosse iliaque affectée. Ce mouvement de latéro-version, qui est le plus fréquent de tous les déplacements qu'on voit se produire sous ses yeux dans la période aiguë de la pelvi-péritonite, est rarement pur ; il est presque constamment accompagné d'une légère inclinaison du fond de la matrice en arrière et d'une légère rotation de cet organe sur son axe, qui porte en avant le bord correspondant à la tumeur. Nous retrouverons également une légère rotation de l'utérus sur son axe, combinée le plus souvent avec la dernière latéro-version que nous avons à indiquer. Dans celle-ci, le col, au lieu d'être repoussé par la tumeur, semble attiré vers elle ; il se porte dans le cul-de-sac affecté qui, dans ce cas, est plus profond que celui du côté sain, et paraît plus étroit inférieurement, pour s'évaser un peu vers l'union du col et du corps, où l'on trouve le plus souvent l'induration péritonéale qui, par l'action qu'elle exerce exclusivement sur le corps de l'utérus, le chasse dans la fosse iliaque saine. Nous n'avons pas besoin d'indiquer que les déplacements que nous venons de décrire sont ceux qu'on observe dans les prétendus latéro-phlegmons péri-utérins, qui sont de tous, et de beaucoup, les plus fréquents, surtout si l'on comprend sous ce nom ceux qui occupent les trois quarts postérieurs d'un des culs-de-sac latéraux et en même temps la moitié correspondante du cul-de-sac postérieur. Cette partie latéro-postérieure du pourtour utérin, et un peu plus souvent celle du côté gauche que celle du côté droit, est, pour ainsi dire, le siège d'élection des tumeurs auxquelles donne lieu la pelvi-péritonite.

Moins communs que les précédents, les prétendus rétro-phlegmons péri-utérins, c'est-à-dire ceux qui occupent presque uniquement le cul-de-sac postérieur, et ont leur centre placé directement en arrière du col, impriment presque constamment à cet organe un double mouvement de déplacement qui le rapproche, d'une part, de la face postérieure du pubis, et l'éloigne, d'autre part, de l'orifice vaginal. Nous insistons sur ce fait, parce que la tumeur, qui, dans ce cas, est due à une pelvi-péritonite, placée en arrière du col utérin, descendant plus bas que lui, lorsque surtout elle arrive à se prolonger un peu dans un ou dans les deux culs-de-sac latéraux, comme c'est le plus fréquent, rappelle complètement, par sa configuration, la disposition qui a été donnée comme caractéristique des hématocèles. Nous signalons d'une manière toute particulière le mouvement d'ascension et de projection en avant, qui est imprimé au col par la tumeur rétro-utérine, symptomatique d'une pelvi-péritonite séro-albumineuse ou purulente, parce que l'interprétation inexacte de ce déplacement, que les prétendus phlegmons peuvent aussi bien déterminer que les hématocèles, a été cause de très nombreuses erreurs de diagnostic.

Les prétendus antéphlegmons péri-utérins, qui de tous sont les plus rares, surtout limités au cul-de-sac antérieur qu'ils débordent presque toujours latéralement, peuvent, par une configuration tout opposée, c'est-à-dire par la projection en arrière qu'ils impriment au col, être confondus avec des antéflexions, ou, ce qu'il est plus juste d'indiquer, des antéflexions peuvent être prises très aisément pour des antéphlegmons. Cette dernière méprise est surtout facile dans les commencements laborieux d'une première gestation, lorsque le fond de l'utérus, très fortement courbé en avant, vient au-dessus du col se présenter presque immédiatement, au doigt explorateur, plus élastique et offrant une ampliation que ne partage pas jusqu'alors le reste de l'organe. Pour arriver à cette distinction très importante, il faut, comme nous l'avons dit, explorer attentivement les bords de l'utérus et apprécier les différents caractères intrinsèques de la tumeur péri-utérine que nous avons à exposer de la manière la plus saisissante qu'il nous sera possible.

Nous n'avons pas besoin de dire que ces tumeurs se rapprochent par leurs caractères des phlegmons, puisque ce sont les signes qu'elles offrent au toucher qui ont été cause d'une erreur que, sans doute, nous partagerions encore si des circonstances malheureuses ne nous avaient forcé, à notre grande confusion, de changer d'opinion. Nous ne parlerons pas de l'existence de battements artériels, que le toucher fait constater à la surface vaginale de ces tumeurs (1), surtout à une période déjà avancée de leur formation, parce que de semblables battements se produisent dans les hématocèles, dans des affections organiques, enfin lorsqu'un état morbide de longue durée à déterminé une fluxion permanente dans les vaisseaux si nombreux qui existent à la base des ligaments larges. Mais nous insisterons sur la consistance spéciale, essentiellement variable au début, mais surtout sur la variabilité de formes que présentent les tumeurs qui sont déterminées par la

(1) NONAT. *Loc. cit.*, p. 269.

pelvi-péritonite. Précédées, comme nous l'avons dit, par une sensation de résistance vague que l'intensité de la douleur permet difficilement de bien apprécier, ces tumeurs sont en général au début très peu épaisses, moulées sur la forme du cul-de-sac vaginal que leur poids a rendu convexe inférieurement, et offrent une sorte d'élasticité analogue à celle qu'on trouve dans les premières phases d'un phlegmon, ou, mais beaucoup plus rarement, une sorte de fausse fluctuation semblable à celle qui existe au pourtour des tumeurs blanches. Cette sorte d'élasticité diminue rapidement, disparaît complètement, excepté dans les cas assez rares où la pelvi-péritonite se termine par suppuration; la tumeur s'indure alors insensiblement jusqu'au moment où commencera la résolution, qui aura lieu, tantôt quinze jours à trois semaines après le début de l'affection, tantôt après une, deux, ou une série plus ou moins nombreuse de recrudescences inflammatoires sur lesquelles nous aurons à insister.

En général, ces tumeurs, au début peu volumineuses, profondément plongées dans le bassin, né sont accessibles qu'au toucher vaginal et ne viennent point faire de saillie nettement appréciable dans les fosses iliaques, qui sont seulement le siège d'une sensation de plénitude assez vague. Ce n'est que plus tard que ces tumeurs, augmentées par suite du travail morbide, et en particulier par suite des recrudescences inflammatoires nombreuses qui ont eu lieu, offrent, d'une part, à leur surface vaginale, des sortes de nodosités plus ou moins distinctes par leur proéminence et leur plus grande dureté, et forment, d'autre part, dans les régions hypogastriques, des saillies plus ou moins considérables. Accessibles alors, d'un côté, par le toucher vaginal, accessibles, de l'autre, par le palper hypogastrique, qui, combinés, permettent d'apprécier l'épaisseur, le défaut de fluctuation et la résistance parfois presque fibro-cartilagineuse de l'induration comprise entre les deux mains exploratrices, ces tumeurs, lorsqu'elles sont latérales, comme c'est le plus fréquent, semblent former une sorte d'aileron latéro-postérieur à l'utérus, auquel elles adhèrent. Il résulte de leur position qu'elles dépassent rarement la limite supérieure de l'excavation pelvienne, ou, lorsqu'elles sont assez considérables pour le faire, qu'elles ne la dépassent le plus souvent que de deux ou trois travers de doigt pour venir proéminer alors au-dessus du bord de la branche horizontale du pubis, mais en laissant entre elle et cet os un certain intervalle. Cet éloignement de la tumeur péritonéale est très important à signaler, parce que le siège intra-cavitaire de ces tumeurs est un des éléments de diagnostic différentiel des phlegmons des ligaments larges qui tendent au contraire, dans leurs progrès, à envahir, et le plus souvent envahissent le tissu cellulaire de la fosse iliaque, de telle sorte que la tumeur qu'ils forment, lorsqu'ils émergent de l'excavation pelvienne, comprend une épaisseur plus ou moins grande de la paroi abdominale elle-même. Nous insistons sur ce fait, c'est-à-dire sur la position intra-cavitaire des indurations péritonéales et sur la mobilité des parois abdominales, qui glissent au-devant d'elles, parce que les phlegmons des ligaments larges et les pelvi-péritonites non seulement coexistent souvent, mais parce qu'ils présentent parfois, les uns et les autres, sous l'influence des mêmes causes, des recrudescences inflammatoires, qui sont si communes dans l'inflammation de la séreuse pelvienne qu'elles constituent presque un caractère fondamental de cette affection.

Comme nous l'avons dit à différentes reprises, c'est le plus souvent le molimen menstruel, surtout s'il n'y a pas production du flux physiologique, ou des fatigues corporelles qui donnent lieu à ces recrudescences ; cependant, elles peuvent survenir sans cause appréciable ou en reconnaître d'autres que celles que nous venons d'indiquer. Ainsi, elles peuvent avoir pour cause, chez certaines femmes, une continence trop prolongée, ou, dans ces circonstances, de honteuses habitudes, et parfois avoir pour cause, ce qui est triste à dire, l'intervention intempestive du médecin. Ces retours momentanés à l'état aigu de l'inflammation de la séreuse pelvienne, que nous n'avons vus que trop souvent au début de notre travail, lorsque nous fatiguions nos malades par des explorations trop prolongées, et surtout par des médications trop actives, présentent un cortège symptomatique analogue, mais ordinairement moins grave que celui qui avait eu lieu à la période initiale de la pelvi-péritonite. Les douleurs hypogastriques, en partie calmées, reparaissent tout à coup, occupant tantôt le même siège, tantôt un siège différent, et alors souvent la région opposée à celle où elles s'étaient manifestées d'abord, ou, ce qui est plus fréquent dans ce dernier cas, les douleurs sont plus intenses dans les parties nouvellement envahies que dans celles qui avaient été primitivement affectées, quoique celles-ci subissent aussi l'influence de la poussée inflammatoire qui se produit. De même que les douleurs sont moins vives qu'au début, les phénomènes généraux reparaissent moins marqués. Le frisson initial manque presque toujours ainsi que les vomissements et même les nausées, d'où il résulte que, dans le plus grand nombre des cas, les troubles digestifs consistent presque uniquement dans de la constipation, ou de la diarrhée, et de l'inappétence qui peut même exister seule et semblerait alors pouvoir être rattachée au mouvement fébrile. Quant à celui-ci, il manque bien rarement, mais il est souvent caractérisé presque uniquement par un malaise général, une légère accélération du pouls et des frissons erratiques plus marqués le soir, ou seulement par du refroidissement qui se produit à la tombée de la nuit, sans qu'il y ait aux autres heures des modifications de la température de la peau.

En même temps que le retour de l'inflammation pelvi-péritonéale à l'état aigu se traduit ainsi par une recrudescence des douleurs et la réapparition de la fièvre, on trouve une très sensible augmentation du volume de la tumeur péri-utérine, qui consiste tantôt dans l'envahissement des parties circonvoisines de la région primitivement affectée, tantôt dans l'envahissement de la fosse iliaque opposée qui, dans cette circonstance, est le siège des douleurs les plus intenses. C'est surtout dans ces recrudescences qu'on trouve les battements artériels auxquels M. Nonat a accordé une si grande importance séméiotique qu'ils ne méritent point, comme nous l'avons déjà dit, et qui ont pour siège les vaisseaux qui rampent sur la surface vaginale de la tumeur péri-utérine. Ils sont particulièrement perceptibles lorsque, sous l'influence d'une recrudescence, la tumeur péri-utérine a non seulement augmenté de volume, mais est redevenue en même temps le siège d'une tension élastique. Ces dernières modifications, beaucoup plus importantes à apprécier que les battements artériels, qui peuvent se manifester sans tumeur lorsqu'on prolonge outre mesure le toucher, s'accompagnent de changements dans les déplacements que l'utérus avait subis à la période initiale de la pelvi-péritonite.

Ces changements consistent : les uns, dans l'exagération du premier déplacement produit, ou seulement dans un mouvement de rotation de l'utérus sur son axe; les autres, dans un changement complet du déplacement de l'utérus qui, au lieu d'être refoulé col et corps, présente une version ; les derniers enfin, dans une conversion de la version primitivement existante en une autre. La plus fréquente de ces conversions est constituée par la translation du col utérin d'un cul-de-sac dans un autre, de sorte qu'après avoir été éloigné de la tumeur dans la période initiale, il se porte, dans une recrudescence suivante, vers cette tumeur et la regarde par suite de la plus grande épaisseur qu'a prise l'induration qui chasse alors le fond de l'utérus dans la fosse iliaque saine. Nous insistons sur ces déplacements, non seulement parce qu'ils donnent la clef des déviations si diverses que peut présenter l'utérus, mais aussi parce que cette succession et cette variabilité des déplacements servent à distinguer les tumeurs produites par une pelvi-péritonite des tumeurs fibreuses et des kystes de l'ovaire, qui ne sont pas susceptibles de déterminer des mutations si brusques et si fréquemment renouvelées. Nous aurons à revenir sur cette variabilité des déplacements, qui servent de plus à distinguer les tumeurs qui nous occupent des tumeurs cancéreuses, et à indiquer en même temps comme signe différentiel la diminution de volume qu'offrent les tumeurs qui sont le fait d'une inflammation du péritoine, lorsqu'au bout de quelques jours la poussée inflammatoire cesse. Lorsque celle-ci s'apaise, on voit, comme au début, les douleurs se modérer, la fièvre tomber en partie, puis la tumeur diminuer un peu en s'indurant de nouveau, et plus qu'avant la poussée inflammatoire, jusqu'au moment où surviendra une nouvelle recrudescence du travail pathologique.

Le nombre de ces recrudescences est nécessairement très variable et tient, d'une part, à l'intensité qu'a présentée au début l'inflammation péritonéale, d'autre part, à l'affection soit de l'utérus, soit de ses annexes qui lui a donné naissance, et enfin à l'idiosyncrasie particulière, constitutionnelle ou acquise, de la malade, qu'il faut avant tout ne pas trop médicamenter. Ainsi, tantôt la résolution survient, à proprement parler, sans recrudescence ; elle commence après la période initiale et se confirme après un très léger retour de douleurs survenu à la période menstruelle suivante : cette heureuse terminaison de l'affection, de trois semaines à un mois de durée, s'observe surtout lorsque la pelvi-péritonite, peu étendue au début, reconnaît pour cause un trouble de la menstruation par une cause accidentelle. Tantôt, au contraire, l'affection se prolonge d'une manière indéfinie, au grand désespoir de la malade et du médecin qui, trop souvent dans ces circonstances, ne sait pas s'armer de patience, et alors éternise trop fréquemment les souffrances par les moyens trop nombreux ou trop actifs qu'il met malencontreusement en œuvre. Cette persistance de l'affection et la multiplicité des recrudescences s'observent surtout dans les pelvi-péritonites puerpérales et dans celles qui reconnaissent pour cause une métrite catarrhale chronique, soit blennorrhagique, soit scrofuleuse, dont chaque retour d'acuité a la plus grande tendance à venir retentir de nouveau sur le péritoine. Du reste, quelle que soit l'affection qui ait déterminé la pelvi-péritonite, l'inflammation de la séreuse revêt, au bout d'un certain nombre de recrudescences, une forme chronique dont on ne peut plus prévoir la fin. Il semble alors que chaque recrudescence qui se produit en prépare, pour ainsi dire, une prochaine, non seulement parce qu'après chacune d'elles la tumeur reste plus considérable, mais surtout parce qu'on voit augmenter le dépérissement dans lequel tombent les malades, et qui devient le plus grand obstacle à leur guérison.

Cet état cachectique, en effet, agit non seulement par l'influence fâcheuse qu'il exerce sur la menstruation, dont le retour régulier est presque une condition indispensable pour une réelle et solide guérison, mais aussi parce qu'il développe chez la malade, devenue incapable de toute réaction régulière, une aptitude morbide telle que la moindre cause suffit pour faire naître des accidents, et cela d'autant plus sûrement que, pour les conjurer, on aura plus largement abusé à la période initiale des émissions sanguines. Dans cette circonstance, tout fluxus qui se produit vers le péritoine chroniquement enflammé devient cause d'une recrudescence du travail morbide, alors même que ce fluxus est le fait de douleurs hystéralgiques symptomatiques de l'anémie des malades. Ces phénomènes nerveux viennent alors singulièrement embarrasser le tableau pathologique et lui donner beaucoup d'analogie avec celui que présentent certaines gastralgies, ou plutôt certaines gastrites chroniques. Ainsi l'anémie, effet du travail inflammatoire et du traitement antiphlogistique qu'il a paru mériter, devient consécutivement cause de recrudescences inflammatoires ; celles-ci exagèrent à leur tour l'anémie, et partant les douleurs nerveuses hystéralgiques qui ont pour effet de produire de nouveau des fluxions dans les tumeurs péri-utérines. C'est une sorte de cercle vicieux dans lequel tout tourne au préjudice de la malade, si l'on ne parvient, au lieu d'avoir recours à des émissions sanguines qui soulagent momentanément, mais qui aggravent l'état général, à remonter la constitution et à supprimer les accès hystéralgiques, soit par des moyens révulsifs ou perturbateurs, soit par des narcotiques.

Nous avons décrit longuement les recrudescences qui ont lieu dans les pelvi-péritonites, parce que ces recrudescences sont si fréquentes qu'elles constituent presque un caractère essentiel de cette affection. Cependant, elles peuvent manquer ou être très peu nombreuses, comme nous l'avons déjà signalé et signalerons plus explicitement lorsque nous indiquerons la marche différente que peuvent présenter les diverses variétés des orchites féminines. Dans cette description des recrudescences nous avons appelé l'attention sur les caractères tout particuliers qu'offrent les symptômes, lorsque la pelvi-péritonite aiguë d'abord a pris une marche chronique, et sur la part que l'état cachectique, amené par la prolongation seule de la maladie, ou par celle-ci et par des pertes de sang plus ou moins nombreuses, provoquées ou spontanées, peut avoir dans la genèse des accidents des dernières périodes. Mais nous devons revenir sur ce point pour caractériser ces douleurs hystéralgiques et insister sur la prédominance, dans les périodes tardives de la pelvi-péritonite, des phénomènes nerveux, malgré l'existence de fluxions plus ou moins marquées qui se produisent dans la tumeur péri-utérine, parce que ce fait a une importance pratique considérable, et contre-indique, dans ces circonstances, l'emploi d'émissions sanguines inconsidérées. Une circonstance particulière oblige surtout à le faire, c'est que c'est souvent à cette période seulement que les malades se décident à demander du soulagement aux douleurs parfois excessives, cruelles auxquelles elles sont en proie, et qu'à cette époque on ne peut reconnaître la cause de ces douleurs qu'en faisant préciser par un long et minutieux interrogatoire les accidents du début de l'affection. Nous y insistons aussi parce que, sans ce long interrogatoire, on peut être conduit à accepter l'interprétation erronée de certains pathologistes qui, voyant ces douleurs symptomatiques de la pelvi-péritonite associées à une déviation utérine dont ils ne pensaient pas à déterminer la cause, ont attribué ces douleurs au déplacement utérin résultant lui-même de l'inflammation de la séreuse pelvienne, et comme conséquence ont préconisé, pour remédier à ces souffrances, un traitement mécanique qui, alors, n'a été que trop souvent funeste. Nous y insistons encore parce que, sans une connaissance complète des antécédents, on peut être conduit par une tendance inverse à attribuer à une névrose utérine ces douleurs symptomatiques d'un travail inflammatoire de date ancienne dont on ne cherche pas avec assez de soin à constater les stigmates par le toucher, et parce qu'en prenant des observations de pelvi-péritonite comme exemples de cette affection dynamique, *sine materia*, on est arrivé à exagérer de beaucoup la fréquence de l'irritable utérus. Ces derniers mots n'impliquent point que nous mettions en doute l'existence de cette affection nerveuse des organes génitaux féminins, analogue à l'irritable mamelle, et surtout à l'irritable testicule chez l'homme, et, comme ceux-ci, symptomatique, dans le plus grand nombre des cas, soit de la chlorose, soit de l'hypochondrie, mais plus souvent de l'hystérie. Nous voulons seulement empêcher de rattacher à cette névrose les douleurs hystéralgiques qui se produisent dans les dernières périodes de la pelvi-péritonite et qui imitent parfois d'une manière aussi trompeuse les douleurs de l'irritable utérus, et *vice versâ,* que les douleurs odontalgiques simulent dans certains cas celles du tic douloureux.

Les douleurs hystéralgiques qui se produisent dans les pelvi-péritonites présentent ceci de particulier, comparées à celles qui surviennent dans l'irritable utérus, que, soit qu'elles surviennent sans cause appréciable, soit qu'elles soient déterminées par une cause morale ou physique, en particulier par le molimen menstruel, elles prennent naissance dans la partie du bassin où siège la tumeur péri-utérine. De ce point comme d'un centre elles viennent émerger dans l'hypogastre qu'elles sillonnent, tout entier ou une partie seulement, d'étincelles de douleurs qui d'une ou des deux fosses iliaques, ce qui est plus rare, vont s'irradier dans les branches nerveuses des régions circonvoisines. Elles viennent s'irradier, d'une part, à la région lombaire et à la partie antérieure du dixième espace intercostal, qui est, nous ne savons trop pourquoi, un lieu d'élection pour le retentissement des douleurs utérines ; elles viennent s'irradier, d'autre part, dans la partie antérieure et interne des cuisses et dans les régions circonvoisines du point d'émergence du nerf sciatique, plus rarement dans toutes les parties qui reçoivent des branches de ce nerf. Les accès que constituent ces douleurs, tantôt franchement intermittents, tantôt pseudo-continus à exacerbations momentanées, s'accompagnent d'une anxiété et d'une agitation parfois incessantes, qui contrastent avec l'immobilité presque absolue que gardent les malades lorsqu'elles sont en proie à des recrudescences véritablement inflammatoires. Dans celles-ci, le moindre mouvement réveille ou exaspère les souffrances, tandis que, dans les crises nerveuses, les douleurs paraissent un instant calmées, mais pour reparaître bientôt, aussi ou plus violentes, après chaque changement de position. Du reste, l'intensité et la longueur de ces crises sont très variables, non seulement chez les différentes malades, mais même chez la même malade d'un mois à l'autre, et parfois du jour au lendemain, sans qu'on puisse se rendre compte de ces différences. Nous dirons seulement qu'il nous a semblé, mais sans que nous puissions le prouver péremptoirement, que les douleurs hystéralgiques intenses, réfractaires à toute médication, ou qui du moins reparaissent d'une manière désespérante après tout moyen qui les avait d'abord amendées, étaient liées à l'existence de petites collections purulentes intra-pelviennes enkystées, semblables à celles qui se trouvent décrites dans l'observation X (1). En dehors de ces cas, où les douleurs sont d'une violence exceptionnelle, les crises hystéralgiques de la pelvi-péritonite ont une moins cruelle intensité que celles qui caractérisent l'irritable utérus, les douleurs sont plus modérées, mais surtout bien moins mobiles, et ne présentent pas des intermittences aussi franches que lorsque les accès sont symptomatiques de l'hystérie, ce qui peut servir à les distinguer les uns des autres. Nous devons dire toutefois qu'il y a des cas fort embarrassants, c'est lorsque l'hystérie préexiste à l'affection des organes génitaux, et vient alors compliquer bien péniblement la symptomatologie, parce que le travail morbide devient alors la cause de déterminations hystériques vers les organes génitaux.

Nous ne nous appesantirons pas sur ce point, parce que ces douleurs hystéralgiques, qu'elles soient plus ou moins influencées par la préexistence d'une névrose, ou qu'elles soient uniquement dues à l'état cachectique qui résulte de la prolongation de la maladie, présentent assez bien tranchés les caractères des douleurs nerveuses pour qu'on puisse les reconnaître. Elles offrent, en particulier, le caractère d'être mobiles et d'être sensiblement modifiées par les agents perturbateurs, mais de l'être d'une manière moins durable en général que les accès de l'irritable utérus. Ce dernier caractère, que présentent les douleurs à une certaine période des pelvi-péritonites, rend compte de l'heureux résultat obtenu par M. Nonat (2) de légères cautérisations transcurrentes des régions hypogastriques et crurales, auxquelles on ne peut adresser qu'un reproche, celui de laisser de petites cicatrices blanchâtres, qui, quoique fort insignifiantes, font le désespoir de certaines malades, parce qu'elles peuvent être prises pour des vergetures. Il rend compte aussi des succès, mais infiniment dangereux dans ces circonstances, de cautérisations du col, soit par le fer rouge, soit par des caustiques potentiels ; enfin, des succès de moyens empiriques qui peuvent être rapprochés, les uns des succès de la cautérisation de l'oreille dans les sciatiques, les autres de l'escharification du creux épigastrique par des moxas ou la pâte de

(1) Voyez ob. X.
(2) NONAT. *Loc. cit.*, p. 303.

Vienne dans les gastralgies. La prédominance des accidents nerveux dans les périodes tardives des pelvi-péritonites permet de comprendre les guérisons que revendiquent avec juste raison l'hydrothérapie, les bains de mer, les eaux thermales de toutes sortes qui, outre l'action perturbatrice que possèdent seuls les caustiques des charlatans les plus renommés, déterminent des modifications heureuses de la constitution et font disparaître l'état cachectique dont les douleurs hystéralgiques ne sont qu'une dépendance. On comprend d'autant mieux le succès de certaines eaux minérales, dans ces circonstances, qu'elles amendent la diathèse qui a fait naître ou entretient l'affection génitale qui est venue retentir sur le péritoine, et à laquelle se rattache la leucorrhée qui se présente si fréquemment dans les pelvi-péritonites. Malgré cette fréquence, nous ne croyons pas devoir cependant étudier ici ce trouble fonctionnel, dont nous nous sommes occupé à diverses reprises en commentant nos observations, parce que cela nous entraînerait à une trop longue digression. Mais nous ne pouvons faire de même pour les ulcérations du col utérin et surtout pour les métrorrhagies qui coexistent si souvent avec l'inflammation de la séreuse pelvienne, bien que nous croyons qu'on doive également les attribuer à l'affection génitale, point de départ de la pelvi-péritonite, et non à celle-ci. Ces affections symptomatiques, et particulièrement les métrorrhagies, malgré le rôle secondaire qu'elles nous paraissent avoir, constituent des phénomènes trop importants dans la symptomatologie complexe des orchites féminines, pour que nous ne cherchions pas à déterminer leur signification.

L'analyse de nos observations nous paraît établir d'une manière évidente, d'une part, la connexité des ulcérations du col et de l'affection utérine qui a été le point de départ de la pelvi-péritonite, et, d'autre part, l'indépendance, au contraire, à peu près complète de l'ulcération de l'inflammation du péritoine, c'est-à-dire le défaut à peu près absolu d'influence directe de la pelvi-péritonite sur la production des ulcérations du col utérin qui peuvent coexister à l'orchite. Cette proposition, que nous avons précisée autant que possible pour qu'elle ne paraisse pas contradictoire à ce que nous avons établi dans l'étiologie : savoir, que des chancres ou d'autres ulcères du col peuvent déterminer des pelvi-péritonites, est démontrée par la filiation des accidents. Il suffit de tenir compte : 1° de l'absence d'ulcérations dans un certain nombre de ces affections; 2° de la coexistence constante, dans les autres, d'un écoulement muco-purulent avec l'ulcère du col utérin; 3° et enfin des aspects divers que présente l'ulcération suivant la maladie qui a déterminé l'affection utérine. En effet, l'absence d'ulcérations dans un certain nombre de pelvi-péritonites, menstruelles en particulier, la coexistence constante d'un écoulement muco-purulent dans celles où l'on trouve une ulcération du col utérin, mettent hors de contestation qu'il existe une intime corrélation entre l'ulcération cervico-utérine et la sécrétion morbide de l'utérus. Cette liaison pathologique est plus péremptoirement démontrée encore par le cachet spécial qui est imprimé à cette ulcération par la puerpéralité, par la blennorrhagie, par la scrofule, etc. Cet aspect différent de l'ulcère indique, en effet, d'une manière manifeste, que la lésion du col n'est que l'efflorescence extérieure de l'état morbide dont la muqueuse cervico-utérine est le siège, comme on voit le bord des narines diversement exulcéré dans les variétés du coryza. Il résulte de là que cette ulcération du col ne peut être considérée comme un épiphénomène propre à la pelvi-péritonite, du moins dans ses périodes d'acuité. Nous avons mis cette restriction, parce qu'il ne nous semble pas possible de dénier complètement à cette affection une action au moins indirecte sur la production des ulcérations qui surviennent dans les périodes chroniques des prétendus phlegmons péri-utérins, et cela encore sous l'influence de l'anémie qui résulte de la prolongation de la maladie. Nous trouvons, en effet, dans ces circonstances, une double cause pour la production de ces ulcères, pour ainsi dire atoniques du col utérin. Nous avons à signaler, d'une part, l'état cachectique dans lequel est tombée la malade, qui prédispose au développement d'un travail ulcératif toutes les parties qui sont le siège de fluxions sanguines, d'autant plus faciles et plus fréquentes que l'anémie est plus marquée. Nous avons à indiquer, d'autre part, la pelvi-péritonite, ou plutôt l'affection génitale complexe, dont l'inflammation chronique de la séreuse pelvienne est la conséquence, qui joue le rôle d'épine par rapport à ces fluxions, rôle qu'elle paraît avoir également dans quelques-unes des métrorrhagies que nous avons à étudier.

Les métrorrhagies sont si fréquentes dans le cours des pelvi-péritonites, et offrent une telle importance que, bien que ce symptôme ne puisse être considéré comme un épiphénomène propre à l'inflammation de la séreuse pelvienne, il constitue néanmoins un des signes primordiaux des orchites féminines. Aussi devrons-nous rechercher avec soin à quelles périodes de celle-ci les métrorrhagies se manifestent de préférence, dans quelles circonstances elles se produisent, mais surtout quelle influence elles exercent sur l'affection péritonéale. Les observations que nous avons recueillies établissent qu'on peut voir survenir des pertes utérines à toutes les phases de la pelvi-péritonite (1), surtout si l'on comprend sous ce nom, comme ce doit être, les flux menstruels ou lochiaux d'une abondance immodérée, mais établissent aussi que ces métrorrhagies sont comparativement rares à la période d'état, par rapport à leur fréquence aux deux périodes extrêmes de l'inflammation de la séreuse pelvienne. Elles montrent de plus que, dans la période intermédiaire des pelvi-péritonites, les pertes utérines ne sont le plus souvent qu'une prolongation du flux menstruel et se lient d'une manière intime à une recrudescence inflammatoire, et ainsi se rapprochent beaucoup des métrorrhagies qui se produisent au début, et que nous pouvons dès lors en faire jusqu'à un certain point abstraction. Nous pourrons ainsi nous occuper presque uniquement des métrorrhagies, règles immodérées comprises, qui se produisent aux deux périodes extrêmes de la pelvi-péritonite, c'est-à-dire pendant les stades d'acuité de cette affection, ou au contraire dans les périodes chroniques, souvent même dans les périodes les plus tardives de l'inflammation péritonéale. La division que nous indiquons fait pressentir que la production des métrorrhagies peut reconnaître dans les pelvi-péritonites des causes différentes, quoiqu'elles soient cependant, aussi bien celles qui surgissent dans les périodes aiguës que celles qui adviennent dans les périodes cachectiques, la conséquence, les unes et les autres, des fluxions sanguines vers les organes génitaux

(1) Nonat. *Loc. cit.*, p. 273; et Letellier, *Thèse inaugurale*. Paris, 1848.

qui sont déterminées par l'état morbide dont ils sont le siège.

Les métrorrhagies qui se produisent dans le stade d'acuité des pelvi-péritonites, ou après une recrudescence inflammatoire plus ou moins éloignée du début de l'inflammation de la séreuse pelvienne, se manifestent après une détente déjà survenue dans l'intensité des premiers accidents, c'est-à-dire après l'amendement des symptômes généraux et une légère diminution des douleurs. Le suintement sanguin, bien qu'il provienne, dans ces cas, de la cavité du col et du corps de l'utérus, se produit en général d'une manière insensible pour la malade malgré cette double origine, à moins qu'un état morbide antérieur n'entrave l'excrétion et ne donne lieu à des contractions utérines expulsives qui sont rares dans les métrorrhagies des périodes aiguës. Nous devons mentionner cette particularité, parce qu'on observe assez souvent au contraire des tranchées utérines dans les pertes des périodes chroniques. Dans le plus grand nombre des métrorrhagies du stade d'acuité, le sang se distille du col entr'ouvert, pour ainsi dire goutte à goutte, lentement espacée l'une de l'autre, et la perte serait peu abondante si elle n'était continue, et si elle ne persistait sans intermittence pendant plusieurs jours de suite, soit spontanément, soit excitée par les cataplasmes chauds que nécessitent les douleurs hypogastriques. Ce qu'il y a de remarquable dans ces métrorrhagies, c'est que, excepté chez les femmes qui étaient antérieurement dysménorrhéiques, elles ne suscitent pas de nouvelles douleurs, qu'elles s'accompagnent au contraire d'une sédation graduelle de celles qui existaient au moment où le sang a commencé à se produire. Il résulte de là que ces hémorrhagies semblent être une crise spontanée, à la suite de laquelle on voit la pelvi-péritonite entrer en résolution, soit définitive, soit incomplète seulement, par le fait de la déplétion sanguine locale qui vient d'avoir lieu.

Cette différence d'action, que les métrorrhagies des stades d'acuité exercent sur l'inflammation de la séreuse pelvienne, dépend quelquefois, mais assez rarement, des caractères de la crise, qui, dans un certain nombre de cas, reste imparfaite et ne donne pas lieu à une perte suffisante. Mais elle dépend bien plus souvent de la nature de l'affection génitale, qui a fait naître la pelvi-péritonite, un catarrhe scrofuleux par exemple, et qui, lorsqu'elle n'est pas jugée elle-même par l'hémorrhagie critique, tend à entretenir ou à faire renaître dans le péritoine le travail pathologique temporairement amendé. Cette influence de l'affection génitale peut d'autant moins être contestée dans les stades d'acuité, que nous voyons la nature de cette affection, non seulement modifier les résultats plus ou moins heureux des hémorrhagies, mais rendre même les métrorrhagies plus ou moins fréquentes dans telle ou telle des variétés de la pelvi-péritonite que nous avons indiquées. Il y aurait même eu probablement utilité, pour l'étude de ce symptôme accessoire des pelvi-péritonites, à pouvoir préciser davantage le diagnostic de l'affection génitale que nous n'avons cherché à le faire, parce que le siège, soit utérin, soit tubaire, soit ovarien, doit exercer une assez grande influence sur la fréquence comparative des métrorrhagies. Mais nous avons dû nous borner à indiquer ce que nous avons observé du moins d'une manière peut-être trop générale, sans chercher une distinction qui nous paraissait impossible actuellement. Les pertes des stades d'acuité sont assez rares dans les pelvi-péritonites blennorrhagiques, moyennement fréquentes dans les pelvi-péritonites qui se lient à un catarrhe utérin et dans les pelvi-péritonites traumatiques, communes au contraire dans les pelvi-péritonites puerpérales, mais surtout fréquentes dans les pelvi-péritonites menstruelles. Nous devons toutefois faire remarquer que, pour trouver exact ce que nous venons de dire, surtout pour ces deux dernières espèces, il faut considérer comme des pertes l'écoulement exagéré, soit des règles, soit des lochies, qui, un instant suspendu par le développement de l'inflammation péritonéale, reparaît au bout de quelques heures ou de quelques jours avec une abondance et une persistance anormales. Mais nous devons à ce propos signaler que, dans les pelvi-péritonites puerpérales, les métrorrhagies peuvent offrir une fréquence très différente suivant les années : ainsi, nous les avons vues très communes en 1858, rares au contraire en 1859, où le flux lochial sanguin, au lieu de devenir exubérant, était le plus souvent supprimé à toujours par le développement de l'inflammation du péritoine. Cette différence de fréquence des métrorrhagies dans les pelvi-péritonites puerpérales, en 1858 et 1859, prend un intérêt particulier lorsqu'on la rapproche de la proportion, comparativement très dissemblable dans ces deux années, de la forme maligne de la fièvre puerpérale, et permet assez légitimement, sans doute, d'attribuer la fréquence des métrorrhagies en 1858 à l'influence de la constitution médicale régnante à cette triste époque. Nous avons signalé cette coïncidence, parce que, si elle venait à être également établie dans d'autres épidémies, elle donnerait une importance considérable à la fréquence ou à la rareté des pertes dans les pelvi-péritonites puerpérales. Leur fréquence devrait faire craindre de voir bientôt une cruelle épidémie succéder aux fièvres bénignes, mais qui présentent déjà une tendance hémorrhagique, et devrait surtout faire prendre alors des mesures hygiéniques pour tâcher de conjurer la désespérante mortalité qui va décimer les services obstétricaux.

Mais ce serait sortir de notre sujet de nous arrêter sur cette si grave et si intéressante question ; nous devons nous borner à étudier la corrélation qui existe entre les métrorrhagies et l'inflammation franche de la séreuse pelvienne. Nous avons, à propos de la coïncidence des pertes et de ces pelvi-péritonites, à faire une remarque qui présente une importance pratique assez grande, c'est que, si la péritonite, comme nous l'avons dit, ne détermine pas l'hémorrhagie, au moins elle l'excite, la rend abondante, parfois inquiétante, surtout après des avortements, et à indiquer que souvent, dans cette circonstance, le meilleur hémostatique consiste dans l'application de sangsues ou d'un large vésicatoire sur la fosse iliaque douloureuse, qui arrête la perte par l'action favorable qu'elle exerce sur l'inflammation du péritoine. Pour finir ce que nous avons à dire de ces pertes des stades d'acuité de la pelvi-péritonite, dont l'étude laisse malheureusement tant à désirer, nous rappellerons que tout ce qui précède réduit à néant la valeur sémiotique que M. Laugier a attribuée à la coïncidence d'une pelvi-péritonite et d'une métrorrhagie, et qu'on ne peut considérer cette coïncidence comme un signe, pour ainsi dire, pathognomonique d'une hématocèle.

Nous n'avons pas besoin d'insister sur ce point, mais nous ne pouvons passer sous silence une circonstance assez intéressante, c'est que les pertes, aussi bien celles des premières que celles des dernières périodes, très fréquentes à Lourcine, se sont montrées comparativement beaucoup moins communes à la Pitié (1), dans le cours de pelvi-péritonites qui paraissaient cependant, sous un grand nombre de rapports, identiques avec celles que nous avions observées dans le premier hôpital. Cette différence nous a conduit à rechercher s'il n'y avait pas des causes, pour ainsi dire endémiques, propres au premier hôpital, qui puissent en rendre compte. Dans cette appréciation nous devons, sans doute, accorder une certaine part aux habitudes de vie des malades, parce que c'est un fait d'observation que les femmes qui, soit par tempérament, soit par inconduite, sont prodigues de leurs faveurs, comme l'étaient grand nombre de celles de Lourcine, ont de fréquentes métrorrhagies. Mais nous croyons que la fréquence de ce symptôme dans cet hôpital tenait à une cause plus particulière que cette prédisposition, qui existe également chez un certain nombre de malades des autres services hospitaliers, et qu'elle doit être plutôt attribuée au traitement mercuriel auquel nous étions obligé de soumettre beaucoup d'entre elles, qui présentaient des affections syphilitiques surajoutées à leurs phlegmons péri-utérins. Nous croyons à cette influence du mercure, parce que nous avons vu les règles prendre une abondance anormale chez la plupart des malades, qui étaient soumises au traitement mercuriel, même chez celles qui non seulement n'offraient pas d'affections utérines, mais dont les menstruations avaient été toujours parfaitement régulières jusqu'à leur séjour à l'hôpital, et surtout parce que nous avons observé, chez quelques-unes de celles-ci, des pertes qui semblaient ne pouvoir être rattachées qu'à l'hydrargyrisme. Entre autres faits de ce genre, nous pouvons indiquer ce qu'a offert une jeune femme de vingt ans, d'une bonne et excellente constitution au moment de son entrée dans notre service, où nous l'avions reçue pour un chancre unique, de date récente,

(1) Nous indiquerons que M. Letellier (*Des métrorrhagies symptomatiques*, thèse, Paris, 1858) a signalé comme nous cette fréquence des métrorrhagies chez les syphilitiques, mais qu'il l'attribue à la syphilis, tandis qu'elle nous paraît due au traitement mercuriel, du moins dans la période initiale de la syphilis.

type, qui siégeait sur la petite lèvre gauche et qui n'était accompagné d'aucun écoulement vaginal. Nous avons vu chez cette jeune femme, qui n'avait jusque-là éprouvé aucun trouble quelconque des fonctions génitales, dont les règles avaient toujours été parfaitement régulières, se manifester, quinze jours après une menstruation normale observée à l'hôpital, une rougeur érythémateuse du fond du vagin et du col, et à celle-ci succéder, au bout de deux jours, une perte assez abondante. Cette perte, survenue trois semaines après l'entrée de la malade, ne pouvait être attribuée ni à un avortement, ni à une surexcitation des organes génitaux, ni à l'existence d'une affection de l'utérus ou de ses annexes, qui paraissaient sains, ni enfin à une affection du vagin, qui, avant la rougeur érythémateuse, était complètement normal. Il nous a également semblé qu'on ne pouvait la rattacher à l'affection syphilitique, qui était la plus simple possible, n'avait donné lieu jusque-là à aucune manifestation constitutionnelle, et encore moins au pansement du chancre, qui se réduisait uniquement à des soins de propreté pour laisser pur de toute complication le traitement consistant, chaque jour, en une pilule de 0,05 de protoiodure de mercure, et 0,01 d'extrait gommeux d'opium. Cette influence de l'hydrargyrisme, sensible dans les cas où il n'y a pas d'affection de l'utérus ou de ses annexes, devient plus active lorsqu'existe une de ces affections, mais se présente surtout marquée lorsque celles-ci, par leur longue persistance, ont amené l'état cachectique qui caractérise les périodes tardives du plus grand nombre des pelvi-péritonites.

Les métrorrhagies qui se produisent dans celles-ci, beaucoup plus fréquentes que celles des périodes aiguës, en diffèrent par d'assez nombreux caractères. Ainsi, bien qu'elles sembleraient mériter le nom de passives, parce qu'elles sont le fait de l'état cachectique dans lequel sont tombées les malades, et parce que le sang qui les constitue est plus séreux, elles se présentent cependant le plus souvent avec une apparence d'acuité, d'activité même, qu'offrent assez rarement celles des premières périodes des pelvi-péritonites. La malade, en proie à du malaise, à des pesanteurs pelviennes, est prise de douleurs dysménorrhéiques plus ou moins marquées, qui commencent à se calmer seulement lorsque cette sorte de travail de parturition, rendu difficile soit par des flexions utérines, soit par le boursouflement de la muqueuse cervicale, a pu enfin donner lieu à l'écoulement sanguin. A ce moment survient une sédation des douleurs, qui malheureusement n'est bien souvent qu'une détente des douleurs dysménorrhéiques, sans amendement réel pour la maladie, contrairement à ce qui s'observe dans les métrorrhagies des périodes d'acuité. L'écoulement continue, et alors même qu'il n'est pas inquiétant par son abondance et sa longue persistance, ce qui a lieu parfois, au lieu de soulager, il est préjudiciable dans le plus grand nombre des cas, parce qu'il augmente l'état de débilité, exagère de plus en plus l'anémie qui a déterminé la perte sanguine, et rend par cela même imminente une nouvelle métrorrhagie qui tournera encore au profit de l'état cachectique. La malade se consume ainsi en efforts désordonnés et inutiles qui, au lieu d'amener la guérison, font au contraire que le rétablissement de la santé est d'autant plus incertain et plus éloigné. On voit ainsi s'accroître après chaque perte, qu'il faut par conséquent tâcher de suspendre ou au moins de diminuer, les phénomènes nerveux, sur lesquels nous avons tant insisté, et qui tendent de plus en plus à entraver le retour régulier de la menstruation, après lequel on peut espérer seulement une guérison plus ou moins durable.

Marche et terminaisons. — Tout ce qui précède fait comprendre combien la durée de la pelvi-péritonite et des accidents qu'elle suscite peut être différente, varier de quelques semaines à de longues et de bien longues années, pour quelques-unes des malheureuses malades, dont on ne peut arriver à remonter la constitution. Il fait comprendre aussi combien de circonstances diverses, tenant les unes à la nature de l'affection génitale, qui a déterminé la pelvi-péritonite, et à l'idiosyncrasie de la malade, tenant les autres aux conditions sociales dans lesquelles elle se trouve placée, tenant les dernières aux traitements employés, peuvent modifier la marche et la terminaison de la maladie. Cependant il est rare, comme nous l'avons dit dans différents passages, que la pelvi-péritonite détermine la mort ou du moins la détermine directement, ce qui est bien différent, car il n'arrive que trop souvent de voir de malheureuses femmes succomber aux progrès d'une consomption tuberculeuse, dont l'affection génitale a hâté ou sollicité le développement auquel elles étaient plus ou moins prédisposées. J'ai rapporté dans ma clinique (1) un exemple de ce mode funeste de guérison de l'affection génitale, amené par la phthisie, dont nous devons une partie de l'histoire à l'obligeance de M. Nonat. Nous reviendrons plus tard sur ce fait malheureusement trop commun, qui a frappé notre collègue et ami Aran (2) comme nous. Nous l'avons rappelé ici pour légitimer la distinction que nous avons cru nécessaire d'indiquer tout d'abord dans les guérisons des pelvi-péritonites, dont les unes sont directes et résultent du développement d'un état, soit morbide, soit physiologique, qui modifient les fonctions génitales, et partant les affections dont les organes génitaux sont le siège. Ces derniers modes de guérison s'observent presque exclusivement dans les formes chroniques, soit que celles-ci aient succédé à une pelvi-péritonite qui avait débuté d'une manière aiguë, soit que l'affection ait revêtu d'emblée la forme chronique, et mérite le nom de latente que nous avons donné à cette variété pour la rapprocher des pleurésies qui ont reçu une dénomination semblable. C'est dans l'histoire de ces pelvi-péritonites à début latent que nous placerons la description de ces sortes de conversions morbides dont nous venons de parler ; nous ne nous occuperons ici que des terminaisons régulières de la forme aiguë.

La terminaison la plus heureuse a rarement lieu avant trois semaines ou un mois du début de l'affection péritonéale, qui, ainsi que nous l'avons fait remarquer, se produit, dans le plus grand nombre des cas, à une époque cataméniale, quelle que soit la variété de pelvi-péritonite qu'on observe. Cette solution favorable, beaucoup plus fréquente dans les pelvi-péritonites menstruelles et *a venere immoderata* que dans celles qui succèdent à des parturitions, soit à terme, soit prématurées, exceptionnelle pour les autres variétés, et surtout exceptionnelle lorsque les malades ne sont pas d'une bonne constitution, est caractérisée par une diminution assez rapide des accidents du début. Ces accidents.

(1) Obs. V, p. 42, et obs. placée en note, p. 68.
(2) ARAN. *Loc. cit.*, p. 717. — SIREDEY. *Loc. cit.*, p. 48.

franchement inflammatoires, modérément intenses pendant les premiers jours, diminuent bientôt, comme nous l'avons indiqué précédemment. À la suite d'une perte, soit spontanée, soit provoquée par des sangsues sur le col, il s'établit une sorte de convalescence qu'il faut bien se garder de troubler par une imprudence quelconque, ce qui n'a lieu que trop souvent, parce que cette première exacerbation devient l'origine de ces recrudescences indéfinies qui feront plus tard le désespoir de la malade et du médecin. Malgré une amélioration déjà d'assez longue durée, il faut redoubler de sollicitude, de recommandations expresses, pour faire garder le repos absolu au lit lorsque approche et survient la période menstruelle. Celle-ci ramène un travail inflammatoire qui, bien dirigé, deviendra dans le plus grand nombre des cas, pour ainsi dire, une crise favorable après laquelle cependant persisteront encore assez longtemps des douleurs semblables à celles qu'on voit succéder à la guérison des pleurésies franches. Nous insistons sur cette persistance assez longue des douleurs pelviennes et des régions circonvoisines, qui accompagnent le travail d'organisation des adhérences, pour qu'on ne se croie pas obligé d'y opposer, sans raison plausible, une médication agissante qui a été cause de tant d'infortunes. Nous devons, néanmoins, prémunir aussi contre une tendance inverse, et signaler que ces douleurs peuvent et doivent être parfois sources d'indications thérapeutiques, mais qui devront le plus souvent être de simples précautions hygiéniques. Pendant l'organisation régulière des fausses membranes, l'état général de la malade revient à son type normal; l'écoulement leucorrhéique, qui avait pris une abondance plus ou moins considérable depuis l'amendement des accidents, se tarit s'il ne trouve pas dans la constitution de la malade des conditions de persistance; les menstruations redeviennent régulières, et la santé peu à peu se rétablit complètement, parfois même si complètement, que les déviations utérines disparaissent, ainsi que les brides qu'on avait constatées dans les premiers temps de la guérison.

Malheureusement un rétablissement aussi complet et aussi rapide n'a pas souvent lieu, soit parce que le travail inflammatoire est plus intense, soit le plus souvent parce que la marche régulière de l'affection a été troublée par des causes très diverses, tenant les unes à la constitution de la malade, les autres aux conditions sociales, dans lesquelles elle se trouve placée, et qui paraissent à ce moment, où la patiente devrait cependant n'en point tenir compte, plus impérieuses que plus tard, où elle se résignera enfin à les sacrifier. Sous l'influence de l'une ou de l'autre de ces exigences sociales très différentes, mais qui interrompent le repos qui est si nécessaire pendant cette période, l'espèce de convalescence qui avait eu lieu cesse au bout de peu de jours. Le point de côté pelvien reparaît, les douleurs et la tumeur péri-utérine augmentent, surtout à l'approche des règles, qui peuvent cependant encore assez souvent se produire, malgré cette recrudescence, si l'on remplit les indications thérapeutiques nécessaires. Dans cette circonstance l'écoulement sanguin amène un soulagement incomplet qui persistera tel jusqu'à la période menstruelle suivante. Si alors cette fonction, après une nouvelle exacerbation des douleurs, s'accomplit régulièrement, on voit survenir une guérison à peu près semblable à celle qui aurait eu lieu sans l'imprudence commise. On observe seulement que les douleurs pelviennes, qui accompagnent la cicatrisation de la pelvi-péritonite, durent plus longtemps, que la déviation utérine persiste plus souvent ainsi que la sensation au toucher des brides qui tiraillent l'utérus ; enfin que la malade se trouve plus exposée à des récidives de son affection, qui malheureusement sont si fréquentes (1). Tous les accidents offrent une bien plus grande intensité, et l'on voit en particulier la tumeur péri-utérine prendre un volume plus sensible que dans le cas précédent, si pour une cause quelconque les règles, soit à la première, soit à la seconde époque cataméniale après le début de la pelvi-péritonite troublée dans sa marche, se produisent incomplètement ou ne se produisent point. Alors la guérison sera d'un mois, ou de deux mois plus lente à s'établir que dans les circonstances les plus heureuses que nous avons d'abord indiquées ; elle sera suivie de douleurs plus persistantes et de brides plus longtemps réfractaires, parce que l'absorption des produits inflammatoires exigera plus

(1) GALLARD. *Thèse*. Paris, 1855, p. 32.

de temps pour avoir lieu, se fera d'une manière presque toujours incomplète, et rendra ainsi, pendant des années, incessamment imminente une récidive de la pelvi-péritonite.

Mais nous ne pouvons poursuivre ainsi de mois en mois la description de la marche des pelvi-péritonites, qui tantôt présentera, pendant un temps plus au moins long, séparées les unes des autres par un amendement incomplet, des recrudescences, de moins en moins marquées avant qu'ait lieu la guérison ; tantôt, au contraire, présentera un nombre plus ou moins considérable de recrudescences avant la période de déclin. Ces recrudescences pourront être toutes à peu près semblables, ou avoir une intensité, soit régulièrement, soit irrégulièrement croissante jusqu'à une époque indéterminée, où alors elles deviendront de plus en plus légères, et seront enfin suivies d'une guérison longue à venir et incertaine à cause de l'imminence d'une rechute. Nous pouvons d'autant moins poursuivre cette description que chaque cas particulier diffère d'un autre, qu'il faudrait pour apprécier, dans chacun d'eux, les causes de la prolongation de la pelvi-péritonite, entrer dans des détails que nous ne pouvons aborder, quoique ces particularités soient d'une importance capitale au lit des malades. Nous devons nous contenter d'indiquer que l'état général de la malade, les maladies diathésiques qui ont fait naître ou qui compliquent l'affection génitale, l'état cachectique que celle-ci seule ou aidée du traitement a produit, les imprudences, et enfin parfois de honteuses habitudes, sont les causes les plus fréquentes de cette prolongation. Nous n'avons pas non plus à revenir sur l'état nerveux, qui vient se surajouter à la pelvi-péritonite, lorsque celle-ci a présenté un assez grand nombre de recrudescences d'abord purement inflammatoires, ni sur l'influence que ces deux éléments morbides conjoints ont l'un sur l'autre, parce que nous avons assez longuement insisté plus haut sur cet enchaînement des accidents qui se produit dans les périodes chroniques. Nous devons répéter seulement que cet enchaînement n'implique point que l'état nerveux soit une dépendance de la pelvi-péritonite et puisse lui être rattaché directement. Pour nous, c'est un élément morbide qui est venu s'adjoindre à l'orchite féminine, qui, au lieu de pouvoir lui être rapporté, doit être attribué tantôt à l'état cachectique que la longue durée de la maladie a fait naître, tantôt enfin au développement d'une hystérie ou d'une hypochondrie que l'orchite a provoqué, non par elle-même, mais par les préoccupations morales dépressives qui sont presque constamment les tristes compagnes des affections des organes génitaux.

Nous insistons sur ce fait que les affections des organes génitaux ont, plus que celles de tous les autres organes, le fâcheux privilège de rendre hypochondriaques hommes et femmes, et plus encore les femmes que les hommes, qui se considèrent frappées alors d'une sorte de déchéance physique, parce que nous croyons qu'on n'a pas assez tenu compte de ces peines morales dans la pathologie féminine. Nous signalons d'une manière toute spéciale, dans le développement des accidents nerveux des dernières périodes, l'influence que peuvent avoir non seulement les chagrins très cruels et très variés, mais les préoccupations d'avenir auxquelles donne lieu à une jeune femme aimante la longue durée d'une pelvi-péritonite. Nous sommes, quant à nous, convaincu que ces peines, les craintes de perdre une affection qui fait le bonheur, les soucis de l'avenir, qui malheureusement ne sont pas toujours sans fondement (et que les femmes bien élevées surtout dissimulent), rendent bien mieux compte de la genèse de l'hystérie dans ces circonstances que tout cet échafaudage ridicule des sympathies de l'utérus, qui nous paraît une véritable mystification. Nous rejetons la localisation de l'hystérie dans l'utérus au même titre que les migrations de la matrice, qu'on délogeait avec de mauvaises odeurs et qu'on ramenait en son siège par des frictions ou des fumigations parfumées. Mais c'est assez sur ce sujet ; ce que nous venons de dire n'a qu'un but : c'est de faire prendre en sérieuse considération cet état nerveux dans les périodes chroniques de la pelvi-péritonite, et de faire qu'on s'en préoccupe bien plus que d'une insignifiante induration, qui resterait ignorée de la malade et du médecin, si on ne l'avait rendue responsable d'une foule de maux qui ne doivent pas lui être imputés. Nous sommes bien souvent revenu sur ce point pour tâcher qu'on respecte cette malheureuse induration, qu'on la laisse bien paisiblement se résorber et qu'on ne la tourmente pas par des moyens mécaniques, fatalement ingénieux, qui peuvent ramener la pelvi-péritonite à l'état aigu et entraîner les plus grands dangers. Nous avons raconté les accidents que nous avons vus succéder à l'emploi de l'hystéromètre, nous aurons plus loin à en mentionner d'autres ; il est inutile d'insister sur ce fait, puisqu'il n'y a pas un seul médecin qui ne conserve le douloureux souvenir des cas de mort causés par le redresseur utérin (1). Mais nous devons indiquer que de semblables accidents peuvent survenir après l'emploi de moyens en apparence bien plus inoffensifs, comme dans deux observations que nous avons placées en note (2), dans ma clinique, après une cautérisation du col dans l'une, et après l'emploi d'un pessaire de caoutchouc dans l'autre.

Nous n'avons pas cru devoir commenter ces deux observations, parce que nos réflexions seraient moins saisissantes que celles que notre collègue et ami Aran, sous l'impression du malheur qui lui était arrivé, a formulées dans son ouvrage auquel nous nous faisons un plaisir de renvoyer tous ceux qui auraient intérêt à les connaître. Nous ferons remarquer seulement que cette récidive, ou plutôt que ce retour à l'état aigu de l'inflammation pelvi-péritonéale, au lieu d'avoir uniquement comme produit de la sérosité et des fausses membranes, comme dans le plus grand nombre des observations que nous avons rapportées, avait dans ces deux faits déterminé une sécrétion purulente. A cette différence dans les produits de l'inflammation séreuse sont liées une marche et des terminaisons en général différentes de celles que nous venons d'indiquer, et qui rendent les pelvi-péritonites suppurées, dont nous avons à nous occuper, comparables sous beaucoup de rapports aux pleurésies purulentes. Les seules circonstances dans lesquelles la marche et la terminaison des pelvi-péritonites purulentes soient analogues à celles des pelvi-péritonites séro-adhésives que nous venons de décrire sont celles dans lesquelles la suppuration, restée très limitée, a donné lieu à un abcès enkysté, d'un très petit volume, qui demeure comme un corps étranger inerte au milieu des fausses membranes qui l'entourent de toutes parts, et persiste ainsi, soit

(1) Discussion de l'Académie sur les pessaires intra-utérins, 1854.

(2) Obs. d'Aran rapportée dans ses *Leçons cliniques sur les maladies de l'utérus*, obs. XVII, p. 667, et obs. XI, p. 606.

à toujours (1), soit plutôt pour un temps plus ou moins prolongé (2), comme dans deux observations de Siredey. Nous avons dû mettre cette dernière restriction, parce que les deux faits auxquels nous faisons allusion, dans lesquels la collection purulente est restée comme un corps inerte, peuvent être considérés comme exceptionnels, mais surtout parce que la collection purulente chez ces deux malades qui ont été enlevées par des maladies intercurrentes était de date trop récente pour qu'il soit permis d'assurer qu'un travail d'élimination ultérieure n'aurait pas eu lieu. Nous devons même indiquer que, dans l'un de ces faits, on trouvait les stigmates d'un travail d'élimination commençante de l'abcès pelvien par le rectum et, par conséquent, que la marche exceptionnelle a été, dans ce fait, plus apparente que réelle. Nous devons signaler que, dans l'autre fait, la collection muco-purulente était semi-tubaire et semi-intra-péritonéale, et qu'on devait craindre que cet abcès ne devienne cause d'une récidive des accidents, ou d'accidents beaucoup plus graves, soit sous l'influence de la cause la plus insignifiante, comme dans l'observation de de M. Chipault, soit sans autre cause que le molimen menstruel, comme dans l'observation que je dois à l'obligeance de M. Almagro, un de mes anciens internes, que j'ai publiée dans ma clinique, t. II, obs. 19, p. 247.

OBSERVATION XIII

Bonne santé antérieure. — Il y a treize mois, début, pendant une période menstruelle, d'une pelvi-péritonite, aiguë d'abord, latente ensuite, dont elle reste souffrante pendant trois mois.— Depuis lors les menstruations, qui antérieurement étaient normales, sont chaque fois très douloureuses. — Au quatrième jour de la dernière menstruation, péritonite suraiguë. — Le troisième jour au début de celle-ci, mort. Péritonite généralisée. — Abcès enkysté ancien dans la trompe droite. — Perforation de cet abcès. — Abcès récent enkysté dans la trompe gauche. — Adhérences anciennes entre l'utérus et le rectum. — Kyste séreux accolé à la partie latéro-inférieure droite de la face antérieure de l'utérus. — Le tissu cellulaire des ligaments larges assez abondant et sain.

Nous avons à faire ressortir dans cette observation, dont j'ai

(1) Obs. I, p. 243.
(2) Obs. de M. Siredey, *Thèse inaugurale*. Paris, 1860, obs. XIII, p. 132; et obs. XIV, p. 135.

cru pouvoir ne reproduire que l'en-tête, deux faits très importants : la pseudo-guérison qui a succédé aux accidents qui se sont manifestés treize mois avant la terminaison fatale, et la différence considérable que la tumeur rétro-utérine a présentée au toucher, aux examens faits dans les avant-derniers jours de la vie et à celui qui a eu lieu immédiatement à l'autopsie. Nous n'avons pas besoin de rappeler les caractères des diverses lésions anatomiques et de les rapprocher des symptômes qui se sont produits, les uns aussitôt après le trouble de la menstruation survenu treize mois avant la mort, les autres pendant le laps de temps qui s'est écoulé entre ceux-ci et les signes qui ont caractérisé la péritonite mortelle, pour établir la filiation des accidents. Il résulte des renseignements fournis par la malade et des lésions constatées à l'autopsie que cette femme, à la suite d'un trouble de la menstruation de cause indéterminée, a été en proie, au mois de janvier 1860, à une pelvi-péritonite qui était liée à une inflammation des trompes, et spécialement de la trompe droite. Il résulte de ce même rapprochement que, bien que l'inflammation de la trompe droite ait donné lieu à une collection purulente enkystée, les symptômes aigus de la pelvi-péritonite se sont amendés sous l'influence seule du repos et de quelques cataplasmes, mais pour persister sous forme chronique pendant deux ou trois mois, après lesquels la malade a pu se croire guérie, quoiqu'elle ne le fût qu'incomplètement. Nous devons faire remarquer en effet que, pendant le temps de cette pseudo-guérison, les règles ont été plus prolongées, plus abondantes, constituaient, pour ainsi dire, des pertes, et que chacune des époques cataméniales était marquée par des douleurs qui indiquaient que le molimen menstruel était cause d'un retour à l'état aigu du travail inflammatoire intra-pelvien, mais toutefois assez léger pour n'être plus sensible au bout de quelques jours. Nous avons dû signaler ces accidents, si peu caractéristiques qu'ils soient, et qui ont été les seuls signes de l'existence de la collection purulente enkystée dans la trompe droite, dont la perforation, survenue à une dernière époque menstruelle sous l'influence d'une nouvelle recrudescence inflammatoire, a suscité la péritonite mortelle, parce que la manifestation de semblables accidents, après un amendement même assez marqué d'une affection pelvi-péritonéale, doit, malgré leur peu de valeur sémiotique, rendre le pronostic très réservé.

La fréquence, assez grande dans nos observations, de ces collections purulentes tubaires chez les femmes, qui paraissaient guéries de l'orchite dont elles avaient été affectées, et qui ont succombé, les unes à des maladies intercurrentes (1), les autres à des péritonites généralisées qui ont éclaté, soit après une cautérisation (2), soit après un cathétérisme (3), soit après un simple toucher (4), soit enfin après une menstruation, comme dans l'observation actuelle, rend nécessaire qu'on tienne grand compte de la possibilité d'une semblable lésion après toute pelvi-péritonite. On doit surtout en tenir compte lorsqu'on voit persister à la suite d'une orchite féminine des troubles fonctionnels très marqués des organes génitaux. Ainsi on peut croire, dans un certain nombre de cas, que c'est à l'existence d'une semblable lésion que tiennent les douleurs, soit continues, soit par accès, qui reparaissent à la moindre cause chez un certain nombre de malades, dont l'existence reste, quoi qu'on fasse, empoisonnée, soit à toujours, soit pour une série d'années plus ou moins longue, après une pelvi-péritonite. L'obscurité des signes de ces collections purulentes, l'absence d'un symptôme quelconque qui ait, dans un grand nombre d'observations, révélé leur existence, doit faire redouter de voir se manifester une récidive de l'orchite, qui, dans tous les cas, est si facile à se produire, mais qui, lorsqu'une collection purulente tubaire persiste, peut entraîner une péritonite généralisée, rapidement mortelle. Aussi la crainte de voir survenir en quelques jours une terminaison fatale doit-elle, après une pelvi-péritonite qui a laissé à sa suite des douleurs longtemps persistantes, faire proscrire formellement toute exploration téméraire ou médication hasardeuse, qui peut devenir la cause déterminante d'une recrudescence inflammatoire d'une gravité funeste.

Les détails du fait précédent rendent incontestable que c'est au développement d'un travail inflammatoire de cette espèce,

(1) Obs. I, p. 243.
(2) ARAN. *Loc. cit.*, p. 651.
(3) Obs. placée en note, p. 241 de ma clinique.
(4) Obs. placée en note, p. 182, *ibidem*.

mais survenu sans autre cause déterminante que le molimen menstruel, qu'on doit rattacher l'augmentation de volume de la tuméfaction rétro-utérine qui a été constatée au toucher, non seulement par l'auteur de cette observation, mais par mon collègue et ami M. Noël Guéneau de Mussy, dans le service duquel cette malade était placée. L'intégrité complète du tissu cellulaire qui forme un très mince anneau autour du col, et de celui qui constitue la charpente des ligaments larges, constatée anatomiquement dans cette observation après la recrudescence mortelle, dont la durée totale n'a été que de quelques jours seulement, met hors de doute que la tumeur rétro-utérine, qui a été perçue par des observateurs qui jusqu'ici n'ont pris aucune part à la discussion sur le siège de ces tuméfactions péri-utérines, ne peut être attribuée à une inflammation du tissu cellulaire. Elle établit, en un mot, qu'il n'y avait pas chez cette femme de phlegmon péri-utérin, bien que pendant la vie on eût trouvé au toucher les signes indiqués par M. Nonat comme caractéristiques de la phlegmasie de ce tissu cellulaire, et bien que ces signes fussent encore perceptibles au moment où l'autopsie allait montrer *de visu* que la tumeur était intra-péritonéale. La démonstration de ce fait est d'autant plus péremptoire, dans cette observation, comme dans celle qui nous a été communiquée par notre excellent ami M. Boucher, qu'il est impossible, à cause de la rapidité de la terminaison fatale, d'invoquer hypothétiquement la résolution de l'inflammation du tissu cellulaire péri-utérin au moment de l'autopsie. Il résulte, par conséquent, de la manière la plus évidente, de cette observation, que la sensation de tumeur, et d'une tumeur qui offre au toucher les signes d'un phlegmon, peut être donnée par les organes intrapelviens réunis entre eux par des adhérences, et que cette sensation peut être particulièrement fournie, comme dans le fait que nous analysons, par les trompes énormément distendues par une collection purulente.

DIX-HUITIÈME CONFÉRENCE

Pelvi-péritonites purulentes.

Ces pelvi-péritonites (il est bien entendu, comme nous l'avons indiqué à diverses reprises, que nous faisons complètement abstraction ici de la purulence péritonéale, *mali moris*, qui se produit dans la fièvre puerpérale maligne avec ou sans phlébite ou lymphangite) sont beaucoup plus fréquentes après les parturitions soit à terme, soit prématurées, qu'après toute autre condition pathologique susceptible de déterminer le développement d'orchites féminines. Cette différence de fréquence, qui légitime complètement la distinction tranchée que Valleix établissait entre les phlegmons péri-utérins suites de couches et ceux qui surviennent en dehors de l'état puerpéral, est telle que nous n'avons pas à la démontrer. Nous aurions plutôt à établir que la suppuration du péritoine pelvien est possible dans les premières périodes des pelvi-péritonites non puerpérales, et même possible dans toutes les variétés.

Dans cette forme inflammatoire grave de l'orchite féminine, les accidents, tantôt dès le début, tantôt au bout de quelques jours, offrent une gravité beaucoup plus grande, en général, que celle qu'ils présentent dans la forme vulgaire, séro-adhésive.

Cette intensité des accidents peut être telle parfois, que le tableau morbide est presque semblable à celui de la péritonite abdominale, mais avec cette différence, presque toujours assez tranchée, que si les symptômes généraux sont, presque aussi alarmants, il n'en est pas de même des symptômes locaux. Ainsi la tension des parois abdominales, les douleurs spontanées, la sensibilité, au lieu d'occuper tout le ventre, restent localisées dans les régions hypogastriques, d'où partent seulement des irradiations, vers l'abdomen et les membres inférieurs. A ce premier caractère différentiel, nous devons en ajouter un autre consistant dans une plus grande intensité des troubles fonctionnels des organes pelviens : constipation ou diarrhée, ténesme anal, dysurie et dans l'existence de manifestations morbides ayant pour siège l'utérus ou ses annexes, notamment la production d'une tumeur péri-utérine qui appelle tout d'abord l'attention.

Dans cette forme grave de pelvi-péritonite, la tumeur péri-utérine offre presque aussitôt qu'elle est perceptible, c'est-à-dire lorsque le pus est enkysté par des fausses membranes, une rénitence particulière, qui est très analogue à celle que présentent les hématocèles dans les premiers jours de leur existence, mais qui cependant se rapproche plus d'une véritable fluctuation, et qui même parfois offre une ondulation des plus manifestes. Cette fluctuation, sensible presque aussitôt l'apparition de la tumeur, contradictoirement à l'opinion de M. Nonat (1) qui nie que ces tumeurs puissent être molles au début, devient chaque jour plus évidente en même temps que s'aggravent ou, au contraire, que s'amendent les autres symptômes. Dans le premier cas, qui représente la forme inflammatoire poussée à son summum d'intensité, on voit les accidents non seulement persister semblables malgré le traitement, mais s'aggraver graduellement jusqu'au moment où tout à coup ils sont remplacés par les signes terrifiants d'une péritonite généralisée aussi funeste que celle qui succède à une perforation intestinale. Cette forme de la pelvi-péritonite, presque nécessairement mortelle, quoique de nature bénigne, à laquelle on doit certainement rapporter les cas de prétendue fièvre puerpérale observés à l'époque menstruelle par M. Tarnier, quoique assez rare même dans les couches, se rencontre cependant encore assez souvent pour qu'il n'y ait pas de service obstétrical dans lequel on ne voie chaque année des cas semblables, un ou plusieurs suivant le génie particulier de la constitution médicale régnante, et pour qu'il n'y ait pas de praticien un peu répandu qui n'ait eu, à son grand désespoir, l'occasion d'observer cette

(1) Nonat. *Loc. cit.*, p. 268, 283 et suiv.

forme suraiguë de la pelvi-péritonite, pour ainsi dire, fatalement mortelle.

On peut espérer, au contraire, de voir guérir les malades, mais trop souvent d'une manière incomplète, à cause du retour presque incessant, chez le plus grand nombre d'entre elles, de douleurs hypogastriques ou lombo-crurales excessivement cruelles après la moindre fatigue, lorsque cette forme inflammatoire est moins grave, présente une intensité moyenne, dont l'observation de M. Nélaton, que nous avons rapportée dans l'hématocèle, peut être considérée comme un type. Dans cette forme inflammatoire moyennement grave, soit spontanément, soit rendue telle par l'imprudence des malades, ce qui malheureusement n'a lieu que trop souvent après les couches, on voit les accidents perdre, au bout de quelques jours, un peu de leur inquiétante intensité, les douleurs et la sensibilité abdominale diminuer, en même temps que la tumeur, au lieu d'acquérir une plus grande consistance, présente au contraire une rénitence plus élastique. Malgré cet amendement, un mieux réel ne se produit pas, de la diarrhée remplace la constipation ou augmente si elle existait ; les forces se perdent plutôt que de se relever ; la peau prend une teinte blafarde ; la fièvre, quoique moins vive, persiste ; il y a des frissons plus ou moins marqués le soir, des sueurs la nuit, et l'on trouve enfin plus ou moins bien caractérisé l'ensemble symptomatique qui indique la formation d'un abcès profond. Cet état persiste, empirant légèrement chaque jour pendant un temps plus ou moins long, pendant lequel on sent au toucher la tumeur péri-utérine, faiblement augmentée à chaque examen, devenir plus tendue, mais surtout plus élastique, pour offrir enfin une fluctuation, qui néanmoins, dans le plus grand nombre des cas, est difficile à percevoir bien nettement. Puis, si l'on ne s'est pas décidé jusque-là à donner issue à la suppuration par une incision vaginale, on voit au bout, soit de quelques jours, soit de plusieurs semaines, survenir une recrudescence plus ou moins marquée, pendant laquelle on a opéré parfois (1), et qui révèle le travail pathologique plus ou moins régulier qui se produit pour amener l'évacuation de la

(1) NONAT. *Loc. cit.*

collection purulente. Alors, des douleurs plus vives se font sentir à l'hypogastre; la tumeur, plus tendue, mais en même temps plus élastique, redevient très sensible à la pression ; le flux leucorrhéique augmente; la diarrhée, qui parfois avait cessé après avoir momentanément remplacé la constipation, reparaît, ou, si elle avait persisté, elle est plus abondante, soit en conservant ses caractères, soit en prenant quelques-uns de ceux d'une dysenterie (entérite glaireuse de M. Nonat (1). A ces signes se joint une nouvelle réaction fébrile, plus ou moins vive, qui vient annoncer l'ouverture toute prochaine de la collection purulente dans un des organes voisins; ouverture qui pourra être heureuse si elle met l'abcès en communication, soit avec l'utérus, soit avec le vagin, soit avec la vessie, surtout avec l'intestin, mais qui sera, au contraire, rapidement funeste si elle produit l'épanchement du pus dans le péritoine abdominal.

Nous avons indiqué que la collection purulente pouvait se vider par l'utérus, par le vagin, par la vessie, enfin par le rectum, pour nous conformer à ce qui est généralement admis; mais nous devons signaler que, si quelques-unes de ces perforations spontanées des collections purulentes intra-péritonéales ont été constatées anatomiquement, il n'en est pas ainsi pour quelques-unes d'entre elles, abstraction faite, bien entendu, des perforations spontanées des phlegmons des fosses iliaques, qui ne sont pas ici en cause. Ainsi l'observation, suivie de guérison, sur laquelle s'est fondé Vidal (de Cassis), pour avancer qu'un abcès ovarien peut se vider par l'utérus, ne peut être considérée comme probante, et cela de l'avis même de M. Marchal (de Calvi), qui a rapporté ce fait dans sa thèse (2). L'ouverture spontanée de ces collections purulentes dans le vagin, que nous ne cherchons en aucune façon à mettre en doute, infiniment probable, puisque c'est par cet organe qu'on les a maintes fois ouvertes (3), n'est, quant à présent, démontrée, du moins à notre connaissance, par aucune autopsie. Enfin, l'ouverture dans la vessie n'est établie que par un seul fait, très

(1) *Idem. Loc. cit.*, p. 373.
(2) MARCHAL (DE CALVI). *Thèse d'agrégation*, 1844, p. 136.
(3) NÉLATON. *Loc. cit.*

sommairement rapporté à la Société anatomique (1), dans lequel il est indiqué qu'une trompe, énormément distendue par du pus, communiquait avec le réservoir urinaire, à la face postérieure duquel elle était venue adhérer. Heureusement, il n'en est pas de même pour la perforation de ces collections purulentes intra-péritonéales dans le tube digestif, par lequel se fait, beaucoup plus souvent que par toute autre voie, l'évacuation du pus qui, dans un grand nombre de cas, amène la guérison. On a constaté anatomiquement, dans l'observation de Dalmas (2), que la collection purulente intra-péritonéale s'était ouverte dans le rectum, et constaté anatomiquement, dans une observation que nous avons rapportée, qu'elle s'était ouverte dans le cæcum, par conséquent, dans celle-ci d'une manière assez défectueuse, comme nous aurons à le faire remarquer. Nous avons auparavant à décrire les divers phénomènes qui se produisent, lorsque la perforation située à la partie déclive de la collection purulente, contrairement à ce qui avait lieu dans les deux cas de mort que nous venons d'indiquer, permet l'issue facile de la suppuration, et produit la guérison comme dans l'observation suivante.

OBSERVATION XX (3)

Avortement au deuxième ou troisième mois de la grossesse, effectué depuis un nombre de jours indéterminé avant l'entrée de la malade à l'hôpital. — Le quatrième jour de son admission, douleurs utérines. — Deux jours après, début de la pelvi-péritonite. — Pendant quatre jours, symptômes de la formation d'une collection purulente interne. — Le quatrième jour, évacuation du pus par l'anus, qui dure un mois. — Disparition graduelle de la tumeur rétro-utérine; réintégration de l'utérus à sa place normale dont il avait été refoulé par la tumeur qui l'avait appliqué contre la face postérieure du pubis. — Guérison après deux mois et demi de séjour à l'hôpital.

Le 19 janvier 1861, entra à la Pitié, et fut placée dans mon service, salle Notre-Dame, n° 46, D... (Claudine), domestique, âgée de vingt-huit ans, qui est venue demander son admission à l'hôpital pour une métrorrhagie abondante.

Cette malade, d'un tempérament sanguin, d'une bonne et robuste constitution, a été réglée pour la première fois à l'âge de dix-sept ans; depuis, la menstruation

(1) *Bulletin de la Société anatomique*, séance du 22 février 1861.

(2) Observation de Dalmas, *Journal hebdomadaire*, 1828, t. I, p. 114, partiellement rapportée par M. Andral, *Précis d'anatomie pathologique*, t. II, p. 701.

(3) Obs. recueillie par M. Lesouef, interne du service.

a toujours été peu régulière et peu abondante. La santé de cette femme, habituellement bonne, est telle depuis deux ans qu'elle habite Paris. Il y a un an, elle devint enceinte pour la première fois, et fut obligée, à cause de cette grossesse, de quitter sa place, et d'entrer comme domestique dans un petit restaurant où elle fut soumise à un travail très pénible, de dix-sept heures par jour. Elle attribue à ces fatigues la fausse couche, à six mois de grossesse, qui eut lieu il y a cinq mois. Dès le second jour de cet accouchement avant terme, cette femme se trouvait, dit-elle, bien portante, et elle n'a éprouvé aucun accident pendant les huit jours qu'elle a gardé le repos absolu au lit; ce n'est qu'un mois après, au moment où la menstruation est revenue, qu'elle a ressenti quelques douleurs dans le bas-ventre pour lesquelles elle est allée consulter une sage-femme qui lui a conseillé de porter une ceinture assez serrée. Après une quinzaine de jours, elle a cessé de faire usage de cet appareil, et ne s'est plus inquiétée de ce qu'elle éprouvait et qui d'ailleurs ne l'empêchait pas de faire son service assez pénible. Les règles suivantes vinrent régulièrement et ne furent pas douloureuses. La troisième ou la quatrième menstruation a-t-elle eu lieu? C'est ce qu'il a été impossible de déterminer exactement, parce que les réponses de la malade aux diverses questions qui lui ont été adressées sur ce qu'elle a éprouvé depuis ce moment jusqu'à son entrée à l'hôpital, ont été embarrassées, contradictoires, et faites de telle sorte qu'il a été évident que cette femme voulait dissimuler la cause de la méthrorrhagie pour laquelle elle a été obligée de demander son admission à l'hôpital, où elle présente l'état suivant :

Le 20 janvier. — La figure est colorée, la peau chaude, fièvre modérée. La malade se plaint de douleurs siégeant dans le bas-ventre et dans les reins, cependant la pression de l'hypogastre est peu douloureuse. Le toucher fait constater que le col utérin est effacé, mou, entr'ouvert, déchiqueté sur ses bords; que le corps est développé et offre les caractères qu'on trouve habituellement après un avortement récent; les culs-de-sac vaginaux sont tout à fait sains. La perte, moins abondante qu'au moment de l'entrée de la malade, est modérée; on n'a constaté, dans les linges assez nombreux qui ont été tachés par le sang, aucun caillot pouvant se rattacher à une conception. Constipation. — Prescription : Tilleul orangé, cataplasmes laudanisés. Bouillons, potages.

Le 23. — La malade ne se sent pas mieux, malgré l'administration de l'huile de ricin qui a été prescrite hier pour combattre la constipation persistante; au contraire, la douleur hypogastrique a augmenté, elle est exagérée par les explorations, en particulier par le toucher; les culs-de-sac vaginaux paraissent toujours être sains, et ils ne sont en particulier le siège d'aucune tuméfaction appréciable. La perte a sensiblement diminué. — Même prescription. Quatre sangsues sur le col utérin.

Le 25. — A la suite de cette application de sangsues il n'y a eu aucun changement notable; hier, à la visite du matin, la malade était dans le même état que la veille, elle était encore de même à la visite du soir. Mais quelques instants après celle-ci, elle a été prise de coliques violentes, occupant la partie inférieure de l'abdomen, et complètement analogues par leurs caractères aux douleurs de l'accouchement; elles ont persisté depuis, surtout marquées dans la fosse iliaque droite. Depuis l'invasion de ces douleurs, frissons erratiques, nausées et même quelques vomissements. Ce matin le visage est pâle, les traits altérés, nausées, constipation, fièvre assez vive. L'hypogastre est le siège de douleurs intenses qui augmentent très sensiblement par la palpation et par le toucher. Cette exploration, aujourd'hui très pénible, surtout dans le cul-de-sac postérieur, fait constater que le col s'est en partie réformé, il n'offre plus du tout les caractères qu'il présentait le 20, il occupe toujours sa position normale; les culs-de-sac vaginaux restent libres, et ils n'offrent d'autre signe morbide que la vive sensibilité à la pression que nous venons de signaler. L'écoulement sanguin, encore diminué, présente une certaine fétidité analogue à celle que prennent les lochies quelque temps après l'accouchement et qui a quelque chose de tout spécial. — Prescription : Eau de Seltz; large vésicatoire camphré couvrant tout l'hypogastre, lavements émollients. Diète.

Le 26. — Depuis hier, la malade a des frissons erratiques alternant avec des sueurs. Insomnie cette nuit, soif très vive. Le toucher fait constater aujourd'hui que le col, qui jusqu'alors occupait sa position normale, est refoulé en avant et à gauche, très fortement appliqué contre la face postérieure du pubis. Le cul-de-sac postérieur est occupé par une tumeur globuleuse qui fait une saillie bien nette dans la cloison recto-vaginale, au-dessous et en arrière du col utérin, et envoie dans les culs-de-sac latéraux des prolongements qui vont en diminuant d'arrière en avant; le prolongement droit est plus marqué que le gauche. Cette tumeur, très douloureuse au toucher, offre au doigt une consistance élastique. La perte a cessé. — Prescription : Exciter le vésicatoire; eau de Seltz; lavements émollients. Bouillons.

Le 27. — Même état général; les frissons erratiques alternant avec des sueurs, ont continué, le visage de la malade a pris une teinte subictérique. Ténesme vésical et anal. L'examen des garde-robes, fait avec soin, n'a permis d'y constater aucun vestige de pus. Cependant la tumeur est un peu moins tendue, elle offre une fluctuation obscure. Le doigt revient couvert d'une sécrétion jaune verdâtre, très fluide, sans odeur spéciale, comme muco-purulente. Même prescription.

Le 28. — Le même état a continué hier toute la journée. La malade a rendu ce matin une assez notable quantité de pus par les garde-robes. Cependant la tumeur offre aujourd'hui une fluctuation très manifeste, beaucoup plus manifeste que celle d'hier; la partie de cette tumeur placée directement en arrière du col, forme une saillie acuminée, et semble près de se rompre. Le cul-de-sac droit est en partie dégagé, et le col moins refoulé contre la face postérieure du pubis. — Même prescription : Cataplasmes. Bouillons.

Le 1er février. — Depuis le 28, la malade a rendu chaque jour du pus dans les garde-robes, mais en petite quantité; la tumeur ne s'était que très peu affaissée, les frissons erratiques alternant avec des sueurs continuaient, et l'état général ne s'était pas sensiblement amélioré. La quantité de pus évacuée dans les selles a été plus considérable cette nuit. La tumeur est moins tendue; la partie qui formait une saillie au-dessous et en arrière du col est légèrement flasque et dépressible; le col est moins projeté en avant, et commence à se rapprocher du centre du bassin. La fièvre persiste; affaissement assez considérable. — Prescription : Cataplasmes, lavements émollients; eau vineuse; 200 grammes de vin de Bordeaux. Bouillons, potages.

Le 4 février. — L'évacuation purulente a continué. Aujourd'hui la malade se trouve sensiblement mieux. La prostration des forces est moindre. Le visage a perdu la teinte jaune terne qu'il présentait et commence à se colorer un peu. Le sommeil est meilleur, la soif moins vive; mais il y a toujours une inappétence complète ; la douleur hypogastrique est presque nulle, quelques douleurs lombaires ; le ténesme anal persiste, tandis que le ténesme vésical a disparu. Il n'y a eu hier ni frissons ni sueurs ; la tumeur, qui offre des alternatives de réplétion ou d'affaissement qui la font varier de volume et de consistance, est aujourd'hui très tendue. — Même prescription.

Le 10. — La malade a été beaucoup moins bien ces jours derniers, et notamment le 8, où après deux jours de cessation complète d'évacuation purulente, les selles étaient uniquement constituées par des glaires rendues en petite quantité chaque fois avec des ténesmes ; les douleurs abdominales et lombaires étaient revenues assez vives ; la tumeur, tendue, augmentée de volume, était de nouveau sensible à la pression, et où enfin il y avait une fièvre assez marquée ; de sorte qu'on a cru devoir prescrire l'application de quatre sangsues sur le col utérin et un bain. Malgré le soulagement, qui a suivi l'application des sangsues, le retour de l'évacuation du pus par les selles n'a eu lieu qu'aujourd'hui 10, où la malade se trouve mieux. Cependant elle est pâle, abattue, découragée, et, bien que la fièvre soit modérée, elle est fatiguée par des sueurs la nuit, depuis cette légère recrudescence des douleurs et la cessation momentanée de l'écoulement du pus par le rectum.

Le 18. — Quoique la malade ait eu encore quelques frissons, son état général est meilleur, les sueurs ont beaucoup diminué, aujourd'hui la fièvre a cessé. L'expression du facies est bonne, le teint se colore un peu, l'inappétence a cessé d'être aussi absolue ; les douleurs abdominales qu'elle ressent encore, ont la mobilité des douleurs névralgiques, se manifestent tantôt à droite, tantôt à gauche. Au toucher, on constate que l'utérus a repris sa place au centre du petit bassin. La partie de la tumeur qui occupait les culs-de-sac latéraux a presque disparu ; celle qui se trouvait directement en arrière du col présente une forme particulière, elle s'est évidée à sa partie supérieure qui touche au col ; il ne reste plus, pour ainsi dire, qu'un rebord semi-circulaire, à concavité supérieure, dur, consistant, comme fibreux qui limite en bas et latéralement la partie flasque, molle, semblant n'être qu'une paroi non soutenue de la tumeur en partie vidée. L'évacuation purulente continue, mais elle diminue chaque jour de quantité ; flueurs blanches notables. — Prescriptions : Cataplasmes, lavements émollients, eau vineuse. Vin de Bordeaux, côtelette.

Le 25. — La malade a cessé depuis ces derniers jours de rendre du pus par les garde-robes. L'état général est tout à fait bon. La malade, plus gaie, a aujourd'hui le sentiment d'une guérison prochaine. L'appétit est revenu, elle mange avec plaisir une portion ; la digestion est bonne. Il reste toujours dans les fosses iliaques une sensibilité assez marquée à la pression et des douleurs qui, par instants, s'irradient dans les membres inférieurs et présentent les caractères de névralgies. Au toucher, le col utérin est dans sa position normale, les culs-de-sac latéraux paraissent libres, la disposition que la tumeur rétro-utérine offrait le 18, est moins manifeste ; le rebord induré qui limitait la partie flasque, n'est plus aussi arrondi, il a perdu de son volume et offre une consistance moindre. La pression de cette tumeur est à peine douloureuse. — Petit vésicatoire qu'on pensera avec 0,02 hydrochlorate de morphine, 0,25 semence de ciguë. Vin de Bordeaux, une portion, côtelette.

Le 2 mars. — Les douleurs ont disparu depuis l'apposition du vésicatoire. Appétit ; la digestion se fait bien, la miction et la défécation ne donnent lieu à aucune douleur. La tumeur vésico-utérine s'efface de plus en plus, et tend à prendre la forme d'un plaque indurée au lieu du rebord saillant qui existait précédemment. On permet à la malade de se lever pendant quelques heures de l'après-midi. Semence de ciguë, eau vineuse. Vin de Bordeaux, deux portions.

Dans les premiers jours de mars, la malade a ses règles, facilement et sans douleurs, elles sont assez abondantes et ne sont suivies d'aucun accident; du 20 au 30 elle a une métrorrhagie peu abondante. Dans l'intervalle de ces pertes sanguines, et surtout depuis la fin de la métrorrhagie, écoulement leucorrhéique très abondant et présentant les caractères des flueurs blanches qui surviennent à la période de guérison des pelvi-péritonites. L'état général est bon, la malade commence à reprendre un peu d'embonpoint, les digestions sont normales. Il n'y a plus de douleurs spontanées dans le ventre, la station et la marche n'en provoquent plus.

Le 6 avril, avant d'envoyer la malade à la maison de convalescence du Vésinet, on constate qu'il n'existe aucune douleur spontanée ou provoquée par la pression de l'abdomen et des fosses iliaques ou par le toucher. Les fonctions digestives se font normalement, à l'exception d'une légère constipation ; la défécation a lieu sans douleurs, ainsi que la miction. L'écoulement leucorrhéique a sensiblement diminué sous l'influence de simples injections d'une décoction de feuilles de noyer. Le vagin est normal, il existe une érosion très superficielle du col utérin. Cet organe regarde en arrière et à droite; il est très légèrement dévié, ainsi que l'indiquent les mesures suivantes, prises la malade couchée sur le lit-spéculum.

De l'orifice vaginal au col	0,06
Au cul-de-sac antérieur	0,062
Au cul-de-sac postérieur	0,085
Au cul-de-sac gauche	0,085
Au cul-de-sac droit	0,075

Le cul-de-sac gauche est très large, le droit au contraire très étroit, et offre au toucher une bride qui fait obstacle quand on veut ramener le col dans sa position normale. Dans le cul-de-sac postérieur on sent quelques noyaux indurés compris dans un empâtement diffus qui occupe toute l'étendue de ce cul-de-sac, mais qui n'est bien appréciable qu'en touchant la malade sur le lit-spéculum.

Cette femme est sortie assez bien portante du Vésinet, conservant seulement un écoulement blanc assez notable; mais, depuis un mois qu'a eu lieu cette sortie, elle éprouve des douleurs assez vives à la région lombaire et dans le bas-ventre quand elle fatigue; cependant elle n'a pas voulu rentrer à l'hôpital pour ces douleurs, qu'elle trouve très facilement supportables.

On voit dans cette observation, dont on peut rapprocher deux faits semblables rapportés dans la thèse très intéressante de M. Siredey (1), les accidents assez graves, qui avaient caractérisé le début de la pelvi-péritonite, s'amender après la première

(1) Siredey. *Loc. cit.*, obs. IV, p. 105, et obs. VII, p. 111.

évacuation de pus par le rectum, puis reparaître amoindris pendant les quelques jours dans lesquels cette évacuation est interrompue, et cesser enfin lorsque la sortie du pus, après cette légère recrudescence des douleurs, s'effectue régulièrement. Mais pendant tout le temps qu'a duré cette lente évacuation du pus, qui a persisté pendant près d'un mois, la malade est en proie à une fièvre continue, caractérisée par des frissons erratiques, des sueurs la nuit, une inappétence complète et un dépérissement progressif. Cet état fébrile, symptomatique du travail de suppuration et d'élimination du pus fourni incessamment par le kyste purulent, qui offrait de temps à autre des alternatives de réplétion ou de déplétion plus ou moins marquée, a continué en s'amendant graduellement jusqu'au moment où la sécrétion purulente, de moins en moins abondante, s'est enfin tarie. Avec l'évacuation du pus a cessé la diarrhée, symptomatique de l'affection catarrhale de l'intestin qui se développe dans ces circonstances et qui, dans certains cas, devient un épiphénomène grave, puis aussitôt après la cessation de la diarrhée, qui chez notre malade avait été très modérée, a commencé la convalescence. Nous n'avons pas besoin d'indiquer les phénomènes qui ont caractérisé cette convalescence, et qui n'ont rien présenté de particulier, nous n'avons qu'à signaler la dernière déviation du col utérin qui, dans cette observation, a offert une succession de déplacements assez remarquable. Ainsi cet organe, qui, dans les premiers jours, occupait sa position normale en même temps qu'il présentait tous les caractères qui stigmatisent un avortement récent, est venu, quelques jours après, se placer derrière le pubis contre lequel il a été de plus en plus fortement appliqué à mesure qu'augmentait la tumeur rétro-utérine, puis, lorsque celle-ci a diminué par suite de l'évacuation du pus, il est revenu graduellement au centre du bassin pour être ultérieurement entraîné en arrière et à gauche par une bride qui est devenue appréciable pendant la convalescence.

Cette convalescence peut se faire attendre un temps plus ou moins long ; ainsi nous avons vu l'écoulement du pus persister pendant près de trois mois chez une malade qui était couchée dans le lit voisin de celle dont nous venons de rapporter l'observation, et qui a guéri d'une manière semblable, mais beaucoup plus lentement. La lenteur de la convalescence à se produire varie suivant que l'évacuation du pus est plus ou moins facile, suivant que le kyste continue pendant un temps plus ou moins long à sécréter du pus, enfin suivant que l'affection intestinale, déterminée par la contiguité de l'orchite et par le passage du pus qui aura à parcourir une plus ou moins grande étendue de l'intestin, sera plus ou moins grave. Nous verrons plus loin que cette affection intestinale, dont l'observation de M. Dalmas (1) a permis de constater les lésions anatomiques, devient parfois un épiphénomène infiniment grave, parce que la diarrhée incoercible, à laquelle elle donne lieu, tend à précipiter la marche de la consomption purulente qui, dans certains cas, est le dernier terme des pelvi-péritonites suppurées.

Mais, avant de parler de cette décevante terminaison, nous avons à indiquer d'autres dangers plus pressants auxquels sont exposées les malades, lorsque le travail curateur, destiné à amener l'évacuation du pus, n'est pas régulier. Nous avons à signaler d'abord les dangers que peut faire naître l'inflammation redux du péritoine pelvien, qui surgit pour amener la perforation de la collection purulente dans un des organes circonvoisins, lorsque, au lieu de rester dans de justes limites, cette inflammation prend une trop grande intensité et menace de se propager par contiguïté, parfois même se propage au péritoine abdominal. Cette extension par simple contiguïté de l'inflammation de la séreuse pelvienne à la séreuse abdominale, que nous avons vue survenir après des causes déterminantes très peu actives dans différentes observations rapportées précédemment (2), se produit surtout dans les pelvi-péritonites puerpérales à la fin du deuxième septénaire de la puerpéralité, lorsque les femmes n'ont pas gardé un repos au lit suffisamment prolongé. Plus fréquente dans les hôpitaux que dans la pratique civile, cette généralisation de la péritonite s'observe principalement lorsque les malades ont voulu, malgré les accidents inflammatoires assez graves

(1) Obs. rapportée en note, p. 264 de ma clinique.

(2) Voyez obs. de M. Chipault, rapportée en note, p. 182; obs. d'Aran, rapportée en note, p. 238, et obs. XIX, p. 247. *Ibidem.*

qu'elles ont éprouvés pendant leurs couches, et malgré la persistance d'assez vives souffrances qui témoignent de l'existence d'une inflammation du péritoine pelvien encore en action, reprendre leurs occupations habituelles le neuvième jour de l'accouchement, ou peu de temps après cette époque fatalement consacrée par les croyances populaires pour les relevailles. Les faits de ce genre sont assez communs pour que nous ne croyions pas nécessaire de rapporter un fait de cette espèce, complètement concluant, que nous avons observé en 1857. Nous l'avons trouvé inutile parce qu'il n'y a pas de médecin qui n'ait le douloureux souvenir de cas semblables au nôtre dans lequel des imprudences ont amené par contiguïté la généralisation à tout le péritoine de l'inflammation limitée d'abord à la séreuse pelvienne, et ont fait constater à l'autopsie les produits d'une péritonite abdominale récente, tandis que la cavité pelvienne était le siège d'une collection purulente, de date plus ancienne, parfaitement enkystée. La fréquence assez grande de cette désolante terminaison nous dispense d'esquisser le tableau symptomatique, qui indique pendant la vie, d'une manière on peut dire certaine, la généralisation à tout le péritoine de l'inflammation de la séreuse pelvienne.

Du reste, ce tableau symptomatique funeste, ne diffère pas sensiblement de celui qui se présente lorsque le travail curateur, au lieu de frayer au pus une voie vers l'extérieur, détermine une ulcération perforante des fausses membranes qui l'enkystent et amène alors le passage de la suppuration dans la cavité abdominale proprement dite. Cette migration fatale du pus peut, au moment où elle se produit, donner lieu à une mort instantanée, comme l'a indiqué Dalmas (1) ; on est du moins autorisé à l'admettre en se fondant sur l'observation de M. Pérochaud (2), dans laquelle l'ouverture dans la cavité abdominale d'un abcès du psoas a causé une cessation subite de la vie. Dans les autres cas, elle donne lieu à une péritonite généralisée, foudroyante, dont l'issue, pour être un peu plus tardive, n'en est pas moins

(1) DALMAS. Réflexions à son observation. *Journal hebdomadaire*, t. I, p. 117.
(2) PÉROCHAUD. *Bulletin de la Société anatomique*, 1837, p. 205.

néfaste comme dans l'observation rapportée dans le mémoire de notre collègue et ami M. Bourdon (1).

OBSERVATION XIV

Le cinquième jour de l'accouchement, péritonite partielle. — Tumeur hypogastrique. — Le dix-neuvième jour du début des accidents, péritonite généralisée. — Autopsie. — Collection purulente interposée à la vessie et à l'utérus. — Perforation de cette collection purulente située à sa partie antérieure. — Adhérences récentes du péritoine abdominal proprement dit.

Une femme, âgée de vingt et un ans, cuisinière, d'une bonne santé habituelle, entra cette année à l'Hôtel-Dieu (1841), salle Saint-Bernard, n° 24 (service de M. Chomel). Elle dit être accouchée naturellement il y a quinze jours, et avoir éprouvé le cinquième jour de ses couches, sans cause connue, des frissons, de la fièvre et une perte très abondante, en même temps que les seins, d'abord gonflés, étaient devenus promptement flasques. Bientôt la peau se couvrit de sueur par intervalles; il survint des douleurs vives dans le ventre, et la malade y découvrit une grosseur sensible à la pression.

A son entrée, elle était pâle et très faible. Le pouls battait cent trente fois par minute. Les carotides offraient un bruit de souffle. Il y avait de la constipation sans nausées ni vomissements, de la dyspnée, de la toux, et l'auscultation faisait reconnaître un peu de râle sibilant dans la poitrine. On trouva dans l'hypogastre une tumeur douloureuse qui occupait tout le côté droit. Par le toucher, on constata une chaleur vive dans le vagin, et on s'assura que le col utérin était très élevé (Deux petites saignées à un jour de distance. Catapl.; frict. merc.; huile de ricin). Les jours suivants il y eut un peu d'amélioration dans les symptômes généraux.

Cependant un bruit de souffle se fit entendre au premier bruit du cœur. Le quatrième jour, à la visite, la tumeur parut diminuée tout à coup; dans l'après-midi il survint des symptômes de péritonite suraiguë. Le lendemain, la face décomposée exprimait la douleur et l'angoisse; il y avait de l'oppression et des quintes de toux fatigantes; le pouls très fréquent était irrégulier et dépressible; il y avait des vomissements bilieux avec soif très vive, et impossibilité de boire une cuillerée de liquide sans la vomir immédiatement. La tumeur était moins saillante, moins volumineuse, mais la douleur du ventre s'étendait à toute sa surface; elle était extrêmement intense, surtout à droite vers la fosse iliaque, et le poids des couvertures ne pouvait être supporté. Pas de selles depuis vingt-quatre heures. (Vingt-cinq sangsues dans les aines; catapl.; bain; huile de ricin.) Les accidents allèrent en empirant; les yeux s'excavèrent, devinrent ternes; le pouls faiblit de plus en plus; la peau des extrémités se refroidit, et la malheureuse succomba quarante-huit heures après l'invasion de la péritonite.

A l'*autopsie* on trouva le péritoine viscéral d'un blanc laiteux; le feuillet pariétal offrait une teinte opaline; l'épiploon très friable présentait plusieurs points d'une

(1) Hipp. Bourdon. *Des tumeurs fluctuantes du petit bassin* (extr. de la *Revue médicale*, 1841, p. 38.)

couleur pourpre. Dans la cavité péritonéale il existait un liquide louche, qui ressemblait à du petit-lait mal clarifié. Les intestins agglomérés en masse étaient maintenus en place par l'épiploon, et leurs anses lâchement unies par de faibles adhérences. La membrane muqueuse intestinale était pâle, et les follicules isolés, développés. On examina avec soin la tumeur qui plongeait dans l'excavation pelvienne, et on reconnut qu'elle la remplissait presque entièrement. Le cæcum et les portions voisines de l'intestin venaient y adhérer. L'épiploon se fixait à sa partie antérieure, et derrière ces adhérences on apercevait sur la tumeur une ouverture ovalaire ayant environ 2 centimètres de longueur sur 1 centimètre de largeur. Le pourtour de l'orifice était tapissé par des fausses membranes, et c'est là surtout que les traces de la péritonite étaient prononcées. Cette perforation faisait communiquer la cavité du péritoine avec un abcès du volume d'une grosse pomme. Le foyer contenait environ un verre de pus séreux, tenant en suspension des flocons blanchâtres ; et sa face interne était tapissée par une membrane qui représentait bien une membrane pyogénique. Les parois, épaisses de plusieurs millimètres, avaient une structure lardarcée, presque cartilagineuse en divers points. La cavité de l'utérus, pouvant loger une noix, renfermait une petite quantité de sang. La face interne de cet organe est inégale, rugueuse. Les parois étaient épaisses, et l'antérieure se confondait, au niveau du col, avec la tumeur dont elle formait comme la paroi postérieure. Le col utérin était effacé, et son orifice externe déchiqueté, irrégulier. Le vagin dilaté avait des parois minces. La vessie, très pâle à sa face interne, présentait cependant quelques points ecchymosés. Le tissu cellulaire qui l'environne était infiltré de sérosité, de même que les ovaires. Quant aux autres organes, ils étaient, pour la plupart, anémiés et œdématiés.

Nous appelons d'une manière toute particulière l'attention sur la possibilité de cette destruction des fausses membranes primitivement développées et sur les dangers auxquels elle expose, parce que la connaissance de ce fait doit rendre excessivement circonspect dans la recherche des signes physiques des pelvi-péritonites suppurées. Suivant nous, la crainte de voir des pressions abdominales inconsidérées produire une généralisation de la péritonite doit servir de règle de conduite dans les investigations, faire éviter toutes celles qui ne sont pas absolument indispensables, et apporter les plus grands ménagements dans celles qui sont d'une impérieuse nécessité pour le traitement des malades. Nous insistons sur l'opportunité d'une semblable réserve, parce qu'il s'agit de sauvegarder les malades du plus grand nombre possible d'investigations qui, dans tous les cas, sont douloureuses, presque toujours nuisibles, et qui, dans certaines circonstances, peuvent devenir mortelles en provoquant la perforation ou la désunion des fausses membranes qui enkystent la collection purulente.

Nous devons ajouter que la crainte de voir se produire la généralisation de la péritonite, qui peut être suscitée par tant de causes souvent très insignifiantes en apparence, doit toujours rendre très réservé le pronostic d'une pelvi-péritonite, si limitée qu'elle soit, lorsqu'on peut supposer qu'elle s'est terminée par suppuration. On doit, dans cette circonstance, tenir grand compte, pour le choix du traitement, de l'éventualité de ce danger et du développement des autres accidents qui peuvent survenir dans les pelvi-péritonites purulentes et qui nous restent à signaler.

Nous avons à indiquer d'abord la série d'accidents, plus ou moins multiples, qui peuvent se manifester lorsque l'organisme, malgré ses efforts pour amener l'évacuation du pus, reste impuissant à produire la perforation de la collection purulente, ou que cette perforation est désavantageusement placée. Nous aurons à indiquer ensuite les accidents qui peuvent malheureusement se développer après l'ouverture de l'abcès, artificielle ou spontanée, alors même qu'elle occupe une partie déclive du kyste péritonéal; et qui ont été attribués à la résorption putride. Nous commencerons par ceux qui se manifestent lorsque la communication de la collection purulente est désavantageusement placée, et qui se trouvent indiqués dans l'histoire pathologique (1), que M. Dalmas a donnée d'une malade, qui a fini par succomber à des accidents colliquatifs, malgré l'ouverture de l'abcès dans le rectum, mais placée à huit pouces de l'anus. Nous avons vu une semblable terminaison dans l'observation VIII que j'ai reproduite de la thèse très intéressante de M. Second-Féréol (2) auquel je l'avais communiquée.

Chez la malade qui fait le sujet de cette dernière observation et chez laquelle l'évacuation de la collection purulente se fit par le cæcum, il y eut d'abord amélioration des symptômes de la péritonite, mais la fièvre persista, puis survint une émaciation rapide du collapsus, des vomissements incoercibles et de la diarrhée.

(1) Voyez note, p. 264 de ma Clinique.
(2) SECOND-FÉRÉOL. *Thèse inaugurale*. Paris, 1859.

Nous devons insister sur les symptômes qui ont caractérisé cette période de la péritonite, parce que la modification apportée aux premiers accidents et la continuité qu'ils ont offerte, permettent, suivant nous, de croire, souvent même d'assurer avec une assez grande certitude, que l'inflammation de la séreuse pelvienne s'est terminée par suppuration.

Ainsi nous croyons que la continuité de l'état fébrile, l'émaciation rapide, le collapsus, mais surtout les vomissements incoercibles, la diarrhée incessante, les douleurs localisées dans la tumeur hypogastrique, et enfin la rénitence profonde que celle-ci offrait, qui, réunis, nous avaient fait conclure, dans ce cas, à l'existence d'une collection purulente intra-péritonéale avant l'évacuation du pus par l'anus, permettraient dans toute circonstance analogue un diagnostic semblable. Il serait plus certain encore si au mouvement fébrile continu se joignaient des exacerbations et des frissons erratiques qui n'ont point existé chez notre malade. Nous reconnaissons cependant qu'aucun de ces symptômes, pris séparément, ne peut être considéré comme un signe pathognomonique d'une pelvi-péritonite suppurée. Nous convenons même que réunis, ces symptômes légèrement amoindris de la période initiale de l'inflammation de la séreuse pelvienne n'ont pas une valeur absolue, que la modification qu'ils ont éprouvée, ne signifie rigoureusement qu'une chose, c'est que l'affection de la séreuse a revêtu une forme chronique et entraîné un dépérissement rapide de la malade qu'on peut observer presque semblable dans l'hématocèle et dans l'orchite féminine tuberculeuse. Nous ne chercherons pas à dissimuler ces difficultés qui cependant, nous le croyons, peuvent être résolues, mais demandent pour l'être, comme nous l'avons dit maintes fois dans ce travail, qu'on étudie attentivement ses malades, qu'on scrute minutieusement leurs antécédents, la marche de la maladie et que tous ces éléments indispensables du diagnostic soient pesés très soigneusement. On trouvera sans doute que nous revenons trop souvent sur ce point; si nous le faisons, c'est parce que nous avons vu de très nombreuses erreurs de diagnostic de ce genre, et parce qu'il nous est arrivé, tout prévenu que nous sommes de ces difficultés, non seulement de rester dans l'incertitude dans certains cas post-puerpéraux, mais même, assez récemment, d'attribuer après mûr examen à une phthisie pulmonaire les accidents d'une consomption purulente à cause des troubles pulmonaires que celle-ci avait fait naître, et qui ont disparu après l'évacuation du pus par le rectum. Nous appelons tout spécialement l'attention sur ces manifestations pulmonaires d'une consomption purulente, qui peuvent être parfois caractérisées par des râles muqueux à grosses bulles ayant, dans certains cas, leur maximum d'intensité au-dessous des clavicules, ou dans les fosses sus-épineuses. Nous signalons tout particulièrement le fait qui nous a induit en erreur, parce que l'interprétation de ces signes physiques, lorsqu'ils se manifestent à la suite d'un accouchement, peut jeter dans la plus grande perplexité pour le diagnostic et pour le pronostic, faire admettre une phthisie qui n'existe pas, ou méconnaître une tuberculisation à marche rapide dont la parturition a suscité l'évolution.

Nous devons dire toutefois que, dans le fait que nous analysons, nous n'avons pas eu, et nous n'avons pu avoir, un instant, la pensée de rattacher les râles sous-crépitants qui se sont manifestés d'abord, et les signes de la pleurésie droite qui s'est produite ensuite, à un autre élément morbide que la consomption purulente que nous avions vue succéder à une péritonite aiguë, et qui se déroulait sous nos yeux, rapide et avec une marche si régulière, que toute hésitation dans le diagnostic était impossible. Aussi n'est-ce point une question de ce genre qui nous a préoccupé, et très gravement préoccupé pendant assez longtemps, mais celle de savoir, lorsque la mort devenait chaque jour de plus en plus imminente à cause du collapsus de plus en plus profond dans lequel tombait la malade, si nous devions plonger par la fosse iliaque droite, qui offrait une rénitence profonde, un trocart courbe pour venir le faire sortir dans un des culs-de-sac du vagin et déterminer par là l'évacuation du pus, que nous attendions en vain des efforts de l'organisme défaillant. Malgré les dangers de cette ponction, qui, dans notre pensée, devait bien certainement intéresser deux fois le péritoine enflammé, et malgré l'éloignement peut-être excessif que nous avons pour toute tentative hasardeuse, l'état de cette malade nous paraissait si désespéré, que nous n'aurions pas hésité à y avoir recours, si nous avions pu percevoir dans le cul-de-sac droit du vagin, qui était comparativement plus étendu que les autres, une fluctuation un peu distincte. Nous l'avons en vain cherchée à diverses reprises sans pouvoir la constater, à cause sans doute des dispositions particulières, et spécialement de la distension de la cavité anfractueuse qui contenait le pus; d'où résulte un enseignement précieux, c'est que dans ces circonstances il ne faut pas toujours attendre pour agir que la fluctuation soit incontestable.

Dans notre hésitation, nous avions laissé échapper le moment opportun d'intervenir, si toutefois, comme nous le croyons, on aurait dû le faire; la malade était mourante, lorsque, dans un effort suprême, a eu lieu l'évacuation d'une partie de la collection purulente, et avec celle-ci un amendement qui malheureusement n'a été qu'éphémère. Au bout de quelques jours, en effet, par suite du siège défectueux de la perforation, qui occupait un point assez élevé du kyste péritonéal, le pus, de niveau avec la voie de décharge dans le cæcum, a cessé de pouvoir passer dans l'intestin, ou du moins a été évacué en si faible quantité, qu'il n'a plus été appréciable dans les déjections. Alors la diarrhée, au lieu de diminuer, est devenue excessive, les forces défaillantes de la malade ont succombé sous l'influence du flux colliquatif, qui a été la dernière expression symptomatique de la consomption purulente. Il est résulté du siège défectueux de la communication du kyste péritonéal avec l'intestin, dans cette observation, dans celle de M. Dalmas (1) et dans un troisième fait rapporté par Cossy (2), que les accidents ont été à peu près complètement semblables à ceux qui se produisent lorsqu'une collection purulente ne peut, malgré le travail pathologique qu'elle suscite, se frayer une issue au dehors. Nous avons à nous arrêter assez longuement sur les accidents qui surviennent dans cette dernière

(1) Obs. rapportée en note, p. 262 de ma Clinique.

(2) Obs. de M. Cossy, *Mémoires de la Société médicale d'observation*, t. III, p. 73.

Avortement à deux mois et demi de grossesse. — Pelvi-péritonite. — Diarrhée colliquative. — Mort trois mois après la fausse couche. — Collection purulente intra-péritonéale, occupant la moitié gauche du bassin, ouverte d'une part dans l'intestin grêle à six pouces du cæcum, et d'autre part dans l'S iliaque. — Kyste séreux, ancien, de l'ovaire droit.

circonstance, et qui se trouvent mentionnés dans deux observations de M. Andral, rapportées au commencement de ce travail (1), et dans une observation de Vieusseux (2).

Nous groupons ces accidents, sous le nom de *consomption purulente*, pour indiquer que les affections multiples, disséminées, qui se produisent lorsque l'organisme s'épuise en efforts inutiles pour amener l'évacuation du pus, constituent un ensemble morbide qui traduit la défaillance de la constitution, et pour signaler que cet ensemble présente de nombreuses analogies avec le groupe d'affections, également multiples et disséminées, qui surgissent dans la consomption tuberculeuse. Ces accidents, comme l'indiquent les observations que nous analysons, se manifestent plus ou moins tardivement après le début de la pelvi-péritonite. Ainsi on voit tantôt, comme dans notre observation et celle de Vieusseux, après un léger et éphémère amendement d'une péritonite grave, apparaître un mouvement fébrile, qui vient révéler que tout l'organisme s'émeut et prend part au travail pathologique que suscite l'existence d'une collection purulente, et qui a pour but d'en déterminer l'élimination, qui malheureusement ne peut avoir lieu. Tantôt au contraire, comme dans une observation d'Aran (3), c'est après une fausse convalescence plus ou moins prolongée, qui succède à une pelvi-péritonite moyennement grave, et pendant laquelle la santé n'a pu se rétablir, qu'on voit la fièvre hectique débuter insidieusement, et différentes affections venir bientôt après traduire les altérations de nutrition qui se développent dans divers organes, par suite de l'épuisement des forces stérilement absorbées à préparer une crise qui fait défaut. Tantôt enfin, comme dans les deux observations de

(1) Obs. rapportée en note, p. 68, et obs. X, p. 96 de ma Clinique.

(2) Obs. de Vieusseux, rapp. par Delaroche, *Fièvre puerpérale*, p. 288. Paris, 1783.

Accouchement laborieux. — Pelvi-péritonite. — Amendement. — Constatation d'une tumeur occupant la partie inférieure droite de l'hypogastre. — Fièvre hectique. — Mort. — Collection purulente intra-péritonéale enkystée, remplissant presque toute l'excavation pelvienne. — Ovarite suppurée.

(3) Obs. d'Aran. *Loc. cit.*, obs. XVI, p. 663.

Inflammation péri-utérine suite de couche. — Suppuration de la trompe droite et de l'ovaire gauche, sans aucune trace de métrite. — Double pleurésie suppurée, avec fistule pleurale du côté droit. — Mort.

M. Andral, rapportées précédemment, c'est après une pelvi-péritonite qui a présenté une marche chronique, qui a été ou qui a paru latente, et consécutivement à une série de recrudescences de plus en plus graves que se manifeste la consomption purulente. Nous avons indiqué cette dernière éventualité avec une certaine réserve, parce que, dans un fait de cette espèce, qui s'est terminé par la guérison après cinq mois de séjour dans mon service, les renseignements qui m'ont été fournis par la malade ne m'ont pas semblé complètement véridiques, malgré tous les détails circonstanciés qu'elle m'a donnés sur ce qu'avait constaté mon collègue Aran, dans le service duquel cette femme avait été placée au début de sa maladie. J'ai eu le soupçon, qu'on doit malheureusement avoir trop souvent dans les hôpitaux, qu'il y avait eu un avortement provoqué que cette femme dissimulait très soigneusement dans le récit des accidents qui avaient nécessité sa première entrée à l'hôpital.

La fièvre hectique de suppuration, dont la manifestation est ainsi plus ou moins tardive après la formation du pus, imprime à l'économie tout entière un cachet tout particulier, mais que nous n'avons pas à essayer de décrire, parce qu'il a frappé tous les observateurs. Nous devons dire seulement qu'il n'est pas toujours bien tranché ; que les frissons irréguliers, les exacerbations vespériennes, les sueurs erratiques, qui accentuent habituellement le mouvement fébrile de la consomption purulente et lui donnent un caractère spécial, peuvent manquer comme dans la dernière observation que nous avons rapportée. Alors, si l'on ne peut constater bien manifestement la fluctuation par le toucher combiné avec la palpation abdominale, on hésite à conclure à l'existence d'une collection purulente, malgré la croyance, pour ainsi dire instinctive, qu'on a cependant de la certitude de ce diagnostic qui semble inscrit sur la figure, d'un blanc cireux, légèrement bouffie, de la malade. Cette difficulté est bien plus grande dans les pelvi-péritonites suppurées puerpérales, de beaucoup les plus communes, que dans toute autre variété, parce que les notions que donne le toucher sont bien moins nettes dans les premières semaines qui suivent l'accouchement, bien moins faciles à percevoir que dans toute autre circonstance, et bien plus difficiles aussi à interpréter, surtout si l'on n'a pas assisté au début des accidents et à leur filiation. Dans ces conjonctures, il est souvent embarrassant, comme nous l'avons déjà dit, de décider, cela paraîtra peut-être singulier à ceux qui n'ont pas vu souvent ces accidents, s'ils sont le fait d'une consomption purulente ou d'une phthisie aiguë, dont le développement, après la parturition, n'est pas chose rare, et qui, comme la pelvi-péritonite suppurée, s'accompagne de troubles gastriques, en particulier de vomissements porracés et de diarrhée. Nous sommes encore revenu sur ce point, parce qu'il nous a fallu parfois, comme nous l'avons dit, plusieurs jours d'examen attentif des malades pour élucider cette question, qui est d'autant plus ardue que, d'une part, la diathèse tuberculeuse en puissance est une cause de prolongation de la pelvi-péritonite puerpérale et de son passage à suppuration; que, d'autre part, une orchite puerpérale pourra bien plus qu'un accouchement simple mettre en action la prédisposition à la phthisie; et, enfin, parce que la consomption purulente donne lieu à des affections disséminées qui ont souvent les poumons pour siège, comme nous l'avons déjà indiqué (1).

Les affections secondaires, plus ou moins multiples suivant les cas, qui surgissent sous l'influence de l'état cachectique spécial dans lequel tombent les malades épuisées par le travail stérile d'élimination d'une collection purulente intra-pelvienne, occupent les unes des organes circonvoisins du kyste péritonéal, et qui se trouvent ainsi jusqu'à un certain point dans la sphère d'action qu'il exerce par contiguïté ; les autres occupent, au contraire, des organes plus ou moins éloignés et qui n'ont aucune connexion anatomique directe avec les organes génitaux. Parmi les premières, nous avons à mentionner d'abord l'inflammation, tantôt aiguë (2), tantôt chronique (3) du péritoine abdominal, dont nous avons déjà bien souvent signalé le danger. Mais nous devons faire observer que dans cette circonstance, comme du reste dans toutes celles que nous avons indiquées précédemment, il y a plus de raisons pour attribuer la généralisation de la péritonite à la

(1) Obs. d'Aran, rapportée en note, p. 293 de ma clinique.
(2) Obs. de M. Andral, rapportée en note, p. 68. *Idem.*
(3) Obs. de M. Dalmas, rapportée en note, p. 262. *Idem.*

contiguïté de l'abcès pelvien qu'à la consomption purulente elle-même, pendant laquelle cet épiphénomène surgit et qu'il vient terminer prématurément d'une manière funeste. Il est, par conséquent, inutile que nous insistions sur la fâcheuse éventualité, dans la consomption purulente, de la généralisation de la péritonite que nous aurons encore à mentionner quelques pages plus loin.

Nous avons au contraire à appeler tout particulièrement l'attention sur l'inflammation catarrhale, souvent ulcéreuse, du tube digestif (1), qui se traduit par une diarrhée colliquative que nous trouvons notée dans le plus grand nombre des observations (2) que nous avons rapportées. Nous devons le faire non seulement à cause de cette fréquence et de l'extrême nocuité de cette espèce de flux lientérique, mais à cause de l'importance que la gravité ou la bénignité de cette affection symptomatique doit avoir dans la détermination de l'opportunité à un moment donné d'une intervention chirurgicale, ou au contraire de son abstention. Cette diarrhée, qu'on ne peut attribuer à la contiguïté de l'abcès pelvien, non seulement parce que les ulcérations du tube digestif sont disséminées dans tout le conduit intestinal, que quelques-unes d'entre elles occupent des points souvent très éloignés des parties de l'intestin qui sont en rapport ou comprises dans les parois du kyste, mais parce que cette diarrhée se présente avec les mêmes caractères dans toute consomption purulente, quel que soit le siège de l'abcès (3), offre une physionomie si distincte et si connue, que nous n'avons pas à en tracer la description. Nous avons uniquement à prémunir contre les erreurs de diagnostic qui peuvent avoir lieu; nous avons ainsi à indiquer d'abord qu'il ne faut pas considérer comme une diarrhée colliquative le flux dysentériforme, qui se manifeste à une période moins tardive des pelvi-péritonites et même parfois dans l'acuité de pelvi-péritonites séro-adhésives. Nous devons signaler ensuite qu'il faut distinguer cette diarrhée colliquative des flux également réfractaires qui traduisent l'existence d'entérites ulcéreuses, de nature tuberculeuse

(1) Obs. de MM. Audral et Dalmas, *loc. cit.*
(2) Obs. de MM. Audral et Dalmas, *loc. cit.*; obs. de Cossy; obs. d'Aran.
(3) Obs. I, dans laquelle la mort a été le résultat d'une pleurésie purulente.

ou autre, qui peuvent déterminer par voisinage des péritonites partielles, parfois même donner lieu, par suite de la perforation de l'intestin, à un kyste purulent intra-pelvien, comme dans un fait que nous rapporterons dans le chapitre consacré au diagnostic.

En même temps que se produit, ou parfois avant que se soit manifestée cette funeste diarrhée colliquative qui épuise les forces défaillantes de la malade, on voit surgir dans des organes plus ou moins éloignés de la collection purulente des affections secondaires, sur le développement desquelles M. le professeur Andral a tout particulièrement appelé l'attention (1). Ces affections secondaires peuvent avoir pour siège, comme dans une observation de Siredey (2), un ou plusieurs des organes abdominaux et les organes pulmonaires, ou n'occuper que ces derniers, comme dans quelques-unes des observations que nous avons rapportées précédemment.

Ces affections pulmonaires secondaires, qui sont de beaucoup plus fréquentes que celles de tout autre organe, et sans qu'il nous soit possible d'assigner aucune raison à cette plus grande fréquence des déterminations thoraciques, sont constituées par une sorte de broncho-pneumonie, *pneumonia notha*, qui tantôt reste sans retentissement sur la plèvre, tantôt au contraire s'accompagne d'une inflammation plus ou moins étendue de la séreuse. Il résulte de là une symptomatologie un peu différente de ces manifestations thoraciques de la consomption purulente. Elles présentent, dans certains cas, une marche insidieuse qui peut les laisser passer inaperçues ; elles offrent, dans d'autres, plus ou moins marqué l'ensemble symptomatique d'une pneumonie bâtarde (3), tandis que, dans d'autres enfin, les signes de la pleurésie sont prédominants, masquent ceux de l'affection pulmonaire, qui est, pour ainsi dire, étouffée par l'épanchement pleural (4). Nous insistons sur ces différentes particularités, parce que

(1) ANDRAL. *Clinique médicale*, t. II, p. 688, 4e édit. Paris, 1839.

(2) Obs. de M. Siredey, *loc. cit.*, obs. IX, p. 118 et Aran, *loc. cit.*, obs. XIII, p. 642.

(3) Obs. de M. Andral, rapp. obs. X, p. 96 de ma clinique.

(4) Obs. d'Aran, rapp. en note, p. 293.

ces affections pulmonaires peuvent se manifester à une époque où l'état de la malade n'est pas désespéré, et où il serait encore possible que l'évacuation, soit spontanée, soit artificielle, de la collection purulente, la fît renaître à la vie (1). Aussi faut-il surveiller attentivement les malades de manière à pouvoir conjurer, si faire se peut, la mort prématurée qui peut être déterminée par ces manifestations pulmonaires qui ne sont pas nécessairement mortelles par elles-mêmes. Nous ne saurions trop appeler l'attention sur ces faits pour qu'on vienne le plus tôt possible en aide à ces infortunées patientes, mais aussi pour qu'on tienne compte, dans les secours qu'on doit leur donner, de l'étiologie toute particulière de leur pneumonie bâtarde. Il est de toute nécessité qu'on se souvienne, malgré le point de côté assez violent qui parfois marque son début, malgré la gêne respiratoire assez considérable et les râles sous-crépitants plus ou moins fins qui la traduisent, et enfin malgré l'intensité de la réaction fébrile qu'elle peut provoquer (2), qu'il ne s'agit pas dans ces circonstances d'une véritable phlegmasie.

Ces affections disséminées, symptomatiques du travail pathologique auquel l'organisme tout entier prend part pour amener l'élimination de la collection purulente intra-pelvienne, ne méritent pas légitimement, nous regrettons d'avoir à le dire, le nom de phlegmasies nouvelles, ni celui de complications que M. Andral leur a donné dans les réflexions, d'ailleurs si remarquables (3), qui lui ont été inspirées par les quelques cas de péritonite partielle qu'il a observés. Ce fait est péremptoirement établi par M. Andral lui-même, qui d'abord s'est attaché à démontrer que ces inflammations sont secondaires, et par conséquent ne méritent point le nom de phlegmasie nouvelle qu'il donne cependant à chacun des chaînons de la consomption purulente, et qui ensuite a signalé tout particulièrement que ces affections disséminées se rattachent toutes à l'état physiologique anormal que fait naître la collection purulente. Dès lors elles ne peuvent être considérées comme des complications, mais doivent au contraire être regar-

(1) Obs. XXII, p. 279 de ma clinique.

(2) Obs. de M. Siredey, rapportée en note, p. 299.

(3) ANDRAL. *Loc. cit.*, t. II, p 688.

dées comme des manifestations de cet état physiologique anormal. Il résulte de là que ces affections disséminées auraient dû avoir pour M. Andral la signification que nous leur donnons, c'est-à-dire avoir une signification semblable à celle qu'il accorde à l'émaciation rapide des malades, qui, comme toutes les autres manifestations de la consomption purulente, se produit lorsque l'organisme tout entier mis en action pour amener l'élimination du pus, s'affaisse épuisé par ce travail pathologique resté stérile ou incomplet. Du reste, il suffit pour notre sujet d'avoir indiqué que ces différents phénomènes, tous également symptomatiques, doivent être reliés entre eux comme l'ont été ceux de la consomption tuberculeuse, et qu'ils constituent comme ceux-ci un seul groupe morbide, auquel nous avons donné le nom de consomption purulente, pour signaler par là les analogies et les différences que ce groupe présente avec la phthisie.

Ce qui importe pour notre sujet, c'est d'établir que la manifestation de ces affections disséminées, et en particulier la manifestation, à une époque assez éloignée du début de la pelvi-péritonite, de vomissements porracés incoercibles, d'une diarrhée lientérique sans pus, celle d'une sibilance pulmonaire, doit être rapprochée de l'émaciation rapide des malades, du facies particulier qu'elles présentent, et enfin des caractères spéciaux du mouvement fébrile. Cet ensemble de symptômes plus ou moins complet peut, en effet, servir à distinguer les pelvi-péritonites suppurées des orchites féminines séro-adhésives qui offrent un pronostic si différent des premières. Mais surtout la connaissance de ces épiphénomènes secondaires d'une suppuration pelvienne, l'existence et la gravité d'un ou de plusieurs des symptômes précédents qui traduisent pendant la vie les troubles que la consomption purulente détermine dans la nutrition d'un plus ou moins grand nombre d'organes, doivent être pris en très sérieuse considération pour le pronostic de chaque cas particulier. On doit le faire non-seulement parce que la manifestation de ces affections secondaires indique un degré plus avancé de la consomption purulente, parce que quelques-unes d'entre elles peuvent entraîner directement la mort avant que la malade soit arrivée à la période cachectique ultime, ou précipiter le développement de celle-ci, mais parce que ces manifestations secondaires viennent diminuer les chances de succès d'une intervention chirurgicale qui, tentée plus tôt, eût été avantageuse.

Après l'ouverture artificielle ou spontanée de la collection purulente, on peut avoir à craindre le développement d'une dernière série d'accidents, de ceux qu'on a hypothétiquement considérés comme l'expression d'une résorption du pus, ou plutôt des éléments du pus altérés par le contact de l'air. On peut craindre, après l'ouverture de l'abcès, un retour à l'état aigu de l'inflammation de la partie de la séreuse pelvienne qui constitue le kyste purulent, et de voir survenir consécutivement une généralisation de la péritonite aussi rapidement mortelle que celle qui a lieu dans les autres circonstances que nous avons précédemment mentionnées. Mais nous devons indiquer sous forme dubitative la possibilité, dans les orchites féminines suppurées, du développement des autres accidents attribués à une résorption putride, parce que, s'ils ont été signalés dans des observations de tumeurs fluctuantes du bassin, mais sans distinction de siège, nous ne connaissons aucun fait de pelvi-péritonite purulente dans lequel ils aient été constatés. Nous sommes dès lors dispensés, par la réserve que nous nous sommes imposée dans tout notre travail, d'esquisser les phénomènes morbides attribués à la résorption putride, qui se sont produits après l'ouverture des collections purulentes pelviennes *incertæ sedis*, et surtout de discuter la genèse, suivant nous un peu trop iatrochimique, qu'on a hypothétiquement imposée aux accidents qui caractérisent cette forme particulière de la fièvre hectique. Nous ne nions pas qu'elle ne puisse survenir dans les pelvi-péritonites purulentes, nous nous bornons à dire que nous ne l'avons pas vue, et que nous ne l'avons trouvée indiquée dans aucune des observations que nous avons analysées pour tracer la symptomatologie des orchites féminines suppurées, que nous venons de présenter.

Nous avons, en finissant, à nous disculper d'avoir réuni dans notre description tous les faits qui appartiennent à cette forme de la pelvi-péritonite, quoique quelques-uns d'entre eux, et en particulier ceux que nous avons transcrits de la clinique médicale de M. Andral, aient été rapportés comme des affections latentes (1). Nous avons vu au commencement de cette année un exemple de ces abcès pelviens, auquel nous avons souvent fait allusion, et qui a guéri après avoir présenté, comme nous l'avons indiqué plus haut, une évacuation purulente par l'anus de près de trois mois de durée. Son début, suivant le récit de la malade, avait été si insidieux que mon collègue et ami Aran, dans le service duquel cette femme était entrée à cette époque, n'avait pu constater alors aucune tumeur péri-utérine dans les diverses explorations auxquelles il avait eu recours. Nous n'avons pas rapporté cette observation, certainement intéressante, parce que cette malade, qui portait une tumeur péri-utérine latéro-postérieure gauche lorsqu'elle a été admise à la Pitié, avait donné une fausse adresse, indiqué qu'elle était mariée quoiqu'elle ne le fût point, et que j'ai craint qu'il n'y ait eu un avortement provoqué qui lui faisait omettre dans son récit tout ce qui avait caractérisé le début de sa maladie, à laquelle elle ne pouvait, disait-elle, assigner aucune espèce de cause. Nous laissons à décider si ces abcès pelviens à début insidieux doivent être décrits séparément des autres pelvi-péritonites purulentes. Nous n'avons pas cru devoir le faire d'abord, pour ne pas disjoindre des faits analogues sous les autres rapports, et ensuite parce que nous sommes convaincu que c'est bien plus souvent à l'insuffisance des renseignements fournis par les malades, plutôt qu'à l'obscurité absolue des symptômes initiaux de l'affection péritonéale qu'on doit attribuer la forme latente des pelvi-péritonites purulentes. Nous croyons que cette réflexion est exacte, non seulement pour les faits à propos desquels nous venons de l'émettre, mais même pour le plus grand nombre de pelvi-péritonites séro-adhésives chroniques, que nous avons actuellement à décrire.

Pelvi-péritonites chroniques.

Les pelvi-péritonites revêtent la forme chronique, tantôt après avoir présenté une acuité plus ou moins marquée pendant un certain temps, tantôt seulement dans une récidive de cette affec-

(1) Andral. *Loc. cit.* — Dalmas. *Loc. cit.*

tion qui, dans ses premières manifestations, avait offert une acuité parfaitement régulière, tantôt enfin d'emblée, et offrent alors un début plus ou moins latent. La chronicité, dans ces cas surtout, dépend de la nature de l'affection des organes génitaux, qui vient retentir sur le péritoine, et de l'état constitutionnel, congénital ou acquis, des malades.

Nous ne nous étendrons pas longuement sur la première forme des pelvi-péritonites chroniques, parce que nous avons dû, en indiquant la symptomatologie des pelvi-péritonites aiguës séro-adhésives et la marche qu'elles peuvent offrir, comprendre dans notre description les périodes tardives de cette affection, c'est-à-dire celles dans lesquelles elle prend une forme chronique. Nous avons, croyons-nous, assez longuement insisté sur les accidents qui caractérisent ces périodes tardives pour n'avoir pas à y revenir et à indiquer de nouveau les causes diverses du retour à l'état aigu du travail inflammatoire du péritoine qui reparaît incessamment, rappelé par une imprudence ou par le molimen menstruel, avant qu'une résolution, ou plutôt avant qu'une cicatrisation définitive ait pu avoir lieu. Nous devons seulement indiquer que dans ces cas les divers éléments de l'affection complexe, désignée par M. Nonat sous le nom de *phlegmon péri-utérin*, à laquelle nous donnons celui de *pelvi-péritonite*, ne présentent pas tous également les caractères de la chronicité et que, par conséquent, M. Gallard (1) a pu dénier légitimement aux phlegmons subaigus à redoublements de mériter d'être considérés comme chroniques. Dans ces cas, un seul des éléments de l'affection complexe est réellement chronique, c'est l'affection de l'utérus, de la trompe, ou de l'ovaire qui a déterminé l'inflammation de la séreuse pelvienne, et qui, chaque fois qu'elle s'exaspère, retentit de nouveau sur le péritoine, suscite une nouvelle sécrétion pathologique intra-péritonéale, et imprime ainsi une modification aiguë à la tumeur péri-utérine que l'absence d'examen anatomique avait fait appeler phlegmon par M. Nonat.

Quant à la chronicité de l'affection génitale, qui détermine l'inflammation de la séreuse pelvienne et qui domine toute la symp-

(1) Gallard. *Thèse inaugurale*. Paris, 1855, p. 10.

tomatologie de ces orchites féminines, elle peut dépendre de sa nature même ou de l'état constitutionnel des malades. Elle dépend de la nature même de l'affection génitale, lorsque le propre de celle-ci est d'être chronique comme l'est, par exemple, un engorgement proprement dit du parenchyme utérin qui succède parfois aux accouchements et qui paraît être dans certains cas post-puerpéraux la cause procréatrice de l'inflammation de la séreuse. Mais elle dépend bien plus souvent de l'état constitutionnel congénital ou acquis des malades, qui, tantôt, a fait naître spontanément l'affection génitale, tantôt, après son développement par une cause accidentelle quelconque, lui a imprimé son cachet propre. Ainsi, dans un assez grand nombre de cas, la chronicité de l'affection génitale résulte de l'état cachectique, dans lequel sont tombées les malades par suite de la prolongation de la maladie que des imprudences, le défaut de soins, ou parfois des médications trop actives ont, pour ainsi dire, éternisée. Elle résulte, dans un bien plus grand nombre d'autres, de l'état constitutionnel des malades qui étaient anémiques ou scrofuleuses avant le développement de l'affection génitale, et qui doivent à l'existence de l'une ou de l'autre de ces diathèses, notamment à l'existence de la dernière, la longue persistance de l'affection catarrhale utéro-tubaire, dont les exacerbations viennent déterminer le retour à l'état aigu de l'inflammation de la séreuse pelvienne. A l'appui de cette dernière assertion, je citerai l'opinion de mon collègue et ami Aran, auquel on ne fera pas sans doute le reproche d'avoir été, comme moi, entaché de vitalisme, puisque c'est une des critiques qu'il m'a adressées dans une de ses dernières publications (1), et qui avait été frappé, comme moi, bien qu'il eût d'autres doctrines médicales que les miennes, de l'influence prédominante de l'état constitutionnel des malades sur la marche des inflammations péri-utérines. « *Les deux tiers au moins*, a-t-il écrit (2), *des femmes qui présentent cette inflammation sous la forme chronique sont des femmes tuberculeuses.* »

Nous n'avons pas besoin de dire que, dans cette indication géné-

(1) *Bulletin de thérapeutique.* Compte rendu du tome Ier de cet ouvrage, janvier 1861.

(2) ARAN. *Leçons cliniques sur les maladies de l'utérus*, p. 716.

rale, qui, suivant nous, est un peu exagérée, Aran comprenait toutes les formes des pelvi-péritonites chroniques, et en particulier les orchites féminines tuberculeuses qu'il avait vues en assez grand nombre pour qu'on ait lieu d'être surpris qu'il n'ait pas pensé à donner une description particulière de cette affection spéciale, qui est complètement distincte des inflammations péri-utérines chroniques simples, et qu'il m'ait laissé la peine d'en ébaucher l'histoire que j'eusse été heureux qu'il eût esquissée avant moi. Mais avant d'aborder cette partie de notre sujet, qui donne un intérêt considérable à la connaissance des diverses modalités des pelvi-péritonites chroniques simples, parce que la première question qu'il faille résoudre, lorsqu'on rencontre un fait de cette espèce, consiste à déterminer s'il ne s'agit pas d'une orchite tuberculeuse, nous avons à indiquer les phénomènes plus ou moins obscurs des premières périodes des pelvi-péritonites à début latent ou plutôt mal dessiné. Ces orchites féminines, en cela semblables à quelques-unes des pelvi-péritonites tuberculeuses, ont comme caractère propre d'aller lentement progressant jusqu'au moment où elles forcent la malade à garder le repos. Celles qui se manifestent ainsi, sont tantôt, comme nous l'avons dit, une récidive plus ou moins éloignée d'une pelvi-péritonite, qui a offert dans sa première manifestation une assez grande acuité pour qu'il soit possible de poser un diagnostic rétrospectif assez certain, tantôt au contraire une première manifestation de cette affection, mais qui se produit dans des circonstances pathologiques particulières, qui aideront plus ou moins puissamment à la détermination de sa nature.

Indiquons d'abord ce qui a lieu lorsque la pelvi-péritonite est une récidive d'une affection semblable, plus ou moins éloignée, qui, quoiqu'on ne constate au toucher aucune tumeur ou seulement quelques brides coïncidant ou non avec un déplacement de l'utérus plus ou moins notable, a laissé cependant, depuis cette époque, des douleurs abdominales vagues, qui se reproduisent soit après des fatigues, soit à la suite de chaque menstruation. Dans le premier cas, souvent après une cause insignifiante, la malade est prise d'une douleur un peu plus vive que celles qu'elle éprouvait fréquemment et auxquelles elle ne faisait pas attention ;

à ces douleurs se joint, soit ce jour-là, soit dans les jours suivants, un état de malaise mal caractérisé, de l'inappétence, parfois quelques frissons erratiques et la manifestation d'un léger flux leucorrhéique ou l'augmentation de celui qui existait. Cet état indéterminé persiste pendant un temps plus ou moins long, une dizaine de jours, comme dans l'observation XII, sans qu'on puisse constater encore l'existence d'aucune tuméfaction péri-utérine, qui, lorsqu'elle devient appréciable, est si peu considérable qu'elle échappe si l'on n'a pas une grande habitude de toucher ou si l'on n'apporte point une extrême attention dans cette exploration. Malgré la persistance de l'état de malaise indéterminé et celle de la douleur hypogastrique sourde, qui diffère par sa plus grande intensité et sa plus longue durée des douleurs vagues, temporaires, qui se manifestaient à la suite de fatigues depuis la première pelvi-péritonite, les malades continuent en général à vaquer plus ou moins péniblement à leurs occupations habituelles pendant un laps de temps qui sera variable pour chacune d'elles. Alors soit à la suite d'une fatigue plus grande, de rapports sexuels, soit du retour de la première ou de la deuxième menstruation depuis le début du nouveau point de côté hypogastrique qui a persisté et s'est accompagné d'irradiations dans les régions voisines, la souffrance de la malade s'exagère, une perte survient, ou plus souvent les règles, à l'époque desquelles se produit cette aggravation, prennent une abondance et une durée anormales, et sont suivies de flueurs blanches plus ou moins considérables. Malgré cet ensemble d'accidents assez bien caractérisé surtout pour des femmes qui antérieurement ont éprouvé une pelvi-péritonite aiguë, et qui devrait les engager à garder au moins le repos, un grand nombre d'entre elles continuent encore leurs occupations parfois très fatigantes, mais plus péniblement que le mois précédent. Les différents accidents continuent à progresser jusqu'au moment où alors les malades, vaincues par l'intensité des douleurs qui ont été s'exagérant, plus ou moins profondément affaiblies par les pertes plus ou moins nombreuses qu'elles ont éprouvées, par les troubles des fonctions digestives qui ont été s'aggravant, et par le mouvement fébrile mal caractérisé auquel elles sont en proie, se décident enfin à se soigner. On constate alors dans un des culs-de-sac du vagin l'existence d'une tuméfaction, d'une assez grande consistance, circonscrivant l'utérus dans une assez grande étendue, plus ou moins proéminente dans les fosses iliaques, et qui s'est lentement accrue depuis le jour où on a pu la sentir pour la première fois si l'on a été consulté dans la période initiale de cette récidive. La symptomatologie de l'affection, arrivée à cette période, sera dès lors la même que celle des périodes tardives des pelvi-péritonites, qui ont présenté une acuité bien marquée à leur début; les accidents offriront une marche assez rapidement décroissante dans les circonstances favorables, lentement décroissante dans les autres, ou qui, plutôt, sera interrompue par des recrudescences plus ou moins nombreuses avant de disparaître, lorsque ces malades sont sous l'influence d'un état cachectique ou de la diathèse scrofuleuse.

Ce tableau symptomatique des récidives à début plus ou moins obscur, que nous avons tâché de rendre le plus concis possible, montre les nombreuses ressemblances qui existent entre leur symptomatologie et celle d'un grand nombre des pelvi-péritonites aiguës séro-adhésives. La différence la plus considérable entre les unes et les autres est celle que présentent l'invasion et le mode d'extension de l'inflammation de la séreuse pelvienne. L'inflammation du péritoine dans la première manifestation des orchites aiguës donne lieu d'emblée aux signes qui la caractérisent, tandis que les symptômes péritoniques dans les récidives n'acquièrent que graduellement une assez grande intensité pour être significatifs, puis persistent ensuite beaucoup plus longtemps avant de disparaître complètement. Cette différence, rapprochée des lésions anatomiques qu'on constate après la mort, semble autoriser à penser que l'affection génitale, qui vient retentir sur le péritoine, impressionne pathologiquement une plus grande étendue de la séreuse et plus activement lorsque cette membrane n'a jamais été enflammée antérieurement, et que dès lors elle n'est pas incrustée de fausses membranes qui partagent la cavité du bassin en plusieurs loges plus ou moins complètement indépendantes les unes des autres. On peut, croyons-nous, rapporter à ce cloisonnement de la cavité pelvienne par des inflammations antécédentes le peu d'intensité qu'offre au début le retentissement péritonéal du plus grand nombre des récidives d'orchites féminines séro-adhésives, et attribuer à cette circonstance qu'il reste alors limité à une partie plus ou moins circonscrite du bassin, mais pour se généraliser de plus en plus à chacune des recrudescences suivantes. On comprend que cet envahissement successif des cavités accidentelles, dans lesquelles a été décomposé le bassin par une inflammation antérieure, donne une apparence de chronicité à l'inflammation du péritoine pelvien dans les récidives des orchites, bien que cependant chacun des retentissements de l'affection génitale sur chaque nouvelle partie de la séreuse envahie soit aigu. Cette apparence semble d'autant plus réelle qu'après l'envahissement successif de chacune des loges plus ou moins indépendantes, qui constituent la cavité pelvienne, le travail morbide, occupant alors la séreuse et les fausses membranes qu'elle supporte, aura dans celles-ci, comme toute inflammation d'un tissu cicatriciel, moins de tendance à une résolution franche et sera plus disposé à reprendre une certaine acuité à la moindre cause déterminante.

Mais la raison anatomique, que nous venons d'indiquer pour expliquer l'apparente chronicité des récidives, indépendamment, bien entendu, de l'influence que peut avoir sur leur marche l'état constitutionnel des malades qui, dans certains cas, a fait naître et la première et la deuxième manifestation de l'orchite féminine, n'est en aucune façon applicable aux pelvi-péritonites qui, dès leur première apparition, ont un début plus ou moins obscur. Cette forme, que nous avons vue se développer sous nos yeux, après une perturbation de la fonction menstruelle chez une jeune fille assez profondément débilitée par une syphilis constitutionnelle et une salivation mercurielle d'assez longue durée, peut se manifester dans toutes les variétés des pelvi-péritonites, mais elle est beaucoup plus fréquente dans celles qui surviennent après les couches. Elle a été explicitement signalée dans ces circonstances par Fletwood Churchill, dans son mémoire sur les inflammations des ligaments larges (1), qui est intermédiaire par sa date de publication au travail de M. Bour-

(1) Fletwood Churchill, *Dublin Journal of medecine*, 1844, t. XXIV, p. 1.

don (1) et aux recherches de M. Nonat (2), mais qui semble être resté ignoré de mon honorable collègue de la Charité, bien que ce travail important ait été probablement connu de son élève M. Joseph Boyer (3). « A la suite de l'accouchement, dit Fletwood Churchill, on observe, dans certains cas, peu ou point de symptômes préliminaires, la malade éprouve seulement une sensation de gêne n'allant pas jusqu'à la douleur dans une des régions iliaques, mais en plaçant la main sur l'abdomen on découvre une tumeur. On voit dans d'autres cas, après une convalescence favorable de l'accouchement, juste au moment où l'on est sur le point de suspendre ses visites, survenir une légère attaque fébrile avec quelques élancements dans l'abdomen qui se calment après un certain temps, et la fièvre persiste ensuite sans cause connue jusqu'au développement de la maladie. »

C'est ce dernier ensemble de symptômes, mais ordinairement plus accentués que ne l'a indiqué Fletwood Churchill, et non le premier qui, lui, caractérise le développement de certains phlegmons des fosses iliaques puerpéraux, qui nous a paru constituer le début le plus ordinaire des orchites puerpérales latentes. Les femmes, après des suites de couches qui avaient semblé normales, ou pendant lesquelles, du moins, elles n'avaient accusé aucune souffrance particulière tant qu'elles avaient gardé le repos absolu au lit, ressentent, lorsqu'elles veulent se lever et surtout lorsqu'elles veulent reprendre trop tôt leurs occupations, des douleurs vagues dans le bas-ventre qui augmentent à la moindre fatigue, et sont en proie à un état de malaise indéterminé qui les laisse languissantes jusqu'à l'époque habituelle du retour de la menstruation. Ces accidents, qui ne peuvent être considérés avec certitude comme les signes d'une inflammation du péritoine pelvien plutôt que de l'affection de l'un des organes génitaux, tantôt s'amendent et disparaissent après le retour de la menstruation, si celle-ci est normale ou un peu exubérante, tantôt au contraire s'exaspè-

(1) Bourdon. *Loc. cit.*, 1841.

(2) J'ai fait cette distinction entre M. Nonat et son élève, parce que celui-ci dit très explicitement, en finissant sa thèse, qu'elle ne contient rien de nouveau que l'usage des ventouses scarifiées dans les deux dernières formes de l'engorgement des ligaments larges, p. 39.

(3) Joseph Boyer. *Thèse inaugurale*. Paris, 1848.

rent à cette époque, soit que les règles manquent ou soient incomplètes, soit qu'elles soient si abondantes qu'elles méritent le nom de perte. On constate alors, si les malades se décident à réclamer des soins, ce que malheureusement elles font rarement, que l'utérus est resté plus élevé et surtout plus volumineux qu'il ne devrait être, que le col gros, assez court, érodé à sa surface, douloureux au toucher, laisse échapper un mucus louche assez abondant, enfin on trouve dans l'un des culs-de-sac du vagin une résistance vague très sensible à la pression, sorte d'empâtement mal défini qui augmentera bientôt et constituera une tumeur plus ou moins appréciable, si déjà elle ne l'est à la première exploration. Un assez grand nombre de malades, qui présentent ces signes mal définis d'une pelvi-péritonite, guérissent assez rapidement et d'une manière complète sous l'influence seule du repos et de moyens simples. D'autres, soit qu'elles n'aient pas voulu garder un repos absolu ou suffisamment prolongé, soit qu'elles soient d'une mauvaise constitution, ne guérissent qu'incomplètement, en ce sens qu'après un amendement très notable elles conservent des douleurs hypogastriques peu vives, mais qui deviendront plus marquées à la moindre cause, à chaque menstruation, et qu'elles seront exposées à voir, après une circonstance souvent fort insignifiante, les accidents reprendre une acuité semblable ou plus grande qu'à la première attaque. Après cette deuxième attaque, qui souvent guérira encore incomplètement faute de patience, persisteront des douleurs, tantôt vagues, tantôt momentanément aiguës, pendant une série de mois ou d'années. Les malades seront incapables pendant tout ce temps, de reprendre les habitudes de la vie commune, leur constitution se détériorera sous l'influence de ces douleurs si longtemps persistantes, des préoccupations morales qui résultent de la longue durée de cette affection génitale, et bien souvent aussi sous l'influence des moyens de toutes sortes auxquels elles auront recours pour guérir.

Malgré ces moyens, employés de toutes mains, bon nombre de femmes, lorsqu'elles sont originairement d'une bonne constitution, arrivent à voir leurs douleurs diminuer pour ainsi dire spontanément et les recrudescences, qui caractérisent les périodes tardives que nous avons longuement décrites s'éloigner en évitant, autant qu'il leur est possible, toutes les causes de retour de leurs souffrances, et en reprenant, sous l'influence d'une bonne hygiène, une meilleure santé générale. Mais nous devons indiquer que ces femmes sont exposées à voir reparaître leur affection sous l'influence de la moindre cause, et signaler une des conséquences fréquentes de ces pelvi-péritonites, surtout prolongées, dont nous n'avons pu parler jusqu'ici. Cette affection secondaire des orchites féminines mérite une mention toute spéciale, non seulement parce qu'elle peut persister très longtemps après la guérison de la pelvi-péritonite, mais peut être cause d'accidents graves, parfois mortels comme dans l'observation de Cossy (1), p. 313 de ma clinique, et que ceux-ci peuvent, dans certains cas, se manifester à une époque éloignée de l'affection génitale. Nous voulons parler du trouble apporté par les adhérences péritonéales aux fonctions de l'intestin qui, comme nous l'avons vu dans les autopsies que nous avons rapportées, se trouve dévié, irrégulièrement coudé, compris dans des fausses membranes qui l'étreignent de manière à réduire parfois son calibre au diamètre d'une plume à écrire.

Dans certains cas, les plus nombreux, l'entrave, apportée aux fonctions de la dernière partie du tube digestif, produit seulement une constipation opiniâtre, permanente, qui est telle que les malades, pendant des mois et même pendant un temps plus prolongé, ne peuvent avoir d'excrétions alvines qu'à l'aide de lavements plus ou moins nombreux. Dans d'autres, les lavements restent sans résultat, le liquide injecté ne semble pénétrer qu'à une très petite hauteur, et les malades sont astreintes, pour obtenir une défécation, d'avoir chaque fois recours à un léger laxatif dont elles sont obligées d'augmenter graduellement la dose. Dans d'autres cas, mais alors assez rares, on voit à cette constipation opiniâtre succéder les symptômes d'un engouement intestinal, qui a été tout spécialement étudié par mon ancien collègue d'internat et ami M. Cossy (2). Ces symptômes d'engouement intestinal, différant

(1) Obs. de M. Cossy, *Mémoire sur une cause peu connue d'engouement interne de l'intestin.* — Obs. VI, p. 92, *Mémoires de la Société d'observation*, 1856.
Obstacles au cours des matières fécales par suite de l'adhérence de l'S iliaque du côlon à l'utérus cancéreux.

(2) Cossy. *Loc. cit. Mémoires de la Société d'observation*, 1856, p. 50.

de ceux d'un étranglement interne par leur marche chronique, après avoir duré un certain temps, disparaissent en général sous l'influence d'un purgatif, mais peuvent rester parfois réfractaires à cette médication et entraîner la mort comme dans l'observation que nous venons de rapporter en note. Enfin dans certains cas, tout à fait exceptionnels, on voit, comme l'a indiqué M. Nonat (1), survenir consécutivement à une pelvi-péritonite les accidents d'un véritable étranglement interne, des coliques de miserere d'une atroce intensité, qui peuvent se renouveler plusieurs fois dans l'année et se répéter ainsi pendant plusieurs années consécutives. J'ai vu, pendant mon internat à l'hôpital Saint-Antoine, un cas de ce genre que je raconterai succinctement. Je trouvai un soir au n° 8 de la salle Sainte-Marie, une fille publique du quartier, qui, trois années auparavant, avait été affectée, à la suite d'excès, d'une péritonite très grave dont elle avait été guérie dans le service du professeur Fouquier, et qui, depuis cette époque, était entrée, à différentes reprises, dans le service de M. Piedagnel pour des coliques de miserere et, chaque fois, en était sortie bien portante après l'administration d'un purgatif énergique. Lorsque je la vis à ma visite du soir, elle était incapable de fournir aucun renseignement sur ses antécédents, elle hurlait littéralement de douleurs ; le ventre, couturé de cicatrices de sangsues antérieures, était affreusement ballonné, d'une sensibilité inouïe ; je ne crus pas pouvoir attendre la visite du lendemain sans agir, je couvris le ventre de sangsues. Le lendemain, M. Piedagnel, souriant de ma méprise qui avait été déjà commise l'année précédente par mon prédécesseur dans son service, prescrivit deux gouttes d'huile de croton qui amenèrent un calme presque instantané en provoquant des garde-robes copieuses. Je dois dire que cette malade fut bien plus longtemps à se remettre de cette première crise que de deux autres accès semblables, qui eurent lieu dans le cours de l'année 1844, et dans lesquels je n'eus plus l'idée de prescrire d'émissions sanguines. Je regrette de n'avoir pu savoir ce que cette femme était devenue ultérieurement, si elle avait fini par succomber aux coliques de miserere dont elle éprouvait de si fréquents retours, et dans chacun

(1) NONAT. *Loc. cit.*, p. 276.

desquels les douleurs avaient chaque fois pour point de départ la fosse iliaque gauche où la péritonite *a venere immoderata*, avait eu son maximum d'intensité.

Les adhérences qui résultent d'une pelvi-péritonite peuvent aussi entraver pour un temps plus ou moins long la fonction génératrice, déterminer une stérilité plus ou moins persistante, qui semblerait même devoir être la règle à cause des déplacements du col utérin qui en sont la conséquence et à cause des positions vicieuses de la trompe et de l'ovaire, constatées dans les diverses autopsies, qu'elles produisent. Cependant non seulement la stérilité n'en est pas toujours la conséquence, mais on voit même assez souvent avant la cessation complète des douleurs, et parfois avant la guérison complète de l'orchite féminine, survenir une conception qui m'a paru être une circonstance plutôt heureuse que malheureuse. On a craint dans ces conjectures que la grossesse ne puisse suivre régulièrement son cours, et ne se termine par un avortement souvent mortel. Malgré l'autorité de Mme Boivin, qui a professé que les adhérences péritonéales étaient une des causes les plus fréquentes de parturition avant terme, mais dont le mémoire est plutôt remarquable parce qu'on trouve assez explicitement indiquée, dans ce travail (1) antérieur aux recherches de Récamier (2), l'affection complexe récemment étudiée (3) sous le nom de phlegmon péri-utérin, et signalée la part que le péritoine pelvien prend au travail morbide des organes génitaux (4), je ne crois pas cette opinion fondée. J'en rejette la première partie, parce que, pour établir que cette affection complexe était une des causes les plus fréquentes des avortements, il eût été nécessaire de présenter un plus grand nombre de faits que ceux que Mme Boivin a réunis à grand'peine, et surtout qu'ils fussent plus convaincants. Je repousse la seconde, parce qu'il eût été indispensable de comparer les dangers de ces avortements à ceux qui reconnaissent toute autre cause pour proscrire les con-

(1) Boivin. *Recherches sur une des causes les plus fréquentes et la moins connue de l'avortement*. Paris, 1828.

(2) Bourdon. *Loc. cit.*, 1841.

(3) Nonat. *Loc. cit.*, 1860.

(4) Boivin. *Loc. cit.*, p. 2.

ceptions après les orchites féminines, comme on l'a fait surtout dans ces derniers temps (1). Je ne mets pas en doute que l'avortement ne puisse, comme la menstruation, même plus que celle-ci, faire renaître un travail inflammatoire, et que ce retour à l'état aigu ne puisse entraîner la mort comme dans l'observation de Mme Boivin (2) rapportée en note dans ma clinique, p. 319 ; mais cette éventualité ne peut survenir que dans les seuls cas où le travail physiologique de la grossesse reste incapable de produire la résolution plus ou moins complète de l'orchite. Je crois que ces faits, au lieu d'être fréquents, sont au contraire exceptionnels par rapport à ceux beaucoup plus nombreux dans lesquels la gestation, loin d'être funeste, fait en grande partie disparaître les vestiges de la pelvi-péritonite dont les malades étaient encore souffrantes au moment où la conception a eu lieu. Dans un certain nombre de ces grossesses, les premiers mois sont pénibles, notamment le troisième et le quatrième, pendant lesquels les femmes éprouvent des douleurs hypogastriques assez vives pour les obliger de garder un repos absolu, et dans lesquels elles sont assez souvent en proie à des vomissements plus fréquents que dans leurs gestations antérieures.

Ces accidents plus ou moins pénibles, et qui exigent parfois des précautions multipliées pour éviter une fausse couche, diminuent en général après le mouvement d'ascension qu'exécute l'utérus pour venir se développer dans l'abdomen, puis cessent de se faire sentir dans les derniers mois de la grossesse lorsque surtout les femmes suivent une hygiène convenable qui doit comprendre la cessation la plus complète possible des devoirs conjugaux pendant toute la gestation. Malgré l'existence antécédente de cette pelvi-péritonite, l'accouchement se fait régulièrement, ou du moins il ne m'a pas semblé que la parturition ait rien présenté de particulier chez les femmes qui en avaient été affectées à la suite d'un premier accouchement et alors même que celui-ci ne datait, parfois, que d'une année au moment de la mise au monde du second enfant. Les suites de couches, abstrac-

(1) Nonat. *Loc. cit.*, p. 308.
(2) Obs. de Mme Boivin, *Loc. cit.*, obs. III, p. 13.

tion faite, bien entendu, des tristes éventualités d'une cruelle épidémie, sont en général normales, et ce n'est que chez quelques-unes des malades qu'on voit, vers le troisième ou le quatrième jour après l'accouchement, survenir, dans l'une ou dans les deux fosses iliaques, des douleurs assez vives qui indiquent le retour d'un travail inflammatoire dans les régions affectées antérieurement. Le plus souvent ce travail inflammatoire s'amende assez facilement si l'on a entouré l'accouchée de tous les soins qu'exige la possibilité de cette récidive, et consécutivement ne laisse en général aucune douleur si l'on fait garder à la malade un repos suffisamment prolongé. On voit ainsi dans un grand nombre de cas une grossesse, qui est survenue contrairement aux conseils du médecin et qui avait inspiré au début les plus sérieuses inquiétudes, faire disparaître, par l'activité tout autre que celle de l'état de vacuité qu'elle imprime pendant neuf mois aux organes génitaux, les longues et cruelles souffrances auxquelles les malades étaient en proie depuis une pelvipéritonite, dont les recrudescences empoisonnaient leur existence.

L'amendement de la pelvi-péritonite chez d'autres malheureuses jeunes femmes, dont le nombre est certainement trop grand mais qui me paraît avoir été exagéré par Aran, est amené par le développement de tubercules pulmonaires. L'affection génitale dans ces circonstances n'est pas la cause, ou du moins n'est, comme pourrait l'être toute autre affection, que la cause occasionnelle du développement de la phthisie qui était en puissance, soit héréditairement dans le plus grand nombre des cas, soit accidentellement par suite des excès de toutes sortes auxquels les malades se sont livrées, ou des mauvaises conditions hygiéniques dans lesquelles elles ont vécu. Cette prédisposition soit originelle, soit acquise, est dans ces circonstances la cause primordiale de la tuberculisation pulmonaire, et non l'affection génitale qui a dû elle-même, dans le plus grand nombre des cas, à la mauvaise constitution des malades de prendre la forme chronique au lieu d'avoir une terminaison franche et régulière. Le développement d'une orchite a été sans aucun doute une condition très défavorable, parce que la longue durée de cette affection, les douleurs auxquelles elle donne lieu, les soucis qui l'accompagnent, la réclusion qu'elle impose et le traitement plus ou moins actif qu'elle a exigé, ont jeté les malades dans un état cachectique qui est venu hâter ou solliciter l'altération de nutrition pulmonaire qui devait ou pouvait se produire, dès que l'équilibre instable de leur santé serait rompu par une cause accidentelle quelconque. Ce sont ces particularités propres à la pelvi-péritonite et la diathèse scrofuleuse d'un très grand nombre de femmes, chez lesquelles elle a pris une forme chronique, qui sont, suivant nous, la cause de la plus grande fréquence du développement de la phthisie après les orchites féminines qu'à la suite d'autres affections. Nous ne voyons, contrairement à l'opinion d'Aran (1), aucune influence directe des affections utérines sur la genèse de la diathèse tuberculeuse ; le balancement qu'il peut y avoir dans l'intensité des symptômes génitaux ou pulmonaires pendant une certaine période de la phthisie, ne nous semble pas établir que les affections péri-utérines produisent de toutes pièces la tuberculisation. Ce balancement nous paraît tenir uniquement à ce que dans les moments où la tuberculisation suspend pendant quelque temps sa marche, la fonction menstruelle tend à recommencer, ramène vers les organes génitaux un fluxus, et, comme conséquence de celui-ci, suscite un réveil de l'affection génitale qui ne disparaîtra que lorsque la fonction menstruelle aura cessé pour toujours. Après cette cessation des règles, symptomatique de la phthisie, on voit non seulement les douleurs hypogastriques, d'abord diminuées, disparaître, mais la tumeur péri-utérine devenir chaque jour de moins en moins appréciable pour n'être plus représentée enfin que par quelques brides, comme nous l'avons observé, et comme mon excellent ami M. Boucher l'a vu tout récemment encore chez une malade dont j'ai fait avec lui l'autopsie qui se trouve sommairement rapportée dans les *Bulletins de la Société anatomique* (2).

Cette fatale guérison des pelvi-péritonites, ou plutôt l'influence funeste qu'elles peuvent avoir d'être le point de départ de la

(1) Aran. *Thèse de Siredey*, p. 48.
(2) Communication de M. Dubuc (séance de la Société anatomique, 12 avril 1861.)

phthisie chez les femmes qui y sont prédisposées, doit rendre dans ces cas, même dès le début, très réservé le pronostic de toute orchite. Lorsque les renseignements héréditaires, l'habitus extérieur, les antécédents de la malade peuvent faire craindre une diathèse tuberculeuse, cette éventualité doit surtout influer sur le traitement de leur affection génitale, faire rejeter les médications trop actives, qui amèneraient un état cachectique auquel succéderait bientôt la consomption tuberculeuse. Mais j'ai à indiquer que, dans ces cas, ce n'est pas seulement la tuberculisation pulmonaire qui est à redouter, que des productions organiques peuvent se développer dans d'autres organes et même y être plus nombreuses que dans les poumons, comme dans l'observation d'Aran, rapportée en note dans ma clinique, p. 323 (1). J'ajouterai qu'on doit, chez les malades prédisposées à la phthisie, être d'autant plus circonspect pour le pronostic et dans leur traitement qu'il est souvent impossible d'établir qu'une pelvi-péritonite, qui se manifeste avec des caractères d'acuité bien franche après un accouchement, ou toute autre circonstance, n'est pas le premier stade d'une orchite tuberculeuse, et ne présentera pas ultérieurement les caractères propres à cette affection que nous tâcherons d'exposer le mieux qu'il nous sera possible, dans une autre conférence.

(1) Obs. d'Aran, *loc. cit.* Obs. XV, p. 660.
Inflammations péri-utérines consécutives à des fausses couches. — Péritonite générale, avec tumeur formée par les annexes du côté gauche. — Tuberculisation du rein droit. — Tubercules crétacés dans les poumons. — Mort.

DIX-NEUVIÈME CONFÉRENCE

De la pelvi-péritonite. — Diagnostic.

Les diverses espèces d'orchites féminines que nous venons de décrire, diffèrent tellement les unes des autres surtout à leur début, que nous devrons, sans toutefois nous astreindre à un ordre rigoureusement méthodique, qui entraînerait à trop de longueurs, étudier séparément dans ce chapitre, comme nous l'avons fait dans la symptomatologie, non seulement les pelvi-péritonites aiguës et les pelvi-péritonites chroniques, mais même séparément les périodes initiales et les périodes tardives de la première forme.

Pelvi-péritonites aiguës. — Une des plus graves difficultés du diagnostic des périodes initiales des pelvi-péritonites aiguës résulte : de la variabilité excessive, de l'intensité de la douleur et des symptômes réactionnels qui caractérisent l'inflammation de la séreuse pelvienne ; du désaccord qui peut y avoir entre la violence ou l'obscurité de la douleur par rapport aux symptômes réactionnels ; et enfin dans quelques cas, de la prédominance de quelques-uns de ceux-ci sur les autres. La première difficulté résulte de la variabilité des signes de l'inflammation de la séreuse qui, comme nous l'avons déjà dit antérieurement, mais ce que nous devons répéter à cause de l'importance de cette remarque, peut avoir dans quelques cas alors d'un pronostic très grave, une intensité telle qu'elle présente complètement la symptomatologie classique de la péritonite abdominale. Dans d'autres, elle offre, au contraire, si peu caractérisés les signes, considérés comme propres à cette affection, qu'on aurait de la peine à les croire les symptômes amoindris de celle-ci si l'on ne trouvait entre les premiers et les derniers de ces faits une série de cas intermédiaires, mais surtout si l'anatomie pathologique n'avait démontré dans le uns et dans les autres l'identité des lésions. Nous n'avons pas à revenir sur ce point ni sur la difficulté de diagnostic qu'entraîne le désaccord de la douleur par rapport aux autres symptômes réactionnels. Il nous suffit, sous ce rapport, de rappeler que, si la douleur est très violente sans trouble des fonctions digestives et sans réaction fébrile bien marquée, les caractères des souffrances peuvent, en l'absence de tumeur péri-utérine qui ne sera perceptible que plus tard, fait croire à une névrose. Nous devons de même indiquer seulement que, si la douleur est nulle ou peu marquée, tandis que le mouvement fébrile est considérable, de longue durée, comme nous l'avons vu chez une malade qui a succombé à une péritonite suppurée, non enkystée et par conséquent sans tumeur perceptible, consécutive à un arrêt de la menstruation, cette indolence peut, malgré le défaut de taches rosées lenticulaires, faire admettre une fièvre continue. Nous ne nous arrêterons pas davantage sur les erreurs de diagnostic qui peuvent dépendre de la prédominance de quelques-uns des symptômes réactionnels, et en particulier de la prédominance des troubles du tube digestif. Nous avons signalé antérieurement que parfois, sous l'influence des vomissements excessifs et des déjections séreuses immodérées, le facies devient alors cyanique, le pouls presque insensible, des crampes se manifestent, de telle sorte que la pelvi-péritonite prend dans ces circonstances le masque du choléra.

Nous ne nous sommes pas étendus sur ces difficultés du diagnostic, et nous n'avons pas cru nécessaire d'énumérer les éléments de jugement, parce qu'il nous a semblé qu'il suffisait d'avoir rappelé la possibilité d'une de ces méprises pour en préserver. Nous croyons de même n'avoir besoin que de mentionner qu'on peut confondre les pelvi-péritonites suraiguës, surtout les accidents suraigus d'une récidive, avec un étranglement interne ou *vice versâ*, parce que les faits semblables à celui que j'ai sommairement raconté sont tout à fait exceptionnels. La même raison nous empêchera d'exposer longuement quels sont les éléments de jugements à l'aide desquels on peut distinguer une pelvi-péritonite, symptomatique d'une affection des organes génitaux, de l'inflammation de la séreuse pelvienne symptomatique d'une affection du tube digestif. Nous nous bornerons à placer en note (1) une observation très curieuse de ce genre, que j'ai recueillie pendant mon internat à l'hopital Saint-Antoine. On a dans ces circonstances pour éléments de diagnostic, alors même qu'il

(1) OBSERVATION. — *Maladie vénérienne: chancres, écoulement vaginal. — Traitement mercuriel prolongé pendant deux ans. — Grossesse. — Accouchement normal d'un enfant bien portant. — Allaitement pendant quatre mois, interrompu par la manifestation d'une diarrhée rebelle. — Cessation du traitement mercuriel. — La diarrhée, d'abord intermittente, devient continue. — Péritonite. — Diarrhée colliquative. — Mort. — Tubercules pulmonaires. — Dilatation énorme de l'estomac attiré par des adhérences à l'épiploon aux organes pelviens. — Ulcération de l'intestin grêle. — Occlusion de l'une de ces ulcérations perforantes par soudures de cette partie de l'intestin au bord supérieur de l'utérus. — Adhérences de l'intestin grêle, du cæcum, de l'S iliaque entre eux, à l'utérus et aux ligaments larges, qui isolent complètement la cavité abdominale et la cavité pelvienne. — Collection purulente remplissant toute la moitié droite de cette dernière cavité.*

Le 12 juin 1844, fut apportée à l'hôpital Saint-Antoine dans le service de M. Piedagnel, salle Sainte-Marie, n° 20, une brodeuse, âgée de vingt-neuf ans, qui habite Paris depuis longtemps, rue Saint-Antoine. Cette femme avait toujours, dit-elle, joui d'une assez bonne santé, lorsque, il y a deux ans et demi, elle fut affectée d'une maladie vénérienne pour laquelle on lui prescrivit des pilules mercurielles, auxquelles elle attribue le développement de la maladie qui l'amène à l'hôpital. Prescrites d'abord pour les accidents primitifs, chancres et écoulement vaginal, ensuite pour des ulcérations des lèvres et de la gorge survenue six mois après l'infection et assez rapidement guéries, ces pilules, d'après le dire de la malade, auraient été continuées jusque dans ces derniers temps à cause de la persistance de l'écoulement vaginal qui est toujours resté réfractaire. Malgré sa maladie et le traitement, cette femme devint enceinte et accoucha heureusement, il y a six mois, d'un enfant qui est encore aujourd'hui bien portant. Elle a pu allaiter cet enfant pendant quatre mois, bien que son état général ait commencé à s'altérer depuis ses couches, et qu'elle ait depuis lors présenté de la toux, de l'amaigrissement et une perte graduelle des forces.

Elle a sevré son enfant il y a deux mois, parce qu'elle a été prise à cette époque de diarrhée, ce qui a fait suspendre enfin le traitement mercuriel, prolongé pendant plus de deux ans si l'on ajoute foi aux renseignements, malheureusement peu explicites, donnés par la malade. Cette diarrhée, pendant le premier mois, était pour ainsi dire intermittente' elle durait pendant quelques jours, cessait, mais pour revenir bientôt sans cause connue. Depuis un mois elle est devenue très abondante et n'a plus présenté d'intermittence.

Le 20 mai, quelque temps après l'augmentation de ce flux abdominal, cette femme fut prise tout à coup d'une douleur abdominale très vive. Le ventre devint tendu, ballonné (semblable à un tambour, dit la malade). Dans la soirée où survint cette affection, que M. le docteur B... a désigné sous le nom de péritonite ; il fit appliquer, en deux fois, trente-cinq sangsues et le lendemain il fit à la malade une saignée copieuse. Elle fut soulagée, mais elle ne revint pas franchement à la santé, et le huitième jour de cette péritonite elle entra à l'hôpital Saint-Antoine, salle Sainte-Thérèse, où elle ne voulut rester que quelques jours (six jours).

existe des symptômes utérins comme dans l'observation précédente, ou *vice versâ*, la prédominance des troubles digestifs ou au contraire celle des troubles génitaux, et surtout l'enchaînement

Depuis sa sortie, la diarrhée a augmenté, et l'aggravation de sa maladie lui a fait demander à être de nouveau admise à l'hôpital où nous la voyons pour la première fois le 13. Elle présente l'état suivant : maigreur squelettique, pâleur extrême, prostration des forces telle que la malade ne peut boire seule. L'intelligence est saine, mais les réponses sont lentes ; il faut insister à différentes reprises pour qu'elle donne les détails qu'on lui demande. Les sens sont intacts; pas de céphalalgie. Appétit nul ; soif très vive ; la langue est large, souple, humide, blanchâtre au centre, rouge à son limbe. L'abdomen, rétracté, offre une surface concave sur laquelle on remarque des ecchymoses de la largeur d'un centime, qui entourent les morsures des sangsues appliquées il y a trois semaines. Les muscles droits, écartés l'un de l'autre dans l'espace d'un pouce au-dessus de l'ombilic, laissent voir les battements de l'aorte. La région épigastrique offre une tuméfaction qui disparaît bientôt pour reparaître de nouveau et qui semble due à une distension passagère des intestins. L'abdomen est le siège de douleurs légères, non continues, irrégulières, que la malade désigne sous le nom de coliques. La pression en est légèrement douloureuse. La percussion donne un son clair dans la partie supérieure, légèrement obscur dans la partie inférieure pour devenir presque complètement mat au-dessus du pubis, où cependant l'on ne distingue pas de tumeur manifeste. Selles diarrhéiques très abondantes, dix-huit à vingt dans les vingt-quatre heures, rendues facilement, mais déterminant à chaque défécation de vives douleurs. Écoulement blanc assez abondant par la vulve, existant depuis deux ans et demi; malheureusement on ne touche pas la malade. Pas de douleur dans la poitrine, toux rare ; on ne peut examiner les crachats qui, suivant la malade, sont peu abondants. La sonorité thoracique est bonne; à l'auscultation, très difficile à cause de la faiblesse de la malade, il ne paraît rien avoir d'anormal. Pouls faible, misérable, 60 pulsations; légère chaleur de la peau qui est sèche; frissons dans la soirée d'hier. — Prescription : Ratanhia et décoction blanche, de chaque, 1 pot; vin de Bagnols, 120 grammes; deux potages au riz.

Le 14, la malade est dans le même état d'affaissement. Elle a éprouvé hier deux vomissements de matières vertes porracées. Diarrhée aussi abondante qu'hier. Pouls misérable, 70; chaleur sèche de la peau qui est comme farineuse. — Prescription : Riz et décoction blanche; Seltz; Bagnols, 120 grammes; Cataplasmes sur l'abdomen; deux bouillons.

Le 17, la malade, muette, immobile dans son lit, est arrivée au dernier degré du marasme. Elle a eu hier encore quelques vomissements bilieux; la diarrhée est toujours aussi immodérée. Pouls petit, misérable 100; chaleur de la peau sèche, aride. — Même prescription.

Le 18, la malade a eu cette nuit un peu de délire tranquille, prostration extrême. Le pouls se sent à peine, les extrémités sont froides. Elle s'éteint sans agonie vers midi.

Autopsie quarante-six heures après la mort. — Le temps est pluvieux, la température fraîche pour la saison. Le cadavre est bien conservé, roideur cadavérique prononcée, maigreur excessive, le tissu cellulaire sous-cutané ne paraît pas contenir de tissu adipeux. Les os présentent une solidité remarquable, il faut des efforts considérables pour déterminer des fractures. Le crâne, la colonne vertébrale n'ont point été ouverts.

Thorax. — Deux brides celluleuses larges, distinctes, unissent d'une manière assez des accidents, qui permettent en général de déterminer avec plus ou moins de difficulté si c'est une affection du tube digestif ou au contraire une affection des organes génitaux qui a été

lâche, l'une le sommet, l'autre la partie moyenne du poumon droit à la plèvre pariétale. Il n'existe pas d'adhérence du poumon gauche. Les cavités des plèvres ne contiennent pas de sérosité. Le sommet du poumon droit contient quatre ou cinq masses tuberculeuses peu considérables, dont l'une jaunâtre, commence à se ramollir dans sa partie centrale, dont les autres sont formées par l'agglomération de granulations grises. Dans le reste de ce poumon existent quelques rares granulations. Le sommet du poumon gauche contient aussi quelques masses tuberculeuses grisâtres. Dans le reste de ce lobe supérieur existent quelques granulations, mais plus rares encore que dans le poumon droit. Le cœur, d'un petit volume, n'offre rien de particulier.

Abdomen. — La cavité abdominale ne contient pas de sérosité en quantité notable. L'estomac offre des dimensions énormes ; son bord inférieur descend jusqu'au niveau de l'angle sacro-vertébral. Il cache ainsi presque toute la masse intestinale, tandis qu'on aperçoit par transparence le pancréas qui est logé dans la courbure profonde que forme son bord supérieur. L'estomac est maintenu dans cette position par l'épiploon qui, plissé sur lui-même, vient adhérer d'une part au péritoine de la fosse iliaque, de l'autre à la face antérieure des dernières circonvolutions de l'intestin grêle, au bord supérieur de l'utérus, enfin à la face antérieure et interne de la dernière portion de l'S iliaque, qui sont tous unis ensemble par des fausses membranes, et ne forment qu'un tout dans lequel sont compris le ligament large droit et une partie du cæcum.

Les adhérences de toutes ces parties entre elles, mais surtout celles qui unissent les circonvolutions intestinales au péritoine qui tapisse la face concave du sacrum, séparent complètement le bassin du reste de la cavité abdominale. Il en résulte que le bassin forme un kyste dont le sommet inférieur répond au cul-de-sac vaginal, et dont la base est formée par les circonvolutions de l'intestin grêle, singulièrement pelotonnées entre elles, mais de telle façon que la partie voisine du cæcum représente une sorte de S. La pyramide irrégulière à quatre pans, que représente la poche pelvienne, a pour face : en arrière le péritoine, à droite la partie inférieure du ligament large et les fausses membranes qui le prolongent en bas, en avant la paroi postérieure de l'utérus, à gauche le rectum, fortement dévié, qui adhère au bord gauche de la matrice et ne reprend qu'au-dessous d'elle sa position normale. Le péritoine de cet infundibulum est revêtu dans toute son étendue de fongosités, ayant plus d'un demi-pouce de longueur, molles, offrant une coloration très vive. Ce kyste contient un liquide d'une nature difficile à déterminer, d'un blanc grisâtre sale, sans consistance, pus sanieux très liquide ayant très peu des caractères du vrai pus. Ce liquide présente une odeur aigrelette qui n'a que bien peu d'analogie avec celle des selles diarrhéiques que rendait la malade.

Ce kyste est clos de toutes parts, mais on trouve dans la partie antérieure droite de sa base une portion intestinale ulcérée, dont la perforation est obturée par l'adhérence intime de cette partie de l'intestin au bord supérieur de la matrice qui, dans ce point, remplace la paroi intestinale détruite.

L'examen du tube digestif nous fait voir que l'estomac est sain ; sa muqueuse, d'une bonne coloration, offre une consistance normale. Il en est de même du duodénum et de la partie supérieure de l'intestin grêle. Mais, à partir de la partie moyenne de celui-ci, on commence à trouver d'abord des injections très vives le point de départ de l'inflammation de la séreuse pelvienne.

Mais c'est assez sur ces questions élémentaires, voyons avec quelles affections génitales les pelvi-péritonites aiguës, qui méritent véritablement le nom d'orchites féminines, peuvent en réalité être facilement confondues. Nous trouvons qu'on peut les confondre avec les hématocèles, avec l'inflammation des kystes de l'ovaire; enfin, les phlegmons des fosses iliaques. Nous aurons à insister sur le diagnostic différentiel de la première et de la dernière de ces affections qui offrent surtout de l'intérêt, en particulier celui des hématocèles par lequel nous commencerons.

§ 1er. — Le diagnostic différentiel des pelvi-péritonites aiguës et des hématocèles, très facile dans certains cas par suite des caractères bien tranchés que la tumeur péri-utérine présente au toucher, offre, au contraire, dans d'autres, surtout quelques temps après le début de ces deux affections, de telles difficultés qu'il n'y a peut-être pas un seul gynécologiste, si expérimenté qu'il soit, qui n'ait commis de méprise de cette espèce. Il est bien entendu que je suppose qu'on n'aura pas recours, pour formuler son jugement, à une ponction exploratrice, qui certainement pourrait

formant des plaques bien tranchées, puis au centre de ces rougeurs, de plus en plus nombreuses, on voit des points blanchâtres, saillants, très fermes, qui offrent des caractères assez peu tranchés pour que nous ayons hésité à savoir si ces productions étaient des granulations tuberculeuses ou des noyaux de tissu cicatriciel. Dans tout le tiers inférieur de l'intestin grêle existent une injection générale intense et des ulcérations arrondies, qui intéressent seulement la muqueuse, elles deviennent de plus en plus nombreuses à mesure qu'on se rapproche du cæcum. Dans la partie moyenne de la seconde courbure du 8 formé par l'intestin grêle, à huit pouces à peu près de la valvule iléo-cæcale, se présente une ulcération ayant la largeur d'une pièce de 50 centimes. Cette perte de substance est comme étagée, la destruction de la muqueuse est le double au moins en étendue de celle de la musculeuse; et le péritoine, qui sert de fond à la destruction de la musculeuse, offre dans sa partie centrale une perforation capable seulement d'admettre la tête d'une épingle. Cette perforation est exactement appliquée contre la matrice par les fausses membranes qui la circonscrivent de toutes parts. Dans la troisième courbure, à une assez petite distance de la première ulcération, on trouve une autre ulcération analogue à la première, évasée du côté de la cavité intestinale, mais dans laquelle le péritoine est resté intact. Elle repose aussi sur la matrice à laquelle l'unissent des fausses membranes. La muqueuse de cette partie de l'iléon offre une injection excessive, elle est comme fongueuse.

Le gros intestin n'offre à considérer qu'une coloration grisâtre, mais ne présente pas d'ulcérations. Mes notes ne contiennent aucun détail sur l'état des organes génitaux.

lever l'incertitude, mais qui expose à des dangers (1). La difficulté que je signale, et dont on n'est pas suffisamment convaincu, est en tout semblable à celle qui se présente, lorsqu'il s'agit de distinguer une pleurésie simple ou purulente d'une pleurésie hémorrhagique. Elle résulte de ce que les pelvi-péritonites séro-adhésives, purulentes, et les hématocèles ne sont les unes par rapport aux autres, comme les diverses inflammations de la plèvre, que des variétés d'une seule et même affection, et ont, par cela même, une foule d'éléments communs. Entre les péritonites partielles, symptomatiques d'une affection abominale, et les pelvi-péritonites, on a, alors même qu'il y a dans les premières des symptômes utérins, et des troubles intestinaux dans les secondes, la prédominance des accidents abdominaux dans les unes et celle des accidents génitaux dans les autres. On a surtout, comme nous l'avons dit plus haut, pour arriver au diagnostic de ces deux espèces distinctes de péritonite pelvienne, l'enchaînement des accidents qui permet de déterminer quel est l'organe abdominal qui a été le point de départ de l'inflammation de la séreuse. La difficulté est bien autre lorsqu'il s'agit de distinguer l'une de l'autre des péritonites pelviennes qui ont, toutes deux, pour point de départ, une affection des organes génitaux. Ainsi, dans les hématocèles, comme dans les pelvi-péritonites, il y a un travail inflammatoire du péritoine pelvien ; la seule dissemblance consiste en ce qu'elle résulte dans les premières, d'une hémorrhagie suscitée par une affection d'un des organes génitaux, tandis qu'elle résulte, dans les dernières, du retentissement sur la séreuse pelvienne de l'affection génitale. Cette genèse différente ne constitue pas, il faut l'avouer, une dissemblance qui permette facilement de discerner pendant la vie deux affections, qui, de plus, sont susceptibles de se développer toutes deux dans les mêmes circonstances.

Cette différence, dans certains cas, est d'autant moins sensible que les pelvi-péritonites séro-adhésives, purulentes, ou hémorrhagiques donnent lieu les unes et les autres à des tumeurs, que ces tumeurs peuvent avoir exactement le même siège, et ne dif-

(1) OULMONT. *Bulletins de la Société médicale des hôpitaux*, 1859, t. V, 36.

férer que par des nuances parfois très peu tranchées. Aussi, lorsque les signes au toucher sont douteux, ce qui n'est que trop fréquent, faut-il tenir compte non seulement des caractères de la tumeur, mais des circonstances dans lesquelles elle s'est développée, et enfin de chacune des particularités de l'histoire des malades, avant de formuler son jugement. Je recommanderai, lorsqu'on croira à une hématocèle, d'y mettre une très grande réserve, parce que les hématocèles sont des faits exceptionnels, très exceptionnels même par rapport aux pelvi-péritonites séro-adhésives qui sont excessivement fréquentes; je crois que personne n'hésitera à accepter comme fondée une semblable assertion de ma part, puisqu'elle diminue l'importance d'une partie de mes travaux. Mais peu importe, j'ai dû l'émettre à cause des nombreuses erreurs de diagnostic, que j'ai vu commettre et de celles que j'ai moi-même commises. J'engage donc à n'admettre l'existence d'une pelvi-péritonite hémorrhagique que lorsqu'on trouve réuni tout l'ensemble symptomatique, qui caractérise l'une ou l'autre des variétés de cette affection, et qui exige une connaissance complète non seulement des circonstances, qui ont précédé le début de la pelvi-péritonite, mais aussi des particularités qui se sont fait remarquer dans l'enchaînement des symptômes. Il résulte de cette nécessité et des dissemblances qui existent entre chacune des variétés de l'hématocèle, qui sont souvent plus tranchées que celles que présente comparativement l'une ou l'autre des variétés de la pelvi-péritonite, qu'il faut pour conclure avec quelque certitude à une hématocèle, résoudre une série de jugements contradictoires, différents pour chaque cas particulier, et que nous ne pouvons par conséquent tous exposer. Aussi devrons-nous, quoique les hématocèles puissent se manifester à toute autre époque que celle de la menstruation, comme nous en avons rapporté des exemples en étudiant les hématocèles, nous borner à présenter presque uniquement le diagnostic différentiel des pelvi-péronites menstruelles et des variétés des hématocèles qui méritent le plus légitimement le nom de cataméniales, et qui sont de beaucoup les plus communes. Nous espérons que les observations nombreuses, que nous avons rapportées, permettront facilement d'obvier à la lacune que nous signalons, et qui est le résultat de l'ordre que nous avons dû suivre, c'est-à-dire de la nécessité où nous nous sommes trouvé d'étudier les hématocèles avant les orchites féminines.

Ces dernières pelvi-péritonites, lorsqu'elles se manifestent à une époque menstruelle, se produisent, comme l'établissent les faits peut-être trop nombreux que nous avons rapportés, soit après, une diminution ou une suppression de l'écoulement cataménial, soit, au contraire, après ou pendant une ménorrhagie. Il résulte de cette possibilité du développement d'une orchite féminine, après l'une et après l'autre de ces perturbations si différentes de la menstruation, que la pelvi-péritonite peut être confondue, dans le premier cas, avec une hématocèle dépendant d'un trouble de l'excrétion, et, dans le second, avec une hématocèle dépendant d'un trouble de la sécrétion. Il faut dans le premier cas, dont nous devons d'abord nous occuper, étudier toutes les circonstances qui se sont présentées entre l'arrêt de la menstruation et le développement de la pelvi-péritonite, car sans cette précaution il sera infiniment facile de se tromper comme on peut s'en convaincre en lisant l'observation suivante. Nous l'avons réservée pour être placée ici, non seulement à cause des caractères remarquables qu'offrait la tumeur péri-utérine, mais à cause de la marche qu'a suivie, dans ce cas, la pelvi-péritonite purulente et qui a offert de très nombreuses analogies avec celle des hématocèles.

OBSERVATION XV

Menstruation régulière jusqu'à l'âge de trente ans. A cette époque, grossesse, avortement à six semaines de conception, consécutivement douleurs hypogastriques de longue durée. — Depuis lors, leucorrhée et retour assez fréquent de douleurs dans la fosse iliaque droite. — Suppression brusque des règles, le deuxième jour de leur écoulement, déterminée par une émotion morale; le surlendemain de cette suppression, début brusque d'une douleur très vive dans la fosse iliaque droite, accompagnée de fièvre; augmentation des accidents les jours suivants. — Le neuvième jour de la suppression des règles, constatation d'une tumeur rétro-utérine remontant dans la fosse iliaque droite. — Amélioration à la suite d'applications de sangsues. — L'époque menstruelle suivante, augmentation brusque de la tumeur qui occupe alors toute la partie médiane inférieure de l'abdomen. — Au mois suivant, nouvelle aggravation de tous les symptômes, la tumeur dépasse l'ombilic. — Évacuation purulente par le rectum, amélioration très marquée, diminution considérable de la tumeur. —

Nouvelle recrudescence des accidents, et en particulier nouvelle augmentation de la tumeur, mais suivie bientôt d'une nouvelle amélioration sans qu'il y ait eu aucune évacuation purulente. — Apparition des règles. — Guérison sans aucun retour d'accidents depuis quatre ans.

Le 30 septembre 1856, entre à la Pitié dans mon service, fait alors momentanément par mon ami M. Boucher, salle Sainte-Marthe, n° 32, Maria L..., couturière, âgée de trente-huit ans, à Paris depuis l'âge de cinq ans, demeurant passage Saulnier, n° 10. Son père, quoique très âgé, ses frères et sœurs jouissent tous d'une bonne santé; sa mère seule est morte, mais à l'âge de soixante-deux ans, d'une affection de cœur.

Cette femme, assez grande, bien musclée, paraît être d'une bonne constitution. Elle a été bien portante pendant toute son enfance, et n'a eu, à cette époque de la vie, d'autres maladies que la rougeole et la scarlatine. Vers l'âge de douze ans, elle fut tourmentée par de fréquents maux de tête qui se reproduisirent jusqu'à l'âge de quatorze ans, où, après des coliques assez vives, se manifesta la première menstruation. Depuis lors, les règles sont venues régulièrement tous les mois, sans aucune souffrance, assez abondantes, sept à huit jours de durée ; cette femme n'a eu aucune affection génitale jusqu'à l'âge de trente ans, où elle devint enceinte pour la première fois. A six semaines de conception, sans cause connue ou avouée, eut lieu une fausse couche qui fut accompagnée d'une hémorrhagie très abondante et de notables douleurs dans le bas-ventre, mais pour laquelle néanmoins elle ne voulut garder le lit que très peu de jours. Aussi, malgré les soins du médecin de sa famille d'abord et de M. Amussat ensuite, cette femme fut-elle très souffrante pendant plus de six mois. Depuis cette époque, elle est restée sujette à de la leucorrhée, et de plus elle a eu à diverses reprises des douleurs dans le bas-ventre, surtout dans la fosse iliaque droite, qui l'obligeaient à garder le repos au lit pendant deux ou trois jours et ne cédaient qu'après l'emploi de bains et de larges cataplasmes. Au mois de juillet dernier, elle a été en proie à une de ces attaques de souffrances abdominales qui a été plus grave que les précédentes, mais sans fièvre marquée et sans vomissements; elle a dû garder le repos au lit pendant huit jours, et les douleurs de la fosse iliaque droite n'ont disparu qu'après des bains assez nombreux.

Elle était néanmoins parfaitement bien portante le 8 septembre ; les règles, venues régulièrement à leur époque, fluaient depuis deux jours d'une manière normale et sans aucune douleur, lorsqu'on lui apprit inopinément qu'un plancher de la maison qu'habite son frère, rue Richer, venait de s'effondrer. A cette nouvelle, inquiète, elle court au lieu de l'accident où elle trouve blessée une de ses parentes; elle la conduit à l'hôpital Lariboisière, puis rentre chez elle, et s'aperçoit alors que ses règles avaient cessé. Elle reste assez bien portante le 9; le 10, elle éprouve dans la matinée quelques élancements dans la fosse iliaque droite, mais passagers, et qui ne s'accompagnent ni de pesanteur, ni de douleurs pelviennes ou crurales. Cette souffrance avait été si bénigne que, dans l'après-midi, elle va à pied à l'hôpital Lariboisière voir sa parente qu'elle y a conduite, mais malheureusement elle arrive au moment où on était occupé à panser la malade. A cette vue, elle éprouve immédiatement de très vives douleurs dans la fosse iliaque droite, et ce ne fut que très difficilement qu'elle put revenir chez elle pour se mettre immédiatement au lit à cause de l'intensité de ses douleurs et de la fièvre à laquelle elle est en proie. Le lendemain 11, elle ne peut se lever ni surtout, malgré son désir très vif, aller au bain. Elle y va le 12, mais elle en revient aussi et même plus souffrante; elle est obligée de se recoucher tout de-suite, non seulement à cause des élancements qu'elle ressent dans la fosse iliaque droite, mais à cause de la sensibilité très vive dont le ventre est devenu le siège, des coliques utérines, mais assez modérées, qu'elle éprouve, enfin à cause d'un ténesme anal très pénible, donnant lieu incessamment à des besoins stériles de défécation qui détermine, lorsqu'elle se produit, d'atroces douleurs. La malade reste dans cet état, gardant le repos au lit et appliquant continuellement sur le ventre de larges cataplasmes laudanisés jusqu'au 18, où elle fait venir M. Boucher. Il constate l'existence d'une tumeur, saillante dans l'hypogastre d'une part, et d'autre part dans le vagin en arrière du col utérin, pour laquelle il fait appliquer quinze sangsues sur le ventre. Il prescrit le lendemain une nouvelle application semblable et une potion purgative contenant de l'huile de ricin; des bains et des cataplasmes.

Ce traitement fait reparaître du 20 au 26 septembre un écoulement sanguin par la vulve et amène un amendement des douleurs assez notable. C'est dans ces conditions que la malade, dont les ressources s'épuisent, se fait transporter à l'hôpital, où M. Boucher continue le repos absolu au lit, des bains, les cataplasmes, et prescrit de nouveau, le 1er octobre, dix sangsues à l'hypogastre.

Le 3 octobre, elle présente l'état suivant: la malade est dans le décubitus dorsal, les cuisses le plus ordinairement fléchies sur le bassin; elle ne peut, pour ainsi dire, quitter cette position. Pâleur très marquée du visage qui exprime plutôt la fatigue qu'une vive souffrance; les bruits du cœur réguliers ne présentent d'anormal qu'un souffle doux au premier temps; bruits de souffle double et à renforcement le long des vaisseaux du cou qui sont le siège d'un frémissement très sensible à la main. La malade ne tousse pas. Le pouls est à 60, la peau fraîche. Bien que la malade se plaigne d'une sécheresse de la bouche, la langue, pâle, est humide. Nausées continuelles, parfois vomissement des aliments, dégoût pour tous ceux qui ne sont pas acides; la viande arrosée de jus de citron, la limonade, le vin de Bordeaux, seuls, sont supportés. La malade n'éprouve plus d'autres douleurs spontanées que de rares élancements qui se font sentir dans le côté droit du bas-ventre; ils se réveillent, mais très supportables, par la palpation, tandis qu'ils prennent une très grande acuité et s'accompagnent d'un ténesme anal très pénible à chaque défécation.

A l'inspection de l'abdomen on constate une saillie très appréciable de la fosse iliaque droite et de la région moyenne de l'hypogastre, qui résulte de l'existence dans ces régions d'une tumeur intra-abdominale, mate à la percussion, et que la palpation permet assez facilement de délimiter. Cette tumeur, bilobée supérieurement, paraît constituée de deux parties qui sont intimement fusionnées l'une dans l'autre inférieurement; l'une, plus considérable et plus élevée, remplit la fosse iliaque droite; l'autre, plus petite, assez régulièrement arrondie, et qui présente assez bien le volume et la forme de l'utérus à trois mois de grossesse, occupe la région hypogastrique médiane sans se prolonger dans la fosse iliaque gauche qui est souple et indolente. C'est à cette dernière partie, hypogastrique médiane, de la tuméfaction abdominale que se transmettent plus spécialement les mouvements qui sont communiqués au col utérin par le doigt explorateur. Le toucher fait constater que ce col, assez difficile à atteindre, est situé très haut, refoulé contre l'arcade du pubis derrière laquelle il est presque caché, il regarde en bas et en arrière. Postérieurement au col, et séparée de cet organe par une rainure dans laquelle pénètre l'extrémité de l'index, on trouve une tumeur dure, globuleuse, lisse, régulière, descendant beaucoup plus bas que le col, déplissant incomplètement la paroi vaginale. Cette tumeur n'offre pas au doigt la sensation d'une véritable fluctuation, mais une rénitence spéciale assez comparable à celle que donne l'utérus gravide de cinq à six mois. Par le toucher rectal, on retrouve cette tumeur lisse, régulière ; elle aplatit complètement le rectum, et à ce point qu'elle ne laisse pas pénétrer l'index au delà de l'extrémité inférieure de la saillie qu'elle fait dans cet organe. Elle offre dans le rectum comme dans le vagin une fluctuation obscure et assez vague.

L'état de la malade persiste sensiblement le même pendant les premiers jours d'octobre ; il n'y avait pas eu en particulier d'aggravation des souffrances, lorsque le 10 octobre, quatre jours après l'époque menstruelle régulière, la malade est prise sans aucune cause appréciable de coliques utérines violentes, de douleurs vives dans le bas-ventre, ressenties surtout dans le côté gauche, enfin d'une sensation de pesanteur très pénible sur le siège et d'un redoublement du ténesme anal. La tumeur a subi en même temps une notable augmentation de volume, elle a envahi la fosse iliaque gauche, où elle est aussi dure et tendue qu'à droite. Une nouvelle application de dix sangsues sur le bas-ventre calme les douleurs, mais la tumeur conserve le volume qu'elle a pour ainsi dire acquis subitement, et la malade reste pendant toute la dernière partie du mois beaucoup plus souffrante qu'elle ne l'était avant la recrudescence survenue à l'époque menstruelle.

Le 6 novembre, elle me présente l'état suivant : la figure est pâle, d'un blanc jaunâtre, très notablement amaigrie ; le reste du corps participe à cet amaigrissement. Les lèvres, les muqueuses palpébrale et gingivale sont complètement décolorées; le pouls à 80, dicrote, mou, très dépressible ; la peau fraîche. Les bruits de souffle persistent les mêmes que le 3 octobre. A l'auscultation et à la percussion la poitrine paraît saine, la respiration est facile, normale. La langue est d'un blanc rosé, humide, lisse, sans enduit; soif très vive. Nausées continuelles, fréquents vomissements après les repas qui se réduisent à des bouillons, à un peu de viande rôtie qu'il faut largement arroser de jus de citron, et qui ne peut être que sucée, enfin à un peu de vin de Bordeaux. Les douleurs spontanées que la malade éprouve dans le ventre, beaucoup calmées, sont encore assez marquées, et elles reprennent leur ancienne intensité à une palpation un peu forte ou au toucher, qui font renaître également des coliques utérines assez vives. Le ténesme anal, au lieu de diminuer depuis le 10 octobre, a plutôt augmenté.

L'abdomen, peu tendu au-dessus de l'ombilic, affecte au-dessous de ce point une forme globuleuse, saillante en avant, beaucoup plus proéminente qu'antérieurement à la dernière recrudescence. Par le palper abdominal comme à la percussion, on peut limiter une tumeur, dure, bilobée supérieurement, dont la partie moyenne légèrement excavée monte jusqu'au niveau de l'ombilic. De chaque côté de la ligne médiane, la limite supérieure de la tumeur décrit une courbe à concavité supérieure, plus élevée à gauche qu'à droite, qui s'abaisse brusquement vers l'épine iliaque antéro-supérieure, mais qu'elle laisse un peu en dehors pour remplir complètement, à une très faible distance au-dessous de cet angle, chacune des fosses iliaques. Il résulte de l'augmentation de la tumeur qui a envahi la moitié inférieure gauche de l'abdomen lors de la dernière recrudescence, que la tumeur a pris une des formes qu'affectent très souvent les hématocèles. Le toucher fait également constater une disposition tout à fait semblable à celle que présentent les tumeurs hématiques, comme on peut le voir par le croquis qui représente le résultat de cette exploration. On constate, en effet, au toucher, que le col est porté en avant et appuyé contre le pubis, quoique cependant son orifice regarde en arrière et à gauche, de telle sorte que le doigt ne l'atteint que très difficilement et en décrivant une courbe très prononcée. En arrière et au-dessous du col on trouve, séparée par une rainure aujourd'hui très étroite et très profonde, une tumeur arrondie, globuleuse, qui descend beaucoup plus bas que le col en refoulant en avant la paroi vaginale postérieure, mais sans la déplisser complètement. Cette tumeur, lisse, régulière, se prolonge très peu à gauche où existe seulement un empâtement mal défini, tandis qu'elle forme à droite une saillie arrondie, plus éloignée de l'orifice vaginal que la tumeur rétro-utérine, et qui repousse un peu le col utérin à gauche de la ligne médiane. Cette tumeur ne présente qu'une fluctuation très obscure, presque douteuse. La fluctuation n'est pas beaucoup plus distincte au toucher rectal, qui fait constater que la tumeur forme dans l'intestin une saillie arrondie et régulière qui aplatit complètement ce conduit. — Prescription : Limonade; eau de Seltz ; vin de quinquina, 120 grammes; cataplasmes laudanisés; injection avec huile d'amandes douces et laudanum ; pilule de 0,50 d'extrait d'opium ; bain ; bouillons, côtelette.

Du 16 au 22 novembre, les phénomènes s'aggravent, la malade maigrit, s'affaiblit excessivement, au point qu'elle peut à peine faire quelques mouvements dans son lit. La figure prend un aspect bouffi, une teinte d'un jaune verdâtre, les malléoles s'œdématient; le pouls, mou, dépressible, a augmenté de fréquence, il est presque toujours de 100 à 120, mais il n'y a pas de frissons le soir. La langue est à peine rosée, sans papilles, dégoût profond pour tous les aliments, vomissements à chaque instant, parfois lipothymies à la suite de ces vomissements et des mouvements qu'ils nécessitent. Depuis le 16, diarrhée, cinq à six selles par jour, liquides, jaunâtres, à odeur fécale bien marquée, ne contenant pas de matières glaireuses. Ces selles sont très pénibles parce qu'elles ramènent une crise des douleurs abdominales, vives, aiguës, que la malade éprouve aussi spontanément de temps à autre, et qui viennent s'ajouter à la sensation de pesanteur sur le siège et au ténesme anal qui la tourmentent sans cesse. Depuis le dernier examen, la tumeur abdominale s'est accrue, surtout du côté droit, lentement mais graduellement.

Ainsi on constate le 22 que la tumeur, toujours bilobée supérieurement, dépasse l'ombilic d'un travers de doigt, qu'elle a 0,20 de hauteur le long de la ligne médiane, 0,22 dans sa partie droite qui est la plus élevée, et qu'elle mesure 0,25 transversalement. Cette tumeur est toujours dure, tendue, médiocrement douloureuse, d'une consistance semblable dans toute son étendue, excepté à sa partie inférieure gauche où existe une sorte de bosselure plus dure que le reste de la tuméfaction générale, qui par sa position et sa forme semble être le corps de l'utérus. Le toucher vaginal fournit les mêmes signes ; seulement la tumeur, encore augmentée, présente une fluctuation des plus manifestes, surtout au niveau de la partie inférieure de la tumeur rétro-utérine qui pointe en avant comme un abcès. On trouve :

De l'orifice vaginal à la tumeur rétro-utérine.	0,035
» au col.	0,042
» au cul-de-sac droit.	0,045
» au cul-de-sac gauche.	0,047

A l'examen au spéculum la muqueuse vaginale repoussée en avant, mais non déplissée, paraît très pâle, et ne présente pas la moindre teinte violacée attribuée aux hématocèles. — Prescription : Limonade vineuse; potion anti-spasmodique; extrait thébaïque, successivement augmenté, 0,20 en 4 pilules; deux quarts lavement avec dix gouttes de laudanum dans chaque; vin de quinquina. Bouillons froids.

Le 24 novembre. — Hier la malade a été prise brusquement d'une diarrhée très abondante; elle a eu cinq selles dans la journée, quatre dans la nuit. Ces garderobes très copieuses et liquides ont été rendues, suivant le dire de la malade, très facilement, sans coliques et sans ténesme anal. La dernière de ces évacuations a été conservée; elle est d'un litre à peu près, constituée par un liquide d'un jaune verdâtre sale, à odeur fade, nauséeuse, rappelant complètement celle du pus et nullement celles des matières fécales; dans le fond du vase existe une couche de grumeaux semblables à ceux qu'on trouve dans les abcès froids, mais rien qui ressemble à des détritus sanguins plus ou moins altérés, ce que nous avons recherché avec beaucoup de soin.

Malgré ces évacuations, qui ont eu lieu hier et cette nuit, aujourd'hui l'aspect de la malade n'a pas changé; la figure est aussi pâle, les jambes aussi œdématiées; mêmes nausées et vomissements, de temps à autre des lipothymies, le pouls mou et dépressible. On constate cependant une très sensible diminution de la tumeur, dont le sommet, au lieu de dépasser l'ombilic, est à 0,01 au-dessous. C'est surtout la partie droite qui s'est modifiée : ainsi, tandis que la partie gauche est restée tendue, celle-ci est molle, dépressible, moins facile à circonscrire; elle a perdu 0,03 à 0,04 de hauteur. Par le toucher vaginal, on constate aussi que la tumeur descend moins bas, que sa partie inférieure, qui formait une saillie très prononcée et très fluctuante, a en partie disparu, et que le col de l'utérus, au lieu d'être caché derrière le pubis, est appliqué contre cet os. Le toucher rectal fait apprécier une semblable diminution de la tumeur que le toucher vaginal, mais sans qu'il soit possible de sentir l'ouverture fistuleuse intestinale. — Même prescription.

Le 25. — La malade a encore eu sept selles dans les vingt-quatre heures, liquides, semblables à celles d'hier; la tumeur a de nouveau diminué de volume : sa plus grande hauteur est aujourd'hui de 0,15 au lieu de 0,22 qu'elle avait précédemment.

Le 26. — Six selles depuis hier, également diarrhéiques et abondantes, de même nature que les précédentes, si ce n'est qu'elles contiennent quelques matières fécales, qu'elles sont plus fétides, présentent une odeur analogue à celles des macérations anatomiques. Aujourd'hui le facies de la malade est beaucoup meilleur, la figure est moins tirée; cependant elle conserve la même pâleur jaunâtre, les muqueuses sont aussi décolorées, les paupières aussi bouffies et les jambes aussi œdématiées. La peau est modérément chaude, le pouls mou, dépressible, à 120-124. L'inappétence persiste la même; il y a toujours quelques nausées, mais les vomissements ont complètement cessé depuis hier. La malade ne souffre plus que de fatigue dans les reins et de quelques coliques qui précèdent les garderobes; lors de celles-ci, elle n'éprouve plus depuis deux jours de ténesme anal, et elle a cessé de ressentir la pesanteur sur le siège qui la tourmentait continuellement. L'abdomen a de nouveau et très notablement diminué de volume. Au toucher, on trouve que le col n'est plus appliqué contre le pubis, il regarde en arrière et un peu à gauche; le doigt ne rencontre plus que profondément la tumeur rétro-utérine; elle est aujourd'hui à 0,05 à peu près de l'orifice vaginal, beaucoup moins volumineuse, lisse, mollasse, et ne s'étend plus que très peu dans les culs-de-sac latéraux. — Prescription : Tilleul orangé, potion antispasmodique, potion de Rivière; deux quarts de lavement très fortement laudanisés; cataplasmes laudanisés. Bouillons, potages.

Du 27 au 2 décembre. — Mêmes selles spéciales et également abondantes, mais chaque jour un peu plus mélangées de matières fécales. L'aspect général est meilleur, l'œdème des membres inférieurs moindre, cependant la pâleur persiste et l'amaigrissement continue. La malade, malgré les nausées qu'elle éprouve, peut manger quelques huîtres et un peu de viande rôtie. La tumeur diminue graduellement.

Le 3 décembre. — La tumeur ne monte plus qu'à quatre travers de doigt au-dessus du pubis; elle est régulière, assez molle, excepté au niveau de la bosselure qui occupe sa partie inférieure gauche, qui est dure et sensible à la pression. Au toucher, on constate que le col utérin s'est abaissé; il est à 0,038 de l'orifice vaginal, tourné en arrière et un peu à gauche. La tumeur rétro-utérine, placée beaucoup plus haut que le col utérin, complètement cachée derrière lui et qu'elle ne déborde que très peu latéralement, à 0,055 de l'orifice vaginal, est molle et d'une consistance pâteuse. Les culs-de-sac vaginaux, complètement réformés, sont distants de l'orifice vaginal : le postérieur de 0,055, comme nous venons de le dire, l'antérieur de 0,042, le droit de 0,05, le gauche de 0,048. L'utérus, depuis le 26 novembre, est le siège d'un écoulement médiocrement abondant. Le col utérin est pâle, peu volumineux, mesurant à sa base 0,027 sur 0,022; il est sain, sans ulcération. Son orifice arrondi, très étroit, de 0,002 de diamètre, ne peut admettre un hystéromètre; une sonde nº 2 n'y pénètre qu'avec difficulté et n'entre qu'à 0,04; là elle s'arrête, et ce n'est qu'en la faisant glisser sur son mandrin, qu'on retire d'une main tandis que de l'autre on fait avancer la sonde, qu'on lui fait traverser, avec difficulté et en causant une assez vive douleur à la malade, un rétrécissement assez étroit, situé à l'union du col et du corps. Après avoir franchi ce rétrécissement, la sonde, pénètre alors jusqu'à 0,075, et l'on peut sentir qu'elle se rend dans la partie gauche de la tumeur, qui présente à la palpation plus de dureté que le reste de la tuméfaction. On laisse cette sonde engagée dans le rétrécissement.

Le 4 décembre. — La sonde, laissée à demeure, est tombée dans la soirée pendant une quinte de toux; après sa chute, il s'est écoulé quelques mucosités qui ont laissé sur le linge, en l'empesant, quelques taches grisâtres. Du reste, il n'y a eu ni coliques, ni douleurs abdominales; on ne replace pas la sonde, dont l'introduction a été assez pénible hier. L'abdomen est souple, indolent, la diarrhée a sensiblement diminué; la tumeur n'offre pas de changement notable. La peau fraîche, le pouls à 100. — Prescription : Tilleul orangé, eau de Seltz; 30 grammes de sous-nitrate de bismuth; lavements de ratanhia; cataplasmes laudanisés. Une portion.

Le 6. — La diarrhée cesse complètement, et nous ne notons aucun changement jusqu'au 8. Ce jour-là, la figure, quoique très pâle, a une bonne expression, les paupières ne sont presque plus bouffies, les extrémités inférieures n'offrent plus d'œdème. La langue est humide, rosée ; pas de nausées ni de vomissements, léger appétit; la diarrhée ne s'est pas reproduite, il n'y a eu aucune douleur abdominale. Malgré cet état en apparence satisfaisant, la malade se sent triste, en proie à des envies de pleurer involontaires, obsédée d'idées noires, accidents qui ordinairement précèdent l'époque des règles, et la tumeur, au lieu de diminuer, a de nouveau et considérablement augmenté; elle monte aujourd'hui jusqu'à deux travers de doigt de l'ombilic, mesure 0,13 de hauteur sur 0,18 en largeur; elle est arrondie, dure et très fluctuante. Au toucher, on constate également que la tumeur est beaucoup plus considérable, le col s'est de nouveau reporté en avant et appliqué contre le pubis; la tumeur rétro-utérine est molle et très fluctuante, la fluctuation se transmet de la manière la plus distincte de la main appliquée sur l'abdomen au doigt introduit dans le vagin, et réciproquement. — Prescription : Tilleul orangé, eau de Seltz; sous-nitrate de bismuth; sinapismes sur les cuisses, bain. Une portion.

Le 15. — Bien que depuis le 8 il n'y ait eu ni diarrhée ni écoulement purulent par le vagin, la tumeur a diminué graduellement de jour en jour; elle ne monte plus qu'à 0,10 au-dessus du pubis, toujours beaucoup plus développée à droite qu'à gauche. Cette tumeur, indolente, mate à la percussion, assez dure, mais dans laquelle on peut toujours distinguer à gauche inférieurement la saillie formée par le corps de l'utérus, ne présente plus de fluctuation. Au toucher, le col paraît presque régulièrement placé, regardant seulement un peu à droite et en arrière, il est à 0,038. On trouve la tumeur rétro-utérine accolée à la face postérieure du col, mais placée assez haut pour qu'il soit nécesssaire de déprimer le cul-de-sac postérieur pour l'atteindre, à 0,057 ; elle est assez dure, et déborde beaucoup plus dans le cul-de-sac droit que dans le gauche. Le rétrécissement utérin persiste dans le même état; on introduit d'abord une sonde de caoutchouc n° 2, puis n° 4 qu'on laisse en place. La malade n'éprouve plus aucune douleur ; l'appétit, sans être très marqué, est revenu. — Même prescription. Deux portions.

Le 23. — L'amélioration a continué; la malade n'éprouve d'autres douleurs qu'un peu de fatigue lombaire, elle mange avec plaisir et digère bien les deux portions d'aliments qui lui ont été accordées ; pas de diarrhée, sommeil paisible, quoique la malade garde toujours le repos absolu au lit. L'abdomen est redevenu plat ; il est parfaitement souple, excepté au niveau de la tumeur qui a continué à diminuer ; elle ne présente plus que 0,065 dans sa partie moyenne et 0,085 dans sa partie droite la plus élevée. Le col utérin est remonté, il est à 0,042 et très fortement dirigé à droite et en arrière. En suivant le bord gauche de l'utérus, on sent qu'il se continue avec la partie gauche de la tuméfaction abdominale, formée par le fond de l'utérus. Les mouvements imprimés à la partie droite de cette tuméfaction se communiquent directement, non au col utérin, mais à la tumeur, qui proémine dans les culs-de-sac postérieur et droit et qui englobe le bord correspondant de la matrice. Toute cette tumeur s'est indurée et est devenue assez indolente pour que les légers mouvements qu'on lui imprime ne déterminent pas de souffrance. Une sonde n° 6 est introduite assez facilement et laissée à demeure. — Même prescription.

Le 5 janvier. — La sonde est restée en place jusqu'au 31 décembre, où elle a été retirée, et non replacée, parce que son extrémité, qu'on avait coupée pour qu'elle ne dépassât pas l'orifice vaginal, avait produit par sa pression une petite ulcération assez douloureuse de la paroi postérieure du vagin. L'amélioration a persisté, et la tumeur a continué à diminuer jusqu'au 4, où la malade a été en proie à la tristesse prodromique habituelle de la venue de ses règles, à laquelle se sont jointes le soir de fréquentes envies d'uriner qui se présentent ordinairement dans ces circonstances. Dans la nuit, sans aucune douleur de reins, sans coliques, elle a été prise d'un écoulement roussâtre peu abondant, mais très manifestement sanguinolent. Cependant la tumeur n'a pas sensiblement augmenté, la région hypogastrique est seulement devenue un peu sensible aujourd'hui, et cette légère souffrance est réveillée par les quintes de toux assez fréquentes qui sont survenues depuis le bain pris le 2 janvier et qui sont plus pénibles que ces jours derniers. Le pouls est petit, 108; la température de la peau normale. — Prescription : Six sangsues sur le col utérin, bain après; tilleul orangé; une pilule de 0,05 d'extrait thébaïque; 120 grammes de vin de Bordeaux; cataplasmes laudanisés. Une seule portion.

Le 6 janvier. — Quatre des sangsues seulement ont pris; elles ont donné pendant la moitié de la journée un écoulement sanguin que la malade évalue au triple de la quantité qu'elle perd ordinairement à une de ses époques menstruelles. Ce matin, la malade se trouve soulagée, la sensibilité hypogastrique a disparu; les douleurs des reins, qui persistaient depuis le début de sa maladie, ont cessé. Écoulement de mucus légèrement sanguinolent. Le ventre est parfaitement indolent à la pression, souple; la tumeur n'a pas augmenté. Les quintes de toux sont moins fréquentes; 96 pulsations par minute, larges et molles. — Même prescription, moins les sangsues. Deux portions.

Le 7 et le 8. — On trouve encore quelques taches de mucus légèrement sanguinolent. La malade se trouve bien, l'appétit est bon, le sommeil paisible, mais dès qu'elle s'endort, elle a des sueurs assez abondantes; la toux est moins fréquente, et à l'auscultation on ne perçoit aucun bruit anormal. — Même prescription. L'écoulement n'est plus sanguinolent le 9.

Le 16. — La toux a disparu graduellement; la malade commence à reprendre un peu de forces et un peu d'embonpoint; ses joues sont légèrement colorées tant qu'elle est couchée, mais pâlissent aussitôt qu'elle se met sur son séant. La tumeur a encore un peu diminué; de plus, quand on déprime la paroi abdominale avec un peu de force, il se produit un gargouillement intestinal, et alors la limite supérieure de la tumeur semble un peu abaissée. Au toucher, le col paraît aujourd'hui moins tourné à droite; la tumeur rétro-utérine, moins volumineuse, arrive à peine à moitié de la longueur du col. — Même prescription.

Dans les derniers jours de janvier, la malade commence à se lever; non seulement la station, mais même la marche, ne détermine pas de douleurs. Les forces et l'appétit augmentent, elle mange quatre portions; l'embonpoint reprend peu à peu; cependant elle est encore très pâle et très maigre et offre un bruit de souffle très marqué dans les vaisseaux du cou. La tumeur, graduellement diminuée, est devenue presque inappréciable au palper abdominal. Au toucher, le col paraît à peu près revenu dans l'axe du vagin. Il est entouré à droite et en arrière par la tumeur rétro-utérine, qui se prolonge accolée au bord droit de l'utérus, d'un volume à peu près semblable à celui du col, jusqu'au fond de l'utérus, semble-t-il, et qu'elle paraît même dépasser un peu. On éprouve toujours une assez grande difficulté à faire pénétrer une sonde n° 6 dans le rétrécissement cervico-utérin.

Le 4 février, bien que la malade n'accuse aucun des signes prémonitoires de la menstruation, dont c'est l'époque régulière, quatre sangsues sont appliquées sur le col utérin. L'écoulement sanguin est assez abondant et dure jusqu'à cinq heures du soir; quelques heures après sa cessation la malade éprouve une pesanteur lombaire et quelques coliques se font sentir dans le bas-ventre. Pendant la nuit, le flux menstruel se produit, accompagné des phénomènes particuliers qui l'accompagnent habituellement. Les règles fluent d'une manière normale, sans douleurs. Le lendemain matin, lors de la visite, la malade se trouve si bien, qu'elle demande à sortir de l'hôpital.

Cette malade est venue me voir quelque temps après sa sortie de l'hôpital pour me dire que la menstruation avait été régulière, qu'elle n'avait ressenti à la suite aucune douleur; sa santé générale était bonne, elle se trouvait bien, les forces étaient revenues; elle pouvait aller, venir, travailler, sans éprouver de souffrances. Je l'ai revue à peu près un an après, elle était tout à fait bien portante, seulement elle avait d'assez nombreux cheveux blancs; les règles avaient toujours été régulières, elle n'avait éprouvé aucune des attaques de douleurs pelviennes qui la forçaient, antérieurement à sa maladie, à garder le lit pendant plusieurs jours. Enfin, sur ma demande, elle est venue chez moi le 20 juillet 1861, elle m'a assuré que depuis sa maladie elle n'avait éprouvé aucune douleur du côté des organes génitaux; les règles dans l'été dernier ont été interrompues pendant deux mois, puis sont revenues régulières, et se sont interrompues de nouveau cet hiver pendant deux mois, mais sans qu'il y ait eu d'autres symptômes morbides. Actuellement cette femme éprouve de temps à autre des bouffées de chaleur au visage, et tout semble indiquer que c'est le commencement de la ménopause. Depuis sa maladie elle n'a plus ressenti de douleurs pelviennes; elle a encore été affectée de temps à autre d'un peu de leucorrhée, mais qui disparaissait après quelques injections. Le palper abdominal ne m'a fait trouver aucun vestige de la tumeur; j'ai constaté seulement, par le toucher, une immobilité presque complète de l'utérus, auquel on ne peut, en appuyant sur le col, imprimer qu'un léger mouvement de bascule d'avant en arrière. Cet organe est placé à peu près verticalement, mais très fortement porté dans le cul-de-sac droit, qui est très petit et très résistant, comme induré; il en est de même du cul-de-sac postérieur, tandis que le cul-de-sac gauche, très étendu, se laisse bien plus déprimer, il présente des brides assez nombreuses. Cette exploration n'a été aucunement douloureuse pour la malade, qui venait cependant de faire une très longue course à pied; elle est repartie de chez moi et n'a pas souffert.

J'ai conservé à cette observation une longueur, sans doute exagérée, mais qui m'a paru nécessaire pour démontrer jusqu'à quel point la tumeur à laquelle donne lieu une pelvi-péritonite purulente peut simuler une hématocèle, et convaincre que c'est surtout en tenant compte des antécédents de la malade, des circonstances qui ont précédé ou accompagné le début de l'inflammation de la séreuse, enfin de l'enchaînement des symptômes, qu'on peut établir que la péritonite est hémorrhagique ou au contraire séro-fibrineuse ou purulente. Cette observation prouve d'abord que le siège et la configuration de la tumeur, qui, chez cette malade, venait faire dans l'abdomen une immense saillie, bilobée, moins élevée à sa partie moyenne, comme un grand nombre d'hématocèles, et qui venait dans le vagin, se prolongeant dans chacun des culs-de-sac latéraux, former en arrière et au-dessous du col, caché lui-même derrière le pubis, une énorme voussure rétro-utérine, ne peuvent en aucune façon caractériser un épanchement sanguin intra-pelvien contrairement à l'opinion d'Aran (1). Elle prouve ensuite que le volume énorme de la tumeur ainsi configurée et placée, et qui s'était accrue par poussées considérables, brusques, coïncidant à trois époques menstruelles, n'a qu'une valeur sémiotique fort restreinte, et qu'il peut très souvent induire en erreur. Elle prouve surtout, ce que d'ailleurs avaient surabondamment établi un très grand nombre de nos observations antérieures, et en particulier l'observation III (2), que la connexité du développement d'une tumeur rétro-utérine à un trouble menstruel, si l'on ne cherche pas à le déterminer, n'a aucune signification pour le diagnostic différentiel des pelvi-péritonites séro-fibrineuses ou purulentes et des hématocèles. La fréquence des pelvi-péritonites menstruelles, par rapport aux hématocèles qui sont comparativement des faits exceptionnels, indique que se contenter, pour diagnostiquer cette dernière affection, de cette connexité menstruelle vague et du développement d'une tumeur perçue par le toucher en arrière du col utérin, comme l'a proposé très inconsidérément Oulmont (3), c'est vouloir presque certainement se tromper; c'est vouloir, je ne crains pas de le dire, faire sur quatre cas au moins trois erreurs de diagnostic.

Pour indiquer les éléments de ce diagnostic, nous avons à opposer à cette similitude presque complète des caractères, à un moment donné, de la tumeur rétro-utérine purulente et de ceux des hématocèles, les diverses particularités qui, dans ce cas, distinguaient cette pelvi-péritonite purulente d'une pelvi-péritonite hémorrhagique, par vice d'excrétion, qu'elle simulait sous un grand nombre de rapports. Nous avons d'abord à signaler les éléments différentiels que pouvaient fournir les antécédents de la malade qui, malgré l'existence d'un rétrécissement utérin, n'avait jamais offert aucun trouble menstruel, et en particulier aucune douleur dysménorrhéique, tandis qu'à la suite d'un avortement,

(1) Aran. *Bulletin de la Société des hôpitaux*, 1859, t. V, n° 1, p. 35.
(2) Obs. III, p. 261.
(3) Oulmont. *Bulletin de la Société des hôpitaux*, 1859, *loc. cit.*

elle avait eu une affection génitale, qu'on pouvait d'autant plus légitimement considérer comme une pelvi-péritonite, que cette affection avait depuis cette époque offert, de temps à autre, de légers retours d'acuité. Nous trouvons notamment que deux mois avant la suppression menstruelle, cette femme avait eu une réminiscence de son ancienne affection puerpérale beaucoup plus grave que les précédentes, qui semblait indiquer qu'une récidive de la pelvi-péritonite était toujours imminente, et qu'il suffisait de la moindre cause pour qu'un travail inflammatoire grave surgit comme dans un grand nombre des observations que nous avons rapportées. Nous avons à mentionner ensuite, comme différence très importante d'une hématocèle par vice d'excrétion, l'absence, entre l'arrêt brusque de la menstruation et le développement de la tumeur rétro-utérine, d'une période d'assez longue durée, caractérisée par des douleurs dysménorrhéiques, qui indique la distension dont les organes génitaux sont le siège avant le passage du sang dans l'abdomen. Ainsi la manifestation précoce de la tumeur rétro-utérine après l'arrêt brusque des règles, et lorsqu'on n'avait pas vu se manifester alors l'ensemble symptomatique d'une hémorrhagie interne qui caractérise les ruptures de la trompe ou de l'ovaire, venait militer en faveur d'une pelvi-péritonique non hémorrhagique. Nous devons ensuite indiquer l'absence de ces modifications successives, presque incessamment variables, qu'offrent les tumeurs hématiques, et qui sont surtout sensibles après chacune des nouvelles poussées hémorrhagiques. Nous avons spécialement à signaler l'absence de cette inégalité de consistance, partie solide, partie liquide, qui apparaît dans les hématocèles sous l'influence du travail de disgrégation que subit le caillot sanguin, qui sont si caractéristiques quand on a l'habitude du toucher, et qui n'ont jamais existé dans la tumeur rétro-utérine de cette malade, qui, de tendue qu'elle était, était devenue seulement de plus en plus manifestement fluctuante. Nous aurions enfin à faire intervenir comme élément de diagnostic l'ensemble symptomatique de l'état général de cette malade, qui offrait réunis tous les signes d'une suppuration profonde, si ces accidents ne pouvaient, très exceptionnellement il est vrai, se manifester dans une hématocèle, comme dans l'observation d'une malade dont j'ai fait tout récemment l'autopsie avec mon excellent ami M. Boucher, que j'ai placée en note dans ma clinique, t. II, p. 276. Aussi cet ensemble symptomatique, à cause de son extrême rareté dans les hématocèles, pouvait-il, rapproché de tous les autres éléments différentiels que nous avons indiqués en premier lieu, faire admettre qu'il s'agissait d'une pelvi-péritonite et d'une pelvi-péritonite purulente, comme est venue l'établir d'une manière certaine l'évacuation purulente qui s'est produite, et qui a été suivie de la guérison définitive de la malade.

Nous croyons qu'en analysant avec soin, comme nous venons le faire, les différentes particularités de chaque fait, on peut, même dans les cas douteux, arriver à poser, mais sous toutes réserves d'une erreur possible, le diagnostic différentiel des pelvi-péritonites séro-fibrineuses ou purulentes et des hématocèles par vice d'excrétion. Celui des hématocèles métrorrhagiques, auxquels appartient l'observation dont nous venons de parler, présente des difficultés à peu près égales, mais d'un autre ordre, que nous allons exposer.

L'épanchement intra-péritonéal dans les hématocèles métrorrhagiques, au lieu d'être précédé par les accidents de rétention cataméniale comme dans la variété que nous venons de comparer aux pelvi-péritonites menstruelles par suppression, survient en même temps qu'existe ou que se produit par la vulve un flux sanguin abondant qui imprime au facies de la malade un cachet tout particulier. Il résulte de cette association d'une perte extérieure, appelant l'attention par son abondance et surtout par sa durée, à un épanchement sanguin qui détermine une inflammation de la séreuse et donne lieu en un temps très court, à une tumeur considérable, saillante d'une part dans l'abdomen, et d'autre part dans le vagin en arrière du col utérin, un ensemble symptomatique assez tranché pour avoir semblé constituer un caractère pathognomonique de l'hématocèle. Malheureusement, malgré son incontestable valeur, cet ensemble symptomatique, qui ne peut, comme nous l'avons indiqué antérieurement, être considéré comme pathognomonique de toutes les variétés des hématocèles, parce qu'il manque dans quelques-unes d'entre elles, ne peut même être pathognomonique de la variété qui nous occupe dans laquelle il existe cependant d'une manière à peu près constante. Il ne peut en particulier avoir une valeur différentielle absolue par rapport aux pelvi-péritonites, qui, après un accouchement et surtout après un avortement, sont précédées par une perte de sang exubérante, ce qui heureusement est assez rare, mais peut avoir lieu comme dans l'observation si remarquable de M. Barlow. La rareté des hématocèles après des accouchements, que j'ai rapportée dans l'étude des hématocèles, soit à terme, soit prématurés, la fréquence au contraire des pelvi-péritonites séro-fibrineuses ou purulentes dans ces circonstances, constitue un premier élément de diagnostic différentiel entre ces deux affections. A celui-ci vient s'adjoindre le peu de volume que la tumeur rétro-utérine présente en général au début de la pelvi-péritonite, opposé à l'amplitude, presque instantanée, qu'elle offre presque toujours dans l'hématocèle. Mais on a surtout à tenir compte, pour ce diagnostic, des signes de la diathèse hémorrhagique, ou plutôt de la maladie procréatrice de cette diathèse, qui est la cause de l'épanchement sanguin intra-péritonéal survenu après la parturition, et qui, dans le plus grand nombre des observations que nous avons rapportées, avait été elle-même la cause de la production avant terme de l'accouchement. Aussi croyons-nous n'avoir pas besoin d'insister sur les faits de ce genre.

La connaissance des antécédents des malades a une importance plus considérable encore pour le diagnostic différentiel des hématocèles cataméniales et des pelvi-péritonites séro-fibrineuses ou purulentes survenant à une époque menstruelle, et dans la phase d'acuité desquelles existe un flux sanguin extérieur qui tend, par son abondance et sa longue durée, à faire confondre ces deux affections. Cette importance ressort non seulement de ce que les hématocèles de cette variété ne sont qu'un épiphénomène accidentel du symptôme métrorrhagique, dont la filiation à telle ou telle maladie est dans la question un fait capital, mais de ce que c'est presque uniquement dans les récidives des orchites féminines qu'on observe, concurremment aux accidents aigus de l'inflammation de la séreuse pelvienne, un flux sanguin analogue à celui qui caractérise les hématocèles métrorrhagiques. La préexistence d'une première manifestation morbide, semblable à celle à laquelle la malade est de nouveau en proie, a d'autant plus de valeur, que les récidives infiniment fréquentes dans les orchites sont au contraire tout à fait exceptionnelles dans les hématocèles, et que les métrorrhagies symptomatiques d'une orchite chronique, certainement les plus communes de toutes chez les jeunes femmes, sont celles qui donnent le plus rarement lieu à un épanchement sanguin intra-abdominal. Je ne chercherai pas l'explication de ce fait, parce que peu importe pour sa valeur séméiologique qu'il soit dû à l'existence des adhérences que la première inflammation de la séreuse pelvienne a fait naître.

Mais j'ai à insister sur la valeur qu'on doit accorder comme élément distinctif à la différence d'intensité qu'offrent les signes de la péritonite dans les hématocèles métrorrhagiques et dans les récidives des orchites féminines, susceptibles d'être confondues avec la première de ces affections par l'instantanéité de développement et le volume considérable de la tumeur rétro-utérine qu'elles déterminent, enfin par l'existence d'un flux sanguin extérieur anormal concomitant à la manifestation de cette tumeur. Dans ces récidives des orchites, en effet, la pelvi-péritonite offre en général la symptomatologie classique de l'inflammation de la séreuse abdominale, et sans aucun signe anémique bien manifeste, tandis que dans les hématocèles métrorrhagiques on voit prédominer les accidents d'une anémie plus ou moins profonde sur les symptômes péritonitiques ; ceux-ci sont même souvent si peu tranchés, que M. Trousseau est allé jusqu'à nier l'existence, dans ces circonstances, d'un travail inflammatoire du péritoine (1). A cette différence considérable, et qui sera plus ou moins marquée suivant que la pelvi-péritonite sera séro-fibrineuse ou purulente, se joignent les caractères différentiels qui résultent, au toucher, de la nature du liquide, soit séreux, soit purulent, soit sanguin, qui est enkysté dans les fausses membranes, et ceux qui résultent des modifications que les divers épanchements peuvent offrir à des examens successifs. Ainsi, dans le cas d'un épanchement séro-fibrineux assez considérable pour simuler une hématocèle, ce qui est rare, mais qui a caractérisé la dernière phase de

(1) Trousseau. *Gazette des hôpitaux*, 29 juin 1858, p. 298.

l'observation XXVI, et dont j'ai vu tout récemment encore un exemple très tranché dans le service de mon honorable collègue et ami M. Gueneau de Mussy, la sensation de rénitence toute spéciale qui existe d'abord disparaît d'une manière graduelle et assez rapide. En même temps, la tumeur décroît assez vite pour être remplacée par une induration élastique que présentent habituellement les tuméfactions péri-utérines propres aux pelvi-péritonites séro-adhésives. Ces trois signes, c'est-à-dire la fluctuation que la tumeur rétro-utérine présente à sa première période, la disparition rapide de ce caractère, la diminution rapide de la tumeur en même temps qu'elle s'indure, permettent de reconnaître la nature de l'épanchement séro-fibrineux auquel a donné lieu l'épanchement du péritoine pelvien. La tumeur, au lieu de diminuer, et assez rapidement comme dans celles-ci, augmente graduellement, au contraire, dans les pelvi-péritonites purulentes, qui peuvent surtout être confondues avec les hématocèles (1); elle devient de plus en plus tendue ; de rénitente qu'elle était, elle se présente obscurément fluctuante, puis prend de plus en plus les caractères d'un abcès, en même temps que se produisent les symptômes généraux d'une suppuration profonde. On trouve enfin dans les pelvi-péritonites hémorrhagiques, au début, une consistance toute spéciale, impossible à décrire, qui participe et de celle des tumeurs solides et des tumeurs liquides, et plus tard une succession de changements dans les sensations qu'on perçoit au toucher, qui sont en rapport avec les modifications que subit l'épanchement sanguin dont l'une des parties forme des noyaux solides disséminés dans une rénitence obscurément fluctuante. Je n'insisterai pas sur la valeur de ces signes, que j'ai longuement exposés en décrivant les hématocèles. Ils ont une valeur considérable lorsqu'ils sont bien tranchés, mais lorsqu'ils le sont peu, comme cela arrive nécessairement quand on n'a pas une grande habitude du toucher, ils peuvent induire en erreur si l'on ne fait pas intervenir pour formuler son jugement les signes qui sont fournis par les antécédents des malades, par l'enchaînement des symptômes et la marche des accidents qui sont les éléments primordiaux du diagnostic.

(1) Obs. III.

Je donne à ces derniers symptômes la prééminence sur les signes physiques, non seulement à cause de l'obscurité que ceux-ci peuvent avoir dans certains cas, même pour les gynécologistes les plus expérimentés, mais parce qu'on ne peut demander à tous les médecins une finesse de tact qui ne s'acquiert et ne se conserve que par des explorations journalières. Je la donne surtout parce que je désire persuader à tous les médecins que, sans cette finesse du tact qui est utile mais non indispensable, ils peuvent cependant arriver à connaître les affections génitales, à les différencier les unes des autres par une observation attentive de leurs malades et à les soigner aussi utilement, quelquefois même plus utilement que ceux qui en ont fait une étude spéciale, en puisant leurs indications thérapeutiques dans les notions générales d'une saine pathologie, qui proscrit toutes les médications téméraires. En s'y conformant on risque seulement de n'être pas suffisamment utile, mais on évite d'être nuisible aux malades, dont la santé vous est confiée. Cette remarque est d'autant mieux placée ici qu'il n'y a qu'un très minime inconvénient, au point de vue pratique, à laisser incertain le diagnostic différentiel d'une hématocèle et d'une pelvi-péritonite purulente, ou celui de cette affection et d'une inflammation d'un kyste de l'ovaire que nous allons indiquer assez sommairement parce qu'il n'a, comme je viens de le dire, qu'un intérêt assez secondaire pour les malades.

§ 2. — Aussi ai-je cru pouvoir d'abord me dispenser de présenter le diagnostic différentiel de l'inflammation des kystes hydatiques pelviens, qui non seulement sont des faits exceptionnels, mais dont je me suis assez longuement occupé dans l'étude des hématocèles pour pouvoir y renvoyer. L'observation que j'ai rapportée et les réflexions dont je l'ai fait suivre, dans lesquelles j'ai énuméré les symptômes qui permettent de distinguer ces kystes hydatiques des hématocèles, me semblent contenir une indication suffisante des éléments différentiels de ces tumeurs acéphalocystiques et des pelvi-péritonites. La plus grande difficulté de ce diagnostic et de celui de l'inflammation spontanée, ou, pour parler plus exactement, non traumatique, des kystes de l'ovaire que j'ai actuellement à tracer consiste dans le peu de fréquence des affections de ce genre et dans l'ignorance où se trouvent un certain nombre des malades qui en sont affectées, de la préexistence de la tumeur aux douleurs dont celle-ci est devenue secondairement le siège; d'où résulte qu'elles font dater de la même époque le développement de la tumeur et celui des accidents aigus auxquels elles sont en proie. C'est à cette circonstance que sont dues l'erreur de diagnostic que j'ai commise et l'absence de diagnostic de mon collègue et ami M. Becquerel dans l'observation de kyste hydatique que je viens de rappeler, et qu'est due également l'interprétation erronée donnée par Aran à une observation d'inflammation de kystes de l'ovaire.

Les symptômes qui caractérisent l'inflammation spontanée des kystes de l'ovaire et du péritoine circonvoisin sur lequel elle retentit sont complètement semblables, mais seulement d'une intensité ordinairement assez modérée, à ceux qui se manifestent lorsque, après une ponction, le kyste devient le siège d'un travail inflammatoire, malheureusement alors trop souvent mortel (1), et dont le diagnostic ne présente dans cette circonstance aucune incertitude à cause de la filiation des accidents. Il y a dans ces inflammations spontanées des kystes de l'ovaire, comme on peut le voir dans l'observation personnelle que j'ai rapportée en note dans ma clinique, t. II, p. 386 (2), une tumeur hypogastrique douloureuse, venant faire une saillie également douloureuse dans le vagin et dans le rectum, et l'ensemble symptomatique habituel d'une pelvi-péritonite, c'est-à-dire les signes d'une inflammation peu grave et récente de la séreuse du bassin associés à des troubles des organes génitaux plus ou moins marqué, et de date plus ou moins ancienne.

Dans les faits de ce genre on trouve, comme dans l'observation que je viens de rapporter, enchâssée dans l'induration péri-uté-

(1) BRIGHT. *Loc. cit.*, obs. XII; obs. XIV; obs. XV et obs. XVII.

(2) OBSERVATION.— *Pelvi-péritonite antérieure consécutive à un accouchement laborieux. — Six ans après, métrorrhagies. — Six mois après le début de celles-ci, constatation d'une tumeur indolente occupant la fosse iliaque opposée à celle où les accidents puerpéraux avaient été le plus marqués. — Dans les six derniers mois, ménorrhagies et pertes entre les époques menstruelles. — Élancements dans la tumeur qui a graduellement grossi. — Quatre jours avant l'entrée de la malade, début d'une pelvi-péritonite aiguë. — Guérison de la pelvi-péritonite, mais persistance du kyste de l'ovaire qui conserve le même volume que lors de l'entrée de la malade.*

rine, qui est le résultat de l'inflammation du péritoine, une tumeur obscurément fluctuante, dont les caractères sont en général assez tranchés pour qu'il soit facile de reconnaître que les accidents aigus auxquels le malade est en proie ont eu pour point de départ l'inflammation d'un kyste de l'ovaire, malgré le peu de fréquence de cette affection. Ces caractères sont : d'abord le siège de cette tumeur antéro-latérale par rapport à l'utérus, qui est le siège le plus fréquent des kystes de l'ovaire, tandis qu'il est exceptionnel pour les tuméfactions auxquelles donnent lieu les orchites féminines ; ensuite la déviation toute particulière qui est imprimée à la matrice par cette tumeur ; la forme régulièrement globuleuse que celle-ci présente, la position qu'elle vient occuper dans l'abdomen, enfin sa rénitence obscurément fluctuante qui est spéciale aux kystes. A ces signes physiques vient s'adjoindre comme élément de diagnostic la bénignité relative des accidents de la péritonite comparée au volume, considérable par rapport au début récent des douleurs, que présente la tumeur, dont une partie seulement offre au toucher vaginal les caractères des indurations péritonéales, tandis qu'au centre de celles-ci existe la base du kyste avec sa rénitence spéciale et qui est plus douloureuse que la tuméfaction périphérique. On a enfin comme dernier élément la persistance du volume du kyste, qui reste sensiblement le même, non seulement pendant l'accroissement, mais aussi pendant la résorption des produits de l'inflammation de la séreuse pelvienne, et la persistance des autres caractères de ce kyste qui, sauf la disparition de la douleur dont il est le siège, ne se modifient point malgré l'amendement de la péritonite. Les signes physiques de ce kyste, après la résolution du travail inflammatoire dont il vient d'être le siège, permettent d'assurer d'une manière certaine que cette tumeur liquide, qui a retenti momentanément sur la séreuse pelvienne, appartient au groupe morbide, du reste très mal étudié, auquel on a donné le nom d'hydropisies de l'ovaire. Je n'insisterai pas sur ce dernier caractère, parce qu'il ne permet qu'un diagnostic pour ainsi dire rétrospectif, et parce qu'il est susceptible d'induire en erreur. On peut en effet, mais trop rarement malheureusement, voir le kyste non seulement diminuer sous l'influence du travail inflammatoire dont il vient d'être le siège et celle du traitement antiphlogistique qu'il a nécessité, mais même cesser d'être appréciable, comme dans l'observation d'Aran (1) que la mort de la malade, enlevée par une maladie intercurrente, a permis de compléter par l'autopsie, et comme dans celle terminée par la guérison publiée par Goupil (2). On peut voir, au contraire, si le kyste est devenu le siège d'une collection purulente, se manifester tous les accidents d'une suppuration profonde qui pourront soit être plus ou moins rapidement funestes, soit, après bien des péripéties, amener la cure radicale du kyste. L'excessive rareté des faits de cette espèce, mais surtout la facilité en général du diagnostic de la purulence des kystes simples, primitivement séreux de l'ovaire, auxquels seuls s'applique ce que nous venons de dire, nous dispensent de les différencier des pelvi-péritonites suppurées, avec lesquelles ils pourraient être confondus si l'on n'était prévenu de la possibilité d'une méprise, dont l'observation de Nonat nous paraît être un exemple, autant du moins qu'on peut en juger à cause de l'insuffisance des détails (3). La dernière raison que nous venons d'indiquer nous semble rendre inutile de nous occuper des accidents aigus qui peuvent se manifester temporairement dans l'évolution des kystes de l'ovaire de mauvais caractère, que Bright, à tort ou à raison, a cru pouvoir rapprocher des affections cancéreuses à cause de leur malignité (4), pour arriver plus vite au diagnostic différentiel des pelvi-péritonites et des phlegmons de la fosse iliaque.

§ 3. — Le principal intérêt de ce diagnostic résulte de la confusion qui a été introduite dans l'histoire des phlegmons pelviens

(1) Obs. rapportée en note, t. I, p. 471 de ma clinique.

(2) Obs. publiée par M. Goupil dans les *Bulletins de la Société médicale d'observation*, 1856.

Kyste de l'ovaire existant depuis au moins huit ans lorsqu'il devient le siége de douleurs qui s'accompagnent d'une dysurie complète. — Amendement des douleurs à la suite d'une première application de sangsues sur le col utérin. — Quelques jours après, légère recrudescence des douleurs. — Nouvelle application de sangsues. — Diminution de volume du kyste, qui reste assez douloureux. — Large vésicatoire sur la fosse iliaque. — Continuation de la diminution de volume du kyste, qui devient très difficile à retrouver.

(3) Obs. de M. Nonat, *loc. cit.*, obs. XLVIII, intitulée : *Phlegmon péri-utérin à gauche. Foyers multiples*, etc., p. 783.

(4) BRIGHT. 4e espèce, *loc. cit.* (*Archives génér. de méd.*, 3e série, t. III, p. 226).

par M. Nonat (1), dont on a pu croire les opinions fondées tant qu'il n'a pas été péremptoirement démontré par la publication de son ouvrage qu'elles n'étaient basées sur aucune autopsie probante, qu'elles n'étaient que le résultat d'une induction défectueuse en ce qu'elle ne tenait pas compte d'un fait capital dans la question, et indiqué par M. Grisolle (2), savoir : « qu'il y a des péritonites « circonscrites, aiguës ou chroniques, qui, produisant une tumeur « appréciable à la vue et au toucher, peuvent faire croire à la « présence d'un phlegmon. » Les autopsies assez nombreuses que nous avons rapportées, en particulier celles des malades enlevées en peu de jours par des pelvi-péritonites aiguës qui avaient déterminé des tumeurs péri-utérines perceptibles au toucher pendant la vie, et sans qu'il y eût cependant après la mort aucun stigmate d'une inflammation du tissu cellulaire génital, prouvent la complète exactitude de l'indication de M. Grisolle. Elles démontrent de la manière la plus évidente que M. Nonat a eu grandement tort de considérer cette indication comme non avenue; ce qui est d'autant plus surprenant que la teneur du paragraphe dont je viens de transcrire la première phrase établit que la connaissance de ce fait considérable dans l'histoire des tumeurs abdominales était tombée dans le domaine public en 1839, et que, par conséquent, M. Nonat ne pouvait l'ignorer au début de ses travaux. L'omission de M. Nonat, ou plutôt l'omission dans ses autopsies, des détails nécessaires à la détermination du siège intra ou extra-péritonéal des collections purulentes pelviennes, dont il mentionne l'existence mais sans les décrire, frappe de nullité les conclusions qu'il a tirées d'observations incomplètes (3). Elle réduit ses opinions à n'être qu'une simple vue de l'esprit que n'autorisaient point les faits publiés avant lui, et dont ceux que nous avons recueillis après lui, mais publiés avant l'émission de son ouvrage, avaient fait reconnaître le peu de fondement (4). Pour que notre démonstration fût absolument

(1) NONAT. *Loc. cit.*, p. 236, 1860.

(2) GRISOLLE. *Histoire des tumeurs phlegmoneuses de la fosse iliaque* (*Archives génér. de médec.*, 3e série, t. IV, p. 294, 1839).

(3) NONAT. *Loc. cit.*, obs. XII, p. 710, à l'obs. LI, p. 793 et suiv.

(4) G. BERNUTZ et E. GOUPIL. *Archiv. génér. de méd.*, 1857.

complète, il eût peut-être été nécessaire de discuter l'une après l'autre les cinq observations suivies de mort que M. Nonat a rapportées (1); nous ne l'avons pas fait pour n'avoir pas à signaler les lacunes qu'elles présentent et dont on peut se faire une idée en lisant l'une de ces observations. Nous nous en sommes surtout dispensé pour n'avoir pas à faire voir qu'il est même possible de reconnaître dans ces observations, toutes sommaires qu'elles sont, que la collection purulente était incontestablement intra-péritonéale, par conséquent que M. Nonat n'était pas en droit, après l'indication si formelle de M. Grisolle, de leur donner le titre de phlegmons péri-utérins, et, en indiquant comme prouvé ce qui n'était qu'une pure hypothèse, d'égarer pendant cinq années ses contemporains.

Mais c'est assez de critique, c'est plus même que nous n'aurions voulu et que nous ne nous en serions permis, si nous n'avions eu absolument besoin d'établir que les recherches de M. Nonat, malgré l'incontestable progrès qu'elles ont fait faire et que nous nous sommes plu à reconnaître, avaient eu pour point de départ l'hypothèse suivante : toute tumeur péri-utérine, qui présente au toucher les signes physiques d'un phlegmon, est un phlegmon. Je n'aurais pas autant insisté que je viens de le faire sur ce qu'offrait de défectueux le raisonnement émis par M. Nonat, sans tenir compte des travaux de ses devanciers, qui avaient indiqué que des tumeurs, offrant les caractères d'un phlegmon, peuvent être des kystes de l'ovaire enflammés et plus particulièrement des péritonites circonscrites, si je n'avais eu, malgré ses affirmations dénuées de preuves anatomiques suffisantes, à révoquer en doute la fréquence, chez les femmes, des phlegmons pelviens en dehors de la puerpéralité et l'influence des affections génitales sur le développement des phlegmons non puerpéraux. Je n'ai, moi personnellement, vu qu'un seul exemple de phlegmon de la fosse iliaque chez la femme, en dehors de la puerpéralité bien entendu, qui pût être rattaché avec quelque raison à une affection génitale indéterminée, et encore ce fait n'est-il pas convaincant parce que

(1) NONAT. *Loc. cit.*, obs. XLVI, p. 779; obs. XLVII, p. 782; obs. XLVIII, p. 783; obs. XLIX, p. 785; obs. LI, p. 793.

ce phlegmon de la fosse iliaque droite, bien que caractérisé par une tumeur superficielle, occupant très manifestement la couche profonde des parois abdominales et ne faisant qu'une saillie à peine appréciable dans la partie antérieure du cul-de-sac vaginal droit, s'est terminé par résolution et parce qu'il n'était qu'une récidive d'une affection semblable, mais puerpérale, qui avait nécessité, deux ans auparavant, que je donnasse issue à la suppuration par une incision abdominale. J'ai à faire remarquer que le résultat, si différent de celui de M. Nonat (1), que nous a donné l'observation en étudiant les affections génitales, est exactement le même, au contraire, que celui auquel a été amené M. Grisolle (2) en étudiant les phlegmons de la fosse iliaque. Malgré la dissemblance du point de départ de ses travaux et des nôtres, qui étaient, pour ainsi dire, inverses l'un de l'autre, nous sommes néanmoins arrivé à une opinion identique dont on peut rapprocher celle de Valleix, quoique l'opinion de ce dernier soit en apparence, mais en apparence seulement, contradictoire, comme nous allons le voir. En effet, la distinction si tranchée établie par Valleix (3), et adoptée par M. Gallard (4), entre les phlegmons puerpéraux et l'affection à laquelle ils donnaient le nom de phlegmons péri-utérins, tout en avouant qu'ils n'avaient pu, faute d'autopsie, déterminer exactement leur siège anatomique, mais surtout le diagnostic différentiel qu'ils ont tracé de cette affection et des phlegmons de la fosse iliaque, indiquent que l'observation leur avait fait connaître que ces derniers, les seuls qui méritent le nom de phlegmon, étaient exceptionnels dans l'état de vacuité. Les développements dans lesquels ils sont entrés pour établir cette distinction démontrent qu'ils avaient également reconnu que les phlegmons de la fosse iliaque, dans ces circonstances, ne sont de plus que très exceptionnellement la conséquence d'une affection génitale. La concordance sur ce point de ces divers travaux, dans chacun desquels la question a été étudiée différemment, nous semble mettre hors de contestation le peu de

(1) NONAT. *Loc. cit.*, p. 244.
(2) GRISOLLE. *Loc. cit.*, p. 37.
(3) VALLEIX. *Guide du médecin praticien*, 4e édition, *loc. cit.*
(4) GALLARD. *Thèse citée.*

fréquence des phlegmons pelviens dans l'état de vacuité, tandis que les pelvi-péritonites, *phlegmons péri-utérins* de Valleix et de M. Gallard, sont très communes, et fournir ainsi un premier élément, très important, de diagnostic des inflammations de la séreuse pelvienne. Il résulte en effet de ce fait que, en cas de doute, et lorsqu'on trouve concurremment une affection des organes génitaux susceptible de retentir sur les parties circonvoisines, on doit bien plutôt admettre l'existence d'une pelvi-péritonite que celle d'un phlegmon.

Du reste, dans l'état de vacuité les inflammations du tissu cellulaire se distinguent assez facilement en général des pelvi-péritonites : dans le plus grand nombre des cas, par les caractères assez différents de la tumeur à laquelle donnent lieu l'une et l'autre de ces affections, et, dans les cas assez rares où la tumeur offre un certain nombre de caractères analogues, par la dissemblance très tranchée qui existe alors dans la symptomatologie; ce que nous devons étudier successivement. Dans les premiers cas, c'est-à-dire lorsque la pelvi-péritonite est assez modérée pour donner lieu à des symptômes analogues à ceux d'un phlegmon, la tumeur, très nettement appréciable dans un ou plusieurs des culs-de-sac du vagin qu'elle remplit plus ou moins complètement, ne dépasse pas le détroit supérieur du bassin et ne vient pas, lors de sa première période, faire de saillie appréciable dans une des fosses iliaques. Lorsqu'elle devient appréciable à l'hypogastre, ce qui est rare, ce n'est qu'ultérieurement, lorsque la tumeur s'est accrue par des recrudescences successives que ne présentent pas les phlegmons. La tumeur à laquelle ceux-ci donnent lieu, peu accessible au toucher vaginal, parce qu'elle reste accolée à la face postérieure de la branche horizontale des pubis, devient au contraire appréciable à l'hypogastre, presqu'au début, c'est-à-dire aussitôt que cette inflammation, par sa tendance naturelle à se propager au tissu cellulaire voisin, a envahi celui de la fosse iliaque. Elle fait alors dans l'abdomen, mais non dans le vagin en général, une saillie plus ou moins considérable, superficielle ou profonde, suivant que c'est le tissu cellulaire des parois abdominales ou celui du psoas que le travail morbide est venu occuper dans son progrès. Il résulte de cette différence de siège de la tumeur un élément différentiel très important, auquel viennent s'adjoindre ceux qui ressortent de la différence de consistance, de configuration et de marche de l'induration pelvienne que nous croyons inutile de rappeler, parce que nous les avons suffisamment indiquées dans les observations des pelvi-péritonites séro-adhésives que nous avons rapportées. Je dois seulement signaler, à cause de son importance pratique, la fréquente terminaison par suppuration des tumeurs auxquelles donnent lieu les inflammations du tissu cellulaire, tandis qu'elle est très rare dans les inflammations de la séreuse pelvienne, de l'état de vacuité, assez modérées pour simuler par leur symptomatologie un phlegmon de la fosse iliaque. Je dois même indiquer que c'est ce caractère différentiel qui avait surtout engagé Valleix à séparer très nettement ses prétendus phlegmons péri-utérins, nos pelvi-péritonites, des phlegmons de la fosse iliaque, et qui lui a permis, tout en adoptant, faute d'autopsie, la dénomination vicieuse de M. Nonat, d'éviter, par cette judicieuse distinction, la confusion que ce dernier avait introduite dans la gynécologie.

Les pelvi-péritonites purulentes ou séro-adhésives qui, dans l'état de vacuité, sont assez intenses pour donner lieu en peu de jours à une tumeur analogue à celle qui résulte d'un phlegmon, c'est-à-dire non seulement appréciable par le toucher vaginal, mais par la palpation abdominale, qui fait constater l'existence d'une tuméfaction remplissant une des fosses iliaques, sont plus faciles encore à distinguer d'un phlegmon que celles dont nous nous sommes d'abord occupé. Le diagnostic est fondé sur ce qu'on trouve au début de ces pelvi-péritonites, sinon tous les signes, au moins le plus grand nombre des signes de la péritonite, que j'ai énumérés tant de fois qu'il serait fastidieux de le faire encore et de les opposer aux symptômes généraux qui caractérisent l'inflammation du tissu cellulaire de la fosse iliaque et décrits si souvent qu'ils sont devenus classiques. Ces symptômes sont en général assez distincts les uns des autres pour que le diagnostic soit facile dans le plus grand nombre des cas, et pour qu'on doive espérer de voir cesser à l'avenir la confusion de ces deux affections, qui a existé si longtemps et qui a eu uniquement pour cause la dénomination de phlegmon, imposée arbitrairement à toute tumeur inflammatoire pelvienne. Cependant les tumeurs elles-mêmes, qui caractérisent, les unes, une inflammation du tissu cellulaire, les autres, une inflammation de la séreuse du bassin, sans parler des kystes de l'ovaire enflammés que M. Nonat, seul, a compris dans ses phlegmons péri-utérins, offrent, associées aux caractères analogues qui les ont fait confondre, des dissemblances assez sensibles qui eussent dû les faire distinguer les uns des autres. C'est d'abord le siège intra-abdominal des tumeurs péritonitiques qui les différencie de celles qui caractérisent les phlegmons de la fosse iliaque superficielle et ne permettrait de les confondre qu'avec les phlegmons de la fosse iliaque profonde, mais dans lesquels existe une rétraction de la cuisse qu'on n'observe point dans les pelvi-péritonites. C'est ensuite le défaut de localisation dans la fosse iliaque de la tumeur produite par une inflammation aiguë circonscrite du péritoine, qui, en même temps qu'elle occupe la partie interne de la fosse iliaque, envahit une partie plus ou moins étendue de la région hypogastrique médiane, et au-devant de laquelle on sent le fond de l'utérus plus proéminent qu'à l'état normal. C'est le siège médian et profond de la tumeur, dont la base vient constituer dans le vagin, en arrière et latéralement au col utérin repoussé contre le pubis, une tuméfaction rétro-utérine qui ne s'observe pas dans les phlegmons. C'est enfin la rénitence élastique de cette tumeur qui, à son début, offre une sorte de fluctuation obscure, une sensation très difficile à décrire, mais propre aux tumeurs contenant un liquide, et qui diffère de celle des tuméfactions solides qu'offrent primitivement les véritables phlegmons. Aussi ces caractères des tumeurs péritonitiques, qui sont bien plus analogues à ceux des hématocèles qu'à ceux des phlegmons de la fosse iliaque, ont-ils fait beaucoup plus souvent confondre, dans ces dernières années, les pelvi-péritonites purulentes ou séro-adhésives très aiguës avec la première qu'avec la seconde de ces affections. Les phlegmons de la fosse iliaque, en résumé, sont rares dans l'état de vacuité et leur diagnostic est facile au lit des malades, bien plus facile que ne le ferait supposer la longueur de la discussion à laquelle nous avons été forcément entraîné.

Malheureusement il n'en est pas toujours ainsi après les

couches ; le diagnostic, dans un certain nombre de cas de cette espèce, c'est-à-dire lorsque le début des accidents a lieu dans les premiers jours de l'accouchement, peut offrir de très grandes difficultés. Dans cette circonstance, les signes propres des phlegmons et des pelvi-péritonites, qui sont alors, les uns et les autres, des manifestations non seulement de la même maladie très gravement accentuée, mais de la même forme de la puerpéralité, se trouvent obscurcis par la fièvre puerpérale à laquelle ils sont subordonnés et disparaissent presque complètement dans l'ensemble symptomatique. Aussi conçoit-on facilement que les accoucheurs du siècle dernier aient compris dans une seule et même description les faits appartenant à ces deux affections puerpérales, surtout qu'elles peuvent donner lieu, toutes deux, à deux collections purulentes dont l'évacuation était pour eux un sujet de préoccupation constante. Leur réunion dans une seule et même histoire de tous les accidents, qui, après les couches, pouvaient être suivis d'abcès pelviens, était jusqu'à un certain point légitime, parce qu'ils n'associaient que des faits qui, quoique différents sous certains rapports inconnus pour eux, étaient non seulement puerpéraux, mais des manifestations inflammatoires de la puerpéralité, et ainsi n'offraient rien qui ne fût acceptable pour des vitalistes. En se plaçant à leur point de vue, leur description, qui a été un très sensible progrès, est vraie ; elle n'a qu'un défaut, résultat des progrès postérieurs à eux, celui de réunir des affections de siège différent, mais ayant une étiologie semblable.

Les travaux des médecins du commencement de ce siècle, consacrés à distinguer, et avec raison, les phlegmons de la fosse iliaque, et dans lesquels se trouve indiqué de la manière la plus explicite que les inflammations circonscrites du péritoine, en donnant lieu à une tumeur perceptible à la vue et au toucher, peuvent simuler un phlegmon, ont déplacé la question. Dès lors, la synthèse des accoucheurs du siècle dernier était devenue inacceptable, et aurait dû être surtout rejetée par les médecins qui, dans l'exagération d'une doctrine médicale opposée à celle de leurs devanciers, n'ont voulu admettre aucune distinction entre les faits puerpéraux et ceux de l'état de vacuité, et qui ne pouvaient, par conséquent, concéder que la puerpéralité pût servir à relier des affections de siège différent (1). Ils ne se sont pas aperçu qu'en repoussant la distinction si judicieuse et qui avait paru à Valleix (2) si nettement dictée par l'observation entre les phlegmons puerpéraux et ceux de l'état de vacuité, ils faussaient tout ce qui se trouvait de vrai dans la description de Puzos et de ceux qui l'ont suivi, et produisaient alors une histoire pathologique aussi peu satisfaisante pour des vitalistes que pour des organiciens. Au point de vue de l'une ou de l'autre de ces doctrines, on doit en effet considérer comme des arguments de nulle valeur la similitude des symptômes des phlegmons et des pelvi-péritonites dans les cas puerpéraux graves, et celle des indications thérapeutiques, dans ces circonstances, que M. Nonat a invoquée pour légitimer la fusion de tous les phlegmons et de toutes les pelvi-péritonites non seulement puerpéraux, mais de l'état de vacuité en une seule histoire. Les ressemblances que peuvent offrir ces cas particuliers, et qui dépendent surtout de ce qu'ils sont puerpéraux, ne peuvent autoriser à réunir indistinctement, soit sous le nom de phlegmons péri-utérins, soit sous celui de péri-métrite (3), toutes les inflammations circonvoisines de l'utérus, car alors on ne tient compte ni de leur siège particulier, ce que reprocheront les organiciens, ni des maladies différentes dont elles sont des manifestations, ce que critiqueront les vitalistes. Cette fusion n'est pas plus rationnelle que si l'on voulait arguer de la difficulté du diagnostic des bronchites et des pneumonies symptomatiques de la fièvre typhoïde, pour confondre dans une seule et même description toutes les inflammations des bronches et du parenchyme pulmonaire de quelque nature qu'elles soient.

Je n'ai pas à insister ; trop peu d'années nous séparent de l'époque où les élèves du Val-de-Grâce étaient arrivés, en forçant de cette manière les analogies, à confondre toutes les maladies et à mettre en doute les notions les plus saines de la médecine, pour qu'il soit nécessaire de rappeler ce qu'offre de vicieux, appliquée à la pathologie, la méthode de l'école dite physiolo-

(1) Nonat. *Loc. cit.*, p. 246.
(2) Valleix. *Guide du médecin praticien*, 4e édition.
(3) Siredey. *Thèse inaugurale*, 1860, p. 11.

gique, employée par M. Nonat. Je n'ai même signalé tout ce qu'il y a de défectueux dans cette méthode que parce que j'ai craint que la multiplicité comparative, dans l'épidémie de fièvre puerpérale de cette année 1861, des infiltrations gélatiniformes ou purulentes du tissu cellulaire des ligaments larges que j'ai observées, coïncidant les unes avec des péritonites, les autres avec des phlébites, ne fasse reprendre la même forme d'argumentation pour impatroniser une nouvelle hypothèse. La difficulté, l'impossibilité même du diagnostic des inflammations des ligaments larges dans quelques-uns de ces cas puerpéraux graves, où les malades succombent dans le premier septénaire, ne pouvaient et ne peuvent à l'avenir autoriser la confusion des phlegmons et des pelvi-péritonites qui auraient dû disparaître immédiatement après le travail de M. Grisolle (1), si l'on avait su comprendre ce qu'il contenait de si important pour la gynécologie. Elles indiquent seulement la nécessité d'étudier avec plus de soin qu'on ne l'a fait jusqu'à présent les femmes en couches, pour arriver à discerner dans les cas graves les signes des affections symptomatiques diverses qui surgissent, en particulier ceux des inflammations des ligaments larges de ceux de l'inflammation du péritoine, dont le diagnostic différentiel ne présente pas, hors ces cas, de sérieuses difficultés.

Le diagnostic différentiel de ces deux affections, lorsque la fièvre puerpérale est régulière et n'offre qu'une gravité moyenne, se rapproche beaucoup de l'état de vacuité; aussi est-ce bien à regret que j'entrerai, en l'exposant, dans des détails d'une longueur désespérante, mais auxquels je suis obligé par le peu d'accord qui existe encore sur ce point controversé. Les éléments de ce diagnostic sont fournis : par l'époque, plus éloignée de l'accouchement dans les phlegmons, plus rapprochée au contraire dans les pelvi-péritonites, à laquelle a lieu le début de la douleur abdominale initiale; par la différence des symptômes réactionnels de ces deux inflammations dans l'une desquelles il y a prédominance des troubles du tube digestif sur les phénomènes fébriles proprement dits, et une prédominance inverse

(1) GRISOLLE. *Arch. de méd.*, loc. cit.

lorsque le travail inflammatoire occupe le tissu cellulaire ; enfin, par les caractères distincts des tumeurs qu'elles déterminent. Ainsi, tandis que c'est dans les dix premiers jours de l'accouchement que surgit la pelvi-péritonite dans le plus grand nombre des cas, c'est au contraire après cette époque, c'est-à-dire du huitième au vingtième jour des couches, qui jusque-là avaient été ou avaient semblé normales que se développent le plus souvent les phlegmons. Le début est ordinairement indiqué, dans les péritonites puerpérales, par un frisson, qui manque au contraire presque constamment dans les phlegmons, et auquel succède la douleur abdominale, ayant son maximum d'intensité dans l'une des fosses iliaques, qui caractérise les deux affections. Cette douleur, quoique très analogue dans l'une et dans l'autre, parce qu'elle a le même siège, les mêmes irradiations, parce qu'elle augmente également par les mouvements et à la pression, diffère cependant en ce que celle qui se produit dans les inflammations de la séreuse est vive, aiguë et rappelle par ses caractères le point de côté pleurétique, tandis que celle de l'inflammation du tissu cellulaire, plus sourde, est le plus souvent accompagnée d'élancements semblables à ceux qui ont lieu dans la première période d'un abcès. A ces différences se joignent celles qui résultent de l'existence et de la gravité des troubles du tube digestif qui ont lieu dans les péritonites, tandis qu'ils sont le plus souvent nuls ou insignifiants au début des phlegmons. Enfin, on trouve celles qui résultent des caractères particuliers de la réaction fébrile proprement dite, qui imprime aux facies des malades en proie à des affections péritonéales un aspect grippé tout spécial, et détermine une prostration qui n'existe point dans les phlegmons, dont les phénomènes fébriles sont plus ou moins comparables à ceux qu'on observe dans la même affection occupant un tout autre siège. Je n'insisterai pas sur ces derniers signes différentiels, malgré leur importance considérable lorsqu'ils existent, parce que l'un ou l'autre d'entre eux peut être peu manifeste ou manquer, ou au contraire se présenter lorsqu'il devrait être absent, tenant alors non à l'inflammation du péritoine ou des ligaments larges, mais à la forme de la fièvre puerpérale qui a donné naissance à l'affection pelvienne. Aussi l'élément le plus important du diagnostic consiste-t-il dans la gravité, comparativement beaucoup plus grande, des accidents initiaux dans les pelvi-péritonites susceptibles de donner lieu à une tumeur formant à la région hypogastrique une saillie assez notable dès sa première manifestation, et dans la succession différente des accidents qui se manifestent pendant l'évolution ultérieure de la tuméfaction hypogastrique qui présente des caractères différentiels que nous devons indiquer.

Les tumeurs symptomatiques des pelvi-péritonites se distinguent de celles qui sont produites par l'inflammation des ligaments larges par le siège qu'elles occupent, par les déviations qu'elles impriment à l'utérus, et enfin par les caractères physiques qu'elles présentent. Mais je dois rappeler que les tumeurs produites par l'inflammation des ligaments larges ne sont appréciables au toucher, non seulement pendant la vie, mais même sur le cadavre, comme l'a indiqué M. Siredey, qu'alors que le travail morbide s'est propagé au tissu cellulaire, qui double soit la paroi abdominale, soit le psoas, et a déterminé une tuméfaction iliaque qui est différente dans l'un ou l'autre de ces deux cas (1). Dans le premier, la tuméfaction appréciable au toucher vaginal constitue dans les culs-de-sac du vagin une tumeur mal définie, difficile à délimiter, une sorte de plastron du vagin antéro-latéral doublant les parois de ce conduit, et qui diffère des tumeurs auxquelles donne lieu la péritonite, non seulement par l'absence de saillie bien caractérisée de la tumeur en arrière du col utérin, mais par le siège superficiel de sa partie émergente au-dessus de la branche horizontale du pubis qui attire seule l'attention. Cette partie, en général placée plus latéralement que les tumeurs péritonitiques, offre une faible épaisseur, qui fait que, alors même que la paroi abdominale a été envahie tout entière du *fascia propria* jusqu'à la peau, on trouve une sonorité manifeste à une percussion profonde. Cette partie de la tumeur offre même parfois si peu d'épaisseur, lorsque le *fascia propria* est seul envahi, que la palpation laisse alors incertaine l'existence du phlegmon, comme je l'ai vu cette année. Chez cette malade qui a

(1) SIREDEY. *Thèse inaugurale*, p. 21.

succombé à une collection purulente, qui avait son point de départ dans le tissu cellulaire du ligament large gauche, et qui, de là, avait cheminé sourdement au-dessous du muscle transverse correspondant, la tuméfaction n'est devenue apparente qu'à la région ombilicale, et l'inflammation ne s'est propagée au tissu cellulaire sous-cutané qu'à droite de l'ombilic, où je l'avais ouverte pendant la vie.

Cette tumeur, qui n'offre de matité qu'à une percussion très superficielle, forme en avant du paquet intestinal une plaque plus ou moins large, terminée supérieurement par un bord assez mince derrière lequel on peut, lorsque la sensibilité morbide a diminué, refouler les parois abdominales placées au-dessus d'elle. Celle, au contraire, qui est le fait d'une péritonite, au lieu d'être ainsi pariétale, s'élève de la profondeur du bassin, plus médiane en général, porte le fond de l'utérus en avant et du côté sain, elle est assez épaisse supérieurement, repousse en haut le paquet intestinal, qui est très sonore à la percussion, tandis que la tumeur elle-même ne l'est point. Il résulte du siège différent de ces tumeurs, et du point où l'une ou l'autre est plus accessible à l'exploration des dissemblances assez marquées. Elles consistent en ce que c'est au toucher vaginal que les tumeurs péritonitiques présentent au début une consistance analogue à celle du phlegmon, et plus tard de la fluctuation lorsqu'elles sont purulentes, tandis que la partie émergente dans l'abdomen de ces tumeurs péritonitiques n'offre jamais bien dessinés ces caractères; ils se montrent, au contraire, et alors parfaitement tranchés, dans les tuméfactions iliaques véritablement phlegmoneuses. Ces caractères différentiels deviennent plus sensibles par les progrès de la tumeur symptomatique de l'une ou de l'autre affection, qui offre, dans l'une, une marche régulière, mais différente suivant que l'inflammation du tissu cellulaire se terminera par résolution, par suppuration ou par induration, et, dans l'autre, une marche qui semblera anormale pour un phlegmon, parce que le travail inflammatoire, dans les péritonites séro-adhésives, paraît s'éterniser par les retours à l'état aigu, que détermine la moindre circonstance pathologique. Aussi est-il possible, en tenant compte de ces divers éléments différentiels de diagnostic, de distinguer pendant la vie les pelvi-péritonites et les phlegmons des ligaments larges, ceux-ci dans leur progrès envahissent le tissu cellulaire des parois abdominales et semblent pouvoir être rattachés plus légitimement à des affections puerpérales des ovaires et des trompes que les phlegmons de la fosse iliaque profonde, dont nous avons actuellement à parler.

Ces phlegmons, qui paraissent être bien plus souvent une manifestation prochaine de la septicémie puerpérale, des sortes d'abcès critiques complètement analogues à ceux dont les membres sont parfois le siège après les couches, que le résultat du retentissement de l'inflammation de l'un des organes génitaux, symptomatique de la puerpéralité, sur le tissu cellulaire, présentent de bien plus grandes ressemblances, mais aussi de bien plus grandes différences avec les pelvi-péritonites que les phlegmons de la fosse iliaque superficielle. Les ressemblances résultent du grand nombre de signes communs que peuvent avoir, dans certains cas, mais non dans tous, les tumeurs hypogastriques qui caractérisent ces deux affections. En effet, ces tumeurs ont, dans l'une et dans l'autre, un siège profond, elles doivent refouler les intestins pour arriver à remplir la fosse iliaque, et ne peuvent, ni dans l'une ni dans l'autre, offrir, bien manifestes au début, les symptômes physiques des phlegmons, qui, dans les inflammations du tissu cellulaire, apparaîtront consécutivement, tandis qu'ils manqueront dans les pelvi-péritonites. Alors les tumeurs, lorsque toutefois des circonstances particulières, telles que l'œdème dépendant d'une *phlegmatia alba dolens*, par exemple, comme dans une observation que j'ai rapportée en note dans ma clinique, t. III, page 413 (1), ne viennent pas entraver l'exploration, présentent des différences qui ressortent de leur configuration et de leur marche vers les parois abdominales, qui est pour ainsi dire inverse dans l'une et dans l'autre. Dans les pelvi-péritonites, la tumeur

(1) Obs. recueillie par M. Brouardel.
Accouchement normal. — Sortie de la Maternité le quatrième jour des couches. — Début des accidents le septième jour après l'accouchement. — Phlegmatia alba dolens *double. — Abcès de la fosse iliaque profonde ayant fusé par l'échancrure sciatique à la région lombo-sacrée. — Fièvre hectique. — Mort. — Caillots sanguins dans les veines crurales et iliaques. — Phlébite suppurée du sinus circulaire du col.*

émerge du bassin pour se porter en haut et en dehors, tandis que dans le psoïtis la voussure mal dessinée, qu'on sent d'abord très profondément dans la fosse iliaque, s'élève graduellement pour devenir d'abord superficielle le long du bord de la crête iliaque et du ligament de Fallope, et de là se porter ensuite vers la région médiane hypogastrique en repoussant l'S iliaque vers la ligne blanche. A ces différences se joint l'absence de saillie vaginale de la tumeur qui, en général, n'est pas accessible au toucher, ou du moins ne l'est pas au début.

Dans ces phlegmons, la douleur sourde, accompagnée d'une rétraction du membre abdominal correspondant, est toute différente de celle que suscitent les affections péritonéales. Il n'y a ni les nausées, ni les vomissements, ni l'altération spéciale du facies qui se présentent plus ou moins marqués dans les inflammations, mêmes partielles, du péritoine. On trouve enfin la réaction fébrile qui se produit dans les suppurations étendues et sans qu'il y ait eu, comme dans les pelvi-péritonites purulentes, des symptômes péritonitiques avant la manifestation de la fièvre hectique. Aussi les symptômes, que j'appellerai généraux par opposition aux signes locaux fournis par les explorations directes, permettent-ils en général de discerner assez facilement des inflammations partielles du péritoine les phlegmons de la fosse iliaque profonde, que la tumeur qui caractérise ces deux affections tendrait à faire confondre. L'existence de cette tumeur, au contraire, sert à distinguer ces deux affections des maladies suivies de consomption que la fièvre hectique peut simuler, mais dont nous n'avons pas à présenter ici le diagnostic, parce qu'en décrivant les pelvi-péritonites purulentes nous avons assez longuement appelé l'attention sur les méprises dont elles, et en particulier la phthisie, peuvent être cause, pour n'avoir pas à revenir sur ce sujet.

Nous avons bien moins encore, après avoir signalé le peu de validité des raisonnements hypothétiques de M. Nonat, et avoir démontré par des observations assez nombreuses que les indurations péri-utérines, qu'on constate dans les prétendus phlegmons péri-utérins chroniques ou subaigus à redoublements, sont intrapéritonéales, à tracer le diagnostic différentiel de ces phlegmons et des pelvi-péritonites qui ne sont qu'une seule et même affection.

Je ne nie pas que l'inflammation du tissu cellulaire des ligaments larges ne puisse se terminer par induration, comme dans l'observation de M. West que j'ai rapportée, et ne puisse alors donner lieu à une tumeur latérale, mais antéro-latérale et non postéro-latérale à l'utérus, perceptible au toucher comme dans le fait très succinctement rapporté par Aran (1). Je nie seulement, parce que cela n'est établi par aucune observation suivie d'autopsie, que M. Nonat a eu le tort de ne pas croire indispensable, que les inflammations des ligaments larges, terminées par induration, aient la symptomatologie des prétendus phlegmons péri-utérins chroniques dont il a tracé l'histoire, et qui ne sont qu'une des modalités de l'inflammation de la séreuse pelvienne. Dans les deux observations que je viens d'indiquer, pour qu'on ne m'accuse point d'omettre aucun fait qui puisse être ou sembler être contradictoire à notre opinion, l'induration du ligament large n'avait donné lieu à aucune douleur, ni à aucun trouble fonctionnel qui aient attiré l'attention de MM. West et Aran (2). Ces deux faits exceptionnels, mais qui, tout incomplets qu'ils sont, établissent que les lésions inflammatoires du tissu cellulaire péri-utérin ne sont pas aussi éphémères que M. Nonat l'a supposé pour le besoin de sa cause (3), ne peuvent fournir qu'une seule déduction. Ils permettraient uniquement de conclure que les inflammations des ligaments larges, dont l'histoire particulière est très incomplète, n'ont pas de signes propres lorsqu'elles se sont terminées depuis longtemps par induration, ou n'en ont que de très obscurs, et que leur symptomatologie est ainsi toute différente de celle des phlegmons péri-utérins chroniques ou subaigus à redoublements, que tous les faits que nous avons rapportés autorisent

(1) Aran. *Loc. cit.*, p. 657 et suiv. — « Sur les parties latérales de l'utérus, j'ai pu, à trois reprises différentes, reconnaître pendant la vie des engorgements partiels du tissu cellulaire et m'assurer, après la mort, de la composition réelle de ces engorgements. Dans deux de ces cas, c'étaient deux pauvres femmes... qui succombaient toutes les deux à la fièvre puerpérale... Dans le troisième cas, c'était chez une femme de quatre-vingts ans, dont j'avais examiné les organes génitaux pendant la vie, presque par hasard; le noyau analogue que j'avais découvert était constitué par du tissu cellulaire induré, dans lequel mon cher collègue, M. Ch. Robin, a reconnu la présence de nombreux noyaux fibro-plastiques. »

(2) West. *Loc. cit.*, et Aran, *loc. cit.*

(3) Nonat. *Loc. cit.*, p. 242.

à considérer légitimement comme des variétés de la pelvi-péritonite.

§ 4. — La difficulté du diagnostic ou plutôt la difficulté de l'exposition du diagnostic de ces pelvi-péritonites chroniques, dont les unes ont présenté à leur première phase une acuité plus ou moins marquée et dont les autres ont eu un début insidieux, résulte de l'obscurité de l'histoire pathologique des affections avec lesquelles elles peuvent surtout être confondues, c'est-à-dire les engorgements proprement dits de l'utérus, les déviations, les tumeurs fibreuses de cet organe, et enfin l'hystéralgie. Cette difficulté existe surtout pour tracer le diagnostic différentiel des engorgements proprement dits de l'utérus, par lequel nous devons cependant commencer, parce que la distinction établie par nos prédécesseurs immédiats entre ces deux affections, qui étaient réunies dans une seule et même description par Lisfranc et ceux qui l'ont suivi, a constitué un progrès considérable en gynécologie, et parce que la connaissance de ce diagnostic différentiel est nécessaire pour aborder celui des autres affections.

Les engorgements proprement dits de l'utérus, à propos desquels on peut malheureusement dire, avec trop de raison, que ce que nous savons de ces affections est peu de chose auprès de tout ce que nous ne savons point, se distinguent néanmoins assez facilement en général des pelvi-péritonites. La distinction entre ces deux affections, que de nombreuses analogies avaient fait confondre, résulte surtout de la configuration toute spéciale qu'offre la tuméfaction qui est constituée par une augmentation de volume du parenchyme utérin. Le diagnostic est le plus souvent facile lorsque l'augmentation de volume, qu'elle soit le résultat de congestions, ou d'un travail inflammatoire, ou d'une simple aberration de nutrition résultant d'un défaut de subinvolution après couches, est générale et également répartie à toutes les parties de l'utérus, à cause des caractères tout particuliers qu'offre alors la tuméfaction. La régularité de forme qu'elle présente, sa consistance spéciale, qui est celle ou à peu près celle qu'offrent au toucher les parois utérines à l'état normal, la similitude de cette consistance dans toute l'étendue de la tumeur, la mobilité dont elle jouit, enfin la transmission régulière à tous les points de la tuméfaction des mouvements imprimés à l'une ou à l'autre de ces parties, établissent le diagnostic. Ces caractères donnent la conviction, lorsqu'on s'est assuré par plusieurs examens successifs de la certitude des résultats de ces explorations, que la tumeur, qui remplit plus ou moins complètement l'excavation pelvienne et vient faire une saillie régulière au niveau du pubis, est constituée par l'utérus lui-même augmenté de volume, et non par des tumeurs juxtaposées à cet organe et qui l'enveloppent. Lorsque l'engorgement de l'utérus offre les caractères que je viens d'indiquer, il peut être difficile de déterminer sa nature, ce dont je n'ai pas à m'occuper ici; mais il ne l'est pas de reconnaître que la tuméfaction pelvienne n'est pas le fait d'une pelvi-péritonite chronique à début insidieux, dont l'existence pourrait être admise. Le diagnostic n'est même pas très difficile lorsque l'engorgement de l'utérus, généralisé à toutes ses parties, est lié à un varicocèle tubo-ovarien, qui, à l'époque des règles et pendant le stade d'activité des pertes symptomatiques de cet état hémorrhoïdaire des organes génitaux, donne lieu à des tumeurs semi-fluctuantes latérales à l'utérus, mais offrant comme particularité de disparaître avec le fluxus. Je crois pouvoir assurer le fait, parce que j'ai pu le constater tout récemment chez une jeune dame du Kentucky, qu'un de mes collègues avait cru affectée d'un prétendu phlegmon péri-utérin, parce qu'il n'avait pas tenu compte de l'intermittence et de la connexion à des hémorrhoïdes rectales héréditaires, que présentaient les tumeurs latérales à l'utérus qui, chez cette malade, n'existaient que pendant le stade d'acuité des pertes et cessaient d'être appréciables à la fin de la métrorrhagie. L'irrégularité de forme des tumeurs péritonitiques, les différents caractères qui leur sont propres, et en particulier leur consistance et les sillons de séparation qu'on trouve entre les indurations péri-utérines et la matrice, sont des signes différentiels suffisants. Le toucher permet ainsi d'assurer, comme l'a indiqué M. Nonat auquel revient l'honneur de ce diagnostic, que la tuméfaction est constituée par un engorgement proprement dit de l'utérus (métrite parenchymateuse chronique de certains auteurs), quoique cependant les engorgements se présentent comme les pelvi-péritonites latentes, surtout après des couches, soit pénibles, soit multipliées, ou vers l'époque de la ménopause. On ne peut arguer contre ce jugement ni de l'existence de la pesanteur pelvienne et de douleurs hypogastriques augmentant à la moindre fatigue et aux époques menstruelles, ni de l'existence de troubles de la menstruation, puisque ces divers symptômes peuvent exister dans l'une et dans l'autre de ces affections. On ne peut enfin invoquer contre ce diagnostic l'existence d'un catarrhe utérin, puisque cette dernière affection, qui retentit si souvent sur la séreuse pelvienne, existe si fréquemment dans les engorgements, qu'elle a été considérée comme la cause procréatrice d'une des variétés de la métrite parenchymateuse.

Malheureusement la tuméfaction n'offre pas toujours aussi nettement dessinés les caractères que je viens d'indiquer. Ils peuvent être obscurcis, soit parce que l'augmentation de volume du corps de l'utérus (il est entendu que nous ne parlons point de celles du col qui ne sont pas en cause dans ce diagnostic) est partielle, sinon dans le sens absolu du mot, du moins relativement aux autres parties de l'organe, qui ne sont pas aussi hypertrophiées que l'une d'elles, soit parce qu'on trouve une pelvi-péritonite conjointe à l'engorgement utérin, ce qui arrive assez fréquemment. Dans le premier cas, il est encore assez facile, en général, en étudiant avec soin les dispositions de la tuméfaction, de reconnaître que la bombure régulière que présente une des parois, plus souvent la paroi postérieure, et qui altère sa configuration (1), est inhérente à l'utérus et n'est pas le résultat d'adhérences péritonéales, et ainsi d'établir son diagnostic. Dans le second cas, l'étude de la tuméfaction, en tenant compte des changements sensibles que le repos et le traitement amènent dans l'une de ses parties, tandis que l'autre, qui fait suite au col utérin lui-même hypertrophié, ne se modifie pas ou très peu, et une minutieuse discussion des accidents depuis le début de la maladie, permettent de faire la part de la pelvi-péritonite et de l'engorgement utérin dans l'affection complexe que présentent les malades. Mais je dois dire que cette appréciation, difficile,

(1) Voyez obs. d'Aran, rapportée en note, t. II, p. 238 de ma clinique.

exige une assez grande habitude du toucher, et qu'il est nécessaire d'avoir assez souvent observé des cas de pelvi-péritonites simples et d'engorgements de l'utérus sans retentissement péritonéal, pour que le doigt discerne ce qui, dans les lésions, appartient à l'une ou à l'autre de ces affections. On est exposé, lorsqu'on n'a pas une habitude suffisante du toucher, à attribuer tous les accidents à l'une ou à l'autre d'elles et de négliger celle qui, suivant les différents cas, peut être la plus importante, ce qui est arrivé à Lisfranc et également à ceux qui l'ont combattu. Le discrédit dans lequel sont tombées ces diverses opinions, par suite du progrès apporté par les travaux des différents observateurs qui ont étudié les prétendus phlegmons péri-utérins, rend inutile que je m'arrête à la discussion des faits complexes qui ont servi de base à la description des engorgements utérins, dans lesquels Lisfranc comprenait non seulement toutes les variétés des augmentations de volume de l'utérus, mais aussi toutes les variétés des pelvi-péritonites, que nous sommes arrivés à pouvoir différencier.

§ 5. — Le toucher combiné à la palpation hypogastrique, qui fait reconnaître quelle est la position du fond de l'utérus, peut également permettre de distinguer assez facilement de la résistance anormale, à laquelle donne lieu une version ou une flexion de l'utérus, le plus grand nombre des indurations produites par l'inflammation chronique de la séreuse pelvienne, parce qu'en général on trouve entre elles des différences assez tranchées pour asseoir son jugement. Cependant, le diagnostic peut offrir, dans certains cas, de très grandes difficultés, si l'on veut, comme dans une observation rapportée par M. Gallard (1), s'en tenir aux signes physiques pour l'établir. Il en est ainsi lorsque la tuméfaction péritonitique est limitée à un des culs-de-sac du vagin, en particulier au cul-du-sac postérieur, et si étroitement adhérente qu'elle semble, par l'absence d'un sillon de séparation bien distinct, être la paroi utérine déviée ou rétrofléchie, et surtout lorsqu'il y a alors, ce qui n'est que trop fréquent, en même temps que la

(1) GALLARD. *Loc. cit.*, p. 27.

déviation une pelvi-péritonite, qui imprime à la tuméfaction les caractères de l'une et de l'autre de ces affections. Ce sont ces difficultés qui ont fait attribuer au déplacement de la matrice tous les accidents que Lisfranc considérait comme des symptômes de la tuméfaction morbide de cet organe, et qui ont amené une confusion nosologique, qui, pour être différente, ne valait pas mieux et même moins que celle du chirurgien de la Pitié. Il est résulté en effet de cette confusion qu'on a compris alors sous le nom de déviations utérines, sinon tous les faits, au moins le plus grand nombre de ceux auxquels Lisfranc appliquait la désignation vague d'engorgements, et qu'on a cru nécessaire d'appliquer à ces faits un traitement mécanique funeste, en rapport avec la dénomination qu'on leur imposait. Ces difficultés rendent par conséquent nécessaire que, dans les cas complexes, on fasse intervenir d'autres éléments de diagnostic que ceux qui sont fournis par le toucher. Il faut alors non seulement tenir compte des antécédents des malades, de la filiation des accidents qu'elles ont éprouvés, mais des troubles fonctionnels auxquels elles sont en proie, et qui n'appartiennent pas en propre à la déviation utérine, comme nous l'avons vu dans l'histoire des déplacements de la matrice. C'est dans celle-ci que se trouve l'exposition du diagnostic de ces cas complexes, qui exige que toutes les pièces du débat, que soulève la symptomatologie des déviations utérines encore en litige, aient été au préalable présentées et discutées.

§ 6. — Le diagnostic des pelvi-péritonites chroniques et des tumeurs fibreuses, malgré l'obscurité de l'histoire pathologique de ces dernières, est de même facile en général. Il est même si facile, dans le plus grand nombre des cas, qu'il peut sembler singulier à ceux qui n'ont pas observé de faits dans lesquels il n'en est pas ainsi, de voir autant insister sur ce diagnostic que l'a fait, et avec raison, M. Nonat (1), et que nous le ferons nous-même. La difficulté, dans les cas de cette espèce, résulte, d'une part, de la dureté considérable que les indurations péri-utérines peuvent acquérir par suite de la longue durée du travail inflammatoire,

(1) NONAT. *Loc. cit.*, p. 281.

et du peu de séparation de l'utérus des noyaux indurés lorsqu'ils sont directement appliqués aux parois utérines. Elle résulte, d'autre part, de la fréquence des ménorrhagies ou des pertes qui se multiplient démesurément dans les pelvi-péritonites chroniques, lorsque les malades sont devenues cachectiques, et dont l'existence est d'autant plus aisément une cause d'erreur de diagnostic que souvent ces malades sont d'un âge mûr.

On peut croire alors que les indurations péritonitiques, d'une consistance ligneuse, implantées sur l'utérus en apparence déformé, sont constituées par des tumeurs fibreuses dont elles ont, au toucher, tous les caractères, et rapporter à l'existence de ces pseudo-corps fibreux la pesanteur pelvienne très marquée, et les douleurs au contraire très modérées qu'accusent les malades, mais surtout les pertes qui sont le phénomène prédominant que présentent ces malades. J'avoue que cela m'est arrivé chez une femme qui, sous l'influence de son affection génitale, était incomplètement paralysée des membres inférieurs, de la vessie et du rectum, et chez laquelle, plus de deux mois après le début de sa paraplégie, a eu lieu une évacuation purulente par le rectum après laquelle la tumeur a presqu'entièrement disparu, et qui m'a forcé à reconnaître que ce n'était pas une tumeur fibreuse. On peut surtout, comme cela m'est arrivé chez une autre malade que mon collègue M. Gosselin, en quittant Lourcine, avait fait passer dans mon service à cause de l'intérêt qu'offrait la difficulté du diagnostic, croire, et à tort, que la pelvi-péritonite chronique, dont l'existence est incontestable, a été déterminée par un corps fibreux, dont une partie de l'induration, distincte par sa délimitation et par sa consistance particulière, semble offrir tous les caractères. Chez cette malade, une partie de la tuméfaction, du volume d'un œuf de pigeon, intimement adhérente à la partie supérieure de la paroi postérieure du col utérin, et proéminente dans le rectum, était nettement distincte, par un sillon de séparation et par sa dureté extrême, du reste de la tuméfaction, qui était très manifestement constitué par des produits inflammatoires. Aussi, les caractères physiques qu'offrait la partie indurée de la tuméfaction me firent-ils penser que c'était un corps fibreux, à l'existence duquel j'attribuais les accès de dysménorrhée excessivement douloureux, et suivis d'une perte d'une quinzaine de jours de durée, qui ramenaient chaque mois une recrudescence de l'inflammation péritonéale périphérique à l'induration rétro-utérine. Heureusement pour la malade, la marche de l'affection est venue démontrer que mon opinion était complètement fausse. Non seulement après quelques applications de sangsues, les recrudescences ont cessé, et la partie périphérique de la tuméfaction a graduellement disparu, mais sous l'influence d'un repos de cinq à six mois de durée, d'un régime tonique et de préparation de ciguë, le prétendu corps fibreux, après s'être segmenté, n'a plus laissé comme vestige de son existence que quelques brides qui persistaient encore il y a deux ans où j'ai eu l'occasion de revoir cette femme; elle était alors tout à fait bien portante. Ces erreurs de diagnostic, qui expliquent les guérisons de tumeurs fibreuses, voire même de cancers de l'utérus, que quelques médecins ont cru obtenir, ont eu pour cause, dans ces deux cas, je dois le reconnaître, l'importance trop considérable que j'avais accordée aux signes physiques. Cependant, ce n'est pas après une, mais après de nombreuses explorations minutieuses, surtout chez la malade que j'ai observée à Lourcine, que j'avais posé le diagnostic qui s'est trouvé inexact, parce que je n'avais pas tenu assez compte du début des accidents que les malades rapportaient, toutes les deux, à une couche datant de cinq à six mois chez l'une, et de deux ans chez l'autre, lors de leur entrée dans mon service.

Il résulte de ces deux faits que, dans les cas qui paraissent d'un diagnostic difficile à cause de la dureté considérable qu'offre la tumeur péri-utérine, de l'irrégularité de sa configuration, et des bosselures qu'elle présente, il ne faut pas baser uniquement son jugement sur le résultat des diverses explorations par le toucher vaginal et rectal, auxquelles on a dû soumettre plusieurs fois les malades, pour déterminer si la tumeur est inhérente ou seulement juxtaposée à l'utérus. Il faut discuter un à un chacun des symptômes rationnels, en particulier les caractères que présentent les douleurs, les recrudescences que celles-ci peuvent offrir, et reconnaître si ces recrudescences périodiques sont accompagnées ou suivies de changements dans la tuméfaction, qui s'observent presque uniquement dans les pelvi-péritonites. Il faut encore étudier les accidents propres ou conjoints à l'affection génitale, comme l'était la paraplégie chez une de nos malades et remonter à la cause qui les a fait naître, parce que cette filiation peut être un élément de diagnostic, dont, je l'avoue, je n'avais pas tenu un compte suffisant. J'insiste sur la nécessité de cette étude méticuleuse des malades, qui peut paraître exagérée, mais que je crois indispensable pour éviter des erreurs de diagnostic. Elles peuvent être soit de l'espèce que je viens d'indiquer, soit inverses, et consister alors à ne pas reconnaître que l'inflammation de la séreuse pelvienne a été suscitée par des tumeurs fibreuses qui deviennent parfois le point de départ d'une pelvi-péritonite, non seulement pendant les couches, mais à l'époque du retour de la menstruation, comme dans une observation que j'ai recueillie pendant mon internat (1), et qui peuvent même en susciter le développement sans qu'il y ait eu de cause déterminante.

Aussi, malgré toutes les investigations, peut-on être obligé, dans certains cas, de rester dans le doute, en particulier lorsque la malade, d'un âge mûr, était, antérieurement au début de son affection, en proie depuis un temps assez long à des troubles de la menstruation, notamment à des ménorrhagies, et lorsque le symptôme prédominant de la maladie consiste dans les pertes abondantes et multipliées. Il peut être alors impossible, pendant assez longtemps, de déterminer si un ou plusieurs des noyaux indurés, que leur consistance distingue des autres produits de l'inflammation de la séreuse pelvienne, ne sont pas des corps fibreux. On a alors à se demander si ce n'est pas à des produits organiques qu'on doit attribuer les ménorrhagies antécédentes à la pelvi-péritonite et le développement de celle-ci, ou si au contraire l'affection péritonéale n'a pas été seulement la conséquence du dérangement de la fonction cataméniale amené par l'âge, et si sa durée n'a pas déterminé une sorte de cartilagination des exu-

(1) Observation. — *Trois mois après le deuxième accouchement, rétention menstruelle suivie d'une tumeur iliaque droite. — Cinq ans après, métrorrhagies fréquentes. — Un mois après le cinquième accouchement, pelvi-péritonite dont les accidents s'amendent après un mois de durée. — Quelques jours après cet amendement, péritonite généralisée mortelle. — Tumeurs fibreuses de l'utérus. — Inflexion latérale. — Vésicules remplies d'une sérosité limpide dans la fosse iliaque droite. — Épanchement séro-purulent dans la cavité abdominale, franchement purulent dans la partie droite du bassin.*

dats de la séreuse. Dans ces circonstances, on ne peut arriver à formuler un jugement qu'en tenant compte des changements ultérieurs que présenteront les noyaux indurés, et qui différeront dans l'un et l'autre cas, mais on doit, jusque-là, tout en réservant le pronostic dans la crainte de l'existence de corps fibreux, remplir les indications thérapeutiques que nécessitent la pelvi-péritonite et surtout l'état cachectique dans lequel sont tombées les malades.

§ 7. — L'existence pour ainsi dire constante de cet état cachectique dans les dernières périodes de la pelvi-péritonite, et l'intime connexion des fonctions génitales et du système nerveux, rendent compte de la fréquence des troubles dynamiques dans ces circonstances, et de la solidarité qui s'établit entre les accidents nerveux et les accidents inflammatoires, dont les organes génitaux sont le siège lors des recrudescences. Aussi avons-nous dû, non seulement décrire la symptomatologie de ces deux ordres de phénomènes, mais aussi indiquer assez longuement les caractères distinctifs de ces accidents qui, quoique de nature différente, sont intimement liés les uns aux autres. Il résulte de là que nous n'avons pas à tracer le diagnostic des accidents nerveux, qui se trouvent conjoints dans les pelvi-péritonites chroniques aux accidents inflammatoires. Nous devons même, pour éviter une répétition, nous dispenser de retracer ici le diagnostic de l'hystéralgie, que nous avons dû esquisser avec assez de soin dans la symptomatologie pour rendre compréhensible la description des troubles dynamiques, qui, dans les orchites féminines chroniques, constituent des symptômes accessoires, mais de la plus haute importance. Nous n'avons qu'à rappeler que le diagnostic différentiel de cette sorte de tic douloureux des organes génitaux est basé sur les caractères particuliers des crises douloureuses, sur la forme toute spéciale de la réaction générale, qui est différente alors même que, par suite de l'intensité des souffrances, de l'insomnie et de l'inappétence qui en sont le résultat, les malades offrent une altération profonde du facies et une émaciation rapide, enfin sur la coïncidence d'autres troubles fonctionnels, qui permettent de rattacher l'hystéralgie soit à l'hystérie, soit à la chlorose, soit à l'anémie. Mais nous devons dire que ces caractères différentiels n'ont de véritable valeur que lorsqu'on a constaté l'absence complète d'induration péri-utérine, ou du moins l'absence, lorsqu'il y a une induration ancienne, de caractères qui puissent autoriser de rapporter à cette cicatrice les accidents auxquels les malades sont en proie. Je n'ai pas à insister sur ce dernier point, malgré son importance pratique, parce que j'ai dû signaler dans différents paragraphes le peu de fondements de la signification thérapeutique exagérée qu'on a attribuée aux indurations cicatricielles, qui persistent pendant un temps plus ou moins long après les pelvi-péritonites, qui sont le fait de la persistance à l'état chronique de l'affection génitale qui a suscité l'inflammation de la séreuse et parce que j'aurai à revenir sur ce sujet dans le traitement que j'ai à exposer le plus succinctement qu'il me sera possible.

Traitement.

La multiplicité des variétés que peut offrir la pelvi-péritonite fait comprendre, sans qu'il soit nécessaire de le discuter, qu'on ne peut avoir non seulement un seul et même traitement toujours identiquement formulé pour tous les prétendus phlegmons, ni même deux formules de traitement, l'une pour la forme aiguë, l'autre pour la forme chronique, qu'on appliquerait indistinctement à toutes les malades de chacune de ces deux catégories, surtout à celles de la dernière. La pelvi-péritonite, par cela même qu'elle est dans tous les cas une affection symptomatique, mais de maladies qui peuvent être très différentes, présente des indications thérapeutiques très diverses. Elles sont différentes, suivant la forme aiguë ou chronique que revêt la pelvi-péritonite, suivant qu'elle est purulente ou séro-adhésive, mais surtout suivant la maladie dont elle procède et suivant l'état constitutionnel des malades auquel on doit, chez les femmes qui prennent soin de leur santé, bien plus souvent attribuer la persistance des accidents, plutôt qu'au défaut d'une médication antiphlogistique suffisamment active, comme on l'a prétendu. Ces quelques mots font concevoir qu'il me sera impossible de signaler toutes les circonstances particulières qui doivent inspirer le praticien, à l'appréciation duquel reste nécessairement soumise la médication que réclame chaque cas particulier, et que j'ai dû me borner à présenter les indications sommaires de chacune des variétés principales de la pelvi-péritonite que j'ai signalées et que j'aurai à repasser successivement en revue.

§ 1. — J'exposerai très brièvement les indications thérapeutiques qu'on a à remplir dans les pelvi-péritonites qui sont assez aiguës pour avoir une symptomatologie presque en tout semblable à celle qu'on observe dans l'inflammation de la séreuse abdominale proprement dite. Ces pelvi-péritonites suraiguës nécessitent un traitement analogue à celui de la péritonite classique et à celui de la première période des hématocèles, que j'ai décrit assez longuement (1) pour n'avoir pas à entrer ici dans les détails. Dans ces circonstances, la vie des malades est gravement compromise dès les premiers jours, et cette considération doit dominer toute leur thérapeutique. Aussi faut-il, aussitôt le début de ces accidents graves, agir sans hésiter un instant, et, dans la crainte de voir ces inflammations séro-purulentes entraîner une mort rapide soit par sa propre intensité, soit par sa propagation à la séreuse abdominale, ne pas rester en deçà du nécessaire. Mais je dois dire cependant qu'il est dangereux d'outre-passer trop le nombre des sangsues qu'on doit prescrire, qu'on peut, à la suite de témérités de cette espèce, dont il serait inconvenant que je cite des exemples, voir les malades succomber en même temps ou peu après qu'on a fait disparaître de vive force les douleurs de la péritonite, surtout si elle est puerpérale. Les sangsues, dans ces cas suraigus, ne peuvent être placées sur le col utérin, à cause des douleurs qu'entraîneraient les dérangements nécessaires pour l'application du spéculum et la présence prolongée de cet instrument dans le vagin; elles doivent être soit également réparties sur chacune des fosses iliaques, soit inégalement et alors en plus grand nombre sur celle qui est la plus douloureuse. Malgré le léger amendement obtenu par l'ap-

(1) Voyez t. I, p. 335 de ma clinique.

plication de vingt-cinq ou de trente sangsues auxquelles on a fait succéder des compresses humides, ou des cataplasmes chauds s'ils peuvent être supportés, il faut le plus souvent, dans les cas graves, revenir à une application de sangsues semblable, lorsque toutefois les forces de la malade le permettent et lorsqu'il ne s'agit pas de faits puerpéraux qui exigent une plus grande réserve. J'engage d'avoir recours à cette seconde application de vingt-cinq sangsues, huit ou dix heures après la première, afin d'obtenir de ces émissions sanguines une action perturbatrice plus marquée, sans néanmoins déterminer une perte de sang plus abondante que si on la remettait au lendemain. Il est rare qu'on puisse ou qu'on doive recourir, le jour suivant, à une troisième application de sangsues, mais alors, si on n'a pas obtenu d'amendement ou un amendement suffisant, il faut couvrir tout l'abdomen d'un immense vésicatoire camphré sans se préoccuper des morsures de sangsues.

Je conseille, en même temps qu'on prescrit la première application de sangsues, d'administrer d'heure en heure à la malade une pilule de 0,01 d'extrait d'opium jusqu'à narcotisme et d'en éloigner ensuite l'administration, mais en ayant soin de laisser persister une légère somnolence. Je prescris cette médication, non seulement pour suspendre ou empêcher les vomissements, qui sont si pénibles par les secousses qu'ils déterminent, mais à cause de l'action favorable, toute spéciale, que l'opium semble avoir dans les affections péritonéales. Le seul inconvénient de ce narcotisme, c'est de rendre beaucoup plus difficile l'appréciation de l'état réel de la malade et de pouvoir faire croire, parce qu'elle exprime moins ses souffrances et parce qu'elle a une autre expression du facies, à un mieux qui n'existe pas, et de faire, comme conséquence, négliger l'apposition du vésicatoire. On trouve l'indication de cette énergique révulsion et on doit y avoir recours lorsqu'il existe une sensibilité très vive qui, malgré le narcotisme, se manifeste à la moindre pression de la partie inférieure de l'abdomen. Je n'ai pas signalé comme inconvénient de cette médication opiacée la suppression plus ou moins complète des évacuations alvines, parce que, au lieu de croire cette action nuisible, je la considère au contraire comme avantageuse, non seulement lorsque la pelvi-péritonite s'accompagne de diarrhée, mais même lorsqu'il existe de la constipation que je respecte comme un épiphénomène utile dans les premiers jours de l'inflammation du péritoine. Ces derniers mots emportent que je rejette complètement, dans la période initiale de ces pelvi-péritonites suraiguës, l'emploi des purgatifs, des purgatifs quelconques, du calomel comme de tout autre. Elles ont, comme indication primordiale, non seulement le repos absolu des malades, mais aussi le repos le plus complet possible du tube digestif qui doit faire proscrire les purgatifs. Je conseille seulement, lorsque la constipation donne lieu par sa durée à des accidents qui indiquent une rétention des matières fécales, d'y obvier à l'aide de lavements méthodiquement administrés, en adaptant à la canule d'un irrigateur assez puissant une sonde œsophagienne, qu'on introduit doucement et le plus haut possible pour tâcher d'injecter l'eau tiède dans la partie de l'intestin qui ne plonge pas dans le bassin. Il va sans dire qu'on doit, dans cette période initiale, défendre à la malade toute alimentation, qu'on doit même la priver de boisson en tâchant de tromper la soif le mieux qu'il est possible, et que cette diète absolue doit être maintenue tant que les accidents conservent leur désespérante intensité.

Lorsque, malgré la persistance des accidents, qui souvent même ont été augmentant, les malades n'ont pas succombé dans les deux ou trois premiers jours, une question excessivement grave surgit, si on vient alors à percevoir soit dans le vagin, comme l'observation III (1), soit à la région hypogastrique, une sensation manifeste de fluctuation. On a alors à se demander s'il ne serait pas utile, dans cette période d'acuité extrême, d'imiter la conduite qu'on suit dans certains épanchements thoraciques d'une acuité analogue, et s'il n'y aurait pas avantage pour les malades à donner immédiatement issue par une ponction méthodique à la sérosité qui remplit le bassin, pour éviter, par cette sorte de thoracentèse, de voir l'inflammation de la séreuse pelvienne se généraliser au péritoine abdominal, comme dans une des observations que je viens de rappeler. Cependant je dois dire que, bien que rien ne

(1) Voyez obs. III, p. 34.

semble condamner cette tentative, toute hasardeuse qu'elle soit, mais à laquelle personne, je crois, n'a eu recours (1), je ne conseillerai pas cet acte opératoire à cette période tant qu'on n'aura pas produit des observations qui établissent son opportunité. Je crois qu'il est plus prudent d'attendre pour agir la manifestation de signes indiquant d'une manière certaine la formation du pus, qui peut n'avoir pas lieu dans un certain nombre de ces cas.

§ 2. — Lorsque la suppuration s'est produite, c'est-à-dire lorsqu'on a vu succéder aux accidents d'une pelvi-péritonite suraiguë les symptômes de la fièvre hectique, il est généralement admis qu'il faut, dans cette seconde période de la forme grave dont nous venons de nous occuper, donner issue artificiellement à la suppuration. L'existence des malades est alors si gravement compromise qu'on est autorisé à employer un moyen même dangereux pour conjurer une mort imminente si on n'intervient pas; et cette opinion me paraît confirmée par les résultats que m'a donnés l'expectation dans ces circonstances. J'ai observé trois cas de ce genre : dans l'un, la mort a été le résultat de la généralisation de la péritonite; dans l'autre, la mort, un instant suspendue par l'ouverture spontanée de la collection purulente dans le rectum, mais défectueusement placée, a été le fait d'une diarrhée colliquative; dans le troisième, qui était également puerpéral, la guérison a succédé à l'évacuation naturelle du pus par l'intestin, qui ne s'était pas fait attendre aussi longtemps que dans le cas précédent.

Mais l'opportunité d'une intervention chirurgicale est loin d'être aussi complètement acceptée dans les pelvi-péritonites purulentes dont la marche est moins aiguë, souvent insidieuse, qui ainsi menacent moins rapidement l'existence, et en général permettent à l'évacuation spontanée de la suppuration de se produire soit par le rectum, soit par le vagin, soit par la vessie, et ainsi d'amener

(1) Les deux observations communiquées à l'Institut par M. Demarquay (séance du 5 août 1861), dont l'une est terminée par la guérison, l'autre par la mort, n'appartiennent pas à l'ordre de faits en question. La ponction dans l'un et l'autre cas a été faite assez longtemps après le début de la métro-péritonite et non pendant sa période d'acuité.

la guérison après un temps plus ou moins long. J'ai observé six cas de ces pelvi-péritonites purulentes, à marche assez lente, que j'ai laissées s'ouvrir spontanément ; ils ont été suivis des résultats suivants : dans quatre cas, il n'y a pas eu d'accidents ; la guérison a été rapide dans deux cas, assez lente dans le troisième, très lente dans le quatrième ; dans le cinquième, il y a eu des accidents tellement graves, que la vie de la malade était en danger, lorsque la collection purulente s'est enfin vidée spontanément dans le rectum. La sixième malade a succombé dans mon service plus de deux mois après l'ouverture du kyste péritonéal dans la vessie, épuisée par la fièvre hectique, bien que l'ouverture de ce prétendu anté-phlegmon, défectueusement placée parce qu'elle occupait le sommet de l'abcès et de la vessie, n'eût point déterminé de cystite. De ce que j'ai observé, je conclus que, dans cette forme des pelvi-péritonites, on ne doit pas abandonner dans tous les cas l'évacuation du pus aux seules forces de la nature, qu'on doit seulement ne pas se presser, attendre que les signes d'une collection purulente soient bien manifestes pour intervenir, mais le faire alors pour que la vie ne se trouve pas compromise par une plus longue expectation. Les procédés opératoires usités pour donner issue à la suppuration soit par le vagin, ce qui est préférable lorsque c'est possible, soit par le rectum, soit en faisant pénétrer un trocart courbe par une des fosses iliaques pour en faire sortir la pointe par le vagin, sont du reste assez simples pour que je ne croie pas nécessaire de les décrire. Je dirai seulement qu'après cette ponction il faut s'abstenir d'injections dans le kyste purulent, conseillées par Récamier, parce qu'elles peuvent entraîner la mort, comme dans l'observation rapportée par Bourdon (1), et qui est empruntée à la pratique de ce médecin lui-même.

La possibilité du développement d'une péritonite généralisée à la suite d'une simple injection d'eau tiède, faite le plus méthodiquement possible, comme dans l'observation précédente, doit faire

(1) Obs. de M. H. Bourdon, *loc. cit.*, p. 42.
Accouchement. — Phlegmon du ligament large gauche. — Incision. — Injections d'eau tiède dans le foyer. — Pendant une de celles-ci, alors qu'une cuillerée de liquide à peine avait été injectée, douleurs abdominales vives. — Dans la journée, manifestation de tous les symptômes d'une péritonite généralisée qui, après une durée assez longue, détermine la mort. — Autopsie. — Perforation du kyste purulent.

rejeter, à plus forte raison, les injections iodées, et cela non seulement dans les pelvi-péritonites purulentes, mais dans les pelvi-péritonites séreuses pour lesquelles elles ont été proposées par M. Demarquay (1). Il me paraît plus prudent, après la ponction, de faire continuer le repos absolu, l'usage des cataplasmes et des lavements émollients, en ayant soin de surveiller attentivement les malades pour remplir les indications thérapeutiques qui peuvent surgir et que je n'ai pas à énumérer, parce qu'elles n'offrent rien de particulier. Je n'ai qu'à rappeler qu'il ne faut pas laisser les femmes atteintes de pelvi-péritonite à une diète prolongée, qu'on doit leur permettre quelques aliments aussitôt qu'on voit s'amender les premiers accidents, et qu'il faut bientôt après leur donner quelques toniques, comme je l'ai exposé avec assez de détails, en faisant l'histoire des pelvi-péritonites hémorrhagiques. Je n'ai, de même, qu'à signaler qu'il faut, lorsqu'on a eu le bonheur de voir les malades survivre non seulement aux accidents suraigus de la péritonite, mais à ceux qu'entraîne l'existence d'un abcès péritonéal, faire comme dans les hématocèles, déterminer le plus exactement possible l'époque de la menstruation prochaine pour être prêt, à cette date, à intervenir aussitôt qu'une recrudescence des douleurs pelviennes semble indiquer l'imminence d'un retour d'acuité du travail inflammatoire. Mais il est inutile que j'entre dans des détails à ce sujet et également que j'expose les indications thérapeutiques qu'on aura à remplir lorsque, après la cessation de la sécrétion purulente du kyste, la pelvi-péritonite prendra une forme chronique qui, comme je l'ai dit précédemment, est bien plus commune dans les inflammations séro-adhésives de la séreuse pelvienne dont j'ai à m'occuper.

§ 3. — Dans cette forme de l'inflammation du péritoine pelvien, les accidents du début offrent rarement une assez grande intensité pour avoir une symptomatologie complètement semblable à celle de la péritonite classique; aussi ne trouve-t-on presque jamais dans celle-ci l'indication d'une médication antiphlogistique aussi énergique que celle que j'ai conseillée dans le premier paragra-

(1) Communication à l'Institut, séance du 5 août 1861.

phe. On la trouve d'autant moins souvent, que, dans cette forme, les accidents initiaux s'amendent presque toujours d'une manière assez marquée après une application de vingt-cinq à trente sangsues pour contre-indiquer d'avoir recours presque immédiatement à une seconde application semblable. Malheureusement, après ce premier amendement, les douleurs persistent encore assez vives, dans le plus grand nombre des cas, pour rendre nécessaire au bout de quelques jours une nouvelle application de sangsues, mais moins nombreuses, qui sera faite soit sur l'une ou l'autre des fosses iliaques, soit plutôt sur le col utérin, si l'état de la malade le permet; je conseille même d'avoir recours à celle-ci dès la période initiale si la pelvi-péritonite est d'une intensité modérée. Je ne tiens pas compte, pour formuler cette opinion, des objections théoriques qui ont été faites à l'application des sangsues sur le col, et que j'ai pu croire fondées avant d'y avoir eu recours un très grand nombre de fois; mais il est ressorti pour moi de ce que j'ai observé que c'est, des différents modes d'émissions sanguines, celui qui est le plus avantageux dans les pelvi-péritonites. Il faut toutefois, pour qu'il en soit ainsi, que le doigt en explorant doucement le vagin, sans imprimer de mouvements à l'utérus, ne suscite pas de sensibilité morbide qui, tant qu'elle existe, contre-indique l'introduction d'un spéculum. Ce mode d'application des sangsues a l'avantage sur leur apposition au niveau des fosses iliaques que les sangsues prennent sur le point le plus rapproché possible du siège du mal, dégorgent directement le système veineux génital, et qu'on obtient ainsi de quatre sangsues l'action que n'aurait pas un nombre triple placé sur le bas-ventre. On ne peut surtout établir aucune comparaison entre cette application de sangsues et des scarifications du col utérin qui auraient comme elle une action directe sur la circulation utéro-tubaire. Les scarifications du col doivent être complètement et absolument rejetées dans ces circonstances, parce qu'elles ne donnent lieu qu'à un écoulement sanguin insignifiant et parce qu'elles peuvent, très exceptionnellement sans doute, mais peuvent être suivies d'accidents funestes, comme l'a indiqué Aran (1).

(1) Obs. d'Aran, *loc. cit.*, p. 647. — *Pelvi-péritonite chronique. — Scarifications du col utérin. — Péritonite d'abord partielle, puis généralisée. — Mort.*

Le seul danger, au contraire, de l'application de sangsues sur le col, lorsque, bien entendu, une émission sanguine est indiquée, consiste dans la possibilité de voir, mais très rarement, une des sangsues s'introduire dans la cavité cervico-utérine et susciter par sa présence des accidents inquiétants, et qui, alors même qu'ils sont de courte durée par la sortie de l'annelide, rendent la médication plus nuisible qu'utile. Je dois avouer d'abord que je n'ai jamais observé personnellement, dans les très nombreuses applications de sangsues sur le col que j'ai prescrites, cette introduction d'une sangsue dans la cavité cervico-utérine dont la possibilité a été indiquée par M. Bennet (1). Cependant je l'admets parce que mon collaborateur et ami M. Goupil possède l'observation d'un de ces faits qui s'est produit à l'hôpital Beaujon, dans le service de M. Barth, qu'il remplaçait, et au bas de laquelle le témoin oculaire, M. Devouge, alors interne, aujourd'hui médecin à Corbeil, a apposé sa signature, parce que M. Besnier lui a certifié avoir eu en ville un accident semblable, et parce qu'enfin M. Siredey m'a autorisé à dire que le même fait lui était arrivé dans sa pratique privée et l'avait excessivement embarrassé. Chez ces deux dernières malades, la sangsue, qu'on avait en vain et très soigneusement recherchée, est sortie spontanément du vagin quelques instants après que les malades ont été mises dans un bain chaud, mais après avoir donné lieu, dans le fait de M. Siredey, à des douleurs hystéralgiformes violentes et assez prolongées. Mais la véracité de ces faits, qui ont été vus par des observateurs dont le témoignage ne permet pas le doute, ne me semble pas devoir empêcher, par crainte d'un danger complètement exceptionnel, d'appliquer les sangsues sur le col qui est, suivant moi, le lieu d'élection dans les affections génitales. Je conseille donc, à moins de contre-indications, d'avoir recours, comme je l'ai dit tout à l'heure, à une de ces émissions sanguines vaginales pour combattre les douleurs assez intenses qui persistent après le premier amendement dans les pelvi-péritonites moyennement aiguës, et d'appliquer d'emblée les sangsues sur le col utérin, lorsque l'orchite féminine n'offre qu'une faible intensité. Les contre-indi-

(1) H. BENNET. Traduction française d'Aran, p. 307.

cations, dans l'un et dans l'autre de ces cas, résultent de l'état général des malades, ou de conditions particulières telles que l'état puerpéral ou l'existence de certaines ulcérations sur le col utérin, par exemple d'un chancre, comme nous en avons rapporté des observations.

Je n'ai pas besoin de dire que, dans ce dernier cas, il est plus indiqué encore que dans les autres d'avoir recours, comme adjuvant des émissions sanguines, à des onctions mercurielles sur le ventre, mais il ne faut pas cependant les pousser au delà de l'imminence de la salivation pour pouvoir continuer le traitement mercuriel, qui est indiqué par les accidents syphilitiques que présentent les malades. Il est également inutile que je signale qu'il faut, lorsque la pelvi-péritonite est due à une blennorrhagie, continuer l'usage des thérébenthinés, qui n'ont pas seulement une action topique sur le canal de l'urèthre, mais modifient les sécrétions et celles de l'utérus comme de toute autre muqueuse. J'ai répété tant de fois que le fait capital de l'histoire des pelvi-péritonites, c'est qu'elles sont des affections symptomatiques, que je n'ai pas à énumérer les indications particulières qui peuvent être fournies par la diathèse dont l'inflammation de la séreuse est une manifestation éloignée. On peut trouver à remplir quelques-unes de ces indications dans la période d'acuité, comme nous venons de le signaler, mais elles ont surtout une importance considérable lorsque la pelvi-péritonite tend à revêtir ou a pris une forme chronique. Dans les premières périodes, la considération la plus importante, qui ressort de ces maladies diathésiques et de l'état cachectique qu'elles ont imprimé à la constitution des malades, c'est qu'il ne faut pas trop multiplier les émissions sanguines, et surtout qu'il ne faut pas, dans ces cas, laisser les malades à une diète trop sévère, en particulier les malades des services vénériens (1), auxquelles il est presque toujours utile de donner du vin au lieu de les en priver. Aussi doit-on, à moins d'indications formelles, se borner, dans les pelvi-péritonites

(1) Cette remarque s'applique aux malades de l'hôpital de Lourcine dans lequel ne sont pas admises les filles publiques, ou seulement à titre exceptionnel, mais je ne puis assurer qu'elle est juste pour les malades de l'hôpital Saint-Lazare, réservé aux prostituées.

moyennement intenses, à prescrire au début une ou deux émissions sanguines locales, et ensuite avoir recours, quelquefois même d'emblée, à des vésicatoires volants qu'on fera appliquer successivement sur les fosses iliaques jusqu'à l'époque du retour de la menstruation.

La nécessité de surveiller l'état des malades à l'époque du retour de la menstruation est peut-être plus grande dans les pelvi-péritonites qui sont restées séro-adhésives, que dans celles qui ont déterminé une collection purulente, parce que c'est surtout dans les premières que se manifeste la tendance à reprendre une certaine acuité à chaque époque menstruelle. Dans cette forme, à laquelle M. Gosselin a donné la dénomination assez pittoresque de phlegmon subaigu à redoublements, dont je ne critique que le mot de phlegmon, l'indication est formelle. Il faut, lorsque le travail menstruel donne lieu à des douleurs assez vives et à un état de malaise, tout différent des prodromes habituels de la menstruation, soit la veille du jour où les règles devraient paraître, soit le jour si l'écoulement ne se produit pas, combattre la recrudescence commençante de l'inflammation de la séreuse pelvienne. Dans ces circonstances, surtout si la tuméfaction péri-utérine offre au toucher une légère augmentation de volume, si elle est devenue plus sensible, plus chaude, plus tendue, animée de battements plus marqués, il faut avoir recours à une application de sangsues sur le col utérin, pour tâcher de modérer l'appel fluxionnaire et déterminer l'écoulement cataménial. Après cette émission sanguine suivie de l'administration d'un grand bain donné près du lit de la malade, on voit presque toujours survenir un amendement marqué, surtout si les règles se produisent régulièrement ou avec une abondance un peu plus grande, qu'on doit du reste solliciter par des moyens simples. Aussi, à moins que les règles ne se produisent pas ou se produisent incomplètement, est-il rare qu'on soit obligé, les jours suivants, c'est-à-dire à l'époque normale de la fin de la menstruation, d'avoir recours à une application de sangsues; il est en général préférable, si les douleurs sont assez vives pour devoir être combattues, de substituer des vésicatoires volants à une émission sanguine. Mais je ne saurais trop le répéter, il ne faut pas exagérer la médication, il ne faut pas, dans la meilleure intention du monde, fatiguer les malades par une succession de moyens, excellents lorsqu'ils sont indiqués, mais nuisibles lorsqu'ils sont intempestifs, et ils me paraissent intempestifs lorsqu'ils ont pour but de faire cesser toute douleur avant un temps qui est toujours assez long dans les affections des séreuses. Le repos absolu, des cataplasmes laudanisés, un bain tous les trois ou quatre jours, enfin l'administration chaque jour de 0,40 à 0,50 de poudre de graines de ciguë, mais surtout un régime bien choisi, forment la base de la médication de la seconde période des pelvi-péritonites d'intensité moyenne, dont le plus grand nombre se terminent par la guérison après l'écoulement régulier de la menstruation à dater du début de l'inflammation de la séreuse pelvienne.

On trouvera peut-être que j'exagère la longueur du repos au lit dans lequel, j'en conviens, guérissent beaucoup de malades, comme on peut s'en assurer en interrogeant les femmes sur les suites de tous leurs accouchements, et chez un certain nombre desquels les accidents qu'elles ont éprouvés ont fini par disparaître sans aucune médication, souvent même sans prendre aucun soin de leur santé. Je reconnais, de plus, qu'un certain nombre de malades que je compte comme guéries parce qu'au moment de quitter mon service elles ne souffraient plus en restant levées toute la journée, et parce que je ne constatais plus que l'existence de brides dans les points qui offraient primitivement au toucher une tuméfaction inflammatoire, ont pu devenir malades sans que je le sache, et entrer dans d'autres services après un amendement plus ou moins prolongé comme l'a indiqué M. Siredey (1), et que, par conséquent, mon appréciation n'est pas rigoureusement exacte. J'expose seulement ce qui m'a semblé le plus utile aux malades, et cela avec le désir bien sincère qu'on puisse leur donner des soins plus avantageux que ceux que j'ai cru consciencieusement devoir leur prescrire. Il m'a semblé que ce qui était le plus utile, c'était : des émissions sanguines, de l'opium et des applications émollientes au début; ensuite, des vésicatoires volants, de régulariser la fonction mens-

(1) Siredey. Thèse, 1860, p. 9.

truelle ; mais surtout de donner aux malades une alimentation convenable et de leur faire, pendant tout ce temps, garder le repos absolu. A cette médication classique de la période aiguë de l'inflammation de la séreuse pelvienne elle-même viennent s'adjoindre les indications propres à chaque cas particulier, qui sont fournies par la nature de l'affection qui est venue retentir sur le péritoine et par l'état constitutionnel des malades. Dans cette médication il n'y a rien qui me soit propre ; j'ai seulement insisté sur l'utilité du repos absolu au lit, qui me paraît avoir ici la plus grande importance, comme dans l'orchite chez l'homme, et sur la nécessité de nourrir les malades, pour qu'elles ne deviennent pas anémiques par le fait de leur maladie et du traitement antiphlogistique, mais aussi par la réclusion qu'elle impose. La nécessité du repos des organes malades, abstraction faite, comme je l'ai dit, de la continence absolue qu'on ne doit pas trop prolonger, me semble d'une telle nécessité que je crois, sinon indispensable, au moins prudent, pour éviter les mouvements qui sont imprimés aux organes génitaux par la marche et par tous les efforts, de faire porter aux femmes qui viennent d'être affectées d'une pelvi-péritonite, et assez longtemps après leur guérison, une ceinture hypogastrique, sorte de corset du bas-ventre, bien faite.

Ce corset doit être fait en coutil assez fort, moitié fil, moitié coton, avoir à sa partie moyenne deux baleines pour prendre la courbure du bas-ventre, des baleines sur les côtés de la plaque médiane pour comprimer les fosses iliaques, avoir latéralement des élastiques en laiton comme ceux des plus fortes jarretières, pour faciliter les mouvements, enfin des sous-cuisses formés par des tubes en caoutchouc contenant dans leur intérieur un ruban de fil, et il doit se serrer par des boucles sans ardillons cousues sur une partie coussinée. Je lui donne la préférence, parce qu'il maintient mieux qu'une simple ceinture, parce qu'il est moins pénible à porter, à cette période de la maladie, qu'un bandage à pelote hypogastrique, et enfin parce que c'est un corset et non un appareil chirurgical dont l'idée seule effraye les malades ou leur répugne au point qu'elles se refusent à porter tout appareil contentif fait par un bandagiste, tandis qu'elles acceptent celui d'une couturière.

Je conseille, dans ces circonstances, l'emploi de ce moyen contentif par les mêmes raisons qui font recommander chez l'homme l'usage d'un suspensoir assez longtemps après les orchites. Il doit, comme celui-ci, être porté d'une manière continue tant que les fatigues font reparaître des douleurs pelviennes, ce qui nécessite seulement de revêtir la ceinture hypogastrique d'une sorte de chemise en flanelle susceptible d'être changée à volonté. J'insiste sur l'utilité d'immobiliser autant que possible, et longtemps, les organes génitaux, au moyen d'un appareil quelconque, mais qui remplisse bien le but qu'on se propose, ce qui est assez difficile, pour tâcher de mettre par cette précaution les malades à l'abri du retour réitéré d'une légère acuité du travail inflammatoire pour la moindre cause, et tâcher d'éviter ainsi le passage à l'état chronique d'une affection qui pourrait, si les malades sont d'une mauvaise constitution, persister ensuite sous cette forme d'une manière désespérante.

§ 4. — Je n'ai pas besoin de dire que je rejette complètement comme traitement des pelvi-péritonites chroniques, soit d'emblée, soit secondairement, de soumettre les malades, même celles qui sont chloro-anémiques (1), à des saignées, pompeusement décorées du nom de dérivatives ou de révulsives, et de les astreindre en même temps à une diète rigoureuse (2). Je crois au contraire, comme je l'ai signalé tant de fois dans ce travail, qu'il faut à cette période non seulement nourrir les malades, mais leur donner une alimentation réparatrice, et qu'il faut surtout à cette période être très réservé dans l'emploi des émissions sanguines, notamment chez les femmes dont la mauvaise constitution peut être accusée bien plus légitimement d'être la cause de la persistance de leur affection que les imprudences qu'elles ont commises. On ne doit pas cependant inférer de là que je proscrive, même chez celles-ci, toute émission sanguine, locale s'entend ; je veux dire seulement qu'il faut peser toutes les circonstances qui peuvent les indiquer ou sembler les indiquer,

(1) Nonat. *Loc. cit.*, p. 298 et suiv.
(2) Id. *Loc. cit.*, p. 308.

pour ne pas en faire d'intempestives, sur les instances mêmes de certaines malades qui en réclament à cause du soulagement, mais de très courte durée, dont elles sont suivies. On trouve l'indication d'appliquer des sangsues sur le col lorsque la recrudescence a donné lieu à des douleurs assez vives, ayant les caractères bien tranchés des douleurs inflammatoires, lorsque la tuméfaction péri-utérine est le siège d'une fluxion active et lorsque les règles ne viennent pas ou se sont produites incomplètement, en somme, lorsqu'il y a un ensemble symptomatique qui rappelle celui de la phase d'acuité, et utilité en même temps de provoquer l'écoulement des règles. Si l'indication d'une émission sanguine, qui procure, lorsqu'elle est opportune, un amendement que toute autre médication ne peut réaliser, n'est pas formelle, on a recours à des révulsifs pour combattre les accidents qui sont amenés par la recrudescence. L'emploi de vésicatoires volants, sur lesquels on dépose ensuite de l'hydrochlorate de morphine, est surtout indiqué lorsque les douleurs présentent des caractères qui rappellent ceux des névralgies, et lorsque les malades sont tombées dans un état anémique par la multiplicité et l'abondance des pertes qu'il est d'ailleurs nécessaire à cette période de suspendre dans le plus bref délai.

La première indication qui se présente dans ces pertes symptomatiques, c'est de faire garder le repos absolu au lit, qui, suivant moi, constitue la partie la plus essentielle du traitement des pelvi-péritonites, non seulement aiguës, mais chroniques, mais ce qui est aussi ce qu'on peut obtenir le plus difficilement des malades. Au repos absolu, auquel j'astreins, le plus que je le puis, les malades tant qu'elles souffrent de la marche, il faut, lorsqu'elles sont en proie à une perte ou que les règles ont une abondance exagérée, non seulement dans le sens rigoureux du mot, mais exagérée par rapport à ce qui avait lieu dans l'état de santé, joindre l'usage des antihémorrhagiques : du suc de citron, de la ratanhia, de la grande consoude, etc., que je n'ai pas à énumérer, mais dont j'excepte formellement, dans ces circonstances, le seigle ergoté. Si ces moyens ne suffisent pas, on réussit souvent à arrêter la perte en faisant poser sur la fosse iliaque un vésicatoire qui, au lieu d'augmenter l'écoulement sanguin, comme on l'a enseigné, le fait parfois cesser dans la journée même de son application. Je n'ai pas besoin de dire que, dans ces circonstances, il faut attendre quelques jours avant de faire prendre un bain aux malades, quoique cependant, dans ces périodes chroniques, on doive en prescrire très fréquemment deux ou trois par semaine, mais de préférence des bains médicamenteux.

Il m'a semblé indiqué, chez les malades chez lesquelles prédominent les accidents nerveux, d'avoir recours à de l'hydrothérapie, et en particulier avantageux de les faire envelopper chaque matin dans un drap mouillé, et ensuite dans une couverture de laine, pour déterminer une abondante sudation. Je conseille au contraire des bains alcalins, en même temps que l'usage de l'eau de Vichy aux repas, à celles dont les fonctions digestives se font difficilement, et des bains sulfureux, et souvent l'usage à l'intérieur des eaux sulfureuses, aux malades qui, à une époque de leur vie, ont présenté des affections qu'on peut rattacher à la scrofule. Enfin, je conseille de faire prendre des bains arsenicaux à celles qui ont présenté des douleurs rhumatismales, et surtout à celles qui, sous l'influence, soit de l'arthritis, soit de la scrofule, sont sujettes à des affections cutanées ; j'adjoins chez quelques-unes de celles-ci l'administration à l'intérieur de la solution de Fowler dont j'ai parfois retiré le plus grand avantage, notamment chez une dame qui offrait, concurremment à sa pelvi-péritonite, un eczéma chronique des organes génitaux. Mais je ne puis ainsi poursuivre l'énumération des médications particulières qu'on peut avoir à prescrire dans les formes chroniques des orchites féminines, dont le traitement consiste, en résumé, à combattre, quelquefois par des sangsues et plus souvent par des révulsifs, les accidents qui se manifestent lors des recrudescences, et ensuite dans le repos, dans des applications émollientes et largement narcotiques sur l'abdomen, dans l'usage fréquent de bains médicamenteux appropriés à la diathèse à laquelle on peut attribuer la chronicité du travail inflammatoire. C'est la détermination de cette diathèse, je ne saurais trop le répéter, qui doit surtout préoccuper le médecin et lui inspirer la médication interne à laquelle il faut soumettre la malade.

Cependant, je dois dire que, dans le plus grand nombre des cas, j'associe à cette médication, qu'on ne peut d'avance spécifier, l'emploi de la ciguë, qui m'a paru être un narcotique spécial des organes génitaux, et que je l'administre jusqu'à production, si faire se peut, de légers troubles de la vision, des sortes d'hallucination. Mais je dois avouer, en même temps, pour ne pas exagérer l'utilité de ce médicament, que j'ai vu bon nombre de malades guérir sous l'influence de préparations de ciguë, de l'extrait par exemple, qui ne déterminaient aucune action physiologique, et qui semblaient ainsi une substance inerte. Il est résulté de là que j'ai dû me demander si je ne devais pas attribuer une certaine influence au nom de la plante que je prescrivais, aux questions que j'adressais pour m'informer des effets produits, et si une grande partie du bénéfice de cette médication ne consistait pas en ce qu'il m'était possible, grâce à elle, de m'abstenir de moyens qui eussent été nuisibles, soit directement, soit indirectement, parce qu'elles auraient affaibli les malades dont il faut relever les forces. La nécessité de remonter la constitution m'a semblé contre-indiquer en général l'emploi de l'iodure de potassium, qui peut être utile dans certains cas particuliers, mais dont j'ai eu bien rarement à me louer lorsque je l'ai prescrit uniquement dans le but d'obtenir la résolution de tumeurs péri-utérines qui avaient pris une consistance analogue à celle des tumeurs fibreuses. Ce sont là des cicatrices, vicieuses si on le veut, mais pour lesquelles il faut savoir attendre, sans vouloir obtenir immédiatement ce qui ne peut se réaliser que dans un temps plus ou moins long, et sur lesquelles les eaux thermales pourront avoir plus tard une heureuse influence. Il est du reste nécessaire, pour obtenir cet effet avantageux du temps, que les malades, prévenues du danger de voir reparaître leurs accidents pour la plus petite imprudence, s'entourent de toutes les précautions possibles pour se prémunir contre le retour du travail inflammatoire, et pour cela qu'elles ne reprennent les habitudes de la vie commune que graduellement et lorsque l'induration péri-utérine depuis assez longtemps ne devient plus une cause de fluxions douloureuses à la moindre cause. Aussi faut-il engager les malades, si les conditions sociales dans lesquelles elles se trouvent le rendent possible, à s'astreindre pendant plusieurs mois à passer, soit au lit, soit sur une chaise longue, tout le temps de chaque époque menstruelle, et leur persuader, si elles sont mariées, de ne pas craindre, à la fin de celles-ci, une conception. Enfin, il faut leur faire porter pendant bien longtemps un appareil contentif qui immobilise le mieux possible les organes génitaux, soit celui que j'ai indiqué, si elles ont un peu d'embonpoint, soit un bandage à pelote hypogastrique, si elles sont amaigries et ont les os iliaques saillants. Savoir attendre en remontant la constitution des malades par une médication générale indiquée par l'habitus extérieur et par les antécédents, mais surtout savoir faire attendre les malades sans trop les médicamenter et surtout sans les instrumenter, me paraît résumer, beaucoup plus utilement que toute autre formule, les soins qu'on doit donner aux femmes affectées de pelvi-péritonite chronique. Je n'ai jamais vu, je puis le dire très sincèrement, chez les malades qui prenaient un soin convenable de leur santé, leur affection persister pendant des années consécutives, à moins qu'elles ne fussent en proie à une maladie diathésique qui éternisait leurs souffrances.

§ 5. — La scrofule, il faut bien le reconnaître, est la grande cause, et la cause la plus fréquente, de la prolongation de la pelvi-péritonite dont elle aggrave singulièrement le pronostic. On voit, en effet, chez les femmes scrofuleuses, la pelvi-péritonite devenir trop souvent (1) le point de départ d'une tuberculisation qui était en puissance, et dont les manifestations auront pour siège, soit les organes pulmonaires, soit les organes génitaux eux-mêmes à la première période, ceux-ci et un grand nombre d'autres à la seconde.

Dans le premier cas, l'orchite chronique est simple, et elle tend spontanément à guérir lorsque les progrès de la phthisie pulmonaire, en supprimant les fluxions menstruelles, annihilent la cause la plus fréquente des recrudescences. On n'a, par conséquent, dans ces circonstances, d'autres indications à remplir, au point de vue de la pelvi-péritonite, que de mettre autant qu'il est possible les malades, presque forcément obligées au repos par suite de la consomption à laquelle elles sont en proie, à l'abri d'un retour d'acuité du travail inflammatoire que peuvent susciter les trou-

(1) Aran. *Thèse de Siredey*, p. 48.

bles intestinaux qui sont si communs dans la tuberculisation. Je n'ai, à propos du traitement de la tuberculisation que je ne puis indiquer ici, à faire qu'une seule remarque, c'est qu'au début de cette phthisie pulmonaire on ne doit pas considérer l'existence de la pelvi-péritonite chronique comme une contre-indication d'envoyer les malades aux eaux qu'on jugerait utiles, mais qui seront, pour ainsi dire, différentes pour chaque cas particulier, suivant la forme que présente la phthisie. La crainte de voir les fatigues du voyage ramener une légère recrudescence de la pelvi-péritonite ne doit pas faire différer l'emploi d'une médication, qui peut être utile à une certaine période de la phthisie, mais qui, à une période plus avancée, aurait moins de chances de succès et pourrait même alors être nuisible.

Malheureusement dans le second cas, c'est-à-dire dans la tuberculisation des organes génitaux, on n'a pas ou bien rarement la ressource, même si incertaine, de pouvoir envoyer les malades aux eaux, parce que, dans le plus grand nombre des cas, au lieu d'être utiles, elles précipiteraient la marche de leur affection. Presque toujours, lorsque l'existence des tubercules dans un des organes génitaux s'est révélée par le développement d'une pelvi-péritonite, toute la médication doit se résumer dans des palliatifs qui ne peuvent avoir d'autres résultats que d'adoucir les derniers jours des malades, exactement comme on est obligé de le faire, et le plus souvent sans succès, dans les orchites féminines cancéreuses. Il est superflu que j'énumère ce qu'il faut prescrire dans ces tristes circonstances pour lesquelles tout médecin trouvera en lui les inspirations de la médication de chaque jour. J'ai seulement à indiquer que, lorsqu'il y a des signes manifestes d'une collection purulente, et que celle-ci détermine une fièvre hectique qui tend à précipiter la marche fatale, il faut, bien qu'on ne puisse espérer guérir les malades par une intervention chirurgicale, donner issue à la suppuration pour prolonger l'existence. Je n'oserai dire qu'on peut voir quelques-unes de ces malades recouvrer la santé; cependant, il me semble que, dans certaines circonstances, on ne doit pas perdre toute espérance et qu'il peut en être ainsi lorsque la constitution, malgré la persistance de la fistule pelvienne, se maintient assez bonne pendant longtemps, comme dans l'observation qui m'a été communiquée par mon excellent collègue M. Gosselin, et que j'ai rapportée en note, t. II, p. 454, de ma clinique.

Je crois que, dans des cas analogues à celui auquel je fais allusion, c'est-à-dire dans lesquels la marche anormalement latente de la pelvi-péritonite qui est survenue sans aucune cause déterminante, la tendance de cette orchite féminine à la suppuration sans réaction inflammatoire marquée, enfin sa désespérante chronicité après la formation de fistules qui persistent indéfiniment, peuvent faire soupçonner la tuberculisation des organes génitaux avant qu'on trouve aucun signe manifeste de tubercules pulmonaires, il serait permis d'espérer sinon une guérison, au moins un amendement plus ou moins durable. Il me semble qu'il y aurait alors indication, si les conditions sociales de la malade le permettent, de lui conseiller en été des eaux thermales peu excitantes, comme celles d'Ems, et de l'envoyer ensuite passer l'hiver dans une des stations du Midi, enfin de l'entourer de tous les soins qui ont permis à des poitrinaires, présentant des cavernes, de prolonger très longtemps leur existence et, parfois même, de guérir.

§ 6. — Mais je n'ai pas à m'arrêter à ces faits exceptionnels que j'ai dû seulement signaler pour que le médecin ne perde pas courage dans les cas qui semblent cependant désespérés. A plus forte raison ne doit-on pas le faire pour les malades dont il me reste à parler, mais très brièvement, et qui, bien que leur pelvi-péritonite ne laisse plus de traces appréciables au toucher, ou ne laisse que des stigmates auxquels on ne peut légitimement attribuer les douleurs cruelles auxquelles elles sont en proie, n'en ont pas moins leur existence empoisonnée par des souffrances très réelles qui rendent tout mouvement presque impossible. Je n'ai pas besoin de dire que, chez un certain nombre de ces malades, l'affection génitale a suscité seulement la détermination vers les organes génitaux des symptômes de l'hystérie à laquelle elles étaient antérieurement en proie, ou qui s'est développée à l'occasion de leur pelvi-péritonite. Je n'ai pas besoin non plus de redire que, chez un grand nombre d'autres, l'affection génitale a fait naître une hypochondrie à laquelle elles étaient prédisposées, et que c'est à la névrose, hypochondrie, chez celles-ci, comme à la névrose, hystérie, chez les premières, qu'on doit attribuer les crises de douleurs très pénibles qui font leur désespoir et celui de leur médecin.

Il ressort de tout ce que j'ai développé dans ce travail, que, dans ces cas, c'est aux médications de ces névroses qu'il faut recourir. J'ai seulement à signaler une dernière fois qu'il ne faut pas, chez ces malades, qui du temps de Broussais eussent été affectées de gastrite chronique, avoir recours abusivement à des émissions sanguines pour faire disparaître des indurations péri-utérines, qui n'ont d'autre valeur que celle d'une cicatrice, et qui ne cesseront d'être appréciables qu'au bout d'un temps très long, peut-être même persisteront toujours. J'ai aussi à indiquer qu'il faut également s'abstenir de toute médication altérante, comme l'usage de l'iodure de potassium, qui pourrait détériorer davantage leur constitution qui est déjà si profondément débilitée. Il faut, au contraire, en même temps qu'on recommande aux malades d'éviter tout ce qui peut être une cause de retour de leurs douleurs, et qu'on combat celles-ci tantôt au moyen de révulsifs, au nombre desquels viennent se ranger les faradisations électriques qui réussissent parfois, tantôt au moyen de topiques contenant soit de l'opium, soit du chloroforme, soit tout autre anesthésique, qu'il faut savoir varier incessamment, tâcher de relever leurs forces le mieux possible. C'est ainsi qu'agissent surtout, et souvent très avantageusement, les bains de mer simples ou à la lame, l'hydrothérapie avec toutes ses variétés d'application qu'on ne peut spécifier d'avance, les diverses balnéations, les eaux thermales, alcalines chez les unes, sulfureuses chez les autres, suivant leur idiosyncrasie particulière, l'habitation à la campagne, enfin les soins hygiéniques de toutes sortes que je ne puis tous énumérer. On doit, pour le choix de ces moyens, prendre particulièrement en considération l'état général des malades, trop souvent névropathiques, en conciliant, si cela est possible, sa prescription à leur goût, mais à la condition de ne jamais se prêter à aucune médication téméraire que certaines femmes recherchent avidement, et encore moins à l'emploi de moyens funestes comme ceux auxquels on a eu recours pour les déviations utérines.

VINGTIÈME CONFÉRENCE

Phlegmons des ligaments larges.

L'excavation pelvienne devient chez un certain nombre des femmes en couches, à une époque assez rapprochée de la parturition, le siège d'un travail morbide, qui, lorsqu'il n'est pas enrayé à l'une ou à l'autre de ses deux premières phases, donne lieu à une collection purulente à laquelle Puzos a imposé la dénomination vicieuse d'abcès laiteux.

L'étude des faits de cette espèce, à laquelle je serai obligé de consacrer plusieurs conférences, a présenté, jusque dans ces derniers temps, bien des difficultés résultant de la différence de nature, mais surtout de siège intra ou au contraire extra-péritonéal que peuvent avoir les collections purulentes pelviennes, que nos prédécesseurs ont cherché à comprendre dans une seule et même histoire pathologique, sous le nom de phlegmon péri-utérin. Il a fallu pour arriver à élucider la question, et, encore ne l'est-elle que très incomplètement, qu'on ait eu recours à des recherches anatomo-pathologiques négligées par nos prédécesseurs; elles ont démontré que parmi les collections purulentes pelviennes, les unes, que j'ai étudiées dans mes conférences antécédentes sous le nom de pelvi-péritonites purulentes, sont intra-péritonéales et reconnaissent pour cause un travail inflammatoire de la séreuse pelvienne, tandis que les autres, dont j'ai aujourd'hui à vous entretenir, sont extra-péritonéales, résultent d'une inflammation du tissu cellulaire du ou des ligaments larges. Ces recherches ont ainsi établi qu'on doit non seulement au point de vue anatomo-pathologique, mais au point de vue nosologique rattacher à deux états morbides très différents les collections purulentes pelviennes, qu'elles constituent deux ordres de faits distincts, dans l'un desquels seulement la symptomatologie répond jusqu'à un certain point à celle que Puzos a tracée de ces prétendus abcès laiteux. On a pour établir cette distinction à tenir compte, non seulement des différences que présente l'ensemble morbide général, suivant que le travail morbide procréateur de la suppuration est une pelvi-péritonite dans un des deux ordres, ou au contraire dans l'autre une inflammation du tissu cellulaire péri-utérin. La distinction entre ces deux ordres de faits sur laquelle j'ai insisté dans l'étude de la pelvi-péritonite est en général saisie, et il en résulte en particulier des dissemblances, faciles à percevoir au toucher, que présentent les caractères physiques de la tumeur péri-utérine dans l'une ou dans l'autre catégorie de faits que je vais vous exposer à cause de l'importance primordiale de ces notions.

Les longues et minutieuses recherches que j'ai faites à ce point de vue à la Pitié, qui ont été consignées dans la thèse de mon interne, M. Frazier, établissent que les tumeurs péri-utérines, résultant d'un travail morbide extra-péritonéal, c'est-à-dire occupant le tissu cellulaire du ou des ligaments larges, ont les caractères propres suivants : ces tumeurs ont un siège constant, fixe, invariable, déterminé par la situation anatomique de l'annexe de l'utérus qui lui sert de support; elles occupent le cul-de-sac vaginal antérieur agrandi, soit tout entier, si les deux ligaments larges sont pris, soit une moitié seulement, quand il n'y a qu'un seul de ces organes envahi, et alors la tumeur qui remplit toute la partie antéro-latérale (droite ou gauche) de l'utérus rejette cet organe, col et corps, dans le côté sain. Les tumeurs péri-utérines intra-péritonéales ont au contraire un siège et une configuration variables, mais elles ont toujours une situation plus ou moins rétro-utérine au lieu d'être plus ou moins anté-utérine comme dans les phlegmons, soit qu'elles remplissent le cul-de-sac vaginal postérieur seul, ou en même temps les parties attenantes des culs-de-sac latéraux, soit enfin un des culs-de-sac latéraux et tout ou partie du cul-de-sac postérieur ; au lieu d'un déplacement en masse de l'utérus, elles lui impriment des versions et des rotations sur son axe.

La tumeur phlegmoneuse constitue une sorte de plaque ou de plastron antéro-latéral à l'utérus d'une consistance analogue à celle d'une lame de caoutchouc légèrement ramolli par la chaleur, ou de carton mouillé, dans la première période, pour offrir dans la seconde une induration bien caractérisée à laquelle succédera de la fluctuation dans certains cas. Cette tumeur uniquement accessible à l'indicateur introduit dans le vagin, mais qui parfois l'est difficilement à cause de l'élévation que l'utérus présente dans ces cas, occupe la moitié du cul-de-sac vaginal antérieur correspondante à la fosse iliaque qui a été le siège de la douleur. Elle occupe toute la partie latérale (gauche ou droite) de l'utérus, et rappelle par ces caractères le plastron préabdominal qu'on observe dans les phlegmons de la fosse iliaque. Cette plaque indurée lisse, sans bosselure notable, que présentent au contraire les tumeurs péritoniques, se confond, sans aucune ligne de démarcation et sans sillon de séparation, avec le bord de l'utérus dans toute sa hauteur. Elle s'insère en avant au bord inférieur de la branche horizontale du pubis auquel elle est fixée assez intimement, et se termine inférieurement un peu au-dessus du col par une sorte d'arête, en arrière de laquelle on peut enfoncer assez profondément l'index, sans qu'on trouve aucun vestige d'induration péritonéale, ce qui est très important à noter et qui n'existe dans aucune pelvi-péritonite dans cette partie postérieure du cul-de-sac vaginal, d'une dimension beaucoup moindre que l'antérieur. Ce plastron vaginal placé immédiatement sous la muqueuse est dans ses premières périodes moulé sur la forme du cul-de-sac vaginal qui est agrandi seulement; mais plus tard le plastron forme comme un plan oblique qui déforme la partie supérieure du vagin qui paraît comme taillé en bec de flûte; il peut même former ultérieurement une bosselure proéminente dans le vagin, ce qu'on n'observe jamais dans les pelvi-péritonites, mais dans les hématocèles extra-péritonéales.

L'ensemble de signes physiques, que je viens de passer en revue, indique seulement que la tumeur péri-utérine qu'on perçoit au toucher dans le cul-de-sac antérieur du vagin est constituée par une tuméfaction du ou des ligaments larges, mais que pourraient susciter différents états morbides. Il faut, pour établir que cette tuméfaction mérite le nom de phlegmon, qu'on trouve associé l'ensemble symptomatique général propre aux phlegmons des fosses iliaques et autres, qui ont pour caractère propre de s'étendre par contiguité dans les régions voisines, ce qui appartient aux phlegmons des ligaments larges comme aux autres espèces, de telle sorte qu'on trouve dans les faits de cette sorte, associé à la tumeur vaginale que je viens de vous décrire, un plastron préabdominal ou d'une des fosses iliaques.

J'ai cru indispensable de vous faire la remarque que je viens de formuler, et d'indiquer, avant d'aborder l'histoire pathologique des phlegmons des ligaments larges, les conditions qui sont nécessaires pour qu'on donne légitimement le nom de phlegmon aux faits dans lesquels on constate au toucher vaginal la tuméfaction des ligaments larges dont je vous ai signalé les caractères. Je ne saurais trop insister sur ce point, parce que la divergence d'opinion qui règne sur la genèse des phlegmons des ligaments résultant pour les uns d'une périphlébite, d'une adéno-lymphite pour les autres, dépend de ce qu'on a indûment donné le nom de phlegmon des ligaments larges à des faits soigneusement étudiés par M. Thierry et par M. Hervieux, et dans lesquels le plastron vaginal est symptomatique de septicémie puerpérale comme dans les observations suivantes :

OBSERVATION I

Primipare. Le deuxième jour des couches : frisson, douleur abdominale, suppression des lochies; cessation de la douleur, malgré l'absence du retour des lochies. Sortie de la Maternité le douzième jour de l'accouchement; pendant neuf jours, la malade vaque aux occupations de son ménage; le vingt et unième jour, après une course dans une voiture découverte et mal suspendue, frisson violent, retour des douleurs abdominales, vomissements. Entrée de la malade trois jours après, vingt-quatre jours après l'accouchement : rénitence mal dessinée dans le côté gauche de l'hypogastre, induration au contraire très nettement caractérisée du cul-de-sac vaginal gauche, se prolongeant dans la paroi correspondante gauche du vagin; accidents de fièvre purulente. Mort le quarante-neuvième jour de l'accouchement.

Autopsie. Épaississement et induration du ligament large gauche dont le revêtement péritonéal est lisse et sans rougeur. Collection purulente contenue dans le ligament large induré, envoyant un prolongement entre le col utérin et la vessie qui est déjetée à droite; prolongement de l'induration celluleuse en arrière de la partie inférieure du corps de l'utérus. Épaississement du tissu cellulaire qui double la paroi latérale gauche du vagin. Dilatation des veines des ligaments larges, distendues par des caillots rougeâtres non adhérents; destruction ulcérative d'une de ces veines, se rendant à la partie du ligament large qui est le siège de la collection purulente. Phlébite bien plus manifeste encore de la veine hypogastrique droite; abcès métastatique du foie et de la rate. Synovite purulente dans le genou droit.

OBSERVATION II

D... (Virginie), blanchisseuse, entre, le 29 janvier 1864, à l'hôpital Saint-Antoine, dans le service de M. E. Goupil, salle Sainte-Adélaïde, nº 14.

Les parents de cette femme sont vivants et bien portants; elle n'a jamais eu de maladie grave; quelque temps avant l'établissement de la menstruation, elle a eu des flueurs blanches qui ont cessé à la venue de ses règles; elles parurent à seize ans, furent toujours régulières et abondantes. Il y a vingt-quatre jours elle est accouchée, à la Maternité, de son premier enfant; sa grossesse avait été bonne; l'accouchement se fit à terme, le travail fut long, douloureux; l'enfant vint cependant naturellement; elle ne le nourrit pas.

Le deuxième jour des couches, sans cause appréciable, elle eut du frisson; le ventre, un peu tendu, devint douloureux à la pression au niveau de l'hypogastre, sans douleurs spontanées; les lochies se suppriment. Le repos au lit et des cataplasmes firent cesser la douleur, mais les lochies ne reparurent pas. Elle n'eut plus de frisson, et pendant le reste de son séjour à l'hôpital elle n'offrit rien d'anormal. Le douzième jour, faute de place, elle quitta la Maternité; elle fit tout d'abord une longue course à pied, se sentant seulement un peu faible; puis, pendant neuf jours, elle put faire son ménage sans ressentir autre chose qu'une lassitude générale et de la pesanteur dans le bas-ventre.

Il y a trois jours, en voyageant dans une voiture dure et découverte, elle se refroidit beaucoup; immédiatement, frisson prolongé avec claquement de dents; le bas-ventre devient douloureux; le frisson reparaît chaque jour aussi violent, elle vomit tout ce qu'elle prend.

État actuel. Femme petite, maigre, de chétive apparence. Décubitus indifférent les membres inférieurs s'allongent sans douleur. Pas de céphalalgie, peu de sommeil, la figure pâle exprime l'abattement plutôt que la souffrance; les pommettes sont plaquées de rouge, les muqueuses décolorées. La peau est chaude, couverte de sueur, le pouls petit, régulier, fréquent; langue humide avec enduit jaunâtre sur le limbe, soif modérée, inappétence; elle vomit tout ce qu'elle boit et mange. Depuis deux jours, diarrhée assez abondante, le ventre est un peu volumineux et tendu à l'hypogastre, la pression y est douloureuse, et on n'y peut sentir manifestement de tuméfaction ni d'un côté ni de l'autre. Toux sèche et rare : l'auscultation et la percussion de la poitrine ne révèlent rien d'anormal. Elle ne perd rien par la vulve, la miction est facile. (Prescription : limonade, cataplasmes sur le ventre, lavements laudanisés.)

2 février. Le 30 et le 31, la malade a eu chaque jour un frisson prolongé suivi de sueurs abondantes; hier il n'a pas paru, et les vomissements ont cessé. Le sommeil est meilleur; la peau est toujours sudorale; la langue est humide, nette; la bouche est moins mauvaise; l'inappétence moindre, la diarrhée continue. De temps à autre, elle éprouve dans le bas-ventre une douleur sourde. On croit sentir dans l'hypogastre, du côté gauche, de la résistance; la pression y détermine une

douleur assez vive pour gêner l'exploration. Au toucher, on trouve le col de l'utérus situé dans l'axe du bassin; il est augmenté de volume, entr'ouvert; l'utérus est peu mobile, et ces tentatives sont douloureuses surtout quand on essaie de porter la matrice à droite. Le haut de la paroi gauche du vagin n'est plus souple et dépressible, mais induré et rigide; cette induration a la forme d'une plaque qui s'étend depuis l'insertion du col sur une hauteur de deux à trois centimètres; elle cesse assez brusquement, mais on suit facilement autour d'elle un peu d'empâtement. Le cul-de-sac gauche est diminué, et le doigt pénètre avec peine entre le col et le vagin; il est le siège d'une tumeur dure, résistante, sans sillon de séparation avec l'utérus, qu'elle entoure en se prolongeant dans la moitié gauche du cul-de-sac antérieur et postérieur; elle se continue avec la plaque vaginale; partout sur ces parties indurées le toucher est très douloureux. Le cul-de-sac vaginal droit est large, souple, non douloureux à la pression; le doigt ramène un peu de liquide brunâtre et de mauvaise odeur.

Les jours suivants, l'état de la malade ne présente pas de changements bien notables. Elle souffre peu, mais est toujours affaissée; la figure devient tout à fait pâle, sans coloration particulière. Elle est très souvent dans la journée couverte de sueurs; tous les jours ou tous les deux jours, un frisson assez violent; la diarrhée a complètement cessé. (Julep, avec alcoolature d'aconit.)

Le 15. Le genou droit est devenu douloureux pendant la nuit, il est demi fléchi, l'extension complète est impossible; les culs-de-sac de la synoviale sont légèrement dessinés, et la rotule soulevée par un peu de liquide, sans changement de couleur de la peau; la pression est peu douloureuse. Dans la journée, frisson prolongé et très violent (vésicatoire sur le genou).

Le 17. Même état général. Le ventre est toujours un peu volumineux à l'hypogastre, la malade n'en paraît pas souffrir, ce qui tient peut-être à ce qu'elle s'affaiblit tous les jours; à droite, il est toujours souple; à gauche, on sent au-dessus du pubis, sur une hauteur d'un pouce environ, une tuméfaction mal limitée, peu douloureuse à la percussion; la paroi abdominale elle-même paraît souple. Au-dessous, on trouve assez superficiellement une tumeur oblongue, horizontale, grosse comme une petite noix, roulant un peu sous la peau, qui est plus douloureuse à la pression que le reste de cette région. Au toucher, pas de changement. L'utérus est toujours dans l'axe, peu mobile. L'induration du côté gauche est toujours aussi ferme, sans qu'on puisse trouver le moindre ramollissement. (Vésicatoire au côté gauche de l'hypogastre.)

A partir de ce moment, le genou augmente de volume, devient douloureux; la malade pâlit, maigrit beaucoup. Elle a, le 18, un frisson violent; le 20, les paupières s'injectent, légère épistaxis, pouls à 140. Le 22, les frissons sont remplacés par une sueur continuelle; la respiration difficile, suspirieuse, quoiqu'on ne trouve aucun signe à l'auscultation. Elle mourut dans l'après-midi du 23.

Autopsie. Pas d'abcès métastatiques dans les poumons. Cœur volumineux, distendu par des caillots noirs et mous.

Abdomen. On trouve un peu de sérosité dans l'intérieur du péritoine. L'estomac et les intestins sont sains. Le foie, très volumineux, est entièrement uni à la rate par des adhérences tellement disposées qu'elles forment entre les deux organes une poche remplie de pus de trois à quatre centimètres de diamètre. En sectionnant le foie qui est un peu congestionné, on trouve, dans sa portion gauche, deux ou trois points purulents. La rate augmentée de volume est un peu ramollie, offre quelques petits abcès, dont le plus gros pourrait contenir un pois. Les reins sont seulement un peu pâles.

Organes génitaux. Dans l'examen des organes génitaux, on est surtout frappé de l'état des ligaments larges : ils sont sensiblement épaissis; leur enveloppe péritonéale est lisse et sans rougeur, mais leur tissu cellulaire est infiltré d'une manière gélatiniforme, excepté dans leur partie supérieure; les ailerons restent intacts. En touchant par le vagin, on sent que la résistance perçue à gauche pendant la vie est due à une tumeur située dans le ligament large. Cette tumeur est accolée par sa face interne à l'utérus ; elle remonte dans ce sens jusqu'à trois ou quatre centimètres au-dessus du col, se sent en descendant dans le vagin jusqu'à deux centimètres au-dessous ; tout autour, sur tout le fond du vagin, le tissu cellulaire est épaissi; enfin elle s'étend entre les deux lames du ligament large sur une longueur de trois centimètres. En l'incisant, il sort un pus sanieux et mal lié; les parois de l'abcès sont anfractueuses; il envoie deux courts prolongements, l'un en avant entre l'utérus et la vessie qu'il déjette légèrement à droite, l'autre en arrière qui contourne un peu l'utérus au niveau de la partie inférieure du corps; ils répondent aux indurations senties pendant la vie dans les culs-de-sac vaginaux. Les veines qui rampent dans les ligaments larges sont remarquablement dilatées. La plupart sont distendues par des caillots volumineux, rougeâtres, non adhérents. A droite, la veine hypogastrique est remplie par un caillot jaune pâle, adhérant par place à la surface interne de la veine; il fait dans la veine iliaque une saillie de trois millimètres; il est un peu mou, se casse comme du fromage, mais non liquide; à son entrée dans l'iliaque, il est entouré par une sorte de collerette de pseudo-membranes; tout autour, la veine est le siège d'une rougeur vive et persistante. Les parois de l'hypogastrique sont épaisses, rouges, couvertes çà et là de fausses membranes à l'intérieur; à l'extérieur, le tissu cellulaire dense et grisâtre lui forme une gaine qui la maintient béante. A gauche, on retrouve les mêmes altérations de l'iliaque et de l'hypogastrique; les veines tubo-ovariennes en sont aussi le siège; on peut suivre l'une d'elles dans un trajet de trois centimètres à partir de l'hypogastrique, puis elle plonge dans l'abcès où son tissu est complètement détruit. L'utérus est volumineux, sa longueur est de 94 centimètres, son diamètre transverse de 53 millimètres. La cavité utérine a au moins 8 centimètres de hauteur et 37 millimètres, transversalement. Sa surface interne n'offre rien à noter. Vers le col, on trouve quelques veines contenant des caillots rougeâtres, fermes, mais non adhérents. pas de pus. Les ovaires sont sains. Celui du côté gauche, dont le pédicule était allongé, ainsi que la trompe, était placé immédiatement sous la paroi abdominale et formait cette tumeur ovoïde et mobile que l'on sentait pendant la vie.

On trouvait dans le genou droit un peu de synovie purulente, et une légère injection de la synoviale.

On trouve dans les faits de cette espèce, et en particulier dans la série d'observations recueillies par M. Thierry (1) à l'hôpital Saint-Louis dans une épidémie grave de fièvre puerpérale, des dissemblances très tranchées par rapport à ce qu'on observe dans les

(1) THIERRY. *Thèse inaugurale*. Paris.

faits, qui méritent légitimement le nom de phlegmon. Elles consistent en ce que, dans les premiers des faits dont nous nous occupons, l'ensemble morbide général subordonné à la septicémie puerpérale, qui est l'élément nosologique primordial, est bien autrement grave que celui qu'on observe dans les véritables phlegmons, qui rentrent dans les phlegmasies ; 2° en ce que la tuméfaction du ou des deux ligaments larges symptomatique des septicémies, est, ce qui établit une différence d'un intérêt primordial, constituée par une infiltration gélatiniforme demi solide, toute particulière, très bien décrite par M. Thierry, et qui ne rappelle en rien les lésions inflammatoires franches (collections purulentes ou indurations fibrocartilagineuses) auxquelles donne lieu l'inflammation du tissu cellulaire péri-utérin ; 3° enfin, en ce que, dans les premiers faits, à caractère septique, on trouve associées à la tuméfaction gélatiniforme une ou plusieurs phlébites génitales, tandis que, dans les véritables phlegmons, on voit, comme l'ont établi d'une manière convaincante les travaux si intéressants de Lucas Championnière (1), de Froupe (2), de Georges Auger (3) sur les adéno-phlegmons pelviens, coïncider des lymphites utérines auxquelles on n'a que trop souvent, jusqu'à présent, donné le nom de phlébite. Aussi, me paraît-il irrationnel aujourd'hui de faire, comme au début de la question et comme je l'ai fait moi-même (4), rentrer dans l'histoire des phlegmons des ligaments larges, les manifestations de la septicémie puerpérale ayant pour siège le tissu cellulaire du ou des ligaments larges. Mais je dois dire qu'on avait été entraîné à agir ainsi parce qu'on craignait à la période de début de la question que ces faits généralement mortels, caractérisés au toucher par un plastron vaginal semblable à celui que l'on constate dans les phlegmons des ligaments larges légitimes, pouvaient permettre de déterminer la genèse de la cellulite génitale. Malheureusement, la mise en lumière des dissemblances qui existent entre les deux ordres de faits englobés sous le nom commun de phlegmon des

(1) LUCAS CHAMPIONNIÈRE.
(2) FROUPE. *Thèse inaugurale*. Paris, 1876.
(3) GEORGES AUGER. *Thèse inaugurale*. Paris, 1876.
(4) G. BERNUTZ. *Phlegmons des ligaments larges*. *Archives de Tocologie*, 1874.

ligaments larges, que je viens de vous signaler, a ruiné la théorie si ingénieuse fondée en apparence sur l'observation des causes les plus fréquentes des phlegmons, émises par M. Trousseau (1), que j'avais adoptée (2), qui consistait à considérer les phlegmons des ligaments larges comme le fait de périphlébites de ces organes résultant d'un trouble de la subinvolution puerpérale. Il résulte de là, qu'on doit aujourd'hui séparer les tuméfactions gélatiniformes des ligaments larges symptomatique de septicémie puerpérale, de l'histoire des phlegmons des ligaments larges, que je viens d'exposer, et qui comprend seulement les faits dans lesquels le travail inflammatoire du tissu cellulaire pelvien est lié, dans le plus grand nombre des cas, à une lymphite utérine.

Cette filiation, émise par mon honorable collègue et ami Noël Guéneau de Mussy, vulgarisée et défendue par Lucas Championnière, Siredey et ses élèves, rend compte : 1° qu'on observe des phlegmons des ligaments larges, non seulement dans l'état puerpéral, mais aussi dans l'état de vacuité dans lequel on ne peut attribuer la genèse de la cellulite pelvienne à un travail de subinvolution puerpérale; 2° que la cellulite pelvienne ait comme caractère pour ainsi dire essentiel de s'irradier dans les régions voisines par le fait de la translation par les lymphatiques des produits de l'inflammation dont ils sont le siège ; 3° elle rend compte enfin de la complexité que peut offrir la symptomatologie de la cellulite pelvienne que je vais vous exposer.

Symptomatologie. — La symptomatologie des phlegmons des ligaments larges, que j'ai à exposer, aura pour base l'analyse d'observations dans lesquelles le travail morbide, sauf dans trois cas, reconnaissait pour cause la puerpéralité, et, par conséquent, s'appliquera presque exclusivement aux faits puerpéraux. J'ai été obligé d'en agir ainsi, non seulement parce que les phlegmons des ligaments larges puerpéraux, quoique eux-mêmes d'une fréquence assez restreinte, sont de beaucoup plus communs (17 sur 20 à peu près) que ceux de l'état de vacuité proprement dite, mais surtout parce que, dans un grand nombre de ceux-ci,

(1) Trousseau. *Clinique.*
(2) Bernutz. *Archives de Tocologie.*

l'inflammation et la suppuration des ligaments larges sont secondaires ; ils sont alors le fait de l'extension d'un travail morbide semblable, occupant la fosse iliaque correspondante au ligament large envahi, et reconnaissant pour cause, soit un abcès péri-néphrétique, soit un psoïtis, etc....

Dans les faits de cette dernière espèce, l'inflammation du tissu cellulaire péri-utérin n'est qu'une des phases du phlegmon iliaque, qui peut de même susciter par continuité la suppuration soit du tissu cellulaire de la cuisse, soit de celui de la région fessière, suivant le sens dans lequel se produisent les fusées purulentes. Aussi ne m'occuperai-je des faits de cette espèce qu'après avoir décrit ceux de la première, c'est-à-dire ceux dans lesquels la cellulite a pour localisation primitive une partie plus ou moins étendue de la zone celluleuse, appartenant en propre aux organes génitaux féminins internes, qui peuvent seuls mériter la dénomination de phlegmons des ligaments larges. Je dois même dire qu'ils ne la méritent pas très légitimement, puisqu'ils semblent avoir le plus souvent, comme nous l'avons indiqué plus haut, pour point de départ, dans ces cas, une phlébite utéro-ovarienne, ou être le fait, dans d'autres, de l'attrition du tissu cellulaire pelvien, résultant du traumatisme puerpéral, comme tend à le faire croire une observation très intéressante rapportée dans la thèse inaugurale de M. Dumontpallier (1).

Dans ce fait, que nous résumerons très succinctement, on a trouvé chez une primipare, dont l'accouchement avait été très laborieux, outre les stigmates de la péritonite suraiguë, qui l'a enlevée le sixième jour des couches, le tissu cellulaire, qui reliait les différents organes aux parois osseuses, infiltré non seulement de sérosité purulente, mais présentant par places, surtout du côté gauche, des dépôts sanguins en nappe, qui témoignaient des violentes contusions dont ce tissu cellulaire avait été le siège dans l'acte puerpéral.

La considération qui m'a empêché, comme je viens de l'indiquer, de décrire concurremment les deux ordres de faits dans lesquels on observe l'inflammation du tissu cellulaire génital ne

(1) DUMONTPALLIER. *Thèse inaug.* Obs. VIII, p. 43. Paris, 1857.

m'a pas semblé toutefois permettre de négliger les faits du second ordre, c'est-à-dire ceux dans lesquels la cellulite est secondaire à celle des fosses iliaques dont la connaissance a un intérêt considérable dans la question. La connaissance, en effet, que les phlegmons des fosses iliaques peuvent, d'une part, comme nous venons de le dire, entraîner par continuité, lorsqu'ils sont suppurés, la purulence du tissu cellulaire péri-utérin, et que, d'autre part, l'inflammation primitive de ce tissu cellulaire, à laquelle nous avons conservé son ancienne dénomination, peut ainsi que l'a explicitement indiqué Grisolle (1) et que je le démontrerai dans un instant, envahir le tissu cellulaire des fosses iliaques et, en se propageant en sens absolument inverse, donner lieu alors à tous les signes qui caractérisent les phlegmons de cette région, conduit presque forcément à rapprocher l'une de l'autre ces deux espèces de phlegmons pelviens. On peut trouver sans doute que les comprendre dans une seule et même description, ainsi que l'a fait Grisolle (2), n'est plus très acceptable aujourd'hui, parce que la symptomatologie qui résulte de cette association se trouve inexacte pour chacun des deux ordres particuliers de faits, non seulement à cause du point de départ distinct du travail inflammatoire dans les deux espèces de phlegmons, mais surtout à cause de la différence qu'offrent les signes qui sont propres à chacune d'elles dans les premières périodes d'évolution, et qui ne s'efface que dans la dernière. Mais rien n'oblige à rendre le rapprochement aussi absolu que l'a fait Grisolle ; il est possible, tout en traçant une description distincte des deux espèces de phlegmons, les uns iliaques, les autres des ligaments larges, de faire ressortir les analogies excessivement nombreuses qui les relient. J'insisterai sur ces analogies, dont la connaissance a une importance primordiale dans la question, parce qu'elle amène à considérer les phlegmons des ligaments larges comme une variété de la grande classe des phlegmons abdominaux, dont Dupuytren (3) et son

(1) GRISOLLE. *Loc. cit.*, p. 35-49.
(2) *Id.*, p. 38.
(3) DUPUYTREN. *Leçons orales*, t. III, p. 510.

école (1), Dance (2), etc., se sont efforcés de mettre en lumière le fond symptomatique commun.

Ces travaux ont démontré que tous ces phlegmons, quel que soit le nom qu'ils méritent, soit celui de phlegmons de la paroi abdominale antérieure (3), soit celui de phlegmons péri-néphrétiques (4), de phlegmons iliaques (5), soit enfin de phlegmons des ligaments larges (6), constituent une même famille pathologique, non seulement à cause de leur siège anatomique, mais à cause de l'ensemble symptomatique commun qu'elles présentent, ce dont n'ont pas tenu compte M. Nonat et ceux qui ont suivi ses errements.

Les mémoires antérieurs à ces derniers travaux dont il serait à la rigueur permis de ne pas se préoccuper, puisque, de l'avis de M. Gallard lui-même, ils n'avaient aucune base anatomique certaine (7), avaient fait voir que, dans tous les phlegmons abdominaux, quelle que soit la région qu'ils occupent, on trouve une réaction fébrile générale analogue, mais surtout une même tendance funeste du travail inflammatoire à se propager par continuité au tissu cellulaire des régions circonvoisines ; d'où résultent, quand ces phlegmons sont suppurés, des fusées purulentes dans des directions très diverses, et parfois des ouvertures très multiples de la collection purulente, qui est, par suite, comme en arrosoir, ainsi que nous le verrons dans une observation que nous rapporterons plus loin. Ils ont enfin établi, ce qui était un point pratique très important, que, pour conjurer les délabrements considérables qu'entraînent ces fusées purulentes, et le dépérissement non moins funeste qu'on observe quand l'abcès s'est ouvert, d'une part, dans différentes régions de la peau et, d'autre part, dans divers points de l'intestin ou enfin des voies

(1) MENIÈRE. *Arch. gén. de méd.*, 1re série, t. XVII, p. 188. — CORBIN. *Gaz. méd.*, 1re série, t. I, p. 387.

(2) HUSSON et DANCE. *Répertoire d'anat. et de phys. de Breschel*, t. VI, p. 74.

(3) DANCE. *Dict. de méd.*, t. I, p. 215. — BRICHETEAU. *Arch. génér. de méd.*, 3e série, t. VI, p. 435. — G. BERNUTZ. *Arch. génér.*, 4e série, t. XXIII, p. 129 et 290, 1850.

(4) CHOPARD. T. I, p. 272. — RAYER. *Malad. des reins*, t. III, p. 244. — TROUSSEAU. *Clinique*, t. III, p. 740, 4e édition.

(5) TEULLIER. *Journ. gén.*, t. CVII, p. 7. — PIOTAY. *Thèse inaug.*, Paris, 1837. — LEBATARD. *Thèse inaug.*, Paris, 1837.

(6) GRISOLLE. *Loc. cit.*

(7) NONAT. *Loc. cit.* — VALLEIX. *Guide du médecin praticien.* — GALLARD. *Loc. cit.*

génito-urinaires, il y avait l'indication formelle de donner artificiellement, en temps opportun, issue à la suppuration.

C'est, je dois le dire, la tendance fatale du travail inflammatoire à se propager par continuité au tissu cellulaire des régions circonvoisines, commune à tous les phlegmons, qui est si différente de la tendance à l'enkystement, au contraire, des produits inflammatoires, qui est propre aux phlegmasies de toutes les séreuses, en particulier à celles de la séreuse pelvienne, qui constitue la caractéristique des phlegmons des ligaments larges par rapport aux pelvi-péritonites. Aussi, ai-je dû la signaler dès les premières lignes, pour ainsi dire, de ce travail, et devrai-je chercher à la mettre le plus possible en relief, en étudiant successivement les symptômes par lesquels se traduit l'inflammation de la zone celluleuse des organes génitaux internes de la femme.

Dans les phlegmons des ligaments larges puerpéraux, auxquels, ainsi que je l'ai dit, s'applique presque exclusivement ma description, le début du travail morbide a ordinairement lieu à une époque rapprochée, parfois même très rapprochée de l'accouchement ; elle varie du deuxième au vingtième jour des couches. Mais je dois prévenir que la détermination de ce début est souvent très difficile, parce que la première phase de la maladie est assez fréquemment mal caractérisée, ainsi que l'a depuis longtemps signalé West (1), et que, par suite, les malades, quand elles entrent tardivement à l'hôpital, ce qui est le plus commun, rendent fort inexactement compte des accidents mal définis, qui les ont laissées maladives, pâles, sans forces, comme accablées depuis leur accouchement jusqu'au jour où, soit après une imprudence, soit sans cause, elles sont devenues très souffrantes et ont été obligées alors d'interrompre leurs occupations, qu'elles avaient eu le tort de reprendre trop tôt.

On doit se demander de plus si les frissons et les douleurs abdominales mal déterminées, localisées dans les fosses iliaques, ressemblant parfois à des élancements, et qui caractérisent cette première phase du travail morbide, alors qu'elle est un peu plus accentuée que dans la forme fruste, qui a été spécialement

(1) West. *Diseases of Women*, p. 489, traduction de Mauriac, 1870.

indiquée par le gynécologiste anglais, peuvent être rapportés à l'inflammation du tissu cellulaire des ligaments larges, ou s'ils ne doivent pas plutôt être attribués à la lymphite qui a été le point de départ du phlegmon génital.

Ce qui milite en faveur de l'opinion que, même dans les cas où la première phase des phlegmons des ligaments est très fruste, tous les symptômes ne peuvent être attribués à la lymphite, mais qu'une partie d'entre eux peut être rapportée à l'inflammation du tissu cellulaire, c'est qu'il est parfois possible, à cette époque, de constater par le toucher vaginal, lorsqu'il est pratiqué avec soin, l'existence d'une induration occupant les ligaments larges, ayant des caractères tout particuliers, comme dans l'observation suivante prise dans mon service, à l'hôpital de la Charité.

OBSERVATION III

Primipare. Accouchement normal. Le quatrième jour de l'accouchement, frisson, douleur dans la fosse iliaque gauche, pour laquelle on fait passer la malade dans le service de l'infirmerie de la Maternité, et pour laquelle M. Hervieux prescrit l'application sur cette fosse iliaque de six ventouses scarifiées. Soulagement très marqué. Le onzième jour de l'accouchement, sortie de la malade de la Maternité. Après une légère fatigue, retour des douleurs dans la fosse iliaque gauche, fièvre. Entrée de la malade dans mon service ; constatation d'un plastron induré occupant le cul-de-sac vaginal gauche; déplacement en masse de l'utérus à droite. Diminution graduelle des douleurs. Guérison par résolution de l'induration (1).

Le 21 février 1874 entre dans mon service, à l'hôpital de la Charité, salle Saint-Joseph, nº 25 *bis*, A. L..., âgée de vingt et un ans, d'une bonne santé habituelle, n'ayant pas eu en particulier de manifestations scrofuleuses dans son enfance. Elle a été réglée pour la première fois à seize ans, et depuis lors les menstruations ont été régulières, sans douleur. Elle a eu ses règles pour la dernière fois dans les premiers jours de juin, ce qui fait qu'elle compte qu'elle n'était qu'à la fin du huitième mois d'une grossesse heureuse, lorsqu'elle est accouchée à la Maternité, le 8 février. Les grandes douleurs ont duré deux heures, l'accouchement a été facile, présentation de la tête, délivrance naturelle.

Les suites de couches ont été normales pendant les trois premiers jours; le quatrième jour, elle a eu un frisson bien marqué, qui a été suivi d'une douleur assez intense dans la fosse iliaque gauche. Ces accidents ont été assez notables pour qu'on ait cru nécessaire de faire passer cette femme dans le service de l'infirmerie, où M. Hervieux prescrivit l'application immédiate de six ventouses scarifiées *loco dolenti.*

La malade se sentit très soulagée à la suite de cette émission sanguine ; elle commença à se lever le huitième jour de l'accouchement, et le onzième jour, ne souffrant plus de l'abdomen, elle sortit de la Maternité, quoique se sentant encore très

(1) Observation recueillie par M. Martin, mon interne.

faible. Le lendemain de sa sortie, onzième jour des couches, cette femme est obligée de marcher; cette fatigue est suivie du retour des douleurs dans la fosse iliaque gauche et d'un peu de fièvre, mais sans frissons. Les lochies de moyenne abondance n'ont pas été interrompues; au contraire, l'écoulement sanguin est devenu plus abondant. Le lendemain, cette malade demande à entrer à l'hôpital de la Charité, moins, dit-elle, pour la douleur iliaque qu'elle ressent depuis la veille, qu'à cause de la faiblesse assez grande à laquelle elle est en proie, et qui l'empêche de pouvoir reprendre son travail.

Le 22 février, quatorzième jour des couches, cette femme présente l'état suivant : Elle a maigri depuis son accouchement; facies pâle, mais non altéré; pas de bruit de souffle marqué à l'auscultation du cœur. Appétit. Fonctions digestives normales, sauf une légère constipation. La malade se plaint d'une douleur modérée dans la fosse iliaque gauche, qui a diminué par le repos absolu, qu'elle a gardé depuis son admission à l'hôpital. Cette douleur augmente très sensiblement à la pression de la fosse iliaque. L'abdomen offre son volume et sa sonorité normale; on ne constate l'existence d'aucune tumeur, d'aucun engorgement dans les fosses iliaques; il y a une légère rénitence dans la fosse iliaque gauche, inférieurement, mais très vague. L'écoulement sanguin est assez modéré, quoique la malade le dise plus abondant qu'avant sa sortie de la Maternité.

Jusqu'ici on n'avait rien constaté d'anormal chez cette femme, mais il ne devait pas en être de même au toucher vaginal combiné à la palpation abdominale. On trouve que l'utérus est resté volumineux; l'extrémité de son col, qui regarde très fortement en arrière et un peu à droite, est à 7 centimètres et demi de l'anneau vaginal, le fond dépasse le pubis de quatre travers de doigts; il est placé notablement à droite de la ligne blanche, de telle sorte que l'utérus, col et corps, est transporté en masse à droite, en même temps qu'il est très incliné en avant. Le doigt, introduit en avant du corps de l'utérus, ne sent pas d'induration dans cette partie du cul-de-sac vaginal antérieur. Le cul-de-sac vaginal droit, de très petite dimension, admettant à peine l'index, est également souple. Il n'en est pas de même du cul-de-sac vaginal gauche, très amplifié, qui est le siège d'une plaque indurée, d'une consistance assez ferme, mais élastique, sans bosselure, inclinée en avant comme l'utérus, qui continue le bord gauche de cet organe sans aucun sillon de séparation, presque sans ligne de démarcation autre que sa différence de consistance. Cette plaque indurée se prolonge en dehors jusqu'à l'enceinte osseuse du bassin, se fixe en avant au bord inférieur de la branche horizontale du pubis, où elle se confond avec la rénitence vague perçue par la palpation abdominale, mais se termine par en bas par un bord assez aigu, qui déborde un peu l'extrémité inférieure du col; il est à 7 centimètres 1/4 de l'anneau vaginal, tandis que le col est à 7 centimètres 1/2. Le bord inférieur de la plaque indurée forme avec le col comme une sorte de diaphragme laissant en arrière une simple bande étroite, qui représente le cul-de-sac vaginal postérieur; là le doigt s'enfonce plus profondément et ne perçoit aucune résistance. On peut imprimer des mouvements d'avant en arrière à l'utérus, qui suit la plaque indurée, mais on ne peut le porter latéralement. Les explorations vaginales sont peu douloureuses pour la malade. — Prescription : repos absolu; cataplasmes laudanisés en permanence sur l'abdomen, lavement, émollient; 2 portions.

Le 23. La perte sanguine est plus abondante, mais les douleurs ressenties dans la fosse iliaque diminuent. — Même prescription.

Le 2 mars. L'écoulement sanguin, très peu diminué dans les premiers jours, est devenu peu abondant. Les douleurs spontanées de la fosse iliaque ont diminué, mais sont encore assez marquées; elles sont encore exaspérées par la pression de cette région. Le toucher vaginal en réveille encore, mais très modérées. Cette exploration fait constater que la plaque indurée est moins dure, moins résistante, mais encore aussi étendue. — Même prescription; 4 portions.

Le 6. L'écoulement, peu abondant, est devenu séro-sanguinolent. Les douleurs ont presque disparu, la palpation est aujourd'hui presque indolente. L'induration a non seulement diminué de consistance, mais d'étendue; la partie externe, assouplie, n'offre plus que de la rénitence. L'utérus est toujours déjeté à droite. L'état général est bon, la figure commence à se colorer. — Même prescription.

Le 20 mars. La malade depuis longtemps ne souffre plus, elle se trouve bien, ayant seulement encore un peu de faiblesse. Depuis quatre jours elle s'est levée toute l'après-midi et la station n'a ramené aucune douleur; écoulement jaunâtre assez abondant, encore teinté par instant d'un peu de sang. L'utérus est toujours très fortement porté à droite et maintenu dans cette situation; le col déchiré, entr'ouvert, donnant au doigt la sensation de granulations, regarde en arrière, mais moins que lors de l'entrée de la malade. Le fond incliné en avant ne paraît plus dépasser le pubis; cependant l'organe reste globuleux, plus volumineux qu'à l'état normal de vacuité. Le cul-de-sac vaginal gauche, toujours très amplifié, est souple; il présente seulement un peu de rénitence, il a recouvré sa profondeur, il est éloigné de l'anneau vaginal d'un centimètre de plus que le museau de tanche. Le cul-de-sac vaginal postérieur, mais surtout le cul-de-sac vaginal droit, sont aujourd'hui le siège d'un empâtement qui n'existait pas lors des premiers examens. Ces explorations n'éveillent aucune douleur. La malade demande sa sortie pour le lendemain, ce qui lui est accordé.

Dans ce fait, d'observation assez vulgaire, mais dont on ne publie pas ordinairement d'exemples, parce que, dans ces cas, le diagnostic reste ordinairement très incertain, je signalerai à l'attention les caractères tout particuliers qu'offrait l'induration qu'a fait constater le toucher vaginal, induration qui s'est produite ici sans qu'il y ait eu aucun signe caractéristique d'une péritonite pelvienne, qui aurait dû cependant être assez étendue pour ne pas rester absolument frustre, si la tumeur assez considérable, que les antécédents de la malade indiquent positivement être de date toute récente, avait été le fait d'adhérences établies entre l'utérus, ses annexes gauches, les intestins et la paroi abdominale antérieure. Cette malade a eu, le quatrième jour de son accouchement, pour seules manifestations morbides : un frisson, une douleur assez vive dans la fosse iliaque gauche et probablement un état fébrile assez marqué, pour lesquels on l'a fait passer à l'infirmerie de la Maternité, et pour lesquels M. Hervieux a cru nécessaire de lui faire appliquer de suite, *loco dolenti*, six ventouses scarifiées. Elle a été immédiatement soulagée par cette émission sanguine, si bien que mon honorable collègue a cru pouvoir permettre à la malade de sortir de la Maternité le onzième jour de ses couches; mais, quoique cette femme ne fût pas en apparence malade et n'éprouvât que des douleurs abdominales modérées, elle n'a pu, à cause de l'état de faiblesse dans lequel elle se trouvait et sur lequel West a si judicieusement appelé l'attention des praticiens, reprendre ses occupations et a dû demander presque aussitôt à être de nouveau admise à l'hôpital.

Elle était sortie depuis trois jours seulement de la Maternité, lorsque je l'ai examinée et que j'ai trouvé dans le cul-de-sac latéral gauche du vagin, correspondant à la fosse iliaque qui avait été le siège des douleurs, un plastron induré, occupant toute la partie latérale gauche de l'utérus, dont les caractères rappelaient ceux que présente le plastron préabdominal qu'on observe dans les phlegmons de la fosse iliaque externe. Cette plaque indurée, lisse, sans bosselure notable, d'une consistance analogue à celle d'une lame assez mince de caoutchouc ramolli par la chaleur de la main, se confond sans aucune ligne de démarcation avec le bord gauche de l'utérus, quoiqu'elle descende inférieurement d'un quart de centimètre au-dessous de l'extrémité inférieure du col, s'insère en avant au bord inférieur de la branche horizontale du pubis, auquel elle est fixée assez intimement, et se termine inférieurement par une sorte d'arête, en arrière de laquelle on peut enfoncer assez profondément l'index, sans qu'on trouve alors dans cette partie postérieure du cul-de-sac vaginal, d'une dimension beaucoup moindre que l'antérieure, aucun vestige d'induration intra-péritonéale.

Nous reviendrons plus loin sur les caractères de l'induration vaginale symptomatique de l'inflammation des ligaments larges, dont nous avons constaté l'existence chez cette malade, qui ne présentait, pour ainsi dire, pour seuls symptômes de l'existence de cette affection, que cet état morbide mal déterminé, que West a indiqué, précéder souvent la période confirmée de ces phlegmons, et qui font qu'ils ont un début insidieux. Nous allons voir cette phase de la maladie moins fruste, mais peu accentuée encore dans l'observation suivante, dans laquelle le médecin, appelé près de la malade avant l'entrée de celle-ci dans mon service, a cru avoir constaté, comme je l'ai fait dans l'observation précédente, l'existence d'une tumeur à une époque très rapprochée de l'accouchement. Mais je doute complètement de l'exactitude de ce renseignement fourni par la malade, parce qu'à cette période de la maladie, c'est dans le vagin qu'il faut aller chercher la tumeur ; on ne la trouve pas et on ne peut la trouver à la palpation abdominale, qui, suivant le récit de la patiente, en aurait fait constater l'existence le troisième jour des couches.

OBSERVATION IV (1)

Primipare. Accouchement et délivrance naturels. Deux jours après l'accouchement, elle commence à sentir des douleurs dans le ventre. Le lendemain, le médecin trouve un commencement de tumeur dans le ventre. Entrée de la malade à l'hôpital sept semaines après l'accouchement; l'on constate l'existence d'une tumeur abdominale hypogastrique occupant la région droite, très considérable, constituée d'une part par une induration occupant la paroi abdominale et remontant à un travers de doigt de l'ombilic, occupant, d'autre part, la fosse iliaque interne, enfin accessible dans le vagin, où elle donne lieu à un plastron induré occupant la partie antérieure du cul-de-sac droit, et qui a très fortement dévié à gauche le rectum, où elle est très appréciable. Résolution lente de la tumeur qui laisse comme seuls vestiges de son existence, cinq mois après l'accouchement, une rénitence vague dans les parties antérieurement occupées par l'induration.

Le 17 avril 1866, entre dans mon service à l'hôpital de la Pitié, salle Saint-Charles, n° 20, P... (Rose), âgée de vingt-trois ans, passementière. Elle a été réglée pour la première fois à quinze ans; elle l'a toujours été régulièrement; l'écoulement, assez abondant, durait quatre jours chaque fois. Elle s'est mariée il y a trois ans. Elle est accouchée pour la première fois, à terme, le 21 février dernier. Le travail a été facile, présentation du sommet; l'accouchement et la délivrance ont été naturels. Deux jours après les couches, elle a commencé à sentir des douleurs dans le ventre. Le lendemain, son médecin, en palpant le ventre, éveilla une vive souffrance dans le côté droit de l'hypogastre et trouva, dit la malade, un commencement de tumeur. Elle n'avait pas eu de frisson initial; mais, à partir de cette époque, elle eut quelques frissonnements tous les soirs. Pas de nausées ni de vomissements, ni de ballonnement du ventre. Les douleurs sourdes, continues, non lancinantes, étaient peu violentes, de telle sorte que le début de l'affection a été, d'après le récit de la malade, subaigu, caractérisé par des symptômes très

(1) Observation recueillie par M. Frairier, mon interne.

modérés. Cependant, la malade n'a pu reprendre ses occupations et vaquer aux soins de son ménage, à cause des douleurs qu'elle éprouvait, c'est ce qui l'a décidée à demander son admission à l'hôpital.

A son entrée, elle présente l'état suivant : facies pâle, mais peu altéré, pas d'amaigrissement notable, atteinte peu profonde à l'état général. Bouffées de chaleur au visage, sueurs; souffle au premier temps à la base du cœur, continu dans les vaisseaux du cou. La fièvre très modérée, qui existait dans les premiers temps de la maladie, a cessé; il n'existe plus, ni le soir, ni la nuit, de frissons erratiques; les fonctions digestives se font assez bien.

Pas de ballonnement du ventre, pas de saillie plus notable d'un côté que de l'autre. A la palpation, on trouve, dans le côté droit de l'hypogastre, une assez grosse tumeur, étalée superficiellement en avant du paquet intestinal et qui est évidemment située dans la couche celluleuse profonde de la paroi abdominale ; cette sorte de plastron très dur, régulier, indolent à la pression, est d'autant plus résistant et plus régulier qu'on l'examine plus près du ligament de Fallope. En contournant sa limite supérieure, on sent que la tumeur s'enfonce profondément dans le petit bassin. Le bord externe du plastron, arrondi, est à peu près parallèle à la ligne blanche qu'il déborde d'un travers de doigt à gauche; son bord supérieur transversal remonte jusqu'à un travers de doigt au-dessous de l'ombilic, se perd peu à peu en devenant plus profond à mesure qu'on approche de l'épine iliaque antérieure et supérieure droite : son bord inférieur correspond au bord du ligament de Fallope; on sent là très manifestement que la tumeur s'enfonce dans l'excavation pelvienne, en adhérant très étroitement à la branche horizontale du pubis. Dans toute la moitié inférieure, on trouve une matité complète, au-dessus une diminution seulement de la sonorité; toutes ces explorations n'éveillent pas de douleur.

Le toucher vaginal ne fait pas constater de chaleur anormale du vagin; écoulement blanc assez abondant. Le col utérin, non dévié, dans l'axe du vagin, se déplace facilement en avant et en arrière, et les mouvements qu'on lui communique ne sont pas douloureux. En pressant sur la tumeur abdominale, au-dessus de la symphyse et un peu à gauche, on transmet les mouvements au col. Les pressions exercées sur les autres points de la tumeur ne transmettent plus que d'une manière très indirecte les mouvements au doigt placé sur cet organe. La masse de la tumeur est à peu près immobile. Les culs-de-sac vaginaux gauches, antérieur et postérieur, sont souples; le cul-de-sac droit, moins profond que les autres, a perdu sa souplesse. En portant assez fortement le doigt en haut dans ce cul-de-sac, on arrive à sentir très distinctement un plancher dur, comme ligneux, doublant le fond de ce cul-de-sac droit. En avant, cette plaque indurée est séparée de la paroi osseuse par un étroit sillon dans lequel les tissus sont souples ; en dedans elle forme un rebord concave circonscrivant la moitié droite du col, comme le ferait un croissant, et séparé de ce col par un sillon où l'on peut mettre le bout de l'index; cette partie interne envoie en avant du col utérin un petit prolongement induré gros comme le petit bout du petit doigt qui ne dépasse pas le col. En arrière, la plaque indurée se perd à la limite du cul-de-sac droit, sans envahir la partie postérieure. On ne trouve nulle part trace de fluctuation, on constate partout une dureté uniforme, régulière, sans nodosités. La pression exercée sur la tumeur transmet directement les mouvements à la plaque vaginale. Aucune douleur n'est suscitée par ces explorations.

Le toucher rectal, également très peu douloureux, fait constater que cet organe est très fortement dévié à gauche, et qu'il existe une grosse tumeur logée dans l'excavation pelvienne. On reconnaît que l'utérus en constitue la partie gauche, mais que le doigt passe sans trouver aucun sillon de séparation de la face postérieure de la matrice sur la paroi postérieure de la masse phlegmoneuse. Les pressions exercées sur la paroi abdominale antérieure indurée transmettent des mouvements au doigt placé dans le rectum, et font constater l'épaisseur considérable de la tumeur et son peu de mobilité. Prescriptions : Vésicatoire sur la tumeur, repos absolu, vin de Bordeaux, deux portions.

Le 1er mai on s'aperçoit que la tumeur a un peu diminué de volume et de consistance.

Le 7. Cette diminution est très sensible. Le bord supérieur de la tumeur est aujourd'hui à deux travers de doigt d'une ligne horizontale passant par l'ombilic ; son bord interne ne dépasse plus la ligne blanche ; la tumeur est moins dure, moins saillante, toujours indolente. Le toucher vaginal donne les mêmes résultats que le 17 avril.

La malade n'a rendu de pus ni par le rectum, ni par le vagin, ni par la vessie ; elle n'éprouve pas de douleurs spontanées dans sa tumeur. Ni fièvre, ni frissons erratiques ; tout fait ainsi penser que la tumeur n'est pas suppurée. On exige toujours le repos absolu de la malade. Le 19 mai, la malade veut absolument retourner chez elle. Avant sa sortie de l'hôpital on constate que la tumeur est supérieurement à quatre travers de doigt au-dessous de l'ombilic, qu'en dedans elle s'arrête toujours à la ligne blanche, qu'en dehors elle n'arrive plus à l'épine iliaque antérieure et supérieure, qu'elle en est séparée par un intervalle d'au moins deux travers de doigt, dans lequel les parois abdominales sont souples. Les pressions exercées d'avant en arrière déterminent un certain déplacement de la paroi abdominale, ainsi que du plastron induré compris dans son épaisseur, ce qui indique que la tumeur est moins immobile qu'elle l'était lors des autres examens. Le toucher vaginal fait constater que le col utérin est aujourd'hui assez fortement porté à droite, mais parallèlement à son axe, sans avoir éprouvé de déviation, ce qui résulte de ce que le corps a subi un déplacement semblable à celui du col ; tout l'organe en masse a été tiré à droite, comme l'indique l'amplitude du cul-de-sac droit ; dans celui-ci, on ne trouve plus véritablement de tumeur, mais seulement un certain degré d'empâtement, de résistance.

Quelque temps après sa sortie de l'hôpital, cette malade est revenue à la consultation de la Pitié, comme je le lui avais demandé. Depuis cette sortie, elle a eu son retour de couches, qui, jusque-là, ne s'était pas produit ; l'écoulement sanguin a été modéré, n'a duré que trois jours, et pendant sa durée et après sa cessation, il n'est pas revenu de douleurs abdominales. Il en est résulté que cette malade a cru pouvoir vaquer aux occupations de son ménage et a même fait des courses assez longues, mais sans éprouver aucune souffrance, la tumeur très diminuée persiste encore.

Elle revient le 14 juin ; on constate que le ventre a son développement normal ; on trouve encore une résistance vague et moins de souplesse dans la partie droite de l'hypogastre, où existait antérieurement le plastron préabdominal ; le cul-de-sac vaginal droit, plus étroit que le gauche, est toujours moins souple, mais on n'y constate plus de tumeur. Enfin, en déprimant d'une part la paroi hypogastrique droite d'une main, et en repoussant avec l'index de l'autre main le cul-de-sac vaginal droit, on perçoit une résistance vague, mais pas de tumeur à proprement dire. L'utérus tout entier, col et corps, est transporté un peu à droite de la ligne médiane, mais jouit de sa mobilité normale.

Cette observation, rendue très longue par les détails minutieux dans lesquels j'ai dû entrer pour faire bien saisir les caractères tout particuliers qu'offre la tumeur à laquelle donnent lieu les phlegmons des ligaments larges, lorsqu'ils sont, comme dans l'observation précédente, non seulement confirmés, mais lorsqu'ils sont devenus, comme dans celle-ci, manifestes pour tout praticien par leurs progrès excentriques, montre l'analogie complète qui existe entre les caractères de l'induration préabdominale que font constater les divers modes d'exploration de l'abdomen et ceux que l'induration vaginale présente au toucher. Dans l'observation II, où la malade a été étudiée à une époque beaucoup plus rapprochée du début, on ne pouvait percevoir d'induration que dans le vagin, l'inflammation restait et est restée concentrée dans le ligament large, et la tumeur à laquelle elle donnait lieu n'était accessible qu'au doigt introduit dans le conduit naturel qui permet d'atteindre la base du ligament large. Dans la dernière observation, où la malade a été observée à une époque plus reculée du début de la maladie, qui avait continué à progresser, on trouvait conjoint à l'induration vaginale, un plastron préabdominal qui résultait de l'extension de l'inflammation du tissu cellulaire du ligament large au fascia propria préabdominal par le fait de la continuité anatomique qui existe entre ces différentes parties du tissu cellulaire. Je crois inutile de rappeler les caractères que présentent les indurations en forme de plastron de la paroi abdominale, qu'on trouve décrits dans tous les mémoires sur les phlegmons de la fosse iliaque; je dirai seulement que, chez cette malade, le phlegmon à forme subaiguë, après être resté très longtemps induré, s'est terminé par résolution lente. Il n'a pas suppuré, comme nous allons le voir dans l'observation que nous allons rapporter, qui, malgré cette circonstance, n'en est pas moins, cependant, encore un exemple des formes bénignes de cette affection.

OBSERVATION V (1)

Primipare. Accouchement normal, hémorrhagie modérée après la délivrance. Le cinquième jour de l'accouchement, douleurs vives dans le côté droit du ventre. Frisson. Sédation légère des accidents. Exacerbation après une marche. Entrée de la malade à l'hôpital. Tumeur préabdominale occupant la fosse iliaque droite. Induration vaginale. Suppuration. Ouverture de l'abcès trois mois après l'accouchement, guérison complète cinq mois après le début du phlegmon.

Le 24 janvier 1866 entre dans mon service à l'hôpital de la Pitié, salle Saint-Charles, n° 10, B... Céline, âgée de 23 ans, ouvrière en soie, d'un tempérament lymphatique, d'une constitution délicate, qui a cependant joui habituellement d'une bonne santé. Elle a été réglée à 12 ans, et depuis lors la menstruation a été régulière. Elle s'est mariée à 22 ans, elle est devenue enceinte deux mois après et est accouchée à terme le 7 janvier dernier à l'hôpital Lariboisière. Le travail a été assez facile, s'est terminé sans accidents; présentation du sommet; la délivrance fut suivie d'une perte de sang assez abondante pendant quatre jours, et consécutivement il y eut des symptômes d'anémie assez marqués. Sans cette hémorrhagie, d'ailleurs assez modérée, tout se passa parfaitement jusqu'au cinquième jour des couches.

Au commencement de ce cinquième jour, elle ressentit des douleurs assez vives dans le côté droit du bas-ventre, limitées à cette région, qui s'exaspéraient par les mouvements et à la pression de la main. Le même jour se produisit un violent frisson avec claquements de dents, suivi de chaleur et de sueurs copieuses, ensuite fièvre assez vive, caractérisée, dit la malade, par la fréquence du pouls et de la chaleur à la peau. Ces accidents persistèrent presque aussi intenses pendant cinq jours, au bout desquels la fièvre céda et les douleurs se calmèrent notablement, mais sans disparaître. Pendant tout ce temps, la malade n'eut ni nausées, ni vomissements, ni diarrhée, ni ballonnement du ventre. Le dixième jour, la malade voulut se lever, mais elle fut obligée de se recoucher au bout de très peu de temps, à cause des souffrances qu'elle éprouva. Malgré cela, le 19 janvier, nonobstant l'avis contraire du chef de service, elle quitta l'hôpital Lariboisière, où pour traitement on lui avait prescrit : la diète, le repos absolu au lit et des cataplasmes laudanisés sur le bas-ventre.

Rentrée chez elle, les douleurs accrues par la marche persistent assez intenses, et cette femme ne peut, malgré le désir qu'elle en a, vaquer aux soins de son ménage; c'est pour cela qu'elle s'est décidée à entrer à la Pitié, le 25, où elle présente l'état suivant :

Facies très pâle, d'un blanc mat, décoloration générale des téguments, souffle continu avec redoublements dans les vaisseaux du cou; pas de troubles digestifs notables. Peu de sommeil la nuit, pendant laquelle elle a des sueurs abondantes. La malade garde le décubitus dorsal, parce que les mouvements et la pression exaspèrent les douleurs abdominales modérément intenses qu'elle ressent, qui ont pour siège la partie inférieure de la fosse iliaque droite et de là s'irradient à la région lombaire d'une part, et, d'autre part, dans la partie supérieure de la cuisse droite.

(1) Observation recueillie par M. Frairier.

L'abdomen n'est pas ballonné, on ne voit aucune saillie très apparente; cependant le côté droit de l'hypogastre, où siègent les douleurs, paraît un peu plus bombé que le côté gauche. Les parois abdominales sont souples, dépressibles, excepté dans la fosse illiaque droite. Cette région est occupée par une tumeur considérable très dure, régulière à sa surface, très superficielle, surtout dans la partie qui surmonte l'arcade fémorale. On apprécie très facilement que cette induration est située dans la couche profonde de la paroi abdominale; le peu d'épaisseur du tissu adipeux, la souplesse des parties voisines, enfin le peu de sensibilité de la tumeur rendent l'examen très simple et ne laissent pas à cet égard le moindre doute. Sur cette espèce de plastron étalé en avant du paquet intestinal, on fait glisser sans peine les téguments et le doigt arrive aussitôt sans exercer la moindre pression sur l'induration, qui représente la partie profonde de la paroi abdominale. Quand on suit la tumeur par en bas vers le ligament de Fallope, on sent qu'elle se recourbe et descend dans la profondeur du petit bassin, en s'appliquant exactement contre la face postérieure de la symphyse et de la branche horizontale du pubis du côté droit.

On ne peut glisser le bout du doigt entre la paroi osseuse et la tumeur. Si l'on suit, au contraire, la tumeur de bas en haut en partant de l'arcade crurale, on sent qu'elle est de moins en moins superficielle à mesure qu'on se rapproche de la limite supérieure. Arrivée au niveau de ce bord supérieur, la main, grâce à la souplesse des parois abdominales situées au-dessus, le contourne, s'engage derrière ce bord supérieur de la tumeur et sent profondément que la masse de cette tuméfaction s'enfonce dans l'excavation pelvienne. En bas, l'induration phlegmoneuse de la peau descend, comme nous l'avons dit, jusqu'au ligament de Fallope, en haut, elle remonte jusqu'à une ligne transversale tirée à un travers de doigt au-dessous de l'ombilic; à droite, on suit son bord supérieur jusqu'au-dessous et en dedans de l'épine iliaque antérieure et supérieure, vers laquelle la tumeur se perd en s'enfonçant; à gauche, derrière la ligne blanche, elle est un peu plus profondément située et forme sous la main comme un bord mousse, assez épais, dirigé de haut en bas, qui inférieurement donne assez bien la sensation du bord de l'utérus. A la percussion, matité absolue dans la moitié inférieure de la tumeur, et, dans l'autre partie, sonorité d'autant mieux conservée qu'on se rapproche de la limite supérieure de la tumeur.

Le toucher vaginal fait constater que les parois de ce conduit sont souples et un peu plus chaudes qu'à l'état normal. Le col utérin, un peu plus élevé qu'à l'état normal, est dévié à gauche, son orifice regarde en bas et à gauche; rien de particulier dans la conformation de ce col, dont le volume ne paraît pas augmenté. Le cul-de-sac vaginal gauche est un peu moins étendu que le droit. Souplesse parfaite de ce cul-de-sac gauche, ainsi que des culs-de-sac antérieur et postérieur. Mais il n'en est pas de même du cul-de-sac droit, qui, comme nous venons de le dire, est un peu plus large qu'à l'état normal, tout en conservant sa profondeur habituelle, dans lequel on sent tout au fond, assez haut, une tumeur, qui double ce cul-de-sac droit sans l'abaisser. Cette tumeur a les caractères suivants : sa partie interne forme un bourrelet concave plus large en avant qu'en arrière, qui embrasse le bord droit du col, dont il est séparé; dans sa partie externe, la tumeur est moins dure, moins complètement constituée; elle forme seulement un empâtement assez résistant. Si l'on combine la palpation abdominale au toucher vaginal, le doigt, en soulevant le museau de tanche de bas en haut transmet directement le mouvement à la main qui est placée au-dessus de la symphyse sur la partie gauche de la tumeur, cette partie semble ainsi être bien constituée par la matrice elle-même; tandis que le même soulèvement, exercé lorsque le doigt est placé dans le cul-de-sac droit sur la tumeur vaginale, ne transmet des mouvements directs qu'à la partie droite de la tumeur abdominale et que de très médiats à la partie gauche formée par l'utérus. L'ensemble de la tumeur ne jouit, du reste, que d'une mobilité des plus restreintes.

Prescriptions : Frictions mercurielles belladonées, repos absolu, vin de Bordeaux, deux portions.

Le 5 février. Douleurs plus vives.

Le 9. Elles augmentent encore. — (Prescriptions : Bains amidonnés, continuation des frictions, cataplasmes laudanisés, repos absolu. Même régime.)

Amendement les jours suivants.

Le 14. Toujours quelques douleurs, pas de fièvre, pas de frissons.

Le 15. Les souffrances sont toujours modérées; on touche la malade, et l'on constate que la tumeur vaginale s'est élargie d'avant en arrière; elle est fort dure et sans traces de fluctuation. — Six sangsues sur la fosse iliaque droite; continuer les autres prescriptions.

Les jours suivants, quelques frissons erratiques dans la journée, sueurs la nuit, exacerbation des douleurs le soir et la nuit, perte de l'appétit, dégoût pour les aliments. (Tisane de quassia amara.) Ces accidents continuent avec opiniâtreté tout le mois de février. Changement de caractère de la malade, qui devient triste, impressionnable et de mauvaise humeur. Aucune trace de pus dans les urines, ni dans les garde-robes, ni par le vagin ; on ne trouve nulle part de fluctuation.

Le 3 mars. Par le palper et le toucher combinés on reconnaît que la tumeur s'est notablement épaissie. La partie de la tumeur descendue dans le vagin s'est accentuée davantage et durcie. Le col est toujours assez haut et dévié à gauche. Frissons erratiques. — Prescriptions : Onctions mercurielles belladonées, par-dessus cataplasmes émollients, trois paquets de sulfate de quinine à dix minutes l'un de l'autre, deux portions.

Le 7. Vésicatoire sur la fosse iliaque. Depuis cette époque, frissons et fièvre le soir ; à la même heure, douleurs intenses dans la fosse iliaque. La malade pâlit et maigrit visiblement. Quelques selles diarrhéiques. La tumeur est devenue assez douloureuse à la palpation abdominale, le toucher vaginal l'est sensiblement moins.

Le 17. La tumeur est plus saillante du côté de la paroi abdominale, elle est toujours dure, sans aucun point fluctuant. Par le toucher vaginal, on constate que le cul-de-sac droit est moins profond, un peu refoulé en bas par la tumeur qui se moule sur lui. Cette tumeur a, dans ce point, la forme d'une plaque très dure uniformément résistante, dont la surface est aplatie, régulière, sans bosselures. Cette plaque, qui double tout le fond du cul-de-sac droit, se recourbe pour se prolonger autour des parois droites du vagin sur une hauteur de 0.02 c. ; elle arrive en avant jusqu'à l'arcade pubienne ; son côté interne se continue en haut avec le bord droit du corps de l'utérus et inférieurement n'est séparé du bord droit du col que par une rainure très étroite. La tumeur envoie un prolongement arrondi, de la grosseur du petit doigt, en avant du col utérin, qui en est séparé par un sillon très marqué. Ce prolongement, qui certainement n'existait pas le 3 mars s'effile à son extrémité libre, qui dépasse légèrement le bord gauche du col.

L'utérus, qui jusque-là avait conservé sa mobilité d'avant en arrière, aujourd'hui n'est plus aussi mobile dans ce sens.

Les jours suivants, la malade est en proie à des frissons, elle a de la fièvre, des sueurs le soir et la nuit.

L'altération des traits, la pâleur du visage, l'amaigrissement s'accusent davantage; il survient de plus des vomissements qu'on a beaucoup de peine à modérer.

Le 21. On ne constate encore aucune trace de fluctuation. Par le toucher rectal, qui est fort douloureux, on sent en avant et à droite une grosse tumeur, qui remplit une grande partie de l'excavation; en appuyant en même temps sur la paroi du ventre, on transmet les mouvements au doigt placé dans le rectum et on apprécie le volume considérable de la masse phlegmoneuse.

Dans les derniers jours de mars, il se produit, au niveau de l'arcade crurale, une saillie limitée sans changement de couleur à la peau, bosselée qui ressemble à celle que produiraient des ganglions engorgés et douloureux. Cet engorgement douloureux est cause que la malade fléchit légèrement la cuisse sur le bassin. Toujours des nausées, des vomissements et une exacerbation vespérine des douleurs, des frissons et de la fièvre.

Dans les premiers jours d'avril, la saillie circonscrite de la fosse iliaque se ramollit et devient très manifestement fluctuante; la peau qui la recouvre rougit, tandis que la tumeur reste très dure. On ne sent nulle part ailleurs de fluctuation, soit par l'exploration abdominale, soit vaginale.

Le 5 avril. M. Gosselin fait, sur ma demande, une incision de 3 centimètres sur la tumeur, qui donne issue à près d'un verre de pus jaunâtre, bien lié, sans odeur. (Bain tiède de une heure, après.) Le même jour, soulagement rapide; le soir, les douleurs ont presque complètement disparu, et la palpation et le toucher vaginal, qui étaient devenus si pénibles, n'éveillent aucune souffrance; écoulement de pus assez abondant. Cataplasme.

Le 6. La malade n'a eu hier soir ni fièvre, ni frissons; elle a bien dormi, elle ne souffre plus et demande instamment à manger. — Viandes rôties, vin de Bordeaux.

Le 7. Même état. L'écoulement du pus a diminué de quantité.

Le 8. Le pus devient séreux.

Le 9. L'écoulement purulent a cessé. La malade se trouve très bien et se plaint seulement d'une légère douleur à trois travers de doigt au-dessus de l'incision. L'appétit et les digestions sont excellents.

Le 10. Au toucher vaginal, on trouve que le col a sa direction et sa situation normales, il est plutôt petit que gros; en combinant la palpation abdominale, on constate que la pression faite au-dessus du pubis, au niveau de la ligne blanche, ne se transmet pas directement au col utérin, mais à la tumeur vaginale, et à la palpation on ne sent pas le fond de l'utérus, de telle sorte qu'il est évident qu'il est caché derrière le plastron induré de la paroi abdominale. Le col utérin est mobile d'avant en arrière. Les culs-de-sac postérieur et latéral gauche sont libres et souples. Au lieu d'un prolongement gros comme le petit doigt, on ne trouve plus en avant du col qu'une légère induration qui se continue à droite avec la plaque indurée qui double le fond du cul-de-sac de ce côté. Cette plaque, de consistance ligneuse, régulière, sans bosselures, insensible au toucher, est séparée en dedans du bord droit du col par un sillon, où l'on peut glisser l'extrémité de la pulpe du doigt. Elle s'avance en avant jusqu'à l'arcade crurale, tandis qu'en dehors elle se recourbe pour descendre dans la paroi latérale du vagin dans une hauteur de 2 centimètres.

Pendant les jours qui suivent, la malade se plaint de plus en plus de souffrir un peu au-dessus de l'incision. A 3 centimètres plus haut, il se forme une saillie circonscrite qui devient fluctuante. Le soir et la nuit, elle éprouve dans sa tumeur des douleurs vives, elle a de la fièvre et des sueurs, mais pas de frissons.

Le 16. Je pratique une petite incision sur le point fluctuant, qui donne issue à une petite quantité de pus phlegmoneux, non fétide, ce qui amène un soulagement immédiat.

Le 26. L'écoulement purulent par la dernière incision a cessé le 22, mais le 24, il en est sorti une faible quantité par la première incision qui n'en donnait plus depuis longtemps. La malade, depuis la dernière incision, n'a plus de fièvre, plus de douleurs, l'appétit est excellent et les digestions faciles. Le plastron abdominal est partout très dur, il est aujourd'hui déprimé et moins saillant dans la zone qui surmonte le ligament de Fallope. Le bord supérieur de l'induration, horizontal, répond encore à une ligne transversale passant à un travers de doigt au-dessous de l'ombilic; son bord interne est parallèle à la ligne blanche qu'il dépasse à gauche de deux travers de doigt; en dehors, l'induration se prolonge jusqu'à l'épine iliaque, antérieure et supérieure. Nulle part la pression ne provoque de douleurs. Le toucher vaginal fait constater de très grands changements; le doigt tombe sur une tuméfaction ligneuse, indolente, immobile, devenue très saillante, qui remplit le cul-de-sac vaginal droit et envoie un prolongement en avant. Au premier abord, on ne trouve pas le col utérin, mais en portant le doigt très haut on arrive à effleurer le bout du museau de tanche qui est comme perdu au fond d'une sorte d'infundibulum, moitié souple, moitié dur, constitué dans cette dernière partie droite par la plaque indurée, qui se termine en dedans par un bord en croissant circonscrivant le col utérin. On ne peut, à cause de la position élevée de cet organe, apprécier si l'utérus est mobile ou non. — Cataplasmes émollients, veau et rôti, vin de Bordeaux.

Le 27 et le 28. Il s'écoule un peu de sérosité par l'incision inférieure.

Le 29 et le 30. La malade se plaint de douleurs assez vives, il y a de petits frissons et un peu de fièvre le soir.

1er mai. La tumeur est devenue très sensible au niveau des deux incisions, il y a des élancements fréquents.

Le 2. Une assez grande quantité de pus a coulé par l'incision supérieure qui s'est rouverte d'elle-même. Soulagement immédiat.

Le 5. Il ne coule plus qu'une faible quantité de sérosité par les deux incisions.

Le 7. Les douleurs ont totalement disparu. La tumeur a notablement diminué. On peut saisir son bord supérieur entre le pouce et l'index, et apprécier facilement l'épaisseur du plastron à ce niveau ; plus que jamais il est évident que cette induration est dans l'épaisseur de la paroi du ventre. Le toucher vaginal montre que de ce côté la tumeur est moins saillante et moins dure qu'elle ne l'était au dernier examen. Le col utérin n'est plus à la hauteur anormale qu'il occupait; on peut l'atteindre plus facilement et le déplacer, on sent qu'il est très mobile d'avant en arrière, mais très peu latéralement.

Le 15. L'amélioration ne s'est pas démentie. Chaque jour l'état de la malade s'est amélioré ; elle reprend de l'embonpoint et des forces. La tumeur abdominale diminue tous les jours; son bord supérieur s'est abaissé de deux travers de doigt. De plus, le plastron abdominal est moins dur, moins épais et doué d'une certaine mobilité d'avant en arrière que partage la paroi abdominale dans laquelle il est compris. Il est insensible à toute pression. Le toucher vaginal, même en déprimant concurremment la paroi abdominale, ne fait constater aucune tumeur dans le cul-de-sac vaginal droit, qui est bien plus étroit que le gauche et dans lequel on ne sent qu'un peu d'empâtement. L'utérus est mobile, en pressant au-dessus de la symphyse, on communique des mouvements au col. L'état général est bon, cependant on ne permet pas encore à la malade d'enfreindre le repos absolu.

Le 27. La malade se lève pour la première fois et s'en trouve bien.

Le 28. Les règles qui n'avaient pas paru depuis l'accouchement surviennent, précédées de quelques douleurs de reins; elles coulent normalement. Malgré l'absence de douleurs dans la tumeur, on exige de la malade le repos absolu et on prescrit l'application continue de cataplasmes émollients sur le ventre. Le lendemain, le sang coule assez bien, il diminue le surlendemain, puis s'arrête entièrement.

Depuis lors, la malade se lève tous les jours et descend au jardin; elle est en pleine convalescence.

12 juin. La malade demande sa sortie de l'hôpital. Avant de la lui accorder, on constate qu'elle n'a aucun trouble fonctionnel, que l'exploration ne provoque aucune douleur.

L'abdomen a son volume normal; dans le pli de l'aine, on voit une cicatrice linéaire de 15 centimètres, légèrement déprimée et froncée, et une autre de un demi-centimètre, située à trois travers de doigt plus haut. Partout une sonorité parfaite. Tous les culs-de-sac du vagin sont souples; le droit, qui était antérieurement le siège de la tumeur, est plus étroit que son congénère. En combinant la palpation au toucher, on sent à droite une résistance vague, mal définie, interposée aux deux mains. On ne constate dans le vagin aucune bride, aucun noyau d'engorgement.

29 juillet. La malade vient à la consultation de l'hôpital, comme nous le lui avions demandé. Elle a eu une seconde fois ses règles le 15 juin et une troisième le 19 juillet; l'écoulement a duré chaque fois huit jours, mais modérément abondant; il y a eu peu de douleurs; aucun accident n'est survenu, bien que, durant ses menstruations, cette femme, contrairement à nos recommandations, ait continué à vaquer à ses occupations. Elle se porte très bien, on ne trouve d'autre vestige de son affection qu'un peu de résistance, mais pas de véritable tumeur entre le doigt introduit dans le vagin et la main qui appuie sur le ventre. L'utérus tout entier, col et corps, est transporté à droite parallèlement à son axe, ce qui rétrécit beaucoup le cul-de-sac droit du vagin.

Les accidents, chez la malade qui fait le sujet de cette observation, ont été bien plus intenses que chez la malade de l'observation IV, mais surtout beaucoup plus que chez celle de l'observation II, où ils étaient, on peut dire, tout ce qu'il y a de plus bénin; cependant, même dans l'observation IV, ils ont encore été peu graves, comparativement à ceux que nous aurons à signaler un peu plus loin. La cellulite a encore revêtu dans cette observation, comme dans les deux précédentes, la forme bénigne, dont ces trois observations peuvent être considérées comme des spécimens, mais dont chacune d'elles peut être regardée comme un degré de plus en plus accentué.

Dans l'observation II, les symptômes, modérés au début, se sont presque immédiatement calmés sous l'influence d'une émission sanguine locale, comme cela était arrivé spontanément dans l'observation première ; comme dans celle-ci, ils ont reparu par le fait d'une fatigue, mais qui, ici, a été légère, et ils ont été très bénins, même plus qu'au début. Il en est résulté que l'induration dont on a constaté l'existence, occupant le ligament large, étant limitée à celui-ci, n'est pas devenue distinctement perceptible dans la fosse iliaque et a commencé, au bout de peu de temps, à entrer en résolution. Dans l'observation IV, les symptômes du début, d'une intensité à peu près semblable à celle des accidents initiaux de l'observation II, n'ont pas offert, comme dans celle-ci, de rémission; ils ont continué toujours modérés, et on a constaté l'existence d'une tumeur progressivement croissante, qui, au moment où la malade est entrée à l'hôpital, était complexe. Elle se composait alors, en effet : 1° d'une partie vaginale, qui existait seule dans l'observation première, et qui, comme on l'a vu dans l'autopsie de cette dernière malade, était constituée par le ligament large induré ; 2° d'une partie beaucoup plus considérable, appréciable aux divers modes d'exploration de l'abdomen, qui était constituée par l'induration du tissu cellulaire de la fosse iliaque externe, comme le démontrera l'autopsie d'une malade dont nous rapporterons plus loin l'observation.

Cette dernière partie de la tumeur, qu'on voyait naissante dans l'observation première, terminée par la mort, de date postérieure, dans cette observation I, à l'induration perçue dans le vagin et constituée à l'autopsie par le ligament large, était bien certainement, chez cette malade, le fait de l'extension par continuité de l'inflammation du tissu cellulaire génital au tissu cellulaire de la fosse iliaque, qu'on peut de cette façon suivre, pour ainsi dire, pas à pas, dans les observations que nous avons rapportées jusqu'ici. Dans l'observation IV, l'induration, après avoir crû, est restée stationnaire avant que commence la résolution, qui a été assez tardive pour qu'on dise que les phlegmons qui offrent cette marche se terminent par induration.

Il n'en est pas tout à fait ainsi chez la malade de l'observation V, chez laquelle les accidents du début ont été bien plus intenses que chez les malades des observations I, II et III, et se sont montrés, après une très légère rémission, bien plus intenses que dans les observations II et III; il en est résulté qu'ils ont été suivis de la suppuration d'une partie de l'engorgement inflammatoire, ce qui a, par suite, modifié les caractères de cette induration, qui est le signe pathognomonique du phlegmon des ligaments larges confirmé, que nous aurons à étudier soigneusement dans l'article prochain.

VINGT ET UNIÈME CONFÉRENCE

Phlegmons des ligaments larges.

(*Suite.*)

La douleur hypogastrique que nous avons vue, dans les observations que nous avons rapportées, indique le développement du phlegmon des ligaments larges, soit secondairement à une première phase de la maladie plus ou moins insidieuse, soit sans aucun phénomène morbide antécédent, fait absolument défaut ou est très mal dessinée dans tout un groupe de faits qui ont été spécialement étudiés par M. E. Thierry (1) d'abord et ensuite par M. Hervieux (2). Dans les faits de cette espèce dont nous ne reproduisons aucun spécimen pour ne pas allonger démesurément ce travail, les altérations des ligaments larges, liées à des phlébites suppurées et caractérisées, soit par une infiltration plastique toute particulière (3), soit par des infiltrations ou des collections purulentes occupant le plus souvent les deux ligaments, sont symptomatiques de la fièvre puerpérale, qui domine toute la scène pathologique. De cette condition résulte que, dans ces cas, l'inflammation des ligaments larges, *mali moris*, n'est, de l'avis de M. Hervieux (4) lui-même, qu'un détail, qui se perd d'autant plus dans les désordres, excessivement multiples et de la plus terrible gravité, auxquels donne lieu la fièvre puerpérale, que l'affection du ligament large ne se revèle pendant la vie

(1) E. Thierry. Thèse inaugurale, p. 18 et suiv. Paris, 1868.
(2) Hervieux. *Traité des maladies puerpérales*, p., 503 et suiv. 1870.
(3) Hervieux. *Loc. cit.*, p. 505.
(4) Hervieux. *Loc. cit.*, p. 536.

par aucun signe ou par des symptômes tellement obscurs, qu'ils laissent son existence incertaine jusqu'à l'autopsie. Ce sont, en somme, des inflammations de mauvaise nature, rappelant par leurs caractères les affections dites métastatiques et qui ne peuvent, comme toutes les affections de cette nature, être comprises dans la description des inflammations franches des organes qui en sont le siège.

Aussi, de même qu'on n'a pas fait entrer en ligne de compte les inflammations du péritoine ou de la plèvre symptomatiques de la fièvre puerpérale, pour décrire les péritonites et les pleurésies franches, avons-nous cru devoir faire complètement abstraction des inflammations, *mali moris*, des ligaments larges, également symptomatiques de la fièvre puerpérale, qui ont été étudiées à un point de vue tout spécial par MM. Thierry et Hervieux, pour tracer la description des symptômes des inflammations franches, *boni moris*, du tissu cellulaire génital, auxquelles seules peut s'appliquer légitimement le nom de phlegmon.

Dans celles-ci, dont nous devons nous occuper exclusivement, la douleur hypogastrique, qui signale la formation du phlegmon, intense, vive, rappelant plus par ses caractères celle du panaris que celle du point de côté péritonitique, s'exaspérant comme celle-ci par les mouvements et par la pression, a pour siège, au début, une des fosses iliaques, dans laquelle l'inflammation du tissu cellulaire restera concentrée, contrairement à ce qu'on observe dans le plus grand nombre des faits étudiés par M. Hervieux. La douleur augmente dans les jours suivants, s'irradie, souvent même presque tout de suite, de la fosse iliaque envahie à tout l'hypogastre, et parfois à tout l'abdomen, mais, en général, pour s'atténuer bientôt, soit sous l'influence seule du repos, soit sous cette influence et celle des moyens thérapeutiques mis en usage, et devenir, dans le plus grand nombre des cas, assez modérée à la période où existent tous les signes physiques, qui permettent de dire que la cellulite génitale est confirmée.

Il en est de même de la réaction fébrile, à forme inflammatoire qui avait surgi en même temps que la douleur hypogastrique et qui avait traduit par un frisson, soit initial, soit apparu dans les vingt-quatre premières heures, la participation de toute l'économie au travail phlegmasique pelvien. L'état fébrile, parfois assez marqué, comme dans les observations I et II, qui indique le développement de la phlegmasie celluleuse et qui, à moins de complications, ne s'accompagne d'aucun autre trouble des fonctions digestives que d'inappétence, s'amende en général après quelques jours de durée, soit spontanément, soit sous l'influence du traitement. Dans les formes bénignes de l'affection, dont nous nous sommes surtout préoccupé jusqu'ici, parce qu'elles sont les plus communes dans les services généraux de médecine, l'état fébrile, très amoindri à la période où le phlegmon se confirme, ne laisse plus, comme seuls vestiges bien appréciables de son existence, que des frissons erratiques venant se enter sur l'état de malaise général, de faiblesse auquel les malades sont en proie, et des sueurs la nuit. Nous devons signaler qu'avec ces frissons coïncident souvent des exacerbations vespérines de la douleur hypogastrique, qui, obtuse le jour quand les patientes gardent bien strictement le repos, se réveille le soir avec la recrudescence fébrile.

Il en résulte qu'assez fréquemment les malades à cette période veulent, comme l'indiquent les observations, soit sortir du service d'hôpital, où elles sont accouchées, soit quitter leur lit, si l'accouchement a eu lieu chez elles, et essaient de vaquer aux soins de leur ménage, mais sans pouvoir toutefois donner longtemps suite à leurs imprudences. Sous l'influence de la fatigue, les douleurs hypogastriques reparaissent plus ou moins vives, l'état de malaise auquel elles n'ont cessé d'être en proie augmente et vient bientôt les forcer à s'aliter de nouveau et à réclamer des soins. Il arrive parfois que c'est après avoir lutté pendant six semaines ou deux mois et même plus, tantôt gardant le repos, tantôt l'interrompant pendant quelques heures pour se lever, et après n'avoir ainsi suivi aucune médication régulière, que les malades, profondément affaiblies, arrivent enfin à l'hôpital, où elles ne peuvent rendre qu'assez inexactement compte de la première phase de leur affection, qu'on ne peut qu'assez rarement bien observer.

Leur figure, fréquemment assez amaigrie, pâle, blafarde, mais n'ayant en rien l'aspect grippé de la péritonite, qu'on ne voit du reste, chez ces malades, à aucune période de leur affection, à moins de complication, rappelle le facies des femmes profondément anémiques. On trouve le plus souvent, en rapport avec cet aspect anémique, un bruit du souffle parfaitement caractérisé à l'auscultation du cœur et des vaisseaux du cou. Les malades se plaignent d'être sans forces, sans appétit, minées par un malaise général accompagné souvent, comme nous l'avons dit, de frissons erratiques revenant le soir, de sueurs la nuit; elles accusent de souffrir, à ces moments-là, plus ou moins vivement de la douleur, en général, obtuse, qu'elles ressentent dans la partie inférieure du ventre depuis le début de leur maladie et qui les a empêchées de reprendre leurs occupations, parce que leur souffrance augmentait chaque fois qu'elles se levaient et surtout se fatiguaient.

Cette douleur, localisée dans une des fosses iliaques, occupant un peu plus souvent la gauche que la droite, mais cependant sans qu'il y ait pour celle-ci une prédilection aussi marquée que l'a indiqué mon honorable collègue et ami, M. Noël Guéneau de Mussy (1), est encore assez vive, en général, dans la première phase de l'hépatisation (si on veut bien permettre cette expression) du tissu cellulaire des ligaments larges, que nous décrivons. Elle consiste souvent en une souffrance sourde, continue, à laquelle viennent s'ajouter de temps à autre des élancements qui sont surtout suscités par les mouvements, et assez souvent d'une manière encore assez cruelle, à cette période de la maladie, par les diverses explorations auxquelles on est obligé de soumettre les malades pour établir le diagnostic.

L'inspection, contrairement à ce qu'on observe, en général, à une date semblable dans les pelvi-péritonites subaiguës, ne fait constater aucun ballonnement ni général, ni même partiel du ventre, qui paraît avoir son volume normal et ne présente aucune déformation.

On trouve seulement parfois que le pli de l'aine est plus dessiné et que la fosse iliaque, qui est le siège du mal, offre une légère bombure, mais qui ne deviendra nettement appréciable qu'ultérieurement et que, dans certains cas déterminés, c'est-à-

(1) Guéneau de Mussy. *Phlegmons des ligaments larges* (*Arch. génér. de médecine*, 1867, 6e série, t. X, p. 129.

dire par les progrès du côté de l'abdomen, de la tumeur, qui résulte du travail inflammatoire.

Les caractères de cette tumeur, tantôt uniquement intra-pelvienne, tantôt partie intra-pelvienne et partie intra-abdominale, suivant le sens dans lequel l'inflammation du tissu cellulaire du ligament large s'est propagée, ou le plus propagée par continuité à celui des régions circonvoisines, exigent un examen très circonstancié pour être complètement déterminés. Il faut qu'on fasse succéder à la palpation abdominale et au toucher vaginal simples, non seulement ces deux modes d'exploration combinés, mais le toucher rectal associé à la palpation, enfin la percussion superficielle et profonde. Je dois dire toutefois que le toucher vaginal combiné à la palpation peut suffire, dans beaucoup de cas, pour établir le diagnostic.

Il peut en être ainsi lorsqu'on perçoit, ce qui est fréquent, par la main appliquée sur la fosse iliaque affectée, au-dessus et en arrière du ligament de Fallope, une induration bien dessinée, occupant soit les parois abdominales, soit la fosse iliaque interne, et qu'on peut en même temps, à l'aide de l'index de l'autre main, introduit dans le vagin, trouver bien caractérisé, dans un des culs-de-sac latéraux de ce conduit, un plastron, qui constitue antéro-latéralement au col utérin la base de l'induration, qui émerge, par en haut, dans la fosse iliaque.

Nous avons à insister surtout sur les caractères que présente cette base de l'induration, qui est uniquement accessible au doigt introduit dans le vagin ; c'est la partie la plus intéressante de la tumeur à étudier, en ce qu'elle est constituée par l'hépatisation du tissu cellulaire de la partie inférieure du ligament large lui-même, comme nous l'avons vu dans l'autopsie de l'observation I, tandis que les parties appréciables à la palpation abdominale sont, pour la plus grande part, le fait de l'extension de l'inflammation au tissu cellulaire des régions voisines. Malheureusement, je dois dire que l'induration vaginale, cette sorte de plastron d'un des culs-de-sac latéraux de ce conduit, qui était très nettement appréciable dans l'observation II, le neuvième jour du début du phlegmon, treizième de l'accouchement, peut ne l'être point antérieurement à cette date, pour plusieurs raisons :

1° l'intensité que peut avoir dans les premiers jours la douleur hypogastrique peut entraver l'examen, le rendre insuffisant, sinon impossible ; 2° la consistance œdémateuse, au début de l'hépatisation du ligament large, peut empêcher de la discerner des modifications qui ont été imprimées par l'acte puerpéral et qui n'ont pu jusqu'ici être déterminées d'une manière précise à cause des dangers qu'offrent, dans les premiers jours des couches, des touchers fréquents et surtout aussi prolongés que ceux qu'exigeraient ces recherches ; 3° enfin, l'élévation considérable que peut offrir l'utérus dans les phlegmons des ligaments larges peut rendre parfois difficile d'atteindre le museau de tanche, comme nous l'avons vu dans l'observation V, et en même temps de sentir distinctement l'induration du cul-de-sac vaginal, comme dans une observation recueillie dans le service de M. Béhier, rapportée dans la thèse de M. Frarier (1). Cette difficulté, qu'on peut rencontrer non seulement au début du phlegmon, mais quand il est confirmé, doit faire apporter le plus grand soin quand on pratique le toucher, le faire renouveler quelques jours plus tard s'il n'a donné aucun renseignement, surtout si on a trouvé une élévation de l'utérus.

J'insiste sur ce point, parce qu'au début de mes recherches il m'arrivait bien plus souvent qu'à présent de ne pas constater cette induration, et que, sans la perception de ce plastron vaginal ou au moins d'un empâtement vague, correspondant à la base d'un des ligaments larges, souvent difficile à apprécier quand on ne sait pas les chercher, on ne peut, alors même qu'on trouverait réunis tous les autres symptômes d'un phlegmon du ligament large, affirmer qu'il existe. C'est le seul signe, je dois le dire, qui permette de distinguer, mais heureusement sans grand intérêt pratique, cette affection des phlegmons iliaques qu'on peut voir, comme dans l'observation suivante, non seulement succéder à un accouchement, mais être liés à une phlébite utérine.

OBSERVATION VI

Primipare, accouchement normal, sortie de la Maternité le quatrième jour des couches. Le septième, début des accidents. Phlegmatia alba dolens double ; fièvre hectique. Mort six

(1) FRARIER. *Loc. cit.*, obs. 2, p. 80.

semaines après l'accouchement. Péritoine absolument sain. Ligaments sains, ainsi que les trompes et les ovaires. Utérus revenu à son volume normal. Phlébite suppurée du sinus circulaire du col utérin. Caillots sanguins dans les veines crurales et iliaques. Abcès de la fosse iliaque profonde, gauche sous-aponévrotique, ayant fusé par l'échancrure sciatique à la région lombo-sacrée.

Le 13 avril 1859, entra dans mon service à l'hôpital de la Pitié, salle Notre-Dame, n° 61, M..... (Louise), âgée de 21 ans, d'une constitution délicate, sortie depuis quelques jours de la Maternité, où elle est accouchée à terme, le 3 avril, d'un enfant qui n'a pas vécu. Cette première grossesse avait été, suivant la malade, complètement bonne; l'accouchement a été facile et n'a rien présenté de particulier. Elle a si peu souffert, dans les jours qui ont suivi l'accouchement, que se sentant bien, elle a demandé, le quatrième jour de ses couches, à sortir de la Maternité et s'est mise à aller et à venir dans Paris, sans en éprouver aucun accident, pendant les deux premiers jours. Mais le 10, c'est-à-dire le septième jour après l'accouchement, elle a été prise de douleurs vives dans le membre inférieur gauche, et, depuis hier 12, de douleurs analogues dans le membre inférieur droit; dans l'un et l'autre membres, elles occupent surtout la partie interne des cuisses. Ce sont ces douleurs qui ont décidé cette malade à se faire transporter à l'hôpital, où elle présente l'état suivant :

Cette malade est en proie à un mouvement fébrile très marqué, la peau est chaude, le pouls petit, fréquent, agité. Facies anxieux ; inappétence complète, diarrhée très abondante qui existe depuis la sortie de la malade de la Maternité. L'examen de la poitrine ne révèle rien de particulier ; bruit de souffle à la base du cœur et le long des vaisseaux du cou. La malade se plaint d'éprouver dans la fosse iliaque gauche une douleur profonde, qui s'irradie dans les deux membres inférieurs ; cependant, la paroi abdominale, assez souple, se laisse déprimer facilement, et une pression modérée n'exaspère pas sensiblement la douleur, qui augmente au contraire beaucoup par les mouvements des membres inférieurs. On trouve à la partie interne de chacune des cuisses un cordon induré, qui suit exactement de chaque côté la direction de la veine crurale, et un œdème très notable des deux membres inférieurs, qui laisse persister au niveau du pied l'impression du doigt. L'utérus, imparfaitement revenu sur lui-même, se sent derrière le pubis qu'il dépasse notablement; le col déchiré, mou, est resté volumineux et donne issue à un écoulement peu abondant, légèrement sanguinolent. Les culs-de-sac du vagin, complètement libres, ne sont le siège d'aucune tumeur qui puisse rendre compte du mouvement fébrile auquel cette femme est en proie et qui constitue le phénomène prédominant de sa maladie. — Prescription : Placer les membres inférieurs sur un plan incliné, cataplasme sur l'abdomen, tisane de ratanhia, potion avec extrait de quinquina, 125 grammes de vin de quinquina, bouillons.

Les jours suivants, l'état de la malade semble s'améliorer un peu, la diarrhée diminue, puis disparaît complètement, mais l'œdème augmente ; il occupe actuellement non seulement les membres inférieurs, où il est très considérable, mais la partie inférieure des parois de l'abdomen.

On ajoute à la prescription précédente des potages et une côtelette.

L'œdème des membres infériurs, qui avait notamment diminué dans la dernière semaine d'avril, augmente de nouveau dans les premiers jours de mai; il gêne très notablement l'exploration de l'hypogastre, en particulier de la région hypogastrique gauche, que l'on croit être le siège d'une collection purulente, à cause du décubitus incliné à gauche, que garde forcément la malade pour éviter les douleurs, à cause de la rétraction du membre inférieur gauche, de la flexion générale gauche de la partie supérieure du corps sur le bassin, enfin à cause des sueurs profuses momentanées, de frissons irréguliers qui se renouvellent chaque soir, et de plus du retour de la diarrhée, qui a pris, depuis le commencement de mai, le caractère colliquatif. Néanmoins, ni la palpation abdominale, ni le toucher, ni ces deux modes d'exploration combinés, ne font constater dans la fosse iliaque une tuméfaction indiquant un abcès, dont l'existence paraît cependant révélée d'une manière certaine par l'état général de la malade. Ces symptômes persistent et s'aggravent dans les jours suivants, la diarrhée devient excessive et, à partir du 8, elle est d'autant plus pénible que la malade ne peut rester couchée sur le dos, à cause des douleurs dont la région sacrée est devenue le siège. La peau qui recouvre l'empâtement, occupant cette région, devient, dans les jours suivants, le siège d'une rougeur diffuse et offre, le 14 au matin, deux petites perforations, placées au niveau de la partie supérieure du sacrum, pouvant admettre un pois, par lesquelles s'est écoulée, cette nuit, une quantité de pus telle que les deux alèzes qui étaient placées sous le siège de la malade ont été traversées. En réunissant par une incision les deux ouvertures de la peau qu'on sent décollée dans une assez grande étendue, on donne encore issue à plus d'un litre de pus blanchâtre, assez mal lié. Cette évacuation n'amène aucun changement dans l'état de la malade, qui succombe épuisée dans la soirée.

Autopsie. — 16 mai. Le crâne n'a pas été ouvert. Les poumons présentent une congestion hypostatique assez prononcée à leur partie postérieure; ils ne contiennent pas de tubercules. Le cœur est sain et contient des caillots noirâtres non fibrineux.

A l'ouverture de la cavité abdominale, on trouve le péritoine sain, ainsi que les intestins et les organes abdominaux proprement dits. Le gros intestin contient des matières liquides, jaunâtres. Après avoir enlevé tous ces organes, on constate que la fosse iliaque gauche offre un volume plus considérable qu'à l'état normal, sensiblement plus considérable que celle du côté opposé, et qu'elle est le siège d'une fluctuation manifeste jusqu'à l'extrémité inférieure du triangle de Scarpa. Cette tuméfaction et cette fluctuation résultent d'une énorme quantité de pus blanchâtre, bien lié, dont le foyer sous-jacent à l'aponévrose iliaque, se continue jusqu'au petit trochanter, qui est mis à nu. Dans la fosse iliaque le pus est infiltré dans les fibres du muscle iliaque, déchiquetées, noirâtres, réduites en une sorte de putrilage; le foyer est limité par la saillie formée par le rebord du détroit supérieur, excepté dans un point où le doigt pénètre dans un pertuis assez direct et arrive jusqu'à l'échancrure sciatique, par laquelle le pus a fusé et est venu, en passant entre le nerf et le rebord osseux, former un immense foyer dont l'examen exige qu'on retourne le cadavre.

A l'incision de ce foyer postérieur, on trouve les téguments décollés de haut en bas, depuis l'extrémité du coccyx, mis à nu, jusqu'au niveau de la première vertèbre lombaire, et latéralement, jusqu'au grand trochanter, à gauche, enfin, à droite jusqu'à l'épine iliaque antérieure et supérieure. Les parois de ce foyer sont formées : d'une part, par le sacrum dénudé et les aponévroses; d'autre part, par les muscles fessiers, dont les fibres sont disséquées, noirâtres et au travers desquelles le pus est venu se collecter sous la peau qui n'est plus reliée, dans une assez grande étendue, aux parties sous-jacentes que par des brides, qui sont constituées par les vaisseaux sanguins.

Les ligaments larges sont absolument sains, ainsi que les ovaires et les trompes. L'utérus, en antéflexion légère, est revenu sur lui-même et a presque son volume normal; sa cavité contient une sanie purulente rougeâtre. Le sinus circulaire est, dans tout son pourtour rempli de pus, tandis que les autres sinus n'en contiennent pas.

Les veines crurales sont oblitérées par un caillot non adhérent, qui remonte à gauche jusqu'au niveau de la moitié droite de l'iliaque externe, et à droite jusqu'à l'embouchure de l'iliaque primitive dans la veine cave. Les caillots paraissant remplir tout le calibre de la veine sont formés par une substance blanche, fibrineuse, compacte, facile à déchirer, qui présente à la coupe de petites vacuoles, contenant une matière blanchâtre, molle, d'apparence purulente, évidemment constituée par du sang en régression.

L'analogie qui existe entre cette observation et l'observation I, ainsi qu'entre d'autres observations de phlegmons graves des ligaments larges, que nous rapporterons plus loin, établirait, s'il en était besoin, combien était légitime, mais appliqué seulement aux faits puerpéraux, le rapprochement entre les phlegmons iliaques et les phlegmons des ligaments larges, tenté par Grisolle. Mais je n'ai pas ici à défendre ce mémoire remarquable de l'oubli immérité dans lequel il est tombé par suite de l'importance exclusive que M. Nonat et ses adhérents ont accordée, dans le diagnostic des affections pelviennes, aux indurations péri-utérines, sans même se donner la peine de chercher à déterminer anatomiquement si un grand nombre de ces tumeurs inflammatoires méritaient bien le nom de phlegmons péri-utérins, qu'ils leur donnaient indistinctement. De ces tumeurs, les unes, comme mes recherches sont venues, ultérieurement aux travaux de MM. Nonat et Valleix, le démontrer de la manière la plus péremptoire, sont intra-péritonéales, les autres extra-péritonéales et la dénomination de phlegmon ne peut s'appliquer qu'à celles qui sont extra-péritonéales.

L'induration péri-utérine, qui résulte de l'hépatisation du ligament large et forme l'une des deux variétés de tumeurs comprises sous la dénomination vague de phlegmon péri-utérin, se distingue, en premier lieu, des pseudo-tumeurs, également péri-utérines, qui sont le fait d'une pelvi-péritonite et composent l'autre variété, en ce qu'elle a un siège fixe, unilatéral à l'utérus, légèrement proéminent en avant de lui, qui est déterminé par la situation anatomique même du ligament large, qui sert de support à l'inflammation. Si celle-ci progresse, l'induration envahit le tissu cellulaire des régions circonvoisines, mais sans cesser d'être aussi marquée dans son siège primitif, contrairement à l'opinion de West, qui a cru devoir admettre, mais sans preuve anatomique, la possibilité de métastases de la cellulite génitale (1), afin de lui rattacher l'affection qui est l'analogue chez la femme, de celle qui, chez l'homme, a reçu de M. Ricord le nom d'orchite à bascule. De semblables transmutations ne s'observent jamais que dans les prétendus phlegmons péri-utérins symptomatiques d'une phlegmasie de la séreuse, qui sont constitués par des anses intestinales réunies entre elles et aux organes génitaux par des adhérences péritonéales, dans l'organisation desquelles il n'y a absolument rien de régulier ; d'où il résulte que ces pseudo-tumeurs peuvent avoir non seulement les sièges les plus divers, mais affecter les dispositions les plus variables, suivant les cas, et, dans le même cas, aux différentes phases d'évolution de la péritonite pelvienne.

On voit seulement les pseudo-tumeurs, circonscrivant plus ou moins irrégulièrement l'utérus et auxquelles donnent lieu les pelvi-péritonites, envahir presque constamment le cul-de-sac vaginal postérieur, tandis que, dans le phlegmon génital pur de toute complication péritonéale, ce cul-de-sac reste soit entièrement libre, soit libre dans sa plus grande étendue, et on doit tenir un grand compte de ce fait dans le diagnostic différentiel, ainsi que l'a signalé M. Trousseau.

C'est dans le cul-de-sac latéral correspondant à la fosse iliaque, qui est le siège de la douleur, et surtout dans la partie antérieure de ce cul-de-sac, qui est très notablement agrandi transversalement, qu'on trouve le plastron formé par la base du ligament large induré lorsqu'il n'est pas toutefois rendu inaccessible au toucher vaginal par l'élévation de l'utérus. Ce cul-de-sac latéral paraît comme doublé d'une lame de carton mouillé, ou de

(1) West. *Loc. cit.*, p. 491.

caoutchouc légèrement ramolli, sous-jacente à la muqueuse, qui repousse la matrice en masse, col et corps, dans le cul-de-sac latéral opposé, qui est par suite très amoindri, mais conserve sa souplesse normale. Cette translation de l'utérus qui, dans la période que nous décrivons, est refoulé du côté sain, tandis que cet organe sera au contraire, dans les périodes consécutives du phlegmon, attiré également en masse par la cicatrice, ainsi que l'a indiqué mon honorable ami M. Guéneau de Mussy, est très différente des versions suivant l'axe, torsions, flexions, variables suivant les cas, qu'on voit se succédant les unes aux autres, aux diverses phases d'évolution des pelvi-péritonites.

Ce plastron vaginal, placé, comme nous venons de le dire, immédiatement sous la muqueuse, d'une surface lisse, unie, sans aucune des bosselures qu'offrent les tumeurs péri-utérines symptomatiques d'une pelvi-péritonite, rappelant complètement par ses caractères ceux du plastron préabdominal, qui lui coïncide fréquemment, offre au début, ainsi que nous l'avons déjà dit, une consistance comme œdémateuse qui sera remplacée par une induration plus ou moins prononcée, à laquelle pourra succéder une fluctuation obscure, suivant la marche qu'aura le phlegmon. Dans les premières périodes, l'induration est complètement moulée sur la forme du cul-de-sac vaginal, qui paraît seulement agrandi; plus tard, le cul-de-sac peut être entièrement comblé par l'engorgement inflammatoire et même former une bosselure plus ou moins considérable, qui altère plus ou moins notablement la forme du vagin, comme dans l'observation suivante suivie d'autopsie, que j'emprunte à West, quoiqu'elle soit malheureusement très incomplète.

OBSERVATION VII

Il s'agit d'une jeune femme qui mourut d'abcès du foie, quatorze mois après être guérie d'une inflammation des annexes gauches de l'utérus. Lors de son admission à l'hôpital, six semaines après son accouchement, l'examen donna les résultats suivants : l'abdomen était mou et indolent, mais au-dessus de la symphyse, dans une étendue d'environ deux pouces en largeur et en hauteur, existait une tumeur solide, globuleuse, légèrement mobile, sensible à une forte pression. Le vagin était chaud ; sa paroi antérieure, à la distance d'un pouce et demi environ de l'orifice de l'urèthre, se gonflait en une tumeur élastique distincte, donnant une sensation de fluctuation et diminuant de moitié le calibre normal du canal. Dans cette tumeur, qui ne modifiait pas l'introduction du cathéter, se perdait la lèvre antérieure de l'utérus, tandis que la postérieure était petite et normale. Le côté droit de l'utérus était intact; la tumeur n'existait qu'à gauche et antérieurement. L'utérus et la tumeur, lorsqu'on les pressait, se mouvaient simultanément et leur mobilité était médiocre. Peu de jours après, la tumeur sentie dans le vagin diminua beaucoup à la suite d'un écoulement de pus; et, au bout de six semaines, lorsque la malade quitta l'hôpital, il ne restait comme lésion morbide qu'un épaississement sur le côté gauche de la matrice qui la fixait complètement à l'intérieur du bassin.

Les lésions trouvées à l'autopsie expliquaient cet épaississement et rendaient compte de l'immobilité de la matrice; les replis du ligament large, en effet, depuis la partie supérieure du vagin jusqu'au pédicule de l'ovaire, contenaient une masse de tissu cellulaire dense, presque cartilagineuse, criant sous le scalpel, composé de faisceaux blanchâtres s'entrecroisant dans toutes les directions et contenant dans ses mailles de la graisse solide jaune. Cette masse adhérait étroitement à tout le côté gauche de l'utérus, dont le tissu n'était nullement lésé. Le tube de Fallope gauche était uni, en deux ou trois points, par de longues adhésions à l'ovaire et à son ligament; l'aileron, de ce côté, était inégal et épaissi, comme s'il y avait eu d'anciens dépôts de lymphe plastique. Les tubes de Fallope étaient perméables, et les ovaires presque sains contenaient plusieurs vésicules de Graaf.

Je ne m'arrêterai pas longuement sur les résultats intéressants donnés par l'autopsie de cette malade, qui a permis de constater *de visu* les lésions anatomiques, considérables dont le tissu cellulaire du ligament large, mais non de l'utérus lui-même, était resté le siège, dix-sept mois environ après le début d'un phlegmon qui s'était terminé, quatorze mois et demi auparavant, partie par suppuration, partie par induration. Je ferai remarquer seulement que la longue persistance, dans ce cas, de l'induration qui était devenue comme cartilagineuse et était composée de faisceaux blanchâtres s'entrecroisant dans toutes les directions, explique la possibilité du retour à l'état aigu du phlegmon, assez longtemps après une guérison apparente, et alors de sa réapparition possible dans l'état de vacuité, sous l'influence de causes qui n'auraient pu susciter son développement si le phlegmon n'était toujours resté en puissance, comme cela a eu lieu dans une observation rapportée dans ma clinique (1) que je me dispenserai de reproduire.

Ce qu'il y a surtout d'intéressant pour nous dans l'observation de West, c'est la déformation considérable qu'offrait le vagin, qui était le fait de l'extension de l'inflammation au tissu cellulaire,

(1) G. Bernutz. *Clinique*, t. II, obs. placée en note, p. 399.

qui double ce canal, que nous avons vu dans les observations I, IV et V, s'indurer très manifestement sous cette influence dans une certaine étendue de la hauteur de la paroi antéro-latérale attenant au ligament large phlegmoneux. Cette sorte de doublure phlegmasique du vagin, mais d'une partie seulement de son cylindre qu'on sent comme descendre plus ou moins bas au-dessous du plastron, qui remplit le cul-de-sac latéral et une partie plus ou moins étendue de la paroi antérieure du canal vaginal, a, comme je l'ai depuis longtemps indiqué dans mes conférences, et comme West l'a signalé de son côté, la plus grande importance pour le diagnostic. Cette induration péri-vaginale dans les premières périodes, cette bosselure vaginale fluctuante à une autre période, constitue, on peut dire, un signe pathognomonique des phlegmons des ligaments larges, parce qu'on ne la rencontre jamais, ou du moins parce que je ne l'ai jamais rencontrée, ni rien qui s'en approche, dans aucun cas de pelvi-péritonite.

Cette sorte de plastron péri-vaginal, sur la valeur séméiotique duquel je ne saurais trop insister, a une importance diagnostique semblable à celle qu'on accorde pour la détermination des hématocèles extra-péritonéales (1), au dédoublement de ce même tissu cellulaire par du sang. Il correspond exactement à ce signe; toute la différence consiste en ce que, dans les phlegmons du ligament large, le tissu cellulaire est infiltré, soit de lymphe plastique, comme on le voit dans l'autopsie de l'observation I, soit de pus, comme dans une observation très incomplète, également avec autopsie, rapportée par M. Trousseau (2) et dans celle de M. West, tandis que, dans les hématocèles extra-péritonéales, ce tissu cellulaire est comme injecté par du sang, ainsi que le démontre une observation très remarquable publiée par M. Gallard (3).

Malheureusement, cet épaississement inflammatoire d'une certaine hauteur de la paroi antéro-latérale du vagin, qui nous paraît avoir une valeur séméiotique si considérable, est loin d'être constant ou très marqué. Il n'existe que dans les cas où l'inflam-

(1) Bernutz. Hématocèles sous périnéo-pelviennes. (*Dictionn. de méd. et de chir. pratiques*, t. XVII, p. 336.)

(2) Trousseau. *Loc. cit.*, p. 771.

(3) Gallard. *Bulletins de la Société anatomique*, p. 390, 1854.

mation du tissu cellulaire gauche s'est propagée par continuité inférieurement, soit uniquement dans ce sens, comme dans l'observation première, soit lorsqu'elle envahissait en même temps la fosse iliaque externe, comme dans les observations IV et V, ou la fosse iliaque interne, comme semble le faire encore la description écourtée de l'observation VII.

En l'absence de cette condition, l'épaississement péri-vaginal manque; alors le doigt qui pratique le toucher peut sentir que le plastron, qui remplit les trois quarts antérieurs d'un des culs-de-sac latéraux du vagin, se prolonge en dehors jusqu'à l'enceinte osseuse à laquelle il adhère, comme il se confond en dedans, sans aucune ligne de démarcation, avec le bord latéral du corps de l'utérus, au-dessous duquel il envoie souvent, au niveau de l'union du col et du corps de cet organe, un double prolongement digitiforme, l'un en avant, l'autre en arrière. Ce prolongement digitiforme, sur l'existence duquel a tant insisté M. Gallard (1) vient comme embrasser la portion sus-vaginale du museau de tanche, dont l'extrémité inférieure seule est séparée de l'induration par un sillon très étroit et surtout très peu profond. On peut de plus sentir, et cela est très important, que le plastron vaginal vient en avant s'accoler très étroitement, soit au bord inférieur, soit un peu au-dessus, à la face postérieure de la branche horizontale du pubis, où on perçoit que la tumeur remonte pour remplir plus ou moins complètement l'excavation pelvienne, et ensuite émerger plus ou moins dans l'abdomen où elle sera, par cela même, plus ou moins appréciable à la palpation.

Ce mode d'exploration, surtout quand on pratique en même temps le toucher, permet de sentir plus ou moins la tumeur intra-pelvienne. Dans les cas les plus obscurs, elle ne se traduit que par la sensation d'une résistance plus ou moins vague, d'une sorte d'engorgement de la fosse iliaque, que rend un peu plus appréciable le soulèvement de la base de la tumeur à l'aide du doigt placé dans le cul-de-sac vaginal induré, comme on le voit dans les observations IV et VI, dans lesquelles l'autopsie est venue démontrer que la sensation perçue par le palper pendant la vie n'avait pas été

(1) GALLARD. *Bulletin de l'Académie de médecine*, 1872.

trompeuse. Dans des cas un peu moins obscurs, mais où la tumeur n'est pas encore très bien dessinée, on a besoin de déprimer assez fortement les parois abdominales pour sentir nettement l'induration qui longe la branche horizontale du pubis, à la face postérieure de laquelle elle est étroitement accolée et qui ne donne de matité qu'à une percussion profonde, comme dans l'observation suivante.

OBSERVATION VIII

Accouchement antécédent. Le sixième jour d'un avortement, manifestation sans frisson initial d'une douleur intense, occupant la fosse iliaque droite et d'un mouvement fébrile très caractérisé. Au bout de quelques jours, amendement de la fièvre et de la douleur, qui cependant persistait encore très marquée lors de l'entrée de la malade, dix-neuf jours après le début du phlegmon. Tumeur occupant la fosse iliaque droite, située assez profondément en arrière de la branche horizontale du pubis et se prolongeant jusqu'au détroit supérieur, induration consécutive d'une certaine étendue de la paroi vaginale correspondante, résolution lente de la tumeur, qui restait encore assez considérable au moment de la sortie de la malade de l'hôpital, six semaines après son entrée.

Le 13 mars 1866, entre dans mon service à l'hôpital de la Pitié, salle Saint-Charles, nº 25, C... (Adèle), coulisseuse, âgée de 26 ans, d'une constitution assez délicate d'un tempérament nerveux, qui attribue les accidents pour lesquels elle a demandé son admission à une fausse couche qu'elle a faite, le 16 février dernier, à un mois et vingt jours de grossesse, assure-t-elle à la suite d'une chute involontaire. Cette femme a été réglée pour la première fois à l'âge de 13 ans, la menstruation a été régulière, non seulement tant qu'elle est restée fille, mais depuis son mariage, qui a eu lieu il y a trois ans, jusqu'à sa première grossesse. L'accouchement qui a terminé à l'époque normale cette grossesse a eu lieu le 16 avril 1865, et a été suivi d'accidents qui semblent, d'après le récit de la malade, devoir être attribués à une pelvi-péritonite. Les règles sont restées six mois sans reparaître, puis se sont rétablies et ont continué à revenir régulièrement jusqu'en décembre dernier, où elle est devenue enceinte. Elle était grosse d'un mois et vingt jours, assure-t-elle, lorsque, après être tombée, elle fit la fausse couche dont les suites l'amènent à l'hôpital.

L'avortement a donné lieu à une perte considérable avec expulsion de gros caillots, qui a duré avec ces caractères pendant neuf jours. Elle était en proie à cette perte lorsque, le sixième jour après la fausse couche, elle a été prise sans frisson initial de douleurs vives dans la fosse iliaque droite, s'irradiant dans la région lombaire et dans la cuisse droite, continues, exacerbantes, sans vomissement et sans ballonnement du ventre, mais accompagnées d'une fièvre intense. Pendant douze jours, les douleurs et la fièvre ont été assez vives, puis il y a eu un amendement très marqué, mais incomplet en ce que cette femme a continué à être en proie à des douleurs hypogastriques augmentant la nuit et en ce qu'elle est restée très affaiblie, quoiqu'elle n'ait jamais eu de frissons irréguliers, d'accès de fièvre revenant le soir, ni de sueurs la nuit. C'est la persistance non seulement des douleurs, mais de l'état de malaise général, auquel cette malade est en proie, qui l'ont décidée à entrer à l'hôpital, où elle nous présente l'état suivant :

Signes d'anémie très accentués, inappétence, digestions assez bonnes, sauf de la constipation, pas de fièvre, mais peu de sommeil la nuit, pendant laquelle les douleurs abdominales qu'accuse la malade sont plus fortes que pendant le jour.

Le ventre, non ballonné, est souple et indolent, excepté dans la fosse iliaque droite, immédiatement au-dessus du ligament de Fallope, qui est le siège des douleurs spontanées dont la malade se plaint et que la pression de cette région rend assez vives. Les parois abdominales, même dans la région douloureuse, sont souples et mobiles ; on peut les déprimer assez fortement, et on sent alors placée profondément une tumeur du volume d'un gros œuf, ayant son grand diamètre dirigé transversalement, accolé étroitement à la branche horizontale du pubis, à laquelle elle adhère par sa face antérieure. On peut sentir cette tumeur en dehors jusqu'au détroit supérieur, où elle se perd, tandis qu'en dedans elle se continue sans ligne de démarcation avec le bord latéral droit de l'utérus, qui constitue la portion interne rétro-symphysienne de la tumeur. La percussion superficielle donne immédiatement au-dessus du ligament de Fallope de la sonorité, tandis que la percussion profonde donne une matité correspondante à la partie, où en déprimant fortement les parois abdominales on arrive à percevoir l'induration. On se rend parfaitement compte, à l'aide de la palpation combinée au toucher, de la position de l'utérus par suite de la différence de la transmission au doigt appliqué sur le col utérin des mouvements imprimés par l'abdomen soit à la partie interne, soit à la partie externe de la tumeur ; ces derniers mouvements ne se transmettent pas directement au col utérin.

Le toucher permet de constater, comme nous venons de le dire, que l'utérus correspond à la symphyse du pubis ; il est en antéversion, absolument immobile latéralement, tandis qu'il conserve des mouvements d'avant en arrière.

Les culs-de-sac du vagin gauche et postérieur sont souples et libres. Le cul-de-sac droit a moins de profondeur que le gauche ; il est comme doublé par une tumeur très dure, en forme de plaque régulière, sans bosselures, qui se porte en avant jusqu'à la paroi osseuse, se perd en arrière à la limite du cul-de-sac, enfin se prolonge en dedans jusqu'au bord latéral de l'utérus, envoyant à l'union du corps et du col de cet organe un prolongement antérieur induré, gros comme le petit doigt, qui se dirige de droite à gauche pour arriver en s'effilant jusqu'au bord gauche de l'organe qu'il ne dépasse pas. Au-dessous de ce prolongement, l'induration est séparée du col par un sillon de séparation si étroit et si peu profond qu'on ne peut y introduire que l'extrémité de l'ongle. L'ensemble de la tumeur est très faiblement mobile à cause de son adhérence intime en avant à l'enceinte osseuse. En revanche, elle est très sensible à la pression ; l'exploration, qui a exagéré les battements des artères qu'on sent battre à sa surface sous la pulpe du doigt, a été assez pénible pour la malade. — Prescription : Application de quinze sangsues sur la fosse iliaque droite au-dessus de l'arcade crurale, cataplasmes émollients, repos absolu, une portion. L'application de sangsues, qu'on a fait suivre le lendemain d'une application de trois sangsues sur le col utérin et d'un bain, a amené un amendement très notable des douleurs.

La malade est très bien jusqu'à la fin de mars ; elle n'a plus de douleurs ni spontanées, ni à la palpation de la tumeur, qui persiste absolument dans le même état, à l'exception qu'on voit le 27 la plaque indurée se recourber en arrière et en dehors pour doubler les parois vaginales dans une hauteur d'un peu plus d'un centimètre. — Cataplasmes, toujours le repos absolu, vin de quinquina, deux portions.

Le 5 avril. La malade, sans cause appréciable, ressent des douleurs assez vives dans le bas-ventre.

Le 6. Les douleurs persistent, aussi marquées, ce qui décide, malgré l'anémie de la malade et l'absence de toute fièvre, à prescrire une application de dix sangsues sur l'hypogastre à droite. Soulagement immédiat.

Le 9. Le toucher vaginal fait constater que le prolongement induré du col utérin a presque disparu. La plaque doublant le cul-de-sac vaginal droit paraît dans le même état, tandis que l'épaisseur de la tumeur semble avoir beaucoup diminué ; ainsi même, en combinant la palpation et le toucher, on ne sent plus en arrière de la branche horizontale du pubis qu'un empâtement, et non une véritable tumeur. Cependant, la tumeur vaginale est aussi immobile que dans les premiers temps, et l'utérus n'a que des mouvements d'avant en arrière, pas un mouvement de latéralité. Aucune de ces explorations ne suscite aujourd'hui la moindre douleur.

Le 19. La malade commence à se lever et n'en ressent aucune douleur ; il en est de même les jours suivants.

Le 1er mai. On ne sent plus aucune tumeur au-dessus de l'arcade crurale, même en déprimant très fortement les parois abdominales, tandis que le toucher fait constater que la tumeur vaginale présente encore la même configuration ; elle est seulement moins dure qu'au dernier examen ; l'utérus est toujours en antéversion. La malade se trouve bien et veut absolument quitter l'hôpital. Nous ne l'avons pas revue depuis sa sortie.

Dans cette observation, l'inflammation est restée concentrée, ou à peu près, au tissu cellulaire du ligament large droit et a donné lieu à une tumeur intra-pelvienne, du volume d'un gros œuf, située assez profondément, en arrière de la branche horizontale du pubis, et se prolongeant en dehors jusqu'au détroit supérieur : elle était facilement appréciable, mais à la condition de déprimer assez fortement les parois abdominales. Cette tumeur ne devient réellement facile à déterminer que lorsque l'inflammation, par suite de ses progrès, s'est propagée par continuité au tissu cellulaire des régions voisines, soit à celui de la fosse iliaque externe, soit à celui de la fosse interne.

On trouve alors surajoutée à la tumeur intra-pelvienne, qui est constituée par l'induration du ligament large lui-même, et que nous avons dû, à cause de cela, décrire minutieusement, une tuméfaction inflammatoire, qui a tous les caractères qu'offrent les phlegmons iliaques, soit ceux de la fosse iliaque interne, soit ceux de la fosse iliaque externe, que nous n'avons qu'à rapporter succinctement, parce que les caractères des tumeurs de l'une et de l'autre de ces variétés de phlegmons ont été décrits depuis longtemps.

On voit, quand la propagation de l'inflammation se fait du côté de la fosse iliaque externe, l'induration intra-pelvienne située profondément, comme dans l'observation VII, en arrière du ligament de Fallope, au-dessus de l'arcade crurale, devenir de plus en plus proéminente du côté de l'abdomen, envahissant dans ses progrès d'abord le tissu cellulaire de la fosse iliaque seulement, puis peu à peu celui de la paroi abdominale. On trouve alors, comme dans l'observation IV, une tumeur considérable remplissant inférieurement la fosse iliaque, donnant dans cette partie une matité absolue, non seulement à une percussion profonde, mais superficielle, et de laquelle part un large plastron compris dans l'épaisseur même des parois abdominales, ce qui est facile à constater et à distinguer des indurations intra-péritonéales. Je maintiens ce fait, constaté par M. Guéneau de Mussy, comme par moi, malgré l'assertion contraire de M. Hervieux (1) qui ne semble pas s'être trouvé dans des conditions d'observation favorables pour les phlegmons subaigus, dans lesquels l'envahissement successif du tissu cellulaire peut surtout être bien étudié. Ce plastron, émergeant de la fosse iliaque, s'étale, doublant la paroi abdominale, d'une part vers la ligne blanche en dedans, et, d'autre part, vers l'ombilic par en haut, semblant d'autant plus épais qu'on l'examine plus près du ligament de Fallope, où existe de la matité, tandis qu'un peu plus haut on trouve une sonorité plus ou moins grande. Au début, la surface de ce plastron lisse, régulière, sans aucune bosselure, offre une consistance ferme, résistante, qui ira augmentant si le phlegmon se termine par l'induration, à laquelle, au contraire, s'il se termine par suppuration, succédera, en même temps que se produiront d'autres changements dans la tumeur, une fluctuation plus ou moins étendue. Dans les cas de cette dernière espèce, la fluctuation occupe le plus souvent la zone placée immédiatement au-dessus du ligament de Fallope, mais elle peut, dans certains cas exceptionnels, être appréciable à la région ombilicale, où le pus s'est fait jour dans un fait rapporté par A. Bérard (2), comme je l'ai observé personnellement une fois.

(1) Hervieux. *Loc. cit.*, p. 543.
(2) A. Bérard. *Bulletins de la Société anatomique*, 1834.

L'induration excentrique, résultant des progrès par continuité de l'inflammation du tissu cellulaire génital à celui des régions voisines, qui vient se surajouter à la tumeur ovoïde dirigée transversalement, située profondément, comme dans l'observation VIII, en arrière de la branche horizontale du pubis, que constitue l'hépatisation du ligament large lui-même, était dans ce fait très facile à constater. Mais je dois dire qu'elle est bien moins facilement appréciable, au début, que nous venons de l'indiquer, quand c'est le tissu cellulaire de la fosse iliaque externe qui est envahi, comme dans l'observation suivante, terminée par la mort, qui a servi de texte aux leçons cliniques de M. Trousseau (1).

OBSERVATION IX

Accouchement. Constatation d'un phlegmon du ligament large, évacuation purulente par la vessie. Ultérieurement inflammation de la fosse iliaque droite, tumeur descendant vers le ligament de Fallope. Rétraction de la cuisse. Ouverture artificielle de l'abcès par la fosse iliaque. Marasme. Mort trois mois et demi après l'accouchement. Abcès de la fosse iliaque sous-aponévrotique communiquant dans l'articulation coxo-fémorale. Abcès du ligament large ouvert dans la vessie.

Une femme de trente-cinq ans, accouchée le 30 août 1861, était restée à l'hôpital des Cliniques jusqu'au 18 septembre, éprouvant de la douleur dans la région de l'hypogastre. Elle quitta l'hôpital et fut obligée, chez elle, de garder le lit jusqu'au 5 octobre, époque à laquelle elle entra à l'Hôtel-Dieu, salle Saint-Bernard, n° 5. Nous constations alors l'existence d'un phlegmon du ligament large droit ; bientôt il y eut abcès, et le travail inflammatoire envahit la fosse iliaque du côté droit. Vers les premiers jours de novembre, les urines laissèrent déposer une grande quantité de pus ; il était très probable qu'une fistule avait établi une communication entre le ligament large et la cavité de la vessie.

Cependant, l'inflammation de la fosse iliaque marchait toujours et, vers le milieu de novembre, on pût reconnaître une tumeur très manifeste tendant à descendre vers le ligament de Fallope ; en même temps surviennent des douleurs très vives dans la région iliaque et dans tout le membre inférieur. La moindre pression sur la tumeur, le plus petit mouvement imprimé au membre inférieur, déterminent des douleurs extrêmes ; la douleur était continue avec paroxysmes qui arrachaient des cris à la malade.

La tumeur iliaque faisait saillie immédiatement au-dessus du ligament de Fallope ; la fluctuation était évidente en ce point ; mais, comme les urines continuaient par intervalles à présenter un dépôt purulent, on pensait que peu à peu le foyer iliaque se viderait par la vessie. Il n'en devait point être ainsi ; les douleurs étaient toujours extrêmes, paroxystiques ; le membre supérieur depuis quelques

(1) TROUSSEAU. *Loc. cit.*, p. 773 et suiv.

semaines avait pris la position décrite dans le psoïtis, c'est-à-dire que la cuisse était légèrement fléchie sur le bassin, la jambe fléchie sur la cuisse, et tout le membre, soutenu par des coussins, était dans une légère rotation en dehors; la fièvre était continue, le pouls petit, fréquent, avec redoublement de fréquence chaque soir; il y avait des sueurs profuses nocturnes, et comme la malade s'affaiblissait de jour en jour, je priai M. Alph. Robert d'ouvrir l'abcès iliaque.

L'incision fut faite au-dessus du ligament de Fallope, au niveau de la partie la plus saillante de la tumeur, à 4 ou 5 centimètres de l'épine iliaque antérieure et supérieure; à peine avait-on incisé la peau qu'un flot de pus verdâtre, non fétide, bien lié, sortit en abondance, puis le pus devint sanglant.

Le lendemain de l'incision, 10 décembre, il y avait un mieux relatif; la malade avait un peu dormi, le pus mêlé de sang qui continuait à s'écouler de la plaie n'avait aucune fétidité; on veut relever les forces de la malade par un régime convenable, mais le 12 décembre, la fièvre redouble, la muqueuse buccale se recouvre de plaques de muguet, la déglutition devient difficile, très douloureuse, puis impossible. En même temps la voix est nasillarde, d'une faiblesse extrême; la respiration s'embarrasse, les bronches s'engorgent, et la malade succombe le 13 décembre, c'est-à-dire quatre jours après l'ouverture de l'abcès iliaque. La malade, dans les derniers jours, n'avait pas présenté les symptômes de l'infection purulente.

L'autopsie est faite le 15 décembre. La masse intestinale est enlevée avec soin, afin de pouvoir bien étudier les rapports de l'abcès iliaque. Nous constatons alors un vaste abcès dans la fosse iliaque, abcès sous-aponévrotique, au milieu duquel baignent le muscle psoas iliaque, les vaisseaux iliaques et le nerf crural. Une assez grande quantité de pus occupe la cavité de l'abcès, cavité circonscrite par du tissu cellulaire induré et l'aponévrose iliaque. Cet abcès a pour limite supérieure le bord de l'os iliaque, puis inférieurement il présente une ouverture qui est celle faite par le chirurgien au-dessus du ligament de Fallope; mais au-dessous de l'arcade crurale, l'abcès avait deux prolongements, l'un qui suivait le muscle psoas jusqu'à son insertion sur le petit trochanter, l'autre qui suivait le nerf crural; la fusée purulente, qui suivait le tendon du psoas, avait envahi l'articulation coxo-fémorale, laquelle était noire et remplie de pus; la tête du fémur était dénudée de son cartilage; la fusée qui avait suivi le trajet du nerf crural s'arrêtait à 4 ou 5 centimètres au-dessous de l'arcade fémorale; le nerf crural baignait le pus, son névrilème était d'une couleur noirâtre. Les vaisseaux fémoraux étaient libres au milieu de l'abcès; ils étaient entourés d'une gaine de tissu cellulaire induré; l'artère ne présentait pas d'altération notable, la veine renfermait des caillots cruoriques de nouvelle formation non adhérents et qui n'avaient, en aucun temps, apporté de gêne à la circulation veineuse. La veine cave inférieure ne présentait aucune altération.

Nous avons fait remarquer que l'articulation coxo-fémorale était profondément altérée par le travail de la suppuration; il en était de même de la symphyse sacro-iliaque droite qui était ouverte, pleine de pus, et dont les surfaces articulaires étaient le siège d'un travail inflammatoire manifeste. L'abcès du ligament large, qui avait été très probablement le point de départ de toutes ces altérations pathologiques, n'offrait plus de communications directes avec l'abcès iliaque. Les feuillets du ligament large étaient très épaissis, et l'utérus était presque accolé à la paroi droite du petit bassin, par le fait de la rétraction que les tissus malades avaient subie après l'évacuation du pus par la fistule vésicale.

Nous avions été conduit, pendant la vie, à supposer l'existence d'une fistule vésicale et nous retrouvâmes, à l'autopsie, l'ouverture de communication entre l'abcès du ligament large et la cavité de la vessie; en effet, celle-ci ayant été ouverte par sa partie supérieure et antérieure, il nous fut permis de constater l'existence d'une fistule vésicale communiquant encore avec l'ancien foyer du ligament large; cette fistule occupait la partie latérale droite du bas-fond de la vessie, à 3 ou 4 centimètres en arrière de l'orifice de l'uretère droit; l'utérus, le vagin et le rectum, examinés avec soin, ne communiquaient pas avec l'abcès et n'offraient aucune altération. Le muscle psoas iliaque était en contact immédiat avec le pus. Mais ses fibres n'étaient point altérées; seules les fibres musculaires superficielles avaient une coloration verdâtre, due au contact du liquide purulent. Les poumons étaient engoués, sans traces de phlegmasie; les sommets renfermaient quelques petits amas tuberculeux ramollis; dans le foie, de même que dans les poumons il n'existait pas de traces d'abcès métastatiques; à la surface, il y avait par places de petites taches jaunâtres de l'étendue d'une pièce de 20 centimes, à contours irréguliers, dues à la présence d'abondants globules graisseux dans les cellules du foie. La rate était petite, non ramollie; les reins étaient normaux.

Quand l'inflammation, comme dans cette observation, se propage du ligament large à la fosse iliaque interne, on en est averti en ce que le phlegmon, qui se trouvait jusque-là nettement limité à l'excavation, comme dans l'observation VIII, franchit le détroit supérieur et vient se prolonger en avant du muscle psoas iliaque. La tuméfaction, qui ne se sentait, dans le principe, que si l'on explorait immédiatement au-dessus de l'arcade crurale, dans la direction du ligament large, est alors accessible sur un plan plus élevé où on ne trouvait rien d'anormal; en déprimant la paroi abdominale en dedans de l'épine iliaque antérieure et supérieure, on arrive profondément sur une masse résistante, mal circonscrite, plus ou moins douloureuse à la pression, qui va rejoindre, sans ligne de démarcation, la tumeur située dans l'excavation pelvienne. Cette tumeur augmente graduellement, refoulant en dedans les intestins, et donnant bientôt lieu à de la matité, non seulement à la percussion profonde, mais à une percussion superficielle.

On voit en même temps apparaître des troubles fonctionnels qui confirment la valeur des signes fournis par l'examen physique. Ce sont des douleurs névralgiques des organes génitaux, et surtout des membres inférieurs, plus ou moins cruelles, comme dans l'observation VIII ou simplement de l'engourdissement, des fourmillements, de l'œdème des malléoles; enfin, quand le phlegmon est sous-aponévrotique, comme il l'était chez la malade observée par M. Trousseau, la flexion et la rétraction de la cuisse sur l'abdomen ont une valeur considérable. Il existe alors un phlegmon de la fosse iliaque confondant plus ou moins ses symptômes, qui sont les uns et les autres différents, suivant la marche de la maladie et la terminaison différente qu'elle aura, et que nous avons actuellement à décrire.

VINGT-DEUXIÈME CONFÉRENCE

Phlegmons des ligaments larges.

(*Suite.*)

Les phlegmons des ligaments larges peuvent, comme ceux de la fosse iliaque, se terminer soit par résolution, soit par induration, soit enfin par suppuration. On voit, dans le premier de ces modes de terminaison, qui est de beaucoup le plus favorable, les accidents assez bénins, qui avaient caractérisé le début de l'affection et qui s'étaient amendés au bout de quelques jours, prendre, soit de suite, soit après une légère recrudescence qu'avait suscitée quelque imprudence, une marche graduellement décroissante et l'engorgement inflammatoire du tissu cellulaire génital se résoudre sans laisser aucun vestige de son existence. Je crois, comme M. Hervieux (1), assez fréquente cette forme tout à fait bénigne de l'affection, dans laquelle la guérison définitive survient au plus tard trois ou quatre semaines ou un mois après l'accouchement, comme chez la malade de l'observation II ; je la crois surtout beaucoup plus fréquente que ne le feraient penser les statistiques dressées dans les services généraux de médecine. La différence qui existe sous ce rapport, entre ce qu'on observe dans les services généraux de médecine et les services d'accouchements dont j'ai été successivement chargé, tient à ce qu'il est exceptionnel de voir les malades qui ont quitté un service obstétrical après l'amendement des accidents du début, demander à être de nouveau admises à l'hôpital, si, après leur retour chez elles, la résolution du travail

(1) Hervieux. *Loc. cit.*, p. 544.

inflammatoire continue régulièrement, ou n'est entravée que par une recrudescence éphémère. Elles ne le font, en général, que dans des conditions opposées qui ont pour effet de rendre la résolution de l'engorgement phlegmasique du tissu cellulaire génital plus ou moins tardive, de faire qu'il se termine alors, soit par induration, comme dans les observations IV et VIII, soit partie par induration et partie par suppuration, comme dans les observations IV et VI, soit enfin entièrement par suppuration, comme dans l'observation IX.

La terminaison par induration, admise sans contestation par tous ceux qui se sont occupés de la question avant M. Hervieux, qui l'a très vivement critiquée, est anatomiquement démontrée par l'observation, quoi qu'en ait dit (1) mon honorable collègue. Les différences considérables qu'on trouve entre la description de l'induration phlegmasique des périodes consécutives des phlegmons des ligaments larges, tracée par M. West dans l'observation qu'il a publiée bien antérieurement (2) aux recherches du médecin de la Maternité, et la description que celui-ci a donnée de l'induration hypertrophique des ligaments larges, qu'il a observés chez des malades qui avaient succombé en quelques jours à la fièvre puerpérale, tranchent, on peut dire, la question. Elles montrent combien est peu fondé le rapprochement que M. Hervieux a cherché à établir, pour les besoins de sa cause, entre ces deux sortes d'altérations absolument distinctes, et par suite frappent de nullité toutes les objections qu'il a faites à l'admission de la terminaison des phlegmons des ligaments larges, qu'il supposait fort gratuitement avoir été acceptée par ses prédécesseurs, sans y être autorisés par aucune autopsie.

Les accidents dans les phlegmons qui tendent à se terminer par induration, soit d'intensité fort moyenne au début, comme dans l'observation IV, soit devenus tels après l'amendement qui a succédé à celui-ci, comme dans l'observation VIII, revêtent bientôt une forme subaiguë d'une longueur indéfinie.

Les malades, en proie à un malaise continu, qui leur enlève

(1) Hervieux. *Loc. cit.*, p. 544, 1870.

(2) West. *Dis of Women*, p. 428, 2e édition.

l'appétit et le sommeil, à des douleurs hypogastriques sourdes, mais qui se réveillent, quand elles essaient de se lever, surtout de marcher, et spontanément le soir et la nuit au moment des frissons erratiques et des sueurs dont elles sont prises, tombent dans un état anémique tout particulier, qu'il faut savoir distinguer de celui qu'accompagne la suppuration. La tuméfaction, en forme de plastron repoussant l'utérus du côté opposé, qu'on perçoit par le toucher vaginal, augmente lentement d'étendue, soit dans un sens, soit dans l'autre, suivant les cas, envahit les régions voisines pour venir le plus fréquemment se dessiner plus ou moins nettement dans la fosse iliaque externe ou interne, où il est alors assez facile, grâce à la palpation abdominale, d'apprécier les progrès graduels que nous n'avons pas à décrire.

Il arrive souvent, alors même que l'engorgement inflammatoire progresse encore lentement, ou du moins avant qu'il reste absolument stationnaire, de voir, comme dans les observations IV et VIII, se produire un amendement presque complet des accidents généraux. Les malades, débarrassées de leurs frissons erratiques, recouvrent non seulement le sommeil, mais en partie l'appétit, et demandent, à cause du peu de douleurs qu'elles ressentent dans leur lit, à se lever pour reprendre des forces, qui leur font toujours défaut. Si on sait résister à leur désir, on voit le plus souvent à cet état stationnaire d'une durée plus ou moins longue, mais d'un pronostic encore incertain, succéder une diminution graduelle de l'étendue de l'engorgement; il semble, pour ainsi dire, se rétracter, parce qu'en même temps qu'il perd de ses dimensions, il présente à la palpation et au toucher une résistance de plus en plus grande; ce qui a fait dire qu'il se termine par induration. Plus tard, celle-ci, à son tour, perd lentement de sa consistance et de sa fixité, pour ne plus laisser à la fin qu'une résistance vague comme seul vestige de son existence.

On voit ainsi, en même temps, que l'état général redevient normal et que l'état anémique disparaît plus ou moins complètement, l'induration abdominale, d'une part, perdre peu à peu de son étendue d'abord, de sa consistance et de sa fixité ensuite, de manière à permettre de sentir derrière le pubis le fond de l'utérus, et, d'autre part, le plastron vaginal, qu'on perçoit par le toucher, diminuer de fermeté et s'effacer insensiblement.

Par la palpation et le toucher combinés, on apprécie l'affaissement progressif de l'ensemble de la tumeur; l'utérus se dessine, s'isole chaque jour davantage, et se trouve attiré parallèlement à son axe vers le côté malade par la rétraction des tissus enflammés.

Il ne reste plus alors de l'énorme tumeur dont on avait constaté primitivement l'existence que des vestiges pour ainsi dire insignifiants : c'est-à-dire une résistance vague dans la fosse iliaque au-dessus du ligament de Fallope; moins de souplesse et moins d'étendue du cul-de-sac vaginal; mais on ne trouve pas, en général, de ces noyaux d'induration des brides qu'on observe après les pelvi-péritonites, ni enfin des flexions, versions de l'utérus, qui en sont la conséquence.

Je dois toutefois rappeler qu'on a constaté anatomiquement dans l'observation de West, dix-sept mois après le début du phlegmon, plus d'une année après sa guérison apparente, une induration persistante du tissu cellulaire génital assez étendue, qui eût peut-être été appréciable au toucher et je vous signale que j'ai vu, après deux années de guérison apparente d'un phlegmon du ligament large par induration, un retour de ces accidents inflammatoires chez une malade, dont j'ai rapporté l'observation (1). Mais j'ai à faire remarquer que, chez ces deux femmes, il n'y a eu aucun accident pendant le temps qui s'est écoulé entre la guérison apparente du phlegmon et l'affection hépatique, qui a enlevé la malade de M. West, et la récidive de l'affection génitale qui a eu lieu chez la mienne.

On n'a, en particulier, à partir de la guérison apparente du phlegmon du ligament large par induration, observé, ni chez l'une ni chez l'autre de ces deux malades, de ces séries de retour d'acuité, qu'on voit si souvent se produire sous l'influence des époques menstruelles dans une variété des pelvi-péritonites qui avaient dû à cela, avant mes recherches, de recevoir de M. Gosselin le nom de phlegmons péri-utérins subaigus à redoublements (2).

(1) Bernutz. *Clinique*, t. II, p. 399.

(2) Gosselin. *Union médicale*, t. IX, p. 38 et t. X, p. 41, 1854.

J'ai dû signaler l'absence, dans la période d'induration confirmée des phlegmons du ligament large, de ces retours d'acuité qui sont si communs, au contraire, dans les périodes chroniques des pelvi-péritonites, parce qu'elle peut servir d'élément de diagnostic différentiel entre ces deux affections à une phase de la maladie où le toucher vaginal ne fournit plus des signes différentiels aussi précis qu'aux premières périodes.

C'est dans celles-ci, c'est-à-dire quand l'engorgement inflammatoire continue à progresser malgré l'amendement des accidents généraux, ou présente cet état stationnaire que j'ai dit, d'un pronostic encore incertain, qu'on observe, chez quelques malades, un ou plusieurs retours d'acuité des accidents, qui simulent les redoublements des pelvi-péritonites, mais qui en diffèrent en ce qu'ils sont ici l'indice qu'une partie de l'induration est le siège d'un travail de suppuration. Les malades, soit après une imprudence de fluxus menstruel, comme dans l'observation X que nous rapporterons dans un instant, soit sans cause appréciable, comme dans l'observation VII, sont reprises, mais sous une forme atténuée, des accidents qui avaient caractérisé le début de leur maladie. Vous les aviez laissées bien la veille, vous les retrouvez le lendemain se plaignant d'une douleur hypogastrique plus ou moins vive, d'élancements dans un point de leur engorgement, qui est redevenu très sensible à la pression, en proie de nouveau, parfois après un frisson initial avec claquements de dents, à un mouvement fébrile plus ou moins marqué, qui s'accompagne de frissons très caractérisés et d'accès de sueurs le jour, plus souvent la nuit, sous l'influence duquel l'appétit et le sommeil se reperdent, mais surtout sous l'influence duquel le facies prend, au bout de quelques jours, une teinte pâle, jaunâtre, terreuse, si fréquente chez les malades qui ont un abcès profond.

La partie de l'engorgement qui est le siège des élancements est non seulement sensible à la pression, mais augmente de volume, en même temps qu'elle devient plus élastique d'abord, pour présenter ensuite une fluctuation plus ou moins manifeste, soit au toucher vaginal ou rectal, soit à la palpation abdominale, suivant que c'est la partie intra-pelvienne ou la partie émergeant dans l'abdomen qui suppure. Dans le premier cas, c'est au toucher vaginal ou rectal qu'on réveille la douleur, et on voit souvent se produire en même temps des phénomènes d'irritation, soit du vagin, si c'est par ce conduit que la suppuration tend à se faire et se fera jour, comme dans l'observation de West; soit de la vessie, si c'est par le réservoir urinaire, comme dans l'observation de M. Trousseau; soit, enfin, du rectum, et alors survient ce que l'on a désigné sous le nom d'entérite glaireuse, si c'est par cette dernière voie que le pus doit s'évacuer, comme dans l'observation suivante :

OBSERVATION X

Multipare. A la quatrième grossesse, présentation des pieds; application de forceps. Le jour même de l'accouchement, douleurs pelviennes; deux jours après, frissons avec claquements de dents; état fébrile; quinzième jour, nouveau frisson, entérite glaireuse. Tumeur pelvienne se prolongeant dans la paroi postérieure du vagin jusqu'à 3 centimètres des caroncules myrtiformes. Le vingt-cinquième jour, recrudescence des accidents; retour de couches; à la fin de l'écoulement sanguin, évacuation purulente par le rectum, qui dure quinze jours; amélioration. Menstruation régulière à l'époque suivante; diminution considérable d'une tumeur dont une partie est terminée par induration deux mois et demi après l'accouchement.

Le 29 avril 1874, entre dans mon service à l'hôpital de la Charité, salle Saint-Joseph, n° 15, Sch... (Marie), blanchisseuse, âgée de 30 ans, sortie il y a sept jours de l'hôpital Saint-Louis, où elle est accouchée à terme, le 8 avril dernier, de son quatrième enfant.

Cette femme, d'une bonne santé, dans son enfance a été réglée pour la première fois à 14 ans; depuis elle l'a toujours été régulièrement et sans douleurs; les règles, abondantes, durent huit jours. Elle est venue à Paris à 16 ans, s'est mariée à 19, a eu sa première grossesse à 21, la seconde il y a quatre ans, la troisième il y en a deux. Après ces trois premières couches, elle n'a eu aucun accident, quoiqu'elle n'ait pas nourri.

La quatrième et dernière grossesse a été bonne; la malade était à terme lorsque, le 8 avril, elle ressentit à cinq heures du matin une légère douleur, ce qui ne l'empêcha pas de se lever et de se mettre au travail jusqu'au moment où la poche des eaux se rompit et la força de se faire transporter immédiatement à l'hôpital Saint-Louis. A son arrivée, les douleurs avaient presque disparu, il y avait une procidence du cordon que la fille de salle s'empressa de rentrer en même temps qu'elle dégageait les jambes et les bras. L'interne de garde, prévenu de ce qui se passait, crut devoir faire immédiatement une application de forceps pour dégager la tête qui, suivant le dire de la malade, serait restée dix minutes au détroit inférieur. L'enfant, vivant au début du travail, est mort pendant l'accouchement. Délivrance naturelle, le délivre est venu entier; perte un peu plus abondante après cet accident qu'après les précédents.

Dans l'après-midi même de cette journée, la malade éprouve de vives douleurs dans les fosses iliaques, surtout à droite, mais sans nausées ni vomissements. Deux jours après l'accouchement, injection vaginale tiède, suivie d'un refroidissement de la malade, d'un frisson avec claquements de dents ; le frisson ne reparaît pas les jours suivants, mais la malade continue à avoir la fièvre et de l'anorexie, constipation opiniâtre qui force, le huitième jour, à prescrire un lavement pour obtenir une garde-robe. Le treizième jour, malgré les douleurs abdominales que la malade éprouve, elle se lève un peu et demande à sortir de l'hôpital le lendemain.

Arrivée chez elle, cette femme est obligée de se coucher à cause de l'aggravation de ses douleurs ; le lendemain, quinzième jour de l'accouchement, nouveau frisson suivi de sueurs, qui se répète les trois ou quatre jours suivants. Pas de garde-robes, mais épreintes et ténesmes suivis de l'expulsion, par l'anus, d'un liquide glaireux. C'est la persistance de cet état, et en particulier des douleurs abdominales, qui décide cette malade à demander, suivant le conseil de son médecin, à entrer à l'hospice de la Charité, où elle est admise le vingt et unième jour de l'accouchement. La figure pâle, assez profondément amaigrie, porte l'empreinte de la souffrance, mais n'est pas grippée comme dans la péritonite. La malade se plaint de ressentir des douleurs spontanées assez vives dans la fosse iliaque droite et dans la partie médiane voisine de l'abdomen. La palpation, peu douloureuse dans le reste de l'abdomen, qui n'offre aucun ballonnement notable, est si pénible dans toute la partie inférieure, médiane et droite du ventre, au-dessus du ligament de Fallope, qu'il est impossible de chercher à limiter le fond de l'utérus.

Le toucher vaginal fait constater une déformation fort inattendue, en opposition, pour ainsi dire, avec ce que l'on constate habituellement, et qui est très difficile à décrire. L'index introduit dans le vagin, la pulpe, suivant la paroi postérieure vient buter à 2 1/3 ou 3 centimètres des caroncules myrtiformes contre une saillie convexe qui semblerait résulter de la propulsion en avant de la paroi postérieure du vagin par une accumulation de fèces dont serait bourré le rectum. Il n'en est rien pourtant ; l'index introduit dans le rectum le trouve libre de toute matière fécale et permet d'apprécier que cette saillie résulte d'une sorte d'hépatisation élastique de la paroi recto-vaginale, qu'on peut comprendre, d'une part, entre l'index placé dans l'intestin et, d'autre part, la phalange unguéale du pouce introduit dans le vagin ; elle a 2 centimètres à 2 centimètres 1/2 d'épaisseur. Cette hépatisation se prolonge dans le rectum jusqu'à la hauteur où on rencontre habituellement l'utérus, 6 centimètres à peu près, où elle vient se confondre dans une tumeur dure, du volume d'une grosse pomme qui représente la matrice et ses annexes. Si on reporte alors l'index dans le vagin, on sent, qu'après avoir contourné la saillie convexe que nous venons d'indiquer, le doigt s'engage dans une sorte d'entonnoir formé en entier, inférieurement par l'engorgement de la paroi postérieure du vagin, tandis que, plus haut, il est constitué, non seulement par cet engorgement, mais par l'induration des parois latérales droite et gauche du vagin, de sorte que, dans cette partie supérieure, il n'y a de souple que la paroi antérieure de ce conduit. L'index, poussé directement suivant l'axe du vagin, vient tomber dans le fond sur une plaque indurée, lisse, sans bosselure, légèrement oblique de droite à gauche, qui forme comme le plafond de l'entonnoir ; il faut porter très fortement le doigt à droite et en avant pour trouver dans une sorte d'infundibulum le col utérin, qui est plus élevé qu'à l'état normal et tellement refoulé en avant, mais surtout littéralement à droite, qu'il ne semble plus y avoir de culs-de-sac vaginaux. On observe, en effet, une absence totale du cul-de-sac droit, par suite de l'insertion de la paroi latérale droite indurée du vagin au bord du col, qu'elle paraît étrangler, tandis qu'à gauche le cul-de-sac est remplacé par une plaque indurée qui forme comme le plafond de l'entonnoir que nous venons de décrire. Cette plaque indurée se continue, d'une part, avec la paroi latérale gauche indurée du vagin et, d'autre part, en arrière avec l'engorgement de la paroi postérieure, qui se prolonge, comme nous l'avons dit, jusqu'à 2 ou 3 centimètres de l'orifice vaginal.

En somme, cette déformation si difficile à décrire, absolument inverse de celle indiquée successivement dans l'observation de West, paraît constituée par l'induration du ligament large gauche et la propagation du travail inflammatoire au tissu cellulaire péri-vaginal gauche d'abord, postérieur ensuite, et enfin droit, qui a entraîné le refoulement de l'utérus dans la fosse iliaque droite par la tuméfaction phlegmasique. Le col utérin, comme étranglé dans l'infundibulum, où il faut aller le chercher, est absolument immobile, offrant une légère latéroversion droite ; les lèvres du col entr'ouvertes sont œdématiées. Ces investigations douloureuses pour la malade n'éveillent cependant qu'une sensibilité bien moins vive que la palpation hypogastrique. Un peu d'écoulement blanchâtre a succédé à l'écoulement sanguin lochial qui, suivant la malade, a été normal, comme dans ses autres accouchements, si ce n'est qu'elle a perdu, le troisième et le quatrième jour, des caillots assez volumineux. Appétit presque nul. Très peu de fièvre. — Prescriptions : repos absolu, cataplasmes émollients, lavement, un cinquième d'aliments.

3 mai. La malade est restée tous ces jours dans le même état, se plaignant toujours de douleurs assez vives dans la fosse iliaque droite et partie médiane de l'hypogastre, sans appétit, mangeant à peine, n'ayant qu'une fièvre légère, pas de frissons, lorsqu'elle a été prise hier, dans l'après-midi, sans cause appréciable, d'un frisson d'un quart d'heure de durée, qui a été suivi d'une fièvre très marquée et de douleurs beaucoup plus vives dans le bas-ventre. Le corps de l'utérus paraît au toucher avoir augmenté de volume, remonter davantage dans l'abdomen, où il est impossible de limiter son fond, à cause de la sensibilité excessive de la région hypogastrique. — Même prescription.

Le 5. Le frisson, qui n'a pas reparu le 3, s'est renouvelé le 4 et a duré un quart d'heure comme le 2. Ce soir, le pouls était à 100. L'abdomen, légèrement ballonné, est très sensible. Aujourd'hui, la malade, en proie à une fièvre très modérée, a un écoulement sanguin d'une abondance moyenne, qui a commencé hier dans l'après-midi et qui pouvait être un retour de couches (il y a vingt-sept jours que l'accouchement a eu lieu). Même prescription. L'écoulement sanguin a continué modérément abondant pour diminuer le 8 et s'arrêter le 9. La malade, toujours en proie à un mouvement fébrile modéré, n'a eu aucun de ces jours de frisson, quoiqu'elle souffrît toujours assez vivement du ventre. Ce matin, après des douleurs assez violentes du côté du fondement, elle a rendu par l'anus une petite quantité de pus qui n'a pas été conservé. Le toucher donne à peu près les mêmes résultats qu'au premier examen, si ce n'est qu'on trouve dans la paroi recto-vaginale, à 3 centimètres du col utérin, un point ramolli et légèrement fluctuant. Renouveler plusieurs fois dans la journée les lavements émollients.

Le 11. La malade a eu dans la soirée d'hier des frissons erratiques, dans la nuit du ténesme anal, puis des envies fréquentes d'aller à la garde-robe qui ont été suivies de l'expulsion de pus avec des glaires sanguinolentes ; la quantité du pus peut être estimée à deux verres. Par le toucher rectal, on sent, à 6 centimètres de profondeur, une masse rugueuse et dure, du volume d'une grosse pomme ; plus près de l'orifice anal, la combinaison du toucher rectal et vaginal permet de constater que la paroi recto-vaginale est très épaisse et présente un peu de mollesse par places, comme s'il existait du pus collecté dans son épaisseur. Même prescription. Grand bain donné près du lit de la malade.

Le 14. Le ténesme et les épreintes diminués le 12, presque nuls le 13, ont reparu le 14 après un frisson et un accès fébrile d'une heure de durée dans la soirée, qui ont été suivis de douleurs assez vives dans le ventre et d'une évacuation persistante plus abondante que celles qui avaient eu lieu les jours précédents.

Elle continue, mais s'atténuant les 16 et 17, pour cesser le 18, pendant lesquels jours la malade se plaint de douleurs assez vives dans le ventre, est en proie à de la fièvre et à des sueurs. Aujourd'hui 19, la fièvre est tombée. On trouve que l'induration des culs-de-sac du vagin a sensiblement diminué, mais que la tuméfaction de la paroi recto-vaginale ne s'est que bien peu modifiée. La sensibilité hypogastrique, beaucoup moindre, permet d'apprécier que le tissu cellulaire de l'abdomen n'est pas envahi. — Léger appétit.

Le 26. La fièvre n'a pas reparu, plus d'épreinte, ni de ténesme, constipation; hier, il y a eu encore dans les garde-robes un peu de pus, dont l'évacuation avait cessé depuis le 18.

Le cul-de-sac vaginal est redevenu libre, il est profond ; à gauche, on sent une large plaque indurée se continuant avec l'induration qui occupe le tissu cellulaire de la paroi recto-vaginale ; les lèvres du col sont moins œdématiées. Plus de fièvre ; l'état général assez bon ; la malade commence à manger assez bien.

4 juin. État général excellent, plus de douleurs dans la fosse iliaque droite... La paroi recto-vaginale a beaucoup diminué d'épaisseur ; il existe encore une induration très marquée dans le cul-de-sac latéral gauche. Le corps de l'utérus a diminué de volume.

Le 24. La malade a commencé à se lever le 12, et cela n'a ramené ni frisson, ni douleurs ; les règles ont paru sans douleur le 20 et ont duré normalement jusqu'aujourd'hui, où elles finissent ; elles n'ont ramené aucune recrudescence, mais il faut dire qu'on a exigé de la malade le repos absolu pendant toute leur durée.

Le 27. La malade part aujourd'hui pour le Vésinet ; elle ne souffre plus ; la figure est bonne, légèrement colorée au lieu de la teinte blafarde qu'elle présentait lors de l'entrée à l'hôpital. Le toucher fait constater que la cloison recto-vaginale, quoique beaucoup moins épaisse, est encore indurée et que l'induration siégeant dans le cul-de-sac vaginal gauche n'a pas entièrement disparu ; il s'est formé dans ce cul-de-sac une bride transversale facile à sentir, qui attire le col utérin à gauche ; le corps de l'utérus est revenu presque sur la ligne médiane, le cul-de-sac droit a repris sa largeur normale ; les lèvres du col ne sont plus œdématiées.

La déformation vaginale remarquable, due à la participation du tissu cellulaire péri-vaginal au travail phlegmasique, qu'on trouve dans cette observation, et qui était, pour ainsi dire, inverse de celle qui est indiquée succinctement dans l'observation de West, pouvait presque faire prévoir, surtout après les troubles fonctionnels dont le rectum avait été le siège, que le pus, si le phlegmon venait à suppurer, serait, ainsi que cela a eu lieu, évacué par l'anus, au lieu de se faire par le vagin, comme dans l'observation du gynécologiste anglais. Je n'ai pas à insister sur ce point; mais on a à se demander si cette participation du tissu cellulaire péri-vaginal au travail inflammatoire peut être attribuée à la présentation du siège dans l'accouchement et surtout à l'application de forceps qui a été nécessaire pour terminer la parturition. Cette supposition est certainement très admissible et viendrait à l'appui de l'opinion généralement acceptée que les phlegmons des ligaments larges reconnaissent le plus souvent pour cause un travail difficile; mais il faut reconnaître que cette cause ne se trouve signalée dans aucune des observations que nous avons rapportées jusqu'ici, et en particulier qu'elle ne se trouve pas mentionnée dans l'observation de West, dans laquelle le tissu cellulaire péri-vaginal a, sans qu'il y ait eu d'application de forceps, participé comme chez notre malade, au travail phlegmasique. Aussi est-il permis de croire que cette application de forceps, si tant est qu'elle puisse être incriminée, a favorisé, mais favorisé seulement l'extension de l'inflammation du tissu cellulaire du ligament large au tissu cellulaire péri-vaginal, qui, dans ce cas, s'est propagée inférieurement au lieu de se porter vers les fosses iliaques.

Quand l'extension se fait vers celles-ci, en particulier quand le tissu cellulaire de la paroi abdominale est envahi et que c'est une partie de ce tissu cellulaire qui suppure, comme dans l'observation VII, on voit un point du plastron abdominal, non seulement devenir très sensible spontanément et à la pression, mais former une bosselure élastique, qui s'élève au-dessus de la voussure générale. Chaque jour, celle-ci s'accuse davantage, en même temps que les tissus périphériques offrent un empâtement œdémateux. Dans le principe, on perçoit à la palpation une sensation de tension élastique, de rénitence, puis de vague fluctuation, mais sans qu'il soit possible d'avoir à cet égard une certitude absolue. On a, à une certaine période, la conviction que du pus existe dans la tumeur, non seulement à cause des accidents généraux, mais des signes locaux, sans qu'il soit cependant permis de dire qu'on en a sous le doigt la preuve matérielle. J'insiste sur ce point, parce que rien n'est plus difficile et plus délicat que d'apprécier, à travers la paroi abdominale, la fluctuation de ces collections purulentes pelviennes qu'on a, suivant moi, le plus grand intérêt à ouvrir de bonne heure.

Il peut se faire sans doute, si on se conforme à cette règle de conduite que je préconise, qu'on voie, comme dans l'observation VII, survenir, au bout de quelques jours, une seconde recrudescence des accidents inflammatoires, qui forcera ultérieurement à une seconde incision, et, après celle-ci, comme dans le fait auquel nous faisons allusion, une troisième recrudescence, mais qui seront, les unes et les autres, peu graves, parce que le pus peut s'évacuer au dehors. Sous l'influence de cette évacuation du pus, qu'elle se soit faite spontanément par le vagin, comme dans l'observation de West, par l'anus, comme dans l'observation X, ou qu'elle soit artificielle, comme dans l'observation VII, on voit, si elle n'a pas été trop tardive, les frissons erratiques et les sueurs disparaître presque immédiatement, l'état fébrile se modérer, puis tomber, et les malades entrer ou sembler entrer, au bout de peu de temps, en convalescence.

J'ai mis cette dernière restriction parce que, chez un certain nombre de ces malades, une partie souvent considérable de la tumeur se termine par induration, et qu'il faut, dans ce cas, insister pour leur faire garder le repos au lit, tant qu'on n'a pas obtenu la résolution de la plus grande partie de l'induration ; il faut se souvenir, en effet, qu'un de ces noyaux indurés qui peut avoir plus ou moins échappé au toucher peut être, assez longtemps après la guérison apparente, la cause d'une récidive si la malade se livre à des travaux pénibles.

Je me suis longuement étendu sur cette forme de terminaison mixte, mi par suppuration, mi par induration, qui tient de la dernière par la bénignité, en général, des accidents du début, et de la première par l'ensemble symptomatique, qui se produit quand une partie du phlegmon s'abcède secondairement, parce que cette variété de terminaison est très commune, mais surtout parce que je crois qu'un certain nombre des phlegmons du ligament large n'arrivent à être entièrement suppurés que parce qu'on n'a pas observé assez attentivement les malades et donné assez tôt issue à la suppuration. Cette croyance, qui avait fait tant insister et avec tant de raison, Fletwood Churchill d'abord (1) et West ensuite (2), sur les caractères insidieux des premières périodes des phlegmons des ligaments larges, en particulier, des phlegmons suppurés, est, pour moi, le résultat de la pénible impression que m'a laissée l'état excessivement grave dans lequel étaient deux malades qui sont entrées dans mon service près de trois mois après le début de leur phlegmon, par suite de l'incertitude dans laquelle on était, jusqu'à leur admission à l'hôpital, resté sur la nature de leur mal, comme on peut en juger par l'histoire de l'une de ces malades que je rapporterai assez succinctement.

OBSERVATION XI

Primipare. Le troisième jour, frissons, douleurs abdominales. Pendant six semaines, état de malaise et dépérissement graduel de la malade, qui est attribué à de l'anémie. Envoi de la malade à la campagne, qui n'y reste que huit jours, à cause de l'aggravation des accidents qui en est la conséquence. Augmentation des douleurs abdominales, irradiation de ces douleurs dans la cuisse gauche, rétraction de ce membre sur le bassin, diarrhée légère d'abord, excessive ensuite. Entrée de cette malade à l'hôpital, où l'on constate l'existence d'une tumeur suppurée, occupant le ligament large gauche, la fosse iliaque correspondante, et envoyant une fusée purulente dans la cuisse par le canal crural. Incision de la tumeur trois mois après le début du phlegmon. Amélioration graduelle. Écoulement purulent jusque dans les premiers jours d'octobre. Le 15, menstruation normale; à la suite de celle-ci, conception, grossesse régulière.

Le 15 mai 1873, entre dans mon service, à l'hôpital de la Charité, salle Saint-Joseph, n° 13, une jeune femme de vingt ans, habitant rue du Dragon, n° 25, mariée légitimement, qui nous dit être malade depuis son accouchement. La grossesse avait été bonne; elle est accouchée à terme chez elle le 17 février; l'accouchement pour lequel elle a été assistée par une sage-femme a été facile, la délivrance normale. Le troisième jour de son accouchement, elle a été prise de douleurs abdominales assez vives, surtout dans la fosse iliaque gauche. Sous l'influence du repos, d'onctions mercurielles belladonées, de cataplasmes émollients prescrits par la sage-femme qui l'avait assistée dans son accouchement, les douleurs se sont amoindries, la fièvre s'est calmée. Malgré cet amendement, cette

(1) Fletwood Churchill. *Dublin, journal of medecine*, t. XIV, p. 1, 1844.
(2) West, *loc. cit.*

femme ne s'est pas remise; elle souffrait toujours, mais surtout elle était en proie à un état de malaise continu, à un dépérissement graduel qui allait toujours augmentant, que la sage-femme attribuait à l'état de profonde anémie dans lequel elle était tombée. Sur les conseils de la sage-femme, la malade se fait transporter à la campagne, espérant que l'influence du grand air diminuera l'état anémique auquel la sage-femme attribue tous les maux. Le voyage, quoique assez court, est très pénible, il augmente les douleurs sourdes que la malade ressentait dans le ventre; elle ne peut se lever, et, à plus forte raison, marcher, à cause de l'augmentation de ses douleurs; l'appétit, presque nul, se perd complètement. La malade se trouve si mal à la campagne qu'au bout de huit jours elle veut revenir à Paris, ce qui est loin d'améliorer son état. De retour chez elle, cette femme est en proie à une fièvre continue, avec exacerbations le soir, frissons suivis de sueurs. Les douleurs qu'elle éprouve dans la fosse iliaque gauche sont plus vives, s'irradient dans la partie antérieure de la cuisse qui bientôt se rétracte sur le bassin; elle est prise enfin d'une diarrhée, légère d'abord, qui devient ensuite très abondante, sous l'influence de laquelle ses forces, déjà si amoindries, s'épuisent. Ce sont ces accidents, chaque jour de plus en plus graves, qui ont décidé enfin cette femme à se faire porter à l'hôpital de la Charité, où elle présente l'état suivant :

Cette femme, pâle, profondément amaigrie, a l'aspect d'une phthisique arrivée à la période de consomption; elle est, comme ces malades, en proie à une fièvre continue assez vive, avec exacerbations le soir et sueurs la nuit; de plus, elle a, comme nous venons de le dire, une diarrhée abondante, jaunâtre, sans pus; mais elle se plaint de douleurs dans l'hypogastre, surtout gauche, et dans le membre inférieur correspondant, qui est rétracté sur le bassin. On trouve dans la partie inférieure gauche une tumeur considérable, accessible d'une part par le toucher vaginal, accessible de l'autre à la palpation qui envoie un prolongement dans la partie interne et supérieure de la cuisse, en avant des vaisseaux cruraux. Le toucher vaginal permet de constater, dans le cul-de-sac gauche, une induration d'une consistance élastique qui adhère, en dedans, au bord de l'utérus, et, en avant, au bord inférieur de la branche horizontale du pubis qu'on sent très manifestement se continuer avec l'induration de deux travers de doigt qui surmonte la branche horizontale du pubis, mais sans qu'il soit possible de constater dans cette partie de la tumeur une fluctuation évidente.

L'induration suspubienne, à partir d'une ligne fictive qui continuerait le trajet de l'artère crurale, s'étale, repoussant les intestins en dedans, dans la fosse iliaque, qu'elle remplit, et remonte jusqu'à l'épine iliaque antérieure et postérieure. Elle envoie dans la cuisse par l'anneau crural un prolongement de trois travers de doigt de longueur, imitant par sa disposition et sa forme une hernie crurale; toute cette partie de la tumeur offre une fluctuation manifeste, très facilement appréciable, surtout dans le prolongement fémoral. Inappétence complète, pouls très fréquent. — Prescriptions : Riz, sirop de coings, diascordium et bismuth, vin de quinquina, un quart lavement laudanisé, cataplasmes laudanisés, plan incliné pour soutenir la cuisse, un cinquième d'aliments.

Le 25 mai. L'état est resté aussi grave, la diarrhée ne s'est pas modérée; la malade, toujours en proie à de la fièvre, a encore maigri, la fluctuation, très manifeste dans la partie de la tumeur qui remplit la fosse iliaque interne, n'est pas devenue plus évidente au toucher vaginal; il n'y a eu d'évacuation purulente spontanée par aucune voie et il ne semble y avoir aucune tendance à s'en produire. La malade, que j'avais prévenue, dès les premiers jours de son entrée à l'hôpital, de la nécessité d'inciser son abcès s'il ne s'ouvrait pas spontanément, est décidée aujourd'hui à ce qu'on le fasse, mais à la condition qu'on la chloroformisera, ce à quoi je n'aurais pas voulu consentir. Une longue incision est faite à la peau à un travers de doigt au-dessus et parallèlement au ligament de Fallope, et je divise successivement couche par couche, comme pour un débridement d'une hernie, jusqu'à la division du dernier feuillet aponévrotique. Je fais alors une petite ponction, et je l'agrandis de manière à faire pénétrer le doigt seulement et pouvoir m'assurer, avant la sortie d'une trop grande quantité de pus, s'il ne serait pas nécessaire de passer un drain par le vagin à l'aide d'un trocart courbe; le doigt s'engage parfaitement dans le canal crural; mais s'il est arrêté quand j'essaie de le porter vers le cul-de-sac vaginal, on n'arrive pas mieux avec un trocart courbe de petite dimension, l'index gauche introduit dans le vagin n'arrive pas à le sentir. L'index droit reporté directement en arrière et un peu en dehors, pénètre de l'étendue des deux premières phalanges et arrive sur l'os iliaque et donne la certitude qu'une partie des fibres du muscle est détruite. J'agrandis alors mon incision, de manière à lui donner la même étendue qu'à celle de la peau. Il s'écoule une énorme quantité de pus, sans mauvaise odeur, et je mets seulement une mèche cératée dans la place. — Prescriptions : Cataplasme, potion cordiale, vin de Bordeaux, bouillons.

Le 26. La malade se trouve beaucoup mieux, elle a pu reposer un peu cette nuit; la diarrhée a beaucoup diminué, et il y a eu un écoulement de pus très abondant, de telle sorte que la poche crurale qui, par suite de la rétraction de la cuisse, se trouvait dans une position très favorable, est presque complètement affaissée. La fièvre est très modérée. A partir de cette époque, la malade va graduellement de mieux en mieux, la diarrhée s'arrête, la fièvre tombe, l'appétit renaît, quoique la suppuration, diminuée, continue encore avec abondance. A la fin de juillet, on peut permettre à la malade de quitter le lit pour passer l'après-midi dans un fauteuil. Dans le mois d'août, elle fait, en se servant de béquilles, quelques pas d'abord, puis une marche un peu plus longue sans que la suppuration, qui persiste toujours, augmente sous l'influence de ces mouvements. Le 1er septembre, l'état général était redevenu bon, quoique la plaie continuât à donner encore un peu de pus. Quelques jours après, la malade, effrayée d'avoir vu mourir du choléra deux malades de la salle, demande à sortir de l'hôpital; elle part en s'aidant pour marcher d'une canne, à cause de la difficulté des mouvements du membre inférieur gauche.

15 décembre. Elle vient à la consultation de l'hôpital, et nous raconte qu'en sortant de l'hôpital, elle est allée à la campagne pour faire sa convalescence. La plaie ne s'est fermée, dit-elle, qu'à la fin de septembre; à partir de ce moment, sa santé a été tout à fait bonne. Les règles sont venues normalement le 15 octobre et ont été régulières, n'ont pas ramené la plus petite douleur.

Le 20, au moment où ses règles finissaient, elle a quitté la campagne pour rentrer chez elle près de son mari. Elle croit être devenue enceinte le jour de son retour, les règles ne sont venues ni le 12 novembre, ni ces jours derniers, qui étaient la seconde époque, les seins ont grossi et au toucher, sa supposition paraît exacte. Je l'ai revue en mai, elle était enceinte de sept mois, la grossesse faisait régulièrement son évolution parfaitement normale, et semblait devoir arriver à son temps normal, qu'elle fixe du 20 au 25 juillet. Elle est accouchée heureusement chez elle le 12 juillet.

La conception qui a succédé, dans cette observation, presque immédiatement à la cicatrisation complète de la plaie fistuleuse, qui est résultée de la large incision que je lui avais faite, et la régularité absolue de la grossesse, qui en a été la conséquence, viennent témoigner que les phlegmons des ligaments larges apportent, comme l'ont indiqué tous les observateurs, une entrave moins grave à la fonction de la reproduction que les pelvi-péritonites. Mais il faut dire aussi que, bien que la suppuration ait continué chez cette malade plus de quatre mois après l'ouverture de l'abcès, la guérison a cependant été chez elle comparativement assez facile ; elle n'a été, en particulier, entravée par aucune poussée inflammatoire du kyste purulent qu'on voit se produire chez quelques malades après l'ouverture de l'abcès, surtout lorsqu'une partie du phlegmon suppuré est déclive par rapport à l'incision, et que cette disposition entraîne la stagnation d'une partie de la suppuration.

Il en a été ainsi chez la seconde des deux malades, dont je viens de parler, âgée de trente-quatre ans, qui était accouchée de son quatrième enfant, le 6 janvier 1869, à l'hôpital Cochin, et en était sortie le vingtième jour très souffrante, depuis un frisson avec claquements de dents survenu le cinquième jour après l'accouchement et qui n'est entrée dans mon service, à l'hôpital de la Pitié, que dans les premiers jours d'avril, après être restée plus de deux mois chez elle sans recevoir de soins méthodiques. Aussi ai-je amèrement regretté de n'avoir pas profité de la facilité que j'avais eue le jour où j'avais fait l'incision, de faire pénétrer un trocart courbe dans le cul-de-sac vaginal droit, où mon doigt en avait senti l'extrémité séparée seulement par la muqueuse, pour placer ce jour-là un drain, qui aurait donné issue au pus par le vagin. Cette malade qui, au moment de son entrée, était en proie à une fièvre continue, intense, avec exacerbation le soir, etc...., et à une diarrhée colliquative, a fini comme la précédente par guérir de l'énorme collection purulente occupant le ligament large droit et la fosse iliaque interne, dont elle était affectée ; mais, après avoir eu des retours de fièvre et de diarrhée dans les trois premières semaines qui ont suivi l'incision, qui m'ont inspiré de très vives inquiétudes et m'ont obligé à lui faire chaque jour des injections détersives qui ne sont pas sans danger, comme l'indique une observation rapportée par mon ami Bourdon (1). La suppuration chez cette malade, dont je regrette de ne point rapporter l'observation *in extenso,* a été, comme chez la malade précédente, plus de quatre mois avant de se tarir. Depuis, cette femme, que j'ai revue chaque année à la consultation de l'hôpital, non pour elle, mais pour ses enfants, n'a éprouvé absolument aucun accident. Je dois signaler en particulier que, bien que la cicatrice gaufrée, résultant de l'incision que je lui ai faite parallèlement au ligament de Fallope droit, ait encore aujourd'hui plus de 7 centimètres de longueur, et que cette femme n'ait jamais voulu s'astreindre à porter aucune ceinture hypogastrique, elle n'a ni éventration, ni pointe de hernie, que redoutent, je crois sans raison, et en s'appuyant sur un seul fait de Bourienne (2), les gynécologistes qui condamnent les larges incisions, auxquelles je conseille, au contraire, d'avoir recours dans les phlegmons du ligament large suppurés.

Dans les phlegmons dont nous venons de nous occuper la suppuration se produit secondairement à une première phase d'accidents, en général bénins, mais dont l'intensité varie presque dans chaque cas, de telle sorte que si, dans les plus légers, les premiers accidents sont absolument analogues à ceux qu'on observe dans les phlegmons qui se terminent par induration, ils sont bien plus accentués dans le plus grand nombre, pour se rapprocher enfin dans quelques cas de ceux qui caractérisent les phlegmons, dans lesquels la suppuration a lieu à leur première phase d'évolution, que j'ai actuellement à indiquer. J'ai cru devoir séparer les phlegmons qui suppurent secondairement, de ceux dans lesquels la suppuration est pour ainsi dire primitive, qu'on observe presque exclusivement dans les services obstétricaux, et dont l'observation, malgré le peu de précision des détails qu'elle contient,

(1) BOURBON, Mémoire sur les tumeurs fluctuantes du bassin (obs. I). *Revue médicale*, t. III, 1841.

(2) BOURIENNE, *Journal de médecine et de chirurgie*, 1775, p. 66.

me paraît être un exemple, parce que l'absence de distinction entre ces deux ordres de faits, dont les uns suppurent presque fatalement, tandis que dans les autres cette fâcheuse terminaison peut être conjurée, paraît avoir été la cause du scepticisme presque complet de M. Trousseau (1) sur l'utilité des émissions sanguines dans la période initiale des phlegmons du ligament large, qui avait été exagérée, au contraire, par Puzos (2).

Elles ne peuvent le plus souvent empêcher de suppurer les phlegmons de la dernière espèce, dont nous venons de parler, surtout quelques-uns d'entre eux, auxquels on pourrait avec assez de raison donner, à cause de la gravité exceptionnelle qu'ils présentent, le nom d'érysipèles phlegmoneux du ligament, qui légitime non seulement les caractères du mouvement fébrile, qu'ils suscitent et le rapprochent de celui qu'on observe dans la fièvre puerpérale, mais aussi l'étendue des jetées purulentes, qu'ils déterminent en quelques jours.

Une de ces jetées purulentes, remontant de la fosse iliaque gauche, arrivait, comme je l'ai déjà indiqué en rappelant une observation d'A. Bérard (3), jusqu'à l'ombilic, dans un exemple de ces inflammations funestes du ligament large, que j'ai vu entraîner très rapidement la mort, pendant que j'étais chargé du service obstétrical de la Pitié, mais dont je ne puis malheureusement rapporter l'observation.

Dans les phlegmons qui tendent presque fatalement à la suppuration, mais d'une gravité moins exceptionnelle que celle que je viens de signaler, on voit les accidents du début, quelquefois assez légers, mais le plus souvent intenses, persister aussi marqués, au lieu de s'amender spontanément comme dans les formes bénignes, ou reparaître aussi accentués après un amendement trompeur qui a succédé à des émissions sanguines. Puis les accidents sont progressivement et assez rapidement croissants, comme dans le fait suivi d'autopsie, que j'emprunterai à M. Trousseau, parce qu'il est non seulement un exemple de phlegmon suppuré

(1) Trousseau, *loc. cit.*, p. 786.

(2) Puzos, Dépôts laiteux, *Traité des accouchements*, p. 318, Paris, 1759.

(3) A. Bérard, *Bulletin de la Société anatomique*.

dans l'état de vacuité (1), mais parce qu'il a eu une cause très exceptionnelle.

OBSERVATION XII

Cautérisation du col utérin avec le fer rouge. Cinq ou six jours après, douleur dans la fosse iliaque gauche, empâtement profond. Rétraction de la cuisse, fièvre, diarrhée colliquative. Mort cinq semaines après la cautérisation : Abcès du ligament large gauche. Collection purulente depuis la région lombaire jusqu'au petit trochanter.

Une jeune femme de vingt-sept ans entrait dans notre salle Saint-Bernard. Elle était habituellement bien réglée, mais elle avait toujours de la leucorrhée, des douleurs de reins et du bas-ventre. Le toucher permet de constater que le col de l'utérus était gonflé, entr'ouvert et profondément excorié. Je résolus de cautériser avec le fer rouge. C'est ordinairement à ce moyen que j'ai recours quand les lésions du col ne sont pas superficielles, et, depuis plus de quinze ans que j'ai adopté cette pratique, je n'ai jamais vu d'accidents en être la conséquence. Je ne devais pas être aussi heureux dans le cas présent. Je touchai donc le col avec le fer rouge; les choses se passèrent à merveille, l'eschare se détacha au bout de quelques jours; les règles survinrent sur ces entrefaites, et, quatre jours après leur cessation, je fis une seconde cautérisation, espérant ne plus y revenir. Cinq ou six jours plus tard, il survint un peu de douleur dans la fosse iliaque gauche et l'on sentit, par la palpation, un peu d'empâtement profond. A quelques jours de là, la douleur augmenta et il survint une névralgie du nerf crural avec attraction de la cuisse sur le bassin. Le gonflement devenait plus évident, les douleurs de la cuisse s'aggravèrent et il fut impossible à la malade d'étendre le membre. Si l'on essayait l'extension, on déterminait des douleurs très vives qui retentissaient dans la profondeur du bassin. Cependant une fièvre intense s'était allumée et il était évident que nous avions affaire à un phlegmon profond de la gaine du psoas et de l'iliaque. Bientôt l'empâtement devint sensible au-dessous du ligament de Fallope et le pus fusa jusqu'au petit trochanter. La pauvre jeune femme mourut, épuisée par la fièvre, par la diarrhée, à peu près cinq semaines après la dernière cautérisation.

A l'autopsie, on trouva un abcès du ligament large gauche, un peu de péritonite et une collection purulente, qui avait disséqué le psoas et l'iliaque et qui s'étendait depuis la région lombaire jusqu'au petit trochanter.

Je n'ai pas à m'arrêter sur la cause exceptionnelle, dans cette observation, du phlegmon du ligament large qui doit être attribué, ainsi que l'a signalé M. Trousseau, dans ces cas, à la cautérisation au fer rouge du col utérin; elle a été suivie presque immédiatement du début des accidents, qui, en s'aggravant progressive-

(1) TROUSSEAU, *loc. cit.*, p. 785.

ment, ont entraîné en cinq semaines la mort de la malade. J'ai surtout à faire remarquer l'étendue considérable, dans ce fait, de la collection purulente, qui non seulement occupait le ligament large gauche, mais toute la fosse iliaque correspondante, s'étendait de la région lombaire à l'insertion du muscle psoas iliaque au petit trochanter, parce que cette énorme extension de l'abcès dans un court espace de temps, vient témoigner de la tendance funeste à la suppuration, qu'a eue, dans ce cas, le travail inflammatoire, bien que non puerpéral. On voit dans ce fait survenir chez une femme, qui est dans l'état de vacuité, non seulement un phlegmon du ligament large, ce qui, sans être exceptionnel comme je l'ai cru longtemps, est au moins assez rare, mais survenir un immense phlegmon suppuré, et suppuré à sa première période. Aussi doit-on en conclure que si on doit attribuer à la puerpéralité une certaine part dans la fréquence de la terminaison par suppuration des phlegmons des ligaments larges, qui sont le plus souvent puerpéraux, on peut croire cependant que cette fréquence tient surtout au siège anatomique du travail inflammatoire, qui donne si facilement lieu à la suppuration du tissu cellulaire, quelle que soit la région du corps qu'il occupe.

Je dois ajouter que le fait de M. Trousseau n'est plus unique, qu'on trouve un autre exemple d'abcès, mais critique, du ligament large dans l'état de vacuité, suivi d'autopsie dans l'observation de mon honorable collègue M. Simon (1), qu'on a si souvent invoquée pour combattre mes opinions. Je ferai remarquer qu'elle ne les contredit en rien, puisqu'il s'agit, dans ce fait que je ne puis passer sous silence, d'une collection purulente occupant le ligament large, qu'il vient au contraire établir que le tissu cellulaire de ce ligament peut, comme celui des fosses iliaques, être le siège d'abcès critiques sous l'influence de maladies générales, telles que la variole.

OBSERVATION XIII

Suppression brusque des règles. Céphalalgie; chaleur dans les membres, particulièrement à la partie externe des cuisses et dans l'aine gauche. Deux mois après la suppression

(1) SIMON. *Bulletin de la Société anatom.*; 33e année, 2e série, t. III, mai et juin 1858, no 20, p. 234 et suiv.

menstruelle, variole, qui accomplit régulièrement ses périodes; malgré cela, persistance de la fièvre avec redoublement le soir; diarrhée colliquative. Mort. Abcès occupant le tissu cellulaire et la face postérieure de la vessie, du col de l'utérus et du quart inférieur du corps et d'une partie du ligament large gauche.

L... (Marie), âgée de vingt-sept ans, domestique, d'une constitution débilitée avouant une mauvaise hygiène, ayant eu, il y a un an, une fièvre typhoïde qui a été traitée à la Pitié, a vu ses règles se supprimer subitement à la suite de l'immersion des mains dans l'eau froide au mois de décembre 1857. A partir de ce moment, elle a souffert de céphalalgie, de douleurs dans les membres, et particulièrement à la partie externe des cuisses; son appétit diminua, ses selles devinrent rares.

Elle est entrée à l'Hôtel-Dieu, accusant les symptômes précédemment signalés; on l'a soumise à un régime tonique, et on lui a fait appliquer un vésicatoire sur l'aine gauche, où elle éprouvait surtout des douleurs. Vers le milieu de février, elle est prise de variole, qui le 23 avril 1858 avait accompli régulièrement toutes ses périodes. Malgré cela, la fièvre persista, elle redoubla même le soir. Dans les premiers jours de mai, l'état de la malade empira; les dents, la langue devinrent fuligineuses, la soif vive, l'appétit se perdit complètement. A ces symptômes vint bientôt s'ajouter une diarrhée colliquative. La malade jaunit, s'émacia et enfin succomba le 7 ou le 8 mai, après avoir accusé de la douleur dans les jointures. Est-ce de fièvre hectique, est-ce d'infection purulente qu'est morte la malade? Les résultats de l'autopsie, qui avait été faite au point de vue des lésions que pouvait présenter le tube digestif, ne peuvent élucider la question.

Un abcès du volume d'une petite orange, aplati d'avant en arrière, se trouve compris entre la vessie et l'utérus; il envoie de plus dans l'épaisseur du ligament gauche un prolongement conique à base large de 2 décimètres à 25 millimètres de profondeur.

Ses limites sont: en avant, le bas-fond de la vessie, du point où le péritoine se réfléchit de la vessie sur l'utérus jusqu'à près de 1 centimètre au-devant de l'ouverture des uretères sur la face externe de la vessie; en arrière, toute la hauteur du col et le quart inférieur du corps de l'utérus.

Les trois quarts supérieurs de l'utérus, tapissés par le péritoine, débordent de $0^m,04$ la limite supérieure de l'abcès.

Celle-ci est formée par le péritoine, qui se réfléchit de la vessie sur l'utérus un peu au-dessus du niveau où il se réfléchit de l'utérus sur les ligaments ronds. En bas, la partie la plus reculée du vagin vient limiter l'abcès dans une étendue de 2 centimètres d'avant en arrière et de 35 millimètres transversalement; sur les parties latérales, l'abcès se perd dans l'épaisseur des ligaments larges; à droite, à 5 millimètres à peine du bord correspondant de l'utérus; à gauche, au contraire, à plus de 25 millimètres de l'utérus.

Aussi, ce ligament large est-il beaucoup plus épais et d'une consistance plus ferme que celui du côté droit.

Cet abcès s'est ouvert dans le péritoine par la partie supérieure, en enlevant la pièce trente-six heures après la mort; il était rempli par un pus phlegmoneux très bien lié; il n'y avait au voisinage aucune trace de péritonite récente; tout au plus trouvait-on au-dessus de l'abcès deux brides fibreuses qui unissaient le corps de l'utérus à la vessie; ces brides parfaitement organisées datent probablement d'un travail inflammatoire ancien.

L'intérieur de l'abcès est tapissé en avant par une sorte de membrane pultacée très mince, qui recouvre immédiatement les fibres circulaires très apparentes de la vessie; en arrière, une membrane fibreuse mince supporte la matière pultacée et la sépare des fibres de l'utérus, au moins au niveau du corps et de la partie supérieure du col. Enfin, une dissection attentive m'a permis d'isoler supérieurement le péritoine d'une membrane très peu résistante, quoique de 1 millimètre d'épaisseur, au voisinage du ligament large du côté droit.

Cet abcès menaçait de s'ouvrir en deux points : 1° là où s'est produite la rupture par l'enlèvement de la pièce, c'est-à-dire supérieurement près du ligament large gauche; 2° au-dessous de l'ovaire gauche dans le cul-de-sac rétro-utérin.

Cette observation n'a, on peut dire, besoin d'aucun commentaire. Elle établit : 1° que le tissu cellulaire des ligaments larges peut, aussi bien que celui des fosses iliaques, devenir, sous l'influence de la variole, comme sous l'influence de la fièvre puerpérale (1), le siège de collections purulentes, et que ces abcès qui, dans le dernier cas, méritent la qualification de métastatiques, doivent recevoir celle de critiques dans le premier; 2° que ces collections purulentes, bien qu'analogues sous certains rapports aux abcès résultant d'une phlegmasie franche, en sont cependant complètement distinctes et devraient être décrites séparément les uns des autres. Malheureusement, on ne peut penser à le faire aujourd'hui à cause des lacunes sans nombre qui restent dans l'histoire pathologique des phlegmons des ligaments larges, par suite de la résistance que les derniers partisans des errements de M. Nonat, n'ont cessé d'opposer à la disjonction nosologique des pelvi-péritonites et des inflammations du tissu cellulaire génital, qui a jusqu'ici empêché, pour ainsi dire, tout progrès, en forçant à revenir indéfiniment sur une question qu'on devrait croire si facile à juger. Dans un tel état de choses, au lieu de chercher à indiquer les différences, si intéressantes au point de vue pratique, entre les diverses variétés de collections purulentes dont le tissu cellulaire génital peut être le siège, que nous n'avons pu que mentionner, on est obligé de se réduire comme nous allons le faire, à donner un tableau général, qui indique les signes qui permettent de reconnaître que les phlegmons des ligaments larges sont sup-

(1) A. Thierry. *Thèse inaugurale.* Paris, 1868. Hervieux. *Traité des maladies puerpérales*, p. 504, 1870.

purés et les accidents graves qui peuvent en être la conséquence, que nous avons surtout à exposer.

L'ensemble des symptômes, les uns locaux, les autres généraux, que nous venons de voir, dans les diverses observations que nous avons rapportées, caractériser la suppuration dans les phlegmons du ligament large, n'est, ainsi qu'on a pu le remarquer, modifié que subsidiairement par l'époque de la maladie à laquelle survient la purulence.

Il reste sensiblement le même au fond, soit que la suppuration se produise à la première phase d'évolution du phlegmon, comme dans l'observation XIII, soit, au contraire, qu'elle n'ait lieu que tardivement, secondairement à une première phase plus ou moins longue de la maladie, pendant laquelle, très souvent, les malades ont cru, comme dans les observations V et XI, pouvoir, à cause du mieux qu'elles éprouvaient, quitter le service obstétrical où elles étaient accouchées, pour rentrer chez elles, où bientôt elles sont devenues plus souffrantes. Aussi, pour ne pas allonger démesurément ce travail, ne m'arrêterai-je pas à signaler les dissemblances dans l'enchaînement, et surtout dans l'intensité des symptômes caractérisant la purulence du phlegmon, qui peuvent résulter de la différence des deux formes de la maladie, que j'ai indiquées plus haut; dans l'une il y a, ainsi que je l'ai dit, une tendance presque fatale à la formation du pus, qui se produit à une époque rapprochée du début, tandis qu'elle est, dans l'autre, pour ainsi dire accidentelle, très souvent secondaire et aurait pu alors être plus ou moins heureusement conjurée.

Si rien n'a été fait pour cela, ou si, malgré toutes les précautions qu'on a prises, et le traitement rationnel qu'on a employé, elle n'a pu être évitée, on voit les malades pâles, amaigries, en proie à un malaise général qui leur enlève l'appétit et le sommeil, se débiliter graduellement de plus en plus sous l'influence du travail morbide localisé dans le bassin, dont elles sont affectées. Immobilisées dans leur lit par la douleur hypogastrique qu'elles ont toujours ressentie depuis le début de leur maladie, mais qui est devenue plus vive et que l'exploration exaspère davantage, elles sont minées par la fièvre hectique continue, accentuée par des frissons erratiques très marqués, plus ou moins régulièrement intermittents, par des sueurs profuses, surtout la nuit, enfin parfois par une diarrhée sans pus, plus ou moins abondante. Cet ensemble de symptômes donne la conviction que la tumeur dont la base perceptible par le toucher vaginal, vient constituer latéralement à l'utérus une induration offrant des caractères spéciaux, que nous avons minutieusement décrits, et dont la partie supérieure s'étale plus ou moins largement dans les fosses iliaques externe ou interne, est certainement le siège d'une collection purulente plus ou moins considérable.

Je n'ai pas à rappeler toutes les difficultés qu'on peut avoir à percevoir un peu nettement la fluctuation dans cette tumeur, ni les changements successifs qu'elle présente sous l'influence des progrès de la suppuration, ni enfin les accidents de voisinage qu'elle suscite, suivant que le pus tend à se porter soit vers la peau de telle ou telle région, soit vers l'un des organes pelviens, que j'ai sommairement indiqués en décrivant la forme mixte de terminaison, ni par induration, ni par suppuration. J'ai à insister ici sur les accidents multiples, souvent très graves et pouvant entraîner la mort, qui se produisent lorsque la collection purulente considérable, soit par l'intensité de la maladie, soit par le retard de l'issue de la suppuration, donne lieu alors à des fusées purulentes étendues, et sur ceux qui résultent de ce que l'ouverture de l'abcès est défectueuse, parce que la connaissance de ces accidents est un des principaux éléments dont on doit tenir compte dans le traitement.

On voit sans doute, dans un grand nombre de cas, la collection purulente s'ouvrir spontanément, et les malades guérir facilement et complètement après une évacuation plus ou moins prolongée du pus par une des voies suivantes : 1° La peau de la paroi abdominale, tantôt de la région inguinale au-dessus du triangle de Scarpa à 2 ou 3 centimètres au-dessus du ligament de Fallope, qui est le lieu d'élection dans les cas de plastron pré-abdominal, tantôt de la région pelvienne en avant de l'épine iliaque antérieure et supérieure, qui est le lieu d'élection, quand au phlegmon du ligament large s'est surajouté un phlegmon de la fosse iliaque profonde. On a vu exceptionnellement des phlegmons des ligaments larges s'ouvrir par la peau de la région ombilicale, mais dans les deux faits de cette espèce que j'ai eu déjà à mentionner, les malades ont succombé ; toutefois, je dois signaler ici, parce que cela est important pour le diagnostic différentiel, que, dans ces cas, l'ouverture avait eu lieu à la peau, mais non par la cicatrice ombilicale elle-même qui est le seul point de la paroi abdominale qu'on ait vu être le siège de perforations de collections purulentes intra-péritonéales (1).

2° Le vagin, comme dans l'observation de West (Observ. VI) qui est incontestablement l'organe par lequel s'évacue le plus heureusement le pus des phlegmons des ligaments larges, parce que dans ce cas, l'ouverture occupe un point déclive de l'abcès et ne peut donner entrée aux gaz intestinaux.

3° Les intestins, et alors le plus souvent l'ouverture de l'abcès se fait dans le rectum qui, en général, est comme cela a eu lieu dans l'observation X, une voie d'élimination presque aussi favorable que le vagin, tandis que l'issue de la suppuration du ligament large droit par le cæcum, qu'on n'a observée que très exceptionnellement, peut être considérée comme excessivement désavantageuse, ainsi que nous le verrons dans l'observation XV, que nous rapporterons plus loin.

4° Enfin, la vessie, qui sert bien plus souvent de voie de décharge aux collections purulentes occupant le tissu cellulaire des ligaments larges qu'à des collections purulentes extra-péritonéales, mais qui, le plus fréquemment, se prête très mal à cette fonction accidentelle ; de sorte que, si on voit dans quelques cas, comme j'en ai observé un exemple, une guérison assez rapide succéder à l'ouverture dans la vessie d'un phlegmon génital suppuré, c'est plutôt l'exception que la règle.

Aussi, faut-il reconnaître qu'à moins qu'on ait des signes suffisants pour donner de très fortes présomptions en faveur de l'évacuation de l'abcès par le vagin ou par le rectum, il n'est pas prudent de s'en rapporter à la nature pour son ouverture, parce qu'elle peut, dans un certain nombre de cas, être défectueuse, entraîner la mort, soit dans un temps assez court, soit, au contraire, après de longues années de souffrance ou d'état valétudinaire seulement.

(1) SECOND-FERRÉOL. *Thèse inaugurale*. Paris, 1859.

Mais, avant d'indiquer les dangers auxquels expose tout particulièrement l'ouverture des phlegmons du ligament large, soit dans le cæcum, soit surtout dans la vessie, j'ai à montrer par une observation, malheureusement très incomplète, non seulement au point de vue symptomatologique, mais même anatomique, communiquée à l'Académie de médecine par M. Gallard, que l'ouverture d'un de ces abcès par le vagin qui est la plus favorable de toutes, n'est pas toujours absolument heureuse, et qu'il faut, après la guérison apparente, recommander aux malades de ne pas commettre des imprudences, qui pourraient leur coûter la vie.

OBSERVATION XIV (1)

La pièce que je présente à l'Académie provient d'une fille publique, chez laquelle nous avons pu, durant la vie, à l'aide du toucher, constater l'existence du phlegmon péri-utérin; aucun des symptômes classiques du phlegmon ne faisait défaut. La tumeur s'ouvrit spontanément dans le vagin et le pus s'écoula. La malade se rétablit à peu près, sortit de l'hôpital et reprit son métier de prostituée; mais, peu de temps après, elle rentra avec de vives douleurs et tous les signes d'une péritonite, à laquelle elle ne tarda pas à succomber. A l'autopsie, nous trouvâmes non seulement les caractères anatomiques de la péritonite, de péritonites antérieures, d'ovarite chronique, mais nous trouvâmes, et c'est le point sur lequel j'appelle l'attention de l'Académie, les vestiges d'un abcès rétro-utérin, communiquant avec le vagin par un pertuis, dans lequel l'auteur a placé une soie de sanglier. Cet abcès, tapissé d'une membrane pyogénique, est situé entre le rectum, le vagin et l'extrémité du col utérin et communique au niveau du col avec un autre abcès qui se prolonge sur le côté gauche, en soulevant le péritoine.

Ce sommaire d'observation, tout incomplet qu'il est, n'a besoin, pour ainsi dire, d'aucun commentaire pour perdre le caractère insolite que lui a attribué M. Gallard, et, par suite l'importance primordiale qu'il a cherché à lui donner. Il suffit de tenir compte du siège bien déterminé qu'avait l'abcès « situé entre le rectum, le vagin et l'extrémité du col utérin », qui occupait ainsi le tissu cellulaire interposé à la face antérieure du rectum et la paroi postérieure du vagin et qui était par conséquent rétro-vaginal et nullement rétro-utérin, comme l'a abusivement indiqué mon honorable collègue de la Pitié. Je veux bien admettre que cet abcès intéres-

(1) GALLARD. *Bulletin de l'Académie*, séance du 6 février 1872, 2e série, t. I, p. 187.

sait quelque peu la mince couche de tissu cellulaire, qui existe sur la face postérieure du col utérin, mais qui cesse d'être isolable sur la face postérieure du corps de l'utérus, que M. Nonat avait hypothétiquement doté d'une gangue celluleuse, dans laquelle il plaçait, et après lui Valleix, le siège de leurs prétendus phlegmons rétro-utérins; aussi je maintiens qu'il n'en existe pas un seul exemple authentique et que l'observation de M. Gallard ne peut en être considérée comme un spécimen même douteux.

L'abcès rétro-vaginal, dis-je, et nullement rétro-utérin, d'après la thèse même de M. Gallard, qui existait chez sa malade « communiquait au niveau du col uterin avec un autre abcès, qui se prolongeait sur le côté gauche en soulevant le péritoine, c'est-à-dire avec un abcès qui, d'après les données de l'anatomie, occupait, à n'en pas douter, le tissu cellulaire de la partie inférieure du ligament large gauche. Cette indication, qu'on est tout étonné de ne pas trouver précisée dans l'observation, fait disparaître tout ce qu'elle présentait d'insolite, la réduit à être tout simplement un exemple de phlegmon du ligament large, très positivement indiqué par Grisolle. Il avait dans ce fait, comme dans l'observation V, donné lieu par extension à la suppuration du tissu cellulaire qui double la paroi postérieure du vagin. Il en est résulté une tumeur perceptible au toucher vaginal, dont M. Gallard n'a pas indiqué, ni, il faut le dire, cherché à déterminer les caractères particuliers qui, dans le cas actuel, ne pouvaient être nettement établis qu'en combinant au toucher rectal le toucher vaginal auquel il ne dit pas avoir eu recours. Pourquoi, d'ailleurs, se serait-il imposé cette pénible recherche, puisque le diagnostic élastique de phlegmon péri-utérin lui suffit, comme au temps de Valleix, malgré tous les travaux qui se sont produits depuis cette époque déjà lointaine, et qu'il repousse systématiquement la séparation, qu'il y a, suivant moi, nécessité absolue d'établir entre les deux ordres de faits qui composent le groupe nosologique complexe des phlegmons péri-utérins qu'il trouve bien plus commode de ne pas se donner la peine de chercher à distinguer les uns des autres, si disparates qu'ils soient.

C'est cette indifférence de mon honorable collègue pour cette distinction et, par suite, pour tous les travaux qui s'y rapportent, et qu'il n'a pas cru nécessaire d'approfondir, qui l'a entraîné pour combattre mes opinions : 1° à donner à un abcès de la cloison recto-vaginale, secondaire à un phlegmon du ligament large, le nom de phlegmon rétro-utérin qui ne peut exister par la raison, très facile à vérifier, que le péritoine est intimement adhérent au muscle utérin lui-même sur la face postérieure du corps de l'utérus, à partir d'un centimètre de ses bords et qu'on ne trouve là absolument aucune apparence de lame cellulaire interposée au muscle et à la séreuse; 2° à ne pas faire ressortir dans l'observation, qu'il avait cru devoir venir lire à la tribune de l'Académie, au moment où je briguais l'honneur d'en faire partie, ce qu'elle présente de réellement intéressant, qu'il m'incombe ainsi de faire ressortir.

J'ai à signaler : 1° que cette observation est un exemple de phlegmon et de phlegmon suppuré du ligament large gauche dans l'état de vacuité; 2° que cet abcès génital, ouvert dans le vagin au lieu de guérir complètement, est resté fistuleux, probablement par suite des excès vénériens auxquels cette femme s'abandonnait, excès que je suis disposé à croire avoir déjà été antérieurement la cause du développement de la maladie, parce que, dans deux des trois exemples de phlegmon du ligament large de l'état de vacuité, que j'ai personnellement observés, des excès vénériens m'ont semblé bien positivement pouvoir être accusés, contrairement à l'opinion de M. Trousseau, d'avoir suscité l'inflammation du tissu cellulaire génital; 3° enfin, que cet abcès, par le fait du retour du travail inflammatoire à l'état aigu, qu'ont suscité les rapports sexuels, a entraîné le développement d'une péritonite, qu'on peut craindre, sans doute, de voir éclater à toutes les périodes des phlegmons des ligaments larges, mais qui est bien plus à redouter lorsqu'ils sont suppurés.

Dans cette observation, la péritonite semble devoir être attribuée à l'extension par contiguité du travail inflammatoire du ligament large, comme cela a lieu dans les périodes initiales, mais elle a été bien plus grave que ne le sont habituellement les inflammations de la séreuse, qui sont le fait d'un retentissement sur le péritoine d'un phlegmon génital au stade d'hépatisation, et qui sont rarement mortelles.

La malade a succombé rapidement, mais moins qu'on ne l'observe dans les péritonites foudroyantes, qui peuvent être la conséquence de la migration du pus d'un phlegmon large suppuré, dont nous avons au moins à signaler l'existence.

La rupture de la collection purulente était immédiate dans l'observation IX; elle était effectuée dans l'observation de M. Bourdon, que j'ai déjà mentionnée, mais que je ne crois pas devoir rapporter, malgré l'intérêt considérable qu'elle présente, parce qu'elle a été reproduite dans une foule de thèses ou de mémoires.

La léthalité presque constante de ces péritonites, soit qu'elles résultent de l'extension par contiguité du travail inflammatoire d'un phlegmon du ligament large suppuré, soit de sa rupture, et dont on peut craindre le développement tant que la suppuration dont il était le siège, n'est pas complètement tarie, en assombrit beaucoup le pronostic; en particulier celui des phlegmons, qui tardent à s'ouvrir, ou dont l'ouverture est défectueuse.

On peut mettre au premier rang, sous ce dernier rapport, les ouvertures des phlegmons des ligaments larges dans le cæcum et dans la vessie; au second, leur ouverture par la peau de la région inguinale au-dessus du ligament de Fallope, et de la région iliaque, en avant de l'épine antérieure et supérieure, mais dont je n'ai vu personnellement aucun exemple et dont je me dispenserai pour cela de parler.

Les dangers qui résultent de l'ouverture de ces collections purulentes dans le cæcum ou dans la vessie peuvent être attribués à ce que le bas-fond de la vessie, dans un cas, la partie du cæcum non revêtu du péritoine dans l'autre, par lesquels se fait la perforation, sont moins déclives que la partie inférieure de l'abcès du ligament large, et que l'ouverture de celui-ci en occupe un point relativement élevé, surtout dans la position horizontale, que les malades sont absolument obligées de garder dans la période d'acuité de leur maladie. Il en résulte que le jour où l'abcès vient à s'ouvrir, et dans les jours suivants, une quantité souvent considérable de pus est évacuée et donne lieu à une amélioration rapide et très notable, qui fait espérer que la malade guérira facilement et complètement dans un temps assez court, ce qui a lieu, en effet, dans un certain nombre de cas, surtout d'ouverture de la collection purulente dans la vessie.

Malheureusement, il n'en est pas toujours ainsi; trop souvent l'amélioration, qui avait été chaque jour s'accentuant davantage, cesse au bout d'un certain temps; puis, après être resté stationnaire, le mieux qui avait été obtenu, va se reperdant tous les jours, quoique les garde-robes ou les urines continuent à contenir du pus, soit d'une manière constante, soit à différents intervalles. Enfin on voit, au moment d'une intermission de l'écoulement purulent, les malades être prises de nouveau de malaise, de frissonnements et de douleurs dans la fosse iliaque, où siège l'abcès, qui indiquent un retour d'acuité du travail inflammatoire de mauvais augure. Assez souvent il s'amende au bout de quelques jours; mais pour reparaître bientôt et, après l'une de ces recrudescences, être suivi de diarrhée ou des signes d'une cystite si c'est dans le cæcum ou, au contraire, dans la vessie, que s'est ouverte la collection purulente. Ces affections légères d'abord, de plus en plus accentuées ensuite, déterminées et entretenues par le passage, soit dans l'intestin, soit dans la vessie, du pus qui stagne dans la partie déclive de l'abcès et y a pris des caractères plus ou moins irritants, s'invétèrent, revêtent la forme chronique sous l'influence de la continuité de la suppuration, qui ne tarit pas et qui s'accompagne d'une fièvre hectique lente. Le dépérissement, qui résulte de la persévérance indéfinie de l'abcès et de l'affection secondaire de l'intestin dans un cas, du réservoir urinaire dans l'autre, finit à la longue par amener une émaciation extrême des malades, comparativement rapide dans le premier cas, par rapport au second, à cause de la diarrhée incoercible qui résulte de l'entérite chronique et définitivement entraîne la mort.

J'ai vu ainsi dépérir lentement une primipare de vingt ans, qui était entrée dans mon service, à l'hôpital de la Pitié, quelques jours avant que le phlegmon du ligament large droit suppuré ne s'ouvrît dans la vessie et ne donnât lieu consécutivement à une cystite chronique, qu'aucun des traitements qu'on a successivement essayés dans les différents services de l'hôpital où cette malade a été tour à tour placée, n'a pu arriver à amender. Il y avait deux ans et demi que l'abcès et la cystite duraient, et la malade était arrivée à un état d'émaciation tel que son état était désespéré, lorsqu'elle fut prise du choléra et qu'on l'apporta dans la salle des cholériques, dont j'étais chargé, où elle a succombé en quelques heures.

Je dois ajouter qu'à aucune époque de la maladie, il n'y a eu chez cette femme, que je n'ai cessé d'observer dans les différents services où elle a été placée, d'extension ni de menace d'extension du phlegmon du ligament large à la fosse iliaque interne, qui s'est produite dans l'observation de M. Trousseau, que j'ai rapportée plus haut. Dans cette observation IX, on a vu, malgré l'évacuation purulente qui se faisait par la vessie, la fosse iliaque envahie par le travail inflammatoire devenir le siège d'une collection purulente, qui non seulement remontait jusqu'au bord supérieur de l'os iliaque, mais avait fusé dans la cuisse, d'une part, le long du nerf crural et, d'autre part, le long du tendon du psoas jusqu'au petit trochanter, pour envahir l'articulation coxo-fémorale, qui était noire et remplie de pus. L'incision à laquelle on a eu recours, mais tardivement, n'a pu conjurer une mort, qui était devenue inévitable par suite des délabrements considérables qu'avait entraînés l'absence d'évacuation de la collection purulente, survenue secondairement, qui ne pouvait s'éliminer par la vessie. Aussi arrive-t-il parfois que la nature, pour obvier à ce que l'ouverture du phlegmon dans la vessie présente de défectueux, donne lieu spontanément à une seconde ouverture, puis parfois à une troisième ouverture de l'abcès qui était percé en arrosoir, comme dans l'observation suivante, recueillie dans le service de mon excellent collègue et ami, M. Gosselin, et que je dois à l'obligeance de deux internes les plus distingués, MM. Longuet et Robin, qui ont bien voulu me la communiquer.

OBSERVATION XV (1)

En 1863, premier accouchement suivi d'accidents inflammatoires, ayant pour siège la partie inférieure droite du ventre, qui donnent lieu, au bout de trois mois, à un écoulement de

(1) Je dois à M. Robin la relation de l'autopsie et les renseignements sur les derniers temps de la vie, tandis que M. Longuet a bien voulu mettre à ma disposition l'histoire écrite par la malade elle-même, de sa longue maladie, jusqu'au 7 mars.

pus par la vessie et deux mois après par le rectum, qui dure un an. Alors, abcès de la fosse iliaque droite qui s'ouvre à la peau et n'est guéri qu'au bout de dix mois par le drainage, établissant un écoulement continu de pus par le vagin. Pendant sept années consécutives, assez bonne santé. A la suite de trois fausses couches successives, dans l'espace de quinze mois, récidive de l'abcès iliaque, consécutivement fistule vésico-inguinale, qui ne s'oblitère qu'au bout de dix-sept ou dix-huit mois, sous l'influence du cathétérisme évacuant. Après dix mois de guérison apparente, troisième récidive de l'abcès iliaque, évacuation par la fistule iliaque, l'urèthre, le vagin, de pus, d'urine et de matières fécales. Au bout de quinze mois de durée de cette récidive, fièvre hectique qui entraîne la mort, plus de onze ans après le début de la maladie. Autopsie. Abcès du ligament large droit à ouvertures multiples, pyélite purulente, phlegmon périnéphrétique s'ouvrant à la peau dans le même point que le phelgmon du ligament large.

Le 14 août 1872, Dur..., Aurélie, âgée de trente ans, d'une bonne constitution, mariée, mais séparée de son mari depuis un temps indéterminé, vient à l'hôpital de la Charité demander à être admise dans le service de M. le professeur Gosselin, parce qu'elle a vu reparaître, dit-elle, l'abcès inguinal droit, pour lequel elle est entrée une première fois, il y a vingt-six mois, dans ce service, et dont elle est sortie guérie, en apparence du moins, il y a un an à peu près.

La fistule vésico-inguinale dont cette femme, suivant le diagnostic de M. Gosselin, était affectée, lors de son premier séjour à la Charité, peut, d'après l'histoire de la maladie, que la patiente a écrite elle-même, être rattachée aux accidents assez graves qui ont suivi, en 1863, son premier accouchement. Presque aussitôt la parturition, elle aurait, dit-elle, éprouvé des douleurs utérines, des élancements dans le côté droit du bas-ventre et aurait eu une suppression de lochies. Les douleurs vives, qu'elle ressentait dans le bas-ventre, principalement à droite, ont persisté pendant trois mois, où, après ces longues et pénibles souffrances, elle a uriné du pus, pendant deux mois entiers.

Il y avait quelques jours à peine que les urines avaient cessé d'être purulentes, qu'elle rend alors par l'anus, en une seule fois, un demi-pot de pus. Après cinq ou six garde-robes semblables, les selles restent purulentes, mais ne le sont que très modérément, puisque la quantité de pus dans chacune d'elles ne dépassait jamais deux cuillerées à bouche, et très souvent, n'équivalait qu'à une.

Après une année entière de durée, l'évacuation purulente par l'anus cesse et la malade aperçoit une rougeur occupant le côté droit du ventre; c'était la manifestation d'un abcès, qui mit six semaines à s'ouvrir et qui donna issue à une grande quantité de pus, non seulement le jour de son ouverture spontanée, mais dans les jours suivants. La malade se décide alors à entrer à l'hôpital et elle est admise à Lariboisière, dans le service de M. Chassaignac, qui, au bout de trois mois, ne voyant pas la guérison se produire, passe un drain par l'orifice de l'abcès, placé en avant de l'épine iliaque antérieure et supérieure, qu'il fait ressortir par le vagin. Sous l'influence du drainage, l'état de la malade va s'améliorant, mais cependant assez lentement, puisque ce n'est que six mois après le passage du drain, qu'on vient de remplacer par un nouveau, qu'elle peut quitter Lariboisière.

A partir de ce moment, la santé de cette femme reste assez bonne pendant sept années consécutives, bien que sept mois après sa sortie de l'hôpital, dans les tentatives qu'on a faites pour remplacer son drain, on l'ait cassé et qu'on n'ait pu en placer un autre et qu'il en soit résulté que, trois semaines plus tard, l'ouverture iliaque de son abcès était complètement fermée. Mais il faut dire que du pus s'écoulait et a continué à s'écouler par le vagin, tantôt en petite, tantôt en assez abondante quantité. Pendant ces sept années, la malade ne souffrait, dit-elle, que très peu, mais elle ne pouvait rester longtemps debout, parce qu'alors le bas-ventre et les reins devenaient douloureux. Pendant ce long espace de temps, elle a pu travailler régulièrement comme couturière, sans être obligée d'interrompre un seul jour son travail pour raison de santé, et ses règles étaient régulières.

Malheureusement, dans la septième année, cette femme devient enceinte, et, à trois mois fait une fausse couche, à la suite de laquelle, bien qu'elle affirme n'avoir pas été malade, elle perdit beaucoup de pus par le vagin comme s'il s'était, dit-elle, formé, sans aucun malaise, un abcès. Toujours est-il que trois semaines après cette fausse couche et l'évacuation purulente qui lui a succédé, elle s'aperçoit qu'elle perdait de l'urine par le vagin, surtout quand elle était obligée de ne pas céder de suite au besoin de la miction.

Cette infirmité n'empêche pas cette femme de redevenir enceinte l'année suivante; à trois mois, elle fait de nouveau une fausse couche, mais dont elle se remet si rapidement que le neuvième jour, non seulement elle reprenait son travail, mais aussi elle s'exposait, à peu près à la même date, à une autre grossesse, puisque trois mois après la deuxième fausse couche, elle en a fait une troisième à deux mois et demi de conception.

Une semaine ou deux après ce dernier avortement, elle éprouve une sensation pénible dans le côté droit du ventre, un encombrement de tout son côté droit, comme elle l'a désigné. Cette sorte de plénitude, loin de disparaître, continue e oblige, un mois après, la malade à entrer à l'hôpital Saint-Louis, dans le service de M. A. Guérin. Trois semaines après son entrée, apparaissent les signes extérieurs d'un abcès; le huitième jour, il est prêt d'aboutir. M. Guérin l'incise, il en sort de l'urine et une très petite quantité de pus, qui est peu abondante pendant les semaines suivantes; aussi M. Guérin croit-il nécessaire, vers le vingtième jour, d'agrandir très largement son incision, qui dès lors donne issue à une suppuration plus abondante, mais sans bien grands avantages pour la malade. Découragée de ne pas guérir, elle sort au bout de quelques mois de l'hôpital Saint-Louis, mais pour entrer bientôt à l'hôpital de la Charité dans le service de M. Gosselin.

Le diagnostic de fistule vésico-inguinale, consécutive à un abcès probablement intra-péritonéal, ouvert d'une part dans la vessie, le rectum et le vagin, d'autre part à la peau en avant de l'épine iliaque antérieure et supérieure, posé par M. Gosselin, et que nous connaissons par une leçon clinique très intéressante qu'il a faite sur cette malade, donne, dit-il, l'indication du cathétérisme évacuant pour s'opposer au passage de l'urine dans l'abcès. En conséquence, on apprend a la malade à se sonder elle-même, de manière à vider très fréquemment sa vessie de l'urine qu'elle contient pour éviter toute distension de cet organe. Une amélioration sensible est la conséquence de ce traitement, mais il faut de longs mois pour que la guérison survienne; la malade reste quatorze mois à la Charité avant d'être, dit-elle, complètement guérie; malheureusement elle n'a pas indiqué dans la relation de sa maladie, si, au moment de sa sortie de la Charité où elle se croyait absolument guérie, elle perdait encore ou non du pus par le vagin et parfois de l'urine, comme depuis sa deuxième fausse couche.

Elle reste dans cet état complètement satisfaisant pendant sept mois seulement, pendant lesquels elle travaille assise à des ouvrages de couture. Mais alors, se croyant bien portante, elle a la malencontreuse idée de vouloir rentrer dans le commerce de la charcuterie, qu'elle exerçait avant sa maladie. Sous l'influence de la fatigue qu'elle a comme dame de comptoir, sa santé commence à être moins bonne; toutefois, ce n'est que quatre mois après qu'elle a commencé à souffrir notamment et qu'elle a vu bientôt après le côté droit du bas-ventre devenir à nouveau le siège d'un abcès, qui s'est ouvert spontanément, trois semaines ou un mois avant la seconde admission de la malade dans le service de M. Gosselin (salle Sainte-Catherine, nº 7).

On la trouve là gardant le repos absolu au lit, bien que la santé générale paraisse assez bonne, n'osant, dit-elle, se lever à cause de ses douleurs, qui ne sont supportables que dans le décubitus, se réveillent trop cruellement quand elle essaie de marcher et même de rester assise; outre ces douleurs, qui forcent à garder le repos au lit, elle en éprouve d'autres plus particulières, des douleurs vésicales et de fréquentes envies d'uriner. Son urine est trouble, sale, salie d'une façon continue par du pus et, quand on a fait une injection, par des matières noirâtres, pulpeuses, ressemblant à du mucus intestinal, ce qui est en rapport avec ce qu'indique la malade qu'elle rend des gaz par la vessie et par le vagin, qui est le siège d'un écoulement purulent assez abondant. La fistule inguinale, récemment reformée, donne issue à du pus, auquel se trouve, suivant le dire de la malade, qu'on a pu jusqu'à présent contrôler, mêlées parfois de l'urine et à certains jours des matières fécales; on doit toutefois noter que, pendant l'injection de lait qu'on a faite dans l'abcès, pour s'assurer de l'exactitude du renseignement fourni par la malade, on n'a pas vu de lait passer dans la vessie ni sortir par le vagin, il ressortait par la fistule au fur et à mesure qu'on le projetait.

Le doute que pouvait faire naître le résultat de cette injection devait disparaître absolument au bout de quelque temps, mais il faut dire que la sortie de l'urine et des matières fécales par la fistule est très irrégulière, que tantôt la malade est six semaines, tantôt cinq ou six jours seulement, sans rendre de matières fécales par la fistule inguinale, qui reste également pendant un certain temps sans presque suppurer, après quoi le pus sort de plus belle, et alors la malade est en proie à de telles souffrances qu'elle ne peut se retourner dans son lit; ce alternances ne paraissent pas en rapport avec la quantité de l'écoulement par le vagin, qui reste, dit la malade, toujours très abondant et a fait naître un prurit très cuisant.

L'état persiste à peu près le même jusque vers le mois d'août où il paraît y avoir une certaine amélioration. La malade avait repris des forces, l'appétit était revenu; depuis deux mois, il n'était pas sorti de matières fécales par la fistule inguinale ni par l'urèthre, et l'écoulement purulent par le vagin avait diminué d'abondance. Cet état dure jusqu'à la fin d'octobre. A cette époque, surviennent les premiers accidents d'hecticité : fièvre le soir, un peu de diarrhée, amaigrissement rapide. Plus tard, tout l'abdomen devient douloureux, et les souffrances sont si vives qu'elles empêchent complètement le sommeil, ce qui fait que la malade réclame avec insistance les injections morphinées qui lui permettent un peu de repos. Au commencement de décembre, l'hecticité se prononce de plus en plus; la fièvre devient continue, la diarrhée très abondante. Matières, urine et pus s'écoulent en quantité considérable par la fistule inguinale, l'urèthre et le vagin. La malade succombe le 28 décembre 1873.

Autopsie. — La vessie, fortement enflammée, contient du pus et présente au-dessous et à droite de l'embouchure de l'uretère une perforation qui la fait largement communiquer avec une vaste cavité qui est limitée de la manière suivante : en avant, l'utérus et une partie de la vessie; à gauche, l'uretère et une partie de l'utérus; en arrière, le rectum; en haut, le cul-de-sac utéro-rectal. En somme, cette cavité est située dans le ligament large du côté droit et empiète un peu sur la face postérieure de l'utérus. Cette cavité est remplie de pus et présente trois orifices : le premier, que nous avons indiqué, est celui qui établit la communication avec la vessie; le deuxième est situé à la partie supérieure, il est l'origine d'un long canal qui conduit dans le cæcum, et qui n'est autre que l'appendice vermiculaire dont l'extrémité libre pénètre dans la cavité à travers le cul-de-sac utéro-rectal; le troisième est l'origine d'un autre canal qui vient s'ouvrir à la peau au niveau de l'épine iliaque antérieure et inférieure du côté droit, immédiatement au-dessous d'un autre conduit fistuleux, qui est l'aboutissant d'un phlegmon périnéphrétique dont l'existence n'avait pas été reconnue pendant la vie, et que nous avons à décrire.

En arrière de la moitié supérieure du rein droit existe une tumeur, sans communication avec la tumeur dont le rein lui-même est le siège, et qui est remplie de pus. De cet abcès, qui offre à peu près le volume d'un œuf de poule, part un canal à parois épaissies et indurées, qui passe en arrière du rein, traverse la fosse iliaque interne, en avant du psoas, pour venir s'ouvrir à la peau immédiatement au-dessous de l'épine iliaque antérieure et supérieure, à une très petite distance au-dessus du canal de l'abcès du ligament large aboutissant également à la peau, qui a été décrit plus haut. Ce dernier abcès devait avoir un quatrième canal de décharge aboutissant au vagin, qui a été probablement détruit par les coupes multiples qui ont été faites pour la dissection des deux abcès et celle de l'uretère droit, lequel s'ouvrait dans la vessie par un orifice de grand diamètre, immédiatement au-dessus et à gauche de la perforation vésicale. En suivant cet uretère épaissi et dilaté qui, dans sa partie inférieure, formait partie des parois de l'abcès, on remonte au rein droit qui présente à son bord interne une grosse tumeur contenue à l'uretère considérablement dilaté. Incisée, cette tumeur laisse échapper une quantité considérable de pus; elle est constituée par le bassinet dilaté; toute la muqueuse de ce bassinet est épaissie et de couleur grisâtre. Chacun des calices est dilaté et forme l'ouverture d'un cul-de-sac profond, rempli de pus et de détritus noirâtres; l'un d'eux atteint presque le bord externe du rein. A l'œil nu, ce qui reste de la substance propre du rein ne paraît pas altéré. Le rein gauche paraît également normal à l'œil nu. L'utérus est sain, les ovaires et les trompes ne présentent aucune altération. Il en était de même des autres organes, à l'exception du foie qui était énorme et absolument gros.

Cette histoire sommaire d'une maladie qui a duré près de douze ans, rédigée en grande partie par la malade elle-même, dont j'ai autant que possible conservé la rédaction, offre un très grand intérêt, malgré les lacunes considérables qu'elle présente, dont quelques-unes sans doute sont très regrettables. Nous avons à la commenter assez longuement : 1° parce qu'elle est un exemple de ces abcès pelviens à suites interminables, signalés par Boyer, sur lesquels M. Boissarie a, avec tant de raison, appelé l'attention au commencement de cette année, mais sans rapporter aucune observation qui soit, comme est la nôtre, complétée par l'autopsie; 2° parce qu'elle contient une série de particularités remarquables, qui démontrent les dangers de l'ouverture des phlegmons du ligament large dans la vessie et le cæcum; 3° enfin parce qu'elle établit l'influence funeste que peuvent avoir les conceptions chez les femmes dont le ligament large est le siège d'un de ces foyers chroniques de suppuration. Je ne m'étendrai pas sur ces deux derniers points, sur lesquels a si judicieusement insisté mon honorable collègue, M. Gosselin, dans la leçon clinique si intéressante qu'il a faite à propos de cette malade, afin de faire ressortir l'indication, dans ces cas d'une guérison si difficile, du cathétérisme évacuant, qui, pendant le premier séjour de cette femme à la Charité, avait réussi à amener un résultat si satisfaisant, que la malade s'est crue, pendant de longs mois, absolument guérie et avait repris la vie commune. La lecture de l'observation suffit pour la démonstration de ces deux questions, en ce qu'elle nous montre cette femme : 1° rendant du pus, et seulement du pus, par les diverses ouvertures de son abcès, pendant la première phase assez prolongée de sa maladie à longues intermittences ; 2° rendant dans la seconde, par ces fistules, du pus et de l'urine; 3° dans la troisième, du pus, de l'urine et des matières fécales; 4° enfin, succombant à la pyélite purulente, qu'a fait naître la cystite, et au phlegmon périnéphrétique, qui en a été la conséquence éloignée, dont la suppuration avait fusé jusque dans le tissu cellulaire de la région inguinale, comme dans une observation d'abcès périnéphrétique, symptomatique d'un calcul rénal, recueillie dans mon service, qui a été publiée par M. Naudet (1).

J'ai à appeler plus particulièrement l'attention sur les résultats de l'autopsie qui a fait constater, chez cette femme, l'existence des nombreux conduits fistuleux, dont était toute sillonnée la moitié droite des parois du bassin, et qui, tous, en définitive, reconnais-

(1) NAUDET. *Thèse inaugurale*, observation III, p. 45. Paris, 1870.

saient pour cause, les uns prochaine, les autres éloignée, l'ouverture malheureuse du phlegmon du ligament large dans la vessie qu'a entraînée le premier accouchement. Cette autopsie a surtout fait voir que l'abcès s'est ouvert par tous les organes, dont le tissu cellulaire périphérique se continue avec le tissu cellulaire du ligament large et qui, ici, était suppuré. Cet abcès s'est ouvert : 1° en dedans dans la vessie, dans un point de son bas-fond, dont la gangue celluleuse est en intime connexité avec le tissu cellulaire de la partie interne des ligaments larges, qui forme au col utérin une sorte d'anneau reliant entre eux les deux ligaments ; 2° en haut, dans le cæcum, dont la base repose sur le tissu cellulaire de la fosse iliaque externe, qui est en continuité avec celui des ligaments larges le long de la face postérieure du pubis ; mais je dois toutefois reconnaître que, dans ce fait, le passage du pus dans le cæcum résultait d'une perforation de l'appendice iléo-cæcal ; 3° en dehors, à la peau de la région inguino-iliaque, consécutivement à un phlegmon de la fosse iliaque profonde, dont le tissu cellulaire se continue avec celui de la partie externe des ligaments larges ; 4° en bas, dans le vagin, par suite de l'ouverture artificielle, restée fistuleuse, qui résultait du passage, fait par M. Chassaignac, d'un drain, qui, introduit par l'ouverture fistuleuse cutanée, venait ressortir par le vagin, après avoir ainsi traversé le tissu cellulaire péri-vaginal, qui continue inférieurement celui des ligaments larges. D'où il résulta que ces ouvertures étaient les aboutissants de fusées purulentes, qui s'étaient faites par trois des quatre points cardinaux de l'abcès, avant que M. Chassaignac n'ait créé artificiellement la quatrième fistule, à laquelle, malheureusement, la nature n'avait pas donné lieu dès la première phase du phlegmon, ce qui semble être la cause, qu'il ait, par suite, dégénéré en abcès chronique.

J'ai insisté sur les dispositions, on peut dire régulières, des fistules auxquelles a donné lieu cet abcès, qui étaient absolument en rapport avec les données de l'anatomie normale, parce qu'elles me semblent autoriser à l'avenir à affirmer : 1° que le tissu cellulaire abdominal est le siège de tout abcès pelvien, dont une des ouvertures plus ou moins multiples s'est faite par la peau de la région inguinale qu'on n'a jamais vue, à ma connaissance du moins, donner spontanément issue à une collection purulente intra-péritonéale; 2° que cet abcès a pour siège le tissu cellulaire du ligament large, lorsque le toucher vaginal permet de constater, concurremment à la fistule purulente inguinale, l'existence d'une tumeur péri-utérine ayant des caractères spéciaux, que j'ai minutieusement indiqués. Je n'irai pas plus loin et, en particulier, jusqu'à dire, ce que démentirait l'observation, que tout abcès pelvien chronique, à ouvertures multiples, et encore moins tout abcès pelvien chronique, a pour point de départ un phlegmon du ligament large, quoique cependant je crois que ce soit vrai pour le plus grand nombre. Mais je n'ai pas besoin d'aller jusque-là, parce qu'il suffit qu'un grand nombre de ces abcès chroniques aient cette origine, pour que la crainte de cette éventualité donne l'indication d'ouvrir les phlegmons du ligament large qui sont extra-péritonéaux, aussitôt qu'on a la certitude qu'ils sont fluctuants, et, par suite, celle de rechercher avec le plus grand soin cette fluctuation, toujours difficile à percevoir, pour se mettre à l'abri d'une ouverture défectueuse, qui pourrait être le fait d'une temporisation intempestive et avoir de si tristes conséquences.

Jusqu'ici j'ai signalé seulement celles : 1° qui résultent des délabrements, auxquels peuvent donner lieu les fusées purulentes limitées à l'abdomen, ou étendues au membre inférieur correspondant, soit le long du nerf crural et du tendon du psoas, comme dans l'observation de M. Trousseau, soit par le canal crural, comme chez une malade dont j'ai rapporté succinctement l'histoire, soit par le canal inguinal, comme dans l'observation suivie d'autopsie publiée par M. Gubler (1), à laquelle je regrette de ne pouvoir donner place, soit enfin par le trou obturateur, comme dans une observation éditée par de Haller (2); 2° qui sont le fait des affections secondaires : arthrite, dans l'observation de M. Trousseau, entérite plus ou moins grave, cystite et consécutivement pyélo-néphrite et phlegmon périnéphritique, quand le pus pénètre soit dans une articulation, soit dans l'intestin, soit dans la vessie et, dans ces deux derniers cas, les enflamme chronique-

(1) Gubler. *Union médicale*, t. IV, n° 136. 1850.
(2) De Haller. *Disputationes medicæ*, t. III, p. 515.

ment par son passage prolongé. Mais il est tout un autre ordre de dangers, dont je n'ai pas parlé, et qui résultent de la détérioration de la constitution qu'entraîne une suppuration prolongée, quel qu'en soit le siège, et des affections organiques secondaires des poumons, du foie, des reins, etc., qui peuvent en être la conséquence et entraîner la mort. Une des deux malades affectées de phlegmon dans l'état de vacuité, suite d'excès vénériens, que j'ai vues, était à la période ultime d'une albuminurie, quand j'ai été appelé près d'elle en consultation par le Dr Coffin. Je ne fais que mentionner ces accidents, parce qu'ils n'ont rien de particulier dans les phlegmons suppurés des ligaments larges. Je dois, toutefois, faire une exception pour une affection de cette nature, qui, jusqu'ici je crois, n'a pas été signalée, et dont le hasard m'a fait observer deux exemples dans le cours d'une seule année, pour n'en plus voir depuis.

Les malades vomissent, non seulement ce qu'elles prennent, mais de plus vomissent de temps en temps du sang noir, couleur marc de café, si bien que, dans les deux cas, j'ai cru, et M. Nélaton a cru avec moi, que les malades avaient, outre leur affection génitale, un ulcère simple de l'estomac, que je ne savais comment rattacher à l'affection génitale, qui avait existé seule au début. Chez l'une de ces deux malades, dont j'ai pu voir l'autopsie, les vomissements incoercibles et les hématémèses étaient liés à une dégénérescence toute particulière de l'estomac, à une dégénérescence amylacée du réseau vasculaire superficiel de la muqueuse qui, je dois à la justice de le dire, serait passée inaperçue par moi si elle ne m'avait été signalée par M. Hayem, aujourd'hui mon collègue, qui, pendant la guerre, était attaché comme interne à mon service, et a fait cette autopsie avec tout le soin qu'il met à ses recherches anatomiques.

OBSERVATION XVI

Le 3 mai 1870 entre dans mon service, à l'hôpital de la Charité, salle Saint-Joseph, n° 4, R... (Alexandrine), âgée de trente-cinq ans, veuve, mère de plusieurs enfants, que son médecin m'avait adressée, en indiquant dans la lettre d'envoi que cette malade était affectée de vomissements incoercibles symptomatiques d'une affection utérine qu'il ne déterminait pas.

Cette femme, quoique très intelligente, donne des renseignements très peu circonstanciés sur ses antécédents, et, en particulier, sur le début de la maladie qui l'amène à l'hôpital. Elle dit avoir eu, il y a deux ans, une affection utérine qui nous paraît avoir succédé à une fausse couche qu'elle ne dénie que faiblement. et qu'elle a été cautérisée pendant près d'une année pour cette affection utérine, dont elle se croyait complètement guérie depuis un an, lorsqu'il y a trois mois, sans aucune cause absolument que nous ayons pu faire assigner, elle a été prise de douleurs lombaires très marquées auxquelles succédèrent, à une date indéterminée, des vomissements qui ont beaucoup augmenté et qui sont devenus tels, que, depuis quinze jours, elle vomit, ou plutôt régurgite tout ce qu'elle prend. Ce sont, dit la malade que nous avons tourmentée de questions, parce que nous soupçonnions une fausse couche dont elle a constamment dénié l'existence, les douleurs lombaires intenses, auxquelles elle était en proie, qui ont fait croire à son médecin : 1° qu'elle avait une affection utérine pour laquelle il lui a prescrit le repos absolu au lit, l'application continue de cataplasmes sur le ventre; 2° que les vomissements auxquels elle est en proie depuis assez longtemps, mais qui n'ont pris que depuis quinze jours les caractères qu'ils présentent, étaient symptomatiques de cette affection utérine à laquelle il n'a pas donné de nom plus particulier.

Cette femme est pâle, d'un blanc mat, sans rien qui se rapproche de la teinte jaune paille; elle est profondément amaigrie, non seulement du visage, mais de tout le corps. Elle se plaint presque exclusivement de ses vomissements qui, dans ces derniers quinze jours, ont été composés, non seulement de ses aliments, mais, à diverses reprises, de sang noir, couleur marc de café. Malgré ces vomissements, l'appétit est conservé, la soif modérée, la langue pâle, humide, sans aucune espèce d'enduit.

Elle accuse une légère douleur au creux épigastrique, mais qui ne rappelle en rien les douleurs lancinantes; la pression n'en réveille pas. L'abdomen est plat, même légèrement excavé dans la partie moyenne. A la région épigastrique, on ne trouve aucune tension, aucune tumeur, malgré tout le soin qu'on met à cette exploration; il n'y a pas de battements anormaux de l'aorte. On constate, dans le crachoir, un vomissement glaireux dans lequel existe la valeur d'une petite cuillerée de matière noire, marc de café, parfaitement caractéristique.

Le foie, la rate présentent leur volume normal; à la palpation de l'abdomen, la fosse iliaque droite paraît un peu plus volumineuse que l'autre, comme tuméfiée profondément; mais, si on ne combine pas à la palpation le toucher vaginal, on ne constate pas de tumeur; il n'en est plus de même si on combine les deux modes d'exploration; on trouve alors dans la fosse iliaque droite une tuméfaction parallèle au ligament de Fallope, obscurément fluctuante, qui cesse d'être perceptible lorsqu'on ne soulève plus avec le doigt la partie antérieure du cul-de-sac vaginal droit.

Au toucher vaginal, on constate que le col utérin est reporté à gauche, et que le cul-de-sac vaginal de ce côté est sensiblement moins étendu qu'à l'état normal. Le cul-de-sac postérieur est absolument libre. Le cul-de-sac droit forme une bombure notable, surtout dans la partie antérieure. Cette tumeur, du volume d'un œuf de pigeon, accolée au bord droit de l'utérus qu'elle paraît avoir refoulé col et corps, paraissant adhérer en avant à la branche du pubis, est doublée inférieurement par la paroi vaginale qui en fait partie constituante; elle est molle, pâteuse, très obscurément fluctuante. Ces explorations sont très peu douloureuses pour la malade qui peut aussi bien soulever dans son lit un membre que l'autre ; il n'y a pas de rétraction de la cuisse droite sur le bassin. La malade ne perd pas en blanc. Constipation. Le pouls très petit, fréquent. Pas de chaleur anormale de la peau; la malade assure n'avoir pas de frisson ni de sueurs la nuit.

Le résultat de mon exploration m'avait fait conclure que la tumeur pâteuse, obscurément fluctuante, accolée au bord droit de l'utérus, avait pour siège le ligament large, mais j'avoue qu'en l'absence de renseignements sur la cause et sur la marche de la maladie, à cause du vague des premiers accidents indiqués par la malade, depuis trois mois que la maladie durait, de la consistance pâteuse que présentait la tumeur et qui n'offrait aucune induration périphérique, enfin en l'absence de frissons le jour et de sueurs de nuit, j'hésitai à poser le diagnostic de phlegmon du ligament large ; je laissai indéterminée la nature de cette tumeur. Je crus, au contraire, très positivement, à un ulcère simple de l'estomac; en conséquence, la malade fut mise au repos absolu au lit, à l'usage d'immenses cataplasmes laudanisés sur le ventre, de lavements simples pour combattre la constipation, mais surtout au régime lacté, sans aucune espèce d'aliment.

Sous l'influence du régime lacté, les vomissements alimentaires diminuèrent, les vomissements noirs, plus rares d'abord, cessèrent au bout d'une quinzaine de jours, les autres vomissements ne se reproduisent plus qu'à d'assez rares intervalles. Le régime lacté devint bientôt tellement insupportable à la malade qu'il fallut l'abandonner pour la mettre à l'usage de la viande crue, dont elle se dégoûta très vite, de sorte qu'après être revenu pendant quelques jours au régime lacté, il fallut céder au désir de la malade, et lui accorder un quart d'aliments. Heureusement, les vomissements ne revinrent plus, ou s'il y en eut depuis cette époque jusqu'à la période ultime, où ils reparurent, ils furent rares et dissimulés par la malade dans la crainte d'être remise au régime lacté dont elle avait horreur.

Contrairement à cette amélioration observée dans les accidents gastriques, on vit se produire une aggravation des symptômes pelviens.

Au bout de quelques jours après son entrée à l'hôpital, la malade se plaignit que les explorations vaginales étaient douloureuses, puis très pénibles, et commença à accuser des douleurs de plus en plus marquées dans la fosse iliaque droite. La tumeur grossit; au lieu d'occuper seulement la partie latérale et antérieure du cul-de-sac vaginal droit, elle le remplit tout entier, mais sans se porter en arrière du col utérin, qui fut de plus en plus repoussé à gauche; la fluctuation était devenue de plus en plus manifeste.

Malgré ces changements survenus dans la tumeur, l'état général reste à peu près le même; la malade assure n'avoir pas de frissons le soir, de sueur la nuit. La peau n'est pas chaude, mais le pouls, très petit, est très accéléré.

Cet accroissement graduel, quoique peu marqué, de la tumeur, sa fluctuation de plus en plus manifeste ne m'avaient laissé aucun doute sur l'existence d'une collection purulente du ligament large, dont le début avait été insidieux, ou dont les accidents du début n'étaient pas indiqués par la malade qui, quoique intelligente, ne donnait que des renseignements vagues sur ce qu'elle avait éprouvé chez elle. Aussi, à partir des premiers jours de juin, je ne cessais de proposer à la malade d'évacuer, par une ponction vaginale, le pus contenu dans la tumeur; ce à quoi la malade opposait le refus le plus formel, en disant qu'elle aimait mieux mourir que de se soumettre à cette ponction.

A partir de cette époque, la tumeur, au lieu de rester profondément située dans la fosse iliaque, vient se dessiner au-dessus du ligament de Fallope qu'elle dépasse bientôt de deux travers de doigt. La miction s'accompagne de douleurs, qui deviennent de plus en plus vives jusqu'au 15 juin, où alors on trouve dans l'urine une grande quantité de pus. Près de la moitié du vase à expérience, dans lequel on avait dit, depuis plusieurs jours, à la malade de nous garder de son urine, était plein de pus, et, au-dessus, existait une quantité à peu près semblable d'urine. Cette évacuation purulente continue; abondante pendant le mois de juin, elle donne lieu à une amélioration marquée, mais incomplète; elle disparaît à la fin de juillet, où alors la quantité de pus rendue n'est plus que le quart à peu près de la quantité d'urine.

A partir de ce moment, la tumeur iliaque qui avait baissé un peu, commence à reprendre sa hauteur primitive, puis à s'étendre jusqu'à la ligne blanche en dedans et en hauteur jusqu'à trois travers de doigt au-dessous de l'ombilic, offrant dans toute cette étendue une fluctuation des plus manifestes. A ces changements dans les dimensions de la tumeur iliaque, qui avait une étendue presque égale à celle d'une main, étaient venues se joindre des modifications analogues dans le volume de la tumeur vaginale, qui, non seulement, refoule en bas la paroi du cul-de-sac vaginal droit, mais repousse en dedans la paroi latérale droite et toute la partie attenante de la paroi postérieure du vagin dans toute la hauteur du tiers supérieur de ce conduit. Cette sorte d'ampoule est le siège d'une fluctuation aussi manifeste que celle qu'on perçoit dans la fosse iliaque.

L'état général de la malade, qui s'était relevé pendant la dernière quinzaine de juin, est plus mauvais que lors de l'entrée de la malade à l'hôpital; appétit presque nul, pouls petit, fréquent, frissons erratiques bien caractérisés le jour et la nuit.

Le dépérissement fait des progrès dans le mois d'août, où la malade est prise de diarrhée, qui, arrêtée un jour, revient le lendemain pour devenir continue, colliquative. La mort semblait prochaine lorsque, enfin, à force de supplications, la malade consent à la ponction vaginale, qu'on lui propose depuis si longtemps comme la seule chance de guérison et qu'elle repoussait jusque-là, répétant toujours qu'elle préférait mourir que de se laisser opérer. La ponction, faite le 12 septembre, avec un trocart courbe de Chassaignac, sur la partie postéro-latérale du vagin, à peu près à l'union du tiers supérieur au tiers moyen, donne issue à trois ou quatre palettes de pus phlegmoneux, bien lié, mais exhalant une odeur fétide. On introduit dans l'ouverture, résultant de la ponction, une sonde d'homme en caoutchouc des plus grandes dimensions, qui laisse écouler pendant la journée et la nuit suivante une assez grande quantité de pus offrant les mêmes caractères que celui qui est sorti au moment de la ponction. Ce jour-là, la malade, plus gaie, se trouve très soulagée; la tumeur, qui existait dans la fosse iliaque, a diminué de manière à ne plus dépasser, le lendemain de l'opération, le ligament de Fallope que d'un travers de doigt à peu près; les urines, ce même jour, ne contiennent pas du tout de pus; pas de selle. La malade se sent avoir faim aujourd'hui et mange avec plaisir le quart d'aliments arrosé de vin de Bordeaux qu'on a cessé de lui donner depuis l'abandon du régime lacté.

Les jours suivants, l'écoulement, par la sonde, d'une notable quantité de pus de bonne nature, continue; la malade se trouve de mieux en mieux; la tumeur de la fosse iliaque, graduellement diminuée, ne dépasse plus le ligament de Fallope.

Il n'y a plus de pus dans les urines, les selles diarrhéiques sont régulières ; appétit modéré, pas de vomissements; mais le pouls, petit, reste toujours très fréquent.

Dix jours après la ponction, la sonde, qu'on avait maintenue dans l'ouverture faite par le trocart, tombe. Malgré cela, l'écoulement purulent est resté aussi abondant que les jours précédents, de sorte qu'on ne croit pas nécessaire de replacer la sonde. L'évacuation purulente continue à être assez abondante; l'amélioration de l'état général, qui s'est manifestée, persiste, mais sans faire de sensibles progrès; la maigreur est toujours considérable, cependant il n'y a pas de quantité notable de pus dans les urines; les garde-robes ne sont pas diarrhéiques, et la malade continue à manger avec plaisir le quart d'aliments et à boire le vin de Bordeaux et le vin de quinquina qui lui sont prescrits chaque jour. Le pouls, petit, reste fréquent.

Dans les premiers jours d'octobre, cet état stationnaire est malheureusement remplacé par un retour des accidents colliquatifs; la malade est reprise de diarrhée, dans laquelle on ne constate pas l'existence du pus; elle devient de plus en plus intense, quels que soient les moyens employés pour la combattre. En même temps que la diarrhée, les vomissements ont reparu, et de temps en temps ils sont composés en partie de sang altéré, marc de café.

Il y avait une douzaine de jours que ces accidents s'étaient reproduits quand la malade est prise de muguet lingual, qui, arrêté un jour par des cautérisations au sulfate de cuivre, reparaît le lendemain; elle se plaint en même temps de douleurs dans la partie supérieure de la cuisse droite et d'un peu d'œdème des malléoles. Dans les jours suivants, on constate, au niveau du triangle de Scarpa, l'existence d'un cordon dur, formé par la veine crurale, et, de plus, une légère rétraction du membre inférieur droit.

Le facies de la malade est plus altéré qu'il ne l'était depuis longtemps; l'amaigrissement, qui avait cessé, a recommencé depuis le retour de la diarrhée. Le pouls est redevenu très petit et très fréquent. Cinq ou six jours après la constatation du cordon formé par la veine crurale droite, le membre inférieur gauche s'œdématie à son tour et chaque jour davantage.

Tout semblait annoncer une terminaison funeste, prochaine: cependant le 24 octobre au matin, on est frappé du changement profond qui s'est produit depuis la veille. La facies, qui était déjà si profondément altéré, est plus pâle encore que ces jours derniers, la malade est complètement prostrée ; elle répond à peine aux questions qu'on lui adresse, l'intelligence n'est plus nette. Le pouls est filiforme. Ce changement est survenu depuis ce matin où la malade, à la suite d'une sorte de crise qu'on n'a pu nous décrire, a rendu par le vagin un corps volumineux qu'on a conservé. C'est un caillot sanguin du volume d'un demi-placenta, qui nage dans de la sérosité comme celui d'une saignée. La malade succombe dans la journée dans une sorte d'état lypothymique.

Autopsie. — Cœur petit, sain. Les poumons ne contiennent pas un seul tubercule.

Abdomen. — Le péritoine est sain dans toute sa partie abdominale proprement dite; les seules adhérences qu'il présente sont concentrées dans le bassin; nous les indiquerons plus loin.

L'estomac, un peu distendu, a son volume normal ; il contient un demi-verre à peu près de sang noir, analogue à celui qui était vomi pendant la vie. Il ne présente aucune ulcération ni érosion, ni aucune cicatrice d'un ulcère simple. Toute la muqueuse du tube intestinal (estomac et intestin) est très pâle, comme lavée, et on trouve, çà et là, surtout dans le gros intestin, une sorte d'hypertrophie des glandes isolées, présentant une petite dépression noirâtre à leur centre. Les plaques de Peyer ne sont pas notablement altérées. La solution iodo-iodurée fait apparaître dans le grand cul-de-sac de l'estomac et le long de sa grande courbure des taches rouges formées d'une infinité de petites lignes et de petits points, et, lorsqu'on touche ces taches avec une petite quantité d'acide sulfurique, elles deviennent d'un violet sale. Cette réaction se produit avec des caractères semblables, non seulement dans l'estomac, mais dans l'intestin grêle, le gros intestin et le rectum. Elle est due à une dégénérescence du réseau superficiel de la muqueuse, probablement des villosités.

Les reins sont pâles, d'un volume normal; à la vue simple, ils ne paraissent pas amyloïdes. Au-dessous du rein droit commence un vaste abcès recouvert par le tiers inférieur de ce rein. Cet abcès, en descendant, fournit une première fusée qui, en sortant par l'échancrure sciatique, se porte jusqu'au grand trochanter; dans toute cette étendue de l'abcès on ne trouve que du pus sanieux. Après cette première fusée, l'abcès descend, en suivant le muscle psoas, jusqu'à la branche horizontale du pubis, avec le périoste de laquelle le pus est en contact : il forme là un renflement sacciforme, dont la partie interne, en rapport avec la symphyse pubienne, qu'elle surplombe de 0,01, vient poser par son sommet sur le ligament large gauche, repoussant assez fortement la vessie en arrière et en bas. Le péritoine, refoulé par cette partie de la collection purulente, est épaissi, blanchâtre, et il y a une adhérence intime du péritoine, qui recouvre le sommet de cette ampoule, avec le péritoine de l'aileron contenant la trompe gauche.

La base de cette sorte d'ampoule, au-dessus de laquelle passait le ligament rond, adhère d'abord à toute la moitié droite de la vessie refoulée, et ensuite au bord droit du col utérin, pour venir constituer une cavité conique, ayant pour parois, en dedans, la moitié supérieure de la paroi latérale du vagin, et en dehors le tissu cellulaire, qui recouvre l'enceinte osseuse de l'excavation pelvienne. Cet abcès, bien manifestement extra-péritonéal, à parois tomenteuses, bien organisées et très épaisses, contient un liquide sanguinolent, absolument semblable à la perte qui a précipité la terminaison fatale. L'abcès a déterminé par contiguité des adhérences entre la première portion du rectum et l'utérus, de sorte que l'extrémité du ligament large, la vessie, la poche purulente et le rectum formaient une tumeur complexe par les adhérences qui unissent ces diverses parties entre elles et cet agrégat pathologique à l'angle gauche de l'utérus.

La vessie, très rétractée, adhérant à l'abcès par toute sa moitié droite, offre auprès du trigone vésical, à droite, une communication avec l'abcès, arrondie, à bords bien organisés qui aurait pu admettre une sonde de femme.

Le vagin, dont les parois étaient très épaisses, très dures dans toute la partie qui constituait la paroi de l'abcès, offrait à 0,01, de l'extrémité inférieure de celui-ci, une ouverture, résultant de la ponction faite pendant la vie, ayant à peu près la même dimension que la perforation vésicale, et qui donnait une issue facile au liquide sanguinolent que contenait le foyer purulent.

Le col utérin, rejeté à gauche, était sain ; l'utérus, en latéro-flexion assez prononcée, le fond incliné vers l'abcès, était sain. Il en était de même de la trompe droite, qui était perméable, et de l'ovaire correspondant. L'ovaire gauche était sain; la trompe nous a paru oblitérée à son entrée dans les parois utérines, elle était épaisse, indurée dans la partie du conduit qui correspondait aux adhérences établies entre le sommet de l'ampoule purulente et le revêtement péritonéal du ligament large. Le tissu érectile, qui composait le ligament large gauche, était sain, ainsi que son tissu cellulaire.

Nous devons signaler, pour finir la relation de cette autopsie faite avec un soin extrême par M. Hayem, qu'il a trouvé, en disséquant attentivement les parois du phlegmon, que jusque-là nous croyions fermement constitué par le ligament large lui-même, que la collection purulente avait pour siège le tissu cellulaire qui sépare le péritoine du *facia iliaca*. Le ligament large lui-même, c'est-à-dire le tissu érectile qui le constitue, était fortement refoulé en arrière, comme revenu sur lui-même et isolable, par le scalpel, de l'abcès. Il était accolé en partie à la partie postérieure du phlegmon et à celle de l'utérus par des adhérences cellulaires déjà anciennes, du même âge et de même aspect que celles trouvées du côté gauche, et qui s'étendaient de là au rectum, comme nous l'avons indiqué plus haut. C'était, en somme, un abcès de la fosse iliaque interne sous-péritonéal, qui avait plutôt refoulé le ligament que pénétré dans son épaisseur.

L'intérêt que donne à cette observation la constatation, après la mort, d'une dégénérescence amylacée du réseau superficiel de la muqueuse gastrique, chez une femme, qui, pendant la durée d'un abcès du ligament large, avait été en proie à des vomissements incoercibles et à des hématémèses fréquentes, dont ne rendait compte aucune autre lésion de l'estomac, semblerait indiquer la nécessité de rechercher ici quelle est la valeur de cette dégénérescence de la muqueuse et d'établir si l'on doit attribuer à cette altération pathologique, dont l'histoire est à peine ébauchée (1), les troubles gastriques graves, qui coexistaient chez notre malade. Je n'ai pu y penser, parce que la solution de cette question, plutôt d'anatomie pathologique générale que particulière à l'histoire des phlegmons du ligament large, exigerait des développements qui seraient déplacés ici, où j'ai dû seulement prémunir les praticiens contre l'interprétation erronée que j'ai donnée aux vomissements incoercibles, entremêlés d'hématémèses auxquelles étaient en proie deux malades, que j'ai observées à des intervalles de temps si rapprochés l'une de l'autre que le souvenir de la première m'a fait étudier avec beaucoup de soin la dernière. Chez celle-ci, on pourrait attribuer une influence

(1) HAYEM. Note sur deux cas de dégénérescence amylacée ou intense des vaisseaux. *Bulletin de la Société de Biologie,* 1864 et 1865.

heureuse du régime lacté, auquel je les ai soumises toutes deux, en raison du diagnostic erroné que j'avais porté, des accidents gastriques qu'elles présentaient; mais je dois dire qu'il n'a en rien été utile à l'autre malade, quoique je l'aie varié de toutes façons, et qu'il en a été de même, chez cette malheureuse dame, de tous les moyens très multiples que j'ai conseillés seul, ou avec l'assistance de M. Nélaton. Chez la malade dont j'ai fait l'autopsie, les vomissements, moins incoercibles que chez la première, mais présentant, comme chez celle-ci, la particularité très importante de contenir fréquemment une très notable quantité de sang, qui n'est pas le propre des vomissements dits symptomatiques, devaient, en définitive, quelque rôle qu'on attribue à la dégénérescence de la muqueuse gastrique, être, soit médiatement, soit immédiatement, suivant l'interprétation qu'on accepte, rapportés à l'abcès pelvien qui les a fait naître, et dont nous avons à rechercher la signification, à cause du siège anormal que nous avons constaté à l'autopsie. La dissection attentive de cet abcès, par M. Hayem, a démontré : 1° qu'il occupait, dans le ligament large, le tissu cellulaire interposé au *fascia iliaca* et au péritoine, qui continue dans cet organe le *fascia propria* des parois abdominales, et qu'il avait laissé intact le tissu érectile, qui, d'après les recherches de M. Rouget, constitue en propre le ligament large lui-même ; 2° que celui-ci, refoulé, aplati par la collection purulente, non seulement n'avait pas été le point de départ du travail inflammatoire, mais n'avait pas été envahi par lui dans son progrès. Cette collection purulente ne peut, par conséquent, être considérée très légitimement comme un phlegmon suppuré du ligament large proprement dit; on doit, si l'on tient à lui conserver cette dénomination, pour ne pas trop multiplier les espèces, la regarder comme un exemple de ces phlegmons secondaires des ligaments larges, dont j'ai rappelé l'existence au début de ce travail, en indiquant l'importance qui est attachée à la connaissance de ces faits, en ce qu'ils montrent combien il y a de points communs entre les phlegmons des ligaments larges et ceux des fosses iliaques. Cette opinion paraît confirmée : 1° par l'anomalie du début de la maladie, qui, d'après le récit de la malade, a été presque uniquement caractérisée, à sa première période, par des douleurs lombaires, qui accentuent surtout le psoïtis; 2° par le peu de volume que présentait, dans les premiers jours de l'entrée à l'hôpital, la tuméfaction du ligament large, perceptible au toucher vaginal, bien que, à cette époque, le début des accidents remontât à trois mois, surtout si on le compare à ce qu'il est devenu peu de temps après ; 3° par les caractères physiques qu'offrait cette tuméfaction, qui, au premier examen, était pâteuse dans toute son étendue, ne présentait aucune induration périphérique et est devenue bientôt très manifestement fluctuante, non seulement dans la partie antérieure du cul-de-sac vaginal, primitivement envahie, mais dans tous les points qu'elle a bien vite occupés dans son progrès comparativement rapide ; 4° par le fait de la migration du pus par l'échancrure sciatique pour arriver jusqu'au grand trochanter, qui est bien plus commun dans les phlegmons primitifs de la fosse iliaque interne que dans ceux des ligaments larges, qui tendent, au contraire, à fuser dans la partie antérieure du membre inférieur. Cependant, on ne peut donner cette opinion comme absolument certaine; il aurait fallu, pour qu'elle le soit, observer la malade dans la première période de son affection, ou au moins avoir sur cette première phase des renseignements plus précis que ceux que nous a fournis et qu'a voulu nous fournir la malade, dont les réponses étaient si peu explicites que nous n'avons pu nous défendre de soupçonner une fausse couche qu'elle cherchait à dissimuler; toujours est-il qu'on trouve dans la marche des accidents, chez cette malade, d'assez semblables différences avec celle qu'on observe habituellement dans les phlegmons légitimes des ligaments larges pour qu'on doive séparer cette observation de celles qui appartiennent à ceux-ci, et la considérer comme une sorte de chaînon intermédiaire entre ces derniers phlegmons et ceux des fosses iliaques, dont elle se rapproche sous tant de rapports.

La nécessité, sinon de comprendre dans une même histoire pathologique, ainsi que le fait Grisolle, ces deux sortes de phelgmons, du moins de les décrire comme deux variétés d'une même famille nosologique, oblige, comme je l'ai indiqué depuis si longtemps et comme l'a reconnu l'école gynécologique d'Edimbourg (1) à dissocier le groupe complet des prétendus phlegmons péri-utérins. Il faut forcément y arriver, contrairement à l'opinion des partisans attardés des errements communs à MM. Nonnat et Valleix, qui, pour soutenir un échafaudage nosologique, qu'ils reconnaissent eux-mêmes sans aucune base anatomique, ne peuvent invoquer que le fallacieux prétexte de la difficulté que présente le diagnostic différentiel des pelvi-péritonites et des phlegmons des ligaments larges, que nous avons à esquisser.

Malgré l'intérêt que semblerait donner à ce diagnostic différentiel cette opposition systématique à un progrès aussi indispensable que l'a été la distinction des pneumonies, des pleurésies, je crois cependant après tous les développements que j'ai été obligé de donner à la symptomatologie, et après les nombreuses observations détaillées que j'ai dû rapporter comme pièces de conviction, pouvoir être très court dans l'exposé du diagnostic différentiel pour ne pas allonger indéfiniment ce travail. Il a comme éléments les dissemblances que présentent : 1° la douleur hypogastrique, qui existe entre les deux affections, mais qui, dans les phlegmons, se rapproche de celle du panaris, ne donne pas lieu au facies particulier qu'imprime la péritonite, et ne s'accompagne pas, comme dans celle-ci, de nausées, de vomissements, etc...; 2° la tuméfaction péri-utérine, perceptible au toucher vaginal, qui, dans les phlegmons, continue sous forme de plastron, sans sillon de séparation, le bord latéral de l'utérus, adhère au bord inférieur de la branche horizontale du pubis, reste localisée à un des côtés de la matrice, qu'elle repousse en masse, col et corps du côté opposé; 3° les progrès ultérieurs de cette tuméfaction, qui au bout d'un certain temps, ne reste pas limitée au tissu cellulaire génital, envahit par continuité le tissu cellulaire des régions voisines et vient alors adjoindre au phlegmon du ligament large un phlegmon, soit de la fosse illiaque interne ou externe, soit péri-vaginal: 4° la réaction fébrile à forme franchement inflammatoire au début dans les phlegmons, qui prend ensuite les caractères de la fièvre de suppuration, quand, à l'hépatisation de la première période, a succédé une collection purulente, qui

(1) Mathews Duncan. A. Pradic. *Treat. of Perimetritis et Parametritis*. Édimbourg, 1869.

tend à se porter en dehors par différentes voies et peut, en particulier, s'ouvrir à la peau de la région inguinale, ce qu'on n'observe jamais dans les pelvi-péritonites suppurées.

Je devrais, sans doute, pour exposer complètement ce diagnostic différentiel, après en avoir indiqué, comme je viens de le faire, les éléments principaux, étudier successivement les dissemblances de chacun d'eux dans les phlegmons et dans les pelvi-péritonites à leurs diverses périodes et même dans chacune des formes que ces deux affections peuvent offrir, mais je craindrais de rendre démesuré ce travail déjà trop étendu pour le but que je me suis proposé. Il importait pour cela d'établir d'une manière suffisamment précise, à l'aide d'observations détaillées, la plupart suivies d'autopsie, la symptomatologie propre des phlegmons des ligaments larges, qui était nécessaire pour faire en sorte de donner à cette affection la place distincte dans le cadre nosologique, que n'ont pu jusqu'à présent, du moins en France, lui conquérir mes recherches sur les pelvi-péritonites (1), les leçons de M. Trousseau sur les abcès péri-hystériques (2), la thèse de M. Frarier (3), le mémoire de M. H. Gueneau de Mussy (4), enfin le traité *ex professo* sur la périmétrite et la paramétrite, publié en Angleterre par M. Mathews Duncan (5) qui, malgré la différence des dénominations, contient une étude comparative des pelvi-péritonites et des phlegmons des ligaments larges, ayant des conclusions analogues à celles que j'ai formulées. J'ai autant insisté sur la nécessité de séparer les uns des autres les pelvi-péritonites et les phlegmons des ligaments larges, parce que cette distinction a un intérêt considérable pour le traitement des malades ; parce qu'il importe bien plus, quand les phlegmons sont suppurés, de donner de bonne heure issue artificiellement à la collection purulente que dans les pelvi-péritonites purulentes. Je n'ai pas à revenir sur ce dernier point, que j'ai fait longuement ressortir dans les commentaires dont j'ai fait suivre les observa-

(1) G. Bernutz. *Clin.*, t. II, p. 39.
(2) Trousseau. *Loc. cit.*
(3) Frarier. *Loc. cit.*
(4) H. Guéneau de Mussy. *Loc. cit.*
(5) Mathews Duncan. *Loc. cit.*

tions, et qui est la question la plus intéressante du traitement des phlegmons des ligaments larges.

Je dois vous indiquer toutefois que si les émissions sanguines au début, préconisées par Puzos, sont absolument contre-indiquées dans la première catégorie de faits que je vous ai signalés, qu'on a à tort compris dans l'histoire des phlegmons du ligament large et dans lesquels l'induration du ligament large est le fait d'une phlébite, il n'en est pas de même à la période initiale des phlegmons symptomatiques d'une adéno-lymphite. Dans ceux-ci, il est indiqué d'avoir recours à des émissions sanguines locales, soit à une ou plusieurs applications de ventouses scarifiées sur la fosse iliaque douloureuse, comme elles ont été conseillées par M. Hervieux et qui, dans l'observation II, ont déterminé la résolution, soit des applications de sangsues plus ou moins nombreuses. Ces émissions sanguines locales seront suivies d'onctions mercurielles belladonnées et de cataplasmes continuellement renouvelés, en même temps qu'on surveillera l'état général des malades et en particulier celui du tube digestif pour remplir les indications thérapeutiques qui pourraient en résulter. On continuera les mêmes moyens si le phlegmon se termine par résolution ou par induration, mais en recommandaut à la malade de garder le repos absolu au lit et on lui refusera absolument de sortir de l'hôpital pour reprendre ses occupations, ce qui ramènerait le travail inflammatoire s'il n'est pas éteint et pourrait être suivi de la suppuration du phlegmon. Il est très important de reconnaître le plus tôt possible l'existence de la suppuration à l'aide des symptômes généraux qui accompagnent la formation du pus et à l'aide des signes physiques, en particulier la fluctuation, qui se sont substitués à ceux que la tumeur phlegmoneuse présentait dans sa période initiale, parce qu'on doit évacuer le pus aussitôt qu'on a pu reconnaître son existence. Malheureusement, la fluctuation est souvent difficile à percevoir, et pendant la période où on s'abstient d'intervenir se forment des fusées purulentes plus ou moins étendues. Le plus souvent, la fluctuation devient évidente, d'abord dans la fosse iliaque, et c'est là que se pratique l'incision en suivant les préceptes pour éviter d'intéresser l'artère hypogastrique. Mais l'incision faite, on doit porter le doigt dans l'abcès pour reconnaître s'il n'existe pas de fusées, soit vers la cuisse, ce qui nécessiterait une contre-ouverture, soit vers le cul-de-sac vaginal où on percevait avant l'incision une fluctuation vague, et alors on ponctionnerait ce cul-de-sac pour y placer un drain. Mais, je vous le répète, il faut chercher à obtenir le plus tôt possible l'évacuation de la collection purulente, parce que, si l'intervention est trop tardive, l'opération ne donnerait pas issue au pus contenu dans certains clapiers et on verrait la malade succomber à la fièvre hectique. Je n'ai pas à entrer avec vous dans plus de détails qui vous seraient inutiles, après les commentaires placés à la suite des observations de phlegmons suppurés du ligament large.

VINGT-TROISIÈME CONFÉRENCE

Hématocèle utérine.

La dénomination complexe d'hématocèle utérine (1), de date plus récente que celle d'hématocèle rétro-utérine (2), péri-utérine (3), périhystérique (4), pelvienne (5), sert, comme l'indique son étymologie, à désigner un groupe de tumeurs sanguines qu'on voit se produire chez les femmes dans l'excavation pelvienne. Elle survient en général brusquement et avec un cortège symptomatique grave, mais qui n'entraîne que très exceptionnellement une terminaison fatale dans la période de début. La mort ne se produit guère, et cela encore assez rarement, que dans les périodes tardives. La rareté de la mort dans la période de début, sa fréquence assez restreinte dans les autres périodes, dans lesquelles il est très difficile, souvent même impossible, de déterminer le point de départ de l'hémorrhagie, à cause des lésions anatomiques que l'on rencontre, ont rendu très épineuse la recherche de l'étiologie si importante dans ces hématomes. Aussi, la question d'hématocèle en général a-t-elle été on ne peut plus litigieuse pendant bien des années ; par suite, il a existé bien des théories et bien des divergences d'opinions qu'il serait trop long de passer en revue, et qui n'ont fait que compliquer la question. Mais par les études cliniques, la lumière s'est faite peu à peu. Celle-ci a été surtout la conséquence de la mise hors de contes-

(1) PUECH. *De l'hématocèle et de ses causes.*
(2) NÉLATON. Leçons faites à l'hôpital Saint-Louis. *Gazette des Hôpitaux.*
(3) GALLARD. *Union médicale*, 1855, p. 530.
(4) TROUSSEAU. *Clinique de l'Hôtel-Dieu*, 4e édition, t. III, p. 656.
(5) MAC CLINTOCK in R. BARNES, trad. franç., p. 495.

tation, par l'observation clinique, de l'existence des hématocèles symptomatiques de pachy-pelvi-péritonite hémorrhagique (1), qui a fait faire à la question générale de l'hématocèle utérine un progrès des plus considérables.

Il est tel qu'il permet de croire qu'on peut aujourd'hui chercher, avec chances de succès, à constituer d'une manière définitive l'histoire pathologique de cette entité anatomo-pathologique, c'est-à-dire, du groupe complexe de tumeurs sanguines contiguës à l'utérus, qui ont été signalées il y a un demi-siècle (2), à l'attention des observateurs, par Récamier. Mais cette pénible tâche, qu'avait rendue jusqu'à présent irréalisable l'état litigieux dans lequel était restée la question de l'hématocèle utérine, par suite de l'insuffisance de l'anatomie pathologique, impose comme condition qu'on délimite exactement le sujet. Il est, par suite, indispensable de faire cesser l'équivoque qui est résultée de l'extension abusive qu'on a donnée arbitrairement à la signification du mot hématocèle, qui doit être pris dans son sens étymologique rigoureux, pour que la question soit posée comme elle l'a été avec raison au début.

La communication sommaire de Récamier, qui a été le point de départ de la question, avait pour but non seulement de révéler l'existence des hématomes, que nous avons à étudier, mais de préconiser leur ponction, et il a, par conséquent, visé avant tout, cela se conçoit, à cause de l'intervention chirurgicale que le médecin de l'Hôtel-Dieu conseillait, le diagnostic différentiel des tumeurs de la nouvelle espèce qu'il signalait, des autres tumeurs si disparates de nature, qui peuvent occuper le bassin chez les femmes. Ce point de départ de la question si bien accusée, précise quelle signification Nélaton (3) a entendu donner à la dénomination d'hématocèle rétro-utérine, qu'il a créée pour désigner l'entité anatomo-pathologique laissée sans nom parti-

(1) J. Besnier. De la pachy-pelvi-péritonite hémorrhagique. — *Annales de Gynécologie*, juin et suiv. T. VII, p. 401, t. VIII, p. 110 et suiv. 297-355, 1877. — G. Bernutz. De l'hématocèle symptomatique de pachy-pelvi-péritonite hémorrhagique. *Archives de Tocologie*, p. 129 et suiv. 205-257, 1880.

(2) Récamier. *Journal la Lancette*, p. 93, 1831.

(3) A. Nélaton. Leçons cliniques faites à l'hôpital Saint-Louis. — *Gazette des hôpitaux*, 10 février 1851.

culier par Récamier et les quelques observateurs (1) qui s'étaient évertués, avant les leçons de Nélaton, à rechercher et à décrire avec le plus grand soin possible les signes, les uns physiques, les autres fonctionnels, qui pouvaient permettre de distinguer pendant la vie les hématomes pelviens et de les ponctionner. D'ailleurs, les détails, souvent minutieux, sur les signes physiques que présente l'hématome, qu'on trouve dans toutes les observations appartenant à la première phase de la question (phase de découverte de l'hématocèle), établissent que la dénomination créée par Nétalon était destinée à des faits dans lesquels la collection hématique pelvienne formait tumeur, et tumeur perceptible à la palpation abdominale et au toucher, c'est-à-dire, comme je l'établirai dans un instant, destinée à désigner des collections sanguines, qui, lorsqu'elles sont intra-péritonéales, ont besoin d'être enkystées.

A partir de Récamier jusqu'à nos jours, la question de l'hématocèle, à l'étude de laquelle j'ai pris une large part (2), a traversé un certain nombre de phases, avant d'arriver à celle dans laquelle elle est entrée il y a une dizaine d'années (3), grâce à l'observation clinique, et qui permet d'espérer qu'elle est enfin à la veille d'être élucidée, sinon complètement, du moins d'une manière générale satisfaisante. Il y aurait sans doute un assez grand intérêt à passer successivement en revue chacune de ces phases diverses, et à signaler les progrès que la question a faits ou a fait faire aux nombreuses questions qui lui sont afférentes, et qui étaient toutes plus ou moins obscures en 1831. Il en ressortirait, que la question s'est graduellement élargie, et que chacune des opinions, qui ont été formulées dans les deux premières

(1) Bourdon. Tumeurs fluctuantes du petit bassin. *Revue médicale*, juillet, août, septembre 1844. — Velpeau. *Annales de chirurgie franç. et étrang.*, t. VII, p. 430, 1845. — G. Bernutz. Rétention menstruelle. *Archives générales de médecine*, t. XVII, XVIII, XIX, 4e série, 1848 et 1849. — Viguès. *Thèse inaug.* Paris, 1850.

(2) G. Bernutz. Rétention menstruelle. *Archives générales de médecine*, juin, août, décembre 1848, février 1849, t. XVII, XVIII et XIX, 4e série. — Hématocèle péri-utérine, *Clinique médicale*, t. I, p. 346 et suiv. 1860. — Hématocèle utérine. *Dictionnaire de médecine et de chirurgie pratique*, t. XVII, p. 207, 1873. — Hématocèle symptomatique de pachy-pelvi-péritonite hémorrhagique. *Archives de Tocologie, loc. cit.*, 1880.

(3) J. Besnier. *Loc. cit.*

phases sur la genèse des hématocèles, était beaucoup trop exclusive. Mais cela m'entraînerait beaucoup trop loin, parce que cela me forcerait à entrer dans des détails bibliographiques et des discussions presque sans fin, et je ne serai déjà que trop obligé à des longueurs par les nombreuses et profondes divergences d'opinions, qui ont régné et qui règnent encore sur le sujet.

Il me suffit d'indiquer que l'état litigieux, dans lequel est restée jusqu'ici la question de l'hématocèle, a pris naissance dans la seconde phase (phase de constitution), et peut être attribué à deux ordres de causes : 1° à ce que les gynécologistes entraînés, et j'ai été du nombre, par l'exemple de M. Voisin (1) et de M. Puech (2), n'ont pas tenu compte de la délimination nettement tranchée, qu'impose la signification si précise du mot hématocèle (αἷμα κήλη), et par suite, ont rendu, par une extension abusive, l'histoire pathologique de l'hématocèle non seulement très complexe, mais très confuse, en y comprenant des faits dans lesquels il n'y a pas véritablement de tumeurs ; 2° à ce que l'insuffisance à peu près complète de l'anatomie pathologique à déterminer, avec quelque certitude, qu'elle a été dans les faits, qui se terminent exceptionnellement par la mort et cela tardivement, l'hémorrhagie pelvienne génératrice de l'hématome, a fait naître une foule de théories plus ou moins ingénieuses destinées à tenir lieu des notions précises qui ont fait si longtemps défaut sur la genèse de l'hématocèle, et qui ont, par suite, singulièrement embarrassé la question.

Elle l'a été en particulier par la théorie spéculative, formulée extemporanément par Lenoir à la Société de chirurgie (3), reprise et vulgarisée par Nélaton (4), enfin revue et augmentée par S. Laugier (5) ; théorie qui rattachait d'une manière exclusive la genèse des tumeurs sanguines signalées par Récamier à un trouble non défini de l'ovulation. Il en est résulté, en effet, que

(1) A. Voisin. *Thèse inaugurale*. Paris, 1858, et *Traité de l'hématocèle*. Paris, 1860.

(2) A. Puech. De l'hématocèle et de ses causes. *Académie des sciences*, publiée à Montpellier, 1858.

(3) Lenoir. *Société de chirurgie*. Bulletin, juin 1851.

(4) Nélaton. Leçons cliniques de l'hôpital des cliniques. *Gazette des hôpitaux*, 11-13 décembre 1851 et février 1852.

(5) S. Laugier. *Bulletin de l'Académie des sciences*. Comptes rendus, février 1855.

toute hématocèle, dans cette opinion aujourd'hui délaissée, mais dont a dérivé la théorie inacceptable de l'ovulation extra-utérine de Gallard (1), constituait une manifestation d'une perversion indéterminée du travail ovulaire, ayant, suivant S. Laugier, comme élément essentiel, une hyperhémie active d'un ou des deux ovaires. Je dois ajouter, pour faire bien comprendre l'influence malheureuse sur l'histoire de l'hématocèle de cette théorie, qu'elle visait à faire de ces tumeurs sanguines pelviennes une maladie propre, spéciale, ovulaire. J'aurai à revenir sur cette conception doctrinale professée par Nélaton (2), qui a été adoptée par l'immense majorité des gynécologistes, alors même qu'un certain nombre d'entre eux n'acceptaient pas la théorie ovulaire, et à indiquer qu'elle ne pourrait être admissible que pour une des espèces seulement de ces hématomes : l'hématocèle symptomatique de pachy-pelvi-péritonite hémorrhagique (3), dont la connaissance est relativement toute récente. La confusion, qui est résultée de cette opinion, a été portée au summum par les gynécologistes qui ont suivi Nélaton (4) et ont adopté, d'une part, sa conception doctrinale, sans accepter exclusivement la théorie ovulaire qui lui servait de base, et se sont efforcés, d'autre part, ce qui était en contradiction formelle avec l'idée doctrinale, de faire rentrer, comme je viens de vous l'indiquer, dans la prétendue maladie hématocèle, toutes ou presque toutes les hémorrhagies intra-abdominales, foudroyantes ou non, dont ils faisaient un premier stade de leur entité morbide.

Aussi, pour tâcher de vous faire bien comprendre la question, qu'ont rendue si litigieuse, d'une part, les difficultés de son étude qui étaient presque insurmontables au début, et, d'autre part, celles qui sont résultées des interprétations de toutes sortes qui ont été proposées pour la genèse de ces hématomes, devrai-je chercher à être le plus clair et le plus méthodique possible. Je devrai surtout m'attacher à limiter le sujet le plus exactement que faire se pourra, au lieu de chercher à lui donner par une exten-

(1) GALLARD. Théorie de l'hématocèle. *Gazette hebdomadaire*, 22 et 27 juin 1858.
(2) NÉLATON. *Leçons, hôpital des Cliniques.*
(3) J. BESNIER. *Loc. cit.*, et G. BERNUTZ. *Loc. cit.*
(4) A. VOISIN. *Loc. cit.*

sion abusive une importance qu'il ne mérite pas, ainsi que l'ont tenté un trop grand nombre de gynécologistes, qui ont ainsi embrouillé la question comme à plaisir.

Il s'agit, ainsi que le précise de la manière la plus catégorique l'étymologie du mot hématocèle, de tumeurs sanguines, qui ont comme caractère particulier d'être contiguës à la matrice et non d'être véritablement utérines, comme le sont, par exemple, les hématomètres (1), ou accumulations sanguines dans les cavités génitales mêmes, qui ont été, au début de la question, confondues à tort avec les tumeurs que nous étudions. L'importance de ce caractère des hématocèles, d'être contiguës à l'utérus et non véritablement utérines, a conduit à ajouter au mot hématocèle une des qualifications suivantes : rétro-utérine (2), péri-utérine (3), pelvienne (4), péri-hystérique (5), qui indiquent, toutes, que dans ces faits la tumeur hématique est juxtaposée, indépendante de l'utérus, ce qui est un avantage incontestable, que ne présente pas la dénomination d'hématocèle utérine, qui est la plus récente.

Malheureusement, la dénomination d'hématocèle rétro-utérine, ou toute autre analogue, peut, suivant la remarque judicieuse d'Huguier (6), s'appliquer légitimement à trois espèces de tumeurs sanguines péri-utérines, qui constituent des faits absolument distincts. Dans l'une des espèces, qui est tout à fait exceptionnelle, à laquelle Huguier (7) a donné le nom de pseudo-hématocèle, l'épanchement sanguin se fait, comme dans l'observation de Gaube (8), dans un kyste fœtal extra-utérin, qui finit par se rompre et détermine alors une mort foudroyante. Ces faits, tout à fait anormaux, rentrent dans l'histoire générale des grossesses extra-utérines, dont je vous entretiendrai ultérieurement, je n'ai

(1) A. Puech. De l'hématocèle. *Annales de Gynécologie*, t. III, avril, p. 276; juin, p. 429; t. IV, juillet, p. 39; août, p. 120, 1875.

(2) Nélaton. *Loc cit.*

(3) Gallard. *Union médic.*, p. 530, 1855.

(4) Mac Clintock in R. Barnes. Trad. franç., p. 495.

(5) Trousseau. *Clinique de l'Hôtel-Dieu*, t. III, 4e édit., p. 656, 1875.

(6) Huguier. *Société de chirurgie*. Bulletin, juin 1851.

(7) Huguier. *Loc. cit.*

(8) Obs. de Gaube. *Bulletin de la Société anatom.*, 28e année, 1853, p. 120. — *In Clinique médicale des maladies des femmes.* — G. Bernutz et E. Goupil, t. I, p. 546 et suiv.

aujourd'hui qu'à vous les signaler. Dans une seconde espèce, qui est moins exceptionnelle que la première, mais qui est très rare dans l'état de vacuité (je n'en ai observé que trois exemples dans mon assez longue carrière), la tumeur hématique est le fait d'une infiltration sanguine du tissu cellulaire du ou des ligaments larges et du vagin, et, par suite, mérite le nom d'hématocèle extra-péritonéale ou sous-péritonéale, qu'on lui a donné. Par opposition, on a assigné la dénomination d'hématocèle intra-péritonéale à la troisième espèce, dans laquelle la tumeur sanguine est due à un épanchement hématique dans la cavité même de la séreuse pelvienne. Il y a, et cela se conçoit de soi, des différences très considérables entre les hématocèles extra ou au contraire intra-péritonéales ; aussi, tous les gynécologistes français ont-ils accepté la distinction formulée à la Société de chirurgie par Huguier (1), et, contrairement à l'opinion d'un certain nombre de gynécologistes anglais et américains très distingués (2), ont cru nécessaire de décomposer l'histoire de l'hématocèle en deux ; ce que je ferai.

Je réserverai pour une autre communication l'étude des hématocèles extra-péritonéales, auxquelles il est à regretter qu'on n'ait point conservé le nom de thrombus des ligaments larges et du vagin, que nos prédécesseurs (3) avaient donné à l'une des variétés de ces bosses sanguines pelviennes, qu'on voit se produire dans le travail de l'accouchement. Je m'occuperai exclusivement aujourd'hui des hématocèles utérines intra-péritonéales, qu'a presque uniquement visées le plus grand nombre des travaux sur le sujet, et qui constituent, comme je vous l'ai dit en commençant, un groupe nosologique complexe, qui est resté pendant si longtemps sans pouvoir être élucidé par suite de l'insuffisance de l'anatomie pathologique.

Les hématocèles péri-utérines intra-péritonéales, ou plus simplement, par abréviation, les hématocèles utérines (spécialement propres au sexe féminin), comme on les désigne le plus habituellement aujourd'hui, qui doivent seules nous occuper, sont, de l'avis de tous les gynécologistes qui se piquent de rigueur dans leurs

(1) HUGUIER. *Loc. cit.*
(2) R. BARNES. Traduct. franç., 497.
(3) DENEUX. *Thrombus des ligam. larges du vagin*. Paris, 1835.

diagnostics, des faits sinon exceptionnels, du moins peu communs. On n'en observe guère qu'un ou deux exemples par année, et souvent même on n'en observe pas du tout dans un assez grand service d'hôpital, comme l'ont été ceux dont j'ai été successivement chargé à la Pitié et à la Charité. Aussi, doit-on n'accepter qu'avec la plus grande réserve les statistiques de certains services gynécologiques, qui tendraient à faire croire à la fréquence de l'hématocèle intra-péritonéale.

Cette dénomination, ainsi que je vous l'ai signalé plusieurs fois, sert, comme l'indique très nettement son étymologie, à désigner des collections sanguines intra-péritonéales, contiguës à l'utérus, et qui forment tumeur (αἷμα κήλη). L'indication de ce dernier caractère, c'est-à-dire l'indication, d'une part, que les hématocèles se traduisent par les signes physiques auxquels donnent lieu les tumeurs liquides, et l'indication, d'autre part, que ces signes physiques ne peuvent, dans le cas particulier que nous étudions, se produire que dans certaines circonstances déterminées, c'est-à-dire lorsque la collection sanguine est enkystée, constitue le point capital de la définition du sujet. L'observation a, en effet, démontré péremptoirement aujourd'hui (1), qu'il ne suffit pas que du sang s'épanche, même en quantité considérable, dans la cavité pelvienne, pour constituer une tumeur appréciable à nos moyens actuels d'exploration. La percussion ferait peut-être, dans les cas où l'extravasation sanguine est très abondante, constater de la matité dans la partie inférieure de l'abdomen, ce que je ne sais point, parce que ce mode d'exploration suscite de telles douleurs, dans les faits que nous étudions ou qui leur sont afférents, que je n'y ai eu recours qu'assez rarement ; mais ce que je puis affirmer, c'est que la palpation abdominale et le toucher, qu'on peut et même qu'on doit mettre en œuvre en prenant toutes les précautions convenables, donnent un résultat absolument négatif, quand l'épanchement sanguin est libre, flottant dans la cavité de la séreuse. La collection sanguine, dans de telles circonstances, fuit, sous la pression de la main apposée aux parois

(1) Siredey. Périmétrite. *Thèse inaug.*, p. 98. Paris, 1860. — G. Bernutz. Hématocèle utérine. *Dictionn. de médec.*, p. 303, t. XVII.

abdominales, et sous celle du doigt introduit dans le vagin ou le rectum, et par suite, comme j'ai pu m'en convaincre, non seulement pendant la vie, mais sur la table d'amphithéâtre (1), et ce que vous pouvez vérifier, ne fait pas percevoir la sensation de résistance qui caractérise toute tumeur. Je dois ajouter que cette sensation de résistance, caractéristique de l'existence d'une tumeur, manque, alors même que l'épanchement sanguin contient un produit de conception de quelques mois; et il en est ainsi, tant qu'un travail inflammatoire ne sera pas survenu autour du caillot sanguin, et l'empêche alors d'être libre, flottant dans la cavité de la séreuse (2). Il faut, en définitive, pour qu'on perçoive la sensation de résistance caractéristique de l'existence d'une tumeur, que l'extravasation sanguine soit immobilisée par des fausses membranes, qui peuvent être molles, glutineuses, à l'état naissant, comme dans l'observation de Fleuriot (3), et sont alors de date plus récente que le raptus sanguin intra-péritonéal, ou soit au contraire enkystée par des fausses membranes dont l'organisation avancée vient, dans les cas d'hématocèle tout à fait récente, témoigner, comme j'aurai à l'établir, qu'elles sont le fait d'un travail morbide de l'excavation antécédente à l'hémorrhagie; travail morbide de la séreuse, qui, dans un assez grand nombre de cas, est la cause procréatrice éloignée de l'extravasation.

Le cloisonnement de l'excavation pelvienne en une ou plusieurs loges, qui résulte des fausses membranes plus ou moins bien organisées, interposées irrégulièrement aux différents organes pelviens entre eux et aux parois abdominales, constitue, avec l'épanchement sanguin plus ou moins en régression, qu'enserrent les adhérences, l'ensemble anatomo-pathologique caractéristique de l'hématocèle. Les deux éléments qui le composent : le coagulum sanguin et le cloisonnement du bassin, sont tous deux indispensables, et autant l'un que l'autre, pour établir avec certitude l'existence d'une hématocèle. On doit notamment considérer comme indispensable l'enkystement du coagulum sanguin, auquel est due, ainsi que l'a établi l'observation, la perception, à la pal-

(1) Lesouef. *Thèse inaugurale*, observ. Ire, 1862.
(2) G. Bernutz. Hématocèle utérine. *Dict. de méd.*, *loc. cit.*, p. 303.
(3) Fleuriot. Observ. *Bulletin de la Société anatom.*, p. 399, 1855.

pation abdominale et au toucher, de la sensation de résistance caractéristique d'une tumeur.

Je ne saurais trop insister sur cette notion, à cause de son importance primordiale pour la délimitation de la question de l'hématocèle, qui devient, si on ne tient pas compte de cette notion, non seulement excessivement complexe, par suite de la multiplicité des hémorrhagies intra-abdominales, mais très confuse, à cause des dissemblances au point de vue étiologique, symptomatologique, etc., qui existent dans les diverses espèces d'hémorrhagies pelviennes. Cette notion a surtout le grand avantage de permettre, contrairement à ce qu'ont cherché M. A. Voisin (1) et A. Puech (2), de séparer les hémorrhagies abdominales internes des hématocèles, au lieu de les confondre dans une seule et même description, comme l'ont fait les deux gynécologistes que je viens d'indiquer. Sans doute, les deux groupes de faits : les hémorrhagies internes et les hématocèles, sont nosologiquement excessivement voisines les unes des autres et ont entre elles de très intimes corrélations, mais ces connexités ne peuvent autoriser à rendre à peu près synonymes les dénominations intentionnellement distinctes, qu'on a données à chacune d'elles, dont l'une, celle d'hématocèle, a une signification comparativement restreinte, par rapport à celle d'hémorrhagie interne.

Toutes les observations d'hématocèle méritent incontestablement le nom d'hémorrhagie interne, dont elles sont des exemples, mais l'inverse n'est pas rationnel, parce qu'on ne peut, comme je vais vous l'indiquer, donner légitimement le nom d'hématocèle à une foule de faits, dans lesquels la cavité péritonéale est devenue le siège d'un épanchement sanguin considérable, qui est libre de toute adhérence. Ainsi, la plupart des espèces d'hémorrhagies internes, qui ont attiré l'attention de nos prédécesseurs, tandis que les hématomes pelviens, signalés de notre temps par Récamier, étaient pour eux lettres absolument closes, entraînent une mort foudroyante, et laissent comme vestige anatomique de leur existence un épanchement sanguin qui, au moment de l'autopsie,

(1) A. Voisin. *Loc. cit.*
(2) A. Puech. *Loc. cit.*

est libre, flottant dans l'excavation pelvienne, et qui, par suite, n'est perceptible ni à la palpation abdominale ni au toucher, non seulement pendant la vie, mais à l'amphithéâtre (1). Ces collections sanguines, qui en réalité ne forment pas tumeur, ne peuvent être assimilées par une extension abusive aux hématocèles, et en recevoir le nom, ainsi que l'a fait M. Puech (2), sans détruire l'économie de l'histoire pathologique des hématomes pelviens, parce qu'elle devrait, par suite de cette extension, comprendre des faits trop disparates. Elle devrait comprendre, d'une part, des hémorrhagies par rupture d'anévrisme (3), de varices tubo-ovariennes (4), de grossesses extra-utérines (5), de rupture de l'ovaire (6), enfin de la trompe (7) et, d'autre part, des hématomes résultant de troubles menstruels (8) ou de pachy-pelvi-péritonites hémorrhagiques (9), qui méritent, ces derniers, la qualification d'hématocèles vulgaires.

La déplorable confusion qu'a introduit dans l'histoire pathologique des tumeurs sanguines péri-utérines découvertes par Récamier l'extension abusive donnée à la signification du mot hématocèle, en la faisant servir d'étiquette à des observations d'hémorrhagies foudroyantes en une demi-heure (10), impose l'obligation d'attribuer bien strictement à la dénomination créée par Nélaton son sens étymologique rigoureux.

La nécessité de l'enkystement de l'épanchement sanguin, pour que la collection sanguine ait droit à la dénomination d'hématocèle, a sans doute, ainsi que l'a signalé M. Puech (11), l'inconvé-

(1) Obs. de Lesouef. *Loc. cit.*

(2) A. Puech. *De l'hématocèle et de ses causes*. Montpellier, 1858.

(3) Tilt. *Pathology and treatement of sanguineous pelvic tumours in Disease of Women*, p. 260. London, 1853.

(4) Devalz. Varicocèle ovarienne. *Thèse inaugurale*. Paris, 1858.

(5) Gallard. *Maladies des femmes*, p. 674, 1873.

(6) Observation de Deck. *Journal universel des sciences médicales*, t. XLII, p. 361, 1826.

(7) Observ. de Pauli. *Gazette des hôpitaux*, p. 155, 1847.

(8) Besnier. *Loc. cit.*, t. VII, p. 405. — G. Bernutz. *Archives de tocologie, loc. cit.*, p. 140.

(9) G. Bernutz. *Archives générales de médecine*, 4e série, *loc. cit.*, t. XVII, p. 133.

(10) Observ. d'Ollivier d'Angers. *Archives générales de méd.*, 2e série, t. V, p. 403, 1834.

(11) A. Puech. *Loc. cit.*

nient, mais dans une catégorie de faits seulement, de forcer à donner, à la première période, le mot d'hémorrhagie interne, à des faits qui, par suite de l'évolution morbide, mériteront légitimement le nom d'hématocèle à leur période d'état. Cet inconvénient, d'assez minime importance suivant moi, ne peut autoriser à faire pour l'éviter, de toutes les hémorrhagies internes, un premier degré de l'hématocèle, sans tenir compte que, dans les cas de cette espèce qui sont foudroyants, et ils sont très communs, on ne peut voir à ce premier degré en succéder un deuxième, qui légitimerait secondairement la dénomination donnée abusivement au premier. Ce n'était là du reste qu'une interprétation théorique, destinée à faire comprendre dans l'histoire pathologique des tumeurs sanguines, découvertes par Récamier, le plus grand nombre, si ce n'est toutes les hémorrhagies internes, sous le fallacieux prétexte que, dans certaines espèces d'hématocèles, les faits de cet ordre servent, comme je l'indiquerai en étudiant les hématocèles tubaires métrorrhagiques, à établir indirectement quelle est la genèse de la tumeur sanguine, que laisseraient indécise les observations terminées tardivement par la mort, méritant légitimement la dénomination d'hématocèle.

Les hématocèles, ainsi que je viens de l'établir assez longuement, à cause des divergences considérables d'opinions, qui ont régné et qui règnent encore sur la définition qu'on doit adopter, exigent, pour être constituées, la succession de deux actes pathologiques, mais qui peut être inverse dans certains cas de ce qu'elle est dans d'autres. Il faut, d'une part, un raptus sanguin intra-péritonéal, et, d'autre part, le cloisonnement de l'excavation pelvienne, qui peut être dans certains cas antécédent au raptus sanguin, dans d'autres, au contraire, en être l'effet consécutif. De là, deux modes de formation de l'hématocèle très différents, pour ainsi dire opposés, en ce que dans l'un, la péritonite enkystante est secondaire et peut être considérée comme un travail de réparation, de guérison, tandis que dans l'autre mode de formation, la phlegmasie du péritoine est primitive, et peut être regardée comme la cause éloignée de l'extravasation sanguine, dont les fausses membranes, cloisonnant l'excavation pelvienne, deviennent le siège, à une époque plus ou moins tardive, de la péritonite initiale. Je dois signaler un troisième mode de formation de l'hématocèle, passé sous silence jusqu'à présent, et dont la connaissance a le plus grand intérêt pour la question. Dans ce troisième mode de formation de l'hématocèle, intermédiaire aux deux autres, le cloisonnement de l'excavation est antécédent au raptus sanguin comme dans le second mode, mais l'épanchement hématique n'est pas fourni par les fausses membranes enkystantes, il résulte d'une hémorrhagie pelvienne, comme dans le premier mode de formation.

Le premier de ces trois modes de formation, qui a été exclusivement admis par les premiers observateurs et qu'admettent encore exclusivement bon nombre de praticiens, est mis hors de contestation par quelques observations très rares, qui se sont terminées assez rapidement par la mort, par suite de la gravité excessive de l'hémorrhagie pelvienne génératrice de l'hématome. Mais je dois signaler qu'on a supposé, dans cette opinion, que le péritoine pelvien était sain, normal au moment où se produit l'hémorrhagie pelvienne, et que c'est celle-ci qui suscite un travail inflammatoire de la séreuse restée normale jusque-là, et qui aura comme conséquence l'enkystement de l'épanchement sanguin. Malheureusement, cette interprétation ne concorde pas avec le résultat des injections de sang dans la plèvre des chevaux, tentées par Trousseau et Leblanc (1), et dans le péritoine de diverses espèces animales par Poncet (2), dans lesquelles le sang a été résorbé sans produire de travail inflammatoire, toutes les fois que la séreuse était indemne au moment de l'injection; de telle sorte qu'on devrait croire qu'il faut un état morbide ou au moins anormal du péritoine pelvien, pour qu'on voie se produire un hématome. Je n'ose pas être affirmatif, parce qu'il faudrait, pour pouvoir conclure avec certitude, des expérimentations sur les animaux à l'homme, qu'on ait pu faire naître une hématocèle par une expérimentation inverse, c'est-à-dire en injectant chez des animaux du sang dans le péritoine, qu'on aurait rendu artificiellement le siège d'une inflammation chronique, ce qu'on n'a pu réaliser.

(1) Trousseau et Leblanc. *Journal de médecine vétérinaire*, 5e année, p. 104, 1834.
(2) Poncet. *Thèse d'agrégation*. Paris, p. 87 et suiv., 1878.

Malgré l'absence de cette preuve directe, la validité de l'opinion expérimentale de Poncet me paraît devoir être acceptée pour les raisons suivantes : 1° les grossesses extra-utérines, dont la rupture est la cause la plus fréquente des hématocèles, qui reconnaissent le premier mode de formation, déterminent, on peut dire, presque constamment un changement de vitalité du péritoine pelvien, souvent même un travail inflammatoire de l'excavation, qui se traduit par le développement de fausses membranes ; 2° l'existence d'adhérences pelviennes est excessivement fréquente à l'autopsie de femmes chez lesquelles rien n'avait pu la faire soupçonner pendant la vie (1) ; à plus forte raison, leur préexistence doit-elle être commune chez les malades affectées d'hématocèle, qui, pour la plupart, ont présenté avant le développement de l'hématome des troubles menstruels, ou des douleurs pelviennes de cause indéterminée. Cette préexistence explique comment il se fait qu'on voit exceptionnellement se développer des hématocèles à la suite d'hémorrhagies par rupture, qui sont habituellement foudroyantes, et qu'elles sont comparativement bénignes, lorsque le cloisonnement de l'excavation pelvienne a mis obstacle à une perte de sang aussi excessive que cela est ordinaire dans les hémorrhagies de cette nature. Je n'ai pas à insister davantage ici sur la question si intéressante pour la genèse des diverses espèces d'hématocèles, soulevée par les recherches expérimentales ; j'y reviendrai en analysant une observation d'hématocèle symptomatique de l'absence du vagin ; il me suffit de dire qu'il paraît indispensable que le péritoine pelvien présente un état anormal pour que le premier mode de formation de l'hématocèle se produise. Mais il faut reconnaître que cet état anormal, jusqu'ici très mal déterminé, est différent de l'état pathologique de la séreuse, bien plus accentué, qui est, dans le second mode de formation de l'hématocèle, non seulement la cause de la soudaineté du développement de la tumeur sanguine, mais est le facteur principal de l'extravasation hématique, comme j'ai à vous le démontrer.

L'existence de ce second mode de formation de l'hématocèle, indiqué hypothétiquement par Ferber d'abord (2), par Virchow

(1) Ferber. *Archiv. der Heilkunde*, 8e année, 5e livr., p. 430, 1862.
(2) Idem, p. 431.

ensuite (1), qui ont appliqué théoriquement à la genèse des hématocèles péri-utérines ce que l'observation leur avait fait admettre pour les hématomes méningés, est restée pendant de longues années très litigieuse, voire même contestée, non seulement en France, mais en Angleterre et en Amérique (2). Il devait presque forcément en être ainsi, parce que la théorie, dite de Virchow, n'était basée sur aucune observation probante, que ne pouvaient, il faut le dire, fournir des recherches exclusivement anatomiques, à cause de la période excessivement tardive à laquelle survient la mort dans les cas de cette espèce.

Dans de semblables circonstances, en effet, les investigations minutieuses, qui sont indispensables pour déterminer quelle hémorrhagie pelvienne a été la cause de l'hématocèle, peuvent, si elles sont faites avec le soin et la patience indispensables, permettre d'éliminer toutes les hémorrhagies pelviennes, qui laissent un vestige anatomique durable, dont on ne constate pas l'existence, mais elles ne peuvent établir rien de plus. Elles laissent dans ces cas absolument indécis le point de départ du raptus sanguin, dont on trouve le produit enkysté dans des adhérences, dont il est impossible de déterminer l'âge précis. Les néo-vaisseaux, dont les fausses membranes sont criblées, et dont l'existence est en rapport avec l'organisation avancée des adhérences, démontrent uniquement qu'elles sont anciennes, et ne peuvent, comme l'ont voulu certains observateurs allemands, permettre d'affirmer que ces adhérences étaient antécédentes à l'extravasation sanguine et l'ont fournie. Ils ne peuvent ainsi démontrer le bien fondé de l'opinion professée par Virchow (3) en se basant uniquement sur des analogies, ce qui n'était pas suffisant pour établir une opinion nouvelle, contradictoire de celle qui avait cours.

Aussi a-t-il fallu, pour trancher une question que les recherches exclusivement anatomiques étaient insuffisantes à résoudre, que l'observation clinique vienne, dans des circonstances exceptionnellement heureuses, que les indications théoriques de Virchow (4)

(1) Virchow. *Traité des tumeurs*, trad. franç., t. I, p. 146, 1876.
(2) G. Bernutz. Hémat. sympt. *Arch. de tocol., loc. cit.,* p. 130.
(3) Virchow. *Loc. cit.*, p. 146.
(4) Virchow. *Loc. cit.*, p. 147.

ne pouvaient faire soupçonner, permettre de suivre, pour ainsi dire, pas à pas par le toucher, l'évolution du drame pathologique. Il a été nécessaire pour cela, que des observateurs dignes de ce nom aient, comme dans les deux faits que je vous rapporterai dans un instant, la bonne fortune : 1° de voir l'excavasation pelvienne chez des malades, qui étaient au début d'une pelvi-péritonite subaiguë, devenir le siège d'un prétendu phlegmon péri-utérin, dont l'existence, comme je l'ai démontré dans ma clinique (1), indique, d'une manière absolument certaine, que l'excavasation pelvienne est cloisonnée par des adhérences dans une plus ou moins grande étendue ; 2° la bonne fortune de constater, dans une seconde phase plus ou moins tardive, que la tumeur péri-utérine, après la manifestation d'une sorte de cataclysme abdominal atténué, a pris en quelques heures un développement subit, considérable, et a, comme dans les deux observations suivantes, revêtu, pour les conserver ultérieurement de plus en plus accentués, les caractères physiques d'une hématocèle, au lieu de ceux du phlegmon péri-utérin, qu'elle offrait jusque-là.

OBSERVATION I (2)

Pelvi-péritonite ancienne après couches, de 2 mois 1/2 de durée. Première récidive au bout de quatre mois. Deuxième récidive onze ans après, sans cause connue. Le 16ᵉ jour, à une époque correspondant à la menstruation, développement d'une hématocèle perceptible dix heures après le début de l'hématome. Guérison.

Le 7 décembre 1880, entre à l'hôpital de la Charité, dans mon service, salle Saint-Basile, nº 8, une domestique de 24 ans, pour des douleurs abdominales, qui, depuis quatre jours l'ont forcée à prendre le lit. Cette femme, aujourd'hui encore très nerveuse, a eu, de 13 à 15 ans, des attaques d'hystérie, qui ont cessé lors de l'établissement de la menstruation ; depuis lors, cette fonction a été régulière, revenant tous les vingt-huit jours, mais souvent moins. A dix-sept ans grossesse, accouchement à terme, à la suite duquel la malade a été en proie, pendant deux mois et demi, à des accidents qui semblent pouvoir être rapportés à une pelvi-péritonite ; quatre mois après la guérison, nouvelle poussée inflammatoire d'un mois de durée. Depuis elle n'a rien éprouvé, si ce n'est qu'elle ressentait souvent des douleurs dans le bas-ventre, après un travail fatigant.

(1) G. Bernutz et Goupil. *Clinique médic.*, t. II, p. 22 et suiv.

(2) Observation recueillie par M. Cerné, qui l'a publiée dans les *Archives de tocologie*, p. 385 et suiv., 1881.

Le 15 novembre, la menstruation vient à son époque régulière, s'accompagne de quelques douleurs dans le bas-ventre, et dure moins qu'à l'ordinaire. Dix jours après, le 25, perte abondante de sang, qui se prolonge jusqu'à la fin du mois, et donne lieu à des douleurs intenses, surtout dans le côté gauche du bas-ventre. Cette perte est suivie de flueurs blanches, avec douleurs dans la miction. Le 3 décembre, la malade se trouve si fatiguée de son état de souffrance, qu'elle est obligée de prendre le lit; le 5, elle fait appeler un médecin, qui lui fait une application de collodion sur le ventre.

A son entrée à l'hôpital, la malade se trouve aussi et même plus souffrante qu'elle l'était chez elle. Elle perd de nouveau du sang en petite quantité depuis le matin, le ventre est le siège de douleurs vives, il est très sensible à la moindre pression. Au toucher, on ne constate pas de chaleur notable du vagin, la pression est douloureuse en arrière et à gauche de l'utérus, qui est immobilisé.

Dans le cul-de-sac postérieur gauche, on trouve une induration qui entoure le col et qui présente tous les caractères d'un prétendu phlegmon péri-utérin, mais qui paraît de date ancienne, à cause de la dureté qu'il présente.

Dans le cul-de-sac gauche, on trouve quelques granulations très appréciables au doigt. Le col utérin très court est fermé, déchiqueté sur ses bords. Vésicatoire sur la fosse iliaque gauche.

Le 11, la malade était restée dans le même état, si ce n'est que la perte très peu abondante le premier jour, avait été en augmentant. Cette nuit, vers minuit, elle a éprouvé de violentes douleurs dans le ventre, quelques nausées et un sentiment de vertige ; en même temps, elle a ressenti subitement, dans le membre inférieur droit, des douleurs semblables à celles qu'elle éprouvait depuis quelque temps dans la jambe gauche, et il lui fut impossible de remuer les membres, supérieurs. Ce matin, la face est pâle, les lèvres et les conjonctives décolorées ; le pouls, petit, filiforme, très rapide, 120 ; la respiration accélérée, 36, la malade se plaint d'une soif vive.

L'abdomen, énormément météorisé, est d'une sensibilité excessive, surtout au-dessous de l'ombilic, aussi est-il difficile d'apprécier la résistance qu'on croit constater dans les fosses iliaques, et de s'assurer de la matité qui semble exister à une percussion superficielle. Le toucher (pratiqué moins de dix heures après le début des phénomènes) fait constater l'existence, dans la cloison recto-vaginale, d'une tumeur du volume de la grosse extrémité d'un œuf, se laissant déprimer par le doigt, offrant la sensation bien nette d'une collection liquide, descendant inférieurement jusqu'à 3 ou 4 centimètres de la fourchette, occupant uniquement la face postérieure du vagin, dont les parties latérales sont libres. Le col est refoulé en avant, mais très peu. Le peu de consistance de la nouvelle tumeur permet de sentir à gauche l'empâtement précédemment constaté, avec ses caractères, qui tranchent sur ceux de la collection liquide. Ces recherches donnent lieu à des douleurs assez vives pour la malade. Temp. vaginale : le matin, 39,3 ; le soir, 39,5 ; axillaire, le soir, 39,3.

Champagne frappé. Glace sur le ventre. Lait froid. 1 centigramme d'opium d'heure en heure.

Le 12, la malade a ressenti des douleurs assez intenses de onze heures à deux heures du matin. Les phénomènes généraux sont moins accusés, le pouls plus plein, plus large, 110 le matin, 106 le soir. La respiration, 32 le matin, 22 le soir. Au toucher, la poche a augmenté de consistance, paraît plus remplie, se laisse moins déprimer par la pression du doigt. Température vaginale, 38,6; soir 39; axillaire, 38,1; soir, 38,8.

Même prescription.

Le 13, la malade a passé une excellente nuit. Facies un peu animé. La sensibilité du ventre à la pression est un peu moindre, mais elle se réveille très facilement, surtout si l'on veut pratiquer la percussion, quelque légère qu'elle soit, ce qui empêche de déterminer s'il existe, comme on croit le sentir, un épanchement dans les fosses iliaques. L'écoulement sanguin, qui avait été en diminuant, a cessé aujourd'hui. Température vaginale, 38,8; soir, 39,3; axillaire 38,6, 39,1. Respiration 22, matin. Pouls, matin, 110; le soir, inégal, irrégulier, 112.

Remplacer le champagne par potion de Todd.

Du 14 au 20, la malade est restée sensiblement dans le même état, en proie à un mouvement fébrile, tantôt constipée, ayant tantôt des garde-robes, depuis le lavement qu'on lui a administré, pour ramener la défécation complètement suspendue depuis la nuit du 11. L'écoulement sanguin, reparu le 18, continue. Diarrhée toute la journée du 19. La nuit dernière a été moins bonne. La malade se plaint, aujourd'hui 20, de ressentir de temps à autre, toutes les deux heures environ, des douleurs dans le ventre et dans les reins. La sensibilité du ventre rend toujours la palpation difficile. Cependant on arrive à constater aujourd'hui un empâtement remontant, surtout à droite, jusqu'à l'ombilic. Mais il est sonore à la percussion, et paraît constitué par des anses intestinales agglomérées par des fausses membranes. Au toucher, la tumeur rétro-utérine présente les mêmes caractères, le col utérin est plus remonté encore que les jours précédents, et peut à peine être atteint par l'extrémité de l'index. Pouls, 100. Température vaginale, 38,2; le soir, 38,7.

Ps. : Vésicatoire volant sur la fosse iliaque gauche le soir, *ut supra*. Bouillon depuis deux jours.

Le 25, la malade a éprouvé un grand soulagement à la suite du vésicatoire appliqué le 20. Hier, 24, dans la soirée, elle a eu des vomissements bilieux, puis a été prise de frissons, de douleurs intenses dans le ventre spontanément, et à la pression; les membres inférieurs, que la malade déplaçait avec assez de facilité depuis quelques jours. sont de nouveau immobiles. Au toucher vaginal, pratiqué à ce moment, on trouve le vagin beaucoup plus chaud, la poche semble plus tendue, plus fluctueuse. Le col est porté en avant. L'induration ancienne placée dans le cul-de-sac vaginal gauche est moins dure.

Température vaginale, 40; axillaire, 39,6. Pouls, 120. Respiration, 46.

La nuit n'a pas été trop mauvaise, quoiqu'il y ait eu encore des vomissements jaunâtres. Ce matin, 25, pâleur très marquée de la malade, le pouls petit, mais non filiforme, difficile à compter, 124; pas de sensation de vertige. Le ventre est médiocrement douloureux, mais non ballonné, beaucoup plus saillant au niveau de la tuméfaction principale à droite. Elle remonte plus haut, passe au-dessus de l'ombilic et se dessine très nettement sous les parois. Le toucher donne les mêmes sensations qu'hier soir. Température vaginale, 39,1; axillaire, 38,4; le soir, 40; axillaire, 39,2.

Ps. Champagne frappé. Glace sur le ventre. Lait froid.

Le 26, la nuit a été mauvaise. L'après-midi, les douleurs diminuent, la malade est plus calme, pouls inégal, mais plus fort. Température vaginale, matin, 38,5; soir, 39,6. Pouls, 100; soir, 120.

Le 26, garde-robes spontanées, abondantes; le mieux se prononce très nettement. Pouls, 92, le matin; 104 le soir. Température vaginale, 37,7, le matin; 37,6, le soir.

Le 31, la gaieté est revenue, la malade demande à se lever, elle a mangé une côtelette le matin et un peu de poulet le soir. Depuis deux jours le ventre est moins ballonné, la malade peut remuer plus facilement les membres inférieurs. La grosse tumeur a beaucoup diminué, elle n'atteint plus l'ombilic, elle est presque médiane et ressemble à un utérus gravide de six mois; à ce niveau submatité. La fosse iliaque gauche paraît libre au toucher, la tumeur rétro-utérine ne paraît pas avoir sensiblement diminué, et présente une fluctuation manifeste, sans parties dures. Le col est toujours difficile à atteindre.

Le 7 janvier, la malade croit être à une époque menstruelle. On met quatre sangsues dans le vagin, leur application n'est pas suivie de la venue des règles, mais la tumeur a sensiblement diminué, elle est légèrement indurée, et est toujours le siège de quelques douleurs, on atteint facilement le col.

Le 19, la malade a vivement souffert cette nuit, et se trouve encore en proie à d'assez violentes douleurs. La tumeur abdominale a notablement augmenté de volume, elle remonte au-dessus de l'ombilic, on ne peut plus atteindre le col comme on le pouvait facilement hier.

Ps. Quatre sangsues dans le vagin.

Le 20, les sangsues ont donné beaucoup de sang, soulagement notable; la tumeur est au-dessous de l'ombilic; le col peut être atteint. Les règles ou plutôt une perte se produit le 27, après quelques douleurs.

Le 2 février, cessation de la perte; la tumeur abdominale a la même hauteur, mais moins de largeur.

Le 11, douleurs dans le ventre.

Ps. Quatre sangsues dans le vagin, qui amènent un grand soulagement.

Le 16, les règles sont survenues avec leurs symptômes habituels.

Sinapismes aux cuisses, potion au carbonate d'ammoniaque. Les règles s'interrompent pendant vingt-quatre heures, du 18 au 19, et reprennent pour cesser définitivement le 21. L'utérus est revenu à sa place, il est en antéversion légère, assez mobile. La tumeur n'existe plus, elle est remplacée par une tuméfaction placée en arrière du col.

Le 29, la malade se lève pendant une demi-heure sans souffrance.

Le 15 mars, les règles attendues ne viennent pas; la malade souffre beaucoup. L'application de quatre sangsues dans le vagin est suivie de l'établissement de la menstruation, qui se fait régulièrement.

Le 26, exéat. J'ai revu la malade à la fin du mois de mai, elle allait aussi bien que possible, mais sans être encore très forte. Elle n'avait eu aucune nouvelle poussée.

OBSERVATION II (1)

Métropéritonite à la suite d'une troisième fausse couche. Dans le cours de celle-ci, apparition d'une hématocèle, qui est appréciable dans la journée qui suit la nuit dans laquelle elle s'est constituée. Dix-huit jours après, ouverture de l'hématocèle dans le vagin. Guérison.

Le 24 novembre 1874, M. J. Besnier est appelé par Mme X..., âgée de vingt-quatre ans, pour des pertes et des douleurs dont elle était atteinte depuis quelque temps déjà. Cette dame, d'une assez bonne constitution, lui raconte qu'elle a été irrégulièrement réglée depuis l'âge de treize ans jusqu'à son mariage, que depuis elle est accouchée à terme d'un premier enfant en mars 1872, qu'elle a fait une fausse couche en juillet suivant, qu'elle est accouchée à terme d'un second enfant en octobre 1873, qu'elle croit avoir fait une seconde fausse couche à la fin de mai, mais cependant on lui a dit à ce moment qu'elle avait un engorgement de l'ovaire. Enfin, elle pensait jusque dans ces derniers temps être une cinquième fois enceinte pour les raisons suivantes : les règles venues régulièrement en juin avaient manqué à la fin de juillet, et elle avait eu les signes rationnels de la grossesse.

La perte à laquelle elle est en proie a commencé, dit-elle, vers le 16 novembre, à la suite de fatigues pour un déménagement. Elle était composée d'abord d'eau rousse, qui s'est bientôt colorée et a fait place à une véritable perte rouge presque continue, s'accompagnant de caillots sanguins, mais dans lesquels elle n'a rien remarqué qui soit comparable à ce qu'elle a perdu dans sa première fausse couche. Son ventre, qui était déjà sensible depuis longtemps, est devenu le siège de véritables douleurs, qui ont été chaque jour en augmentant, de telle sorte qu'après l'avoir de plus en plus entravée dans ses occupations, elles l'ont forcée à prendre le lit depuis le 20 novembre, et à ne plus le quitter depuis.

État actuel. — Décubitus dorsal, facies pâle et anémique, lèvres décolorées; peu de chaleur à la peau; pouls petit, régulier, fréquent à 100, quelques nausées dans la nuit et quelques vomituritions.

Ventre très volumineux, et en même temps très douloureux, mais non au point d'empêcher l'exploration, qui fait percevoir l'existence d'une masse résistante et mate à la percussion, remontant à deux travers de doigt au-dessous de l'ombilic, occupant la partie médiane et sus-pubienne de l'abdomen, non mobile, ou du moins dont les tentatives de mobilisation provoquent une douleur vive, non fluctuante en aucun point, affectant une forme convexe et arrondie à sa partie supérieure, comme le dénotent la percussion et la palpation pratiquées à ses limites, plus étalée sur ses parties latérales, surtout du côté droit, et s'avançant ainsi de chaque côté vers les fosses iliaques qu'elle laisse libres cependant, car la main peut encore les déprimer en partie et tout à fait en dehors. Sonorité très marquée et exagérée dans tout le reste du ventre, dénotant un degré notable de tympanisme, pas de douleurs en dehors du voisinage de la tumeur abdominale. Respiration un peu fréquente et gênée par le tympanisme.

(1) J. Besnier. Contribution à l'étude des hématocèles péri-utérines et notamment de l'hématocèle par membranes pelviennes. *Annales de Gynécologie*, 1877, t. VII, p. 405.

Au toucher vaginal, col utérin dans sa situation normale et facile à atteindre; il est peu mobile, très gros et un peu mou, comme fongueux et allongé, fermé complètement, peu sensible. Culs-de-sac vaginaux complètement libres, paraissant même exagérés, en raison de la longueur du col, et laissant le doigt contourner ce dernier en tous sens, donnant au doigt une certaine sensation de chaleur, légèrement sensibles à la pression, surtout en arrière; pas de battements artériels. Le palper abdominal, combiné avec le toucher vaginal, ne donne que peu de résultats; la tumeur du ventre interceptée n'arrive pas au doigt placé dans le vagin, et ne peut être mobilisée, par suite des douleurs que toute tentative dans ce sens exagère.

Pertes sanguines assez abondantes et avec quelques caillots sanguins, sur la dernière serviette qu'on peut nous montrer. Pas de troubles du côté de la vessie ni du côté du rectum.

En raison des renseignements fournis, nous pensons qu'il y a eu grossesse, et que cette grossesse a été suivie d'une fausse couche au troisième mois; mais en raison des pertes sanguines et de la tumeur abdominale, nous nous demandons si cette fausse couche est effectuée; en tous cas l'existence d'une métropéritonite nous paraît incontestable. — Recommandation expresse est faite de nous conserver tous les linges dont la malade se servira.

Traitement. — Glace à l'intérieur; potion de Todd avec extrait de kina; cataplasme laudanisé sur le ventre.

Le 28. Pas de changement notable, ni dans l'état local, ni dans l'état général. Persistance de l'écoulement sanguin, qui est cependant moindre que les jours précédents.

L'examen au spéculum fait constater que le col est très gros et fongueux à son orifice, qui, tout en laissant suinter du sang, est complètement fermé. Même état des culs-de-sac vaginaux, qui reçoivent facilement les valves du spéculum, dont l'application n'est pas douloureuse. La malade recouchée sent qu'à la suite des mouvements qu'elle vient de faire, la perte reprend avec assez d'abondance.

Le 2. Frissons répétés suivis de chaleur dans la nuit. Ce matin, peau chaude, facies animé par la fièvre, pouls à 120; anxiété marquée.

Pertes plus abondantes, et au milieu des caillots qu'on nous montre, nous trouvons une masse résistante, qui, délayée dans l'eau, a l'aspect suivant : c'est une membrane à bords irréguliers, large de trois doigts et un peu plus longue, épaisse de quelques centimètres, spongieuse et assez résistante, l'une de ses faces est d'une coloration uniforme et rougeâtre, l'autre est d'un blanc jaunâtre par places, et il s'en détache quelques flocons amincis, jaunâtres et comme macérés. La perte continue, mais elle est presque décolorée, et répand une odeur très marquée, ce qui ne nous avait pas frappé jusque-là, à ce degré du moins.

Au toucher vaginal, le col utérin ne laisse pas pénétrer le doigt, bien qu'il paraisse moins fermé que les jours précédents; même état des culs-de-sac vaginaux. Le ventre est plus volumineux, mais cela tient au tympanisme qui a augmenté, et non à la tumeur qui n'a pas sensiblement changé. Le rejet du produit membraneux, qui nous paraît être un fragment du placenta, nous confirme dans l'idée d'une fausse couche, et nous fait espérer que la perte va cesser.

Traitement. — Sulfate de quinine 1 gr., injections phéniquées.

Le 3. Quelques frissons encore, même état de la peau, du pouls et du ventre.

Persistance de l'écoulement d'un liquide teint en rouge, assez épais et fortement odorant; dans les linges de la nuit, nous retrouvons deux nouveaux fragments membraneux rougeâtres, plus minces et plus petits que celui de la veille.

Le 6. Apparition de nouveaux accidents. Redoublement de la fièvre dans la nuit, avec quelques frissons, hoquets répétés, deux vomissements. Langue blanchâtre, soif vive, ténesme vésical et anal très marqué survenu dans la nuit, et tourmentant depuis la malade, qui, à chaque instant, a envie d'uriner. Douleurs plus vives dans le ventre, dont l'exploration est par là même plus difficile; pas de saillie qu'on puisse rapporter à la vessie; la douleur est surtout vive au niveau de la tumeur abdominale, qui est plus volumineuse, et paraît s'être rapprochée de l'ombilic.

Au toucher vaginal, tumeur énorme, remplissant tout le cul-de-sac postérieur du vagin, repoussant violemment le col utérin en haut et en avant derrière la symphyse pubienne, où le doigt l'atteint à peine, et déprimant fortement en arrière la paroi recto-vaginale; tumeur lisse et tendue à sa surface, douloureuse à la pression, résistante et sans fluctuation, chaude sous le doigt, et offrant des battements artériels très marqués, et paraissant dépendre d'une artère déjà un peu volumineuse. Pas d'écoulement vaginal ni en rouge ni en blanc.

Au toucher rectal, le doigt tombe, à une petite distance de l'anus, sur la tumeur, qui aplatit le rectum, et sur laquelle il se perd sans en atteindre la limite supérieure, de ce côté pas plus que du côté vagin il n'y a de fluctuation en aucun point.

Malgré l'apparition soudaine et les caractères de cette tumeur, nous pensons avoir affaire à une pelvi-péritonite suppurée, en raison des conditions morbides antérieures.

Traitement. — Glace, eau de Seltz, même potion à l'alcool et au quinquina. Cataplasme laudanisés.

Du 10 au 31, pas de changement notable, ni dans l'état locale, ni dans l'état général (1 à 5 pilules de 0,01 d'extrait thébaïque).

Le 22. Ouverture spontanée de la tumeur vaginale. « Il y a du nouveau, nous dit la malade en nous voyant, mes règles sont revenues, je vais mieux », et l'on nous montre, à notre grand étonnement, trois ou quatre serviettes largement tachées en rouge, dont la dernière est encore recouverte d'un sang noir, épais, visqueux et abondant. Cet écoulement était survenu brusquement sans cause appréciable, dans la nuit du 21 au 22, et continuait encore. Diminution notable du volume du ventre, ainsi que de la douleur abdominale à la pression et aux mouvements. Disparition du ténesme anal et vésical. Pas de fièvre.

Le 20. Persistance de l'écoulement vaginal, qui est cependant moins abondant et moins fortement coloré. Le ventre a encore diminué, le sillon transversal sous-pubien se dessine légèrement, à la grande satisfaction de la malade, dont les mouvements sont plus libres. En déprimant la paroi abdominale, on constate que la tumeur sus-pubienne, devenue plus petite, prédomine du côté droit; elle est toujours arrondie à sa limite supérieure, qui dépasse encore le pubis de trois travers de doigt; elle est toujours dure et résistante dans toute son étendue, mais elle est moins douloureuse.

Au toucher vaginal, le cul-de-sac postérieur est sensiblement dégagé, par l'affaissement de la tumeur qui le remplissait; mais il présente toujours une tuméfaction assez lisse, sur laquelle on sent cependant quelques plis résistants ; pas de fluctuation ; douleur assez vive sous le doigt ; il n'y a plus de chaleur notable, ni de battements artériels. Le col utérin est toujours porté en haut et en avant derrière le pubis, mais il est beaucoup plus facile à atteindre, et on peut le contourner, et pénétrer ainsi dans le cul-de-sac vaginal antérieur, qui est libre. Le doigt retiré est couvert d'un liquide rouge brunâtre, sans odeur exagérée. Au toucher rectal, le doigt est obligé d'enfoncer plus profondément pour atteindre la tumeur, qui, de ce côté, forme une masse dure, arrondie et douloureuse à la pression un peu forte, mais très notablement diminuée de volume.

Le 30. Nouveaux accidents : frisson violent dans la nuit, avec tremblements, suivis de chaleur vive, survenu sans cause apparente. Pouls fréquent à 110. Douleurs et élancements dans le petit bassin. Pas d'augmentation dans le volume du ventre ; la tumeur abdominale a même beaucoup diminué depuis plusieurs jours et n'est plus sensible à la pression. L'écoulement vaginal persiste à peine.

Sulfate de quinine 1 gramme.

Le 31. Ecoulement abondant et franchement purulent ; pas de nouveau frisson, fièvre moins vive, disparition des élancements et des douleurs profondes.

Le 1er janvier. Écoulement moins abondant. Amélioration générale très marquée. Au toucher vaginal, le col utérin est revenu en arrière et en bas, il tend à reprendre sa place normale. Le cul-de-sac postérieur, redevenu plus profond, donne la sensation d'un plancher résistant, sur lequel nous sentons manifestement une ouverture ou une dépression en cul-de-poule, à bords indurés, occupant à peu près son centre.

Pendant tout le mois de janvier et le commencement de février, les mêmes phénomènes de fièvre avec frisson et d'élancements dans le petit bassin se reproduisent avec plus ou moins d'intensité, et sont suivis de la réapparition d'un écoulement purulent, qui soulage la malade et dure deux ou trois jours. Dans ce long intervalle, le col utérin revient peu à peu à sa position normale ; le cul-de-sac vaginal postérieur devient de plus en plus libre, perd peu à peu son induration pour redevenir souple et non douloureux, et en même temps la tumeur abdominale diminue de plus en plus de volume, pour disparaître complètement. La malade, malgré ces arrêts passagers, reprend des forces, entre en convalescence ; elle peut se lever vers le 15 février. Ses règles, qui ont manqué fin janvier, bien que rien de notable ne se soit montré dans les accidents à ce moment, réapparaissent à la fin du mois de février, et tout rentre dans l'ordre.

Depuis, comme avant sa maladie, et comme avant ses grossesses et son mariage, la menstruation est restée irrégulière, peu abondante ; elle manque une fois sur trois, et ne s'accompagne pas de douleurs notables. Mais la malade conserve une légère sensation de gêne et de pesanteur dans le petit bassin, bien que le toucher vaginal ne fasse plus rien constater de ce côté ; le col utérin est redevenu assez petit, lisse et mobile, et le cul-de-sac vaginal postérieur profond et souple, le ventre est resté volumineux et la tendance à l'embonpoint s'est accentuée, au point que nous avons dû prescrire une hygiène sévère, pour qu'elle ne prenne pas des proportions exagérées.

La discussion approfondie de cette observation, qu'on trouve dans le mémoire de M. J. Besnier, auquel je puis renvoyer, me dispense de la commenter longuement (1). Je me bornerai à signaler que l'interprétation qu'il lui a donnée ne me paraît pas absolument probante, mais uniquement sur une question accessoire, qui n'infirme en rien l'opinion que l'hématocèle a été dans ce fait une manifestation secondaire de l'inflammation de la séreuse pelvienne. Ma divergence porte sur l'acuité de cette inflammation, qui me semble avoir été beaucoup plus accentuée que ne l'a indiqué M. J. Besnier.

La démonstration, on peut dire directe dans ces deux observations, du second mode de formation de l'hématocèle, à l'appui de l'existence de laquelle on peut invoquer les observations de Bouvyer, et les deux faits empruntés à ma clientèle privée, que j'ai rapportés dans mon mémoire sur l'hématocèle symptomatique de pachy-pelvi-péritonite hémorrhagique, qui trouveront place plus loin, a transformé, on peut dire, la question, et lui a fait faire un progrès des plus considérables. Elle a notamment mis hors de toute discussion, qu'il est absolument irrationnel de faire, comme l'a professé Nélaton, et comme l'ont accepté, jusque dans ces derniers temps, la plupart des gynécologistes, une maladie propre, spéciale, du groupe des tumeurs sanguines contiguës à l'utérus signalées par Récamier, sans tenir compte de leur diversité d'origine. Ces hématomes doivent, ainsi que le veulent les enseignements de la pathologie générale, être simplement considérés comme des manifestations symptomatiques d'états morbides divers.

Cette conception de l'hématocèle, qui est la seule acceptable nosologiquement, entraîne comme conséquence que, s'il est nécessaire, au point de vue du diagnostic différentiel si important des tumeurs si disparates de nature, qui peuvent occuper l'excavation pelvienne, d'étudier collectivement tous les faits qui méritent logiquement le nom d'hématocèle, à cause des signes physiques particuliers communs qu'ils présentent, il est indispen-

(1) Besnier. *Loc. cit.*, t. VII, p. 412 et suiv.

sable, au point de vue nosologique, d'établir des divisions dans l'histoire pathologique de cette sorte d'entité anatomo-pathologique, et de ne pas comprendre, comme l'a fait M. Voisin, absolument toutes les espèces qu'elle peut offrir, dans une seule et même description.

VINGT-QUATRIÈME CONFÉRENCE

Hématocèle intra-péritonéale.

(*Suite.*)

Je n'ai pas besoin d'insister sur la nécessité d'établir des divisions dans l'histoire pathologique des hématocèles intra-péritonéales : elle ressort, de la manière la plus évidente, de l'existence, aujourd'hui démontrée par l'observation, de deux modes au moins de formation de ces tumeurs sanguines, dans chacun desquels la succession des deux actes morbides, indispensables pour qu'un hématome existe, est inverse dans l'un de ce qu'il est dans l'autre. Cette notion indique formellement de scinder en deux groupes, eux-mêmes divisibles, les différents faits, qui constituent l'unité anatomo-pathologique de l'hématocèle intra-péritonéale.

Dans le premier de ces deux groupes, composé des faits qui reconnaissent le premier mode de formation, qui, comme je vous l'ai indiqué, a été pendant de longues années le seul qu'on connût ou qu'on admît (1), le développement de la tumeur a, comme premier facteur, la production d'une hémorrhagie intra-abdominale, à laquelle succédera bientôt, comme second facteur, l'enkystement de l'extravasation sanguine. La nécessité de ce travail consécutif, lorsqu'on rejette l'extension abusive introduite par MM. Voisin et Puech (2) dans l'étude de l'hématocèle, restreint excessivement le nombre des hématocèles de cette espèce en général, et plus particulièrement, le nombre des hémorrhagies

(1) Bernutz. Hématocèles symptomatiques. *Archives de tocologie*, 1880, p. 130.
(2) A. Voisin. *Loc. cit.* — A. Puech. *Loc. cit.*

intra-abdominales, qui peuvent y donner lieu par suite du besoin d'un certain nombre de jours, trois ou quatre en général, qui sont nécessaires pour qu'un hématome soit constitué (1). Il résulte de là qu'il est indispensable que le raptus sanguin ne soit pas foudroyant, pour qu'on voie se développer une hématocèle. Sous ce rapport, les hémorrhagies intra-abdominales peuvent être partagées en deux catégories, en ce que, dans l'une (les hémorrhagies par rupture), il est presque de règle que le raptus sanguin soit foudroyant, tandis que c'est le contraire dans l'autre catégorie, c'est-à-dire dans les hémorrhagies par diapédèse, fournies soit par la muqueuse génitale, soit par des néo-membranes péritonéales, dont le produit, dans le premier cas, se déverse par les trompes dans la cavité pelvienne et, dans le second, remplit la cavité close, dont les parois ont été le siège de l'extravasation sanguine.

§ I. Les hémorrhagies internes par rupture, soit d'un des organes abdominaux proprement dits, mais surtout d'un des organes pelviens, soit par rupture d'un des vaisseaux artériels ou veineux du bassin, ne donnent les unes jamais lieu, et ce sont de beaucoup les plus nombreuses, à une hématocèle intra-péritonéale, tandis que les autres peuvent, mais très exceptionnellement, en susciter, par suite, dans les deux cas, de la rapidité de la mort qu'elles déterminent. Il résulte de là qu'il est permis de dire, d'une manière générale, que les diverses espèces d'hémorrhagies intra-abdominales par rupture ne sont presque jamais suivies d'hématocèles, et en sont d'autant plus exceptionnellement suivies qu'elles sont d'un pronostic plus grave.

L'analyse des observations assez nombreuses, que nous possédons actuellement, permet de préciser davantage ce point de l'étiologie. Cette analyse ne fournit aucun exemple un peu probant d'hématocèle symptomatique d'une hémorrhagie par rupture : 1° soit d'un des viscères abdominaux proprement dits, dont l'existence a été indiquée, mais sous une forme dubitative, par Wirchow (2); 2° soit d'un anévrysme d'une des branches

(1) G. Bernutz. *Art. Hématoc. Diction.*, *loc. cit.*, p. 304.
(2) Virchow. *Traité des tumeurs*, trad. franç., t. I, p. 307.

inférieures de l'aorte abdominale, que Tilt (1) et Barnes (2) ont considérée comme cause d'hématocèle ; 3° soit de varices tubo-ovariennes, sur lesquelles ont insisté Richet (3) et Devalz (4); 4° soit enfin symptomatiques de la rupture de la trompe gravide (5) ou dans l'état de vacuité (6). Les observations, qu'on a données comme des exemples de ces diverses espèces d'hématocèles, qu'il serait fastidieux d'analyser les unes après les autres, sont toutes des spécimens d'hémorrhagies internes foudroyantes, dans lesquelles l'épanchement hématique intra-péritonéal était resté libre, flottant dans l'excavation pelvienne, et ne formait pas tumeur ; ce qui, comme je l'ai longuement discuté, est indispensable pour qu'une collection sanguine péri-utérine mérite légitimement le nom d'hématocèle.

Il n'en a pas été de même pour deux des espèces d'hémorrhagies symptomatiques : l'une de la rupture de l'ovaire, l'autre de la rupture d'un kyste fœtal extra-utérin. Mais il faut n'accepter qu'avec beaucoup de réserve le plus grand nombre des observations d'hématocèle de la première variété.

Dans les huit observations de cette espèce, que j'ai collationnées, la mort est survenue très tardivement dans deux cas (7), qui peuvent être considérés comme douteux, par suite de la description inintelligible de la lésion ovarienne dans l'une, et par suite, dans la seconde, de l'hésitation de Denonvilliers à donner, comme point de départ de l'épanchement hématique, les petites lacunes (stigmates probables d'ovulation), que présentait la face inférieure des deux ovaires. Dans quatre de ces observations (8),

(1) Tilt. *Loc. cit.* Obs. 74, p. 260.

(2) Barnes. *Traité clinique des maladies des femmes*, traduct. franç., p. 516.

(3) Richet. *Anatom. chirurg.*, p. 735, 1re édition. Paris, 1857, reproduct., 2e édit., p. 812, 1860.

(4) Devalz. *Thèse inaug.* Paris, 1853.

(5) Puech. *Loc. cit.*, p. 55. Montpellier, 1858.

(6) Pauli. Obs. *Gaz. des hôpit.*, p. 155, 1847.

(7) Obs. de Prost. *Thèse inaugurale.* Paris, 1854, p. 38, reproduite dans ma Clinique, t. I, p. 388.

Denonvilliers. *Société de chirurgie,* juin 1851, reproduite *Gazette des hôpitaux,* 14 juillet 1851.

(8) Obs. de Pelletan. *Clinique chirurg.*, t. II, p. 106. Paris, 1810.
Obs. de Decq. *Journ. des sciences médicales,* t. XLII, p. 361, 1826.
Obs. de Luton. *Gaz. médic.*, p. 76, 1856.
Obs. de Trousseau. *Clinique de l'Hôtel-Dieu,* 3e édit. t. III, p. 646 et suiv.

la mort a été foudroyante, et, par conséquent, il n'y a pas eu véritablement d'hématocèle. Restent deux observations (1) dans lesquelles la mort, que faisaient craindre dès le premier jour les accidents cataclysmiques, auxquels les malades étaient en proie, est survenue le troisième jour du début dans l'une, le cinquième dans l'autre ; il y avait dans la première quelques fausses membranes autour de la collection sanguine, mais M. Puech, qui a recueilli cette observation, n'a pu constater pendant la vie que cette collection hématique, incomplètement enkystée, constituait une tumeur. En somme, on n'a perçu de tumeur que dans l'observation de M. Fleuriot, dans laquelle on trouvait, coexistant avec la déchirure de l'ovaire, une grossesse extra-utérine, qui peut avoir eu une certaine influence dans l'enkystement de la collection sanguine par le changement de vitalité de longue durée, que la gestation anormale avait, dans ce cas, imprimé à la séreuse pelvienne. Toujours est-il que les hématocèles symptomatiques de rupture de l'ovaire sont très exceptionnelles, et sont en général caractérisées par un ensemble symptomatique d'accidents cataclysmiques, presque semblables à ceux qu'on observe dans les faits où l'hémorrhagie est foudroyante.

§ II. Nous trouvons la même symptomatologie dans les hématocèles symptomatiques de rupture d'une grossesse extra-utérine, que met hors de toute contestation l'observation suivante de Dumontpallier, à laquelle j'ai fait plusieurs fois allusion, à cause de l'intérêt qu'elle présente, et que je n'ai pu, à cause de cela, que très peu abréger.

OBSERVATION III (2)

Grossesse tubo-abdominale. Rupture à deux mois ou trois mois de conception. Hématocèle cataclysmique; à l'époque menstruelle suivante, plusieurs attaques épileptiformes résultant de la compression des uretères par la tumeur hématique, qui entraîna la mort vingt-deux jours après la rupture de la grossesse tubo-abdominale.

Le 3 mars 1877, entre à l'hôpital de la Pitié, service de M. Dumontpallier, Cath., âgée de vingt-neuf ans, ménagère, dans un état d'anémie extrême.

(1) Obs. de Puech, *loc. cit.*, p. 25. — Obs. de Fleuriot. *Société anatomique*, 1855, p. 399.

(2) Dumontpallier. *Annales de gynécologie*, 1878, t. IX, p. 1.

Cette femme, réglée à onze ans, d'une manière régulière mais excessivement abondante (douze à quinze jours), a eu trois enfants et a joui jusque dans ces derniers temps d'une bonne santé. Elle indique seulement que, vers le mois de novembre, elle ressentit dans le ventre des douleurs assez vagues et se trouva plus faible, mais sans être cependant obligée d'interrompre son travail.

Cet état persista jusqu'au 19 février; jusqu'alors ses règles, régulières, revenaient le 19 de chaque mois et duraient douze à quinze jours. Le 19 février, elle est prise de douleurs vagues dans le ventre et voit apparaître ses règles; elle perd à peu près comme à l'ordinaire, lorsque subitement, le 1er mars, alors que ses règles duraient encore, elle est prise de douleurs vives dans le bas-ventre, de nausées, de vomissements, se trouve faible et étourdie, devient pâle et froide, et croit qu'elle va perdre connaissance. On la réchauffe. Pendant toute cette journée, elle accuse de vives coliques, et, outre une certaine quantité de sang liquide, elle perd, dit-elle, une sorte de morceau de chair, ce qui, d'après ses réponses, ne devait être qu'un caillot; elle affirme ne pouvoir être enceinte. Elle perd encore dans la soirée quelques petits caillots. A partir de ce moment, la pâleur et la faiblesse, qui l'avaient subitement prise, persistent chez elle et, de plus, un certain degré de surdité, que depuis longtemps elle accusait, s'accentue également. Le lendemain, elle se trouve encore plus pâle et plus faible; aussi, le 3 mars, entre-t-elle à l'hôpital.

État actuel. Cette femme est d'une pâleur extrême, les muqueuses sont complètement décolorées, les lèvres pâles; la face, sans être amaigrie, offre la coloration de la cire blanche jaunie par le temps, le regard est éteint, les pupilles dilatées; il n'y a pas d'œdème. Elle répond bien aux questions, mais présente un tel état de faiblesse qu'il y a lieu de craindre à chaque minute une syncope; aussi l'examine-t-on sans la remuer.

En découvrant la malade, on retrouve sur tout le tégument externe une grande pâleur. L'abdomen est volumineux, dur, tendu; on constate la présence d'une tumeur dure, bosselée, assez résistante, mais élastique, occupant toute la partie sous-ombilicale de l'abdomen. En haut, elle commence à deux travers de doigt de l'ombilic, et descend en bas jusque dans le petit bassin; elle occupe également la plus grande partie de la fosse iliaque droite, se prolongeant, mais dans une étendue moindre, jusque dans la fosse iliaque gauche. Une percussion légère démontre que toute cette région est mate, tandis qu'au-dessus on retrouve la sonorité intestinale. Cette tumeur, plus molle en certains points, doit se composer de parties solides et d'autres liquides. En pratiquant le toucher vaginal, on tombe directement sur le cul-de-sac rétro-utérin, qui forme une saillie arrondie, se laissant facilement déprimer et n'offrant ni dureté ni fluctuation bien manifeste. Les culs-de-sac latéraux sont également effacés. Le col est fortement poussé en haut et en avant, derrière le pubis. En recourbant le doigt en crochet, on trouve son orifice entr'ouvert, mollasse, permettant l'introduction de l'extrémité de la phalange unguéale.

Il n'y a pas eu de selles depuis trois jours environ. Elle ne perd plus de sang par le vagin, mais quelques mucosités teintées de sang. Rien du côté des poumons; les battements cardiaques sont réguliers, peu accentués, mais il n'y a aucun souffle. Du côté des vaisseaux du cou, on trouve un bruit de souffle à double courant. En raison de la pâleur subite, de la faiblesse, de la tumeur abdominale : hématocèle rétro-utérine avec épanchement considérable.

Dans la soirée du 3 mars, deux syncopes et un vomissement; elle n'a pas uriné depuis vingt-quatre heures. On la sonde, on retire un quart de litre environ d'urine. Le lendemain, 4 mars, la pâleur est toujours extrême, et la malade plus faible que la veille; le pouls petit, mais encore perceptible, vif, régulier; la peau est fraîche, surtout aux extrémités; le ventre est plus tendu, plus dur, plus volumineux. Dans l'après-midi, deux syncopes.

5 mars. Même état; il semble toutefois qu'il existe un léger degré d'amélioration. Néanmoins tout est préparé pour pratiquer la transfusion, si les syncopes reparaissent et se répètent coup sur coup. Dans l'après-midi et la soirée, l'état de la malade paraît s'améliorer, la nuit n'est pas mauvaise.

Le 6 mars, quelques minutes avant la visite, trois syncopes se succèdent rapidement, aussi trouve-t-on la malade extrêmement faible, dans un état de prostration assez marquée, avec tendance au sommeil. On ne fait pas toutefois la transfusion. Pas de nouvelle syncope, ni dans l'après-midi ni dans la soirée. Le pouls, 100, petit, mais très perceptible.

Le 7 mars. Pas de syncope dans la nuit. La malade est plus forte, moins abattue, parle même avec une certaine gaieté; les extrémités sont plus chaudes, le pouls plus fort. Constipation opiniâtre. Tous ces jours-ci, elle a uriné seule.

Le 9 mars. Amélioration notable. Pas de syncope depuis le 6. La malade est plus éveillée, moins pâle, et la surdité est moins accentuée. Elle va à la selle et urine spontanément. Le ventre est moins tendu, moins dur, la langue est sèche, la soif vive, la bouche empâtée.

10 mars. L'état est à peu près le même, mais dans la nuit, elle est prise d'une syncope assez longue.

Le 12 mars. La malade est assez agitée, elle a un peu de délire.

Rien de nouveau dans les jours suivants, elle est plus calme, moins faible, urine et va à la selle.

Vers le 15, elle se plaint de douleurs dans le côté gauche de la poitrine. Rien, ni à l'auscultation ni à la percussion. Mais, dès le lendemain, la peau est chaude, sèche, les pommettes sont rouges, le ventre n'est pas plus douloureux que les jours précédents. Dans la soirée, deux vomissements. Température, 39°.

Le 17 mars. Douleur assez vive, continuelle, dans la fosse iliaque droite. État fébrile plus marqué; le soir, le thermomètre marque 40,2, ce qui fait craindre une résorption putride. Le lendemain, les phénomènes abdominaux sont plus marqués, la douleur au palper assez vive, le ballonnement plus étendu; la malade a de nouveaux plusieurs vomissements.

Tous ces phénomènes durent peu, puisqu'ils ont disparu le 20. La température qui s'était élevée à 39,5 le matin, 40 le soir, et même le 19 à 40 le matin et 41,2 le soir, tombe à 38 le matin et 39 le soir. Ce même jour, à l'abaissement de température coïncident deux nouveaux phénomènes : l'apparition de quelques gouttes de sang par le vagin, correspondant à l'époque menstruelle, puis une attaque convulsive de nature singulière. Le pouls petit, précipité, les battements cardiaques sourds et rapides, des faux pas au cœur.

Le 21 mars, pas de crise analogue à celle d'hier. Même température.

Le 22 mars, à sept heures et demie du matin, la malade est prise d'attaques épileptiformes à accès multiples, séparés par une détente d'une durée variable. A neuf heures, au moment de la visite, accès de convulsions cloniques, précédant des convulsions toniques, mais peu accentuées. Ces attaques continuent jusqu'au lendemain matin, séparées les unes des autres par des périodes de calme plus ou moins longues, pendant lesquelles elle ne recouvre pas connaissance et est insensible. Elle reste ainsi jusqu'au 23. A sept heures du matin, elle tombe dans un état de résolution, et meurt à neuf heures du soir.

Autopsie. A l'ouverture de l'abdomen, on voit que le grand épiploon descend jusque vers le pubis et adhère aux parties sous-jacentes. Au-dessous, on trouve une suffusion pigmentaire noirâtre, qui occupe tout l'abdomen. Les anses intestinales, agglutinées par des adhérences fibrineuses, sont refoulées dans la partie sus-ombilicale, tandis que la partie sous-ombilicale est remplie par le caillot, l'utérus et ses annexes. L'utérus, dont le fond très visible est singulièrement élevé et porté en avant, dépasse de trois travers de doigt le niveau du pubis. Il est accolé à la symphyse pubienne, contre laquelle il comprime la vessie. Le bas-fond de l'utérus est recouvert par une partie du caillot fibrineux. De ses côtés partent les ligaments larges, qui, par leur face antérieure, sont portés vers les parois antérieures et latérales du petit bassin; la face antérieure des ligaments larges paraît normale. La tumeur sanguine offre un volume considérable; en haut, elle s'étend jusqu'à deux ou trois travers de doigt de l'ombilic, plonge en bas dans le bassin entre le rectum et l'utérus et latéralement se prolonge jusque dans les fosses iliaques, peu du côté gauche, mais du côté droit elle occupe en grande partie la région iliaque.

La tumeur se compose : 1° de la poche; 2° du caillot. La poche est formée par les organes pelviens réunis entre eux par des dépôts fibrineux et des adhérences molles; à droite par le cæcum, le côlon ascendant et la fosse iliaque, en haut les anses intestinales sont refoulées ; à gauche, le côlon descendant et la fosse iliaque, l'utérus et le grand épiploon; dans le petit bassin, les parois sont formées par le rectum en arrière et l'utérus et les ligaments larges en avant. Les parois de cette cavité sont lisses dans toute leur étendue, aussi on peut isoler le caillot de tous les côtés, sauf au niveau du ligament large droit, auquel il semble adhérer plus intimement.

Le caillot, dont on peut évaluer le poids total à un kilogramme, se prolonge d'un centimètre à peine sur la face antérieure de l'utérus ; sur les côtés et en avant, il ne passe pas sur la face antérieure des ligaments larges, qui est d'apparence normale. En arrière, il refoule le rectum ; sur les côtés, il s'appuie sur les fosses iliaques, mais surtout sur la droite, et monte en haut vers l'ombilic, dont il reste éloigné de trois travers de doigt.

La couleur et la constitution du caillot varient suivant les points où on le considère. Cette masse semble le résultat de poussées sanguines successives, dont les plus récentes sont les plus rapprochées du ligament large droit. En continuant la dilacération du caillot, on arrive sur une tumeur molle, élastique, que l'on reconnaît être une poche amniotique, et on trouve un fœtus de 5 centimètres 1/2 de longueur, attaché par un cordon grêle, mais encore assez résistant, de 9 centimètres de long, à un corps rouge foncé élastique, qui n'est autre que le placenta, ayant 2 centimètres d'épaisseur. La grossesse doit ainsi remonter à deux mois et demi ou trois mois.

Le pavillon de la trompe droite, qui offre une très légère dilatation, se confond avec la masse du placenta. Cette trompe n'est pas oblitérée. L'ovaire, du volume d'un petit œuf, présente le corps jaune de la grossesse. L'ovaire et la trompe du côté gauche ne présentent rien à noter. L'utérus, dont les parois ont 2 centimètres d'épaisseur, offre une longueur totale de 9 centimètres ; la muqueuse est rosée, légèrement injectée dans le corps ; il n'y a pas de caduque visible à l'œil nu.

La vessie, renversée sur elle-même, comprimée contre le pubis, contient 150 grammes environ d'urine. En détachant à droite et à gauche le caillot, on est frappé de rencontrer deux masses assez molles et fluctuantes, du volume d'un œuf, que l'on reconnaît être les uretères. Du côté droit, le bassinet offre un développement considérable, il a triplé de volume ; l'uretère du même côté est environ quatre fois plus volumineux qu'à l'état normal dans sa partie supérieure, c'est-à-dire depuis son origine jusqu'au niveau du détroit supérieur, point sur lequel il se trouve comprimé par le caillot ; au-dessous, il reprend son volume normal. Du côté gauche, disposition analogue, mais à un moindre degré. Il y a donc eu là, sans aucun doute, obstacle assez marqué, mais non total, à l'excrétion de l'urine. Elle contenait dans la vessie 6 grammes 1/2 d'urée pour 1,000, 3 grammes 1/2 pour 1,000 dans l'uretère droit.

La dénégation de la part de cette malade de toute possibilité d'une grossesse, dont l'autopsie est venue, contradictoirement à ses affirmations mensongères, démontrer l'existence, enlève, on peut dire, toute créance aux renseignements que cette femme a fournis sur l'état de sa santé, antérieur à l'entrée à l'hôpital. Elle autorise à douter : 1° que chez cette femme l'écoulement menstruel ait eu normalement, depuis l'établissement de cette fonction, une durée de douze à quinze jours, et que cette prolongation anormale du flux cataménial fût compatible avec la bonne santé dont la malade a, dit-elle, toujours joui jusque dans ces derniers temps ; 2e à douter que le début des douleurs abdominales mal définies, auxquelles cette malade a été en proie et qui lui faisaient perdre ses forces, ait eu lieu en novembre, c'est-à-dire un mois avant son imprégnation, et n'ait pas, ce qui est bien plus probable, coïncidé avec le commencement de sa grossesse anormale (2 mois 1/2 à 3 mois d'après le développement du fœtus). Je vous soumets cette interprétation, qui permet d'attribuer à la grossesse tubo-abdominale l'état pathologique du péritoine, caractérisé par la coloration noirâtre presque générale de la séreuse, indiquant un travail inflammatoire chronique, qu'on a constaté à l'autopsie. Elle a été, dans ce fait, la condition morbide du péritoine, que les expérimentations de M. Poncet tendent à faire considérer comme indispensable pour qu'un épanchement sanguin intra-péritonéal arrive à constituer un hématome. Je n'ai pas à insister sur ce point, qui n'a, dans cette observation, qu'un intérêt secondaire auprès de celui que lui donne l'excessive gravité des accidents cataclysmiques, auxquels cette malade a été en proie, et qui la distingue des observations d'hématocèle vulgaire.

Dans cette observation et dans une observation de même nature, mais qui laisse à désirer, publiée par Barnes (1), l'existence d'un ensemble symptomatique, on peut dire, terrifiant, dans lequel prédominaient les troubles fonctionnels graves, auxquels donne lieu la soustraction de l'économie d'une quantité considérable de sang dans un très court espace de temps, imprime aux hématocèles de cette espèce une physionomie spéciale, qui lui a fait donner par le chirurgien anglais le nom d'hématocèle cataclysmique. Comme l'indique cette dénomination pittoresque créée par Barnes, les accidents produits dans cette espèce d'hématocèles par l'exsanguinification des malades, dominent la scène morbide, et rendent sa symptomatologie semblable, à quelques nuances près dans la gravité, à celle qu'on observe dans les hémorrhagies internes foudroyantes. Dans les trois observations de Fleuriot, de Barnes et de Dumontpallier, qui sont, à ma connaissance du moins, les seuls exemples à peu près certains d'hématocèles symptomatiques d'hémorrhagies par rupture (c'est-à-dire dans lesquels l'hématome était enkysté), la mort a été, dans tous trois, le fait de l'abondance de l'extravasation sanguine. Dans les deux premiers, la mort en a été la conséquence directe; les malades ont succombé en très peu de jours à la soustraction abondante de sang qu'elles avaient perdu en quelques minutes, comme chez les femmes qui sont prises d'hémorrhagies foudroyantes. Chez la malade de Dumontpallier, chez laquelle il semble y avoir eu plusieurs hémorrhagies successives, la mort a été la conséquence indirecte de l'abondance de l'hémorrhagie et a eu une cause prochaine toute particulière. La vie, qui semblait au début compromise par les accidents anémiques graves auxquels elle était en proie et qui avaient fait tout préparer pour la transfusion, s'est prolongée pendant dix-neuf jours et paraissait être assurée, lorsque

(1) Barnes, p. 503.

sous l'influence du retour de la menstruation, sont survenus des accidents urémiques résultant de la compression des uretères par l'hématome considérable, auquel avait donné lieu la rupture de la grossesse extra-utérine, et qui ont entraîné très rapidement la mort (vingt-deux jours après le début de l'hémorrhagie).

La tumeur hématique, qu'on voit, dans les hématocèles cataclysmiques, se traduire quelques jours après le début par un ensemble de signes physiques, qui se surajoutent aux troubles fonctionnels anémiques graves qu'a fait naître la soustraction considérable de sang résultant de l'hémorrhagie par rupture, constitue, pour ainsi dire, la seule différence qui existe entre ces faits et les hémorrhagies internes foudroyantes. Mais on doit reconnaître que l'existence de cette tumeur et des troubles fonctionnels de voisinage qu'elle entraîne, qui a une importance primordiale dans les hématocèles vulgaires, dont la symptomatologie est comparativement bénigne, n'en a qu'une assez minime en général dans les hématocèles cataclysmiques, qui emportent un pronostic presque fatalement mortel et, le plus souvent, mortel à très courte échéance. Aussi, s'il est opportun de donner aux hématocèles de cette espèce une place dans l'histoire générale de l'hématocèle, qui doit surtout viser le diagnostic différentiel des tumeurs du bassin, ce doit être une place restreinte, en dehors de la description consacrée aux hématocèles vulgaires, comme l'a signalé Trousseau (1). Les hématocèles cataclysmiques sont des faits anormaux, exceptionnels, dont le principal intérêt consiste en ce qu'ils établissent que des hémorrhagies internes par rupture peuvent, dans des circonstances jusqu'ici indéterminées, mais qui sembleraient résulter d'un cloisonnement incomplet de la cavité pelvienne qui les empêche d'être foudroyantes, offrir une chance bien incertaine sans doute de guérison, mais qui doit faire mettre tout en œuvre pour conjurer la mort dans ces cas en apparence désespérés. Elles donnent, j'ai à peine besoin de le dire, des indications thérapeutiques à remplir, tout autres que celles qui se présentent dans les différentes espèces d'hématocèles vulgaires que j'ai surtout à étudier.

(1) Trousseau. *Gazette des hôpitaux*, 22 et 29 juin 1858, p. 255 et 298.

§ III. Les hématocèles que MM. Puech (1) et Trousseau (2) ont appelées tubaires, à cause du point de départ qu'ils ont attribué à l'hémorrhagie, dont le produit vient se déverser dans la cavité de la séreuse pelvienne, reconnaîtraient, du moins on l'a cru jusqu'à présent, le premier mode de formation, c'est-à-dire auraient, comme les hématocèles cataclysmiques, dont je viens de vous entretenir, pour premier facteur un épanchement sanguin intra-péritonéal, auquel succéderait comme second facteur le développement d'une péritonite enkystante. La forme dubitative, que je viens de donner à l'indication du mode de formation qu'on doit attribuer aux hématocèles tubaires, est le fait des réflexions que m'a suggérées la mise en lumière, par l'observation clinique, de l'existence des hématocèles symptomatiques de pachy-pelvi-péritonites.

La symptomatologie des hématocèles de cette dernière espèce (hématocèles néo-membraneuses), en effet, est tellement analogue à celle des hématocèles tubaires, malgré la différence de l'hémorrhagie, qui donne naissance, dans les deux espèces, à l'hématome, qu'on est conduit à admettre qu'il existe dans l'une et dans l'autre une condition commune. On arrive, en opposant les analogies, qui existent d'une part entre toutes les hématocèles vulgaires (hématocèles tubaires et hématocèles symptomatiques de pachy-péritonites) aux caractères différents, qui sont communs d'autre part aux hémorrhagies internes et aux hématocèles cataclysmiques, à croire que la condition univoque aux hématocètes vulgaires consiste en ce que, dans les hématocèles tubaires, comme dans les hématocèles symptomatiques de pachy-pelvi-péritonites hémorrhagiques, le cloisonnement de l'excavasation pelvienne préexiste au raptus sanguin. Il n'y a de là qu'un pas à admettre que c'est cette condition (que Schrœder (3) a considérée, mais sans preuve certaine malheureusement, comme indispensable à la formation de toute hématocèle intra-péritonéale), qui imprime à tous les faits, dans lesquels elle se rencontre, une physionomie

(1) Puech. P. 38, *loc. cit.*

(2) Trousseau. *Clinique, loc. cit.*, p. 647.

(3) Shrœder. Pathogénie des hématocèles rétro-utérines et anté-utérines. *Arch. f. Gynécologie*, t. V. Berlin, 1873.

spéciale, et les rend analogues, malgré la différence du point de départ de l'hémorrhagie.

On peut faire valoir en faveur du bien fondé de cette interprétation : 1° la notion de la nécessité d'un état anormal du péritoine pour qu'une hématocèle se produise, qu'ont fournie les expérimentations sur les animaux; 2° l'existence, chez le plus grand nombre des femmes affectées d'hématocèle, d'antécédents qui indiquent qu'elles ont présenté des troubles des fonctions génitales. Malheureusement, cette notion si importante ne peut que bien difficilement être démontrée directement, *de visu*, anatomiquement, par l'observation, à cause du concours de circonstances exceptionnelles, qui serait nécessaire. Mais il faut reconnaître que si on ne peut l'établir directement, ce qui a été également impossible pour l'existence des hématocèles symptomatiques de pachypelvi-péritonites, on peut, comme pour celles-ci, y arriver directement en commentant des observations comme celle que je vais rapporter, et dans lesquelles le point de départ de l'hémorrhagie génératrice de l'hématome est incontestable et ne peut, comme l'aurait voulu la théorie exclusive de Ferber (1), être attribuée à une extravasation sanguine des fausses membranes, qui constituent le kyste hématique.

OBSERVATION IV

Absence de vagin. Vers l'âge de dix-sept ans, signes rationnels de l'établissement de la puberté. Retour mensuellement périodique de douleurs hypogastriques, à la suite desquelles le ventre reste augmenté de volume. Persistance et aggravation graduelle des douleurs pendant cinq ans. A cette époque, défécation et miction spontanées impossibles. Fièvre revenant chaque soir. A la suite d'un effort, évacuation purulente, puis sanguino-purulente par le rectum pendant quinze jours, à laquelle succède pendant un mois un écoulement de sang. Retour à la santé, mais persistance de douleurs mensuellement périodiques, suivies chaque fois de l'écoulement des règles par le rectum (2).

Le 2 juin 1856, entre à la Pitié, dans mon service, salle Sainte-Marthe, n° 1, X.., âgée de vingt-huit ans, domestique; née dans un village de la Haute-Saône, qui est venue à Paris pour se faire opérer d'une imperforation du vagin, dont elle n'a con-

(1) Ferber. *Arch. der Heilkunde*, 1882, 8e ann., 5e livr.

(2) Cette observation se trouve rapportée avec plus de détails. G. Bernutz et Goupil, *Clinique médicale des maladies des femmes*, t. I, p. 307 et suiv.

naissance que depuis peu de temps, bien que depuis dix à onze ans elle ait été en proie à une série d'accidents, qui en dépendaient. La malade n'a pas connaissance qu'aucun membre de la famille de son père ou de sa mère ait présenté un vice de conformation. Elle a trois sœurs mariées, dont deux ont des enfants; toutes trois sont normalement réglées.

Son enfance a été bonne. De quinze ans et demi à dix-sept ans, elle a grandi d'une manière marquée, elle s'est régulièrement développée et les seins ont commencé à se former. Jusqu'à seize ans ou seize ans et demi, il n'y a eu aucun travail pathologique intra-pelvien. Vers cette époque, mais sans qu'il soit possible de faire préciser aucune date, cette jeune fille commença à éprouver des douleurs dans le bas-ventre, qui revenaient, dit-elle, au déclin de chaque lune, et à la suite desquelles son ventre a continuellement grossi ; elle a eu des envies de vomir, qui ont persisté pendant très longtemps. Elles duraient encore lorsque la prolongation des souffrances a forcé cette jeune fille, alors âgée de dix-huit ans, à quitter la maison où elle était domestique, pour revenir, en 1846, chez ses parents, et à voir différents médecins, dont les uns, malgré ses dénégations formelles, l'ont crue enceinte, les autres hydropique, mais sans que ni les uns ni les autres se soient enquis de rechercher quel était l'état des organes génitaux.

Cependant 1846 s'écoule, les mêmes accidents persistent, l'abdomen se développe un peu plus à chaque mois. En 1847, aux précédents accidents s'adjoignent des crises nerveuses et une fièvre erratique, pour lesquels on envoie la malade prendre les eaux à Bains, qui améliorent la santé générale, diminuent l'intensité et la fréquence des crises nerveuses, mais ne modifient en rien la prétendue hydropisie, qui n'en continue pas moins à croître chaque mois, avec le déclin de la méchante lune. En 1848 et 1849, l'état, au lieu de s'améliorer, va chaque mois empirant. Au commencement de 1850, non seulement les garde-robes sont depuis longtemps impossibles sans lavement, mais une sœur de charité est obligée de sonder la malade matin et soir. A partir du printemps de cette année 1850, la malade garde presque continuellement le lit, sans le quitter pendant la moitié du mois, à cause de l'intensité des douleurs, et elle ne peut pendant l'autre moitié du mois rester levée qu'une partie de la journée, parce qu'elle est en proie chaque soir à un mouvement fébrile, qui continue toute la nuit.

Malgré tous ces accidents la malade conservait encore assez de forces pour pouvoir, en dehors des époques de recrudescences périodiques des douleurs, se promener l'après-midi. Dans une de ces promenades, poussée par un de ces caprices d'appétit appelés envies, dont elle est obsédée, elle saute du mieux qu'elle peut pour atteindre des cerises ; en retombant sur les pieds, elle éprouve une douleur vive, une sorte de craquement, qui se produit avec un bruit très fort, assure-t-elle. Très souffrante après ce craquement, elle rentre et, en se mettant au lit, s'aperçoit d'un abondant écoulement de pus par l'anus. Le lendemain, l'écoulement a changé de caractère et il dure semblable pendant quinze jours. Au bout de ce temps, au lieu de ces saletés (seule description qu'on puisse obtenir de cette femme), elle rend en assez grande quantité, pendant quatre semaines, du sang noir bien caractérisé.

Pendant ce temps, le ventre diminue de volume et chaque jour une amélioration nouvelle se produit, de sorte qu'à la fin de l'écoulement sanguin les garde-robes étaient possibles sans lavement et qu'elle urinait spontanément. Un mois environ se passe sans qu'il y ait de douleurs, alors elles se reproduisent à peu près semblables, mais beaucoup moins violentes que celles que la malade éprouvait antérieurement à chaque recrudescence mensuelle. Après quelques jours de durée de ces douleurs, la malade rend de nouveau du sang, mais pendant quelques jours seulement. Depuis lors, des accès semblables de douleurs sont revenus chaque mois et se sont terminés chaque fois par un écoulement sanguin par l'anus ; mais les douleurs sont plus ou moins violentes et prolongées, suivant que les règles rectales sont venues à leur époque ou ont été en retard de quelques jours, et alors l'écoulement sanguin est souvent précédé d'une évacuation peu abondante de pus. Ces douleurs présentent une particularité assez notable ; c'est de se faire sentir d'abord pendant vingt-quatre heures ou trente-six heures à la région médiane et latérale gauche de l'hypogastre et d'avoir à ce moment le caractère de douleurs dysménorrhéiques ; puis d'être plus vives dans la fosse iliaque droite, qui paraît à la malade se tuméfier ; alors les douleurs prennent le caractère d'élancement et durent avec ce caractère jusqu'à l'expulsion du sang par l'anus, qui est toujours peu abondante, le plus souvent en caillots, rendus pendant deux jours seulement après des efforts de défécation. Depuis l'établissement de la fistule génito-rectale, la santé générale est devenue graduellement bonne ; elle n'éprouve plus que quelques accidents nerveux passagers, mais son caractère est resté excessivement difficile. Je dois indiquer de plus qu'à partir de cette époque, elle a été sujette à des vomissements de sang, quand les règles sont peu abondantes, et à des érysipèles irrégulièrement périodiques, tous les deux ou trois mois à l'époque des règles. Les règles viennent d'avoir lieu par le rectum comme d'ordinaire, elles ont cessé depuis quelques jours, quand la malade entre à l'hôpital.

Elle présente l'état suivant : cette fille, grande, en apparence d'une bonne constitution, d'un tempérament sanguin, a l'aspect d'une femme de la campagne assez grossièrement taillée, dont la conformation se rapproche de celle du sexe masculin. Les seins, volumineux, sont normaux ; la glande bien développée.

Le bassin est large et bien conformé, ainsi que le clitoris, les grandes et petites lèvres. L'ouverture de la vulve est petite, rétrécie par la fourchette, qui forme une large bride. Le méat urinaire occupe sa position normale, mais il offre une dimension exagérée, telle qu'il permet d'introduire avec la plus grande facilité le petit doigt jusque dans la vessie. Au-dessous du méat, à une distance à peu près égale à celle qui sépare le méat du clitoris, on trouve un petit cul-de-sal ovalaire, dont le plus grand diamètre antéro-postérieur équivaut à une pièce de 50 centimes; cet infundibulum, d'un 1/2 centimètre de profondeur, est tapissé par la muqueuse, qui ne présente pas le plus petit stigmate d'une cicatrice; en déprimant ce cul-de-sac, on constate qu'il n'existe derrière lui aucune cavité. Immédiatement au-dessous de la demi-circonférence de cet infundibulum et sur un plan un peu antérieur, se trouve le bord fusiforme de la bride qui rétrécit l'ouverture vulvaire et qui paraît être la membrane hymen étalée à plat. L'ouverture anale, portée un peu plus en avant qu'à l'état normal, est saine; par le toucher rectal combiné à l'introduction de l'index dans l'urèthre, on sent que les deux doigts ne sont séparés l'un de l'autre que par une lame de tissu assez mince, souple, formée par l'urèthre d'une part, et par les parois du rectum de l'autre, et qu'on peut faire glisser ces deux organes l'un sur l'autre, par suite de la laxité du tissu cellulaire, qui leur est interposé. En introduisant plus profondément l'index dans le rectum, on trouve que que la face antérieure de cet organe est en rapport avec l'urèthre d'abord et avec le bas-fonds de la vessie ensuite, et que dans toute cette étendue, que devrait occuper le vagin, il n'y a d'interposée au rectum et aux organes urinaires aucune induration qui fasse croire à une coarctation fibreuse du vagin.

Si l'on porte encore un peu plus profondément l'index dans le rectum, on constate, arrivé à la hauteur où normalement on sent l'utérus, l'existence d'une tumeur assez volumineuse, assez irrégulière, qui dépasse le pubis d'un travers de doigt, plus large dans sa partie supérieure que dans sa partie inférieure, qui se termine par un appendice conoïde. On reconnaît facilement que la partie conoïde est le col utérin incliné un peu à gauche, mais surtout très fortement porté en arrière. En combinant la palpation abdominale au toucher rectal, on arrive à déterminer que la tumeur, placée sur la face antérieure du rectum, est formée de deux parties distinctes. L'une de ces parties, antérieure et gauche, est constituée par l'utérus, qui est dévié de sa direction normale, de telle sorte que son fond est appliqué contre le pubis, son bord gauche sur un plan postérieur au bord droit. L'autre partie moins résistante que la première, d'une consistance comme pâteuse, irrégulièrement arrondie, qui forme comme une sorte d'évasement à droite en arrière du col, et dont le sommet largement convexe peut être senti dans la partie externe de la fosse iliaque droite, paraît être une lésion pathologique surajoutée à l'utérus. Cette partie accolée au bord droit de l'utérus et à la face postérieure de cet organe, qu'elle a dévié par la pression qu'elle exerce sur lui d'arrière en avant, de droite à gauche et de bas en haut, semble être un diverticulum, dans lequel le sang menstruel vient se rendre des organes génitaux, avant d'être expulsé par la fistule rectale, dont il est impossible de trouver l'orifice au toucher.

Dans des examens ultérieurs j'ai trouvé la partie droite et postérieure de la tumeur, qui paraît surajoutée à l'utérus, plus volumineuse, plus molle ; ces changements se produisaient, lorsque la malade, après des douleurs dysménorrhéiques, ressenties dans la partie moyenne et gauche du bassin, éprouvait des élancements précurseurs de la venue des règles par le rectum ; lorsque celles-ci tardent à se produire, elles sont précédées alors d'un peu de pus ; phénomènes qui confirment l'opinion que cette partie de la tumeur est constituée par un diverticulum péritonéal.

Les accidents graves de rétention menstruelle, auxquels a donné lieu chez cette femme l'absence complète de vagin, ont été conjurés par l'intervention d'un travail pathologique spontané, dont il importe, au point de vue de la question qui nous occupe, de déterminer, par l'analyse de l'observation, les principales particularités, parce qu'elles permettent d'élucider le mode de formation des hématocèles tubaires. Ce travail pathologique a laissé, comme vestige heureusement indélébile de son existence, une tumeur interposée, d'une part, à la face antérieure du rectum, de l'autre, à la face postérieure et au bord droit de la matrice, qu'elle a refoulée dans la fosse iliaque gauche, en même temps qu'elle lui a imprimé un mouvement de rotation sur son axe ; elle descend jusqu'à une faible distance de la saillie que forme médiatement dans le rectum le museau de tanche; enfin, elle proémine d'un travers de doigt, par son sommet convexe, dans la partie externe de la fosse iliaque droite. Elle présente ainsi le siège, la configuration, et donne lieu aux déplacements des organes circonvoisins, qu'on observe dans les hématocèles rétro-latérales droites peu volumineuses.

Cette tumeur molle, pâteuse pendant l'intermenstruation, devient mensuellement plus élastique et plus volumineuse, au moment où, consécutivement à des douleurs dysménorrhéïques de vingt-quatre à trente-six heures de durée, perçues par la malade dans la partie médiane de l'excavation et la fosse iliaque gauche dans laquelle est refoulé l'utérus, se font sentir des élancements dans la fosse iliaque droite, qui précèdent, pendant un nombre plus ou moins considérable d'heures, la production du flux menstruel par l'anus. Aussi, le rapprochement de toutes ces particularités du résultat des nombreuses autopsies de femmes affectées d'atrésie, qui ont été foudroyées par la migration dans le péritoine du sang menstruel par le pavillon de la trompe (1), permet-il de considérer la tumeur rétro-latérale à l'utérus, dans laquelle à chaque mois se déverse et s'accumule pendant un certain temps la sécrétion cataméniale, comme une sorte d'hématocèle à répétitions. Chacune des récidives éphémères a, comme dans le premier mode de formation de l'hématocèle, pour premier facteur une hémorrhagie intra-péritonéale, et se termine, comme l'hématocèle initiale, par évacuation, grâce à la persistance de la fistule rectale. Mais, ce qui est très important à signaler, le produit de chacune de ces hémorrhagies, au lieu de pouvoir se diffuser dans toute la cavité abdominale, s'épanche dans une partie de la séreuse, devenue, depuis six ans au moins, cavité close par le fait d'une pelvi-péritonite, qui bien loin de succéder, comme dans le premier mode de formation des hématocèles, est au contraire de date bien antérieure, comme dans le second mode de formation.

(1) Voyez les nombreuses observations d'atrésie rapportées dans ma Clinique, t. I, p. 34 et suiv.

On peut de même, en se basant sur un assez grand nombre d'anomalies qu'a présentées l'hématocèle initiale, dont la tumeur rétro-latérale à l'utérus est le vestige, croire que le cloisonnement de l'excavation pelvienne a, chez cette malade, préexisté à la migration dans la séreuse de la sécrétion cataméniale accumulée dans les organes génitaux depuis cinq ans, et qui a donné naissance à l'hématocèle, dont l'ouverture dans le rectum est restée fistuleuse. Il suffit pour cela d'invoquer : 1° le siège, la configuration de la tumeur rétro-latérale à l'utérus, qui est le vestige de l'hématocèle initiale ; enfin, les déplacements que cette tumeur a imprimés à la matrice, qui permettent de croire qne l'hématocèle initiale, au lieu d'occuper toute l'excavation, comme c'est la règle, et de mériter la dénomination de rétro-utérine créée par Nélaton, était exclusivement limitée à la partie médiane et droite du bassin, ce qui force presque nécessairement à admettre l'existence d'adhérences, qui avaient rendu cavité close, la partie de l'excavation qui est devenue le siège du premier hématome ; 2° l'absence, au moment où s'est produite la migration de la sécrétion cataméniale accumulée depuis cinq ans, non seulement d'accidents cataclysmiques, auxquels succombent en général les femmes affectées d'atrésie, mais même l'absence de l'ensemble symptomatique habituel du début des hématocèles vulgaires, si bien qu'il a été impossible à la malade de donner aucun renseignement, qui permît de déterminer à laquelle des recrudescences de douleurs mensuellement périodiques, auxquelles elle était en proie, a pu avoir lieu l'épanchement sanguin intra-péritonéal ; 3° enfin, le caractère fruste de la symptomatologie de l'hématocèle initiale, dont l'existence rendue incontestable par l'évacuation hématique par l'anus de plus de six semaines de durée, ne s'était traduite que par des signes peu ou pas caractéristiques : obstacle à la défécation, mais surtout à la miction, fièvre vespérienne excessivement prolongée. Ce dernier symptôme indique bien sans doute que l'excavation pelvienne a été à cette époque le siège d'un travail inflammatoire chronique, mais n'indique point qu'une péritonite aiguë, enkystante, ait existé à une quelconque des recrudescences périodiques antécédentes de quelques mois à l'évacuation anale.

J'ai insisté peut-être un peu longuement sur les particularités qu'a présentées cette observation, parce que non seulement elles démontrent d'une manière indubitable la préexistence du kyste péritonéal à chacune des récidives de l'hématocèle à répétitions mensuelles, mais établissent aussi d'une manière, sinon certaine, du moins infiniment probable, que sous l'influence du long travail morbide, dont les organes génitaux ont été le siège, l'excavation pelvienne était cloisonnée antérieurement à la première migration du sang menstruel par les trompes. Cette observation, dans laquelle l'hémorrhagie intra-péritonéale ne peut, en aucune façon, être attribuée à une extravasation sanguine fournie par les fausses membranes enkystantes, met, ce me semble, hors de contestation, qu'il existe, comme je vous l'ai indiqué plus haut, un troisième mode de formation de l'hématocèle, qui se rapproche beaucoup du second. Dans ce troisième mode de formation, en effet, dont on aurait pu admettre *a priori*, pour ainsi dire, l'existence, l'hémorrhagie intra-péritonéale résultant, soit d'un fluxus pathologique comme dans les hématocèles métrorrhagiques, soit symptomatique d'une rétention menstruelle comme dans l'observation précédente, soit symptomatique de la rupture d'un des organes pelviens, de l'ovaire par exemple, se trouve enserrée, aussitôt que produite, dans une cavité close, résultant d'adhérences plus ou moins anciennes.

Ces deux conditions : enkystement immédiat de l'épanchement sanguin et constitution du kyste à l'aide de néo-membranes interposées depuis longtemps aux organes pelviens, diminuent la gravité de l'hémorrhagie, non seulement parce qu'elle est limitée par la résistance qu'offrent les parois du kyste à se laisser distendre, d'où le danger auquel peut exposer une ponction de l'hématocèle dans de certaines circonstances, comme je vous en rapporterai ultérieurement un exemple, mais, parce que la cavité close accidentellement répond à l'hémorrhagie, d'une manière différente à celle que présenterait la réaction du péritoine normal. On peut, ce me semble, attribuer à ces deux conditions (délimitation plus ou moins restreinte de la cavité close et revêtissement de celle-ci par des néo-membranes), qui peuvent être toutes deux presque semblables dans des hématocèles, qui reconnaissent comme facteur des hémorrhagies très différentes, la similitude du tableau symptomatique et des terminaisons, que présentent les diverses espèces d'hématocèles vulgaires. C'est incontestablement cette similitude, qui a inspiré à Nélaton l'opinion incontestablement très pratique, mais peu médicale, qui a été acceptée par l'immense majorité des chirurgiens, de faire de l'hématocèle une maladie spéciale.

L'intérêt qui s'attache à la solution de la question, doit faire rechercher les observations qui peuvent, comme celle que je viens d'analyser, servir à établir d'une manière absolument certaine, quelle est la genèse des hématocèles vulgaires, et en particulier la genèse des hématocèles tubaires, qui constituent, au point de vue anatomique, une variété absolument distincte des autres. Dans les faits de cette catégorie, on voit coïncider à l'hématome intra-péritonéal la dilatation sanguine d'une et le plus souvent des deux trompes, et parfois, à cette coïncidence, coexister la présence d'une certaine quantité de sang dans la cavité utérine ; ce qui établit d'une manière péremptoire, que l'épanchement sanguin intra-péritonéal est le fait de la migration dans la séreuse du sang qui distendait les organes génitaux et en particulier les trompes. Il ne peut y avoir, on peut dire, de discussion sur ce point, parce qu'il est impossible d'admettre que, dans ces cas, le sang a été exhalé par le péritoine, et qu'une partie de ce sang a été, comme l'a supposé Cruveilhier, aspirée par le ou les deux pavillons, et cela en quantité telle, qu'il en est résulté la dilatation d'un, voire même des deux oviductes.

Cette migration du sang des trompes dans le péritoine pelvien peut, comme l'a établi l'observation, être le fait de deux troubles fonctionnels différents de la menstruation : 1° d'une exagération pathologique de la sécrétion sanguine dévolue aux organes génitaux internes féminins (hématocèles hémorrhagiques) ; 2° d'une rétention menstruelle.

§ IV. — L'existence des hématocèles métrorrhagiques (1) est mise hors de contestation par le rapprochement de trois séries d'ob-

(1) G. Bernutz et Goupil. *Clinique médic.*, t. I, p. 441.

servations, qui font assister, chacune, à un des trois actes successifs, qui sont nécessaires pour qu'un hématome de cette espèce soit constitué. La première série, composée de trois observations recueillies, l'une, par Hélie (1), la seconde, par Laboulbène (2), la troisième par Proust (3), établit que sous l'influence d'un fluxus métrorrhagique symptomatique de la scarlatine dans la première, de la variole dans la seconde, d'un ictère grave dans la troisième, les trompes peuvent devenir le siège d'une réplétion sanguine incomplète, qui offre la particularité remarquable que la réplétion, bornée à la partie interne des oviductes dans les cas les plus simples, dans les cas de plus en plus graves s'étend de plus en plus dans la partie externe des trompes, jusqu'à atteindre le pavillon. La seconde série constituée par les trois observations de Scanzoni (4), de Barlow (5) et de Spiess (6), fait assister, ainsi qu'en témoigne la planche annexée à l'observation de Barlow (7) à la migration, dans la séreuse pelvienne, du sang qui était venu distendre les trompes, sous l'influence d'un fluxus métrorrhagique symptomatique de la rougeole dans la première, d'un purpura dans la seconde, et de la variole dans la troisième.

Les trois dernières observations, dans lesquelles l'épanchement sanguin intra-péritonéal n'était pas enkysté, ne méritent pas sans doute le nom d'hématocèle qu'on leur a donné par extension, et par suite n'établissent pas directement l'existence des hématocèles métrorrhagiques. Mais il faut reconnaître qu'elles l'établissent indirectement, d'une manière certaine, parce qu'elles permettent de rattacher sans conteste à cette espèce particulière d'hématocèle les observations de la troisième catégorie, qui se compose de faits terminés par la mort à une période tardive, dans lesquels on a trouvé à l'autopsie, d'une part, une dilatation san-

(1) Hélie. Recherches sur la structure des trompes. *Journal de la section de médecine de la Société académique de la Loire-Inférieure*, 179e livraison, p. 280, 1858.

(2) Laboulbène. Observ. communiquée à la Société de Biologie, 1852.

(3) Proust. Observ. publiée en note. — G. Bernutz. *Cliniques*, t. I, p. 435.

(4) Scanzoni. Trad. franç., p. 322.

(5) W.-Fr. Barlow. *The London and Edimb. Monthly Journal*, p. 877, 1841.

(6) Spiess. Obs. *Bull. Soc. anat.*, p. 143, 1865.

(7) J'ai reproduit cette planche, article Hématocèle du *Dictionn.*, t. XVII, p. 310.

guine des trompes et, d'autre part, un hématome pelvien, qu'on avait vu comme dans l'observation si souvent citée d'Heurtaux (1) se produire dans le cours d'une métrorrhagie.

OBSERVATION V

La nommée C., couturière, trente-huit ans, entre le 17 août 1857, service de M. Oulmont. Elle habite Paris depuis deux ans, elle a été réglée sans accidents à quatorze ans, et a eu un enfant il y a treize ans; pas de maladies antérieures.

Elle est malade depuis deux mois et demi. Dix jours après une époque menstruelle, elle a été prise, sans cause appréciable, d'une perte, qui a persisté pendant une vingtaine de jours. Le sang expulsé était bien coloré, tantôt liquide, tantôt en caillots, et ces derniers étaient souvent expulsés après des coliques utérines bien caractérisées. Vers le vingtième jour, il est survenu des douleurs dans la région hypogastrique, elles étaient si vives que la malade se tordait sur son lit; elle n'a eu à ce moment ni frissons, ni vomissements, ni céphalalgie, ni fièvre. Deux jours après, la malade s'aperçut qu'elle avait une tumeur dans le bas-ventre. Cette tumeur était moins grosse qu'elle ne l'est actuellement. Pendant quelques jours, la malade a éprouvé des frissons irréguliers, suivis de chaleur et d'agitation. Le médecin appelé a conseillé des applications de sangsues à l'hypogastre et des cataplasmes. La perte s'est arrêtée, mais pour quelques jours seulement, et depuis un mois et demi elle est revenue, moins abondante, il est vrai, mais encore assez considérable. La malade a gardé le lit sans interruption depuis ce temps.

Affaiblissement, maigreur, pâleur très marquée, battements de cœur et oppression au moindre mouvement, pas de vertiges ni de sifflements d'oreille, pas d'œdème, peu d'appétit, constipation habituelle, miction fréquente et difficile. Depuis une dizaine de jours, le sang perdu par la malade est très pâle. Au début de cette deuxième perte, il était bien coloré. Pouls 68, assez faible.

État actuel. — Ventre arrondi, assez douloureux à la pression. Quand on palpe l'abdomen, on a tout à fait la sensation de deux tumeurs. L'une, située à gauche, s'étend jusqu'au niveau d'une ligne horizontale passant par l'ombilic, elle plonge par son extrémité inférieure dans le bassin, et se continue au niveau de l'utérus avec celle du côté opposé, son bord gauche repose sur la fosse iliaque, son bord droit interne est un peu concave, assez mince dans toute son étendue. Cette tumeur offre une dureté considérable, comparable à celle d'un cartilage. L'autre tumeur, située au côté droit, offre une forme analogue à la précédente, et affecte une disposition à peu près semblable; seulement elle est un peu moins volumineuse. Ces deux tumeurs de l'hypogastre donnent à la percussion une matité absolue. Au toucher vaginal, on trouve une tumeur ronde, médiocrement dure, faisant saillir la partie postérieure du vagin et oblitérant presque ce conduit; le col de l'utérus est très fortement rejeté en avant et en haut, immédiatement derrière la partie la plus élevée de la symphyse pubienne; le col est sain, entr'ouvert. P. S. Tisane de gomme, huile de ricin 30 grammes, frictions avec onguent belladoné, cataplasmes, 1 pilule d'opium.

(1) Observ. Heurtaux. *In Thèse Voisin*, observ. XII, p. 116.

Le 23. Fourmillements aux membres inférieurs. Douze sangsues à l'hypogastre.

Le 26. La malade a été soulagée par les sangsues appliquées le 23. Douleurs moins vives au niveau de la fosse iliaque. Dix sangsues à ce niveau, cataplasmes.

Epoque menstruelle. Le flux ne reparaît pas.

Le 28. Constipation depuis deux jours. Bain. Lavement huileux.

Le 29. La malade a éprouvé hier d'assez grandes douleurs abdominales, avec envie d'aller à la selle, mais sans résultat. Ce matin, ces douleurs sont moins fortes. Huile de ricin 30 grammes.

Le 30. Œdème prononcé du membre inférieur gauche, de la jambe surtout, la jambe droite est moins tuméfiée. La purgation a produit plusieurs garde-robes abondantes. Il semble que les deux lobes de la tumeur, sensibles à la pression abdominale, ont diminué de volume ; la malade urine bien.

2 septembre. La tumeur a diminué de volume d'une manière sensible, surtout à droite, où la pression de l'abdomen ne détermine aucune douleur ; la tumeur gauche est dans le même état ; elle est encore le siège de douleurs assez vives. Dix sangsues sur cette fosse iliaque.

Le 5. Pas de pertes sanguines depuis que la malade est dans le service ; la teinte anémique est prononcée ; le ventre n'est pas souple, mais la tumeur semble avoir diminué. Les sangsues ont peu saigné, le sang était pâle.

Le 6. La tumeur vaginale n'est pas aussi pâteuse que dans les premiers jours, sa consistance est à peu près uniforme partout.

Hier, quatre selles diarrhéiques.

Le 8. Engourdissement et fourmillements dans tout le membre inférieur gauche, avec sensation de froid. L'œdème y a diminué. Ventre douloureux au niveau de la fosse iliaque gauche, le membre droit n'a rien. Toujours onguent belladoné et cataplasmes. Fer réduit par l'hydrogène 0,30.

Le 11. Nausées hier. Diarrhée légère depuis la même époque, pas de fièvre, aspect de la langue normal. La douleur de la fosse iliaque gauche persiste toujours, mais la tumeur diminue sensiblement. Œdème persistant de la jambe gauche.

Le 13. La diarrhée persiste. Lavement laudanisé.

Le 14. Par le toucher vaginal, on trouve toujours la tumeur aussi volumineuse, mais elle est plus molle et presque fluctuante. L'utérus est toujours fortement appliqué contre le pubis.

Le 15. Toujours diarrhée, douleurs abdominales, pas de fièvre.

Le 18. La malade souffre moins, quand elle est couchée sur le côté gauche que sur le côté droit. La tumeur de la fosse iliaque a sensiblement diminué ; elle est maintenant plus arrondie, moins étendue en haut ; le ventre est assez flasque, pas de diarrhée depuis hier, pas de fièvre. On continue les frictions d'onguent mercuriel, un quart de lavement avec six gouttes de laudanum.

Le 21. Diarrhée très forte hier ; les matières rendues consistent en un mélange glaireux, ne contenant pas de sang, rendu avec ténesme très prononcé. Presc. Deux quarts de lavement avec huit gouttes de laudanum, julep avec 5 grammes de sous-nitrate de bismuth, frictions mercurielles, décoction blanche, potages.

Le 22. La malade est très faible. Hier deux selles liquides. Même traitement.

Le 23. La tumeur que l'on sentait dans la fosse iliaque gauche a disparu à peu près complètement ; on ne sent plus qu'un empâtement profond ; selles abondantes, diarrhéiques, glaireuses, rendues avec ténesme, et contenant une petite quantité de sang peu altéré ; la peau de température naturelle, pouls sans fréquence, langue un peu blanchâtre. Par le toucher vaginal, on constate que la tumeur, qui faisait une saillie énorme dans le vagin, a disparu et n'a laissé qu'un noyau dur à gauche et en arrière du col.

3 octobre. La diarrhée, qui avait persisté tous les jours derniers, est suspendue aujourd'hui. Les tumeurs que l'on sentait par le palper abdominal, n'existent plus. Langue presque naturelle, un peu d'appétit. Une côtelette.

Le 6. La malade est dans un état de faiblesse considérable. Elle accuse une douleur vive à la fesse gauche; cette région est dure, rouge, tuméfiée, très douloureuse à la pression. C'est le commencement d'un phlegmon diffus, qui est ouvert le 10 octobre par M. Chassaignac et qui entraîne la mort le 20.

Autopsie. — Rien de remarquable à l'extérieur du cadavre. A la palpation on ne sent plus aucun vestige de la tumeur rétro-utérine.

A l'ouverture de l'abdomen on voit, à la partie antérieure de la cavité pelvienne, la vessie qui s'élève notablement au-dessus du pubis; derrière la vessie on trouve l'utérus, dont la direction est modifiée; le diamètre transversal est tellement oblique que son extrémité gauche répondrait au fond de la cavité cotyloïde; en même temps l'axe longitudinal de l'utérus est un peu oblique en bas et à gauche. Du reste cet organe a ses dimensions à peu près normales. En arrière de l'utérus, des adhérences sont établies entre la partie postérieure et antérieure de cet organe, le rectum, l'extrémité inférieure de l'S iliaque supérieur, la demi-circonférence postérieure du détroit du bassin, et une anse de l'intestin grêle située à droite du rectum. Ces adhérences sont celluleuses, assez lâches; en détruisant celles que l'utérus a contractées avec l'anse de l'intestin grêle, on pénètre dans une cavité rétro-utérine, sur laquelle nous reviendrons plus loin.

Vers l'angle gauche de l'utérus, il existe une petite tumeur grosse comme une petite noix, rénitente, ovoïde, dirigée d'avant en arrière. Par son extrémité antérieure et interne elle se continue avec la trompe; son extrémité postérieure se perd au milieu de nombreuses adhérences celluleuses rétro-utérines.

En incisant l'utérus par la face antérieure, lorsqu'on l'a divisé dans toute son épaisseur, on arrive dans la cavité rétro-utérine signalée plus haut. Cette cavité a évidemment pour limite inférieure le cul-de-sac utéro-rectal du péritoine; en haut, elle est circonscrite par les nombreuses adhérences que nous avons déjà indiquées. Cette cavité a une capacité assez considérable; on peut y reconnaître trois culs-de-sac principaux, sortes de diverticules répondant aux saillies que la tumeur faisait, soit vers le vagin, soit dans les deux fosses iliaques. Lorsqu'un doigt est introduit dans le cul-de-sac inférieur, si l'on introduit un autre doigt dans le vagin, on sent qu'il n'existe entre les deux que l'épaisseur des tuniques du vagin. En haut et à droite le cul-de-sac est peu étendu, il se dirige obliquement à droite de l'angle sacro-vertébral. A gauche, le cul-de-sac postérieur est beaucoup plus prononcé, il suit précisément la direction du côté gauche du méso-rectum, qui le limite en dedans. La surface interne de cette anfractuosité est unie, lisse, on y trouve partout quelques cloisons dirigées d'avant en arrière. Dans cette cavité se trouvaient quelques grammes d'un liquide d'un gris noirâtre, comparable à de la suie délayée, dans lequel le microscope a fait constater les éléments du sang altéré.

En incisant la petite tumeur que nous avons signalée près de l'extrémité gauche de l'utérus, on y trouve une cavité ovalaire, pouvant permettre aisément l'introduction du doigt et contenant un liquide noirâtre, analogue à celui qui se trouvait dans la poche rétro-utérine. La partie antérieure et interne de cette loge se rétrécit en entonnoir; en y introduisant avec précaution une soie de sanglier, on pénètre sans aucune difficulté dans la cavité utérine, au niveau de l'angle même de cette cavité. La loge dont nous avons parlé, constituée par une dilatation de la trompe, communique donc librement avec l'utérus. En recherchant ce qu'est devenu le pavillon de cette trompe, il est impossible de retrouver cette partie de l'organe, les adhérences celluleuses ne permettent pas de la reconnaître. Mais si l'on passe un stylet vers l'extrémité posterieure de la dilatation, après un trajet curviligne en bas et en dehors, on pénètre dans la loge rétro-utérine.

On éprouve un peu plus de difficulté pour trouver la trompe droite, cependant en disséquant les adhérences établies de ce côté, on reconnait bientôt que cet organe se dirige obliquement en bas, en arrière et en dehors, en décrivant une courbe à convexité externe et supérieure. En l'incisant dans le sens de la longueur on trouve sa cavité dilatée, mais à un degré moindre que celle de la trompe gauche. Par son extrémité externe elle communique toujours avec l'utérus. Le pavillon, méconnaissable au milieu des adhérences celluleuses, s'ouvre dans le kyste rétro-utérin, comme celui de la trompe gauche, mais seulement à la partie inférieure de la cavité, grâce à une cloison antéro-postérieure et verticale, qui divise dans presque toute sa hauteur la loge rétro-utérine en deux cavités secondaires et parallèles. Ces deux dernières sont toutefois comparables aux deux branches d'un tube en U, réunies à leur extrémité inférieure ; elles sont distinctes dans le reste de leur étendue, mais la branche, qui répond à la trompe droite, est beaucoup moins vaste que l'autre.

Au milieu des adhérences on rencontre un épaississement, dans lequel on croit reconnaître l'ovaire gauche aplati et induré; il a été impossibe de trouver l'ovaire droit.

Le foyer du phlegmon était tout à fait distinct du kyste rétro-utérin, qui ne communiquait pas avec le rectum. L'extrémité inférieure de cet intestin était décollée, dépourvue de tissu cellulaire périphérique au niveau du phlegmon de la fesse gauche.

Cette observation, à laquelle est venu donner plus de valeur un autre fait, malheureusement très incomplet, rapporté également par M. A. Voisin, mais celui-ci à la Société anatomique (1), dans lequel avec l'hématome pelvien coïncidait la dilatation sanguine d'une seule des trompes, juge, on peut dire, la question. Les deux observations d'Heurtaux et de Voisin établissent que l'espèce particulière d'hémorrhagie pelvienne, qui a été suivie d'une mort presque immédiate dans les observations d'Hélie, de Laboulbène, de Proust, de Scanzoni, de Barlow et de Spiess, parce qu'elle était dans ces six observations symptomatique d'une maladie maligne,

(1) A. Voisin. *Bulletin de la Société anatomique*, 1869.

peut, en dehors de cette condition néfaste, donner lieu à une hématocèle vulgaire, qui n'entraînera qu'exceptionnellement une terminaison funeste, et ne la suscitera que dans une période tardive, parfois même excessivement tardive (quatorze mois après le début), comme dans une troisième observation de cette espèce, recueillie dans le service de Legroux, que j'ai rapportée dans ma clinique (1), et que je me dispenserai de transcrire.

Dans sept de ces neuf observations, on trouve des renseignements qui établissent l'étiologie du fluxus pathologique des organes génitaux. Dans cinq, il méritait la qualification de ménorrhagique et, dans deux, celle de métrorrhagique; il était symptomatique d'un état morbide différent dans chacun deux, mais qui appartenait à une même classe nosologique, sauf dans celui de Heurtaux. L'étiologie s'élargit encore si on rapproche, comme je l'ai fait dans ma clinique (2), de ces neuf observations terminées par la mort, les observations assez nombreuses d'hématocèle vulgaire, terminées au contraire par la guérison, qui paraissent pouvoir être légitimement rapportées à l'espèce que nous étudions, parce que la production de l'hématocèle a coïncidé avec une ménorrhagie ou métrorrhagie, qui semble bien, par l'analyse de l'observation, en avoir été la cause. On trouve alors que l'étiologie de cette espèce d'hématocèle se confond avec l'étiologie classique de la métrorrhagie sauf pour une catégorie très importante de faits, que j'indiquerai dans un instant.

Ainsi, de l'avis de tous les gynécologistes, les hématocèles en général, et les hématocèles métrorrhagiques, en particulier, sont surtout fréquentes de vingt à trente ans, c'est-à-dire à l'époque de la plus grande activité fonctionnelle des organes génitaux féminins. Les excès vénériens, qui, d'après Parent-Duchâtelet, déterminent si fréquemment des métrorrhagies chez les prostituées, ont été indiqués par A. Voisin comme une des causes fréquentes de l'hématocèle, et tous les observateurs ont adhéré à cette opinion. Enfin, dans le plus grand nombre des observations suffisamment circonstanciées, on trouve noté que les

(1) G. Bernutz et Goupil. T. I, obs. 42, p. 260.
(2) G. Bernutz et Goupil. Obs. 15 et suiv., p. 406 et suiv.

malades étaient plus ou moins mal portantes, depuis un temps en général assez long avant le début de l'hématocèle. Les unes étaient anémiques et avaient eu leurs règles supprimées avant la production de la ménorrhagie, dans le cours de laquelle est survenue l'hématocèle, ou au contraire avaient depuis longtemps des règles ménorrhagiques sous l'influence de leur état anémique, comme l'a signalé Trousseau (1), et qu'on le trouve établi par les observations de Voisin (2). D'autres bien plus nombreuses étaient sujettes, depuis un temps plus ou moins long, à des métrorrhagies symptomatiques d'un état pathologique des organes génitaux internes, résultant soit de grossesses très multiples (14 dans une des observations de Viguès (3), 15 dans une observation de Fenerly) (4), soit d'un avortement assez récent (5), soit enfin d'une affection utérine ou péri-utérine (6). Mais il faut reconnaître que, dans les cas de ces dernières variétés, l'épanchement sanguin peut être le fait, non de l'exubérance du fluxus sanguin, mais résulter d'une extravasation sanguine fournie par les néc-membranes engendrées par le travail inflammatoire, dont les organes génitaux étaient depuis plus ou moins longtemps le siège, de telle sorte que la distinction est souvent difficile à établir. L'embarras est d'autant plus grand que la diathèse hémorrhagique à laquelle les malades sont en proie, tend à rendre chez elles sanguinolentes les pelvi-péritonites dont elles sont affectées; ce qui explique que j'ai pu, avant la mise en lumière des hématocèles symptomatiques de pachy-pelvi-péritonite par J. Besnier (7), considérer un assez grand nombre de faits de cette espèce, ainsi que l'a signalé mon honorable contradicteur (8), comme des exemples d'hématocèles métrorrhagiques. Aussi aurais-je à revenir sur ces faits.

Toujours est-il qu'on pourrait dire que toute exhalation san-

(1) TROUSSEAU. *Cliniques*, t. III, p. 663.
(2) A. VOISIN. *Loc. cit.* Obs. XI, p. 111; obs. VIII, p. 98.
(3) VIGUÈS. *Thèse*, 1850. Obs. I, p. 7.
(4) FENERLY. *Thèse inaugurale*, 1855, obs. p. 53.
(5) VIGUÈS. *Loc. cit.*, obs. VI, p. 49.
(6) G. BERNUTZ. *Clin.*, *loc. cit.*, obs. en note, p. 498.
(7) J. BESNIER. *Loc. cit.*, 1877.
(8) J. BESNIER. *Loc. cit.*, t. VIII, p. 124 et suiv.

guine exagérée des organes génitaux internes, qu'elle survienne à l'époque des règles ou dans l'intermenstruation, peut être suivie de l'épanchement, dans le péritoine, du sang qui distendait les trompes, et, par suite, de la formation, dans les circonstances favorables, d'une hématocèle, s'il n'y avait, comme je l'ai indiqué (1), une exception très remarquable à cette sorte de règle. Il n'y a, du moins à ma connaissance, aucune observation d'hématocèle survenue dans le cours d'une métrorrhagie symptomatique d'un cancer des organes génitaux internes, et je n'ai vu personnellement qu'un seul exemple d'hématocèle, qui s'est développée pendant la durée d'une métrorrhagie symptomatique de corps fibreux de l'utérus.

Cette sorte d'immunité, dont jouissent les hémorrhagies si fréquentes et si abondantes, auxquelles donnent lieu, dans le plus grand nombre des cas, les affections organiques des organes génitaux, qui me paraissait inexplicable au moment où je l'ai signalée, peut être facilement interprétée, depuis que l'observation clinique a établi l'existence des hématocèles symptomatiques de pachy-pelvi-péritonite. Elle peut être rationnellement attribuée à la forme adhésive, oblitérante de l'inflammation de la séreuse pelvienne symptomatique d'affections organiques, qui est doublement défavorable à la formation d'une hématocèle tubaire : 1° par l'oblitération complète de l'excavation pelvienne, et en particulier par l'oblitération du cul-de-sac péritonéal utérin ; 2° par l'occlusion des pavillons des trompes. L'absence d'hématocèle tubaire dans ces métrorrhagies, que M. J. Besnier s'est empressé de relever (2), pour contester sinon l'existence des hématocèles tubaires, que rend indéniable la disposition anatomique toute particulière qui caractérise cette espèce d'hématome, mais du moins pour contester leur fréquence (3), vient limiter en faveur de l'importance, qui revient, dans la genèse des hématocèles, à l'état que présente le péritoine pelvien, au moment où se produit un raptus sanguin vers les organes génitaux.

Malheureusement l'observation d'Heurtaux, par suite de l'en-

(1) G. Bernutz. Art. Hématocèle, *Dict.*, p. 346.
(2) J. Besnier. *Loc. cit.*, p. 355.
(3) J. Besnier. *Loc. cit.*, p. 268.

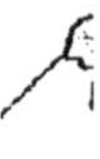

trée tardive de la malade à l'hôpital, ne permet pas d'établir avec une certitude absolue, si l'hématocèle a été constituée, dans ce cas, par le développement d'une péritonite secondaire à l'extravasation sanguine, ou si, au contraire, le cloisonnement de l'excavation n'était pas, ce que je crois aujourd'hui, antécédent à l'hémorrhagie tubaire, qui devrait alors être considérée comme le second facteur de l'hématome. On peut invoquer en faveur de cette dernière opinion la bénignité des accidents auxquels la malade a été en proie dans les jours qui ont suivi le cataclysme atténué, indicateur de l'épanchement sanguin intra-péritonéal; accidents qui, au lieu d'être caractéristiques d'une pelvi-péritonite aiguë, ont été analogues à ceux qu'on observe au début des hématocèles symptomatiques de pachy-pelvi-péritonite. Mais il faut reconnaître que si, d'une part, la bénignité des accidents, qui exclut l'idée d'une péritonite aiguë coexistante, et, d'autre part, la similitude, dans ce cas, des symptômes à ceux qu'on observe dans les hématocèles symptomatiques de pachy-pelvi-péritonite, rendent infiniment probable la préexistence du cloisonnement de l'excavation pelvienne à l'épanchement sanguin, ces deux conditions ne l'établissent pas d'une manière certaine, d'une manière aussi certaine que l'analyse de l'observation IV. Il faudrait, pour que cette filiation soit établie d'une manière incontestable, un concours de circonstances malheureusement très difficile à réaliser; il serait nécessaire : 1° qu'un observateur digne de foi assistât à la période initiale d'une de ces hématocèles métrorrhagiques, et ait constaté, dans les heures qui suivraient l'épanchement sanguin intra-péritonéal, le développement de la tumeur sanguine; 2° que cette hématocèle ait une terminaison funeste qui permette, à une période plus ou moins tardive du début, de voir coïncider aux vestiges d'un hématome pelvien une dilatation sanguine d'une ou des deux trompes, qui est la caractéristique anatomique de toutes les espèces d'hématocèles tubaires.

VINGT-CINQUIÈME CONFÉRENCE

Hématocèle symptomatique.

(*Suite.*)

Dans la seconde espèce de ces hématomes, l'épanchement sanguin intra-péritonéal résulte de l'absence de l'excrétion menstruelle, au lieu d'être, comme dans la première espèce, le fait secondaire d'une exagération de la secrétion sanguine dévolue aux organes génitaux, qui a donné lieu à une distension excessive des trompes. Elle comprend deux ordres de faits distincts, dans l'un la rétention cataméniale reconnaît pour cause une imperméabilité absolue d'une partie plus ou moins étendue du conduit d'excrétion vulvo-utéro-tubaire, tandis que dans l'autre la rétention menstruelle est le fait d'un rétrécissement du canal cervico-utérin.

La division que nous avons signalée en terminant notre dernière conférence permet d'être court sur les hématocèles symptomatiques de rétention menstruelle par atrésie congénitale ou acquise, dont personne n'a pensé à contester l'existence, malgré leur rareté. Les faits de cette espèce, dont j'ai rapporté un spécimen très remarquable (1), sont complètement exceptionnels, lorsque, bien entendu, on se garde de donner abusivement, comme j'ai eu moi-même le tort de le faire, le nom d'hématocèle péri-utérine ou autre analogue à des épanchements sanguins, qui ne sont pas enkystés. L'excessive rareté de cette variété d'hématocèle tient à ce que, d'une part, les atrésies congénitales ou acquises des voies

(1) Obs. IV, p. 618.

génitales sont des faits très peu communs, et à ce que, d'autre part, ces atrésies, si on n'intervient pas chirurgicalement en temps utile, entraînent presque fatalement, au bout d'un temps plus ou moins long, une hémorrhagie interne foudroyante. Ce n'est ainsi que dans les cas complètement exceptionnels, dans lesquels cette terminaison fatale n'a pas lieu, qu'on peut observer une hématocèle.

L'analyse des nombreuses observations d'atrésie, terminées par une hémorrhagie interne foudroyante, que nous possédons, mais qui, comme je viens de l'indiquer, ne méritent pas légitimement le nom d'hématocèle, a établi (ce qui est très important pour notre sujet) que, dans tous ces cas, l'épanchement sanguin intra-péritonéal est le fait de la migration, par un ou les deux pavillons, du sang qui distendait outre mesure les cavités génitales. D'où il résulte que, lorsqu'on voit chez une malade en proie depuis longtemps à l'ensemble symptomatique, à recrudescences mensuellement périodiques, qui caractérise l'atrésie, se produire, soit par l'anus, comme dans l'observation que je vous ai rapportée, soit par le vagin, un écoulement sanguino-purulent d'abord, presque exclusivement hématique ensuite, il est permis d'affirmer que cette évacuation sanguine résulte d'une hématocèle tubaire symptomatique d'une atrésie génitale. Mais il est permis en même temps d'assurer qu'il a fallu pour qu'on voie, au lieu d'une hémorrhagie interne foudroyante, qui est la règle dans l'atrésie, se produire une hématocèle, que l'excavation pelvienne soit, ainsi que l'a établi l'observation quatrième, le siège d'un cloisonnement antécédent à la migration sanguine tubaire.

Chez notre malade, chez laquelle il y avait une absence complète du vagin, l'évacuation de l'hématocèle, par suite de la persistance du kyste et de son ouverture fistuleuse dans le rectum, a été suivie de l'établissement de l'excrétion menstruelle par l'anus; de telle sorte que l'hématocèle à répétitions mensuelles, qui a été la conséquence de la migration tubaire, a constitué un mode de guérison, non de l'imperméabilité génitale elle-même, mais au moins des accidents qu'elle entraîne.

Je ne crois pas devoir insister davantage sur cette variété de l'hématocèle, qui, par suite des conditions exceptionnelles qui sont nécessaires pour que des faits semblables existent, ne mérite qu'une place très restreinte dans l'histoire générale de l'hématocèle. Mais il faut reconnaître que, s'il est permis pour cette raison de faire presque complètement abstraction de ces faits dans l'histoire générale de l'hématocèle et d'en faire surtout abstraction dans le chapitre consacré à la symptomatologie, qu'ils compliqueraient beaucoup à cause des dissemblances des signes physiques fournis par le toucher et la palpation abdominale dans les hématocèles symptomatiques d'atrésie, surtout d'atrésie congénitale, c'est à la condition de décrire ces faits comme un mode de terminaison possible des accidents, auxquels donnent lieu les vices de conformation, qui entraînent une imperméabilité des voies génitales.

§ V. —L'existence des hématocèles symptomatiques de rétention menstruelle par atrésie milite en faveur de la seconde variété des hématocèles symptomatiques de rétention menstruelle, que j'appellerai simples. Dans cette seconde variété, que j'ai signalée à l'attention des observateurs en 1848 (1), l'absence d'excrétion menstruelle, au lieu d'être le fait d'une atrésie, reconnaît pour cause une imperméabilité incomplète, ou mieux un rétrécissement du canal cervico-utérin, pouvant résulter d'états morbides divers.

Le rejet de cette variété par un très grand nombre de gynécologistes, a eu surtout pour cause la répugnance qu'ils avaient à admettre que le produit de la sécrétion cataméniale puisse venir se déverser par les trompes dans le péritoine, comme l'a professé Ruysch (2), soutenu de Haller (3), rappelé par J.-P. Franck (4), auxquels j'ai emprunté l'interprétation, que j'ai donnée de la genèse du premier hématome pelvien que j'ai observé. Aujourd'hui l'opinion de Ruysch, dont la mienne n'a été qu'un corollaire, est, on peut dire, mise hors de contestation par le rapprochement

(1) G. Bernutz. *Arch. gén. de méd.*, *loc. cit.*

(2) Ruysch. Observ. anatomo-chirurgicale. *Centuria.* Observ. 87, p, 110. Amsterdam, 1691.

(3) De Haller. *Elementa corporis humani physiologiæ*, 2e édit. Lausanne, 1778, t. VII, liv. 28. — *Muliebria*, sect. II, § 31. — *Tubæ descriptio,* p. 105. — *Ibid.*, sect. III. — *Purgatie menstrue*, p. 149, t. VIII, liv. 29. — *Fœtus*, sect. IV, § 4. — *Uteri contractio*, p. 435.

(4) J.-P. Franck. *Trad. franç.*, t. II, p. 267, 1842.

de deux ordres de faits : 1° les nombreuses observations d'atrésie terminées par une hémorrhagie interne foudroyante, que j'ai rapportées dans ma clinique (1) ; 2° la série de faits mis en lumière par Hélie (2), tels que l'observation de Barlow (3), de Scanzoni (4) et autres (5), qui ont servi à établir indirectement l'existence des hématodes métrorrhagiques. Dans ces deux ordres de faits, terminés tous deux rapidement par la mort, on a pu constater, on peut dire, de visu la réplétion des trompes et la migration, dans la cavité péritonéale, d'une partie du sang qui distendait les oviductes ; je dois vous signaler que, dans les faits mis en lumière par le médecin de Nantes, non seulement il n'y avait pas d'imperforation, mais même de rétrécissement du canal cervico-utérin, la migration devait être attribuée à l'hypersécrétion sanguine exagérée des organes génitaux. La démonstration de la légitimité de l'opinion de Ruysch rend, ce me semble, inattaquable l'interprétation, en réalité classique, de l'observation que j'ai publiée en 1848 et que je reproduis légèrement abrégée.

OBSERVATION VI

Manifestation des premiers accidents, le jour où les règles, jusqu'alors régulières, ne paraissent pas. Exacerbation des accidents à chacune des quatre époques menstruelles suivantes. Péritonite mortelle. Altérations récentes et anciennes du péritoine. Tumeur formée par l'utérus hypertrophié, les trompes dilatées adhérentes aux ovaires, à la fin de l'intestin grêle, l'S iliaque réunis entre eux par des adhérences. Sang liquide dans l'utérus et la trompe droite. Sang liquide et caillots anciens dans la trompe gauche. Énorme caillot ancien dans la cavité pelvienne.

Le 13 août 1844, fut apportée à l'hôpital Saint-Antoine, salle Sainte-Marie, 18, service de M. Piedaguel, une femme de quarante ans, qui a toujours été, dit-elle, d'une faible constitution, mais qui, cependant, n'a eu aucune maladie sérieuse, avant celle qui l'amène aujourd'hui. Réglée à dix-sept ans, elle l'a toujours été régulièrement; les règles venaient toutes les trois semaines, d'une abondance moyenne et duraient trois jours. Elle a été sept fois enceinte; elle accoucha cinq

(1) G. Bernutz. *Clin.*, t. I, p. 31 et suiv.

(2) Hélie. Recherches sur la structure des trompes, *loc. cit. Journal de la Société académique de la Loire-Inférieure*, 1858.

(3) Barlow. *Loc. cit. Monthly Journal*, 1841.

(4) De Scanzoni. *Loc. cit.*

(5) Voir p. 97 et suiv.

fois avant terme et deux fois seulement à terme. Le premier de ces accouchements fut heureux, ainsi que les suites de couches. Il n'en fut pas de même du dernier, qui fut long et dut être terminé par une version (28 mai 1841). La malade se rétablit promptement et put allaiter son enfant.

Depuis cette époque, la santé fut assez bonne, les menstruations régulières avaient lieu presque sans douleur. Elle attribue sa maladie aux longues courses qu'elle fut obligée de faire, pendant le printemps dernier, chargée de lourds fardeaux. Depuis lors, elle était continuellement en proie à un sentiment de fatigue générale, mais sans qu'elle puisse indiquer aucun autre symptôme morbide.

Le 2 juin, l'écoulement menstruel attendu ne paraît pas; les jours suivants, la malade ressent dans le bas-ventre des douleurs assez vives, qui, d'après les renseignements qu'elle fournit, se portaient déjà de la région lombaire à la matrice, et qu'elle compare aux douleurs de l'accouchement. Les douleurs perdent, au bout de quelques jours, un peu de leur intensité, mais persistent avec le même caractère jusqu'à la fin du mois, où elles reprennent leur première violence.

Dans les premiers jours de juillet, aux douleurs expulsives viennent se joindre de nouvelles douleurs très vives, occupant tout l'abdomen, mais ayant leur maximum d'intensité vers le fondement, et qui, suivant la malade, étaient les mêmes que celles qu'elle éprouva dans les derniers jours de sa vie. Elle était en même temps en proie à des nausées, des vomissements et à une réaction fébrile bien marquée. Aussi le médecin, qu'elle fit alors appeler, fit-il appliquer deux fois des sangsues à l'anus et des vésicatoires sur les fosses iliaques. A cette médication succéda une amélioration assez marquée, mais comme les douleurs expulsives persistaient, on fit prendre à la malade des bains répétés, qu'on renouvela tous les jours dans une exacerbation que ces douleurs présentèrent vers le 20 juin.

Elle était dans un bain ce jour-là, lorsqu'après une douleur plus violente elle expulsa un caillot membraneux (comme un morceau de peau, dit la malade), qui fut suivi d'un écoulement sanguin peu abondant. Depuis cette époque, elle a sans cesse rendu une petite quantité de sang mêlé à des matières sanieuses. Elle compare cet écoulement à celui qui avait ordinairement lieu le dernier jour des règles. La quantité excrétée était plus considérable lorsque la malade s'était fatiguée. Cette augmentation était liée à des douleurs expulsives, qui se renouvelaient au moindre mouvement, mais elles étaient habituellement moins vives qu'avant le 20 juillet.

Depuis cette époque, la malade a commencé à pouvoir se lever et à s'occuper un peu de son ménage. Mais l'état général ne s'améliora pas, l'amaigrissement fit des progrès, et la fièvre légère, à laquelle elle était en proie, eut des redoublements plus marqués. Depuis quelques jours, les douleurs ont repris une nouvelle intensité, et c'est cette recrudescence qui a déterminé cette femme à venir à l'hôpital, où elle présente l'état suivant :

16 août. Maigreur très prononcée, facies pâle, anxieux, intelligence bien con servée, mémoire très précise, pressentiments funestes. Appétit presque nul, soif modérée, ni nausées, ni vomissements, deux selles liquides peu abondantes depuis hier, qui, au moment de leur émission, n'ont déterminé vers l'anus que des douleurs modérées; pression de la région lombaire indolente, urine normale rendue

en petite quantité chaque fois, sans douleur. Abdomen d'un volume normal supérieurement, saillant dans sa partie inférieure, où existe une tension manifeste, plus marquée encore dans les deux fosses iliaques, qui conservent les traces des vésicatoires. La pression de cette partie inférieure est très douloureuse, cependant on peut en déprimer les parois, de manière à examiner assez bien la tumeur qui l'occupe. La pression de la tumeur elle-même est excessivement pénible, parce qu'elle fait renaître et se renouveler d'une manière presque continue les douleurs, qui de la région lombaire se portent vers l'utérus et qui apparaissent aussi spontanément, et sont caractérisées par leur intermittence et les moments de calme, qu'elles laissent entre elles. Aussi, pour la malade, elles représentent d'une manière frappante les dernières douleurs de l'accouchement. La pression de la tumeur augmente aussi la souffrance continue, qu'elle ressent vers le fondement et qu'elle ne peut caractériser, bien qu'elle soit plus insupportable que la douleur utérine.

La tumeur occupe toute la partie inférieure du ventre : elle paraît composée de trois parties distinctes, dont l'une gauche, arrondie supérieurement, remonte à deux pouces au-dessus du ligament de Fallope ; l'autre droite, à sommet également arrondi, ne dépasse que d'un pouce le ligament correspondant, et dont la troisième partie, médiane, réunissant entre elles les deux précédentes, paraît se terminer par une surface plane, à un travers de doigt au-dessus du pubis.

Ces tumeurs, fortement tendues, n'offrent pas de fluctuation manifeste, soit à l'exploration extérieure, soit en combinant la palpation et le toucher. Le doigt, après avoir déprimé les plis considérables que forme la muqueuse vaginale, trouve le col situé très bas, à une faible distance du pubis. Le col présente le volume et la forme de la grosse extrémité d'un œuf de poule ; ses lèvres grosses, saillantes, surtout l'inférieure, s'écartent l'une de l'autre de manière à permettre l'introduction de l'extrémité du doigt. Écoulement continuel d'une petite quantité de sang rouge, sans odeur spéciale.

L'utérus, très pesant, forme une masse considérable, étroitement enclavée dans la position qu'il a prise. Le seul mouvement qu'on puisse lui imprimer est un léger soulèvement, qui se fait sentir dans toute l'étendue de la tumeur. L'exploration vaginale est très pénible, parce qu'elle augmente les douleurs utérines et celles que la malade éprouve vers le fondement.

Fourmillements dans la partie supérieure des deux cuisses, plus intenses à gauche. Pouls normal, 72, température de la peau naturelle ; fréquentes bouffées de chaleur passagères ; refroidissement tous les soirs, surtout sensible aux extrémités. Presc. : Bouillon aux herbes. Cataplasmes sur le ventre. Bain. Un cinquième d'aliments.

Le 21. L'état général n'est pas sensiblement amélioré ; la figure de la malade est moins anxieuse, l'esprit plus tranquille. Douleurs utérines et rectales toujours très vives, augmentant encore par la pression de la tumeur et l'exploration vaginale ; fourmillements aussi marqués. La tumeur paraît avoir diminué de volume depuis trois jours. M. Piedagnel croit reconnaître de la fluctuation dans la partie gauche, tandis qu'elle ne peut être perçue, ni dans la partie droite ni dans la partie moyenne, dont cependant la tension est moins marquée. Col utérin plus abaissé que lors du dernier examen, venant arcbouter contre la face postérieure du pubis et présentant là une courbure à concavité supérieure. Écoulement sanguin plus considérable depuis ces derniers jours. Fonctions digestives normales, les nausées qu'elle éprouvait hier ont cessé ; trois selles liquides rendues assez facilement et peu douloureuses. Miction fréquente, sans ténesme vésical. Pouls normal. Chaleur de la peau naturelle, mais les bouffées de chaleur et le frisson du soir existent toujours. Même prescription. Deux cinquièmes d'aliments.

Le 26. L'état général reste le même. Les douleurs sont aussi vives, seulement les douleurs utérines spontanées reviennent moins souvent, depuis que l'écoulement sanguin augmente de jour en jour. La tumeur a sensiblement diminué de volume; les deux parties latérales, moins tendues, offrent une fluctuation manifeste; mais on ne peut en constater dans la partie moyenne. Le col utérin, arcbouté contre le pubis, offre une antéflexion très marquée; sa dilatation est telle qu'elle permet l'introduction de la première phalange de l'index presque tout entière. Les fonctions digestives s'exécutent bien; deux selles normales, dont l'excrétion n'a déterminé que des douleurs modérées. Pouls, 72. Température naturelle. Prescription : boisson d'orge. Cataplasme. Deux cinquièmes.

Le 27. La malade, à la suite de l'examen d'hier, a éprouvé pendant quelques heures des douleurs beaucoup plus violentes que les jours précédents; elles se sont calmées dans la soirée. On ne trouve aujourd'hui aucun changement notable, soit dans l'état général, soit dans celui de la tumeur. Pas de selles. Même prescription, à laquelle on ajoute un bain.

Depuis la visite, la malade n'avait rien éprouvé de particulier que l'excrétion très pénible des matières fécales bien liées, lorsque, vers midi, elle éprouva tout à coup, dans le bain, des douleurs très violentes. Aucun frisson n'avait précédé la manifestation de ces douleurs, qui, limitées d'abord à la partie inférieure du ventre, se sont bientôt irradiées dans toute son étendue. Calmées un peu dans le bain, elles sont devenues intolérables, quand la malade a été replacée dans son lit, où, le soir, elle présente l'état suivant :

Facies grippé, agitation continuelle, plaintes incessantes, désespoir de la malade, qui voit dans ces souffrances le retour des accidents qu'elle a éprouvés au mois de juillet. L'abdomen est peu tendu, assez souple même dans sa partie inférieure, où les douleurs sont atroces, et dont la moindre pression arrache des cris à la malade. Vomissements répétés de matières albumineuses verdâtres. Respiration précipitée. Pouls petit, serré, fréquent (abdominal). L'application de quarante sangsues sur le ventre ne donne lieu qu'à une perte de sang peu considérable; cependant elle calme un peu les douleurs.

Le 28. Le facies est grippé, les yeux excavés, la face porte l'empreinte d'une anxiété et d'une douleur très vives. Pressentiments funestes. Décubitus variant à chaque instant, mais le plus souvent dorsal, avec inclinaison latérale droite. Soif vive, langue rouge à son limbe ; nausées continues, vomissements répétés, de même nature que ceux d'hier soir ; une selle peu copieuse ; ventre aujourd'hui légèrement ballonné, tension médiocre dans la partie supérieure, assez considérable inférieurement. Sonorité exagérée. Douleurs moins insupportables, mais encore très violentes, occupant tout l'abdomen, augmentant au moindre contact, par les mouvements et les inspirations profondes. La défécation, survenue dans un effort de vomissement, n'a pas déterminé de vives douleurs vers le fondement. Les douleurs utérines sont à peine senties par la malade, soit qu'elles n'existent pas, soit qu'elles se confondent avec les douleurs abdominales. Les tumeurs, que l'on ne peut examiner que très superficiellement, paraissent être dans le même état qu'avant le développement de la péritonite. Urine peu abondante, foncée en couleur, rendue facilement. Respiration accélérée. Pouls petit, serré, dur, 104-108. Chaleur de la peau, sèche. Prescription : limonade, glace, potion purgative. Cinquante sangsues sur l'abdomen. Cataplasmes. Diète.

Le 29. L'état de la malade a empiré ; immobilité, vomissements presque incessants. Ballonnement de tout l'abdomen, où se dessinent les anses intestinales distendues. Douleurs excessives. Respiration très précipitée. Pouls petit, difficile à compter à cause de sa fréquence. Prescription : vésicatoire couvrant tout l'abdomen. Lavement purgatif.

Le 39. Affaiblissement général, facies cadavérique. Ballonnement extrême de l'abdomen. Prescription : réappliquer le vésicatoire, qui n'a pris que par plaques disséminées. Mort à midi.

Autopsie. — Les poumons sont sains, ne contiennent pas un tubercule. Le cœur normal ; il en est de même de l'aorte, des artères iliaques, hypogastriques et de leurs divisions, qui ont été minutieusement disséquées. Les veines caves, iliaques, hypogastriques, sont également saines. Les veines du rectum seules ont présenté quelque chose d'anormal, elles formaient des tumeurs hémorrhoïdales.

L'abdomen présentait un ballonnement aussi considérable que pendant la vie. Le foie, la vésicule biliaire, la rate, sains d'ailleurs, présentent, ainsi que les entrailles et même l'estomac, des adhérences au péritoine pariétal, dans tous les points où il y avait contact. Cette adhérence très faible ressemble à celle que produirait l'interposition d'une couche mince d'amidon récent. Dans les parties déclives et dans les sinuosités que laissent entre elles les anses intestinales, on trouve un liquide couleur de brique pilée, un litre et demi à peu près.

Le péritoine pariétal correspondant à l'estomac présente des macules rouges, qui tranchent sur la coloration ardoisée, qu'il offre dans toute son étendue, qui devient inférieurement d'un bleu foncé marbré de noir. La surface externe des intestins offre une coloration analogue; elle est complètement mélanique dans les six derniers pouces de l'intestin grêle, le cæcum, l'S iliaque, qui entre comme partie constituante de la cloison solide, qui sépare le bassin du reste de l'abdomen.

Cette cloison, occupant tout le détroit supérieur, est constituée par la vessie, l'utérus, deux tumeurs ovariques, l'S iliaque, la fin de l'intestin grêle, le cæcum, l'appendice vermiculaire, qui sont réunis entre eux par des adhérences solides, de manière à ne former qu'un tout.

L'utérus offre une augmentation considérable de volume et de poids, qui tient à la dilatation de sa cavité, mais surtout à l'épaississement de ses parois, triples au moins de ce qu'elles sont dans l'état de vacuité. L'hypertrophie est plus marquée encore dans le col, dont les parois fermes, blanchâtres, offrent une structure fibreuse d'une grande résistance. La pression des parois de ces cavités ne fait pas sourdre une quantité de sang notable, bien que cependant l'utérus contienne à peu près 30 grammes de sang, d'un rouge rutilant, accumulé dans la partie de la cavité utérine attenant au col, qui est perméable dans toute son étendue.

Les tumeurs ovariques présentent entre elles de nombreuses différences. La droite, plus élevée, placée plus en avant que la gauche, offre le volume d'un œuf de poule. La surface externe de cette tumeur, qui extérieurement paraît close, est d'un rouge foncé assez vif et hérissée de villosités irrégulières; mais quand on ouvre le kyste, on trouve qu'il communique dans sa partie interne avec la cavité utérine. Cette communication est constituée par la trompe de Fallope, qui, dans l'épaisseur des parois utérines et au delà dans une étendue de 6 lignes, offre un calibre tel qu'il permet seulement l'introduction d'un stylet. Bientôt, cette trompe s'élargit rapidement pour constituer la poche anormale, dont une partie seulement est formée par la face antérieure de l'ovaire, au pourtour de laquelle vient adhérer l'extrémité frangée du pavillon, légèrement plissé sur lui-même. Cette cavité contient un liquide, qui, par sa couleur, ressemble à un mélange de sang et de pus, et quelques caillots brunâtres, ayant la consistance de la gelée de groseille, tandis que la partie intra-utérine de la trompe contient du sang d'un rouge rutilant. La face interne de cette poche est hérissée de villosités assez longues, d'un rouge brun vif.

L'autre tumeur, beaucoup plus considérable, a le volume d'un gros œuf de dinde. La surface extérieure, couverte de fausses membranes, est d'un rouge pâle; la cavité contient des caillots sanguins, dont les uns sont récents, dont les autres, d'un petit volume, fibrineux, très fermes, d'une teinte rouillée pâle, sont anciens; ils nagent dans un liquide brun sale, comme sanieux. Un stylet assez fin, introduit dans l'orifice utérin de la trompe gauche, vient faire saillie dans la cavité anormale. Ce conduit présente sa longueur normale; il est compris dans la partie antérieure, puis inférieure du kyste, dans lequel il vient s'ouvrir à l'union du tiers moyen au tiers externe. Le calibre de la trompe n'offre de dilatation considérable que dans la partie externe, où le corps frangé, étalé, vient former une partie de la poche. Celle-ci est constituée, d'autre part, par une grande partie du ligament large, l'ovaire et par les fausses membranes, qui unissent ces parties entre elles et celles-ci au péritoine pariétal, qui forme une grande étendue des parois du kyste. Sa surface interne est toute composée de fongosités brunâtres, très longues, molles, qui s'arrachent avec la plus grande facilité. Malgré toutes nos recherches, nous n'avons pu trouver dans les fausses membranes la communication de la poche avec la cavité abdominale.

La cavité pelvienne, rendue indépendante par les adhérences de tous les organes qui remplissent le détroit supérieur, constitue un nouveau kyste, plus spacieux que les deux précédents. Sa base est formée par la face inférieure des tumeurs ovariques et des circonvolutions intestinales; son sommet, par la réflexion du péritoine sur le rectum, qui vient constituer une partie de la face postérieure de cette poche. Elle est divisée en deux parties inégales par une sorte de cloison incomplète, résultant, en avant, de la saillie du bord droit de l'utérus dévié sur son axe, résultant, en arrière, de la déviation du rectum très fortement repoussé à droite; les deux parties de la cavité, quoique communiquant librement entre elles, sont différentes par la capacité, mais surtout par leur contenu. La partie droite ne contient qu'un liquide d'un rouge brique, assez clair, tandis que la gauche renferme un gros caillot sanguin, ayant la forme d'un cône tronqué, qui aurait à peu près trois pouces de hauteur, un pouce de diamètre à sa base, un demi-pouce à son sommet, qui est inférieur. Ce caillot ferme, solide, reste entier quand on le laisse tomber d'assez haut sur la table de dissection. Cependant sa consistance est bien moindre dans sa moitié supérieure, où il est brunâtre, que dans sa moitié inférieure, où il est d'un rose pâle et où il présente tous les caractères d'une masse de fibrine, qu'on aurait obtenue par le battage du sang, puis fortement comprimée. Ce caillot remplit presque entièrement la partie pelvienne gauche, où il n'est entouré que par une faible quantité du liquide, qui existe seul à droite. Les parois de cette cavité sont hérissées de villosités irrégulières, molles, friables, ayant plusieurs centimètres de longueur; elles sont implantées sur une substance, qui, par sa couleur, sa consistance, sa texture, rappelle un cartilage, et dans lequel on ne peut distinguer le péritoine qui lui a donné naissance. Dans aucun point de cette poche, nous n'avons pu constater l'ouverture d'un vaisseau. Bien plus, on ne pouvait à l'œil nu constater l'existence manifeste d'aucun vaisseau dans l'épaisseur du cartilage.

Le côlon est sain, mais la fin de l'S iliaque et le rectum, très rétrécis, présentent un épaississement considérable de la musculaire et des deux couches celluleuses. Ces membranes forment par leur réunion une lame très ferme, résistante, traversée par un grand nombre de vaisseaux plus considérables qu'à l'état normal. A ces vaisseaux, surtout nombreux dans la tunique sous-péritonéale, étaient accolées des tumeurs hémorrhoïdales, dont le nombre augmentait d'autant plus, dans chacune des tuniques du rectum, qu'on se rapprochait plus de la muqueuse.

Cette observation, dans laquelle la rétention menstruelle a eu pour cause un rétrécissement du col utérin, résultant d'un allongement hypertrophique de cet organe, est aujourd'hui tellement facile à analyser, qu'il me semble inutile de la faire suivre du long commentaire, que j'ai cru nécessaire d'y ajouter dans mes premières recherches (1). A cette époque, la question d'hématocèle n'était pas, à proprement parler, constituée ; l'observation que je viens de reproduire était le seul exemple d'hématone pelvien, dans l'état de vacuité, suivi d'autopsie ; enfin le mémoire, auquel ce fait clinique a servi de point de départ, était la première tentative de détermination de la genèse des tumeurs sanguines, que nous appelons aujourd'hui hématocèles et auxquelles on n'avait pas cru devoir donner une dénomination particulière. Récamier, Bourdon, Velpeau, uniquement préoccupés de la recherche des signes physiques qui pouvaient permettre de distinguer ces hématones des autres tumeurs de l'excavation pelvienne, n'avaient ni l'un ni l'autre entrevu de corrélation entre le développement de ces tumeurs sanguines et la menstruation ; corrélation qui, au contraire, a attiré mon attention et bientôt après celle de Viguès (2) et de tous ceux qui, depuis, se sont occupés du sujet.

La genèse que cette observation, qu'Aran appelait ironiquement la pièce de résistance de la théorie du reflux, a établie, je puis dire, péremptoirement, est incontestablement bien et dûment

(1) G. Bernutz. *Arch. gén. de méd.*, *loc. cit.*, 1848.
(2) Viguès. *Thèse inaugurale*, 1850.

fondée, mais pour une catégorie restreinte de faits, qui sont caractérisés par un rétrécissement mécanique. Mais je dois reconnaître qu'elle n'était pas susceptible, non seulement de généralisation, ce à quoi je n'ai jamais pensé, mais même qu'elle ne se prêtait pas à l'extension, que m'ont entraîné à lui donner les difficultés presque insurmontables qu'a présentées au début la question de l'hématocèle. Cette assimilation illégitime (1) de deux ordres de faits, dans l'un desquels seulement le trouble de l'excrétion menstruelle est le fait d'un rétrécissement mécanique, tandis que dans l'autre il est dû soit à un état congestif, soit dynamique du col utérin, me paraissait fondée : 1° sur ce que dans les deux ordres de faits, que j'ai eu le tort de confondre (les hématocèles par rétention et les hématocèles métrorrhagiques dont personne alors ne soupçonnait l'existence), on voit le développement de l'hématocèle précédé assez souvent d'une absence plus ou moins prolongée du flux extérieur des règles, à laquelle coïncident des douleurs difficiles à déterminer; 2° sur ce que surtout, dans les deux ordres de faits, on trouve dans les cas, qui se terminent exceptionnellement par la mort, associée à un hématome pelvien la réplétion sanguine des trompes, que je croyais, au début de la question, pathognomonique d'une absence de l'excrétion. Aussi l'extension que j'ai eu le tort de préconiser, a-t-elle cessé d'être défendable le jour où l'existence des hématocèles métrorrhagiques, que j'ai puissamment contribué à faire admettre (2), a été mise hors de discussion, parce que cette espèce d'hématocèle, signalée presque en même temps par M. Puech (3) et par Trousseau (4), est anatomiquement caractérisée exactement comme le sont les hématocèles symptomatiques de rétention menstruelle, c'est-à-dire par la coexistence de la réplétion des trompes avec un hématome pelvien.

Cette notion, rapprochée de la notion bien plus vulgaire des conséquences secondaires, qu'a fréquemment l'absence des règles,

(1) G. Bernutz. *Clin.*, t. I, § 7, p. 143 et suiv.

(2) G. Bernutz. *Clin.*, t. I, p. 441 et suiv.

(3) A. Puech. *De l'hématocèle et de ses causes*, ch. V, p. 47 et suiv. Montpellier, 1858.

(4) Trousseau. *Gaz. des hôp.*, 22 et 29 juin 1858, p. 285 et 298.

d'être suivie, soit à la première, soit à la seconde époque menstruelle, d'une hémorrhagie plus ou moins abondante, symptomatique de la congestion, dont les organes génitaux sont restés le siège par suite du défaut de la crise cataméniale, autorise à donner à un grand nombre de faits, que je considérais à tort comme des exemples d'hématocèle symptomatique de rétention menstruelle, une tout autre interprétation que la mienne. Elle permet de croire que dans ces faits : 1° l'absence des règles est due à un défaut de la sécrétion et non de l'excrétion cataméniale; 2° que les douleurs pelviennes, difficiles à déterminer, qui coïncident et succèdent à l'aménorrhée, soit le fait de la congestion des organes génitaux, qui n'avait pas été jugée à l'époque menstruelle fruste ; 3° enfin que la production de l'hématocèle est la conséquence de l'hypersécrétion cataméniale, qui a eu comme résultat la réplétion des trompes d'abord et ensuite la migration, par le pavillon, du sang qui distendait les organes génitaux, migration qui est la cause prochaine de l'hématome. Cette filiation, que je n'ai pas hésité à admettre dans l'article Hématocèle du Dictionnaire (1), quoique son acceptation eût comme conséquence de faire considérer les hématocèles symptomatiques de rétention menstruelle simple comme des faits peu communs, est mise, on peut dire, hors de contestation par des observations dans lesquelles l'hématome a succédé immédiatement, comme dans l'observation d'Heurtaux (obs. V), à une hémorrhagie diathésique.

La fréquence des hématocèles symptomatiques de rétention menstruelle simple s'est encore trouvée diminuée, et de deux manières différentes, par un nouveau progrès qu'a fait tardivement l'histoire de l'hématocèle, c'est-à-dire par la mise en lumière, grâce à l'observation clinique des hématocèles symptomatiques de pachy-pelvi-péritonite (2). On peut, comme l'a signalé avec raison M. Besnier (3), soit mal interpréter certaines observations, en particulier des observations dans lesquelles l'hématocèle a succédé à une suppression brusque des règles, soit méconnaître la

(1) G. Bernutz. *Hémat.*, *Dictionn.*, p. 313.
(2) J. Besnier. *Ann. de gynéc.*, 1877. — G. Bernutz. *Archiv. de tocol.*, 1880.
(3) J. Besnier. *Loc. cit.*, t. VIII, p. 259.

filiation des accidents, chez des malades qui entrent tardivement à l'hôpital. En l'absence de renseignements suffisamment circonstanciés, qu'il est si difficile d'obtenir des malades, on peut croire que le trouble menstruel a été la cause prochaine de l'hématocèle, tandis qu'il n'en a été que la cause éloignée. Le trouble menstruel a pu avoir pour effet de susciter une pelvi-péritonite simple, séro-adhésive, dont les produits néo-membraneux sont devenus, comme dans les observations I et II, le siège, à l'époque menstruelle suivante, d'une extravasation sanguine qui a constitué l'hématome, qu'on fait ainsi dater d'un mois trop tôt, mais surtout auquel on attribue une genèse tout autre que celle qu'il a eue réellement.

L'admission des hématocèles symptomatiques de pachy-pelvipéritonite a enfin contribué d'une dernière manière, c'est-à-dire indirectement, à faire considérer les hématocèles symptomatiques de rétention menstruelle simple comme des faits rares, parce qu'elle tend à faire admettre qu'il est indispensable que l'excavation pelvienne soit devenue depuis un temps plus ou moins long une cavité close, pour qu'une hématocèle tubaire se produise. Il en résulte que cela rend plus multiple le concours des conditions anatomiques, qui est nécessaire pour le développement d'un hématome pelvien, comme conséquence directe d'un rétrécissement du canal cervico-utérin.

Les longs détails, dans lesquels j'ai cru nécessaire d'entrer, établissent que les hématocèles symptomatiques d'un rétrécissement mécanique du col utérin, auxquelles seules est applicable la genèse, que m'a inspirée l'observation que j'ai publiée en 1848, mais en donnant alors malheureusement à cette genèse une extension illégitime, sont presque aussi exceptionnelles que les hématocèles symptomatiques d'atrésie congénitale ou acquise. Néanmoins, cette variété mérite de conserver une assez large place dans l'histoire générale de l'hématocèle, parce que les faits de cette espèce, beaucoup plus faciles à analyser que ceux de tout autre, à cause des lésions anatomiques durables qui les caractérisent à l'autopsie, font échec à toute théorie exclusive de l'hématocèle. La coexistence de la réplétion sanguine des trompes et d'un hématome pelvien dans les autopsies des malades, qui succombent exceptionnellement à cette espèce d'hématocèle, qui fait au contraire défaut dans les autopsies également rares des malades affectées d'hématocèles symptomatiques de pachy-pelvi-péritonite, empêche en particulier de croire que toutes les hématocèles sans exception soient le fait d'une extravasation sanguine néo-membraneuse, comme l'a formulé Ferber (1), et comme J. Besnier a la plus grande tendance à l'admettre (2). Si ce n'est toutes, presque toutes les hématocèles à terminaison favorable, dit-il, ont cette genèse; il ne fait d'exception que pour les hématocèles à terminaisons fatales, qu'il attribue à la rupture de grossesses extra-utérines.

Un très grand nombre sans doute, je dirai même le plus grand nombre des hématocèles vulgaires ont cette origine, mais non toutes, ainsi que l'établissent les observations d'Heurtaux, de Voisin, de Lailler (3) et la mienne, dans lesquelles existait l'association d'un hématome pelvien à la réplétion sanguine des trompes, dont M. J. Besnier n'a pas tenu compte et qui empêche absolument d'en faire des hématocèles néo-membraneuses. Il est par conséquent irrationnel, même en faisant abstraction des hématocèles à terminaison fatale (cataclysmiques) et en restreignant ainsi, avec raison suivant moi, l'étude de l'hématocèle aux variétés qui constituent les hématocèles vulgaires, d'accepter exclusivement une seule et même genèse pour tous les hématomes pelviens comme a cherché à le faire prévaloir M. J. Besnier.

Nous allons voir d'ailleurs que, si le plus grand nombre des hématocèles symptomatiques de pachy-pelvi-péritonite hémorrhagique reconnaissent le mode de formation, qu'il a eu le mérite de signaler le premier et de mettre en lumière, c'est-à-dire si elles résultent de la transformation d'une pelvi-péritonite séro-adhésive subaiguë ou chronique en hématocèle, il y a d'autres modes de formation des hématocèles néo-membraneuses. La genèse qu'il a fait connaître ne répond pas en particulier à celle qui a été formulée par Ferber et Virchow. Dans la théorie allemande, l'extravasation sanguine se fait entre les lamelles des néo-mem-

(1) Ferber. *Loc. cit.*
(2) J. Besnier. *Loc. cit.*, t. VIII, p. 386.
(3) Virchow. *Loc. cit.*, 147.

branes et non, à proprement parler, dans la cavité péritonéale elle-même (1), comme dans les faits sur lesquels J. Besnier d'abord, et moi ensuite, avons appelé l'attention des observateurs. Ce sont deux espèces de faits complètement disparates, les uns absolument chroniques, ayant la plus grande analogie avec l'hématocèle de la tunique vaginale si bien décrite par Gosselin (2), tandis qu'il y a, au contraire dans les autres, comme je l'indiquerai, une phase d'acuité assez marquée, au moment où l'épanchement sanguin se produit.

§ VI. L'existence des hématocèles symptomatiques de pachy-pelvi-péritonite hémorrhagique a été mise hors de contestation par les deux observations (obs. I et II) que je vous ai rapportées, pour établir les différents modes de formation des hématocèles pelviens. Ces deux observations, terminées par la guérison, dans lesquelles deux observateurs dignes de toute créance, étrangers l'un à l'autre, ont vu chacun une pelvi-péritonite subaiguë se transformer, en quelques heures et d'une manière à peu près semblable dans les deux cas, en hématocèle, en même temps que l'état général des malades révélait qu'elles venaient de subir une perte de sang considérable, sans qu'elle se soit traduite par aucun flux sanguin extérieur, permettent de considérer, on peut dire avec certitude, l'observation suivante, terminée par la mort, comme un exemple de pachy-pelvi-péritonite hémorrhagique, malgré les renseignements incomplets qu'elle présente sur la période initiale.

OBSERVATION VII abrégée (3)

Pelvi-péritonite menstruelle, pendant le cours de laquelle on ne perçoit pas de tumeur péri-utérine. A l'époque menstruelle suivante, recrudescence des accidents; entrée de la malade à l'hôpital, où on constate alors une hématocèle type. Aggravation des accidents et augmen-

(1) Virchow.

(2) Gosselin. *Archives générales de médecine*, 3e série, t. XVII, p. 5, 205, 386. Paris, 1851.

(3) Obs. de Bouyer. Rapport de Gallard. *Bulletin de la Société anatomique*, 30e année, p. 388, 1855.

tation de la tumeur hématique aux époques cataméniales suivantes. Ultérieurement, fièvre hectique et albuminurie. A l'autopsie, hématocèle intra-péritonéale placée latéro-postérieurement à l'utérus, n'ayant pas envahi le cul-de-sac péritonéal rétro-utérin, qu'on trouve parfaitement normal au-dessous de la tumeur hématique. Intégrité de l'utérus, qui est seulement augmenté de volume; état normal des ovaires, de la trompe droite qui ne contient pas de sang.

Le 24 septembre 1854, entre à l'hôpital Beaujon, dans le service de M. Teissier, alors remplacé par M. Lailler, une femme de vingt-cinq ans, mariée, sans enfants, arrivée à Paris depuis deux ans, dont la menstruation s'est accompagnée, à partir du cinquième mois de cette habitation, de phénomènes morbides de diverse nature. L'apparition des règles était précédée de douleurs plus ou moins vives, le sang était en caillots et souvent il coulait pendant toute la durée du mois. En septembre, les troubles de la menstruation devinrent plus graves que de coutume, et la malade consulte M. Blot, qui l'examine attentivement, élimine l'idée d'une grossesse et constate qu'alors elle n'a pas de tumeur péri-utérine; il croit devoir, à cause de l'intensité des douleurs, prescrire une application de douze sangsues. Cette application fut suivie d'un soulagement notable, les douleurs abdominales cessèrent presque complètement; le flux sanguin en retard s'établit, et la malade put au bout de peu de jours reprendre ses occupations habituelles. Mais trois semaines plus tard, des accidents semblables aux précédents se produisirent, et M. Blot engagea la malade à entrer à l'hôpital dans le service de son ami Lailler, auquel il communiqua ce qu'il avait observé.

Dès les premiers jours de l'entrée de la malade à l'hôpital, on constate l'existence d'une tumeur saillante à l'hypogastre, du volume du poing, proéminente d'autre part dans le cul-de-sac postérieur du vagin, qui, d'après les détails circonstanciés contenus dans l'observation, présentait tous les caractères de l'hématocèle; d'ailleurs, douleurs vives dans le ventre et dans les reins, perte presque continue de caillots par la vulve. Trois semaines environ après le début de l'hématocèle, à une époque correspondante à la période cataméniale, et qui a coïncidé au retour de M. Teissier, qui soumit alors la malade au traitement homœopathique, la fièvre s'alluma, la tumeur augmenta rapidement de volume, devint excessivement douloureuse au toucher et au moindre mouvement de la malade. Constipation opiniâtre, défécation douloureuse.

Au commencement de décembre, la tumeur avait atteint et même dépassé l'ombilic, l'état général était devenu alarmant. Fièvre continue, inappétence, vomissements. Région hypogastrique douloureuse au moindre contact, lorsque tout à coup, sans qu'aucun traitement ait été employé, on remarque une amélioration très sensible dans tous les symptômes : la fièvre cesse, la tumeur devient bien moins douloureuse et diminue au point de ne plus s'élever qu'à trois travers de doigt au-dessous de l'ombilic, qu'elle était arrivée à dépasser. Cette amélioration ne se soutint pas, les douleurs reparurent ainsi que la fièvre avec accès irréguliers revenant chaque soir; de la diarrhée remplace la constipation; il y avait même un peu de stupeur lorsque la malade demanda, le 20 décembre, à quitter l'hôpital Beaujon.

Le 5 janvier, elle entre à l'Hôtel-Dieu dans un état assez marqué de prostration et de stupeur, en proie à des vomissements opiniâtres, de la diarrhée et des douleurs de l'abdomen, qui est tendu, météorisé. Il n'y a pas d'écoulement sanguin par la vulve depuis la sortie de la malade de l'hôpital Beaujon. Urines albumineuses. Elle succombe le 9 janvier.

A l'autopsie, on constate que les reins sont granuleux, que les intestins sont refoulés vers les parties supérieures, en même temps que l'excavation pelvienne et une grande partie de la fosse iliaque droite sont occupées par une tumeur blanche, remplie de caillots sanguins noirâtres, au milieu desquels on a inutilement cherché les débris de fœtus et de placenta. Cette tumeur sanguine, disséquée avec le plus grand soin par M. Gallard, lui a paru intrapéritonéale; elle était recouverte supérieurement de plusieurs fausses membranes organisées, dont l'une formait une sorte de bride cellulo-fibreuse assez forte pour attirer le fond de l'utérus vers le kyste hématique, qui avait 14 à 15 centimètres de diamètre. Ce kyste était placé à droite de l'utérus, dont le fond était situé du même côté, tandis que le col était refoulé vers le côté gauche. Les culs-de-sac vésico-utérin et utéro-rectal n'étaient nullement effacés et étaient libres de toute adhérence. L'extrémité inférieure de la tumeur est plus élevée que la partie la plus déclive du péritoine du cul-de-sac utéro-rectal.

L'utérus dévié, comme il est indiqué plus haut, offrait une augmentation de volume très notable, mais il n'y avait en aucun point des cavités, ni du corps, ni du col, aucune trace de sang épanché; la muqueuse partout était saine. Un stylet fin parcourt toute l'étendue de la trompe droite. L'expérience ne peut être faite à gauche, parce que la trompe de ce côté avait été maladroitement coupée en enlevant la pièce. L'ovaire droit est sain. L'ovaire gauche, plus globuleux, est petit, plus rouge et plus friable. En avant et en dehors de cet ovaire se trouve le kyste sanguin; il en est séparé par un kyste plus petit, contenant également du sang.

Les dispositions très remarquables que présentait dans cette autopsie l'hématocèle, qui était placée à droite de l'utérus, mais surtout dont l'extrémité inférieure était plus élevée que la partie la plus déclive du péritoine du cul-de-sac utéro-rectal, donnent à cette observation, malgré les lacunes qu'elle présente, une importance capitale. La situation élevée, en effet, de l'hématocèle par rapport à celle du cul-de-sac utéro-rectal d'une part et d'autre part l'intégrité de ce cul-de-sac, dans lequel n'existait aucun vestige de produit hématique, établissent péremptoirement que le cul-de-sac utéro-rectal, qui est la partie la plus déclive de la séreuse abdominale, était, par le fait d'une péritonite antécédente, devenu cavité close antérieurement à l'hémorrhagie qui a donné lieu à l'hématome pelvien. On arrive, en rapprochant de ce fait le renseignement fourni par M. Blot, qu'il n'y avait pas de tumeur péri-utérine appréciable au toucher dans la phase d'acuité des accidents inflammatoires pelviens, qui est survenue à la période menstruelle d'août, tandis qu'on a constaté l'existence d'une hématocèle assez volumineuse immédiatement après le début de la recrudescence, qu'a amenée l'époque menstruelle de la fin de septembre, à déterminer avec une sorte de certitude que l'hémorrhagie génératrice de l'hématome s'est produite à cette dernière époque cataméniale, et que celle-ci en a été la cause déterminante. On peut ainsi affirmer que cette hémorrhagie s'est produite secondairement aux accidents inflammatoires pelviens, pour lesquels la malade avait consulté M. Blot, pendant lesquels il n'existait pas de tumeur hématique. Ces accidents étaient-ils dus à une pelvi-péritonite subaiguë, ayant débuté à l'époque menstruelle d'août, ou, ce qui paraît bien plus probable d'après les antécédents de la malade, n'étaient-ils pas dus à une récidive de la péritonite chronique à répétitions, à laquelle cette femme semblait avoir été en proie depuis dix-huit ou dix-neuf mois? Toujours est-il que dans cette observation la péritonite, très probablement chronique plutôt que subaiguë, a été le phénomène morbide primordial, tandis que l'hémorrhagie, qui a donné lieu à l'hématome, ne s'est produite que secondairement et semble pouvoir être bien légitimement considérée, à cause de la filiation des accidents, comme une manifestation secondaire de l'inflammation de la séreuse pelvienne.

Il n'a pas été possible, sans doute, de déterminer directement dans cette autopsie quelle a été la source de l'hémorrhagie ou plutôt des hémorrhagies, qui ont donné lieu à l'hématocèle et aux accroissements, qu'elle a présentés par saccades correspondantes aux trois époques menstruelles de septembre, d'octobre et de décembre ; mais on peut y arriver indirectement, grâce aux détails circonstanciés, surtout anatomiques, qu'elle contient. Ainsi il est possible d'affirmer que l'hématocèle n'a pas été le fait d'une rupture : soit d'une grossesse extra-utérine, soit de l'utérus, soit des ovaires, soit de la trompe droite, par suite de l'absence à l'autopsie de tout vestige d'une de ces lésions que M. Gallard a recherchées avec soin. On peut éliminer de même l'idée d'une rupture de la trompe gauche, quoiqu'elle n'ait pu être examinée, non seulement parce que les ruptures pathologiques de l'oviducte sans grossesse tubaire sont tellement exceptionnelles que je n'en connais qu'un exemple (1), mais surtout parce que l'hématome siégeait à droite de l'utérus, c'est-à-dire du côté opposé à celui de la trompe, qui avait été maladroitement coupée en faisant l'autopsie.

On ne peut attribuer avec quelques raisons la formation de cette hématocèle à la rupture d'un des plexus tubo-ovariens, qui sans doute ne laisserait pas un vestige appréciable de son existence dans une autopsie faite plus de quatre mois après le début de l'hématome, parce que cette interprétation, que ne légitime aucun des détails de l'observation, forcerait à admettre que les plexus tubo-ovariens, que rien n'indique avoir été variqueux, ont été à trois époques menstruelles le siège d'une rupture : 1° à celle de septembre, où l'hématocèle s'est produite ; 2° à celle d'octobre, où elle a tout à coup augmenté beaucoup ; 3° à celle de décembre, où elle paraît s'être ouverte dans le rectum. Je dois signaler surtout qu'on ne trouve pas noté, dans cette observation, que la malade ait présenté, à cause des poussées de la tumeur hématique, l'ensemble de signes, qui caractérise la production d'une hémorrhagie traumatique, qui a prédominé dans la symptomatologie des trois observations (2) qui servent de base à la théorie de M. Richet.

On peut bien moins encore croire que cette hématocèle ait été le fait de la migration dans la cavité pelvienne d'une série d'hémorrhagies utéro-tubaires, parce que les hématocèles de cette espèce ont, comme je l'ai établi dans ma Clinique (3), comme caractéristique anatomique propre d'être liées à une distension sanguine d'une ou des deux trompes, dont on constate l'existence à l'autopsie, et que la trompe droite en rapport avec l'hématome, qui seule a été examinée, présentait l'état normal. Ainsi, par exclusion et sans faire même abstraction de la théorie si peu admissible de la ponte ovulaire extra-utérine de M. Gallard (4), qui ne pourrait rendre compte, dans ce fait, que de la genèse du petit

(1) Obs. de Pauli. *Gazette des hôpitaux*, 1847, p. 155.

(2) Une observation d'Ollivier d'Angers et une observation de Leclerc, rapportées dans ma Clinique, t. I, p. 362 et 363; enfin une observation rapportée par R. Barnes, *loc. cit.*, p. 515.

(3) G. Bernutz et Goupil. *Clinique médic.*, t. I, p. 446 et suiv.

(4) C. Gallard. *Maladies des femmes*, p. 662 et suiv. Paris, 1873.

kyste sanguin, interposé à l'ovaire gauche et à l'hématome, qui a entraîné la mort de la malade, on arrive à conclure avec une sorte de certitude que les hémorrhagies, qui ont donné lieu à l'hématocèle et à ses accroisements, ont été fournies par les néo-membranes, d'une organisation avancée, qui enkystaient la collection hématique. Cette conclusion, à laquelle concorde parfaitement la filiation des accidents observés pendant la vie, me paraît absolument inattaquable.

J'ai longuement et peut-être même trop longuement commenté cette observation, en insistant sur les détails anatomiques si bien circonstanciés par M. Gallard, parce qu'il était nécessaire de prouver surabondamment qu'elle est un exemple incontestable d'hématocèle symptomatique de pachy-pelvi-péritonite, pour que les observations terminées par la guérison, qui vont suivre, aient une valeur qu'elles ne présenteraient pas sans cela. Ces observations, en revanche, en démontrant qu'il n'est pas exceptionnel de voir une hématocèle se produire dans le cours d'une pelvi-péritonite simple jusque-là, viennent donner à l'observation insérée dans les Bulletins de la Société anatomique une importance qui lui manquait quand j'ai écrit l'article Hématocèle du Dictionnaire. Elle paraissait à cette époque être un fait complètement exceptionnel qui méritait d'attirer l'attention, mais ne pouvoir alors autoriser à admettre sans aucune réserve que les hématocèles intrapéritonéales sont, dans la majorité des cas, une manifestation secondaire d'une pelvi-péritonite plus ou moins ancienne, dont les produits néo-membraneux sont devenus le siège d'une vascularisation pathologique.

Dans cette genèse, qu'ont indirectement établie, d'une part, les deux observations terminées par la guérison, dans lesquelles on a assisté à la transformation instantanée d'une pelvi-péritonite subaiguë en hématocèle, que je vous ai rapportées, et d'autre part par l'observation précédente, qui a eu besoin, pour devenir convaincante, d'être élucidée par les deux premiers faits, l'hématocèle a pour cause prochaine une extravasation sanguine aiguë, fournie par les néo-membranes qui constituaient la cavité close. L'abondance, mais surtout l'acuité de l'extravasation, sont surbordonnées à des causes multiples, en particulier à la plus ou moins grande vascularisation des néo-membranes, et par cela même à la forme de la pelvi-péritonite, qui peut, comme dans l'observation suivante, donner lieu à de la purulence dans certaines des loges de l'excavation, tandis que la loge rétro-utérine devient une hématocèle.

OBSERVATION VIII

De vingt à trente ans, deux péritonites graves; depuis la dernière, persistance de douleurs pelviennes et de leucorrhée. A quarante-cinq ans, cautérisation du col utérin; le lendemain, ménorrhagie et développement d'une troisième pelvi-péritonite. Neuf semaines après, développement d'une hématocèle. Ponction de la tumeur rétro-utérine par le vagin. Convalescence très longue.

Le 12 novembre 1874, M. D... vint me demander de me trouver le surlendemain en consultation avec M. le Dr Thorel, son médecin ordinaire, et M. le Dr Belin, qui jusque-là avait donné des soins à Mme D... Quand j'arrivai le 14, rue Leroux, j'y trouvai le Dr Thorel et une lettre fort embarrassée du Dr Belin, portant déjà l'empreinte de la maladie cérébrale à laquelle notre malheureux confrère a succombé, par laquelle il s'excusait sous un prétexte futile de ne pouvoir se rendre à cette consultation, qu'il avait acceptée mais non sollicitée.

Mme D..., âgée de quarante-cinq ans, arthritique, névropathe, me raconte qu'elle n'avait eu qu'un seul enfant et qu'assez longtemps après cet accouchement, elle avait eu de vingt à trente ans deux péritonites, dont l'une, en particulier, pour laquelle elle avait eu en Angleterre les soins de Simpson, avait été très grave. Depuis lors, elle a été en proie à des douleurs abdominales fréquentes et à une leucorrhée assez abondante. Pendant l'été dernier, M. Belin, qui était son médecin, crut devoir lui faire pour cette leucorrhée plusieurs cautérisations du col utérin au nitrate d'argent d'abord, qui ne modifièrent pas sensiblement les granulations, dont le museau de tanche était le siège, et enfin le 29 août, quelques jours avant l'époque présumée des règles, une cautérisation avec de la pâte de Canquoin (ce renseignement a été donné à M. le Dr Thorel par M. Belin lui-même).

Après cette cautérisation faite dans le cabinet de M. Belin, Mme D... remonta en voiture et se rendit à Saint-Gratien, où elle était à la campagne. Le lendemain, après quelques douleurs, elle voit apparaître ses règles, qui sont extrêmement abondantes; elle en est tellement impressionnée que le soir même elle revient s'installer dans son appartement de Paris. Elle y était à peine depuis quelques jours, pendant lesquels les règles avaient continué à être profuses, qu'elle est prise de douleurs abdominales semblables, nous dit la malade, à celles auxquelles elle avait été en proie pendant la péritonite soignée par Simpson. Les douleurs ne commencèrent à s'amender qu'après une évacuation assez abondante de pus par le rectum, qui aurait eu lieu à la fin de septembre et qui aurait été assez prolongée. Malheureusement, par suite de l'abstention de M. Belin de prendre part à la consultation, je n'ai pu avoir de renseignements plus certains sur cette évacuation purulente formellement indiquée par la malade, mais sans dates précises. A partir de la fin de cette évacuation purulente, un mieux se produit. Mme D... reste cependant très souffrante, mais sans être obligée de garder le repos absolu au lit, elle peut aller et venir un peu dans son appartement.

Le 5 novembre, elle est reprise de douleurs, elle est forcée de garder le lit et se fait excuser près de M. le Dr Thorel, que son mari avait invité à dîner, de ne pouvoir, à cause des souffrances auxquelles elle est en proie, venir faire les honneurs de sa table. Après le dîner, mon honorable confrère est amené près de Mme D..., qu'il trouve très souffrante, se plaignant de douleurs très vives dans la partie inférieure du ventre, qu'il n'examine pas parce que cette dame n'est pas sa cliente; ce qui est cause que je n'ai pu savoir si à cette époque existait la tumeur hypogastrique, du volume des deux poings, occupant le région hypogastrique, proéminente dans le vagin en arrière du col utérin, que mon honorable confrère a constatée le 8 ou le 10 novembre. Il s'est contenté de rechercher si Mme D... était en proie à un mouvement fébrile ; il était très marqué, 120 pulsations. Dans les jours suivants, l'état s'aggrave; il n'y a de moment de calme qu'après chacune des injections morphiniques faites matin et soir ; la fièvre continue avec exacerbation très marquée chaque soir, suivie de sueurs nocturnes. C'est ce qui a décidé M. D... à vouloir la consultation, à laquelle M. Belin ne s'est pas rendu.

Mme D.. est en proie à une anxiété très marquée, qu'exaspèrent les nausées continues et les vomiturations fréquentes qui la tourmentent; elle se plaint de douleurs abdominales très vives, qu'augmente d'une manière très marquée la palpation de la région hypogastrique, de telle sorte qu'il est difficile de délimiter la tumeur, qui en occupe la partie inférieure dans une hauteur de deux ou trois travers de doigt, et qui est plus saillante dans la fosse iliaque droite. Au toucher vaginal, on trouve le col utérin appliqué contre le pubis et en arrière de lui une tumeur globuleuse occupant non seulement le cul-de-sac vaginal postérieur, mais les deux culs-de-sac latéraux. Cette tumeur, indépendante de l'utérus, paraît en corrélation directe avec la tumeur hypogastrique; elle est dure et résistante dans ses parties périphériques, en particulier dans le cul-de-sac gauche où la tumeur est plus petite, plus dure, comme si cette partie formait une tumeur indépendante de la tuméfaction occupant le cul-de-sac postérieur. La partie centrale de celle-ci offre une fluctuation manifeste, mais très circonscrite. Ténesme rectal continu, donnant lieu au rejet très fréquent de matières glaireuses, qui ne présentaient, à l'examen que nous en avons fait, aucun vestige de pus. Fièvre très marquée avec redoublement chaque soir. Sueurs la nuit.

Le récit que cette malade nous avait fait des accidents auxquels elle avait été en proie depuis la cautérisation du 29 août, en particulier l'évacuation purulente par le rectum qu'elle indiquait, et le résultat de l'examen que nous venions de pratiquer me firent croire, ainsi qu'à mon honorable confrère, qu'il s'agissait d'une pelvi-péritonite probablement purulente. L'application successive de deux vésicatoires n'ayant amené aucune amélioration, il fut résolu d'avoir recours à une ponction de la tumeur rétro-utérine, qui offrait un point manifestement fluctuant. Cette ponction, pratiquée le 6 décembre par le vagin à l'aide d'un trocart de Chassaignac, au lieu de donner issue à du pus, comme nous nous y attendions, amena une évacuation de deux cuillerées à bouche seulement de sang très séreux, après laquelle je retirai la canule du trocart, qui paraissait engagée dans des caillots sanguins, et je me dispensai d'y mettre un drain, comme cela avait été résolu. Cette évacuation, quoique très peu abondante, amena un soulagement très marqué pour la malade, dont le ténesme anal disparut; mais les accidents inflammatoires ainsi que la fièvre avec sueurs nocturnes persistèrent.

Quinze jours après la ponction, une évacuation assez abondante de pus se produit par le rectum, à la suite de laquelle on constate une diminution très sensible de la tumeur hypogastrique, et surtout une diminution de la partie droite de la tumeur rétro-utérine, tandis que la partie médiane, placée directement derrière le col, reste la même, offrant une consistance pâteuse depuis la ponction. L'écoulement purulent continue les jours suivants, un mieux si sensible se produit, que le 1er janvier 1875 cette dame put, couchée sur sa chaise longue, recevoir les personnes qui vinrent la voir. Pendant tout le mois de janvier, l'écoulement purulent persiste, l'empâtement de la fosse iliaque diminue, mais d'une manière peu marquée; il y a toujours des douleurs abdominales, qui forcent à avoir recours matin et soir à des injections sous-cutanées de morphine. Le 1er février, survient une légère recrudescence inflammatoire, semblant indiquer le molimen menstruel, qui fait appliquer six sangsues sur le col utérin. On la renouvelle le 1er mars. Les règles viennent dans les premiers jours d'avril. Sous l'influence des vésicatoires répétés, auxquels on eut recours, l'empâtement hypogastrique et la tumeur rétro-utérine diminuèrent, mais étaient encore très appréciables à la fin d'avril, époque à laquelle j'ai vu Mme D... pour la dernière fois : elle perdait encore une petite quantité de pus par le rectum, et avait toujours un écoulement vaginal muco-purulent assez abondant.

La convalescence, suivant les notes que mon honorable confrère M. Thorel a bien voulu me remettre, a continué, mais progressant lentement, et la guérison de l'affection péri-utérine n'a eu lieu qu'après une saison aux eaux de Bagnoles-de-l'Orme du 15 juillet au 15 août.

Ce fait complexe, dont on peut rapprocher une observation rapportée par Satis (1), que j'ai reproduite dans ma Clinique (2), m'intrigua au plus haut degré, au moment où je l'observai, à cause de la difficulté du diagnostic, à laquelle je me suis heurté, dont je ne soupçonnais pas et ne pouvais à cette époque supposer l'existence. Elle résultait de ce que, chez cette malade, la partie médiane de l'excavation pelvienne, devenue une loge absolument indépendante par le fait d'adhérences résultant des péritonites antécédentes, constituait une hématocèle, tandis qu'une et peut-être plusieurs loges de cette excavation étaient suppurées, comme Cornil et Ranvier ont indiqué, depuis l'époque à laquelle j'observai cette malade, en avoir vu des exemples (3). Cette association

(1) Satis. *Thèse inaugurale*, p. 83. Paris, 1847.
(2) G. Bernutz et Goupil. *Cliniq. médic.* Obs. XLIII, liv. Ier, p. 241.
(3) Cornil et Ranvier. *Manuel d'histologie pathologique.* 2e partie, p. 1139, 1876.

a donné lieu à une symptomatologie hybride excessivement embarrassante, en ce qu'il n'y avait que les signes physiques de la tumeur rétro-utérine, qui pouvaient faire penser à une hématocèle, et ces signes physiques, par le fait de la complexité pathologique, n'étaient pas assez caractéristiques pour assurer le diagnostic, que rendait particulièrement difficile l'étiologie de cette pelvi-péritonite, suscitée par une cautérisation énergique du col utérin à la veille des règles. La pelvi-péritonite qui en est résultée a offert une acuité très marquée dans un grand nombre des loges, dans lesquelles se décomposait l'excavation pelvienne, qui ont suppuré, tandis qu'elle est restée, au contraire, modérée, subaiguë dans la loge rétro-utérine, comme l'a prouvé l'absence de tout mélange de pus au sang, qui s'est extravasé dans cette loge lors de la recrudescence amenée par l'époque menstruelle de décembre. Cette extravasation sanguine a constitué l'hématocèle, qui a été ponctionnée, tandis que les autres loges étaient devenues à nouveau le siège d'une collection purulente, qui s'est évacuée par le rectum. Cette forme anormale était due, chez cette malade, à ce que, dans les cas de cette espèce, le travail inflammatoire, au lieu d'avoir pour siège le péritoine resté jusque-là normal, a pour support la séreuse pelvienne revêtue de néo-membranes, cloisonnant plus ou moins complètement l'excavation, dont la néo-vascularisation s'exagère sous l'influence du travail morbide, dont les fausses membranes sont le siège, et qui prépare la rupture des néo-vaisseaux sous l'effort du fluxus menstruel prochain. L'existence, on peut dire constante, dans les antécédents fournis par la malade, lorsqu'ils sont bien circonstanciés, d'affections utérines ou péri-utérines, qui peuvent donner lieu au cloisonnement de l'excavation pelvienne, fait qu'on peut considérer ce cloisonnement comme une condition indispensable, pour qu'une pelvi-péritonite entraîne comme épiphénomène le développement d'une hématocèle. Une seule des observations (obs. II) pourrait sembler faire exception à cette sorte de règle, mais on peut croire que, chez cette malade, irrégulièrement menstruée, qui avait fait deux fausses couches, il existait, antérieurement au début de la pelvi-péritonite, des néo-membranes de l'excavation pelvienne, dont on ne soupçonnait pas l'existence, soit parce qu'on n'a pas suffisamment interrogé la malade, soit parce que leur développement avait été latent. Le rôle que jouent ces affections utérines antécédentes fait comprendre que ces hématocèles puissent survenir non seulement dans des pelvi-péritonites menstruelles, mais de toutes espèces : traumatique, comme dans l'observation de cette espèce que j'ai rapportée en note dans ma Clinique, t. I, 498, voire même puerpérale, consécutive à un avortement, comme dans l'observation suivante :

OBSERVATION IX

A vingt et un ans, accouchement prématuré entre le sixième et le septième mois. Depuis cette époque, persistance de douleurs pelviennes. A vingt-cinq ans, après deux mois d'absence des règles, hémorrhagie très probablement symptomatique d'un avortement. Métro-péritonite consécutive, pendant le cours de laquelle le médecin traitant ne perçoit pas, par le toucher, de tumeur rétro-utérine. Trois mois après le début de la métrorrhagie, retour des règles. Manifestation d'une hématocèle type, qui se termine, à la fin du troisième mois de son existence, par l'évacuation de son contenu par le rectum. Guérison.

Le 24 décembre 1878, au moment où je finissais ma consultation, une dame israélite, que j'avais soignée d'une affection utérine, vint me demander de l'accompagner faubourg Saint-Antoine, 160, chez une pauvre femme, à laquelle elle portait intérêt et qu'elle croyait dans un état désespéré ; elle ajouta, pour parer à toute objection, que le médecin de sa coreligionnaire était non seulement prévenu, mais qu'il attendait chez lui, de manière à pouvoir, aussitôt que nous serions arrivés chez sa cliente, se rendre à la consultation, qu'il désirait. Il s'agissait, avait-il dit, d'une maladie exceptionnelle, très grave.

J'arrivai dans un petit appartement misérable et je trouvai, dans une chambre étroite, où on étouffait de chaleur, une pauvre femme de vingt-cinq ans, pâle, maigre, défaite, les yeux excavés, en proie à un désespoir indicible, se plaignant de douleurs abdominales telles qu'elle ne pouvait y résister. Le ventre tendu, météorisé, offrait inférieurement une proéminence très marquée, qui était due à une tumeur globuleuse, énorme, remontant jusqu'à un ou deux travers de doigt de l'ombilic, empiétant un peu plus sur la partie latérale gauche qu'à droite. Cette tumeur, facile à délimiter à la palpation malgré la sensibilité excessive du ventre, présentait à la percussion une matité absolue, qui tranchait sur la sonorité exagérée des parties voisines. Le toucher, pratiqué immédiatement malgré la répugnance de la malade, parce qu'elle perdait du sang, me fit constater que le col utérin, placé très haut, était appliqué contre le pubis, dont il était difficile de l'écarter ; en arrière du col, la paroi postérieure du vagin, fortement repoussée en avant, formait une énorme bombure rétro-utérine. On sentait que cette tumeur occupait non seulement le cul-de-sac postérieur, mais les deux culs-de-sac latéraux, de telle sorte qu'elle paraissait remplir toute l'excavation pelvienne. Cette tumeur molle, pâteuse, rénitente, en communication directe avec la tuméfaction hypogastrique, offrait, en combinant au toucher la palpation abdominale, une sorte de fluctuation comme si elle contenait du sang non coagulé. Les caractères de cette tumeur étaient si évidents que je crus, à cause des douleurs vives qu'avait suscitées mon examen, pouvoir me dispenser du toucher rectal. La malade était en proie, depuis quatre jours, à une constipation opiniâtre, que n'avaient pu vaincre les lavements purgatifs qu'on lui avait prescrits; elle avait vomi la potion laxative qu'on lui avait ordonnée; elle se plaignait, de plus, d'envies presque incessantes d'uriner, qui n'amenaient le rejet que de quelques gouttes. Fièvre intense.

En attendant mon confrère, qui n'était pas encore arrivé, j'interrogeai la malade qui me donna les renseignements suivants, auxquels j'ai intercalé certains détails que j'ai obtenus depuis et que la malade n'avait pas cru pouvoir communiquer devant sa belle-mère. La première menstruation avait eu lieu à treize ans; à cette époque, elle avait eu un gonflement de la glande thyroïde, pour lequel le médecin de Lyon, qu'elle habitait, lui avait fait porter un sachet et fait prendre des préparations iodées, qui avaient fait disparaître ce commencement de goitre. Les règles étaient venues régulièrement tous les vingt-quatre ou vingt-cinq jours jusqu'à son mariage, précédées chaque fois pendant quatre ou cinq heures de douleurs de dysménorrhée assez intenses, qui ont disparu aussitôt le mariage, qui eut lieu à vingt et un ans. Elle était devenue enceinte très peu de temps après; sous l'influence de la misère, des fatigues excessives, enfin des mauvais traitements, dont elle eut à souffrir à cette époque, elle accoucha entre le sixième et le septième mois de conception. Le sixième jour, sa belle-mère la force à se lever, le douzième à sortir, et dans les jours suivants à faire des courses très fatigantes, auxquelles elle n'ose se soustraire à cause des mauvais traitements qui l'attendaient en rentrant quand elle n'avait pas fait tout ce qui lui avait été imposé. Depuis lors, le ventre est resté volumineux, elle a toujours plus ou moins souffert du bas-ventre et en particulier d'un point de la fosse iliaque gauche. Les règles sont revenues chaque mois assez douloureuses, non plus avant que le sang paraisse, mais douloureuses pendant tout le temps et suivies d'une exacerbation du point de côté occupant la fosse iliaque gauche, dont la malade se plaint depuis sa fausse couche.

Au mois de septembre dernier, cette femme, après une suppression de règles de deux mois, qu'elle crut pouvoir attribuer à un commencement de grossesse, est prise, à la suite de courses fatigantes, d'une perte très abondante, accompagnée de douleurs utérines, qui lui rappelaient celles de son accouchement; de plus, je dois noter qu'au moment de ma consultation le mari, d'après un aveu qu'il avait cru devoir me faire, était affecté de syphilis constitutionnelle. Son médecin, que cette femme est obligée d'appeler le 23 septembre, à cause de l'abondance de cette perte, crut, comme sa cliente, qu'il s'agissait d'un avortement, quoique cependant il n'ait pu en trouver la preuve dans l'examen des caillots volumineux qu'il a vus. A cette perte très abondante et assez prolongée succéda, à une époque que je n'ai pu faire préciser, une métro-péritonite, pour laquelle mon confrère avait prescrit à cette malade une application de sangsues d'abord et ensuite des frictions mercurielles belladonées et des cataplasmes, enfin des vésicatoires.

J'en étais là de mon interrogatoire, quand mon confrère arriva; il m'affirma qu'il était absolument sûr de son diagnostic, qu'il avait plusieurs fois touché la malade. Il avait trouvé les petites lèvres très tuméfiées, l'orifice vaginal très turgescent (le mari, qui avait cru devoir me faire l'aveu de sa maladie, avait-il contaminé sa femme ?), mais le vagin présentait sa longueur normale, et il n'y avait pas en arrière du col, qui était très augmenté de volume, de tumeur rétro-utérine. Le col utérin était complètement dévié à droite et a présenté à tous ses examens cette même déviation, que mon confrère attribuait aux suites de l'accouchement prématuré survenu dans la première année du mariage. Il avait voulu examiner sa cliente au spéculum, mais il avait dû y renoncer à cause de l'intensité des douleurs qu'avait suscitée l'introduction de l'instrument dans l'orifice vaginal turgescent. Sous l'influence du traitement indiqué plus haut, il y avait eu, au bout de quatre semaines, un amendement assez notable de la métro-péritonite, pour que la malade ait pu se lever et même vaquer à quelques occupations de son ménage, malgré la défense expresse qui lui en avait été faite. Sur ces entrefaites, les règles étaient venues et avaient suscité, il y a quatre jours, la maladie que cet honorable praticien considérait comme nouvelle, indépendante pour lui de la métro-péritonite, dont cette femme était affectée antérieurement. Pour lui, la métro-péritonite avait donné lieu à une congestion exagérée des ovaires, et, sous l'influence de la menstruation, il en était, suivant la théorie de S. Laugier, résulté l'hématocèle, dont il avait reconnu l'existence et dont il ne mettait pas en doute que je l'eusse constatée.

J'eus beau lui faire toutes les objections que je pus trouver, il persista dans son diagnostic de métro-péritonite antécédente à l'hématocèle, et dans son interprétation, il m'avoua, quand alors je lui développai la théorie de Virchow, qu'il n'en avait nulle connaissance, et il parut n'en avoir nul souci ; il me répétait seulement que ce dont il était absolument certain, c'est que sa cliente avait eu, consécutivement à une fausse couche probable, une métro-péritonite, qu'avant les règles elle n'avait pas de tumeur rétro-utérine, et que c'était la menstruation qui avait donné lieu à l'hématocèle, qui était incontestable. Je dois déclarer qu'elle paraissait bien, par les caractères qu'elle présentait, en particulier par la rénitence presque fluctuante qu'elle offrait, être de date toute récente.

Il fut convenu que la température de la chambre serait plutôt froide que chaude, qu'on aurait recours, malgré l'état de faiblesse de la malade, à une application de quinze à vingt sangsues sur la partie inférieure du ventre, qu'on ferait succéder aux cataplasmes presque froids, destinés à favoriser l'écoulement des sangsues, des sachets contenant de la glace, enfin que la malade prendrait chaque jour douze à quinze pilules de 0,01 d'extrait d'opium, espacées dans les vingt-quatre heures, et qu'on lui ferait boire assez fréquemment un peu de vin glacé et des bouillons froids. Des frictions mercurielles belladonées et des cataplasmes tièdes devaient remplacer plus tard les sachets de glace ; je devais revenir en consultation dans un mois.

Le 28 janvier, je reçus une lettre de mon honorable confrère, m'indiquant que la veille il y avait eu une légère recrudescence des accidents inflammatoires, annonçant le molimen menstruel, et qu'il me priait de venir le lendemain. Le 29 janvier, je trouvai la malade dans un état de calme très marqué, comparé à celui dans lequel je l'avais vue le mois précédent. L'état général surtout était bien moins mauvais, quoique la malade fût d'une maigreur extrême. A la suite de l'application des sangsues, et surtout pendant celle des sachets de glace, les douleurs abdominales, auxquelles elle était en proie, avaient beaucoup diminué et étaient devenues supportables ; elle avait cessé d'être tourmentée par des nausées et des vomissements, et enfin la tumeur hypogastrique lui avait paru diminuer.

Depuis deux jours, elle était reprise de douleurs assez vives dans le bas-ventre, et la tumeur hypogastrique, que je trouvais baissée de plus d'un travers de doigt, avait, suivant la malade et suivant mon honorable confrère, très sensiblement augmenté depuis cette même date. La malade, depuis cette recrudescence, perdait en blanc jaunâtre, et les parties génitales externes étaient devenues le siège d'une sensibilité assez vive, comme à l'époque de ses règles. Au toucher, la tumeur rétro-utérine me parut aussi volumineuse que le mois précédent, et le siège d'une demi-fluctuation aussi manifeste, peut-être même plus, ce qui me fit augurer que cette hématocèle se terminerait par ouverture spontanée, probablement vaginale, ce qui n'eut pas lieu, mais par ouverture anale. Nous prescrivîmes : une nouvelle application de sangsues et la continuation, matin et soir, des frictions mercurielles belladonées ; l'application permanente de cataplasmes à peine tièdes ; du vin, des bouillons froids ; et, si c'était possible, de faire manger la malade.

Je ne fus pas appelé au mois de février, où les règles furent indiquées par un écoulement de mucosités légèrement sanguinolentes, sans trop de douleurs cette fois, et le Dr Combaut constata une diminution sensible de la partie antérieure de la tumeur. A partir de ce moment, suivant les renseignements qui m'ont été communiqués par mon confrère, la malade, qui était d'une faiblesse extrême, put supporter quelques aliments et par suite reprendre un peu de force.

Elle restait toujours excessivement souffrante, en proie à une constipation très opiniâtre, qui l'obligeait à des efforts très douloureux et souvent infructueux pour aller à la garde-robe, lorsque, le 25 mars, la malade fit appeler son médecin, parce qu'elle éprouvait des douleurs beaucoup plus vives vers le rectum que les jours précédents, et qui lui paraissaient tenir à ce que, malgré plusieurs lavements purgatifs, elle n'avait pu avoir de selles. Dans la nuit suivante, elle est prise d'un pressant besoin de défécation; elle rend par l'anus une masse de caillots fibrineux, qui est suivie d'un soulagement notable; ces caillots anciens, examinés par mon honorable confrère, constituaient une masse du volume d'un très gros œuf. Dans les jours suivants, la malade a de nombreuses garde-robes, qui contiennent toutes une assez grande quantité de sang. A partir de ce moment, une amélioration assez rapide se produit, cependant ce n'est que dans le mois de mai que la malade put partir pour la campagne, où elle passa deux mois et demi; à son retour, elle était complètement rétablie.

Elle est venue le 12 février 1880 me consulter, non pour elle, mais pour une de ses parentes, et j'en ai profité pour l'interroger à nouveau et l'examiner. Elle était, on peut dire, toute métamorphosée ; elle avait bonne mine et même un léger embonpoint ; elle se disait tout à fait bien portante, beaucoup mieux qu'elle ne l'avait jamais été depuis son mariage. Cependant elle avoue que lorsqu'elle se fatigue outre mesure, et cela lui arrive très souvent depuis que son petit commerce est plus prospère, elle ressent son point iliaque gauche. Les règles sont régulières. Je constatai au toucher une induration occupant le cul-de-sac vaginal droit, vers lequel était incliné et maintenu immobilisé le fond de l'utérus. Le col utérin, d'un volume normal, non ulcéré, était incliné en arrière et à gauche, c'est-à-dire dans un sens opposé à celui vers lequel il était dévié avant l'hématocèle. Pas d'écoulement leucorrhéique notable.

Je crois avoir d'autant moins besoin de commenter cette observation, que j'ai vu en consultation, en 1876, un fait analogue et peu convaincant encore, en ce que, chez cette dame, pour laquelle mon honorable collègue Tarnier avait été appelé en consultation avant moi, et avait, comme je l'ai fait, émis le diagnostic d'hématocèle, l'inflammation du péritoine pelvien, à laquelle avait succédé l'hématome, était consécutive à un accouchement avant terme (six mois de grossesse), résultant de fatigues excessives pour un déménagement. L'hématome a été ponctionné quelques jours après ces deux consultations, qui n'avaient pu convaincre notre honorable confrère, médecin de cette dame, qu'il s'agissait d'une hématocèle; l'évacuation de deux ou trois cuillerées à peu près de sang, couleur chocolat, qui en est résultée, a beaucoup amendé les douleurs abdominales intenses, auxquelles la malade était en proie, mais la résorption a été très lente. Je dois signaler une particularité très remarquable dans ce fait, c'est que cette dame avait eu, étant jeune fille, un kyste de l'ovaire, ou plutôt péri-ovarique, dont la guérison avait été obtenue par une injection iodée pratiquée par Boinet, sur le conseil de Nélaton, et qu'on doit très probablement rattacher à l'existence de ce kyste et à l'intervention chirurgicale, qu'il a nécessitée, le développement des néo-membranes, qui, après l'accouchement avant terme, ont fourni l'extravasation sanguine qui a constitué l'hématome. Une semblable interprétation serait peut-être applicable à la genèse des hématocèles, que Spencer Wells (1) dit avoir observées après la guérison des ovariotomies. Mais je n'ai pas à m'arrêter sur ces faits, que je ne connais que par l'indication très sommaire contenue dans le traité des tumeurs de l'ovaire et de l'utérus de l'habile ovariotomiste anglais, qui malheureusement n'a produit aucun exemple de cette variété d'hématocèle, qu'on puisse analyser.

Dans l'observation précédente, comme dans les observations I, II, VII et VIII, l'extravasation sanguine génératrice de l'hématocèle a eu pour cause procréatrice une pelvi-péritonite séro-

(1) Spencer Wells. *Des tumeurs de l'ovaire et de l'utérus*, traduct. franç. de Rodet, préface de Duplay, p. 329 et 330. Paris, 1883.

adhésive subaiguë, qui a constitué une première phase distincte de la maladie, immédiatement antécédente à la constitution de l'hématome, sur l'existence de laquelle M. J. Besnier a beaucoup insisté (1), comme élément de diagnostic différentiel de l'espèce d'hématocèle, que nous étudions. Mais la pelvi-péritonite séro-adhésive peut, ainsi qu'il l'a lui-même indiqué, être plus ou moins chronique et avoir, comme dans l'observation suivante, présenté pendant un certain temps un amendement très sensible, antécédent à l'époque menstruelle, pendant laquelle, sous l'influence d'une impression physique ou morale, se produira l'extravasation sanguine néo-membraneuse, et en quelques heures se constituera l'hématocèle, de telle sorte que le début de celle-ci est subit, brusque et ne paraît pas avoir été précédé, du moins immédiatement, d'une pelvi-péritonite séro-adhésive, dont l'hématocèle serait une manifestation secondaire.

OBSERVATION X (2)

A vingt-six ans, métro-péritonite congressive de quatre mois de durée. A trente et un ans, récidive de la péritonite sous forme chronique. Sept semaines après, à la fin des règles, développement d'une hématocèle qui, quarante heures après son début, présente tous les caractères types de ces hématomes. Guérison par résorption assez rapide.

Le 25 novembre 1856, entre à la Pitié, dans mon service, salle Sainte-Marthe, 17, A..., âgée de trente et un ans, réglée à dix-huit ans, mariée à vingt-six, sans enfants, qui fait dater de la veille de son entrée à l'hôpital le début des accidents qui l'y ont fait admettre, ce qui est cause que je l'ai interrogée avec le plus grand soin sur ses antécédents.

Cette femme, dont les menstruations étaient régulières, se marie vierge à l'âge de vingt-six ans; en se mettant au lit, elle s'aperçoit que les règles sont venues, ce qui n'empêche pas des rapports d'avoir lieu ; les règles durent huit jours comme à l'ordinaire. Mais aussitôt après la cessation du flux, elle est prise d'une métro-péritonite congressive, qui la retient pendant un mois au lit et la rend ensuite très souffrante pendant trois mois. La santé se rétablit et resta bonne jusqu'à l'année dernière, où cette femme fut en proie pendant quinze jours à une affection pelvienne douloureuse, que les renseignements qu'elle donne n'ont pas permis de déterminer.

Dans les premiers jours du mois d'octobre dernier, les règles, qui étaient ve-

(1) J. Besnier. *Loc. cit.*, t. VIII, p. 121 et suiv.

(2) G. Bernutz et Goupil. *Loc. cit.*, Obs. XVIII, t. I, p. 448. Traduct. angl., t. I, p. 225.

nues régulièrement le 2 septembre, ne paraissent pas, et elle est prise d'un flux blanc abondant, qui bientôt s'accompagne de vives coliques. Le 6 octobre, à la suite d'un bain, elle est en proie à un flux sanguin très abondant, qui dure huit jours et se reproduit chaque fois que la malade marche. Après cette perte, que la malade assure n'avoir pas été un avortement, elle reste très souffrante, éprouvant des douleurs dans le bas-ventre et dans les reins telles, qu'elle avait de la peine à se tenir debout ; elle pâlit, maigrit, perd l'appétit. Malgré cet état de souffrance, elle entre comme cuisinière dans un restaurant de la barrière d'Italie, où elle est placée depuis six semaines ; nonobstant la fatigue de cette condition, elle va un peu moins mal, mais cependant elle est toujours en proie à des douleurs de reins, à de la constipation d'abord et ensuite à de la diarrhée. Les règles sont de nouveau en retard, elles viennent le 16 novembre et la soulagent. Le vendredi 21, quoique l'écoulement sanguin ait été pour elle peu abondant, elle n'allait pas mal, son ventre en particulier était plat. Le samedi 22, elle était encore assez bien, les règles continuaient à couler, mais très peu, lorsque dans l'après-midi, en plaisantant, on la prend par la taille et on la soulève de terre. Immédiatement elle éprouve une douleur très vive dans les reins, comme si on les lui avait cassés ; elle est aussitôt obligée de s'asseoir. Le soir, elle ne peut se tenir droite; elle est forcée d'être comme pliée en deux à cause de l'intensité de la douleur lombaire. Toutefois, à ce moment, elle ne ressentait ni coliques, ni pesanteur pelvienne, et la miction se faisait bien et sans douleur. Elle se couche de bonne heure, elle applique un cataplasme sur le ventre, qui alors était mou et ne présentait pas de tumeur. Elle ne peut dormir, elle est brûlante, agitée, et *dans cette nuit elle a senti*, assure bien positivement la malade, *se développer et grossir la tumeur*, dont nous avons constaté l'existence à la visite du matin du 24. Le matin du 23, elle ne pouvait uriner et la miction causait de très vives douleurs ; c'est alors, dit-elle, que se sont manifestées les coliques utérines, qui persistent depuis ce moment et qui l'ont décidée à se faire apporter dès le dimanche matin à l'hôpital ; à ce moment, elle perdait encore un peu de sang par les organes génitaux. L'interne de garde crut devoir, à cause de l'intensité des douleurs péritonéales, prescrire dans l'après-midi une application de douze sangsues sur le bas-ventre.

Le 24. Ce matin, la malade se trouve mieux ; elle dit que, depuis l'application des sangsues, la douleur abdominale et les coliques utérines qu'elle éprouvait ont sensiblement diminué. Elle a eu quelques menaces de défaillance, mais pas de syncope. Mauvais facies, aspect d'une femme profondément débilitée, yeux enfoncés dans l'orbite, figure grippée, inappétence absolue, pas de nausées ni de vomissements. La peau est moyennement chaude, elle l'était plus hier soir ; pas de frisson. Pouls à 100, petit.

L'abdomen, surtout inférieurement, est douloureux, le siège d'une tension pénible, qui force la malade à garder le décubitus dorsal sans pouvoir s'incliner d'un côté ou de l'autre, mais surtout à droite. La sensibilité morbide s'exaspère légèrement à la pression, mais ne gêne pas notablement l'exploration du ventre. Il est développé comme chez une femme enceinte de cinq mois, notamment dans sa partie inférieure, où l'on constate l'existence d'une tumeur assez régulièrement arrondie, qui dépasse le pubis de 12 à 13 centimètres, inclinée dans la fosse iliaque droite qu'elle remplit, tandis que la gauche est libre dans sa partie externe. Cette tumeur assez lisse, mate à la percussion, et au niveau de laquelle l'auscultation ne fait constater aucun bruit anormal, offre à la palpation une sensation toute spéciale, qui se rapproche de celle que donne un utérus gravide, mais avec un peu plus de mollesse. Les mouvements imprimés à cette tumeur abdominale se communiquent à la pulpe de l'index placé sur la tumeur vaginale, qui se trouve en arrière du col utérin. Pour atteindre cet organe par le toucher vaginal, on est obligé de recourber le doigt pour aller chercher le col derrière le pubis contre lequel il est appuyé, son orifice regardant directement en arrière et en bas. Derrière le col ou plutôt plus bas que lui, on sent interposée au rectum et au vagin une tumeur globuleuse, assez régulière, qui s'étend plus à droite qu'à gauche. Cette tumeur a une consistance molle; quoiqu'elle soit tendue, elle présente manifestement de la fluctuation. Le doigt revient couvert d'une petite quantité de mucus d'un rouge brunâtre et de quelques débris d'épithélium de la muqueuse utérine.

Cette tumeur reste stationnaire pendant huit jours et commence à diminuer un peu le 2 décembre; en même temps que l'état général s'améliore, retour d'un peu d'appétit, qui persiste depuis lors. Le 4, au lieu d'offrir de la fluctuation, la tumeur paraît solide. Le 8, elle a plus sensiblement diminué, surtout dans sa partie abdominale, la diminution se prononce du côté du vagin; le 23, le col utérin a repris à peu près sa position normale.

Le 3 janvier, manifestation de quelques-uns des prodromes de la menstruation; la tumeur redevient plus tendue, ce qui fait prescrire quatre sangsues sur le col.

Le 10. La malade se trouve bien, elle n'éprouve aucune douleur, elle reste cependant toujours pâle et présentant un bruit de souffle vasculaire marqué. La tumeur abdominale a de nouveau diminué, sa surface est irrégulière, elle est dure et complètement solide. Le col utérin est à peu près bien placé, regardant un peu en arrière et à droite. La partie médiane de la tumeur rétro-utérine a disparu. Sur le bord gauche du col, on trouve une petite saillie, qui suit les mouvements imprimés à l'utérus. Dans le cul-de-sac droit, on sent, en le déprimant, une tumeur dure, arrondie, très nettement séparée du col, et qui se continue manifestement avec la partie droite de la tumeur abdominale. Cette tumeur, qui ne suit pas les mouvements imprimés à l'utérus, reçoit au contraire l'impulsion qui est imprimée à la partie droite de la tuméfaction hypogastrique. Ecoulement leucorrhéique très peu abondant.

La malade sort le lendemain de l'hôpital et elle n'y est pas revenue.

L'intérêt principal de cette observation réside dans les renseignements circonstanciés qu'elle contient sur la période de formation de l'hématome, qui, rapprochés des détails contenus dans la première observation, font, on peut dire, assister à la constitution de la tumeur sanguine et permettent de déterminer la part qui revient à chacun des facteurs qui ont contribué dans ce cas à la genèse de l'hématocèle. La constatation de la tumeur pelvienne quinze à dix-huit heures après l'émotion morale, qui a été immédiatement suivie de douleurs abdominales, mais surtout l'accroissement lent et graduel de cette tuméfaction, qui, cinq à six heures après l'émotion morale, n'était pas encore appréciable, tandis que le lendemain matin elle entravait la miction par suite de sa compression sur la vessie, établissent que l'excavation pelvienne constituait une cavité close, dans laquelle s'est lentement accumulé le produit de l'extravasation sanguine fournie par les néo-membranes enkystantes. L'origine de ces néo-membranes peut être rattachée à la métro-péritonite congressive datant du mariage, qui peut être regardée comme la cause éloignée de l'hématome, dont la production a été favorisée par les récidives de métro-péritonite, en particulier par la dernière récidive à forme chronique, qui peut être accusée d'avoir exagéré la vascularisation des fausses membranes et d'avoir été, pour ainsi dire, la cause procréatrice de l'extravasation. Quant à celle-ci, elle a eu comme cause déterminante l'émotion morale survenue pendant la menstruation, à laquelle on peut attribuer les ruptures vasculaires qui ont donné lieu à l'hématome. La formation de celui-ci, lentement préparée par l'inflammation chronique, a semblé avoir un début brusque, qui n'était pas aussi facilement appréciable dans les deux premières observations, où la pelvi-péritonite était subaiguë, et dont les symptômes, qui formaient une première phase distincte de la maladie, se sont plus ou moins confondus avec ceux auxquels a donné lieu l'épanchement sanguin. La pelvi-péritonite chronique peut être considérée, dans notre dernière observation, comme une première phase; seulement elle était fruste par rapport à ce qu'elle a été dans les quatre premières observations.

Cette première phase, sur l'importance de laquelle a insisté M. J. Besnier (1), peut être bien moins marquée encore que dans l'observation X, paraître même manquer, comme dans l'observation suivante, dans laquelle l'extravasation sanguine semble pouvoir être attribuée à une poussée congestive plutôt qu'inflammatoire du péritoine pelvien, et des néo-membranes qui partageaient l'excavation en plusieurs loges indépendantes l'une de l'autre.

(1) J. BESNIER. *Loc. cit.*, t. VIII, p. 121 et suiv.

OBSERVATION XI (1)

A vingt ans, à la suite du premier accouchement, métro-péritonite de longue durée. A la suite du deuxième, abcès ouverts l'un au périnée, l'autre dans le pli génito-crural. A vingt-cinq ans, à la suite d'une vive frayeur, les règles qui étaient en retard de deux jours, se produisent normales d'abord, ménorrhagiques ensuite. Entrée de la malade à l'hôpital où le jour même de son admission on constate l'existence d'une hématocèle. A l'époque menstruelle suivante, augmentation graduelle de l'ensemble de la tumeur, de jour en jour plus marquée. Le cinquième jour, ponction de l'hématocèle ; accidents cataclysmiques, quoique la diminution de volume n'ait porté que sur la loge rétro-utérine. Guérison.

Le 3 décembre 1881, entre à l'hôpital de la Charité, dans mon service, salle Saint-Basile, n° 8, la nommée B..., âgée de vingt-cinq ans, demeurant passage du Dragon, qui a joui habituellement, dit-elle, d'une bonne santé. Elle est malade depuis trois semaines, en proie à des douleurs abdominales assez vives.

Elle indique qu'il y a cinq ans, elle a eu, à la suite de son premier accouchement, une métro-péritonite, pour laquelle elle est restée très longtemps à l'hôpital Cochin, dans le service de mon collègue Després. Néanmoins elle redevint enceinte et accoucha à terme à l'hôpital de la Charité en 1880 ; elle en sortit bien portante, dit-elle, le neuvième jour ; quelques jours après, elle éprouva dans le bas-ventre et du côté de l'anus des douleurs vives, qui furent suivies quatre à cinq jours après de l'ouverture spontanée de deux abcès, l'un au périnée, l'autre dans le pli génito-crural.

Depuis lors, l'état de la malade est excellent, les menstruations sont venues régulièrement jusqu'au mois de novembre dernier ; les règles étaient alors en retard de deux jours, lorsqu'à la suite d'une vive frayeur l'écoulement menstruel se produisit. Il reste normal pendant les trois premiers jours ; le quatrième jour, il devient exubérant et s'accompagne de douleurs abdominales assez vives, pour lesquelles cette femme vint vers le quinzième jour seulement à la consultation de la Charité, où M. Vulpian lui prescrivit du seigle ergoté, qui fit cesser l'hémorrhagie persistante depuis trois semaines, mais n'amenda pas les douleurs abdominales ; elles augmentèrent au contraire, et ce sont ces douleurs qui ont décidé la malade à se faire admettre à l'hôpital.

A son entrée, on constate l'état suivant : la malade est un peu pâle, en proie à un mouvement fébrile marqué, inappétence, la langue est blanche ; elle se plaint de douleurs vives dans le bas-ventre, qui est très sensible à la pression. Au toucher, le vagin donne une sensation de chaleur très vive, le col est porté en avant et en haut derrière le pubis, où il est difficile à atteindre. En arrière du col, dans le cul-de-sac postérieur et un peu à gauche, on sent une tuméfaction énorme du volume d'une orange, douloureuse à la pression, tendue et donnant presque la sensation de la fluctuation.

Prescription : repos absolu, cataplasmes sur le ventre.

Le 5. L'état de la malade est toujours le même. Prescription : quatre sangsues

(1) La première partie de cette observation a été recueillie par M. Bastard, mon interne en 1881, et la fin par M. Chatelier et M. Jousset.

dans le vagin. Les sangsues ont beaucoup coulé et la malade a éprouvé un soulagement marqué ; la tuméfaction paraît avoir diminué.

Le 7. La malade se plaint de nouveau très vivement de douleurs pelviennes. Prescription : vésicatoire volant sur la fosse iliaque gauche.

Le 8. Peu ou pas de soulagement par le vésicatoire. La malade est aujourd'hui à peu près à l'époque à laquelle les règles auraient dû venir le mois dernier. (La ménorrhagie a commencé deux jours plus tard que l'époque et a duré vingt-trois jours.) Elle se plaint toujours du ventre et l'on commence à sentir au-dessus du pubis une tuméfaction dure, douloureuse à la pression, remontant à peu près à deux travers de doigts au-dessus du pubis.

Les 9, 10 et 11. Cette tumeur augmente graduellement ; elle arrive à former une tumeur abdominale du volume d'un utérus à trois ou quatre mois de grossesse et de forme assez irrégulière.

Le 12. Par le toucher vaginal, on trouve dans le cul-de-sac vaginal postérieur et un peu à gauche un point manifestement fluctuant. Le col de l'utérus n'est pas accessible au doigt, il est refoulé par la tumeur et caché derrière et au-dessus de la symphyse pubienne. Vu l'état de choses, il est décidé qu'on fera une ponction par le vagin dans le cul-de-sac postérieur.

Le 13. Ponction cinq jours après le début de l'époque présumée des règles. La malade étant placée dans la position obstétricale, on fait, avec un gros trocart de Chassaignac, une ponction au niveau du point le plus fluctuant. Le trocart est d'abord enfoncé à une profondeur moyenne et il ne sort absolument rien par la canule ; on l'enfonce alors passablement plus profondément et la canule donne issue non à du pus, comme on s'y attendait, mais à du sang noir et liquide, qui s'écoula d'abord d'une manière normale, jusqu'à ce que, après un mouvement de la malade qui fut suivi d'une secousse de toux, le sang sortit par la canule à plein canal, et avec une force de projection au moins double de celle du début (comme si la canule avait été enfoncée dans une outre dont on comprimerait les parois). Aussi vit-on au bout de quelques instants la malade pâlir ; le pouls, qu'on surveillait, devenir petit, très fréquent, enfin, pendant qu'on s'empressait de retirer le trocart, se produire une syncope avec quelques légers mouvements convulsifs, en somme, se manifester l'ensemble symptomatique, qui indique la soustraction dans un très court espace de temps d'une trop grande quantité de sang par une hémorrhagie interne. L'hémorrhagie cessa dès que la canule fut retirée, et la malade fut rappelée à elle par les moyens ordinaires : décubitus horizontal, potion éthérée, vin de Bagnols qu'on avait sous la main. On constata alors que, bien que la perte de sang ait été très considérable, plus d'un litre, il n'y avait pas de diminution de la tumeur abdominale, mais on n'osa pas rechercher s'il en était de même de la tumeur vaginale. Prescription : sachets de glace sur le ventre, potion de Tood *illico* dans le reste de la journée, champagne frappé, une bouteille.

Le soir, l'amélioration est très marquée, le pouls est plus plein, mais un peu accéléré ; la malade, très faible, se trouve bien ; elle n'éprouve plus de douleurs abdominales comme avant la ponction.

Le 14. La malade se trouve mieux ce matin, cependant les douleurs abdominales sont un peu revenues. La tumeur abdominale a le même volume qu'avant la ponction, seulement elle semble avoir une consistance un peu plus dure. Par le toucher vaginal, on constate que la tuméfaction qui occupait le cul-de-sac postérieur a beaucoup diminué, presque de moitié ; elle a pris en même temps une plus grande consistance, elle est comme un peu indurée. Il semble qu'il n'y a pas de communication abdominale entre elle et la tumeur abdominale. On ne peut atteindre avec le doigt le col utérin, qui doit être derrière le pubis, mais assez haut. Le pouls est bon. Prescription : sachets de glace, bouillons froids, champagne frappé.

Le 18. L'état de la malade a été s'améliorant de jour en jour; la tumeur vaginale continue à diminuer, mais la tumeur abdominale reste à peu près stationnaire.

Le 21. L'amélioration continue; par le toucher, on commence à sentir un peu le col de l'utérus; la tumeur abdominale a également un peu diminué.

Le 27. La malade s'est plainte hier de quelques douleurs dans le ventre et dans les cuisses; elle a vomi un peu de bile. Aujourd'hui, les douleurs persistent, et il est apparu un peu de sang par le vagin, comme si les règles voulaient paraître, quoique cela ne soit pas en rapport avec les renseignements, du reste peu précis, de la malade. (Cataplasmes sinapisés sur les membres inférieurs.)

Le 28. La malade a encore un peu vomi cette nuit, l'écoulement sanguin ne s'est pas accentué. Le ventre n'est pas plus sensible que le jour précédent. L'état général continue à s'améliorer.

Le 29. Les règles coulent aujourd'hui en assez grande abondance. La tumeur abdominale a beaucoup diminué.

Le 5 janvier. La ménorrhagie s'arrête, il ne persiste qu'un écoulement brunâtre. La tumeur diminue chaque jour de volume.

Le 13. L'écoulement brunâtre a duré cinq jours et s'est complètement supprimé. Hier soir, manifestation de douleurs assez vives dans le bassin. Malaise, céphalalgie. Aujourd'hui les douleurs et les malaises sont plus prononcés ; la tumeur a sensiblement augmenté de volume, surtout du côté gauche. Il y a juste un mois que la ponction a été faite. Prescription : quatre sangsues dans le vagin.

Le 14. Les douleurs abdominales ont très sensiblement diminué. Pas d'écoulement sanguin.

Le 15. Tout semble rentrer dans l'ordre. Les symptômes douloureux ont disparu ; il reste seulement un peu de sensibilité dans la fosse illiaque gauche.

Le 17. Dans la journée d'hier, il s'est établi un léger écoulement brunâtre par le vagin, et dans la soirée la malade s'est plainte d'une douleur vive dans la fosse iliaque gauche, immédiatement au-dessus de la branche horizontale du pubis. On y perçoit un prolongement de la tumeur que l'on sentait sur la ligne médiane et qui paraissait, ces jours derniers, avoir diminué de volume. Aujourd'hui, la tumeur abdominale a manifestement augmenté à gauche. Prescription : petit vésicatoire volant *loco dolenti*.

Le 19. L'écoulement brunâtre, qui avait beaucoup augmenté hier, continue, composé de sang plus ou moins altéré et de mucus, et peut être évalué à cinq ou six cuillerées. La sensibilité a presque disparu dans la fosse iliaque gauche. A la palpation, la partie de la tumeur située sur la ligne médiane est peu manifeste, elle déborde le pubis d'un travers de doigt au plus; la partie latérale, beaucoup plus considérable, quoiqu'elle ait un peu diminué de ce qu'elle était les jours précédents, présente à peu près le volume d'une orange.

Au toucher, on trouve que le col regarde à gauche et un peu en avant, tandis que le fond de l'utérus est porté à droite et également en avant. En longeant le bord gauche du col, le doigt tombe sur une petite tumeur du volume d'un marron, séparée du col par un sillon qui se prolonge dans le cul-de-sac postérieur, mais ne le dépasse pas à droite. En portant le doigt encore plus à gauche, on trouve, séparée de cette première tumeur par un sillon, une seconde tumeur beaucoup plus volumineuse que la précédente. Cette seconde tumeur, grosse comme un œuf de dinde, s'allonge transversalement vers la paroi pelvienne. On n'y sent aucun point fluctuant. Des pressions exercées par la palpation se communiquent au doigt appliqué par le vagin sur la base de la tumeur et *vice versa*. C'est cette partie de la tumeur qui a augmenté au moment où s'est établi l'écoulement brunâtre et qui a été le siège des douleurs accusées par la malade et non la partie médiane de la tumeur.

Les 21, 22 et 23. L'écoulement brunâtre, arrêté le 20, reprend et coule comme dans les premiers jours. Légère douleur dans la fosse iliaque; cependant la tumeur située à gauche a diminué d'une façon notable, ce que l'on apprécie facilement au toucher.

Le 26. La tumeur a continué à diminuer, surtout à gauche; son volume est tombé beaucoup au-dessous de celui d'un œuf de poule. La petite tumeur placée en arrière du col, dans le cul-de-sac postérieur, s'est partagée en deux; elle est sensible au toucher.

Du 1er au 10 février. La malade va bien, mange, reprend bonne mine; elle ne se plaint pas du ventre, elle reste levée toute la journée. La tumeur est à peine appréciable à la palpation.

Le 11. Quelques douleurs de reins, sentiment de pesanteur dans le bas-ventre. Les douleurs ont beaucoup augmenté. Prescription : quatre sangsues dans le vagin.

Le 14. La malade se trouve beaucoup mieux.

Les 15, 16, 17 et 18. Le mieux continue.

Le 19. La malade se sent bien; elle demande à sortir de l'hôpital.

La malade entre de nouveau à l'hôpital le 2 mars, parce qu'elle a été prise, deux ou trois jours après sa sortie (le 22 ou le 23 février), de douleurs violentes dans le ventre et d'une perte très abondante, qui a duré jusqu'à hier. Le 3, le ventre est encore très douloureux, sensible à la moindre pression; on perçoit au-dessus de l'arcade crurale gauche, où émergeait autrefois la tumeur, un empâtement profond, qui avait cessé d'être appréciable au moment de la sortie de la malade de l'hôpital. Suivant son récit, elle a senti cet empâtement se reproduire au moment où elle a été prise de douleurs abdominales et de ménorrhagie, et augmenter dans les jours suivants.

Sous l'influence du repos, la douleur abdominale diminue et l'empâtement cesse d'être appréciable ; le mieux s'accentue de jour en jour. Le 22 mars, les règles paraissent, elles ne sont pas douloureuses, elles sont régulières; quelques jours après cette menstruation, qui a été bien normale, la malade sort bien portante de l'hôpital.

Le 10 août, on revoit la malade; elle a bonne mine, elle s'est bien portée depuis sa dernière sortie de l'hôpital de la Charité. Les règles sont venues régulièrement tous les mois, mais en avance de trois ou quatre jours chaque fois, accompagnées de quelques douleurs qui disparaissent avec les règles.

L'ensemble de signes, qu'on a considéré comme caractéristique de l'hémorrhagie interne, qu'a suscité chez cette malade la ponction de la partie rétro-utérine de l'hématocèle, alors que les parties de cette tumeur émergeant au-dessus du pubis n'étaient pas modifiées par l'intervention chirurgicale, donne un puissant intérêt à cette observation, qui a les plus grandes analogies avec un fait publié par Crédé (1), que je regrette de ne pouvoir reproduire. L'intérêt que présente cette observation devient surtout marqué lorsqu'on rapproche, comme je vais le faire, des incidents de l'intervention chirurgicale le début fruste de cette hématocèle, et plus particulièrement l'accroissement continu pendant les cinq jours qui ont précédé la ponction, de l'ensemble de la tumeur hématique multiloculaire, qu'on a vue survenir à l'époque correspondante à celle où le mois précédent (novembre) avait eu lieu la menstruation, qui a manqué en décembre, ou du moins dont le flux sanguin extérieur a fait défaut. J'insisterai sur ce rapprochement, parce qu'il permet d'établir quelle a été la genèse de l'hématocèle, d'une manière presque aussi certaine que s'il y avait eu examen anatomique *post mortem*.

Le premier temps de l'intervention chirurgicale a été stérile, il ne s'est rien écoulé par la canule du trocart, dont l'extrémité supérieure a semblé engagée dans des caillots; il a fallu réintroduire le poinçon dans la canule et enfoncer pas mal profondément le trocart pour atteindre la partie fluide de la collection, qui a fait alors irruption au dehors assez abondamment, mais cependant d'une manière normale au début, avant de constituer une perte inquiétante. La nécessité de ce second temps, qui semble pouvoir être attribué à l'existence de caillots qui doublaient les parois du kyste péritonéal, indique qu'une partie de la tumeur sanguine (représentée par les caillots) n'était pas le fait de l'extravasation, qui s'est produite à l'époque menstruelle de décembre (datant de cinq jours), mais le fait d'une effusion sanguine de date antérieure, à laquelle était dû l'hématome, du volume d'une orange, dont on avait constaté l'existence le jour même de l'entrée de la malade à l'hôpital.

(1) Crédé. *Monatsschrift für Geburtskunde der Frauenkrankheiten*, p. 3, t. IX.

D'autre part, les renseignements fournis par la malade sur la bonne santé dont elle jouissait depuis l'ouverture spontanée de deux abcès périnéaux à la suite de son second accouchement, et sur la régularité de sa menstruation jusqu'en novembre, forcent pour ainsi dire à admettre que l'hématome n'existait pas avant cette date et qu'il a été consécutif au trouble de la menstruation de cette époque. A la suite d'une vive frayeur, les règles, qui étaient en retard de deux jours, se sont produites, normales d'abord, mais ont bientôt dégénéré en une ménorrhagie de trois semaines de durée, accompagnée de douleurs abdominales assez vives suivant le récit de la malade, qui cependant est restée pendant quinze jours sans demander un conseil médical et qui a pu, à cette date, venir à pied de chez elle à la consultation de l'hôpital de la Charité, où on lui a prescrit du seigle ergoté. Non seulement cette prescription, qui semble indiquer que la malade avait particulièrement appelé l'attention sur sa ménorrhagie, et bien peu sans doute sur le point de côté pelvien concomitant à sa perte, mais surtout le peu d'intensité des douleurs abdominales et l'absence complète de retentissement sur l'économie, font croire que les accidents auxquels la malade a été en proie en novembre étaient bien plutôt le fait d'une pelvi-péritonite latente que subaiguë. En tout cas, cette péritonite fruste n'a pas constitué une première phase distincte de la maladie, et ayant une durée un peu marquée, antécédente à la formation de l'hématocèle, sur l'existence de laquelle a insisté M. J. Besnier (1). C'est pendant l'évolution de cette péritonite, qu'a sans doute contribué à rendre latente le cloisonnement de l'excavation en plusieurs loges, originaire sans doute de la métro-péritonite prolongée consécutive au premier accouchement, que s'est produite l'extravasation sanguine, et comme conséquence de celle-ci l'hématocèle, à une époque difficile à déterminer, par suite de tout signe nettement indicateur du début. Mais on doit croire cependant que la formation de l'hématocèle a été à peu près contemporaine de la transmutation du flux menstruel en ménorrhagie, à cause de l'existence des caillots qui doublaient les parois du kyste de l'hématocèle,

(1) J. Besnier. *Loc. cit.* (mémoire tiré à part), p. 42.

dont on a constaté l'existence le jour même de l'entrée de la malade à l'hôpital, qui a eu lieu vingt-quatre à vingt-cinq jours après l'émotion morale, à la suite de laquelle les règles ont paru et sont devenues trois jours après ménorrhagiques.

L'accroissement simultané, qu'on a vu quelques jours après cette entrée, c'est-à-dire à l'époque où en décembre aurait dû avoir lieu l'écoulement menstruel, se produire dans l'ensemble de la tumeur sanguine, quoiqu'elle fût composée d'au moins deux loges indépendantes, occupant l'une la partie déclive de l'excavation, tandis que l'autre ou les autres loges émergeaient au-dessus du pubis, établit par exclusion que l'hémorrhagie génératrice de l'hématome, qui dans ce cas a eu forcément des points d'émergence multiples, résultait d'une extravasation sanguine fournie par les néo-membranes, ayant comme origine la métro-péritonite prolongée, consécutive au premier accouchement. L'exactitude de ce diagnostic par exclusion, que confirme la longue continuité de l'hémorrhagie pelvienne incontestablement par diapédèse, qui s'est traduite par l'accroissement graduel de la tumeur hématique multiloculaire pendant les cinq jours qui ont précédé la ponction, est démontrée, on peut dire, directement, par les incidents suscités par l'intervention chirurgicale. L'exubérance, en effet, qu'a prise au bout de quelques minutes l'écoulement sanguin par la canule du trocart et qui a été bientôt suivie des signes d'une anémie extemporanée grave, est résultée, dans ce cas, de ce que la ponction a annulé la résistance à se laisser distendre des parois de la loge rétro-utérine, qui avait jusque-là contrebalancé en grande partie la tension vasculaire morbide génératrice de l'extravasation pelvienne. Jusque-là, l'exhalation sanguine était restée très modérée et il en a été ainsi jusqu'au moment où la compression, que le contenu des loges distendues à leur summum exerçait sur leurs parois, a cessé et donné lieu alors à une hémorrhagie en nappe, à laquelle la coexistence des loges hématiques sous-pubiennes empêche d'attribuer pour siège la muqueuse d'une des trompes. Aussi est-on forcé d'admettre que cette sorte d'exhalation sanguine aiguë, qu'a tarie l'enlèvement de la canule du trocart, a eu pour point de départ les néo-membranes fongueuses, qui tapissaient la partie déclive de l'excavation, qui constituait une cavité close rétro-utérine.

J'ai exposé minutieusement et discuté toutes les raisons, qui me paraissent établir d'une manière incontestable, que l'hématocèle était due chez cette malade, comme chez celles des observations I, II, VII, VIII, IX, X, à une extravasation sanguine néo-membraneuse, parce qu'il y a de très grandes dissemblances entre la dernière observation et les précédentes. Dans les six premières, on trouvait, comme cause déterminante bien manifeste de l'extravasation, une pelvi-péritonite subaiguë ou chronique, qui constituait une première phase de la maladie, antécédente à la formation de l'hématocèle, de telle sorte que les faits de cette espèce méritent bien légitimement la dénomination d'hématocèle symptomatique de pachy-pelvi-péritonite hémorrhagique, que M. J. Besnier leur a donné et que je leur ai conservé. Au contraire, dans l'observation X, et dans un autre fait, qui trouvera place plus loin, où les dissemblances étaient encore plus marquées, on trouve la tension vasculaire morbide d'autant plus prédominante sur les phénomènes du travail inflammatoire, que celui-ci a été latent. Les symptômes qu'on a observés, qui ont été suscités par une impression morale chez l'une, physique chez l'autre, et auxquels succède, soit immédiatement, soit du moins après un court espace de temps, la formation de l'hématocèle, sont ceux d'une congestion active intense ; aussi les faits de cette catégorie paraîtraient-ils devoir logiquement recevoir le nom d'hématocèles symptomatiques de pachy-pelvi-péritonite hémorrhagique et constituer une espèce distincte. Je ne l'ai pas fait, pour ne pas multiplier outre mesure les divisions, mais surtout parce que dans ces faits, comme dans les hématocèles symptomatiques de pachy-pelvi-péritonite hémorrhagique, l'hématome est d'emblée considérable, a pour siège la cavité péritonéale elle-même et, par conséquent, ne répondent ni les uns ni les autres à la théorie de Virchow, quoique dans les faits que nous avons étudiés, l'hématome ait été le résultat d'une extravasation sanguine néo-membraneuse. La théorie de Virchow, comme nous allons le voir, est basée sur des faits complètement exceptionnels, dans lesquels se succèdent de petites extravasations sanguines, qui ont lieu entre les lamelles des néo-membranes elles-mêmes, ce qui les rend complètement analogues aux hématocèles de la tunique vaginale chez l'homme, dont diffèrent beaucoup les hématocèles symptomatiques de pachi-pelvi-péritonite hémorrhagique, sur lesquelles j'ai cru devoir m'étendre beaucoup plus longuement que sur les premières espèces, à cause de l'intérêt considérable qu'elles présentent.

VINGT-SIXIÈME CONFÉRENCE

Hématocèle rétro-utérine.

(*Suite.*)

La théorie de Virchow, que j'ai besoin d'exposer de la manière la plus explicite pour légitimer les réserves que je viens de faire à la fin du paragraphe précédent, à l'application de cette théorie aux hématocèles symptomatiques de pachy-pelvi-péritonite hémorrhagique aiguë, a été formulée d'une manière très succincte, et très peu précise malheureusement, par l'éminent anatomo-pathologiste allemand, de telle sorte qu'il faut en peser pour ainsi dire tous les mots pour la bien comprendre. On arrive, en l'analysant ainsi, à établir que les faits qui peuvent être le plus légitimement considérés comme des spécimens de cette théorie, constituent une catégorie de faits exceptionnels, qui diffèrent de tous ceux dont je me suis occupé jusqu'ici.

« D'après ce que j'ai observé (a écrit Virchow) (1), il s'agit toujours, dans les hématocèles rétro-utérines, d'une accumulation de produits hémorrhagiques dans la cavité abdominale même, quand même cette accumulation n'est pas toujours en communication ouverte avec le sac péritonéal. Cette accumulation même s'explique, en ce que toutes les substances possibles, qui, en général, deviennent libres dans la cavité abdominale, et par conséquent, du sang extravasé, tombent, suivant les lois de la pesanteur, dans les excavations du bassin. *De plus il n'est pas*

(1) Virchow. *Loc. cit.*, traduction française, t. I, p. 146, 1867.

rare que, lorsque les excavations deviennent le siège d'un travail inflammatoire, et qu'il en résulte une vascularisation pathologique, il se fasse des hyperhémies locales et des hémorrhagies, qui se reproduisent de temps en temps, et donnent peu à peu lieu à d'abondantes accumulations de sang. Dans ce dernier cas, il peut arriver que la péritonite rétro-utérine, en cela semblable à la pachy-méningite, produise des pseudo-membranes, et que l'extravasat, qui se fait plus tard par les vaisseaux de la pseudo-membrane, se dépose entre les lamelles de celle-ci, et qu'il en résulte un hématome rétro-utérin enkysté. »

Je puis, au point de vue qui nous occupe, faire abstraction de la première partie du paragraphe de la pathologie des tumeurs, que j'ai cru devoir reproduire en entier, afin de faire connaître l'ensemble des opinions de Virchow sur les hématocèles intra-péritonéales et signaler en particulier qu'il a admis, contrairement à Ferber (1), que, dans un premier mode de formation, qui n'est autre que celui qui a été formulé par les gynécologistes français au début de la question, les hématocèles ont, comme facteur initial, une hémorrhagie intra-abdominale, qui suscite comme second facteur une pelvi-péritonite enkystante. J'ai seulement à analyser la dernière partie du paragraphe, dans laquelle se trouve formulé le second mode de formation de l'hématocèle, qu'il a signalé à l'attention des observateurs, et qui constitue ce qu'on a appelé la théorie de Virchow; théorie à l'appui de laquelle il n'a malheureusement mentionné aucun des faits qu'il avait observés, sur lesquels est basée son opinion. On trouve indiqué dans cette partie du paragraphe, que j'ai transcrite en lettres italiques : 1° que dans ce second mode de formation, l'hématocèle est le fait d'hyperhémies locales et d'hémorrhagies symptomatiques d'un travail inflammatoire des excavations, qui est l'élément primordial de la genèse de l'hématome ; 2° que ces hémorrhagies, qui sont la cause prochaine de l'hématocèle, se reproduisent de temps en temps et donnent peu à peu lieu à d'abondantes accumulations de sang, qui ont, dans certains cas, ajoute-t-il, une constitution anatomique, qui, par la courte

(1) Ferber. *Archiv. der Heilkunde,* 8e année, 5e livraison, 1862.

description qu'il donne, est complètement analogue à celle des hématomes de la pachy-méningite, en ce que l'extravasat fourni par les néo-vaisseaux se dépose entre les lamelles de la fausse membrane enkystante.

J'ai à m'arrêter sur cette deuxième partie de la définition du second mode de formation de l'hématocèle, signalé à l'attention des observateurs par Virchow, et qu'il a complétée deux pages plus loin (1) de la manière suivante : « *D'ordinaire, dans ma manière de voir, le sang provient entièrement ou en grande partie des vaisseaux placés dans les couches résultant des péritonites partielles de l'excavation.* » Cette seconde partie de la définition de Virchow est, en effet, le passage du paragraphe transcrit plus haut, qui offre à notre point de vue le plus d'intérêt, en ce qu'il contient l'indication malheureusement très peu précise des caractères que présente, dans le second mode de formation de l'hématocèle, l'hémorrhagie génératrice de l'hématome rétro-utérin : 1° cette hémorrhagie *est d'ordinaire,* dans la manière de voir de l'éminent anatomo-pathologiste allemand, fournie par des vaisseaux placés dans les couches résultant de pelvi-péritonites partielles de l'excavation ; 2° elle se reproduit de temps en temps, et donne peu à peu lieu à d'abondantes accumulations de sang, ce qui indique, de la manière la plus positive, que la formation de l'hématocèle a, dans les faits auxquels on peut appliquer la théorie de Virchow, une marche chronique, et résulte d'un travail morbide chronique lui-même et fruste de l'excavation ; 3° enfin, elle peut donner lieu, dans certains cas, à un hématome intra-néo-membraneux, dont la constitution anatomique est en tout semblable à celle des hématomes de la pachy-méningite. En résumé, *d'ordinaire*, dans le second mode de formation de l'hématocèle, préconisé par le professeur de Berlin, l'hémorrhagie génératrice de l'hématome rétro-utérin, offre les mêmes caractères que l'hémorrhagie de la pachy-méningite ; c'est là, à proprement parler, la théorie de Virchow, dans laquelle on trouve le reflet de ses opinions sur la genèse des hématomes méningés.

(1) VIRCHOW. *Loc. cit.*, p. 148.

Mais je dois signaler que Virchow n'a pas donné comme constants les caractères de l'hémorrhagie que je viens d'énumérer, ainsi que l'indiquent, d'une part, le mot *d'ordinaire* placé en tête du résumé de son opinion, et, d'autre part, la dernière phrase du paragraphe précité; et je dois chercher à déterminer quels sont les faits très peu communs, suivant le professeur de Berlin, et en cela il se trompait, dans lesquels l'hémorrhagie génératrice de l'hématome rétro-utérin, résultant d'une extravasation fournie par les pseudo-membranes pelviennes, présente des caractères tout autres que ceux de l'hémorrhagie de la pachy-méningite, et qu'il a néanmoins, sans les définir aucunement, fait rentrer dans sa théorie. Cette détermination, qui était pour ainsi dire impossible, faute de renseignements suffisants, à l'époque de la publication de la pathologie des tumeurs, et dont l'absence a été cause du peu de précision de l'exposé de la théorie de Virchow, parce qu'il ne soupçonnait pas que deux ordres de faits différents pouvaient avoir comme point de départ une extravasation sanguine néo-membraneuse, est devenue facile aujourd'hui, grâce au progrès considérable que l'observation clinique a fait faire à la question. Il suffit pour cela, de mettre en regard l'une de l'autre, d'une part, l'étude minutieuse, que j'ai été obligé de faire de l'exposé de la théorie du professeur de Berlin, qui n'a indiqué les caractères que d'un des deux ordres de faits, auxquels peut donner lieu l'extravasation sanguine des pseudo-membranes pelviennes, et, d'autre part, l'analyse des six observations d'hématocèle symptomatique de pachy-pelvi-péritonite hémorrhagique aiguë que j'ai rapportées, qui permet d'apprécier très aisément, quels ont été, dans ces cas, les éléments constitutifs de l'hématome.

Un rapprochement même sommaire de ces deux documents établit en effet : 1° que, dans ces six observations, auxquelles je renvoie, le développement de l'hématocèle a succédé immédiatement à une pelvi-péritonite subaiguë, qui était elle-même une récidive d'une péritonite antécédente de date plus ou moins ancienne, et, par conséquent, que l'hématocèle reconnaissait dans ces cas comme cause procréatrice, un travail inflammatoire des excavations, qui avait donné lieu à une vascularisation pathologique des pseudo-membranes du bassin. La formation de l'hématocèle, dans ces six observations, répond ainsi à la première des conditions formulées dans la théorie de Virchow. Mais ce rapprochement établit en même temps, et d'une manière aussi évidente, que, dans ces cas, la formation de l'hématocèle, qu'on a perçue volumineuse au bout d'un petit nombre d'heures ou de jours après le raptus sanguin, a été rapide, on peut dire aiguë, et caractérisée par l'ensemble symptomatique des hématocèles vulgaires, au lieu d'offrir une forme chronique et d'être analogue à celle de la pachy-méningite. Par conséquent, l'hémorrhagie génératrice de l'hématome rétro-utérin a eu, dans tous ces cas, des caractères tout autres que ceux qui sont indiqués comme typiques du second mode de formation de l'hématocèle dans la deuxième partie de l'exposé du professeur de Berlin.

L'antagonisme de ces deux solutions force à conclure, que les hématocèles symptomatiques de pachy-pelvi-péritonite hémorrhagique aiguë constituent une espèce absolument distincte, hybride, s'il est permis d'ainsi dire, par rapport à la théorie de Virchow, à cause de l'unicité, d'une part, du point de départ néo-membraneux de l'hémorrhagie génératrice de l'hématome rétro-utérin dans les deux ordres de faits, qu'il a compris sans les distinguer l'un de l'autre dans sa description ; et à cause, d'autre part, de la dissemblance, au contraire, des caractères de cette hémorrhagie dans chacun d'eux. Le désaccord à ce point de vue est si profond entre les indications données par le professeur de Berlin, dans la dernière partie de son exposé du second mode de formation de l'hématocèle, et les faits auxquels M. J. Besnier a donné le nom d'hématocèle symptomatique de pachy-pelvi-péritonite hémorrhagique, et que je leur ai conservé, qu'on ne peut en réalité croire qu'on puisse appliquer légitimement à ces derniers faits la théorie allemande. La visée principale de Virchow était de faire admettre qu'il existait la plus grande analogie entre l'hématocèle rétro-utérine reconnaissant le second mode de formation, qu'il signalait à l'attention des observateurs, et la pachy-méningite ; et il s'est trouvé que cette analogie manque complètement entre les hématocèles symptomatiques de pachy-pelvi-péritonite hémorrhagique aiguë et la pachy-méningite.

J'ai insisté sur le peu de légitimité, qu'il me paraît y avoir à faire aujourd'hui rentrer dans la théorie de Virchow les hématocèles symptomatiques de pachy-pelvi-péritonite hémorrhagique aiguë, parce qu'il en est résulté un défaut de précision dans la description du professeur de Berlin, qui a empêché de se rendre facilement compte des faits qu'il avait observés, et sur lesquels était basée son opinion. On ne peut s'empêcher de regretter cette confusion, qui disparaît, quand on décrit à part les premiers faits, et à part ceux qui sont analogues à la pachy-méningite, que visait la théorie allemande, et qui ont été jusqu'ici peu recherchés et trop peu étudiés, malgré l'intérêt assez grand que présenterait leur connaissance plus approfondie pour le diagnostic différentiel de certaines affections utérines, encore peu élucidées, telles que certains engorgements de la matrice, qui s'accompagnent de métrorrhagies et même les cancers du corps de l'utérus. J'ai enfin insisté sur cette distinction, parce que l'assimilation des deux ordres de faits compris dans la théorie de Virchow, a conduit à considérer les hématocèles symptomatiques de pachy-pelvi-péritonite hémorrhagique aiguë, comme l'affection analogue dans le sexe féminin de l'hématocèle de la tunique vaginale chez l'homme, et que la réfutation de cette interprétation erronée permet de se rendre assez bien compte des faits exceptionnels, que l'éminent anatomo-pathologiste allemand a cherché à signaler à l'attention des observateurs.

Il est sans doute rationnel, mais en se mettant à un point de vue plus général que celui auquel nous nous sommes placé, de considérer les hématocèles symptomatiques de pachy-pelvi-péritonite hémorrhagique aiguë, dont les six observations (obs. I, II, VII, VIII, IX et X) sont des exemples (1), et les hématocèles de la tunique vaginale, comme les affections analogues dans les deux sexes. Ces deux affections, en effet, sont toutes deux une manifestation secondaire d'une inflammation de la partie du péritoine homologue dans les deux sexes (péritoine des excavations chez la femme, tunique vaginale chez l'homme), et dans toutes deux l'hématome, enkysté comme par avance, est le fait d'une

(1) Je n'ai pas indiqué l'obs. XI, parce qu'elle me paraît être un exemple d'hématocèle symptomatique de pachy-pelvi-congestion hémorrhagique, comme je l'ai établi dans les réflexions dont je l'ai fait suivre.

extravasation sanguine pathologique des pseudo-membranes engendrées par un travail inflammatoire de la séreuse, de date plus ou moins ancienne. Mais il faut reconnaître qu'on ne peut pousser plus loin l'assimilation, du moins pour les faits auxquels je donne le nom d'hématocèles symptomatiques de pachy-pelvi-péritonite hémorrhagique aiguë, à cause des dissemblances considérables du processus hémorrhagique dans les deux ordres de faits ; nous verrons plus loin que c'est l'inverse, et que l'assimilation est légitime, pour le second ordre de faits, que Virchow a compris dans sa théorie et qui ont servi de base à son opinion.

Dans les six observations de la première espèce, que j'ai rapportées, l'hémorrhagie, en effet, par son abondance a donné lieu, pour ainsi dire d'emblée, à une hématocèle d'un volume tel, qu'elle a été presque tout de suite très facilement appréciable, tandis que les hématocèles de la tunique vaginale, qui résultent, ainsi que l'a indiqué Gosselin (1), d'une vaginalite chronique et longtemps inaperçue, se forment lentement, et sont le fait d'effusions sanguines minimes, et très fréquemment renouvelées. Les dissemblances dans le processus hémorrhagique sont si profondes dans les deux ordres de faits, qu'elles ne permettent pas de croire qu'elles soient uniquement dues à ce qu'ils appartiennent l'un à l'un des sexes et l'autre au sexe opposé, et, en particulier, que ces dissemblances soient dues à la part que la fonction menstruelle prend à la production des hématocèles symptomatiques de pelvi-péritonite. On est, on peut dire, obligé de rattacher les dissemblances dans le processus hémorrhagique, que je viens d'indiquer sommairement, à la forme même que le travail inflammatoire revêt dans les deux ordres de faits, et qui est très différente, dans les six observations d'hématocèle symptomatique de pachy-pelvi-péritonite hémorrhagique aiguë précitées, de la forme que présente la vaginalite chronique, très longtemps inaperçue, génératrice des hématocèles de la tunique.

Deux des malades de ces observations (obs. II et obs. VIII),

(1) GOSSELIN. Recherches sur l'épaississement de la tunique vaginale. *Arch. gén. de méd.*. 3e série, t. XVII, p. 301, 1851.

ont eu au début les symptômes d'une pelvi-péritonite aiguë, et ont eu ultérieurement une évacuation purulente, et on doit admettre, que dans ces deux cas, la loge de la séreuse pelvienne, qui est devenue secondairement le siège de l'hématocèle, alors même qu'elle était restée en partie étrangère à la pelvi-péritonite aiguë, était au moins le siège d'une inflammation subaiguë, qui a préparé l'extravasation sanguine, génératrice de l'hématome qui a distendu cette loge. Dans les observations I, VII et IX, la pelvi-péritonite, à laquelle a succédé immédiatement l'hématocèle, a présenté une forme subaiguë bien caractérisée qui, suivant Virchow, est celle qui suscite surtout une vascularisation des néo-membranes. On peut croire de même que dans l'observation X, dans laquelle la pelvi-péritonite antécédente à l'hématocèle a présenté une forme inflammatoire moins bien accentuée que dans les cinq premières, mais qui avait mis la malade pendant plus d'un mois dans l'impossibilité de vaquer à ses occupations, le travail morbide de la séreuse méritait plutôt la qualification de subaigu que celle de chronique, comparé au peu d'intensité des accidents en général qu'accusent les hommes affectés d'hématocèle de la tunique vaginale.

Du reste, le peu de parité, qui existe au point de vue anatomique et physiologique entre la tunique vaginale de l'homme et le péritoine des excavations qui la représente dans le sexe féminin, fait comprendre que le travail inflammatoire doit le plus souvent offrir dans l'une et dans l'autre des deux séreuses de très notables différences, qui sont subordonnées aux dissemblances organiques. On se rend par suite facilement compte que le travail inflammatoire présente le plus souvent la forme aiguë, ou au moins subaiguë dans le péritoine pelvien, sur lequel viennent retentir d'une manière si marquée, dans le sexe féminin, tous les troubles fonctionnels si fréquents de l'appareil génital interne, et que la tunique vaginale, qui est surtout exposée à des irritations de cause extérieure légère, mais qui se renouvellent presque à chaque mouvement, soit au contraire le plus souvent le siège d'inflammations chroniques partielles, à répétitions presque journalières.

Mais on a à se demander s'il est bien légitime d'attribuer,

comme je viens de le faire, aux différences de forme du travail inflammatoire, qui était subaigu dans l'un des ordres de faits, chronique, fruste au contraire dans l'autre, les dissemblances que le processus hémorrhagique a présentées, d'une part, dans les hématocèles symptomatiques de pachy-pelvi-péritonite et, d'autre part, dans les hématocèles de la tunique vaginale, et qui rendent ces deux ordres de faits si dissemblables. Mon interprétation est fondée : 1° sur ce qu'on trouve entre les faits que j'ai rapportés, dans lesquels l'inflammation de la séreuse était subaiguë, et les faits que Virchow a eus en vue en formulant sa théorie, dans lesquels l'inflammation de la séreuse est, d'après ces indications, chronique et fruste, les mêmes dissemblances que celles que je viens de signaler en parlant des hématocèles de la tunique vaginale; 2° sur ce que la constitution de l'hématome est, au contraire, d'après l'éminent anatomo-pathologiste allemand, absolument semblable dans les hématocèles de la tunique vaginale, les hématomes de la pachy-méningite, et dans les faits qui lui ont servi à dogmatiser son second mode de formation de l'hématocèle, dans lesquels trois ordres de faits l'inflammation de la séreuse est fruste. En résumé, la similitude de la constitution de l'hématome dans tous les ordres de faits où l'inflammation de la séreuse est chronique et fruste, la dissemblance de cette constitution, au contraire, dans les ordres de faits dans lesquels la forme de l'inflammation de la séreuse diffère de ce qu'elle est dans l'autre, me paraissent légitimer complètement mon interprétation.

Il résulte de cette longue discussion, que le groupe de faits qui a servi de base à la théorie de Virchow, dans lesquels la formation de l'hématome rétro-utérin rappelle complètement, suivant ses indications, ce que l'on observe dans la pachy-méningite, et qui constitue un groupe absolument distinct de celui des hématocèles symptomatiques de pachy-pelvi-péritonite hémorrhagique aiguë, peut être considéré comme l'affection analogue, dans le sexe féminin, de l'hématocèle de la tunique vaginale chez l'homme. Mais il en résulte aussi, que les faits de cette espèce doivent être, et sont, non seulement exceptionels, à cause des dissemblances anatomiques et physiologiques énormes, qui existent entre le péritoine des excavations et la tunique vaginale, mais doivent passer le plus souvent inaperçus, parce que ces hématomes sont, en général, peu considérables, comme l'indiquent les observations de M. Drapier (1), et, lorsqu'ils offrent un certain volume, parce qu'alors ils se traduisent par des symptômes obscurs, ou qui du moins l'ont été jusqu'ici (2). Cette excessive rareté et l'obscurité de la symptomatologie des faits surtout d'amphithéâtre, qui ont servi de base à la théorie de Virchow, expliquent le peu de succès qu'a eu, malgré l'imposante autorité de son auteur, la théorie allemande, qui, jusque dans ces dernières années, n'a été acceptée par aucun des gynécologistes non seulement français, mais anglais (3) et américains, et n'a pas même été adoptée par tous les gynécologistes allemands. L'absence, dans le très court chapitre consacré à l'hématocèle rétro-utérine, de toute observation, non seulement clinique, mais nécroscopique, qu'a si justement relevée M. West (4), voire même de toute indication bibliographique, qui eût pu en tenir lieu, semble faire croire que l'éminent professeur de Berlin supposait connues de tous ses lecteurs les recherches de Ferber, de date antérieure à la publication de sa pathologie des tumeurs. Ces recherches paraissent d'autant mieux pouvoir être considérées comme un reflet de l'enseignement de l'éminent anatomopathologiste allemand, qu'on a donné à la pathogénie de l'hématocèle, exposée pour la première fois par Ferber, le nom de théorie de Virchow.

Cette pathogénie est basée sur les recherches anatomo-pathologiques de Ferber (5) et de Friedreich (6), en Allemagne; enfin, sur celles beaucoup moins importantes de Drapier (7), en France, que j'analyserai dans un instant; mais on ne peut malheureusement invoquer en sa faveur, à ma connaissance du moins, qu'une

(1) Drapier. Considérations sur l'hématocèle, p. 16. *Thèse inaugurale*. Paris, 1876.

(2) Ferber. Zur Pathogenie der sog. Hématocèle rétro-utérine. *Archives der Heilkunde*, 8e année, 5e livraison, 1862.

(3) Barnes. *Maladies des femmes*, trad. franç., p. 516. Paris, 1876.

(4) C. West. *Maladies des femmes*, traduct. franç., p. 513. Paris, 1876.

(5) Ferber. *Loc. cit.*, 1862.

(6) Friedreich. Ueber eine besondere Form chronischer hemorragischer Peritonitis und der Hematome des Bauchfels. *Virchow's Archiv.*, t. VIII, 1872.

(7) Drapier. *Loc. cit.*, 1876.

seule observation clinique un peu probante, rapportée plus loin (obs. XII), et encore laisse-t-elle beaucoup à désirer. Il est entendu que je fais abstraction des observations d'hématocèle symptomatique de pachi-pelvi-péritonite subaiguë, que M. J. Besnier, pour faire accepter plus facilement la genèse de l'hématocèle, qu'il proposait, a rattachées (1) trop étroitement à la théorie de Virchow, ainsi que je l'ai signalé en rapportant à l'appui de son opinion (2) des faits analogues à ceux qu'il avait observés. Ces faits, dont on doit rapprocher les trois observations de même nature publiées à Vienne, l'une par Crédé (3), les deux autres par Chroback (4), indiquées par M. Poncet (5) comme des exemples de la théorie de Virchow, constituent, ainsi que je viens de le discuter longuement, une espèce d'hématocèle, absolument distincte des faits qui rentrent légitimement dans la théorie allemande. Dans ceux-ci, l'hématome intra-néo-membraneux a une constitution anatomique caractéristique, et un mode chronique de formation analogue à celui des hématomes de la pachy-méningite, qui en font une espèce particulière d'hématocèle. La pathogénie de cette espèce, qui mérite le nom de pachy-péritonite chronique hémorrhagique, parce que son caractère essentiel consiste dans la chronicité du travail morbide de la séreuse pelvienne, qui en est le facteur primordial, ressort des recherches anatomo-pathologiques, et en particulier de celles de Ferber.

Les nombreuses et attentives investigations cadavériques de Ferber, lui ont en effet démontré, qu'on trouve, dans le tiers environ des autopsies des femmes ayant eu des rapports sexuels, et qui succombent de trente à quarante-deux ans, des traces incontestables, ou au moins des vestiges de pelvi-péritonite. Au premier rang de ces vestiges de pelvi-péritonite, que Ferber a décomposés en trois variétés, il signale l'existence de plaques néo-membraneuses, plus ou moins analogues aux plaques laiteuses

(1) J. Besnier. *Loc. cit.*

(2) G. Bernutz. *Arch. de tocol.*, *loc. cit.*, 1880.

(3) Crédé. *Monatsschrift für Geburtskunde und Frauenkrankheiten*, t. IX, p. 3.

(4) Chroback. Zur Etiologie der Hematocele retro-uterine. *Wiener medizinische Presse*, p. 38-54, 1874.

(5) Poncet. *Thèse d'agrégation*, p. 37 et 42. Paris, 1878.

du péricarde, qui ont le plus souvent pour siège la paroi postérieure de l'utérus, sur lesquelles j'ai à m'arrêter, à cause de l'intérêt que leur étude présente pour notre sujet. Ces néo-membranes plus ou moins circonscrites, très adhérentes par leurs bords à la partie du péritoine qu'elles revêtent, très lâchement unies à elle au contraire dans leur partie centrale, plus ou moins stratifiées, peuvent offrir un degré plus ou moins élevé d'organisation. Quelques-unes de celles-ci très stratifiées et très richement vascularisées, doivent, suivant Friedreich (1), être considérées comme les stigmates d'une forme particulière de péritonite chronique, qui aurait comme caractère spécial d'être hémorrhagique. Ces néo-membranes sont surtout remarquables, en ce qu'elles offrent, déposés entre les lamelles qui les composent, des épanchements hématiques plus ou moins abondants, qui constituent de véritables kystes sanguins, contenant des détritus sanguins à divers degrés de régression, de telle sorte que ces fausses membranes, entre lesquelles se trouvent inclus des produits hématiques, sont tellement analogues à celle de la pachy-méningite chronique hémorrhagique, qu'il est impossible, suivant l'anatomo-pathologiste allemand, de les distinguer les unes des autres, soit à l'œil nu, soit au microscope. On peut rapprocher des kystes sanguins intra-néo-membraneux, étudiés par Friedreich, qui résultent d'hémorrhagies interstitielles, qui ne font pas irruption dans la cavité péritonéale même, et qui, par suite, se produisent d'une manière inaperçue, les trois hématomes décrits par M. Drapier dans sa deuxième observation (2).

Ces trois hématomes, du volume d'une noix chacun, occupant, le premier, la paroi postérieure de l'utérus, le second, celle de l'ovaire gauche, enfin, le dernier, celle du ligament large droit, constitués par du sang coagulé, emprisonné en arrière par une fausse membrane, et en avant par le péritoine pelvien, qui se continuait très nettement avec le reste de la séreuse, ne s'étaient révélés pendant la vie par aucun symptôme, ou que par des

(1) FRIEDREICH. *Loc. cit. Virchow's Archiv.*, t. VIII, 1872.
(2) DRAPIER. *Loc. cit.*, p. 17.

symptômes très obscurs, puisque cette femme avait pu continuer son service comme domestique, jusqu'au début de l'apoplexie cérébrale à laquelle elle a très rapidement succombé. Mais on doit penser qu'il n'en est plus de même, lorsque, sous l'influence de la persistance de la pelvi-péritonite chronique hémorrhagique, les néo-membranes, et avec elle les hématomes interstitiels, qu'elles enserrent, se sont graduellement multipliés, et constituent une tumeur hématique complexe plus ou moins considérable, qui remplit plus ou moins complètement l'excavation pelvienne. Il en a été du moins ainsi dans l'observation suivante de Ferber (1), à laquelle j'ai cru pouvoir me permettre de donner une forme un peu plus méthodique que celle qu'elle présente dans le texte original, pour qu'elle soit plus facile à analyser.

OBSERVATION XII

Le 5 février 1862, entre à l'hôpital de Lubeck, J. B..., âgée de trente-huit ans, veuve, n'ayant eu qu'un enfant venant dans de bonnes conditions, dont la santé a été habituellement assez mauvaise; cependant ce n'est que depuis six ans qu'elle a ressenti des douleurs d'estomac, et qu'elle a eu des hématémèses, que les résultats de l'autopsie permettent d'attribuer à un ulcère simple de la petite courbure de l'estomac. La menstruation, établie à quatorze ans et qui était normale, si ce n'est qu'elle était depuis assez longtemps suivie de flueurs blanches, a cessé de se produire au mois d'août dernier, lorsque cette femme était déjà malade depuis plusieurs mois; malheureusement l'auteur de l'observation n'a pas cherché à déterminer à quelle phase de la maladie a correspondu la cessation des règles.

Cette femme raconte qu'elle a été prise, au mois de mai 1861, d'une diarrhée assez rebelle, dont elle était convalescente depuis quelques jours seulement, lorsqu'elle fut affectée d'une pleurésie droite, qui suivit son cours normal et qui fut bientôt remplacée par une strangurie intense, accompagnée de diarrhée intermittente, de coliques et de vomissements. Elle s'alita, s'amaigrit de plus en plus, en proie à un mouvement fébrile (le pouls variant de 80 à 100) qui s'accompagnait de sueurs nocturnes très abondantes. Elle est en traitement depuis trois mois.

A son entrée à l'hôpital, cette malade, profondément amaigrie, d'un aspect cachectique, se plaint de douleurs très vives dans le ventre quand elle fait le moindre mouvement; elle ne peut supporter que le décubitus dorsal, elle dort

(1) FERBER. *Loc. cit.*, p. 431.
Cette observation, assez difficile à consulter, a été reproduite *in extenso* et dans sa tenue originale, dans la thèse inaugurale d'un de mes élèves, M. P. Rodet. *Thèse inaugurale.* Paris, p. 16, 23 mars 1880.

peu, mais n'a pas de céphalalgie. Le ventre est ballonné ; cependant la palpation abdominale, que rendent très difficile les douleurs qu'elle suscite, ne présente rien d'anormal. *L'exploration vaginale n'a pas été faite.* Bon appétit, soif intense, régurgitations ; les selles irrégulières, non diarrhéiques dans ces derniers temps, contiennent du mucus d'une couleur brunâtre. La miction est douloureuse, les urines troubles, jaunes, contiennent de la graisse et de l'épithélium vésical. L'exploration de la poitrine faite avec le plus grand soin permet de reconnaître les signes d'une tuberculisation au premier degré, bien que la malade ne tousse pas. 25 respirations. Rien du côté du cœur, 92 pulsations, peau moite, température normale, sueurs profuses la nuit.

Marche de la maladie. — Le traitement, consistant en potions opiacées et cataplasmes sur le ventre, ne diminua que faiblement les douleurs abdominales et celles de la miction. Les selles, d'égale quantité, d'abord en forme de purée, étaient ensuite en masses moulées. La malade, sous l'influence des progrès de la phthisie pulmonaire, va s'affaiblissant de plus en plus, et meurt le 4 mars au milieu d'une dyspnée intense.

Autopsie. — Adhérences au sommet des poumons. A ce niveau, le tissu pulmonaire, coloré en noir, est rempli de cavernes, autour desquelles il y a de l'infiltration tuberculeuse. Sur la petite courbure de l'estomac, les couches muqueuses et séreuses présentent des cicatrices étoilées. Dans le tube intestinal, et particulièrement au cæcum, on trouve des abcès tuberculeux; dans la partie inférieure de la cavité abdominale, il y a un liquide trouble, séreux et sanguinolent, qui remplit surtout le bassin. Le péritoine viscéral est tacheté, et présente des lignes épaisses de couleur noirâtre.

A la paroi antérieure et postérieure, et même jusqu'au fond de l'utérus, on a trouvé une tumeur sanguine adhérente, ayant une couleur à la fois rouge et jaunâtre. A un examen plus minutieux, les tumeurs sanguines, placées en avant et en arrière de l'utérus, se laissaient détacher en lamelles isolées, entre lesquelles se trouvaient des débris de sang à différents degrés de transformation. Sur les côtés de la tumeur, et couchées sur la séreuse, on trouvait des fausses membranes de diverses grandeurs. Celles-ci laissaient voir entre elles des masses sanguines, comme celles qui étaient interposées aux lamelles néo-membraneuses adhérentes à l'utérus ; les fausses membranes étaient, en outre, entourées d'un réseau capillaire.

L'utérus porté en avant à 0,10 de hauteur, 0,042 de largeur ; il est vide. Le col est violet et rougeâtre. Derrière l'utérus, on voit l'ovaire gauche ayant la grosseur d'une pomme, qui est rempli d'un liquide très clair ; sa surface présente quelques dépressions, et des taches pigmentaires. La trompe correspondante mesurait 0,11, et était normale. La droite, de 0,09 de longueur, adhérait par son milieu à l'ovaire droit, qui était lisse, un peu pâle. La vessie contractée contient une quantité assez abondante d'urine trouble. La muqueuse est hyperhémiée.

L'intérêt capital de cette observation réside dans son autopsie, et en particulier dans les détails qu'elle contient, sur les dispositions toutes particulières qu'offrait la tumeur hématique, qui était constituée par des plaques néo-membraneuses juxtaposées les unes aux autres, et agglomérées entre elles ; entre les lamelles de chacune desquelles se trouvaient compris des détritus sanguins à différents degrés de régression, dont il est facile de comprendre la signification, par l'analyse succincte, que j'ai faite, des recherches anatomiques de Ferber et de Friedreich. Aussi cette observation, qui paraît, par les dispositions que présentait la tumeur hématique, répondre exactement aux indications formulées par Virchow dans sa théorie, permet-elle de se rendre compte des faits anatomo-pathologiques qui lui ont inspiré la pathogénie des hématomes utérins, qui porte son nom.

Malheureusement, l'observation de Ferber, qui semble si bien se rapporter anatomiquement à la théorie de Virchow, est tellement défectueuse au point de vue clinique, non seulement à cause de l'absence de toute exploration des organes génitaux, mais surtout à cause du peu de précision des renseignements sur la filiation des accidents divers qui se sont succédé chez cette femme pendant les dix derniers mois de son existence, qu'il est bien difficile de déterminer quels sont, dans cette observation complexe, les symptômes qui se rapportent à l'hématocèle. On peut sans doute lui attribuer avec une sorte de certitude les douleurs abdominales vives, qui forçaient cette malheureuse à garder le décubitus dorsal, et les troubles de la miction qu'elle présentait; mais il est impossible, faute de renseignements précis sur les conditions dans lesquelles s'est produite la cessation des règles, de savoir ce qui serait du plus haut intérêt, quelle signification on doit donner à cette strangurie intense, caractérisée presque d'un seul mot, qui s'est produite après la pleurésie, et à partir de laquelle la malade est tombée dans l'état cachectique.

Cette strangurie accompagnée de diarrhée intermittente, de coliques et de vomissements, que les résultats de l'autopsie ne permettent pas de rattacher à une cystite tuberculeuse, n'était-elle pas, ce qui paraît très probable, une manisfestation symptomatique de l'hématocèle ? A-t-elle correspondu à sa formation, qui aurait été alors, comme dans les faits que j'ai rapportés, d'emblée assez considérable contradictoirement à la théorie de Virchow ; ou n'a-t-elle pas, ce que je suis bien plus tenté de croire, à cause de l'intensité de la strangurie, correspondu à un accroissement subit de l'hématome, qui, à ce moment, se serait étendu au cul-de-sac vésico-utérin, qu'on trouve si rarement envahi dans les hématocèles utérines? L'admission de cette dernière interprétation, en faveur de laquelle on peut invoquer que, chez cette malade, la pelvi-péritonite chronique était probablement liée à l'existence du kyste, dont l'ovaire gauche était le siège, et avait dû débuter dans le cul-de-sac rétro-utérin, aurait grand besoin, je l'avoue, d'être légitimée par des observations ultérieures. Elle emporterait, si elle était ainsi légitimée, la notion que les hématomes symptomatiques de pachy-pelvi-péritonite chronique hémorrhagique, peuvent, sous l'influence, soit du molimen menstruel, soit de toute autre cause de tension des vaisseaux pelviens, être le siège de poussées, qui leur impriment un accroissement subit assez considérable, qui rappellent jusqu'à un certain point la formation des véritables hématocèles. Ces accroissements subits assez considérables, seraient dus, suivant M. Drapier (1), à la rupture de la coque néo-membraneuse d'un ou de plusieurs des hématomes interstitiels aux fausses membranes, qui permettrait à l'extravasation sanguine de faire irruption dans la cavité péritonéale même, au lieu de rester incluse dans les néo-membranes ; elle donnerait ainsi lieu à une véritable hématocèle intra-péritonéale, semblable à celle qui a existé dans les observations que j'ai rapportées. Malheureusement, on ne peut, jusqu'à présent, invoquer aucun fait qui établisse d'une manière un peu certaine cette transmutation, que je désirerais bien vivement voir démontrée, parce qu'elle relierait tout naturellement les faits que Virchow a eus en vue en formulant sa théorie, à ceux qui constituent l'hématocèle symptomatique de pachy-pelvi-péritonite hémorrhagique aiguë. L'opinion de M. Drapier n'est qu'une supposition sans fondement, en désaccord avec les recherches anatomo-pathologiques de Ferber, Virchow et de Friedreich, qui assimilent complètement la formation des hématocèles symptomatiques de pachy-pelvi-péritonite chronique hémorrhagique à la genèse des hématomes méningés, auxquels donne lieu la pachy-méningite.

En résumé, dans la dernière variété de l'hématocèle, que je

(1) Drapier. *Loc. cit.*, p. 18.

viens d'étudier, et qui seule répond exactement aux indications formulées par le professeur de Berlin, l'hématocèle est, d'après les documents qui m'ont servi à faire mon opinion et que j'ai indiqués, le fait d'un travail morbide fruste, qui ne se révèle que par des symptômes très obscurs, et qui mérite bien légitimement par ses caractères le nom de pachy-pelvi-péritonite chronique hémorrhagique. Sous l'influence de cette pelvi-péritonite, la séreuse devient le siège de plaques néo-membraneuses stratifiées, d'une vascularisation remarquable, qui se multiplient graduellement, et s'épaississent, en même temps que s'épanchent, entre les lamelles qui les constituent, des extravasations sanguines peu abondantes, mais qui se renouvellent fréquemment, de telle sorte qu'elles forment des kystes sanguins interstitiels aux néo-membranes, qui finissent, en augmentant de volume, mais surtout de nombre, par remplir plus ou moins complètement la cavité pelvienne. Ces hématomes intra-néo-membraneux, au lieu d'être véritablement intra-péritonéaux, comme le sont ceux qui résultent d'une pelvi-péritonite aiguë ou subaiguë, sont véritablement assimilables aux hématocèles de la tunique vaginale. Ils restent frustes, tant que la tumeur hématique qui les constitue est peu considérable, mais lorsque celle-ci a acquis un volume un peu plus marqué, ils se traduisent par un ensemble symptomatique, que l'observation de Ferber, très complexe d'une part et très incomplète de l'autre, ne permet pas malheureusement de préciser. Aussi, de nouvelles recherches ayant surtout pour but de déterminer quels troubles fonctionnels ces hématomes intra-néo-membraneux déterminent, et par quels signes physiques ils se traduisent, seraient-elles nécessaires pour donner à cette variété, probablement très rare, des hématocèles utérines la consécration clinique, qui lui est indispensable, pour prendre la place qu'elle mérite dans la gynécologie.

Actuellement, cette espèce d'hématocèle péri-utérine (symptomatique de pachy-pelvi-péritonite chronique hémorrhagique) doit sans doute avoir une place dans l'histoire générale de l'hématocèle utérine, mais distincte et très restreinte, à cause du caractère exceptionnel des faits de cette espèce, mais surtout à cause de l'insuffisance des documents, surtout cliniques, qui indiquent de laisser ces faits pour ainsi dire hors cadre, et de n'en pas tenir compte dans le tableau symptomatique et diagnostique de l'hématocèle vulgaire, dont il est très important, au point de vue pratique, de faire, comme l'a professé Nélaton, sinon une maladie, du moins une entité pathologique nettement définie. On devrait, suivant moi, ultérieurement, c'est-à-dire lorsque l'étude de faits exceptionnels, analogues à ceux qui ont servi de base à la théorie de Virchow, aura fourni des documents suffisants, décrire séparément ces hématomes pelviens, qui offrent une évolution chronique particulière, et dont la connaissance serait très utile, pour élucider certaines affections chroniques du corps de l'utérus, sur lesquelles nous n'avons jusqu'à présent que des notions très incomplètes. Mon opinion est basée, sur ce que les hématocèles symptomatiques de pachy-pelvi-péritonite chronique hémorrhagique ont comme facteur primordial un travail morbide chronique tout spécial, hémorrhagipare suivant Friedreich (1), qui fait de cette espèce d'hématocèle une affection tout à part, distincte de l'hématocèle vulgaire, comme le démontrent : 1° le mode de formation chronique, lent, intermittent de l'hématome, qui est tout particulier, très différent de celui de l'hématocèle vulgaire, et résulte, suivant Virchow (2), de ce que les hémorrhagies, qui l'engendrent, se reproduisent de temps en temps, et donnent peu à peu lieu à d'abondantes accumulations de sang ; 2° la constitution anatomique de l'hématome, sur laquelle ont insisté Ferber, Virchow et Freidreich (3), qui est toute caractéristique, en ce que l'extravasat, fourni par des vaisseaux placés dans les couches résultant de péritonites partielles de l'excavation, s'interpose entre les lamelles de la pseudo-membrane, au lieu d'être, comme dans l'hématocèle vulgaire, contenu dans la cavité pelvienne elle-même, devenue cavité close unique, ou partagée en deux, trois loges par les produits néo-membraneux ; 3° la symptomatologie sans doute indéterminée aujourd'hui des hématocèles symptomatiques de pachy-pelvi-péritonite chronique hémorrha-

(1) Ferber. *Loc. cit.*
(2) Virchow. *Loc. cit.*
(3) Friedreich. *Loc. cit.*

gique, mais qui, par suite de la constitution spéciale de l'hématome intra-membraneux, est nécessairement différente, comme je l'ai signalé il y a longtemps (1), de celle de l'hématocèle vulgaire.

Les détails dans lesquels je viens d'être obligé d'entrer, pour établir que ces faits constituent une sorte d'affection propre, font ressortir l'importance primordiale, dans ces faits, de la constitution anatomique particulière de l'hématome, sur laquelle ont insisté Ferber, Virchow et Friedreich, qui est le reflet de son mode chronique, intermittent de formation, et relève médiatement de la nature spéciale du travail inflammatoire chronique, hémorrhagipare (Friedreich) de la séreuse pelvienne, qui est le facteur initial de cette espèce d'hématocèle. Cette disposition intra-néo-membraneuse de l'extravasat, qui est la caractéristique anatomique de cette espèce d'hématocèle, a pour résultat, digne de remarque, de faire que l'hémorrhagie pseudo-membraneuse fournie, dit Virchow, par les vaisseaux placés dans les couches résultant de péritonites partielles de l'excavation, n'a pas, à proprement parler, pour siège dans ces faits, quoique l'hématome soit intra-péritonéal, la cavité de la séreuse elle-même. Il y a sous ce rapport la plus grande analogie entre l'espèce d'hématocèle, dont nous nous occupons, et les hématomes pelviens, dans lesquels l'épanchement sanguin reste contenu dans un kyste fœtal extra-utérin abdominal, auxquels Huguier (2) a proposé de donner le nom de pseudo-hématocèle. Les raisons qu'il a fait valoir pour faire adopter cette dénomination, mais surtout la division qu'elle représente, c'est-à-dire les profondes dissemblances qui existent entre les faits auxquels il proposait de donner le nom de pseudo-hématocèle, et ceux qui, suivant lui, méritaient le nom d'hématocèle péri-utérine, peuvent également être invoquées, en modifiant seulement l'énumération des différences, pour légitimer la qualification de pseudo-hématocèle donnée aux hématomes, auxquels s'applique légitimement la théorie allemande. Je ne saurais trop insister sur l'utilité de donner cette dénomination, ou toute

(1) G. Bernutz. Art. Hématocèle. *Dict. de méd.*, p. 307.
(2) Huguier. *Bulletins de la Société de chirurgie.* Juin 1851.

autre analogue, celle d'hématocèle intra-néo-membraneuse par exemple, aux faits qui ont servi de base à la théorie de Virchow, ce qui aurait l'avantage de distraire de l'histoire de l'hématocèle utérine, un ordre de faits très exceptionnels, restés jusqu'ici des faits presque uniquement d'amphithéâtre, dans lesquels l'hématome a : 1° une constitution anatomique toute spéciale ; 2° un mode de formation chronique tout opposé au début brusque et à l'organisation rapide de l'hématocèle classique ; 3° une symptomatologie, qu'on peut dire différente, quoiqu'elle soit jusqu'à présent indéterminée, en ce que les extravasats intra-néo-membraneux ne peuvent avoir un certain nombre des terminaisons, que présentent les collections sanguines, qui ont pour siège la cavité péritonéale même ; 4° un diagnostic différentiel distinct de celui de l'hématocèle vulgaire, en ce que les faits, qui rentrent légitimement dans la théorie de Virchow, se rapprochent beaucoup plus, par leur mode de développement, des affections organiques pelviennes que des phlegmasies péri-utérines, avec lesquelles peuvent surtout être confondues les hématocèles vulgaires.

Cette élimination, si légitime à tant de points de vue, permettrait, en tenant également compte de sa légitimité, de distraire de l'histoire de l'hématocèle utérine les hématocèles cataclysmiques, comme je l'ai indiqué dans les paragraphes consacrés à ces derniers hématomes, de comprendre presque exclusivement dans l'histoire de l'hématocèle utérine, les diverses espèces qui composent l'hématocèle vulgaire, qu'ont eues seuls en vue, je dois le rappeler, les travaux des premiers observateurs, et en particulier les leçons de Nélaton (1). Dans les diverses espèces de l'hématocèle vulgaire, l'hémorrhagie génératrice de l'hématome est différente dans chacune d'elles, soit par son point de départ, soit par son étiologie pathologique, et par suite, on ne voit dans les unes que peu ou pas de phénomènes morbides un peu saillants, antécédents au raptus sanguin ; tandis que dans les autres, on observe un ensemble symptomatique bien caractérisé, en rap-

(1) NÉLATON. Leçons de l'hôpital des Cliniques. *Gazette des hôpitaux*, décembre 1851 ; janvier et février 1852.

port dans chacune de ces espèces, avec la maladie ou l'état morbide (une pelvi-péritonite subaiguë par exemple) qui suscite l'extravasation sanguine. Mais après le raptus sanguin, qui survient habituellement à une époque menstruelle, on constate dans toutes les espèces un ensemble symptomatique, on peut dire identique, quelle que soit l'hémorrhagie génératrice de l'hématome, ce qui paraît tenir à la préexistence, dans tous ces faits, du cloisonnement de l'excavation au raptus sanguin. Aussi, y a-t-il eu le plus grand intérêt pratique de faire de ce groupe de faits, auquel Nélaton a donné le nom d'hématocèle rétro-utérine, sinon une maladie, comme il l'a professé, du moins une entité anatomo-pathologique distincte, qui est devenue malheureusement très complexe, par suite de l'absence d'une délimitation exacte du sujet. L'étude approfondie du plus grand nombre, non seulement des observations d'hématocèle, mais des observations afférentes à la question, que j'ai faite pour tâcher de résoudre les nombreux points litigieux qui sont résultés de ce défaut de délimitation, mais aussi, il faut le dire, des difficultés de toutes sortes, et presque insurmontables au début, qu'a présentées la question, me paraît autoriser les conclusions suivantes.

CONCLUSIONS

1° L'hématocèle utérine (propre au sexe féminin), ou péri-utérine, ne peut, au point de vue de la pathologie générale, être considérée comme une maladie propre, spéciale; elle constitue simplement une entité anatomo-pathologique, que peuvent faire naître un assez grand nombre de maladies ou d'états morbides divers. Il est par conséquent indispensable de délimiter exactement le sujet, pour qu'il ne soit pas trop complexe, et par suite, que l'histoire pathologique de cette entité morbide ne soit pas confuse.

2° La dénomination d'hématocèle utérine ou péri-utérine, devrait, à cause de cela, être consacrée exclusivement à désigner *les tumeurs sanguines pelviennes, contiguës à l'utérus et non véritablement utérines qui ont pour siège la cavité péritonéale même;*

ce qui emporte : 1° de restituer aux faits, auxquels on a donné le nom d'hématocèle extra ou sous-péritonéale, la dénomination de thrombus du tissu cellulaire des ligaments larges et du vagin, que nos prédécesseurs avaient assignée, et que les accoucheurs ont conservée aux faits de cette espèce qui s'observent dans l'état puerpéral ; 2° de donner le nom de pseudo-hématocèle aux hématomes pelviens, dans lesquels l'extravasat hématique n'est pas, à proprement parler, contenu dans la cavité péritonéale même, soit qu'il soit enserré dans un kyste fœtal extra-utérin abdominal (Huguier) (1), soit qu'il soit intra-néo-membraneux, comme dans les faits qui ont servi de base à la théorie de Virchow.

3° La dénomination d'hématocèle utérine, comme l'indique l'étymologie du mot hématocèle (αιμα κὴλη), ne doit être appliquée qu'aux collections sanguines intra-péritonéales qui forment tumeur, et tumeur perceptible à la palpation abdominale et au toucher, c'est-à-dire qui sont enkystées. On ne peut la donner légitimement aux collections sanguines, qui sont libres, flottantes dans la séreuse, qui, par suite, fuient sous la pression de la main qui pratique la palpation abdominale, et sous celle du doigt employé au toucher, et qui, ainsi, ne donnent pas la sensation de résistance caractéristique de toute tumeur. Les observations de cette dernière espèce constituent un ordre de faits distinct, qui doit être décrit séparément sous le nom d'hémorrhagie abdominale interne, que nos prédécesseurs lui ont donné ; ce n'est qu'à cette condition qu'on peut faire cesser l'imbroglio, que la fusion irrationnelle de ces deux ordres de faits dans une seule et même histoire a fait naître.

4° Il résulte de là, sans préjuger la question si intéressante soulevée par les résultats de l'expérimentation sur les animaux entreprise par M. Poncet (2), qu'une hématocèle utérine a besoin pour exister de deux facteurs : une hémorrhagie pelvienne intra-péritonéale, et le cloisonnement de l'excavation du bassin, mais qui peuvent être l'un la cause de l'autre et *vice versa*, ou être d'une

(1) Huguier. *Société de chirurgie, loc. cit.*
(2) Poncet. *Thèse d'agrég.*, p. 67 et suiv.

époque différente; d'où deux ou plutôt trois modes de formation distincts de l'hématocèle utérine. Dans les deux derniers modes de formation, qui donnent lieu aux hématocèles vulgaires, l'hémorrhagie génératrice de l'hématome se produit secondairement au cloisonnement de l'excavation; dans le troisième mode de formation, qui est de tous le plus fréquent, elle succède immédiatement à une pelvi-péritonite subaiguë, qui est la cause prochaine de l'extravasation sanguine.

5° Le premier mode de formation, qui a été seul admis pendant de longues années, et que, pendant toute cette période on ne pensait pas à contester, tant il paraissait naturel, doit aujourd'hui être considéré comme exceptionnel. Dans ce premier mode de formation, qui a servi de base à toutes les théories françaises sur la genèse de ces tumeurs sanguines, l'hématocèle a comme facteur initial une hémorrhagie pelvienne intra-péritonéale, qui suscite secondairement une péritonite enkystante. Dans les faits de cette espèce, dans lesquels l'excavation pelvienne et la cavité abdominale proprement dite sont en libre communication, et dans lesquels, par suite, la tension vasculaire, qui est la cause immédiate de l'hémorrhagie, ne se trouve pas contrebalancée par la résistance des parois de la cavité à se laisser distendre, l'extravasation sanguine donne en général lieu, par son abondance, aux accidents cataclysmiques, qui caractérisent les hémorrhagies abdominales internes. L'existence, dans cet ordre de faits, de ces accidents cataclysmiques, qui emportent presque constamment le pronostic d'une terminaison fatale à courte échéance, par suite : soit de l'exubérance de la perte de sang, soit du développement d'une péritonite généralisée rapidement mortelle (1), soit de la manifestation de troubles fonctionnels graves causés par la compression de l'hématome énorme, qui résulte de l'abondance de l'hémorrhagie (2), indique comme je l'ai déjà signalé, de distraire de l'histoire de l'hématocèle utérine cet ordre de faits, qui ne se distinguent des autres hémorrhagies abdominales internes, que parce qu'on y constate les vestiges d'un travail

(1) Puech. *Loc. cit.*, observation, p. 25.
(2) Dumontpallier. Observation rapportée dans ce travail.

destiné à amener la guérison, mais en général stérile, qui manque dans les autres faits.

6° Dans le second mode de formation, il y a préexistence, au contraire, à l'hémorrhagie pelvienne intra-péritonéale, du cloisonnement de l'excavation du bassin, qui constitue depuis un temps plus ou moins long une cavité close, d'où il résulte que l'extravasation sanguine qui s'y accumule n'a qu'une abondance moyenne, et donne, par suite, lieu à une symptomatologie bénigne, comparativement à celle des hématocèles cataclysmiques. Cette dissemblance dans la succession des deux facteurs de l'hématocèle rend dans la pratique les deux ordres de faits très différents l'un de l'autre, quoiqu'il s'agisse parfois d'une hémorrhagie identique, symptomatique d'une rupture de l'ovaire, par exemple, mais dont le produit est tantôt étroitement enserré dans l'excavation pelvienne, tantôt se diffuse plus ou moins loin dans la cavité abdominale. La dissemblance considérable dans les deux cas, qui résulte de la délimitation, restreinte ou non, du siège de l'épanchement, et par suite de celle de l'extravasation sanguine, fait comprendre la similitude sinon complète, du moins très grande de la symptomatologie, que suscite une hémorrhagie intra-pelvienne, quel que soit son point de départ, dont le produit est enkysté, pour ainsi dire par avance, dans l'excavation devenue depuis plus ou moins longtemps cavité close. Dans le second mode de formation, qui en cela se rapproche du premier, l'hémorrhagie génératrice de l'hématome, symptomatique, soit d'une lésion de l'ovaire (hématocèle ovarienne), soit d'une atrésie congénitale ou acquise, complète ou incomplète (hématocèle par rétention menstruelle), soit d'une exagération de la sécrétion sanguine dévolue aux organes génitaux internes (hématocèle métrorrhagique), soit d'une congestion active néo-membraneuse (hématocèle symptomatique d'une pachy-pelvi-congestion hémorrhagique) survient subitement, le plus souvent à une époque menstruelle ou après un trouble de la menstruation, chez les femmes en apparence d'une bonne santé, ou en proie à une diathèse hémorrhagique, et l'hématocèle est de suite constituée. Dans deux des variétés qui reconnaissent ce second mode de formation, auxquelles Trousseau a donné la dénomination collective de cataméniale, existe une disposition anatomique spéciale, caractéristique, consistant en ce qu'on trouve à l'autopsie, associée à un hématome pelvien intra-péritonéal la réplétion sanguine soit des deux trompes, soit d'un seul des oviductes, disposition anatomique qui manque dans toutes les autres variétés et bat en brèche toutes les théories exclusives de formation de l'hématocèle utérine.

7° Dans le troisième mode de formation, dans lequel préexiste le plus souvent à l'hémorrhagie génératrice de l'hématome un cloisonnement de l'excavation de date plus ou moins ancienne, mais qui peut être incomplet, voire même manquer, l'hémorrhagie procréatrice de l'hématome survient dans le cours (1), parfois même le décours (2) d'une pelvi-péritonite subaiguë, qui constitue une phase antécédente à l'hémorrhagie qu'elle prépare en favorisant la multiplication des néo-vaisseaux de la séreuse. L'extravasation sanguine fournie, dans ces cas, par les néo-membranes qui tapissent la séreuse pelvienne, est symptomatique de la pelvi-péritonite subaiguë, le plus souvent menstruelle, qui forme un chaînon intermédiaire entre le trouble menstruel et le développement de l'hématocèle. Celle-ci survient, en général, à une époque cataméniale, comme une recrudescence du travail inflammatoire de la séreuse pelvienne ; elle est d'emblée d'un volume assez considérable et immédiatement perceptible et elle offre ultérieurement la marche et les terminaisons de l'hématocèle vulgaire. Aussi, cette espèce d'hématocèle, qui est de beaucoup la plus commune de toutes, parce que dans le plus grand nombre des hématocèles qu'on voit succéder à une perturbation cataméniale, le trouble de la fonction, au lieu de donner immédiatement naissance à un hématome, comme on l'a cru jusqu'au travail de M. J. Besnier, suscite une pelvi-péritonite simple, sous l'influence de laquelle surviendra secondairement l'extravasation génératrice de la tumeur sanguine, ne répond pas, comme je l'ai longuement discuté, à la théorie de Virchow.

8° Les faits très exceptionnels, qui répondent à cette théorie, constituent une affection absolument distincte de l'hématocèle

(1) Obs. I, II, VII, VIII, IX.
(2) Obs. X.

utérine, avec laquelle ces hématomes intra-néo-membraneux n'ont que des rapports éloignés, en ce qu'ils ont : 1° comme facteur initial une inflammation chronique spéciale, hémorrhagipare, de la séreuse pelvienne, qui a le plus souvent pour siège la partie de cette séreuse, qui revêt la paroi postérieure de l'utérus ; 2° un mode de formation lent, chronique, intermittent ; 3° une symptomatologie fruste, qui par cela même est restée jusqu'à présent indéterminée ; 4° enfin, comme caractéristique anatomique, une constitution toute spéciale, identique à celle des hématomes méningés symptomatiques de pachy-méningite, qui est toute différente de la constitution anatomique qu'on observe dans l'hématocèle utérine proprement dite, dans laquelle l'extravasat a pour siège la cavité péritonéale elle-même incrustée de fausses membranes. Malheureusement, l'histoire pathologique de cette affection, qui paraît être dans le sexe féminin l'analogue de l'hématocèle de la tunique vaginale chez l'homme, reste presque complètement à faire ; elle demanderait des recherches longues et longtemps poursuivies, que je ne puis plus entreprendre.

VINGT-SEPTIÈME CONFÉRENCE

Hématocèle utérine. — Symptomatologie.

(*Suite.*)

L'hémorrhagie pelvienne, d'origine variable, qui est indispensable, Messieurs, pour qu'une hématocèle existe, est constamment, comme je l'ai établi dans mes premières conférences, une manifestation symptomatique soit d'une maladie générale, soit d'un état morbide d'un des organes génitaux internes, dans lesquels il faut comprendre le péritoine des excavations. Aussi trouve-t-on noté, dans le plus grand nombre des observations, qui sont suffisamment circonstanciées, des antécédents morbides soit récents, soit de date plus ou moins ancienne, soit de ces deux ordres, qui se rapportent aux états pathologiques, dont l'hémorrhagie génératrice de l'hématome est une manifestation secondaire. Les malades, comme je vous l'ai déjà signalé, étaient plus ou moins souffrantes depuis un temps en général assez long avant la production de l'hémorrhagie ; quelques-unes étaient en puissance d'un état diathésique, les règles étaient supprimées chez les unes, elles étaient au contraire ménorrhagiques chez les autres, enfin le plus grand nombre de ces femmes avaient eu soit après couches, soit sous toute autre influence une pelvi-péritonite plus ou moins grave, qui chez beaucoup d'entre elles avait récidivé une ou plusieurs fois, ou avait pris une forme chronique à répétitions subaiguës. Dans une dernière catégorie, les malades étaient depuis un mois ou plus retenues au lit plus ou moins souffrantes, en proie à une pelvi-péritonite subaiguë, dans le cours de laquelle l'hématocèle se produit comme une sorte de recrudescence de l'inflammation de la séreuse. Ces divers incidents morbides, antécédents à l'hémorrhagie, sont les signes du travail pathologique différent suivant les cas, ayant pour siège l'un ou l'autre des organes génitaux internes, qui prépare l'extravasation sanguine intra-péritonéale, qu'on doit considérer, comme le phénomène initial du drame nosologique, dont j'ai aujourd'hui à vous exposer la symptomatologie.

L'indication, que je viens de formuler, qu'on doit regarder le raptus sanguin intra-péritonéal comme le phénomène initial de l'entité anatomo-pathologique, à laquelle on a donné le nom d'hématocèle utérine, entraîne comme conséquence qu'on doit faire abstraction, dans l'exposé général de la symptomatologie de cette entité, des troubles morbides antécédents à l'hémorrhagie, divers suivant les cas, qui sont, les uns, la cause éloignée de l'extravasation sauguine, les autres, la cause de l'enkystement pour ainsi dire par avance du produit de cette hémorrhagie. Mais il faut reconnaître que, si on doit faire abstraction de ces troubles morbides antécédents à l'extravasation sanguine dans l'exposé sommaire de la symptomatologie applicable à toutes les espèces et variétés de l'hématocèle utérine, c'est à la condition d'en tenir grand compte dans l'étude détaillée de chacun des trois groupes de signes, qui constituent l'ensemble symptomatique du début de l'hématocèle, qu'on voit modifiés soit les uns, soit les autres, tantôt par l'état morbide, dont l'hémorrhagie est symptomatique, tantôt par les conditions pathologiques, dans lesquelles se trouvaient les malades au moment du raptus sanguin. J'aurai à insister sur cette étude comparative, parce que les dissemblances, qu'elle permet de constater dans les diverses espèces d'hématocèle, et qui sont surtout en rapport avec leur mode de formation, sont telles que les hématocèles cataclysmiques et les hématocèles symptomatiques de pachy-pelvi-péritonite subaiguë, par exemple, ne semblent pas en réalité être deux variétés d'une même entité morbide, tant est dissemblable dans les deux espèces le tableau de la période initiale ; il est dramatique dans la première, vulgaire dans la seconde, et paraît alors être, comme je vous l'ai déjà dit, une simple recrudescence du travail inflammatoire pelvien préexistant à l'hémorrhagie.

Le début de l'hématocèle utérine a lieu dans l'immense majorité des cas à une époque menstruelle, ce qui a fait naître un assez grand nombre de théories aujourd'hui délaissées, et dans ces cas, qui sont de beaucoup les plus fréquents, mais qui, comme je vous l'ai déjà indiqué, ne sont pas la règle absolue, l'hémorrhagie génératrice de l'hématome reconnaît comme cause déterminante prochaine le fluxus, dont les organes génitaux sont physiologiquement le siège à la période cataméniale, et qu'ont exagéré les états morbides de date plus ou moins ancienne dont les organes génitaux sont le siège. Les malades sans frisson initial, tout à coup ou immédiatement après la sensation d'un craquement, d'un déchirement dans les reins, pour employer les expressions consignées dans les observations, sont prises les unes le jour, sans cause ou après une cause insignifiante, au milieu d'une bonne santé apparente, les autres le plus souvent la nuit, pendant le cours d'une pelvi-péritonite subaiguë, d'une douleur subite, vive, dans la partie inférieure du ventre, qui s'accompagne, chez les unes, d'une perte de connaissance complète, mais le plus souvent incomplète, chez les autres d'un sentiment de malaise et d'agitation qui indique l'irruption d'une quantité plus ou moins considérable de sang dans le péritoine. Ce raptus sanguin, avec lequel coïncide fréquemment un flux ménorrhagique extérieur, et le travail morbide qui lui succède immédiatement pour constituer l'hématome, sont, lorsqu'on les considère d'une manière générale, caractérisés par trois ordres de signes, indiquant : le premier, la soustraction de l'économie d'une quantité en général assez considérable de sang dans un court espace de temps ; le second, le travail morbide pelvien, que le raptus sanguin intra-péritonéal vient de susciter dans certains cas, d'aggraver dans d'autres ; le troisième, l'existence de la tumeur hématique ; celle-ci est constituée, d'une part, par les signes physiques, par lesquels se traduit l'hématome et, d'autre part, par les troubles fonctionnels, qui résultent de la compression des organes circonvoisins par la collection sanguine enkystée.

§ 1. — Ce troisième ordre de signes, qui, comme je vous l'ai longuement exposé, a besoin, pour exister, que le produit de l'hémorrhagie soit immobilisé par des adhérences, est par suite nettement caractérisé immédiatement pour ainsi dire après le raptus sanguin dans les hématocèles vulgaires, c'est-à-dire dans lesquelles l'excavation pelvienne est enkystée antérieurement à l'hémorrhagie. Il fait, au contraire, défaut pendant les trois ou quatre premiers jours au moins du début dans les hématocèles, du premier ordre de formation, c'est-à-dire dans lesquelles la péritonite enkystante survient consécutivement à l'hémorrhagie, et en est une manifestation secondaire. L'absence, au début dans les hématocèles cataclysmiques, du cloisonnement de l'excavation pelvienne, à laquelle est dû, dans cette catégorie de faits, le défaut de résistance de la collection sanguine à se laisser déplacer à la palpation abdominale et au toucher vaginal, qui est nécessaire pour qu'une tumeur soit perceptible, entraîne dans ces cas une gravité beaucoup plus grande des deux premiers ordres de signes. Il résulte, en effet, de la libre communication de l'excavation pelvienne et de la cavité abdominale proprement dite, mais surtout de l'étiologie de l'hémorrhagie qui est, on peut dire, constamment symptomatique dans les hématocèles cataclysmiques de la rupture soit de l'ovaire, soit d'une grossesse extra-utérine, que l'extravasation sanguine est beaucoup plus considérable et se diffuse dans une étendue beaucoup plus grande de la séreuse que dans les hématocèles vulgaires. Aussi les hématocèles cataclysmiques sont-elles caractérisées par la manifestation brusque, instantanée de l'ensemble symptomatique, à peine atténué, des accidents qui constituent le syndrome classique, connus sous le nom de signes de l'hémorrhagie interne, que je n'ai pas à vous rappeler. Le choc, qu'on observe dans ces cas et qui n'existe que dans cette espèce d'hématocèles, mais surtout l'anémie extemporanée profonde qui succède immédiatement au raptus sanguin, impriment aux faits, qui méritent le nom d'hématocèles cataclysmiques, un cachet d'excessive gravité que Barnes a cherché à stigmatiser par la dénomination qu'il leur a donnée. L'ensemble symptomatique dans l'observation de Dumontpallier, que je vous ai rapportée comme spécimen de cette espèce d'hématocèles, était tel que tout avait été préparé pour la transfusion ; elle n'a pas eu lieu, mais elle n'eût pas sauvé la malade, qui a succombé, le vingt-deuxième jour du début, indirectement à l'abondance de l'hémorrhagie dont le produit oblitérait les uretères. Je n'ai pas à insister sur ces faits, presque fatalement mortels en quelques jours, et qui, comme je vous l'ai plusieurs fois indiqué, devraient, suivant moi, être compris dans l'histoire de l'hémorrhagie abdominale interne, à cause des nombreuses analogies qui existent entre les deux ordres de faits, et à cause des dissemblances considérables, au contraire, qui distinguent les hématocèles cataclysmique des hématocèles vulgaires.

§ II. — Dans ces dernières dont j'ai surtout à m'occuper, la symptomatologie de la période initiale diffère de celle des hématocèles cataclysmiques en ce que : 1° les deux ordres de signes de la symptomatologie sont comparativement bénins par rapport à ce qu'ils sont dans les hématocèles par rupture ; 2° en ce que la symptomatologie est plus complexe par suite de la perceptibilité de la tumeur hématique presqu'immédiatement après le fluxus sanguin intra-péritonéal, d'où résulte que, dans ces faits, le troisième groupe de signes caractéristiques de l'hématocèle existe pour ainsi dire dès la première heure.

Non seulement le choc fait défaut, et l'anémie, au lieu d'être excessive et de compromettre l'existence, est modérée et reste, alors même qu'elle est très marquée dans les limites compatibles avec la conservation de la vie, mais les symptômes péritonitiques qui, dans les hématocèles cataclysmiques, rappellent ceux de la péritonite par perforation, sont analogues dans les hématocèles vulgaires à ceux de la pelvi-péritonite aiguë simple, parfois même subaiguë. A cette première dissemblance, qui est commune à toutes les espèces d'hématocèles vulgaires et qui emporte dans toutes celles-ci un pronostic en général favorable, tandis qu'il est presque fatalement mortel dans les hématocèles cataclysmiques, on trouve associée, mais seulement dans un certain nombre de faits et non dans tous, une seconde dissemblance, en apparence, plus importante que la première, qui résulte des conditions pathologiques dans lesquelles se trouvaient les malades au moment de l'extravasation sanguine. Il résulte, en effet, de ces conditions pathologiques, que, dans certains cas, les trois ordres de signes, qui caractérisent la période initiale de l'hématocèle, sont plus ou moins frustes les uns ou les autres. L'extravasation sanguine donne lieu sans doute, dans les deux catégories de faits, à son cortège symptomatique habituel; mais il résulte de la prépondérance des symptômes très accentués de la péritonite procréatrice de l'hémorrhagie, qui existent chez les sujets de la première catégorie, que ce cortège, au lieu d'être bien dessiné, est comme étouffé et paraît faux, pour les raisons suivantes : 1° le syndrome caractéristique de la période initiale de l'hématocèle ne semble pas, chez des femmes retenues au lit, avoir le début brusque, dramatique, qui est si frappant lorsqu'il surgit chez des malades qui se livraient à leurs occupations ; 2° l'anémie extemporanée, qui est le fait de la soustraction subite de l'économie d'une certaine quantité de sang, n'attire pas l'attention chez ces malades, parce que, dans ces cas, la perte de sang est en général modérée, et que les sujets étaient cachectiques depuis assez longtemps; ou si elle est remarquée, elle est attribuée à la recrudescence du travail inflammatoire de la séreuse, qui vient de surgir ; 3° celle-ci, sur laquelle se concentre l'intérêt, est considérée comme une aggrvation simple de la pelvi-péritonite survenue sous l'influence de la menstruation, qui donne si souvent lieu à des recrudescences marquées dans les prétendus phlegmons péri-utérins ; 4° l'augmentation rapide du volume de la tumeur rétro-utérine n'est pas souvent recherchée, ou, si elle est perçue, elle est, ce qui n'a lieu que trop souvent, mal interprétée, parce que la distinction du toucher entre les hématocèles et les pseudo-tumeurs de la pelvi-péritonite simple, surtout si elle est purulente, repose sur des nuances de perception, que ne saisissent pas un grand nombre de praticiens. Cette nébulisation des trois groupes de signes du début de l'hématocèle résulte bien, sans doute, de ce que la pelvi-péritonique génératrice de l'extravasation sanguine était tantôt subaiguë, tantôt chronique ou, pour ainsi dire, latente. Mais on doit admettre aussi que la capacité restreinte, qu'offre en général dans les hématocèles symptomatiques de pachy-pelvi-péritonite la cavité close qui représente l'excavation pelvienne, doit y contribuer puissamment, en atténuant l'intensité de chacun des signes de l'ensemble symptomatique. Toujours est-il, qu'on peut attribuer à cette nébulisation qu'il ait fallu tant d'années (plus de quarante ans depuis la découverte de Récamier), pour qu'on arrive à connaître les hématocèles symptomatiques de l'inflammation subaiguë de la séreuse pelvienne, qui semble cependant être la variété la plus fréquente de cette entité anatomo-pathologique. Aujourd'hui le diagnostic de la variété d'hématocèle à laquelle ils appartiennent, est incontestablement facile pour un médecin attentif et suffisamment exercé au toucher, mais à la condition qu'il assiste à toute l'évolution de la maladie et voie comme j'en ai été témoin, se substituer du jour au lendemain, aux signes d'une pelvi-péritonite, simple jusque-là, ceux de l'hématocèle. Mais il n'en est pas ainsi, quand les malades, ce qui est commun, entrent tardivement à l'hôpital et qu'on n'a alors, pour établir son jugement, que les renseignements forcément incomplets fournis par la malade qui, trop souvent, ne permettent point de déterminer avec quelque certitude si l'inflammation de la séreuse a été primitive et l'hémorrhagie secondaire, ou si, au contraire, il y a eu une filiation inverse dont on admettait *à priori* l'existence dans tous les faits de cette espèce avant le mémoire de Ferber. Je n'ai pas à m'arrêter sur cette opinion préconçue qui a régné si longtemps, et qui est démontrée fausse aujourd'hui.

J'ai seulement à signaler qu'admettre que, dans la constitution des hématocèles, l'inflammation de la séreuse est toujours secondaire à l'hémorrhagie, entraînait comme conséquence de rendre l'ensemble des troubles morbides, qui avaient indiqué à une période cataméniale le début de la maladie, sans preuves symptomatiques de l'hématocèle dont on n'avait constaté que tardivement l'existence à l'hôpital.

Il résulte de là, qu'on doit n'accepter, que sous bénéfice d'inventaire, certaines parties de la symptomatologie déduites de l'analyse des observations, *inceræ sedis,* recueillies dans les premiers temps de la découverte des hématocèles.

En résumé, la longue et peut-être même beaucoup trop longue étude, que j'ai cru devoir faire au début, des hématocèles, à cause de l'intérêt primordial pour le diagnostic que présente la connaissance des modes frustes de ce début, fait ressortir que dans les diverses espèces de l'hématocèle vulgaire, on voit succéder à l'ictus hémorrhagique, qu'il soit bien caractérisé comme dans les unės et mal comme dans les autres, un même ensemble de symptômes qui ne diffère que par l'intensité qu'il peut offrir, intensité qui est pour ainsi dire variable dans chaque cas particulier. Ainsi la douleur subite, vive, limitée à un point de la partie inférieure de l'abdomen qu'on peut considérer comme le cri d'alarme, et qui s'irradie bientôt à tout le ventre, est le prélude d'une péritonite aiguë qui, dans les hématocèles tubaires, débute brusquement chez des femmes en apparence bien portantes. Elle est, dans les hématocèles symptomatiques de pelvi-péritonite hémorrhagique, l'indice du passage à l'état aigu de l'inflammation chronique ou subaiguë dont la séreuse était le siège et qui retenait les malades au lit ou du moins les rendait valétudinaires. Les symptômes de cette péritonite d'emblée aiguë dans le premier cas, brusquement devenue ou redevenue aiguë dans le second, vont dans les deux cas rapidement s'accentuant et s'aggravant dans un court espace de temps, mais offrant toutefois, comme je viens de vous l'indiquer, une intensité qui peut être excessivement variable. Dans le plus grand nombre des cas, la péritonite, au lieu d'être suraiguë comme dans les hématocèles cataclysmiques, présente comme dans les hématocèles vulgaires, qu'elles soient tubaires ou symptomatiques de pelvi-péritonite, une gravité modérée et une intensité moyenne, mais assez accentuée, en général, pour obliger les malades à prendre le lit immédiatement après le raptus sanguin intra-péritonéal et cela pour longtemps. Cette intensité moyenne me paraît être la règle générale et il me semble qu'on ne doit accepter, que sous toutes réserves, l'indication que dans la première phase d'un hématocèle, la péritonite était bénigne à ce point que les malades ont pu après quelques jours de repos reprendre incomplètement leurs occupations, vaquer par exemple aux soins de leur ménage et le faire jusqu'à la recrudescence cataméniale qui les a forcées à entrer à l'hôpital où on a constaté l'existence de l'hématome. On a à se demander si pendant la première phase si bénigne de la maladie, les accidents n'étaient pas dus à une pelvi-péritonite suraiguë simple et non à une hématocèle qui ne s'est produite que le mois suivant et a forcé les malades à demander assistance. Ce n'est pas cependant que je veuille mettre en doute que le travail morbide suscité par le raptus sanguin ne puisse être bénin, très bénin, et constituer une sorte de pelvi-péritonite latente comme dans l'observation XII que j'ai rapportée (1) dans ma clinique, mais je crois que ces faits, dont j'ai vu un second exemple que je regrette de ne pouvoir rapporter, sont comparativement assez rares, au lieu d'être aussi communs que l'a supposé M. Gallard. Ils forment une espèce à début fruste, qui jusqu'ici est restée malheureusement indéterminée, malgré l'intérêt que présente la connaissance de ces faits pour le diagnostic différentiel des hématomes pelviens et des cancers pelviens qui a si vivement préoccupé Nélaton (2) au début de la question.

Ces accidents péritonitiques aigus, que fait surgir l'extravasation sanguine, débutent dans un grand nombre de cas pendant la durée d'un flux ménorrhagique en pleine activité, et qu'on voit se suspendre ou au moins se modérer non seulement pendant la période dramatique, pendant laquelle se produit l'épanchement intra-péritonéal, mais pendant tout le temps pendant lequel la péritonite va s'aggravant chaque jour, quelquefois comme par saccade annonçant de nouvelles extravasations. Le flux sanguin reparaît au bout de quelques jours, reprend son abondance, mais alors sous la forme distillante et dure ainsi modifiée pendant des semaines. J'ai dû vous signaler ces diverses particularités, parce que S. Laugier a considéré la coïncidence du flux ménorrhagique et du développement d'une tumeur rétro-utérine comme un signe pathognomonique de l'hématocèle utérine, ce qui est souvent légitime mais non toujours, et encore faut-il pour que le signe ne soit pas trompeur, qu'on trouve réunies toutes les conditions, que je viens d'indiquer et qu'on doit rechercher avec soin. C'est alors que les malades entrent le plus souvent à l'hôpital, c'est-à-dire lorsque l'épanchement sanguin intra-péritonéal a déterminé une péritonite d'intensité moyenne, ce qui est le cas le plus fréquent et qui est caractérisé par l'état suivant.

Les malades en proie à une agitation parfois très marquée par suite des douleurs qu'elles ressentent, quelle que soit la position

(1) Obs. de ma clinique, t. VII.
(2) Nélaton.

qu'elles aient dans leur lit, s'inclinent tantôt d'un côté, tantôt de l'autre, sans pouvoir se résigner à garder l'immobilité absolue, qui cependant est indiquée par l'exacerbation des douleurs abdominales que détermine chaque mouvement. Leur facies est non seulement grippé comme dans la péritonite simple, mais présente en même temps une pâleur cachectique, sur laquelle ont particulièrement insisté et avec raison Nélaton et Trousseau. Cette pâleur résulte non seulement de la soustraction de l'économie d'une assez grande quantité de sang à laquelle a donné lieu l'extravasation intra-péritonéale d'une part, et d'autre part les ménorrhagies antécédentes, enfin de l'état de souffrance prolongé dans lequel étaient les malades avant le raptus sanguin intra-pelvien. On constate chez elles un état fébrile très marqué, caractérisé : 1° par une accélération du pouls qui est petit et serré, souvent à 120, ce à quoi contribue l'état anémique ; 2° par une augmentation de température, 38° à 40° axillaire, et plus élevée encore, en général, de deux degrés dans le vagin ; 3° par des frissonnements le soir, qu'on trouve également dans la pelvi-péritonite simple. Comme dans celles-ci, les malades sont tourmentées par des nausées et plus souvent par des vomissements, qui parfois sont incessants et peuvent même être incoercibles, comme dans une observation que j'ai rapportée dans ma clinique. Enfin, elles se plaignent, comme dans la pelvi-péritonite, de douleurs cruelles occupant surtout la partie inférieure du ventre, et qui sont de plusieurs sortes. C'est d'abord une sensibilité excessive des parois abdominales, qui rend parfois le poids des couvertures insupportable, que chaque mouvement respiratoire rend alternativement plus vive, et qui s'exaspère à la moindre pression ; ce sont ensuite des sortes de coliques intestinales que font reparaître les efforts de vomissements ; ce sont enfin des douleurs utérines ou plutôt des contractions ressenties non seulement dans la partie moyenne de la région hypogastrique, mais dans chacune des fosses iliaques, qui se produisent spontanément, et que les explorations, surtout les vaginales, font reparaître instantanément. Il faut, de plus, ajouter à ces douleurs, les ténesmes du côté de l'anus et de la vessie ; enfin, des souffrances, qui résultent, pour quelques malades, de l'impossibilité d'uriner spontanément, et qui sont dues d'une part à la compression que la tumeur hématique exerce sur les organes circonvoisins, et d'autre part, aux déplacements qu'elle leur imprime.

Cette tumeur, presque constamment rétro-utérine ou rétro-latérale à l'utérus, qui, comme nous l'avons démontré, exige, pour être perceptible, que la collection hématique soit immobilisée, enkystée par des adhérences, et qui, par suite, est appréciable au bout de quelques heures après l'extravasation sanguine dans les hématocèles vulgaires, est caractérisée : 1° par l'instantanéité de son développement qui, dans le plus grand nombre des cas, coïncide avec une époque cataméniale; 2° par son indépendance de l'utérus qu'elle déplace par contiguïté immédiate ; 3° par la variabilité de la sensation tactile perçue dans les examens successifs et qui est en rapport avec les transformations du sang qu'elle contient ; 4° enfin, par l'intermittence mensuellement périodique de ses progrès, lorsque l'affection dont elle résulte, au lieu de s'amender, détermine de nouveaux épanchements qui viennent, chaque fois, augmenter son volume. Ces différents caractères, dont la réunion est indispensable pour établir le diagnostic du liquide qui forme l'épanchement, et qui même ne mettent pas à l'abri de toute erreur, exigent, pour être exactement déterminés, qu'on combine la palpation abdominale avec le toucher vaginal, et parfois même le toucher vaginal et le toucher rectal.

La main, appliquée sur la partie inférieure de l'abdomen, fait constater que la partie supérieure de la tumeur, qui émerge dans le ventre, d'un volume parfois assez considérable pour remonter jusqu'à l'ombilic, est indépendante des parois abdominales, qui glissent sur la surface lisse et assez unie de la tumeur, qu'on voit dans certains cas faire un relief appréciable à la vue : la limite supérieure de cette tumeur est assez tranchée non seulement à la palpation, mais à la percussion qui donne un son mat dans toute l'étendue de la tumeur, et clair au-dessus. Inférieurement, on sent qu'elle s'enfonce dans l'excavation pelvienne, dont elle remplit le détroit supérieur, excepté dans les cas, tout à fait exceptionnels, dont nous n'avons pas tenu compte, dans lesquels l'*hématocèle est comme dans l'observation rapportée* par Chassaignac, *anté-utérine*. Rendu immobile ou presque immobile par l'enclavement de sa base, qui est accessible au doigt introduit dans le vagin ou dans le rectum, le kyste sanguin simple ou multiloculaire forme dans la cavité abdominale une tumeur d'une configuration irrégulière, qui varie suivant une foule de circonstances qui ont favorisé son développement, soit dans la région médiane, soit dans l'une ou l'autre des fosses iliaques. Lorsque la tumeur est multiloculaire, sa configuration offre assez souvent une certaine ressemblance avec celle d'un trèfle de cartes à jouer. Cette configuration, que je crois particulièrement propre aux hématocèles tubaires, résulte de l'existence dans chacune des fosses iliaques d'une tumeur convexe parallèle au ligament de Fallope, d'un volume à peu près semblable ou au contraire inégal, à sommet obliquement tourné en haut et en dehors, qui dépasse souvent l'épine iliaque antérieure et supérieure, à une assez petite distance de laquelle il est placé. Entre ces deux tumeurs latérales, apparaît, en avant, le fond de l'utérus, dont elles sont toutes deux séparées par un sillon de séparation assez tranché et qui forme entre elles comme un trait d'union par suite de la saillie de cet organe au-dessus du pubis, contre lequel il est appliqué. En arrière de cet organe, les deux tumeurs latérales paraissent se confondre, ou sont réunies l'une à l'autre par une troisième bosselure, qui est tantôt vaguement perceptible, tantôt un peu appréciable lorsqu'elle est de niveau avec le fond de l'utérus, tantôt enfin bien dessinée lorsqu'elle le surplombe et le coiffe comme l'épididyme le fait pour le testicule.

Lorsqu'un des lobes latéraux de la tumeur, le droit, par exemple, comme cela arrive le plus souvent, est seul développé et présente un volume considérable, on trouve dans la fosse iliaque droite et la partie attenante de la région hypogastrique, en arrière de l'utérus, qui est rejeté à gauche et qui a subi en même temps un léger mouvement de rotation sur son axe, une tumeur assez régulièrement arrondie, qui remonte plus ou moins haut dans la cavité abdominale. A la partie inférieure de cette tumeur assez régulière existe une sorte de relief mal dessiné caché derrière le ligament de Fallope, et qui paraît constitué par le ligament large tuméfié, au-dessus duquel vient s'étaler la tumeur hématique.

Dans une troisième configuration, le lobe médian s'étale démesurément développé dans la partie médiane de la région hypogastrique appliquant contre le pubis l'utérus et les ligaments larges, et remonte assez souvent jusqu'à l'ombilic.

En même temps que la partie supérieure du kyste sanguin vient proéminer dans l'abdomen et y former la tumeur dont j'ai tâché d'esquisser les diverses configurations, la portion inférieure vient faire saillie par sa partie antérieure dans le vagin et par sa partie postérieure dans le rectum, où il est possible de déterminer par le toucher ses différents caractères. Par suite de la saillie de la partie antérieure de la tumeur dans le vagin, ce conduit est déformé et parfois de telle sorte que le doigt éprouve une certaine difficulté à cheminer dans la partie supérieure de ce canal pour arriver au col utérin, qui est constamment déplacé, mais de manières différentes suivant le volume de la tumeur sanguine, mais surtout suivant qu'elle est médiane ou latéro-médiane. Dans certains cas, mais qui sont complètement exceptionnels, le col est situé plus bas qu'à l'ordinaire ; mais il y avait dans ces cas une hypertrophie sus-vaginale de cet organe ; dans les autres, il est éloigné de l'orifice vulvaire, poussé contre la face postérieure du pubis, et alors, lorsque la tumeur est assez volumineuse pour descendre beaucoup plus bas que le col, il faut courber le doigt pour parvenir jusqu'à cet organe et déterminer sa direction, ce qui est indispensable pour interpréter les différentes sensations tactiles qu'on perçoit. Lorsque la tumeur est médiane, on trouve le col relevé, directement appliqué, aplati d'avant en arrière contre la face postérieure du pubis, tandis que, lorsqu'elle est latéro-médiane, le col, en même temps qu'il est éloigné de l'orifice vulvaire et poussé en avant, est déjeté latéralement du côté opposé à celui qu'occupe la tumeur, et présente une légère rotation sur son axe, à laquelle est liée une faible inclinaison latérale. Ces différences n'empêchent pas que, dans les uns comme dans les autres de ces cas, le col utérin ne reçoive directement les mouvements qui sont imprimés par l'abdomen au fond de l'utérus légèrement saillant au-dessus du pubis, tandis que les pressions exercées sur les parties de la tumeur sanguine elle-même proéminentes dans la cavité abdominale ne se communiquent pas, ou ne se communiquent qu'indirectement au doigt appliqué sur le col utérin.

En arrière de cet organe, on trouve un sillon de séparation, qui établit une délimitation assez tranchée entre le col et la tumeur qui lui est postérieurement contiguë, et qui tantôt remplit le cul-de-sac postérieur seulement sans descendre sensiblement en-dessous, tantôt, au contraire, s'avance inférieurement dans la cloison recto-vaginale jusqu'à l'union du tiers supérieur au tiers moyen, quelquefois même un peu plus bas. Dans ces derniers cas, la tumeur sanguine recouverte par la paroi postérieure du vagin, qu'elle refoule en avant, se dessine au-dessous et en arrière du col utérin en une bosselure qui présente assez souvent la forme et le volume de la grosse extrémité d'un œuf de poule, qui est facilement appréciable au toucher et parfois même à la vue, en dilatant simplement l'orifice vulvo-vaginal avec les deux index. Mais je dois dire que l'inspection visuelle de la tumeur, excepté lorsqu'il est nécessaire de s'assurer s'il n'existe pas une oblitération ou un rétrécissement du col utérin, n'offre qu'un très médiocre intérêt, et qu'en dehors de ces cas exceptionnels, on doit absolument se dispenser d'un examen au spéculum. La proscription de cet examen, qui, non seulement serait doulourenx, mais pourrait être nuisible à la malade, est basée sur ce que ce n'est qu'exceptionnellement qu'on rencontre la teinte bleuâtre de la muqueuse vaginale qui recouvre l'épanchement sanguin, et sur ce qu'on peut rencontrer, dans toutes les variétés d'hématocèles, cette teinte bleuâtre, de la muqueuse vaginale signalée par Nélaton et par M. Nonat, et qu'ils crurent à tort être pathognomonique de l'hématocèle sous-péritonéale.

L'épaisseur de la partie de l'hématome placée au-dessous du col utérin peut être déterminée assez exactement en combinant le toucher rectal au toucher vaginal, de manière à comprendre entre l'index introduit dans le rectum et le pouce introduit dans le vagin, la cloison interposée à ces deux conduits, et qui est le siège de cette partie de la tumeur. Le toucher rectal fait constater en même temps les déformations imprimées à cet organe, qui est aplati d'avant en arrière par la saillie que fait dans sa cavité la face postérieure de la tumeur, et qui est parfois un peu déjeté latéralement lorsque l'hématome est médio-latéral. La combinaison de ces deux touchers permet enfin de reconnaître qu'au niveau du col la tumeur devient plus volumineuse, s'étale derrière l'utérus pour n'avoir alors, lorsque la tumeur médiane occupe les deux fosses iliaques, d'autres limites que l'enceinte osseuse et avoir pour limite, lorsque la tumeur est médio-latérale, l'enceinte osseuse d'un côté, et de l'autre une induration mal définie. Cette forme de la base de la tumeur, qui paraît remplir l'excavation pelvienne et être moulée sur elle pour ainsi dire comme un métal en fusion prend la forme de la lingotière dans laquelle on le coule, est un signe très important pour le diagnostic différentiel des hématocèles et les productions organiques malignes ou bénignes de l'utérus et de ses annexes.

Les différents signes fournis par le toucher, que je viens de mentionner, et qui établissent non seulement l'existence, mais le siège, le volume et la configuration de la tumeur, quoique d'une très grande valeur, sont beaucoup moins importants que ceux qui indiquent qu'elle contient un liquide et que celui-ci est du sang épanché. Pour acquérir ces notions, il faut non seulement combiner le toucher vaginal à la palpation abdominale, mais répéter plusieurs fois cette exploration si l'on veut se mettre à l'abri d'une erreur. Je n'indiquerai que pour mémoire le toucher pratiqué à l'aide de deux doigts introduits dans le vagin, préconisé par Nélaton (1), qui est une exploration infidèle, qui ne peut donner de notions qu'aux praticiens qui ont une assez grande habitude du toucher pour qu'ils puissent, à l'aide de la sensation d'une certaine mollesse élastique difficile à définir, perçue par un seul doigt, discerner une tumeur liquide d'une tumeur solide. Cette notion est donnée : 1° par cette sensation de mollesse élastique toute particulière que je viens d'indiquer, qui est perçue par la pulpe du doigt explorateur appliquée sur la tumeur vaginale ; 2° par les vibrations que lui communiquent les pressions ou la percussion pratiquées sur les parties de la tumeur émergentes dans l'abdomen ; enfin, parfois, par la perception de la fluctuation, mais qui, dans les kystes sanguins,

(1) Nélaton.

est plutôt une sensation vibratoire qu'une véritable sensation de flot. Mais la question la plus épineuse est de reconnaître si la collection liquide est hématique et non purulente ou séreuse, en l'absence d'antécédents parfaitement circonstanciés plus importants encore pour ce diagnostic différentiel que les sensations fournies par le toucher. Il n'y a personne, je crois, qui ne se soit trompé ou ne puisse se tromper dans les cas difficiles. On y est surtout exposé lorsqu'on ne trouve pas de différences très sensibles dans chacune des explorations successives, auxquelles on doit nécessairement, avant de formuler son jugement, soumettre toute malade, qui ne fournit pas des renseignements circonstanciés sur la marche de son affection.

Un des caractères les plus importants, en effet, des tumeurs hématiques en général et de l'hématocèle utérine en particulier, c'est de présenter, surtout dans leurs premières phases, une succession de modifications, qui se révèlent par des sensations différentes perçues au toucher. Immédiatement ou presque immédiatement arrivée, en trois ou quatre jours au plus, au plus grand volume qu'elle aura pendant le premier mois, l'hématocèle offre à ce moment une fluctuation plus manifeste que celle qu'elle présentera plus tard. Quelques jours après, elle offre une consistance pâteuse, plutôt que la fluctuation qui existait au début; enfin, on trouve plus tard, ce qui est très important à constater, de la fluctuation dans certains points et des sortes de noyaux dans d'autres, mais la tumeur donne dans son ensemble une sensation de mollesse élastique, qui persiste en général pendant le premier mois, et s'est montrée en même temps que l'amendement que l'on observe dans les symptômes de la péritonite et dans l'état général.

L'agitation, à laquelle les malades étaient en proie pendant les premiers jours, a cessé; le pouls a perdu de sa fréquence, mais reste plus accéléré qu'à l'état normal ; la température, dans le creux axillaire et dans le vagin, est régulière ou ne présente plus qu'un degré d'élévation ; le facies moins grippé offre parfois, plus marqué qu'au début, l'aspect cachectique qu'on remarque chez un grand nombre de ces malades. La miction, si elle avait été interrompue au début, ce qui est rare à la période initiale et s'observe surtout dans les recrudescences, s'est rétablie; les vomissements sont calmés soit spontanément, soit sous l'influence d'une médication appropriée, souvent même disparus complètement et ne laissent plus à leur place qu'une tendance à des nausées, qui reparaissent quand la malade fait des mouvements. Enfin, on trouve que les douleurs abdominales, qui constituent un des phénomènes les plus saillants, sont moins cruelles, reparaissent moins souvent d'une manière spontanée, mais néanmoins se réveillent encore très vives après chaque exploration. Le toucher fait constater, d'une part, l'existence d'un flux sanguin, ou son abondance plus grande, s'il existait au début, mais ce signe peut manquer; on constate, d'autre part, que la tumeur émergeant dans l'abdomen, remonte moins haut, quoiqu'elle n'ait pas diminué, mais cela résulte de ce que la voussure intra-vaginale est plus volumineuse et refoule d'une manière plus marquée le col utérin contre la face postérieure du pubis. Les symptômes généraux vont s'amendant chaque jour, ainsi que les douleurs, tandis que la tumeur hématique reste stationnaire pendant tout le mois, ou décroît très peu seulement dans les jours qui précèdent l'époque menstruelle. A cette époque, la tumeur redevient le siège de douleurs qui étaient calmées depuis longtemps, et offre en même temps une tension qu'elle n'avait plus depuis la période initiale.

Mais ce n'est pas ordinairement dans le premier mois, qui suit l'extravasation sanguine, que se fait, comme je viens de l'indiquer, la séparation de l'épanchement hématique en deux parties, comme cela était si marqué dans l'autopsie de l'observation XII. Habituellement, la tumeur reste pâteuse jusqu'à l'époque menstruelle, qui lui imprimera des modifications différentes suivant que la résolution aura lieu, ou au contraire que la menstruation amènera un nouvel épanchement intra-péritonéal. Du reste, quelle que doive être la marche ultérieure, on voit dans les jours qui précèdent la sécrétion cataméniale qui se prépare, la tumeur redevenir le siège de douleurs calmées depuis longtemps et offrir une tension qu'elle n'avait plus. Cette acuité momentanée, très importante à saisir, parce qu'elle est l'indication du moment le plus opportun pour agir, est en général, le prélude de changements, dont la tumeur va devenir le siège au moment où la sécrétion cataméniale s'effectuera, et qui seront différents suivant que la menstruation sera normale ou non. Dans le premier cas, on voit, avec la production de l'écoulement, qui parfois sera exubérant, se calmer les douleurs, qui depuis quelques jours avaient reparu dans la tumeur, puis celle-ci être le siège d'une résorption, qui devient parfois assez rapide à la fin de l'époque cataméniale pour qu'on puisse apprécier d'un jour à l'autre la diminution de volume, qui se fait remarquer d'abord dans la partie qui proémine dans l'abdomen et ensuite dans la partie qui plonge dans l'excavation pelvienne. En même temps que survient cette diminution graduelle de la tumeur, on observe les changements de consistance, que j'ai indiqués, mais qui se produisent alors beaucoup plus rapidement que dans le mois précédent; la fluctuation, qui était redevenue évidente, s'obscurcit d'un jour à l'autre; puis c'est pour être remplacée par une induration parfois peu considérable, bien que cependant le liquide, que contenait la tumeur, ne se soit frayé aucune issue au dehors. Mais si rapides que soient ces changements, qui pourront amener d'un jour à l'autre une diminution de hauteur de la tumeur de plus d'un centimètre, cependant pour être aussi complets, que je viens de l'indiquer, ils exigent en général un mois. Pendant ce second mois, on observe une diminution analogue des symptômes péritonitiques et généraux, mais bien plus accentuée que celle que je vous ai décrite plus haut, mais les malades devront cependant garder le repos presque absolu au lit. On ne peut compter avec quelque certitude sur une convalescence définitive que, lorsqu'à l'époque menstruelle suivante, les règles se seront produites normalement et auront alors amené la résolution du travail inflammatoire de la séreuse, qui laissera comme stigmate de son existence une induration du cul-de-sac péritonéal utéro-rectal appréciable pendant longtemps, souvent pendant des années. Aussi arrive-t-il que la guérison soit plus tardive que je viens de l'indiquer; elle ne s'était pas produite dix-huit mois après le début dans l'observation si connue de Velpeau (1), dans laquelle les recru-

(1) VELPEAU. *Cavités closes.*

descences mensuelles avaient été assez modérées pour ne pas donner lieu à un autre des modes de terminaison de l'hématocèle que j'aurai dans un instant à vous signaler.

La résolution, c'est-à-dire la résorption rapide du produit de l'extravasation sanguine, suivie d'une oblitération plus ou moins complète de l'excavation pelvienne par des adhérences, qui, elle, demande pour être effectuée, un temps assez long, a été observée dans la moitié des cas, dans lesquels on n'avait pas eu recours à la ponction : vingt-six fois sur cinquante-deux dans la statistique de M. Courty; et cette proportion doit être considérée plutôt inférieure à la fréquence réelle, qu'exagérée, parce qu'un grand nombre des observations terminées par résorption n'ont pas été publiées à cause du peu de certitude du diagnostic dans ces cas. Il est rare, ainsi que je viens de vous l'indiquer, que la résorption s'opère pendant le mois qui suit immédiatement l'époque menstruelle, à laquelle s'est fait le raptus sanguin intra-péritonéal, et sans qu'il y ait eu une recrudescence bénigne amenée par le retour de la menstruation. Dans le plus grand nombre des cas, surtout si on a recours à une médication appropriée, c'est à la suite de cette recrudescence cataméniale qu'on voit se produire la résorption qui se poursuit pendant tout le second mois pour aboutir à la guérison que vient affirmer la régularité de la menstruation à la troisième époque ; de telle sorte que dans ces cas heureux la durée de l'hématocèle est en général de huit à neuf semaines. Deux circonstances peuvent prolonger cette durée ; elle peut l'être, parce que, à la troisième époque menstruelle, la fonction menstruelle n'est pas absolument régulière et donne lieu à une extravasation nouvelle peu abondante, qui se traduira par une recrudescence modérée, qui se renouvellera pendant des mois, comme dans l'observation de Velpeau. Elle peut l'être surtout, parce que, sous l'influence de la perturbation produite, non seulement par la soustraction d'une assez grande quantité de sang résultant de l'extravasation sanguine et de la métrorrhagie qui l'accompagne si souvent, mais aussi par le raptus intra-péritonéal et le travail inflammatoire qu'il suscite, le fluxus physiologique fait défaut à la première époque menstruelle, qui suit le début de l'hématocèle, et ne se produit qu'à la seconde ; alors, suivant qu'il sera bénin ou mauvais, il sera suivi de résorption ou au contraire d'un des autres modes de terminaison de l'hématocèle, que j'ai à passer en revue.

Dans les cas que je viens de décrire, la phase d'acuité, que ramène le retour de l'époque cataméniale, reste modérée ; mais il n'en est pas toujours ainsi, soit parce que, pendant le premier mois, il n'y a eu qu'un faible amendement des symptômes et peu ou pas de diminution du volume de l'hématome, soit parce que la fluxion menstruelle donne lieu, à l'époque cataméniale qui suit le début de l'hématocèle, à une nouvelle extravasation d'une abondance excessive par rapport aux dimensions de la cavité close, qui représente l'excavation pelvienne, soit enfin parce que le nouveau raptus sanguin a été suivi d'un travail inflammatoire plus accentué qu'à l'ordinaire, et le plus souvent parce que ces trois ordres de causes se trouvent réunis. On voit dans ces cas, et ce serait dans la moitié des cas d'après la statistique de M. Courty, ce qui, comme je l'ai indiqué dans le paragraphe précédent, me paraît exagéré, surgir des accidents plus ou moins graves, résultant, les uns, de la compression des uretères par la tumeur hématique, les autres de la distension d'abord et ensuite de l'ulcération du kyste sanguin et des conséquences qu'entraîne l'ouverture de l'hématome soit dans le péritoine abdominal, soit dans le vagin, soit dans le rectum, soit enfin dans ces deux derniers organes simultanément.

§ 1. — Je ne ferai qu'indiquer les phénomènes urémiques que peut susciter la compression des uretères par l'hématome, qui ont surgi chez la malade de Dumontpallier un mois après le début de l'hématocèle, à une époque que tout indique avoir été une époque menstruelle, sous l'influence du fluxus de laquelle l'énorme tumeur hématique a, par l'entrave qu'elle a apportée à l'excrétion urinaire, fait naître une sorte d'éclampsie à laquelle la malade a rapidement succombé. C'est, à ma connaissance du moins, la seule observation, et elle mérite d'être rangée dans les hématocèles cataclysmiques, dans laquelle ait eu lieu une semblable terminaison. On a bien observé sans doute des accidents urémiques dans des hématocèles vulgaires, qui seules doivent nous occuper; mais chez ces malades existait de l'albuminurie et des lésions rénales symptomatiques, de la résorption putride qu'avait fait naître dans certains cas l'ouverture de l'hématome dans le rectum.

§ 2.—Abstraction faite de ce premier mode de terminaison fatale qui n'a pas lieu dans les hématocèles vulgaires, les autres accidents ont en général pour point de départ la réplétion, et plus souvent la distension de la cavité close, qui représente l'excavation pelvienne, par le renouvellement à la seconde ou à la troisième époque menstruelle et parfois plus tardivement encore, d'une extravasation sanguine intra-péritonéale plus ou moins semblable à celle du début, qui est suivie d'un travail inflammatoire ulcératif du kyste sanguin. Les malades dont l'état s'était sensiblement amélioré pendant le premier mois, particulièrement à la fin de la période d'acalmie, après quelques jours de malaise correspondant à une époque cataméniale, qui bien souvent reste sans flux sanguin extérieur, sont reprises non seulement de douleurs abdominales presque aussi vives qu'au début, qui peuvent être plus insupportables à cause de leur continuité et de leur caractère, mais d'un mouvement fébrile très marqué, de nausées et de vomissements, enfin parfois de ténesmes du rectum et de la vessie. La palpation abdominale et le toucher, redevenus presque aussi pénibles qu'à la période initiale, font constater non seulement que la tumeur a sensiblement augmenté et du côté de l'abdomen et du côté du vagin, mais qu'elle a pris d'emblée un volume qui tantôt en restera là, tantôt ira progressivement croissant dans les jours suivants ; elle présente plus marqués que jusque-là les caractères des tumeurs liquides ; elle est devenue plus fluctuante, et offre enfin une tension des plus manifestes. Dans les cas les plus graves, on voit, après quelques jours de durée de cette recrudescence, qui a un cachet phlegmasique, à la sensation subite d'une douleur abdominale violente succéder immédiatement les symptômes d'une péritonite généralisée par perforation et rapidement mortelle.

On a constaté à l'autopsie, non seulement l'existence de produits inflammatoires de date toute récente de la séreuse abdominale associés à des stigmates de péritonite chronique, mais l'existence de produits sanguins les uns tout récents, les autres plus ou moins en régression, qui sont surtout nombreux dans un des points du kyste sanguin, celui qui a été le siège de la perforation qui est parfois très visiblement appréciable, tantôt ne l'est point, parce qu'on se perd au milieu des adhérences de tout âge qu'on rencontre. Cette terminaison funeste a eu lieu six fois sur cinquante-deux cas collationnés par M. Courty, ce qui serait à peu près une mort sur neuf; cela, comme je l'ai déjà dit, me paraît très exagéré par la multiplicité des observations d'hématocèles terminées par la mort qui ont été publiées, comparativement au nombre restreint des observations terminées par la guérison, surtout par résorption. Je n'en ai personnellement observé qu'un seul exemple, que je vous ai rapporté, et je suis d'autant plus disposé à croire ces faits exceptionnels, qu'on ne s'expliquerait pas, s'ils étaient aussi fréquents que l'indique la statistique de M. Courty, que les hématomes pelviens n'aient pas été signalés avant Récamier, et qu'on n'en trouve aucun exemple dans le *Sepulchratum* et surtout dans l'œuvre de Morgagni. Mais la fréquence de ces faits serait-elle aussi exceptionnelle, que je le suppose d'après ce que j'ai vu, elle légitime néanmoins le conseil donné par Nélaton de ne pas proscrire absolument la ponction de ces hématomes, d'y avoir recours au contraire, lorsque les accidents, qu'on voit surgir à une recrudescence menstruelle, font craindre que le kyste sanguin s'ouvre par sa partie supérieure et donne lieu à une péritonite généralisée, rapidement mortelle, par suite du passage d'une partie de son contenu dans la cavité abdominale proprement dite.

§ 3. — Il y a, sous ce rapport, de très grandes différences suivant que le travail ulcératif de la base du kyste sanguin met celui-ci en communication avec le rectum, comme je viens de vous l'indiquer incidemment, ou avec le vagin, mais le vagin seul s'entend, ce qui constitue le mode de terminaison le plus favorable de l'hématocèle utérine après celui par résorption. Sept fois sur cinquante-deux cas dans la statistique de M. Courty, on a vu aux accidents indiquant le travail inflammatoire du kyste et au moment où ils étaient au summum, succéder un écoulement subit par le vagin, d'une quantité assez considérable de sang mélangé à un peu de pus, qui se produit le plus souvent la nuit. Cette évacuation sanguino-purulente que les malades, déjà très soulagées, vous annoncent avec joie comme un retour, suivant elles, de leurs règles assez souvent absentes depuis un temps plus ou moins long, est suivie d'un écoulement sanguino-purulent, mais qui présente des caractères anormaux, en ce qu'il ressemble à de la mélasse ou de l'encre de sépia, caractères qui indiquent que le sang était extravasé depuis assez longtemps et avait subi un travail de régression assez avancé. Sous l'influence de cette évacuation continue, tantôt de quelques jours de durée seulement, tantôt et le plus souvent prolongée pendant dix ou quinze jours et même beaucoup plus, la tumeur diminue rapidement de volume; les malades, très soulagées dès le premier jour, comme je viens de vous le dire, éprouvent une amélioration très marquée non seulement des symptômes locaux, mais généraux, qui va se confirmant et augmentant chaque jour et qui, dans tous les cas de cette espèce, arrivés du moins à ma connaissance, a été suivie de guérison, mais celle-ci a presque toujours été longue à venir. Cette lenteur de la guérison tient à ce que les malades ont été très affaiblies par le long travail morbide auquel elles ont été en proie, et qu'il faut que leur constitution se soit remontée pour qu'on voie se produire une menstruation régulière, qui est nécessaire pour assurer que la guérison est définitive; mais elles restent toutefois exposées aux dangers ou inconvénients, de stérilité par exemple, qui peuvent résulter d'adhérences pelviennes multiples.

§ 4. — La guérison qui est, on peut dire, la règle constante quand l'hématome s'ouvre dans le vagin seul, cesse malheureusement de l'être, quoique cependant elle soit encore très fréquente, quand le kyste sanguin se met en libre communication, soit avec le rectum seul, soit simultanément avec le rectum d'une part et le vagin de l'autre, ce qui survient, tantôt concurremment, tantôt à un ou deux jours d'intervalle. La perforation du rectum, à laquelle est due, dans ces deux espèces de cas, la gravité que présente trop souvent ce mode de terminaison, est le plus souvent annoncée : 1° par quelques troubles fonctionnels de la dernière partie de l'intestin ; 2° par de l'entérite glaireuse, mais qui peut manquer ou, au contraire, exister sans que, cependant, une fistule kysto-rectale se produise ; 3° par une constipation opiniâtre succédant aux besoins fréquents auxquels donne lieu l'entérite glaireuse ; 4° enfin par des épreintes rectales, des battements, des élancements dans l'anus, semblables à ceux qui précèdent l'ouverture d'un abcès. Sa production est indiquée par un pressant besoin d'aller à la garde-robe, qui donne lieu à l'expulsion d'une quantité souvent très considérable de caillots sanguins altérés ou de sang semi-fluide présentant les caractères mentionnés dans le paragraphe précédent, et qu'offre également l'évacuation sanguine qui se fait par le vagin. Ce mode de terminaison a eu lieu treize fois sur cinquante-deux cas dans la statistique de M. Courty ; malheureusement elle n'indique pas le nombre de cas dans lesquels la perforation communiquait avec le rectum seul, mais surtout n'indique point le nombre des guérisons et des décès, dans ces treize cas. La proportion serait, à mon appréciation personnelle, une mort pour trois ou quatre guérisons.

Je dois, en finissant la symptomatologie, vous signaler qu'on ne peut, dans l'état actuel de la question, indiquer avec certitude quelle est la fréquence de telle ou telle terminaison de l'hématocèle, parce qu'il faudrait pour cela une statistique bien faite, basée sur de nombreuses observations, ce qui est irréalisable aujourd'hui.

Il en sera malheureusement longtemps ainsi, à cause des difficultés du diagnostic dans le plus grand nombre des cas, dans lesquels les malades n'entrent que tardivement à l'hôpital et ne donnent pas de renseignements sur le début de la maladie, ce qui exposerait à rendre la statistique vicieuse, en donnant une trop large place à des observations douteuses. Il en serait de même en ne comprenant, au contraire, dans la statistique, que des observations dans lesquelles on a eu la preuve matérielle que la tumeur rétro-utérine était hématique, ce qui éliminerait ainsi les observations où l'hématocèle s'est terminée par résorption.

Il faut dire que ce défaut que présentent nos statistiques actuelles, a, comme conséquence, d'établir un pronostic bien plus fâcheux qu'il n'est réellement, et de faire considérer comme opportun d'avoir recours à des interventions chirurgicales d'une extrême gravité.

VINGT-HUITIÈME CONFÉRENCE

Hématocèle rétro-utérine. — Diagnostic.

(*Suite.*)

Je suis entré, Messieurs, dans une foule de détails parfois minutieux, en vous exposant dans ma dernière conférence les nombreux symptômes auxquels peuvent donner lieu, soit directement, soit indirectement, les extravasations sanguines extra-pelviennes et les diverses terminaisons qu'elles peuvent avoir, afin que vous y trouviez réunis tous les éléments du diagnostic de cette entité anatomo-pathologique, que j'ai à vous exposer aujourd'hui.

Ce diagnostic est parfois facile, excessivement facile même, comme le démontrent les trois observations I, II et VIII, dans lesquelles on a, pour ainsi dire, assisté à la réplétion sanguine de l'excavation pelvienne enkystée par avance, que rendait évidente l'ensemble complet des trois ordres de signes physiques et fonctionnels, qui, comme je vous l'ai indiqué dans la symptomatologie, caractérisent le début de l'hématocèle régulière. Malheureusement, il n'en est pas toujours ainsi, et trop souvent, le diagnostic de l'hématocèle vulgaire, que j'envisagerai exclusivement, est difficile, et cela pour plusieurs raisons.

La cause dominante de la difficulté de ce diagnostic consiste en ce qu'il a comme éléments principaux la perception et l'interprétation d'un ensemble de signes physiques, fournis par le toucher vaginal combiné à la palpation abdominale et assez souvent combiné en même temps au toucher rectal et qu'il faut, par conséquent, pour poser facilement ce diagnostic, une grande habitude de ces trois modes d'exploration, auxquels beaucoup de praticiens ne sont pas souvent appelés à avoir recours. Un toucher exercé est d'autant plus nécessaire, que l'hématocèle est une affection peu commune et que la sensation tactile, que donne une collection sanguine enkystée, à laquelle on est peu familiarisé à cause de la rareté des hématomes pelviens, ne diffère que par des nuances de la sensation tactile fournie par une collection purulente de siège identique et même, dans certains cas, ne diffère pas beaucoup de la sensation tactile par laquelle se traduisent les pseudo-tumeurs, auxquelles donne lieu la pelvi-péritonite séro-adhésive ; on trouve, comme seconde raison, l'appel en général tardif du médecin auprès des malades affectées d'hématocèle, qui appartiennent le plus souvent aux classes peu aisées de la population et chez lesquelles, par suite, les symptômes de l'anémie extemporanée qui constitue un des trois groupes de symptômes caractéristiques du début de l'hématocèle, sont alors remplacés par un état cachectique sans grande valeur pour le diagnostic. De plus, bien souvent, les malades elles-mêmes et bien souvent aussi le médecin, qui a été appelé à la première heure ou dans les premiers jours, ne peuvent fournir de renseignements exacts, si importants pour le diagnostic, sur l'époque à laquelle a été apparente la tumeur hypogastrique qui, comme je vous l'ai indiqué, est facilement perceptible dix à douze heures après le raptus sanguin extra-péritonéal dans l'hématocèle symptomatique de pelvi-péritonite ou autres variétés dans lesquelles, comme c'est la règle, l'excavation pelvienne est enkystée depuis plus ou moins longtemps. J'ai enfin à vous signaler, comme dernière cause de méprises, les dissemblances très tranchées que peut offrir dans les diverses espèces d'hématocèle la période initiale, et qui sont subordonnées aux états morbides différents rigoureusement déterminés. Les uns sont restés jusqu'ici hypothétiques ; dans d'autres, l'extravasation sanguine est symptomatique, ce qui fait qu'elle est brusque, tandis que dans d'autres encore, elle est lente et semble se faire comme par saccades.

Les dissemblances sur lesquelles j'ai tout particulièrement insisté dans la symptomatologie et que j'ai besoin de vous rappeler succinctement, permettent de partager les observations d'hématocèle vulgaire en trois catégories distinctes qui sont caractérisées: la première, qui est comparativement rare, par l'explosion au milieu des occupations habituelles du syndrome classique, mais sous une forme très atténuée de l'hémorrhagie abdominale interne; la deuxième, par la manifestation subite dans le cours d'une pelvi-péritonite subaiguë ou chronique d'accidents analogues à ceux de la première catégorie, mais sensiblement moins accentués encore; caractérisés, enfin, dans la dernière, sur laquelle Gallard a eu la sagacité d'appeler l'attention, par un début fruste qui permet aux malades, malgré les douleurs pelviennes modérées, coïncidant avec une ménorrhagie persistante auxquelles elles sont en proie, de vaquer incomplètement aux soins de leur ménage jusqu'aux approches de l'époque cataméniale suivante, qui amènera une augmentation rapide du volume de l'hématome avec ou sans réaction péritonitique accentuée. Ces dissemblances tranchées, surtout celles qui existent entre les faits des deux premières catégories et ceux de la troisième, ce début fruste dont il est indispensable de tenir le plus grand compte dans le jugement qu'on doit formuler, rendent le diagnostic de l'hématocèle complexe, mais dans des limites assez restreintes, moins complexe que celui qui a été tracé au début de la question, et que je dois vous rappeler succinctement.

Il était, à cette époque, pour ainsi dire impossible qu'il en fût autrement, à cause de l'imperfection qu'offrait la pathologie pelvienne qui était telle, que Nélaton a signalé qu'il avait considéré comme une encéphaloïde la première hématocèle qu'il avait observée; que Malgaigne a pris pour un fibrome énucléable l'hématome de la malade, dont l'autopsie a servi de point de départ à la thèse de Viguier; enfin, que Stoltz s'est inspiré de la malade affectée d'hématocèle, dont il a fait publier l'observation par Engelhart, pour une série de leçons cliniques sur les tumeurs fibreuses. Aussi les élèves de Nélaton ont-ils cru indispensable à la vulgarisation de l'hématocèle d'instituer le diagnostic différentiel de l'hématocèle le plus complet possible. Pour cela, ils ont donné place dans le diagnostic à tous les faits qui pouvaient avoir quelque similitude, même éloignée, avec les hématomes pelviens, sans réfléchir qu'en le rendant démesurément complexe, il devenait forcément confus. On peut surtout reprocher à la série de tableaux synoptiques, dont se composait ce diagnostic différentiel, de donner lieu à un ensemble absolument décousu, dans lequel on ne tenait pas assez compte des dissemblances cliniques que peut offrir la période initiale que je viens de vous rappeler, et qui m'ont fait séparer, comme je vous l'ai dit tant de fois, les hématocèles cataclysmiques des hématocèles vulgaires et me feront, après avoir étudié le diagnostic des hématocèles vulgaires à début franchement accentué, c'est-à-dire dans lesquelles l'excavation pelvienne est enkystée depuis un temps plus ou moins long avant le raptus sanguin, consacrer un paragraphe distinct au diagnostic des hématocèles à début fruste.

§ 1. — Je serai très court sur les hématocèles cataclysmiques dont j'ai fait jusqu'ici complètement abstraction, parce que, dans les observations de cette espèce, l'hémorrhagie se produit avant l'enkystement de l'excavation pelvienne à laquelle l'entité anatomo-pathologique créée par Nélaton doit de constituer une individualité pathologique. Les hématocèles cataclysmiques qu'on voit assez souvent, suivant la remarque de Courty, survenir en dehors d'une époque menstruelle, reconnaissent toutes pour cause la rupture soit d'une grossesse extra-utérine, soit d'un quelconque des organes génitaux internes, et ne diffèrent des hémorrhagies intra-abdominales foudroyantes, dans l'histoire desquelles on doit, suivant moi, les faire rentrer, que par un degré de gravité un peu moindre des accidents. Grâce à cela, les malades ont quelques jours de survie, quatre à cinq en général, très exceptionnellement plus, pendant lesquels s'organise la tumeur hématique, qui ne devient perceptible que lorsque les adhérences ont immobilisé la collection sanguine, qui n'a dans ce cas qu'une importance secondaire bien différente de celle qu'a l'hématome dans les hématocèles vulgaires. Dans ces hématocèles cataclysmiques, le début est dramatique ; on voit des femmes en pleine santé, ou qui du moins vaquaient à leurs occupations habituelles, être prises tout à coup d'une violente douleur abdominale, accompagnée de syncopes ; à ces symptômes succèdent immédiatement et simultanément les signes d'une péritonite par perforation, à laquelle parfois sera ultérieurement due la mort, et le cortège symptomatique, terrifiant, qui caractérise la soustraction de l'économie d'une quantité immodérée de sang dans un temps très court, et ces malades succombent le plus souvent en très peu de jours. La disproportion considérable dans la gravité des accidents, qui est modérée dans les hématocèles vulgaires, excessive au contraire dans les hématocèles cataclysmiques, dans lesquelles prédominent les symptômes d'une anémie pernicieuse, permettent on peut dire de distinguer très facilement l'une de l'autre les deux catégories de faits, qu'on a trop longtemps confondus et que doit absolument séparer aujourd'hui la notion de l'époque différente de la formation de l'hématome. Cette époque est tardive, de trois à quatre jours au moins, dans les hématocèles cataclysmiques, presque immédiate au contraire au raptus pelvien (dix à douze heures) dans les hématocèles vulgaires, par suite de la préexistence dans celles-ci de l'enkystement de l'excavation pelvienne, qui est un fait capital dans la question.

§ 2. — Le diagnostic des hématocèles vulgaires a, comme je vous l'ai indiqué, besoin d'être décomposé en deux points. Le premier sera consacré aux hématocèles de cette espèce, à début nettement accentué, qui est caractérisé par la réunion des trois ordres de signes, indiquant : le premier, une perte de sang assez considérable ; le second, la réaction péritonitique suscitée par le raptus sanguin intra-péritonéal ; le troisième, l'existence de la tumeur hématique. Le second diagnostic est réservé aux hématocèles à début fruste, dans lesquelles la réaction péritonitique, au lieu de se traduire par une inflammation aiguë de la séreuse, est indiquée par la symptomatologie insidieuse d'une péritonite latente et par un état cachectique plutôt qu'un état anémique bien caractérisé qu'on peut observer dans les hématocèles à début franc, si on est appelé de bonne heure. Je n'ai pas cru devoir pousser plus loin la division, comme le demanderait certainement la prise en considération de l'observation d'hématocèle anté-utérine publiée par Chassaignac ; j'ai pensé qu'il était permis, dans une histoire de l'hématocèle aussi générale que celle-ci, de ne pas tenir compte de cette observation, restée unique jusqu'à présent, et dont la symptomatologie anormale compliquerait excessivement et sans grande utilité le tableau diagnostique de l'hématocèle vulgaire, qui ne sera que trop surchargé de détails.

Il faut d'ailleurs reconnaître que l'admission comme une sorte de règle, à laquelle il n'y a en somme qu'une seule exception depuis cinquante ans, que les hématocèles utérines sont rétro-utérines, soit franchement rétro-utérines, soit, ce qui est encore assez fréquent, rétro-latéro-utérines, offre le très grand avantage de permettre d'éliminer avec une sorte de certitude du diagnostic toutes les tumeurs anté-utérines et latéro-utérines, en particulier les phlegmons des ligaments larges et certains cancers pelviens, qui, après avoir eu comme siège primitif l'ovaire, envahissent, ainsi que je viens de l'observer, les ligaments larges et viennent constituer dans les fosses iliaques un large plastron, qui, par sa consistance et ses autres caractères, rappelle le cancer en cuirasse des parois pectorales.

Le diagnostic des hématocèles vulgaires à début franchement caractérisé nécessite qu'on prenne concurremment en considération des éléments de deux ordres, dont l'un, composé des signes physiques par lesquels se traduisent au toucher et à la palpation abdominale, les caractères de la tumeur hématique, mérite légitimement le nom d'ordre chirurgical, ce qui autorise à donner par opposition la qualification de médical à l'autre ordre dans lequel rentre tout ce que présentent de particulier : 1° les conditions dans lesquelles se produisent les hématocèles ; 2° le développement lui-même de l'hématome et ses recrudescences nouvelles; 3° enfin, les troubles fonctionnels généraux et locaux qui accompagnent la genèse de la tumeur sanguine.

A. — Il faut tenir compte que :

1° Les hématocèles utérines se développent sinon toujours, du moins dans l'immense majorité des cas, à une époque cataméniale, et que, dans les cas exceptionnels où elles surviennent dans l'intermenstruation, elles se produisent dans des conditions pathologiques (accouchements prématurés, diathèse hémorrhagique), qui donnent lieu à un fluxus génital analogue à celui des règles. Elles sont le plus souvent liées à un trouble variable de la fonction menstruelle : absence ou suppression des règles, mais surtout ménorrhagie, comme l'a signalé avec raison S. Laugier, mais en exagérant toutefois l'importance de la coïncidence de la ménorrhagie avec le développement d'une tumeur rétro-utérine, dont il faisait un signe pathognomonique de l'hématocèle. Elles surviennent, en général, chez des femmes dont la fonction génitale est en pleine activité, qui ont eu antérieurement des affections utérines ou péri-utérines, en particulier une ou plusieurs attaques de pelvi-péritonite ; celle-ci persistant souvent même sous forme, soit chronique à redoublement subaigu, soit complètement chronique, peut être considérée dans ces cas comme la cause de l'extravasation sanguine, qui est fournie, comme je vous l'ai longuement démontré, par les néo-membranes, que le travail inflammatoire a fait naître. Mais je dois vous signaler que la connaissance de ces conditions étiologiques a une bien moins grande importance pour le diagnostic qu'on ne l'a cru à l'époque où les élèves de Nétalon ont cherché à faire prévaloir l'opinion que l'hématocèle était une maladie ovulaire. Cela résulte du progrès qu'a fait faire la démonstration de la prédominance, qui revient à l'inflammation de la séreuse pelvienne dans les prétendus phlegmons péri-utérins de Nonat. Toutefois, la corrélation qui existe entre la menstruation et le début de l'hématocèle et des pelvi-péritonites et ses aggravations a une grande importance pour éliminer les nombreuses tumeurs pelviennes dans le développement desquelles leur corrélation n'existe pas.

2° Dans les hématocèles, l'extravasation sanguine et l'état anémique extemporané qu'elle suscite, mais qui n'est bien caractérisé que si on observe les malades dans les premiers jours, se produisent inopinément à une époque menstruelle, le plus souvent morbide comme je vous l'ai dit, soit sans cause déterminante, soit sous l'influence d'une cause insignifiante, soit après des excès vénériens, suivant Voisin.

Je ne puis m'empêcher de vous engager à rechercher l'existence de cette anémie au début, parce que si elle existe, elle a la plus grande valeur diagnostique, elle est presque pathognomonique de l'hématocèle. Cette invasion subite a lieu, soit chez des femmes bien portantes, du moins en apparence, et les surprend au milieu de leurs occupations habituelles, soit au contraire chez des femmes valétudinaires, ou même incontestablement malades, retenues au lit par une pelvi-péritonite subaiguë, et se traduit dans les deux catégories de faits par l'explosion brusque d'une péritonite aiguë, d'intensité moyenne; cette péritonite aiguë, qui se constitue d'emblée dans la première catégorie de faits, et qui résulte dans la seconde de l'acuité subite qu'a prise sous l'influence du raptus sanguin le travail inflammatoire subaigu ou chronique, dont la séreuse pelvienne était le siège depuis un temps plus ou moins long, est, en somme, identique dans les deux catégories de faits, sauf la différence du début; aussi n'y a-t-il pas intérêt de la séparer au point de vue du diagnostic général; mais ce début brusque de la pelvi-péritonite permet d'éliminer toutes les affections pelviennes chroniques dans lesquelles n'existe pas un début semblable de l'inflammation de la séreuse;

3° Dans les hématocèles vulgaires, la tumeur sanguine surgit parfois presque immédiatement après le raptus, au moins toujours rapidement (dix ou douze heures, en général), et est alors facilement perceptible, d'une part à la partie inférieure de l'hypogastre et, d'autre part, dans le cul-de-sac postérieur du vagin, en arrière du col utérin. Cette formation rapide est le fait de l'existence de l'espèce de diaphragme pathologique, résultant de l'adhérence des organes abdominaux entre eux, aux organes génitaux internes et aux parois abdominales au niveau du détroit supérieur, auquel donnent presque constamment lieu les pelvi-péritonites. Cette tumeur acquiert en un petit nombre d'heures ou de jours le volume maximum qu'elle présentera pendant tout le premier mois, pour croître ensuite mensuellement par saccades de courte durée, correspondantes aux époques mensuelles, auxquelles se produisent également la résorption et le plus grand nombre des terminaisons.

Aussi les hématocèles vulgaires peuvent-elles être considérées comme des tumeurs aiguës, tandis que la plupart des tumeurs pelviennes, qui ne sont pas le fait d'un travail inflammatoire, ont au contraire une marche chronique qui sert à les distinguer des hématomes dont nous nous occupons. Je suis obligé, Messieurs, de faire cette réserve qui vous paraîtrait incompréhensible, si je ne vous disais que les hématomes intra-néo-membraneux signalés par Virchow et Drapier, et qui, comme je vous l'ai exposé longuement, sont restés jusqu'ici indéterminés, paraissent avoir toujours une marche chronique qui les rapproche des cancers du corps de l'utérus, avec lesquels on peut les confondre, mais je n'ai pas à m'occuper ici de ces faits tout particuliers. Le diagnostic est, on peut dire, évident même pour un médecin qui n'a qu'une habitude fort ordinaire des explorations gynécologiques, quand on trouve réunis les trois éléments séméiotiques dont je viens de vous entretenir. Le diagnostic est pour ainsi dire certain quand les renseignements fournis par la malade, ou par le médecin appelé à la première heure, établissent que chez une femme qui était en apparence bien portante ou qui, au contraire, était en proie à une pelvi-péritonite subaiguë ou chronique, l'excavation pelvienne, qui la veille n'était le siège d'aucune tumeur, ou que d'une pseudo-tumeur résultant du travail inflammatoire de la séreuse préexistant, est devenue à une époque menstruelle sans règles, ou au contraire ménorrhagique, le siège d'une tumeur spéciale immédiatement après l'explosion subite d'une anémie extemporanée et celle d'une péritonite aiguë. Mais il est nécessaire que cette tumeur, présentant la sensation propre aux tumeurs liquides, émerge d'une part à la région hypogastrique, et, d'autre part, dans le vagin en arrière du col utérin, qui est refoulé en avant et en haut contre la face postérieure du pubis. Malheureusement il faut pour que l'instantanéité du développement (dans l'espace de dix à douze heures) de la tumeur rétro-utérine, qu'on peut considérer comme pathognomonique de l'hématocèle, soit établie d'une manière incontestable, que le médecin ait assisté, comme cela est arrivé à M. Besnier et à moi-même, à la transmutation d'une pelvi-péritonite simple en hématocèle, ou qu'il ait été appelé tout à fait au début d'une hématocèle métrorrhagique et ait constaté la formation de l'hématome, ou enfin que les renseignements fournis par la malade soient si précis qu'ils mettent hors de doute que la réplétion de l'excavation pelvienne, indiquée par des troubles fonctionnels de voisinage, a coïncidé avec le développement de la péritonite aiguë, qui absorbe toute l'attention de la malade.

Aussi est-il rare, surtout à l'hôpital, où les malades entrent en général assez tardivement, soit par rapport au début de la péritonite aiguë, soit, ce qui est beaucoup plus fréquent, par rapport au début de la maladie elle-même, qui a été dans ces cas, comme je vous l'ai signalé, fruste pendant tout un mois, de pouvoir formuler directement le diagnostic comme on a pu le faire dans les trois observations que j'ai rapportées. On est alors le plus souvent obligé d'avoir recours à un diagnostic différentiel, dans lequel la péritonite aiguë, qui caractérise la période initiale des hématocèles vulgaires franches, a la plus grande importance, en ce que son existence empêche non seulement de croire que la tumeur rétro-utérine, concomitante à l'inflammation de la séreuse, peut être une tumeur organique (cancer, fibrome, fibro-kyste, etc...) à l'état de simplicité dont quelques-unes se compliquent, il est vrai, de péritonites, mais adhésives et latentes, mais surtout parce qu'elle exclût par la netteté de la symptomatologie, l'inflammation des kystes para-ovariques ou autres, la rétroversion de l'utérus gravide, enfin les grossesses extra-utérines, qui ont d'ailleurs bien d'autres signes distinctifs. L'existence, dans les cas que nous étudions, d'une péritonite, donne à résoudre le double problème suivant : déterminer, si la tumeur rétro-utérine est organique (en prenant ce mot dans son sens le plus générique) et constitue l'élément primordial dont la péritonite est une manifestation symptomatique, ou au contraire s'il existe une intime connexité entre la tumeur rétro-utérine et l'inflammation de la séreuse et dans ce dernier cas établir, s'il s'agit d'une hématocèle ou d'une pelvi-péritonite simple, purulente ou séro-adhésive. Mais avant d'aborder ce second problème, qui est en réalité le seul diagnostic différentiel que rendent indispensables les difficultés très sérieuses qu'il offre en dehors de celles qui tiennent au toucher, il est nécessaire de résoudre le premier et, pour cela, nécessaire de tenir compte de ce que présentent de particulier les signes physiques par lesquels se révèlent les caractères de la tumeur hématique.

B. — Les hématocèles ont comme caractère : 1° d'être contiguës à l'utérus et non intra-utérines, ce qu'établissent, d'une part, le sillon de séparation, que le toucher vaginal fait constater entre le col utérin et la bombure que forme le cul-de-sac postérieur du vagin distendu par la collection hématique ; d'autre part, la communication directe au doigt placé sur la bombure vaginale, des pressions exercées sur la partie hypogastrique de la tumeur et la communication indirecte au contraire de ces pressions au doigt appliqué sur le col utérin, que confirment les résultats inverses donnés par les pressions du fond de l'utérus émergeant au-dessus du pubis.

L'existence de cet ensemble de signes, par lesquels se traduit la contiguité de la tumeur à l'utérus, qui est un des caractères essentiels des hématocèles, élimine du diagnostic les tumeurs utérines proprement dites, c'est-à-dire dont l'utérus fait partie intégrante, qui viennent proéminer dans le cul-de-sac postérieur du vagin ; les fibromes interstitiels de la paroi postérieure de l'utérus ; les rétroflexions du corps de la matrice dans lequel se trouve inclus un polype ; les rétroflexions de l'utérus gravide, enfin certains hématomètres, collections sanguines incluses dans la cavité utérine, qui ont des signes propres, que je n'ai pas énumérés et dans lesquels manquent bien d'autres caractères des hématocèles.

2° Elles sont, si on fait abstraction de l'observation de Chassaignac, on peut dire toujours rétro-utérines, comme l'indiquait la dénomination créée par Nélaton, soit purement rétro-utérines, soit rétro-latéro-utérines, ce qui est encore assez fréquent, mais ce qui ne modifie pas beaucoup les signes qui établissent ce siège et qui sont : 1° la bombure, soit de tout le cul-de-sac postérieur du vagin dans le premier cas, soit de la partie médiane de ce cul-de-sac et d'un des culs-de-sac latéraux, dans le second cas, bombure qu'on perçoit facilement à l'aide du toucher vaginal en arrière du col utérin et en avant du rectum par le toucher rectal ; 2° le refoulement en avant et en haut du museau de tanche contre la face postérieure du pubis ; 3° la réplétion appréciable au toucher rectal de toutes ou des deux tiers de la partie postérieure du détroit supérieur par une tumeur qui s'est moulée sur l'enceinte osseuse comme un métal en fusion dans une lingotière ; 4° l'incrustation, si on peut employer cette expression, de toute la partie de la matrice saillante au-dessus du pubis dans la face antérieure de la portion hypogastrique de la tumeur pelvienne qui coiffe assez souvent le fond de la matrice, comme le fait l'épididyme pour le testicule.

La réunion de tous ces caractères, mais dans l'ensemble desquels peut manquer le dernier que je viens de vous indiquer, qui est assez exceptionnel, et qu'on ne peut guère rencontrer que dans l'hématocèle et la pelvi-péritonite purulente, permet surtout, si on trouve coïncidente une autre série de caractères intrinsèques de la tumeur hématique que je vous exposerai dans un instant, de distinguer l'hématocèle de toutes les affections pelviennes hormis les inflammations de la séreuse, qui peuvent donner lieu à une tumeur péri-utérine. C'est à l'aide de l'étude de cet ensemble des signes intrinsèques de la tumeur hématique, qui est tout particulier, mais qui a besoin d'être minutieusement recherché pour qu'on en saisisse tout ce qu'il présente de propre, qu'on arrive en général assez facilement à poser le diagnostic dans les hématocèles à début fruste, c'est-à-dire dans lesquelles l'inflammation de la séreuse est à peine accentuée. Du reste, il faut dire que si, parfois, le diagnostic paraît incertain dans les premiers temps qu'on observe les malades, il se caractérise bientôt par l'évolution régulière de la maladie, en particulier par le retour des recrudescences menstruelles qui viennent chacune modifier les sensations tactiles que donne l'exploration de la tumeur rétro-utérine.

3° Au début, cette tumeur offre une rénitence élastique que présentent les collections liquides, mais qui se rapproche malheureusement, quoiqu'elle paraisse plus franchement fluctuante, de la sensation tactile qu'on observe dans les pseudo-tumeurs que font naître les pelvi-péritonites séro-adhésives, et qui avait fait donner par Nonat aux pseudo-tumeurs péritonitiques le nom de phlegmon péri-utérin. Au bout de quelques jours, la tumeur, de rénitente qu'elle était, devient pâteuse et reste ainsi pendant le premier mois. Après être revenue rénitente en même temps qu'elle augmentait de volume pendant la première recrudescence, la tumeur reprend la consistance qu'elle avait offerte pendant la dernière partie du premier mois et reste ainsi jusqu'à ce que, sous l'influence d'une menstruation régulière, commence et se produise rapidement la résorption de la tumeur, qui laisse comme stigmate de son existence une induration longtemps persistante. Mais il est rare que la résorption ait lieu après la seconde recrudescence menstruelle ; alors on voit, dans le troisième mois, mais tantôt plus tôt, tantôt plus tard, ce qui n'a rien de régulier, la tumeur pour ainsi dire se décomposer, être rénitente ou fluctuante dans certaines parties, présentant dans d'autres des sortes de noyaux résultant de ce que l'extravasation sanguine en régression s'est partagée en sérosité et en caillots fibrineux. Ce partage du contenu de la tumeur, mais qui paraît contenir tantôt plus, tantôt moins de caillots fibrineux et présente ainsi des dissemblances variables, persiste jusqu'à ce que sous l'influence d'une recrudescence plus marquée qui annonce l'imminence de la perforation du kyste sanguin, se produise une fluctuation de plus en plus évidente. Les variations dans les sensations tactiles qu'on doit rechercher avec le plus grand soin, parce qu'elles établissent avec certitude le diagnostic, permettent de distinguer facilement les hématocèles des pelvi-péritonites séro-adhésives et même souvent des pelvi-péritonites purulentes. Je dois dire toutefois que, bien souvent, on hésite à formuler le diagnostic, parce qu'il y a, dans les deux cas, une fluctuation, et que cette sensation n'est pas bien nette quand on ne peut, dans cette recherche, employer qu'un seul doigt. Il faut, pour qu'il soit assuré qu'on trouve associé aux différents caractères que présente la tumeur et que je viens de vous indiquer, l'ensemble symptomatique qui existe chez les malades en proie à de la suppuration : frissons irréguliers le soir, sueurs la nuit, etc., qui ont une importance majeure quand il s'agit de poser le diagnostic le jour même où on examine la malade pour la première fois, et qu'elle est si gravement malade qu'on ne peut remettre l'intervention chirurgicale qu'on croit indispensable.

Traitement.

Les nombreuses dissemblances qui résultent de la diversité des espèces de l'hématocèle, de la différence de leur marche, et enfin, surtout, de leurs terminaisons, rendent très complexe le traitement de cette entité morbide. Aussi devrais-je, pour ne pas me perdre dans des détails sans fin, me borner à esquisser les indications générales qu'on a à remplir dans les diverses espèces, suivant la marche et suivant les terminaisons de l'hématocèle.

Je serai très court sur le traitement, non seulement des hématocèles métrorrhagiques symptomatiques de pyrexies, variole, rougeole, purpura, etc., dont je vous ai rapporté des observations qui entraînent presque fatalement la mort et, le plus souvent, sans qu'on ait soupçonné l'existence de l'extravasation sanguine qui n'a pas eu le temps de s'enkyster. Dans cette dernière espèce d'hématocèle, on a premièrement à combattre la tendance aux hémorrhagies, en particulier à avoir recours à des applications glacées sur le ventre, qui sont indiquées dans toutes les espèces quelconques d'hématocèle au début; mais surtout on a à se préoccuper de la forme maligne de la maladie dont l'extravasation sanguine est une manifestation, et qui indique les alexipharmaques comme dans toutes les fièvres graves.

On retrouve plus indiqué encore le repos absolu au lit dans une position horizontale, les genoux relevés, dans une pièce plutôt froide que chaude, et les applications de sachets remplis de glace dans les hématocèles cataclysmiques, dans lesquelles les malades succombent à l'énorme perte de sang survenant dans un temps très court, qui a été la conséquence de la rupture d'un des organes génitaux internes. Aussi doit-on y associer l'usage de boissons glacées toniques, en particulier l'usage du vin de Champagne frappé qui a de plus l'avantage de modérer les nausées ou les vomissements, potion de Tood, etc., et l'emploi d'une pilule d'extrait d'opium d'heure en heure. Malheureusement, il est rare de voir, malgré tous ses moyens, la vie se prolonger au delà de trois ou quatre jours, car les malades succombent à l'anémie pernicieuse résultant de la rupture d'un des organes génitaux internes, et parfois parce qu'on voit surgir vers le troisième jour un travail inflammatoire de l'excavation pelvienne. Il semblerait indiqué lorsque les malades semblent devoir survivre plus longtemps que dans les cas ordinaires, comme la malade de Dumontpallier, d'avoir recours à la transfusion qu'on a hésité à employer, mais qui probablement n'eût pas sauvé la malade. En tous cas, il faut, tout en continuant l'usage des boissons toniques froides et les applications de glace sur le ventre, surveiller attentivement la malade, pour combattre, par l'application de grands vésicatoires volants sur l'hypogastre, le travail inflammatoire qui peut se produire et redoubler de surveillance à l'époque du retour de l'époque menstruelle prochaine qui, dans l'observation à laquelle je fais allusion, a ramené une extravasation sanguine qui a comprimé les uretères et a amené la mort. Mais c'est assez sur ces faits exceptionnels qui méritent à peine d'être compris dans l'histoire de l'hématocèle, parce que dans l'immense majorité des cas l'extravasation sanguine n'est pas enkystée et par suite ne constitue pas une tumeur.

Dans les hématocèles vulgaires, c'est-à-dire dans lesquelles l'excavation pelvienne, enkystée par avance par une pelvi-péritonite antécédente, devient le siège d'une extravasation sanguine, qui, dans certains cas, reconnaît pour cause un trouble menstruel, en particulier une exagération de la sécrétion cataméniale, et, dans d'autres, reconnaît pour cause une exhalation sanguine fournie par les néo-membranes pelviennes sous l'influence d'un retour d'acuité du travail inflammatoire de la séreuse, le début de l'hématocèle est en général bien accentué et rappelle, mais sous une forme très atténuée, le début des hématocèles cataclysmiques et par conséquent donne les mêmes indications à remplir : repos absolu au lit dans une pièce fraîche, applications de sachets contenant de la glace sur le ventre, champagne frappé, opium jusqu'à léger narcotisme. Quelquefois, on doit remplacer l'opium par de la belladone ou avoir recours à de la strychnine pour arrêter les vomissements incoercibles auxquels la malade peut être en proie, comme j'en ai rapporté un exemple dans ma clinique, ce qui constitue une complication grave par l'exaspération des douleurs abdominales que les secousses des vomissements déterminent. Je dois vous signaler que, dans l'ensemble symptomatique auquel donne lieu le début de cette espèce d'hématocèle, les signes d'une pelvi-péritonite aiguë, en particulier les douleurs abdominales, sont bien plus marqués que dans les hématocèles cataclysmiques, tandis que ceux de l'anémie, sur la coexistence desquels Nélaton a insisté avec raison, le sont beaucoup moins et ont été négligés à tort par les premiers observateurs, ce qui les a malheureusement entraînés, et j'ai été du nombre, à conseiller à cette période des applications de sangsues et des bains qui sont absolument contre-indiqués. Aussi, Aran conseillait de répéter pendant huit ou dix jours une application de sangsues, huit à dix le premier jour, et de moins en moins nombreuses les jours suivants. Cette médication, contre laquelle a réagi la Société médicale des hôpitaux et en particulier mon honorable collègue et ami Oulmont, qui lui substituait une médication purement et complètement expectante, doit être complètement rejetée, parce que si elle diminue les douleurs abdominales auxquelles les malades sont en proie, elle augmente l'état cachectique résultant de l'extravasation sanguine. Il faut, au contraire, aussitôt que la fièvre est tombée et avant même qu'aient cessé les vomissements incoercibles, s'il en existe, permettre non seulement des bouillons froids, mais des huîtres et bientôt de la viande grillée ou rôtie et une certaine quantité de vin de Bordeaux et du vin de quinquina, en même temps qu'on fait prendre par jour deux à quatre grammes de poudre de quinquina royal préconisé par Trousseau comme un spécifique dans l'hématocèle. Malgré l'indication formelle de l'hématocèle de remonter la constitution, il ne faut pas hésiter, chez des femmes qui ne sont pas trop profondément débilitées, de faire, s'il survient des douleurs pelviennes un peu marquées, dans les jours qui précèdent l'époque menstruelle, une application de sangsues sur le col utérin qui rend la menstruation régulière. Cette application de sangsues dans les jours qui précèdent les règles, pour peu qu'elles ne paraissent pas devoir être tout à fait normales, est pour ainsi dire de nécessité ; il faut dès que se manifeste la première douleur un peu marquée, qui annonce le début du travail cataménial, presque sans se préoccuper de l'état constitutionnel des malades, sans tarder pour ainsi dire d'une heure, mettre des sangsues sur le col utérin pour susciter la menstruation, qui sera suivie de la résorption parfois extrêmement rapide de l'épanchement sanguin intra-péritonéal. Je n'ai pas besoin de dire qu'il faut favoriser, par tous les moyens possibles, l'écoulement menstruel ; mais il est rare, comme je vous l'ai indiqué dans la symptomatologie, qu'on voie la résorption se produire à cette période cataméniale qui ramène des accidents plus graves ou au contraire moins graves que dans le premier mois; c'est le plus souvent à la troisième période cataméniale que se produit la résorption. Pendant toute cette période, il n'y a guère d'indications spéciales à remplir que d'exiger le repos absolu au lit, l'application de cataplasmes laudanisés tièdes qui ont remplacé, mais en prenant les précautions convenables, les sachets remplis de glace qui étaient nécessaires au début, et en surveillant la fonction intestinale, tout en ayant recours le moins possible à des purgatifs.

Dans certains cas, soit que l'inflammation du péritoine ait été très intense au début ou l'extravasation sanguine très considérable ou se soit renouvelée plusieurs fois, soit que la malade n'ait pas été soignée, le kyste sanguin devient le siège d'un travail inflammatoire, plus ou moins grave. Au moment où se développe ce travail inflammatoire, il faut surveiller attentivement l'état de la malade pour modérer l'inflammation par une ou plusieurs applications de sangsues sur l'hypogastre, s'il est trop intense et fait craindre le développement consécutif d'une péritonite généralisée fatalement mortelle, mais qui fort heureusement ne survient que très rarement. Les signes d'une inflammation bien accentuée du kyste sanguin, qu'on voit surgir dans ces circonstances et auxquels vient bientôt s'associer l'ensemble symptomatique auquel donne lieu l'existence d'une suppuration interne, indiquent d'une manière à peu près certaine la production prochaine d'une perforation de l'hématome; celui-ci se mettra plus ou moins heureusement en communication avec un des organes creux contigus à la collection hématique, qui sera par suite rejetée au dehors dans le plus grand nombre des cas, et non dans tous malheureusement, mais ne pourra être complètement évacuée que lorsque la perforation a un siège favorable, d'où résultent les modes de terminaison les uns curateurs, les autres défectueux et entraînant la mort. La guérison est la règle, et je n'y connais pas d'exception, quand l'hématocèle s'ouvre dans le vagin; elle est fréquente quand elle s'ouvre dans l'intestin ou concurremment dans le vagin et l'intestin; mais elle est alors loin d'être constante, parce que trop souvent (une fois sur quatre cas) la perforation n'occupe pas le point le plus déclive du kyste, d'où résulte une septicémie mortelle; enfin, les malades sont enlevées par une péritonite par perforation quand la fistule occupe la partie supérieure du kyste et le met en communication avec la cavité abdominale proprement dite. Je vous ai énuméré toutes les terminaisons funestes que peut entraîner l'ouverture spontanée des hématocèles qui, sans doute, sont moins communes que les terminaisons heureuses, mais dont il est indispensable de tenir le plus grand compte dans l'appréciation du travail pathologique dont nous nous occupons ; en effet, il est important, pour le traitement des malades, qu'on ne considère pas le pronostic comme toujours favorable, tandis qu'il très incertain, et force à poser la question de l'utilité ou non d'une intervention chirurgicale à cette époque critique de la maladie.

Vous êtes probablement très étonnés, Messieurs, de me voir soulever, mais pour un cas tout particulier, la question de l'opportunité d'une intervention chirurgicale dans l'hématocèle, que j'ai combattue pour ainsi dire sans réserve dans ma clinique, et de le faire aujourd'hui où les nombreux décès qui ont suivi la médication opératoire préconisée par Récamier, y ont fait renoncer les médecins français et adopter l'expectation ; mais il faut reconnaître, que repousser comme méthode générale de traitement une intervention chirurgicale qui ne se bornait pas toujours à une simple ponction, mais à laquelle on ajoutait souvent l'extraction violente des caillots, n'emporte pas de n'avoir recours dans aucun cas à une ponction comme l'a formulé Nélaton dans la dernière période de son enseignement. On est d'autant plus autorisé à y avoir recours dans les circonstances que je vais vous indiquer, qu'on a aujourd'hui la médication antiseptique.

Je vous engage donc, Messieurs, quand l'hématocèle devient le siège d'une distension considérable qui suscite à la malade de très vives douleurs, et que vous trouvez, dans un point du cul-de-sac vaginal postérieur, un point fluctuant, ne présente-t-il même qu'une fluctuation un peu douteuse, d'avoir recours à une ponction vaginale. L'indication me paraît plus manifeste, lorsque la malade est en proie à une entérite glaireuse, inflammation de voisinage du rectum, qui annonce l'ouverture probable dans l'intestin du kyste sanguin, laquelle est si souvent suivie de résorption putride. Je dois vous prévenir que parfois on ne retire pas de sang, parce que le trocart s'est engagé dans des caillots qui doublent la partie inférieure du kyste, de sorte qu'il faut, par un coup sec, le faire parvenir dans la partie liquide de l'extravasation sanguine. Je dois surtout vous signaler que, si l'on ponctionne au moment où existe une poussée congestive sous l'influence de laquelle la tumeur hématique est devenue en un très court espace de temps le siège de la distension qui a décidé l'intervention chirurgicale, on peut, comme dans l'observation que j'ai rapportée, avoir par la canule une perte de sang exubérante, qui force à enlever au plus vite l'instrument. Il n'est, du reste, pas nécessaire de retirer une quantité considérable de sang, pour qu'on voie cesser la distension dont le kyste était le siège, et avec elle les douleurs tensives très pénibles auxquelles les malades étaient en proie, et voir commencer la résorption de l'extravasation sanguine, mais qui m'a paru se faire beaucoup plus lentement que lorsque la résorption est spontanée. Mais pour obtenir cet heureux résultat, il faut que l'intervention ne soit pas trop tardive, parce qu'on pourrait voir, comme dans une observation de Virchow, la perforation imminente se produire deux jours après la ponction et donner lieu à une fistule intestinale, qui est si souvent funeste.

En résumé, je vous engage à ne pas hésiter, quand le kyste sanguin enflammé est le siège d'une distension marquée et par suite de douleurs très pénibles pour les malades, d'avoir recours à une ponction de l'hématocèle par le vagin, surtout s'il y a des raisons, comme l'entérite glaireuse par exemple, de craindre que l'hématocèle s'ouvre dans l'intestin. J'ai eu recours quatre fois à la ponction dans ces conditions que je vous ai signalées, bien à contre-cœur les deux premières fois, forcé par les médecins appelés en consultation avec moi, mais volontairement et de propos délibéré dans les deux dernières; dans aucun de ces cas, il n'y a eu l'ombre d'un accident; mais chez deux des malades, la résorption de l'extravasation sanguine a été très lente. Après la ponction, il faut recommander des injections tièdes antiseptiques et couvrir les parties génitales externes d'une compresse imbibée d'une solution antiseptique qui obture l'or ifie vaginal.

Si on n'a pas eu recours à la ponction, on voit le kyste sanguin continuer à augmenter de volume et devenir de plus en plus douloureux, en même temps que les malades sont en proie à un mouvement fébrile jusqu'à ce que se produise la perforation, soit par le vagin, soit par un point de l'intestin. L'ouverture par le vagin que l'on voit parfois précédée de rétention d'urine, de ténesme vésical, a jusqu'ici toujours été favorable, et est suivie immédiatement d'une amélioration favorable, qui va chaque jour s'accentuant, de telle sorte qu'on n'a d'autre indication que l'emploi d'injections antiseptiques chaudes et de surveiller attentivement l'état de la malade. L'ouverture dans l'intestin est le plus souvent annoncée par une recrudescence de douleurs; les malades sont alors tourmentées par des épreintes, du ténesme rectal, qui les jette dans un état d'agitation excessivement pénible, jusqu'à ce qu'enfin elles sont prises, le plus souvent la nuit, d'un impérieux besoin de défécation, après une douleur plus ou moins vive dans le fondement. Elles expulsent en une fois par l'anus une quantité en général assez considérable de sang mêlé d'un peu de pus, qui diffère par là du sang plus ou moins en régression qui constitue les évacuations plus ou moins nombreuses qui se succèdent dans un court espace de temps. Cette débâcle est suivie d'un amendement subit et très marqué dans les douleurs et l'état général des malades, quel que soit le siège de la perforation, qui viendra influer sur la marche ultérieure de ce mode de terminaison.

Lorsque la perforation fait communiquer le kyste sanguin avec le rectum, ce qui est un mode de terminaison toujours favorable, l'évacuation du contenu de l'hématocèle qu'accompagne une diarrhée plus ou moins marquée, se fait assez régulièrement, interrompue toutefois, de temps à autre, par une sorte de recrudescence de l'état inflammatoire de la muqueuse intestinale qui disparaît par des moyens simples et permet alors à l'évacuation de se reproduire. Aussi cette évacuation, traversée par des incidents qui doivent faire surveiller attentivement l'état des malades pour remplir les diverses indications accessoires qui peuvent se présenter, est-elle habituellement de longue durée, parfois de plus d'un mois. Il en résulte que les malades, affaiblies par cette longue et cruelle maladie qui a commencé par une soustraction de sang assez considérable, ont besoin, dans leur convalescence, d'une médication reconstituante et, en particulier, d'être envoyées à la campagne, et, doivent pendant très longtemps, éviter tout ce qui pourrait amener un travail inflammatoire pelvien.

Je dois, en effet, vous signaler que les malades qui ont été affectées d'hématocèles, sont, après la guérison apparente de celle-ci, exposées, à cause des adhérences pelviennes très multiples, qui tapissent l'excavation pelvienne : 1° à être prises sous l'influence de causes très légères, de pelvi-péritonite, d'où le conseil qu'on doit leur donner d'éviter ce qui peut troubler la fonction génitale, en particulier les excès vénériens ; 2° à des avortements plus ou moins dangereux, comme le signale Mme Boivin dans son mémoire sur une des causes les plus fréquente des avortements ; 3° non seulement à une constipation opiniâtre, mais à de l'engouement intestinal mortel, comme cela est survenu dans une observation de Cossy. Je n'ai qu'à vous signaler les accidents tardifs résultant des néo-membranes pelviennes ; ils ne rentrent pas, à proprement parler, dans l'histoire de l'hématocèle.

Au lieu de l'heureuse terminaison qu'on observe quand l'hématocèle s'est ouverte directement dans le rectum, on voit se produire une série d'accidents septiques quand le kyste sanguin s'est mis en communication soit avec le cæcum, soit même avec certaines parties de l'S iliaque, et qu'il en résulte qu'une grande partie de la tumeur hématique est dans une situation plus déclive que l'orifice intestinal de communication. Dans les cas de cette espèce, la disposition vicieuse de la perforation ne se révèle, ni au moment où la perforation se produit, ni dans les premiers jours qui la suivent ; l'évacuation paraît se faire régulièrement, et les malades éprouvent un amendement aussi marqué que dans les cas où la perforation occupe la partie déclive du kyste sanguin. Mais cet heureux état est de courte durée : on voit, au bout de trois à quatre jours, c'est-à-dire quand la partie de l'extravasation sanguine située au-dessus du niveau de l'orifice intestinal de communication a été rejetée au dehors, se suspendre tout à fait et à toujours l'évacuation sanguine. Alors la diarrhée qui, jusque-là, avait été modérée, devient abondante pour arriver ultérieurement à être colliquative ; la tumeur est le siège de douleurs tensives ;

enfin une fièvre de mauvais caractères avec frissons irréguliers et sueurs la nuit et un très mauvais facies, s'établit pour ne plus cesser et l'on voit alors se dérouler le triste tableau de la résorption putride avec des manifestations disséminées. Dans de semblables conditions, où la mort est on peut dire certaine, malgré tous les alexipharmaques, est-il indiqué de tenter au premier indice de résorption d'aller par la voie abdominale faire l'ablation de l'hématome et des trompes, et d'établir un drainage de l'excavation pelvienne. J'hésite à vous conseiller cette tentative hasardeuse, quoiqu'il soit cependant incontestable que ce mode opératoire, c'est-à-dire l'énucléation par la voie abdominablc préconisée alors en Angleterre comme méthode générale de traitement de l'hématocèle, soit le seul procédé opératoire qui remplisse les indications, dans les cas désespérés dont nous nous occupons.

Malheureusement cette tentative échouera presque toujours, parce que c'est la suspension de l'évacuation sanguine, qui indique d'opérer, et cela sans retard, et que les malades chez lesquelles a débuté d'une manière presque fatale la résorption putride se trouvent dans de mauvaises conditions pour guérir. Cependant, la crainte de quelques cas de mort, qu'entraîne l'ouverture vicieuse de l'hématocèle dans l'intestin, et qu'on doit considérer comme des exceptions, ne peut militer en faveur de l'adoption comme méthode générale de traitement, de l'ablation de l'hématome par la voie abdominale acceptée en Angleterre et qui me paraît aussi funeste que la méthode de Récamier délaissée en France. L'intervention chirurgicale doit être réservée, comme l'a indiqué Nélaton, à des cas particuliers ; on ne peut en faire une méthode générale de traitement de l'hématocèle, qui demande une médication en somme expectante dans son ensemble mais très surveillée, adoptée généralement en France, et aujourd'hui dans laquelle entre comme indication de remonter la constitution des malades, et, pour cela ne pas abuser des émissions sanguines et du curafamis de Nonat.

VINGT-NEUVIÈME CONFÉRENCE

Pseudo-hématocèles et hématocèles extra-péritonéales ou mieux sous-péritonite pelvienne.

Je devrai aujourd'hui, Messieurs, pour compléter l'étude de la question de l'hématocèle utérine, à laquelle ont été consacrées mes dernières conférences, tâcher de vous esquisser le moins incomplètement possible l'histoire pathologique, restée jusqu'ici complètement fruste, de deux espèces d'hématomes pelviens, que les remarques judicieuses d'Huguier (1) ont fait avec raison distraire des hématocèles intra-péritonéales, avec lesquelles ils étaient jusque-là confondus. Il s'est fondé, pour établir une division, sur la dissemblance du siège anatomique de l'hématome dans chacun des trois ordres de faits, auxquels on a donné indistinctement le nom d'hématocèles. Il a en particulier signalé que de ces hématomes les uns, au lieu d'être intra-péritonéaux, comme le sont tous ceux que j'ai étudiés jusqu'ici avec vous, ont pour siège le tissu cellulaire des ligaments larges et du vagin, et sont par conséquent extra-péritonéaux ou mieux sous-péritonéo-pelviens et doivent être considérés comme des faits distincts.

Il a établi qu'il devait en être de même pour une autre espèce d'hématomes, qui sont bien intra-péritonéaux, mais ont un siège tout spécial, en ce qu'ils sont le fait d'une hémorrhagie qui se produit dans un kyste fœtal extra-utérin abdominal, et qui par suite constituent une catégorie de faits très dissemblables

(1) Huguier. *Comptes rendus de la Société de chirurgie.*

des hématocèles intra-péritonéales et des hématocèles extra-péritonéales proprement dites.

Le bien fondé de cette division a fait : qu'elle a été immédiatement acceptée par tous les gynécologistes français, tandis qu'elle a été rejetée par un assez grand nombre de chirurgiens anglais et américains très distingués, sous le fallacieux prétexte que, dans ces deux catégories de faits, on peut observer l'ensemble symptomatique qui caractérise les hématocèles intra-péritonéales cataclysmiques. Mais il faut reconnaître que ce n'est pas une raison suffisante pour confondre ces trois ordres de faits, d'observer ces mêmes accidents cataclysmiques dans toutes les hémorrhagies abdominales internes et qu'on doit, si on veut éviter une trop grande confusion, ne donner le nom d'hématocèles intra-péritonéales qu'aux observations dans lesquelles on perçoit une tumeur péri-utérine. Je n'ai pas à insister davantage sur ce point, que j'ai longuement discuté ; il n'a d'ailleurs qu'une très minime importance pour l'histoire des pseudo-hématocèles, par laquelle je commencerai, à cause de l'intérêt considérable qui est attaché à la connaissance de ces hématomes comme indication d'une intervention chirurgicale.

§ I. — Les pseudo-hématocèles, dont l'étude devrait en réalité être comprise dans le chapitre consacré aux diverses terminaisons des grossesses extra-utérines, sont des faits complètement exceptionnels ; aussi n'en ai-je malheureusement observé aucun exemple. La rareté excessive des faits de cette espèce s'explique facilement, parce que non seulement les grossesses extra-utérines sont des faits exceptionnels, mais surtout parce que la réplétion d'un kyste fœtal extra-utérin abdominal par le produit d'une hémorrhagie placentaire entraîne le plus souvent la rupture immédiate ou presque immédiate du kyste fœtal et la mort, de sorte que la persistance pendant un certain nombre de jours de la réplétion sanguine du kyste, qui est nécessaire pour qu'on perçoive et qu'on dise qu'il existe une hématocèle, constitue une anomalie plus ou moins rare dans la marche de faits par eux même anormaux, comme dans l'observation de Gaube (1), que

(1) GAUBE. *Bulletin de la Société anatomique*, 28e année, p. 220, 1853.

je vous rapporterai dans un instant. L'existence éphémère de l'hématome, qui a été augmentant chaque jour jusqu'à ce que survienne la rupture mortelle du kyste fœtal, semblerait indiquer que la formation d'une pseudo-hématocèle constitue dans les grossesses abdominales une phase transitoire, prémonitoire d'une terminaison fatale à très courte échéance.

Mais cette conclusion tirée d'un seul fait, quoique vraie sans doute dans le plus grand nombre des cas, peut être considérée comme trop rigoureuse, en ce que l'analyse des observations suivies d'autopsies d'un assez grand nombre de femmes, qui ont succombé tardivement à une grossesse extra-utérine, permet de croire que dans un certain nombre de cas l'hémorrhagie intra-kystique se suspend après avoir tué le fœtus, et sans avoir amené la rupture de l'œuf, qui tantôt, mais très rarement, persistera indolent et se momifiera, tantôt au contraire suscitera un travail inflammatoire de mauvaise nature du kyste. Dans cette occurrence, qui est beaucoup moins rare que la calcification du fœtus, la mort est la conséquence des accidents septiques, qu'on voit se développer et qui sont surtout marqués, quand le kyste fœtal suppuré s'est ouvert dans l'intestin, qui sert alors de voie de décharge aux produits hématiques, et aux parties du fœtus putréfiées, qui sont éliminées par l'anus avec une odeur des plus infectes. Il résulte de là que la formation d'une pseudo-hématocèle fournit, lorsqu'on la voit augmenter chaque jour de volume d'une manière marquée, l'indication formelle d'avoir recours *sur l'heure* à la laparotomie, qui est alors la seule chance de salut pour la malade.

L'indication est moins pressante lorsque la pseudo-hématocèle est stationnaire, et elle restera ainsi tant qu'on ne verra pas se produire les signes d'un travail inflammatoire du kyste fœtal. A la première manifestation de ceux-ci, les conditions deviennent difficiles ; il faut se souvenir que bien peu de femmes survivent à l'élimination par le rectum d'un produit de conception un peu avancé, et qu'il y a, par conséquent, indication aussi formelle d'avoir recours immédiatement à la laparotomie que dans le premier cas. Cette intervention chirurgicale peut sans doute présenter de très grandes difficultés résultant : 1° de l'intimité des adhérences du kyste fœtal, soit à la face postérieure de l'utérus seule, soit à celle-ci et à des parties du ligament large, et à des anses intestinales ; 2° et surtout de la vascularisation très grande de ces néo-membranes ; mais ce serait sortir de mon rôle de discuter ces questions d'ordre purement chirurgical.

Je dois seulement vous signaler que la fréquence ou, au contraire, la rareté des succès de ces graves opérations, tentées pour des cas qui, si on n'intervient pas, sont presque fatalement mortels, peuvent être très influencées par les conditions dans lesquelles se trouvent les malades au moment de l'intervention. Celle-ci doit avoir lieu en temps utile, c'est-à-dire sans trop tarder. Ainsi serait-il très important de pouvoir reconnaître pour ainsi dire immédiatement quand s'est produite la transmutation de la grossesse abdominale en pseudo-hématocèle. Malheureusement nous n'avons, du moins à ma connaissance, pour établir ce diagnostic, qui supposerait l'existence d'un tableau nettement dessiné de la symptomatologie propre aux pseudo-hématocèles, que l'observation si connue de Gaube.

La teneur de cette observation indique malheureusement qu'Aran, dans le service duquel était placée la malade, ne s'était nullement préoccupé (ce qui du reste était tout naturel en 1853), de rechercher pendant la vie si l'hématome pelvien, au développement duquel il a assisté, avait été précédé ou non des signes d'une grossesse extra-utérine, ce qui était cependant le point capital de la question. On trouve sans doute noté dans cette observation, mais comme sans intention : 1° que la malade était depuis deux mois, après un retard de sept jours dans ses règles, en proie à des douleurs pelviennes, ressemblant à des douleurs d'accouchement, qui sont pour ainsi dire constantes dans les gestations à siège anormal ; 2° qu'elle avait eu, à partir de cette époque, une série de métrorrhagies intermittentes d'abord, continues ensuite, et qu'on observe si souvent dans les grossesses extra-utérines, que l'existence de ces métrorrhagies irrégulières est considérée comme un signe important ; 3° que l'utérus de cette malade enfin offrait au toucher une augmentation sensible de volume, ce qui est, on peut dire, constant chez toutes femmes dont le produit de conception se développe en dehors de la cavité utérine. Mais ce n'était pas suffisant, il aurait fallu que cette observation contienne des renseignements, soit positifs, soit négatifs, sur les signes rationnels si divers de la grossesse, en particulier, des renseignements sur l'expulsion pendant ses métrorrhagies d'une sorte de bouchon gélatineux, représentant la caduque utérine. Or, il faut le dire, la notion de la préexistence d'une grossesse extra-utérine constitue la partie la plus essentielle du diagnostic des pseudo-hématocèles. C'est grâce à la présomption qu'il s'agit d'un fait de cette espèce, qu'on peut arriver à donner leur véritable signification aux signes physiques par lesquels se traduit la réplétion sanguine du kyste fœtal. Il résulte de là qu'on doit ériger en règle qu'il faut rechercher avec le plus grand soin, dans tous les cas d'hématocèle, pour ainsi dire, si elle n'est pas symptomatique, soit d'une grossesse extra-utérine abdominale, soit d'une grossesse tubaire, soit enfin d'une grossesse sous-péritonéo-pelvienne, que j'aurai toutes deux à vous décrire en étudiant les hématocèles extra-péritonéales.

§ II. Ces hématocèles, auxquelles je donnerais bien plus volontiers la qualification de sous-péritonéo-pelviennes que celle d'extra-péritonéales, parce que la première dénomination indique qu'il existe de nombreux points communs entre ces hématomes et les grossesses extra-utérines sous-péritonéo-pelviennes, sont rares en général et excessivement rares dans l'état de vacuité.

Je dois toutefois vous dire que cette différence disparaît lorsqu'on ne comprend pas dans l'histoire des hématocèles extra-péritonéales une espèce toute particulière d'hématomes pelviens, signalée dans le siècle dernier à l'attention des observateurs, admirablement décrite par Deneux sous le nom de thrombus des ligaments larges et du vagin, qu'on voit survenir pendant le travail de la parturition. Ces infiltrations sanguines du tissu cellulaire des ligaments larges et du vagin, parfois même d'une assez grande étendue du tissu cellulaire sous-péritonéal intra-abdominal, ont sans doute le même siège que les hématocèles intra-péritonéales proprement dites ; elles se traduisent par des signes physiques sinon identiques, du moins très analogues à ceux des hématocèles extra-péritonéales proprement dites ; mais ils en diffèrent parce qu'ils surviennent pendant l'accouchement et sont le fait du travail de la parturition, ont une genèse propre, enfin offrent des indications thérapeutiques spéciales. Aussi ces hématomes, au lieu d'être compris dans l'histoire de l'hématocèle utérine, comme l'a fait inconsidérément Nonat, doivent-ils être étudiés concurremment aux autres troubles pathologiques de l'accouchement. Je n'ai pas à insister davantage sur ces faits obstétricaux, dont je n'ai pu toutefois me dispenser de mentionner l'existence, pour ne pas laisser une lacune considérable dans l'histoire de l'hématocèle utérine, prise dans son acception générale. Mais, comme je vous l'ai longuement indiqué, l'hématocèle utérine, considérée ainsi, ne constitue pas, à proprement parler, une maladie, c'est une entité anatomo-pathologique, à laquelle peuvent donner lieu des états morbides très divers, dont l'histoire pathologique deviendrait par trop confuse, si elle devait comprendre l'étude de tous les hématomes pelviens, en particulier celle des thrombus obstétricaux et chirurgicaux.

Les hématocèles extra-péritonéales proprement dites, c'est-à-dire qui ne peuvent être attribuées soit à un traumatisme, soit au travail de la parturition, peuvent s'observer dans trois conditions différentes, d'où résultent trois espèces distinctes, on pourrait même dire quatre espèces distinctes. On peut les voir se produire : 1° chez des femmes dans l'état de vacuité, ce qui a été longtemps contesté, [mais a été mis absolument hors de doute par l'observation de Ball rapportée par Trousseau ; 2° dans le cours d'une grossesse normale, régulière jusque-là, comme l'établit l'observation de Leroux ; 3° comme terminaison de deux espèces de grossesse extra-utérine : grossesse tubaire et grossesse sous-péritonéo-pelvienne.

Dans les deux premières espèces, l'hémorrhagie génératrice de l'hématome a été parfois foudroyante ; la malade de Leroux a été trouvée morte dans son lit ; celle de Ball a succombé le troisième jour à des accidents calaclysmiques, et il est infiniment probable, quoiqu'on n'ait publié aucune observation qui le démontre, qu'il peut en être de même dans les hématocèles extra-péritonéales de la troisième espèce, c'est-à-dire symptomatiques de la rupture d'une grossesse extra-utérine. Je n'ai pas à m'occuper de ces faits cataclysmiques, presque fatalement mortels, qui sont analogues aux hématocèles intra-péritonéales cataclysmiques et dont l'étude devrait, suivant moi, être comprise dans l'histoire des hémorrhagies utérines foudroyantes, plutôt que dans celles des hématocèles utérines. Je signalerai seulement, qu'il est bien regrettable que, dans l'observation de Ball, on n'ait pas eu recours au toucher, qui aurait peut-être permis de constater immédiatement ou presque immédiatement après le raptus sanguin, l'existence d'une tumeur sanguine, résultant de ce que dans ces faits l'épanchement sanguin infiltré dans le tissu cellulaire n'est pas libre, flottant et ne fuit pas sous le doigt qui pratique le toucher, comme le fait le produit d'une hémorrhagie qui s'est déversée dans le péritoine sain.

Les hématocèles extra-péritonéales non cataclysmiques, ce qui exclut l'observation de Leroux, sont, comme je viens de vous l'indiquer, de deux espèces. Dans l'une, l'hématocèle survient chez des femmes dans l'état de vacuité, se termine assez souvent, je crois, par la guérison, et a beaucoup de points communs avec les hématocèles intra-péritonéales vulgaires. Dans l'autre, qui est presque fatalement mortelle, l'infiltration du tissu cellulaire sous-péritonéal est le fait de la rupture d'une grossesse soit tubaire, soit péritonéo-pelvienne, d'où résultent, comme je vous l'indiquerai, deux variétés symptomatiques d'une même espèce de grossesse extra-utérine.

§ III. Les hématocèles extra-péritonéales de l'état de vacuité, dont l'existence a été longtemps contestée, sont des faits exceptionnels. Je n'en ai observé dans mon assez longue carrière que deux exemples, et encore je dois dire qu'un seul de ces deux cas, qui n'ont été ni l'un ni l'autre suivis d'autopsie, était entièrement probant, ou du moins suffisamment probant pour être rapporté.

OBSERVATION I

Il s'agissait, dans ce fait, d'une dame du département des Vosges, mariée depuis huit ans, qui, à son grand désespoir, n'avait, jusque dans ces derniers temps, présenté aucun signe de conception et que son médecin avait instamment engagée à venir consulter à Paris, parce qu'il craignait chez elle un commencement de grossesse extra-utérine.

A l'avant-dernière époque menstruelle, les règles, toujours régulières jusque-là, avaient manqué, et dans les jours suivants la malade avait été prise tout à coup de douleurs pelviennes très violentes, que mon honorable confrère des Vosges n'avait pas cru toutefois pouvoir attribuer à une péritonite, parce que sa cliente n'avait ni vomissements, ni même de nausées. Les douleurs, amendées au bout de quelques jours, persistèrent assez intenses pendant tout le mois, pour que le médecin ait exigé que la malade garde pendant tout ce temps le repos absolu au lit.

A la dernière époque menstruelle, datant à peu près de trois semaines, les règles vinrent, mais au lieu de faire disparaître les souffrances de la malade, elles suscitèrent une légère recrudescence des douleurs avec laquelle a coïncidé, d'après le dire de la malade, l'existence, de date indéterminée pour nous, d'une tuméfaction du ligament large droit, facilement perceptible au toucher, dit-elle, qui fît croire à l'honorable médecin de cette dame, à l'existence d'une grossesse extra-utérine. La recrudescence des douleurs fut de courte durée, mais elles persistaient encore bien marquées, lorsque cette dame, sur les instances de son médecin, se décida à faire le voyage des Vosges à Paris, qui fut assez bien supporté. Il y a trois jours qu'elle est arrivée, elle est à quatre ou cinq jours de ses règles lorsqu'elle vient en voiture de la rue du Caire me consulter.

L'état général de cette dame est assez bon; elle se plaint de douleurs pelviennes continues, qui, suivant son récit, ont débuté, il y a sept à huit semaines, et qui, comme je l'ai indiqué plus haut, tiendraient, suivant son médecin, à ce qu'elle aurait une grossesse anormale. L'interrogatoire le plus minutieux ne me révéla aucun autre signe rationnel de grossesse, que l'absence des règles antécédente au début brusque des douleurs pelviennes, auxquelles a coïncidé l'existence, à une époque malheureusement indéterminée, de l'induration du ligament large droit; les seins en particulier sont normaux.

L'abdomen et, en particulier, sa partie inférieure, qui est le siège des douleurs continues, assez vives, auxquelles cette malade est en proie, ne présente pas une augmentation notable de volume. Toute cette partie inférieure est très sensible à la pression et surtout à la percussion, principalement dans la fosse iliaque droite; il en résulte qu'on ne peut déterminer avec certitude, à l'aide de la palpation, si cette fosse iliaque est ou n'est pas le siège d'un empâtement qu'on croit sentir brusquement.

Au toucher, le doigt pénètre facilement jusqu'à la partie moyenne du vagin, où il vient alors buter sur une courbure de la paroi latérale droite de ce conduit, qui force à incliner très fortement à gauche l'extrémité de l'index pour arriver sur le col utérin, qui est peut-être situé un peu plus haut qu'à l'état normal, mais surtout qui est très fortement rejeté à gauche. Tout le cul-de-sac gauche du vagin et la partie alternante du cul-de-sac postérieur sont souples. On trouve, au contraire, séparée du col utérin par un sillon de séparation marqué, une sorte de plastron induré occupant tout le cul-de-sac vaginal droit et une grande partie du cul-de-sac postérieur, entourant ainsi toute la moitié droite du col utérin. Cette sorte de plastron, avec lequel la paroi vaginale fait corps, descend dans la paroi latérale droite du vagin jusqu'à l'union du tiers moyen au tiers inférieur de ce conduit, c'est-à-dire plus bas que la limite inférieure normale du cul-de-sac péritonéal utéro-rectal. Dans cette partie inférieure, qui est comme renflée au-dessous du col, on trouve une résistance élastique comme s'il y avait un liquide, tandis que supérieurement, c'est-à-dire dans le cul-de-sac vaginal droit, le doigt perçoit la résistance que donnerait une tumeur solide. Quand on examine la malade au spéculum, il faut, comme dans le toucher, porter l'extrémité de l'instrument très fortement à gauche pour arriver sur le col. Il est sain, d'une couleur normale ; il en est de même de la muqueuse vaginale, qui n'offre en aucun point la teinte ecchymotique indiquée par M. Nonat comme pathognomonique de l'hématocèle extra-péritonéale, dont je crus, malgré l'absence de ce signe, cette malade affectée.

Je lui recommandai, de la manière la plus pressante, de rentrer de suite chez elle, de garder le repos absolu au lit, de maintenir continuellement sur le ventre des cataplasmes à peine tièdes, très fortement laudanisés, enfin de prendre, au commencement de chaque repas, une pilule de 0,10 de tannin pour diminuer le flexus menstruel prochain. J'insistai surtout sur la nécessité de me prévenir à la venue de ses règles pour que j'aille la voir gardant le lit, et statuer s'il y avait quelque chose à faire.

Cinq jours après, je fus appelé chez cette dame, que je trouvai couchée ayant régulièrement ses règles depuis la veille au soir; les douleurs qu'elle éprouvait dans le bas-ventre étaient modérées. Cependant, il me sembla au toucher que la tumeur péri-utérine, surtout sa partie vaginale, était plus volumineuse et plus tendue ; elle présentait inférieurement une rénitence élastique très marquée, comme fluctuante. J'insistai pour que la malade persistât à garder le repos absolu et continuât l'usage des cataplasmes laudanisés, à peine tièdes, et surtout pour qu'on me prévînt s'il survenait quelque chose.

Je fus très surpris de voir, dix jours après, cette dame entrer dans mon cabinet, malgré toutes les recommandations que je lui avais faites de garder le repos. Ses règles avaient été régulières, s'étaient arrêtées le quatrième jour, et pendant les deux jours qui suivirent, elle éprouva encore des douleurs pelviennes assez vives. Elle les avait vu diminuer, d'une manière très marquée, deux jours après l'interruption des règles, au moment où elle avait été reprise d'un écoulement sanguin, par la vulve, puis abondant et d'une singulière couleur qui, depuis, continue toujours. Le linge présentait des taches de sang, couleur sépia ; à la vue, on constatait l'existence d'une petite quantité de sang semblable dans le vagin. Au toucher, la tumeur ne paraissait pas avoir sensiblement diminué de volume, excepté dans la partie vaginale qui paraissait comme ridée et n'offrait plus l'espèce de fluctuation qui existait pendant l'époque menstruelle. Il fallait encore incliner fortement l'extrémité du spéculum pour atteindre le col qui était sain. Je dois signaler une particularité, c'est qu'en ouvrant le spéculum, la pression de la valve droite de l'instrument sur la tuméfaction vaginale faisait sourdre, exprimait, on peut dire, une certaine quantité de sang couleur sépia. Mais je n'ai pu, bien que j'aie répété plusieurs fois cette exploration, voir l'ouverture par laquelle sortait le sang couleur sépia. A ce second examen comme au premier, je n'ai pas constaté la coloration violacée particulière de la muqueuse vaginale, donnée comme pathognomonique de l'hématocèle extra-péritonéale. J'insistai de nouveau pour que cette dame, qui se croyait guérie ou près de l'être parce qu'elle ne souffrait presque plus, garde le repos, et en particulier pour qu'elle retarde son retour chez elle jusqu'à la fin de ses règles prochaines. Elle y consentit; l'évacuation sanguine avec laquelle coïncidait la diminution graduelle des douleurs pelviennes, dura peu abondante, quinze jours; les règles vinrent régulièrement et furent normales. Je n'ai pas eu, depuis, de nouvelles de cette dame.

L'évacuation par le vagin de produits hématiques très légèrement altérés et la diminution correspondante de la partie de la tumeur si facilement accessible dans le vagin, mettent hors de toute contestation que cette dame a eu une hématocèle. Le peu de gravité des accidents du début qui étaient tels que le médecin, qui alors soignait cette dame, s'est refusé à admettre l'existence d'une péritonite, mais surtout les signes physiques de la tumeur péri-utérine, qu'il a constatés, ne permettent pas de croire que cette hématocèle était intra-péritonéale. La tumeur hématique était unilatérale à l'utérus, qu'elle refoulait très fortement à gauche, faisait à peine saillie dans la fosse iliaque droite, formait au contraire dans le cul-de-sac vaginal correspondant une sorte de plastron qui a fait croire à mon honorable confrère des Vosges qu'il s'agissait d'une induration du ligament large droit; enfin cette induration se prolongeait dans la paroi latérale correspondante du vagin plus bas que la limite inférieure normale du cul-de-sac péritonéal de Douglas, de telle sorte qu'on trouvait réunis tous les signes caractéristiques d'une hématocèle extra-péritonéale. On peut assurer de même, non seulement que cet hématome n'était pas une grossesse extra-utérine simple, comme l'a cru le médecin de cette dame, mais une hématocèle symptomatique de la rupture d'une grossesse extra-utérine pour les raisons suivantes : 1° à cause de l'absence de tout autre signe rationnel de grossesse, que le défaut des règles antécédent au début des douleurs pelviennes; 2° à cause de la bénignité des accidents, qui sont en général plus graves dans les gestations anormales, sont pour ainsi dire constamment accompagnés de métrorrhagies irrégulières et toujours d'une légère augmentation de volume de l'utérus; 3° enfin à cause de l'absence de tout vestige d'un produit de conception dans l'écoulement vaginal qui a amené la guérison.

Il est infiniment probable que c'est l'observation d'un certain nombre de faits semblables, qui a inspiré à Courty l'opinion absolument inexacte que le pronostic en général des hématocèles extra-péritonéales est bien moins grave que celui des hématocèles intra-péritonéales (1). C'est incontestablement l'inverse qui est la vérité pour les hématocèles extra-péritonéales symptomatiques de grossesse extra-utérine. Je suis disposé à croire qu'il en est de même pour les hématocèles extra-péritonéales de l'état de vacuité ; les deux malades de cette espèce, que j'ai observées, ont eu sans doute des accidents bénins ; l'hématome chez l'une s'est évacué par le vagin ; il a été résorbé chez l'autre, mais la malade de Leroux a été trouvée morte dans son lit par le fait de la rupture d'une veine ovarienne ; la malade de Ball a succombé en trois jours à une apoplexie de l'ovaire. Le pronostic dans ces cas est subordonné à la gravité plus ou moins grande de l'hémorrhagie génératrice de l'hématome, qu'il faudrait, par conséquent, pouvoir (ce qui est impossible à présent) déterminer pendant la vie, pour formuler dans chaque cas un jugement. Mais du reste, dans les cas dont nous nous occupons, la question primordiale pour le pronostic et pour le traitement consiste uniquement, on peut dire, à déterminer si l'hématocèle, dont les caractères particuliers établissent qu'elle est extra-péritonéale, est ou non symptomatique de la rupture d'une grossesse extra-utérine, soit tubaire, soit sous-péritonéo-pelvienne, dont je vous exposerai plus loin le diagnostic différentiel.

Le traitement des hématocèles extra-péritonéales de l'état de vacuité n'offre que de minimes différences, qu'elles soient cataclysmiques ou non ; c'est en somme le traitement classique de l'hémorrhagie interne, mais plus ou moins atténué et que je crois inutile de vous rappeler. Mais je dois vous signaler que vous devez insister pour qu'il soit exactement suivi, parce qu'il a été impossible jusqu'à présent de déterminer pendant la vie quelle hémorrhagie a donné lieu à l'infiltration sanguine du tissu cellulaire sous-péritonéal et que, fût-elle due à la rupture d'une veine ovarienne (observation de Leroux) ou à une apoplexie de l'ovaire (observation de Ball), elle ne serait pas fatalement mortelle et que vous devez par suite ne pas désespérer absolument de la

(1) COURTY. *Loc. cit.*, avant-propos au chapitre de l'hématocèle utérine.

guérison. Il est entendu que, dans le traitement des hématocèles extra-péritonéales non cataclysmiques, il est indiqué d'insister beaucoup moins sur l'usage des toniques diffusibles, et d'en cesser assez rapidement l'emploi ; il peut même être indiqué, si les douleurs pelviennes consécutives au raptus sanguin sont très marquées, d'avoir recours à une ou plusieurs applications de sangsues plus ou moins nombreuses sur la fosse iliaque malade. Le repos absolu au lit est de rigueur, mais surtout à l'approche de l'époque menstruelle suivante, qui ramènera une recrudescence de douleurs, qu'il faudra surveiller attentivement dans la crainte que le kyste sanguin ne devienne le siège d'un travail inflammatoire, qui entraînerait des accidents septiques, que je vous ai déjà indiqués. Je m'abstiendrai de vous parler de la ponction de ces hématomes, rejetée on peut dire par la généralité des gynécologistes, mais qui a été, on ne sait trop pourquoi, préconisée par M. Nonat, alors qu'il se refusait à avoir recours à cette intervention dans les hématocèles intra-péritonéales, où elle peut cependant être très nettement indiquée.

§ IV.— *Dans les hématocèles extra-péritonéales symptomatiques de la rupture d'une grossesse soit tubaire, soit sous-péritonéo-pelvienne*, l'existence au centre de l'infiltration sanguine d'un produit de conception, qui dans les hématocèles de la dernière variété aura au minimum trois mois, change considérablement les conditions et rend le pronostic beaucoup plus grave que dans les hématocèles extra-péritonéales de l'état de vacuité, non cataclysmiques, avec lesquelles elles ont de nombreuses ressemblances. Dans ces dernières hématocèles et dans les deux espèces d'hématocèles symptomatiques de grossesse extra-utérine, dont nous nous occupons, la tumeur sanguine, en effet, est unilatérale et non médiane ou presque médiane, comme dans les hématocèles intra-péritonéales vulgaires ; elle fait corps avec la paroi correspondante du vagin, dont le tissu cellulaire est envahi par l'infiltration sanguine dans une plus ou moins grande étendue. Aussi, en résulte-t-il que le conduit vaginal peut présenter dans les trois espèces une bosselure latérale, très considérable dans certains cas, et qui descend plus ou moins bas vers l'orifice vulvaire et force assez souvent à porter très fortement l'extrémité de l'index du côté opposé, pour atteindre le col refoulé par la partie supérieure de la tumeur hématique. Ce qu'il y a de remarquable dans ces trois variétés d'hématocèles, et ce qui est la caractéristique de tous les hématomes extra-péritonéaux, c'est l'envahissement plus ou moins marqué du tissu cellulaire sous-vaginal par le produit de l'hémorrhagie; de plus, l'hématome fait, comme dans les hématocèles symptomatiques d'une grossesse sous-péritonéo-pelvienne, une saillie considérable dans l'abdomen, saillie qui, au contraire, peut être à peine appréciable dans la fosse iliaque, comme dans les hématocèles extra-péritonéales simples ou symptomatiques de grossesse tubaire.

La voussure latérale et le plus souvent semi-fluctuante de la paroi vaginale, a une très grande valeur dans le diagnostic des hématocèles extra-péritonéales. Mais elle ne peut être considérée comme pathognomonique. Elle peut exister dans certains hématomètres comme dans l'observation si connue de Decès, mais aussi dans certains cancers pelviens. J'ai, je l'avoue, commis une erreur de diagnostic de cette espèce chez une jeune fille de quinze ans, arrivée à l'époque de la formation, qui est entrée dans mon service à la Charité pendant le siège de Paris.

OBSERVATION II

Chez cette jeune fille, réfugiée des environs de Paris, on trouvait une tuméfaction de la paroi latérale droite du vagin, plus renflée supérieurement que dans sa partie inférieure, qui s'étendait du cul-de-sac latéral droit jusqu'à deux centimètres à peu près de l'orifice vulvaire. Cette tuméfaction était le siège d'une fausse fluctuation qui paraissait plus nette, en même temps que la tumeur augmentait légèrement de volume et devenait plus tendue pendant trois ou quatre jours de chaque mois, pendant lesquels l'exacerbation marquée des douleurs pelviennes auxquelles cette malade était en proie, et surtout la manifestation à cette époque de douleurs de reins dont la malade se plaignait beaucoup, faisaient croire à l'existence d'un travail stérile de menstruation. L'utérus était fortement porté à gauche, le col utérin très petit, mais perforé et facilement perméable, petitesse du col qui contribua avec l'existence de la courbure semi-fluctuante de la paroi droite du vagin jusqu'à deux centimètres de la vulve, à me faire croire à une bifidité de l'utérus et du vagin, et à une imperforation de la partie, on peut dire vulvaire, du vagin droit qui empêchait l'excrétion menstruelle de l'utérus droit. J'incisai la tumeur vaginale dans la plus grande partie de sa longueur; il n'est sorti qu'une très petite quantité de sang normal fourni par la solution de continuité, ce qui permit de constater que la tumeur était constituée par un tissu aréolaire donnant à l'index une sensation analogue à celle qui résulterait de la pénétration dans une éponge fine. A partir de ce moment, cette jeune fille dépérit rapidement et succomba. L'autopsie fit voir que la tuméfaction vaginale était une production cancéreuse qui avait eu pour point de départ le périoste de la branche ascendante droite et de la partie atteuante de la branche horizontale du pubis.

Mais c'est assez sur cette extension de l'infiltration sanguine au tissu cellulaire du vagin, commune à toutes les variétés d'hématocèle extra-péritonéale, mais qui paraît se montrer surtout marquée dans les hématocèles symptomatiques de rupture de grossesse sous-péritonéo-pelvienne. La genèse de ces hématomes et de ceux qui sont symptomatiques de la rupture d'une grossesse tubaire, est facile à déduire de l'étude des grossesses extra-utérines, dont les deux variétés d'hématocèle en question sont une terminaison anormale. L'analyse des observations de grossesse tubaire publiées et que j'ai consignées dans la thèse de Lesouef (1), établit, en effet, que lorsque les gestations ne sont pas arrêtées dans leur période initiale par la mort du fœtus, elles se terminent, lorsqu'elles ont leur marche habituelle, au plus tard à la fin du troisième mois de la conception, par la mort du fœtus. Dans le plus grand nombre des cas, on voit, à la fin du troisième mois et souvent plus tôt, la paroi supérieure de la trompe, dont l'exiguë capacité se prête si mal au développement du produit de conception qu'elle contient, se rompre et donner passage dans la cavité péritonéale au fœtus et au produit d'une hémorrhagie rapidement mortelle. Dans d'autres circonstances assez rares, qui me paraissent, mais sans que je puisse l'affirmer, subordonnées au siège de l'insertion du placenta sur la paroi supérieure de l'oviducte, on voit non plus la paroi supérieure, mais la paroi inférieure de la trompe se rompre, et le produit de conception entier ou dissocié se loger dans le tissu cellulaire du ligament large, qui est infiltré de sang, comme si on l'avait injecté artificiellement.

L'existence des hématocèles de cette espèce, c'est-à-dire symptomatiques de la rupture d'une grossesse tubaire, est établie par

(1) LESOUEF. *Thèse inaugurale*, Paris.

l'observation de M. Pize (1) et par un fait, que j'ai observé dans le service de mon ami Goupil à l'hôpital de Lourcine, que j'ai rapporté dans l'article « hématocèle » du Dictionnaire de médecine et de chirurgie et que je crois devoir transcrire (2) :

OBSERVATION III

A l'autopsie, que nous avons faite ensemble, nous avons constaté que le toucher vaginal faisait percevoir, comme pendant la vie, l'existence d'une tumeur très vaguement appréciable par la palpation abdominale, mais qui remplissait complètement le cul-de-sac vaginal droit et rejetait très fortement le col utérin à gauche. Cette tumeur, insérée en dedans du bord droit de l'utérus dont elle n'était séparée que par un sillon très peu profond, comme adhérente en avant à la face postérieure de la branche horizontale du pubis, se perdant vaguement en dehors et en arrière, semblait faire corps avec la paroi vaginale. Elle donnait au toucher une sensation très analogue à celle que fournit le plastron vaginal, que j'ai signalé comme signe des phlegmons du ligament large. En ouvrant l'abdomen, nous avons trouvé que cette tumeur était constituée par le ligament large droit, qu'on aurait dit avoir été injecté artificiellement, en ce qu'il ne formait plus qu'un énorme caillot assez dense. Une dissection minutieuse nous a démontré que cette infiltration sanguine, cette sorte de thrombus était le fait d'une déchirure de la trompe droite, avec laquelle était en rapport un fœtus très notablement altéré de six semaines à deux mois de conception. Cette déchirure de la trompe, au lieu d'occuper, comme c'est l'ordinaire, un des points de la partie libre de l'oviducte recouverte par le péritoine, siégeait sur la face de ce conduit en rapport avec le tissu cellulaire du ligament large qui, par suite, semblait, comme je vous l'ai dit, avoir été injecté par l'hémorrhagie.

Cette malade, qui, comme celle de M. Pize, n'est entrée à l'hôpital que trop tardivement, à notre point de vue, semble n'avoir eu au début, c'est-à-dire quand se sont produites la rupture de la grossesse tubaire et l'infiltration sanguine du ligament large, que des accidents comparativement peu graves, analogues sans doute à ceux qui ont été observés à la période initiale de l'hématocèle extra-péritonéale de l'état de vacuité dans l'observation que j'ai rapportée plus haut. Je dois vous rappeler que ces accidents n'ont pas semblé à l'honorable médecin des Vosges,

(1) Pize. Observ., *Bulletin de la Société anatomique*, p. 45, 1855.

(2) G. Bernutz. Article hématocèle extra-péritonéale. *Dictionn. de médecine et de chirurgie pratiques*, t. XVII, p. 339.

qui soignait la malade à cette époque, pouvoir être attribués à une péritonite à cause de l'absence non seulement de tout vomissement, mais même de nausée. Quand la malade que j'ai observée avec Goupil est entrée à l'hôpital, elle était alors en proie à une pelvi-péritonite purulente de date indéterminée, à laquelle elle a succombé six semaines après le début de sa maladie pelvi-péritonéale qui avait été, suivant toutes probabilités, suscitée par l'état morbide du ligament large résultant de la pénétration du produit de conception. La malade de M. Pize, dont on n'a pu même observer la période initiale, pendant laquelle elle est restée chez elle, a également succombé à une péritonite secondaire ; mais celle-ci était généralisée, lorsque la malade s'est décidée, à cause de l'intensité de ses douleurs, à se faire apporter à la Charité, et elle reconnaissait pour cause le passage dans le péritoine du contenu, sang et fœtus, de l'hématome extra-péritonéal perforé. Ces deux observations indiquent que le pronostic des hématocèles symptomatiques de la rupture d'une grossesse tubaire doit être considéré d'une manière générale comme très grave. Il est de beaucoup plus grave que celui des hématocèles extra-péritonéales de l'état de vacuité non cataclysmiques, parce que la présence d'un produit de conception au centre de l'infiltration sanguine augmente les chances du développement d'une péritonite secondaire, qui, comme on le voit dans les deux observations de Pize et de Goupil, peut être de cause différente, mais n'entraîne pas moins le plus souvent la mort.

Ces derniers mots indiquent : que je crois que les hématocèles, symptomatiques de rupture d'une grossesse tubaire, dans lesquelles le produit de conception est toujours peu avancé, de trois mois au maximum, de deux mois le plus souvent, ne sont pas fatalement mortelles, mais peuvent, très exceptionnellement sans doute, se terminer par la guérison. Cette opinion, à l'appui de laquelle on ne peut, je l'avoue, invoquer aucune observation probante, mais qui, il faut le dire, demanderait un concours de circonstances si exceptionnel qu'on ne peut tenir compte de cette absence, entraîne comme conséquence la nécessité d'établir, du mieux qu'on pourra, le diagnostic de cette variété d'hématocèle. Il présente deux ordres d'éléments : 1° il faut rechercher s'il y a ou non des signes rationnels de grossesse mais surtout de grossesse extra-utérine, antécédents au raptus sanguin ; ce sont pour ainsi dire les seuls signes distinctifs et ils n'ont pas une valeur bien certaine entre cette variété d'hématocèles et les hématocèles extra-péritonéales de l'état de vacuité. 2° Il faut tenir compte de la brusquerie du début, qu'on voit encore assez souvent survenir à une époque menstruelle, et qui est caractérisé par des douleurs pelviennes et des accidents assez graves, analogues à ceux qu'on observe dans la période initiale des phlegmons du ligament large, comme dans les hématocèles intra-péritonéales. Il est très possible qu'on y voie coïncider avec le début brusque de ces accidents la manifestation extemporanée d'une anémie profonde, mais elle n'a pu être signalée dans les observations de Pize et de Goupil, à cause de l'entrée tardive des malades à l'hôpital. 3° Il faut surtout tenir compte des caractères physiques de la tumeur hématique que sa juxtaposition latérale à l'utérus, qui en est refoulé du côté opposé, et son peu de saillie dans l'abdomen, où on ne perçoit à la palpation qu'un empâtement vague de la fosse iliaque, distinguent non seulement des hématocèles intra-péritonéales et des pseudo-hématocèles, mais même, comme vous le verrez plus loin, des hématocèles symptomatiques de la rupture d'une grossesse sous-péritonéo-pelvienne ; celles-ci ne restent pas enclavées dans le bassin comme l'était, chez la malade de Goupil, l'hématocèle symptomatique de grossesse tubaire.

On trouve de plus, comme signes différentiels d'une grande valeur entre les hématocèles dont nous nous occupons et les hématocèles intra-péritonéales vulgaires, dont on a surtout à se préoccuper, tous les signes physiques de la tumeur hématique, en particulier ceux qui révèlent l'existence de prolongements vaginaux, que je vous ai si souvent mentionnés, et qui sont communs à toutes les hématocèles extra-péritonéales, et établissent que l'infiltration sanguine a pour siège le tissu cellulaire sous-péritonéo-pelvien.

Il peut être sans doute très difficile, impossible même, à cause de la similitude de ces signes physiques, de déterminer avec certitude si la malade, près de laquelle vous êtes appelé, a une hématocèle extra-péritonéale simple (de l'état de vacuité) ou si cet hématome est symptomatique de la rupture d'une grossesse tubaire. On doit, pour le traitement, supposer qu'elle est de la dernière espèce qui présente plus de gravité que la première. Cette hypothèse impose de surveiller attentivement l'état de la malade, d'avoir recours, malgré des signes d'anémie, à une ou plusieurs applications de sangsues, si le kyste hématique devient le siège de douleurs, qui fassent craindre qu'il s'enflamme et se rompe comme chez la malade de M. Pize, ou suscite par voisinage une pelvi-péritonite, ce qui a entraîné la mort de la malade de Goupil. Il y a en somme indication d'instituer une médication locale et générale (digitale) qui permettra d'espérer la résorption de la collection hématique et l'enkystement du produit de conception, qui, en général, n'aura que sept à huit semaines d'existence. Malheureusement on a à redouter que, malgré l'exiguïté du fœtus, l'hématome ne devienne le siège d'un travail inflammatoire de mauvaise nature, qui entraînerait des accidents septiques presque fatalement mortels. Mais je n'ai pas à insister sur cette terminaison, qui jusqu'à présent n'a pas été observée et donnait lieu à des indications qu'il est inutile de vous rappeler. En somme, il s'agit de grossesses extra-utérines d'un pronostic un peu moins désespéré peut-être que celui des autres espèces, mais si grave encore qu'il semble qu'il y aurait indication de tenter, ce qu'on n'a pas eu jusqu'à présent la témérité de faire, l'ablation du kyste fœtal et de son contenu. Je n'oserai cependant pas vous conseiller une intervention chirurgicale pour les raisons suivantes : 1° à cause de l'incertitude que présente toujours le diagnostic différentiel de cette espèce d'hématome et de l'hématocèle extra-péritonéale de l'état de vacuité, dont la guérison, en cas d'erreur, serait gravement compromise par l'intervention chirurgicale ; 2° à cause de la bénignité des accidents de la période initiale, qui paraît du moins avoir été telle dans les observations de Pize et de Goupil, qu'elle donne l'espérance que, sous l'influence d'une médication bien dirigée, on obtiendrait la guérison ; 3° à cause des difficultés de l'intervention dans les cas de cette espèce dans lesquels l'hématome, au centre duquel se trouve perdu le produit de conception, au lieu d'être intra-péritonéal comme dans les pseudo-hématocèles, est compris dans l'épaisseur du ligament large, qui constitue anatomiquement un immense corps caverneux ; 4° à cause surtout des dangers d'accidents septiques consécutifs, résultant de l'infiltration sanguine du tissu cellulaire sous-péritonéal, qui se prolonge dans le tissu cellulaire qui double la paroi du cul-de-sac vaginal, et que n'arriveraient pas sans doute à conjurer l'emploi d'un drain vaginal et les moyens antiseptiques.

§ V. — Nous aurons à revenir sur cette question, en étudiant les hématocèles tout à fait exceptionnelles, symptomatiques de la rupture d'une grossesse sous-péritonéo-pelvienne, dont il me reste à vous entretenir.

Cette variété, en apparence très normale des grossesses extra-utérines, signalée par Dezeimeris dans son remarquable travail sur les gestations, dans lesquelles le produit de conception siège en dehors de la cavité utérine, et dont l'existence ne peut aujourd'hui être contestée, constitue à proprement parler une grossesse extra-utérine secondaire. On ne peut en effet se refuser à croire qu'elle résulte de la migration dans le tissu cellulaire du ligament large d'un produit de conception primitivement contenu dans la trompe, qui, en se développant, devient, du deuxième au troisième mois de conception, d'un volume excessif pour l'étroit conduit dans lequel il s'est malheureusement greffé. Comme je vous l'ai indiqué tout à l'heure, il est de règle dans les grossesses tubaires qu'au plus tard à la fin du troisième mois une des parois de la trompe éclate sous l'influence de la pression excentrique dont elle est le siège, et qu'il en résulte, si c'est la paroi supérieure, une hémorrhagie intra-péritonéale foudroyante, et, si c'est la paroi inférieure, une hématocèle extra-péritonéale que j'appelerai par abréviation tubaire. Dans ces deux ordres de faits, l'hémorrhagie, qui est associée à la rupture et qui, d'après ce que je crois, résulte d'un décollement du placenta, est, dans l'immense majorité des cas, la cause efficiente de la rupture et donne lieu dans le premier ordre à une mort foudroyante et dans le second à l'infiltration sanguine du tissu cellulaire sous-péritonéal qui paraît comme injecté artificiellement. De cette conclusion indéniable, il me semble découler la notion que l'absence d'hémorrhagie, ou au moins d'une hémorrhagie notable au moment de la solution de continuité du kyste fœtal, a comme conséquence de donner lieu à un résultat tout différent de celui qu'on observe dans les cas précédents.

L'absence d'hémorrhagie résulte, semble-t-il dans ces cas, de ce qu'il n'y a pas de décollement du placenta par suite de son insertion sur la paroi supérieure de l'oviducte, qui, ainsi doublée, subit une pression excentrique moindre que les autres parois de ce conduit, et en particulier que sa paroi inférieure. Tout paraît indiquer que cette paroi inférieure, sous l'influence de l'expansion excentrique que détermine le développement continu du produit de conception, après s'être dilatée tant que le permettait l'élasticité de son tissu, s'amincit graduellement, puis est comme usée par résorption et enfin devient lentement le siège d'une perforation qui s'agrandit chaque jour et a comme résultats : 1° la conservation de l'intégrité de l'œuf, qui s'est mis en contact avec le tissu cellulaire du ligament large ; 2° la migration graduelle, sans phénomènes réactifs, pour ainsi dire, par cette perforation, du produit de conception, qui, à mesure qu'il s'accroît, refoule le tissu cellulaire du ligament large, dédouble celui-ci de telle sorte que la grossesse peut arriver à son terme normal, comme dans une observation recueillie dans mon service à l'hôpital de la Pitié, et rapportée dans la thèse de Lesoueff. Mais la gestation, devenue ainsi sous-péritonéo-pelvienne, et qui, alors même qu'elle pourrait arriver à son terme normal, est d'un pronostic si grave, est exposée, sous l'influence de mille causes, à être interrompue par une hémorrhagie, qui déterminera le plus souvent la rupture du kyste fœtal et donnera lieu, par suite, à l'infiltration sanguine du tissu cellulaire sous-péritonéal, comme dans l'observation si remarquable de Gallard, qui a servi de point de départ à ses travaux sur les hématocèles symptomatiques de grossesse extra-utérine.

La malade qu'il a observée, et qui était on peut dire vouée fatalement à la mort, a été enlevée par l'ouverture dans le péritoine de la tumeur hématique, immédiatement après une injonction méthodiquement faite par l'incision vaginale, à laquelle Huguier et Robert avaient cru, après mûr examen, devoir avoir recours. Ils s'en seraient incontestablement abstenus, s'ils avaient pu soupçonner, ce qui n'a été établi qu'ultérieurement, que l'hématocèle, qui leur paraissait si anormale, pouvait être symptomatique d'une grossesse extra-utérine. L'absence de cette notion les a empêchés de comprendre que les accidents auxquels cette malade était en proie depuis six mois, c'est-à-dire depuis sa conception, et qui leur paraissaient des antécédents si anormaux d'une hématocèle vulgaire, étaient les signes bien caractérisés d'une grossesse extra-utérine, et, par suite, de comprendre que l'association à ces signes de grossesse extra-utérine de l'ensemble des signes physiques qui caractérisent une hématocèle extra-péritonéale, et qui étaient si typiques chez cette malade, constitue les éléments du diagnostic différentiel entre cette variété si exceptionnelle d'hématocèles symptomatiques de la rupture d'une grossesse sous-péritonéo-pelvienne et non seulement de toutes les espèces d'hématocèles intra-péritonéales, mais aussi entre les pseudo-hématocèles. On trouvait, de plus, dans cette observation, comme élément différentiel des hématocèles extra-péritonéales de l'état de vacuité et des hématocèles symptomatiques de la rupture d'une grossesse tubaire, que la tumeur hématique, ressemblant chez la malade de Gallard à la rupture d'une grossesse de trois mois passés de conception au moins, faisait dans la partie inférieure du ventre une saillie très prononcée à la palpation abdominale, tandis qu'on ne percevait à ce mode d'exploration qu'un empâtement vague de la fosse iliaque dans l'observation d'hématocèle extra-péritonéale simple et dans l'observation d'hématocèle extra-péritonéale symptomatique de grossesse tubaire que j'ai rapportées. D'où il me paraît résulter que le diagnostic de cette variété si anormale d'hématocèle, quoique entouré de nombreuses difficultés, peut être établi, d'une manière sinon certaine, du moins très probable, lorsqu'on est prévenu de son existence et de l'ensemble particulier des signes qui la caractérisent.

Malheureusement, ce diagnostic emporte, du moins quant à présent, un pronostic de la plus excessive gravité. Il est, en effet, plus qu'impossible, d'une part, d'espérer de voir, sous l'influence d'une médication des symptômes, se terminer par la guérison un hématome en général assez considérable, au centre duquel est inclus un produit de plus de trois mois de conception, qui tend à susciter une inflammation de mauvaise nature de la tumeur hématique.

D'autre part, l'ablation par la voie abdominale du kyste fœtal et de ce qu'il contenait au moment de sa rupture (fœtus et produit de l'hémorrhagie) offre, outre les difficultés que présente cette intervention chirurgicale, bien peu de chances de succès ; cela résulte de ce que, dans ces cas, le kyste fœtal, au lieu d'être intra-péritonéal, comme dans les pseudo-hématocèles, est compris dans l'épaisseur du ligament large, et que, non seulement le tissu cellulaire de celui-ci, mais le tissu cellulaire sous-vaginal sont tous deux le siège d'une infiltration sanguine, que l'établissement d'un drain vaginal et l'emploi des moyens antiseptiques empêcheront bien rarement de donner lieu à des accidents septiques. Dieu vous garde, Messieurs, d'être appelés pour des cas semblables et d'être en proie aux cruelles perplexités qui résultent de l'incertitude que présente la détermination qu'on doit adopter dans ces cas presque fatalement mortels.

L'intérêt considérable que donne non seulement à la connaissance mais à la vulgarisation des faits exceptionnels, dont je vous ai entretenus aujourd'hui, la gravité considérable qu'ils présentent m'a entraîné à vous les décrire peut-être un peu trop longuement. Mais il m'eût été bien difficile de faire autrement, parce qu'il était, d'une part, indispensable que je vous les signale, pour que vous ayiez une conception vraie de la question de l'hématocèle utérine, qu'on doit, ainsi que je vous l'ai dit tant de fois, considérer comme une manifestation symptomatique d'états morbides divers. Il était, d'autre part, nécessaire pour que vous compreniez la genèse des faits exceptionnels dont je vous ai entretenus, qui, au point de vue anatomopathologique, méritent bien légitimement le nom d'hématocèle utérine, quoiqu'ils soient très différents des hématocèles vulgaires, de vous initier à un certain nombre des notions afférentes à l'histoire des grossesses extra-utérines, dont ces faits sont des modes de terminaison.

TRENTIÈME CONFÉRENCE

Tuberculisation des organes génitaux.

L'existence des tubercules des organes génitaux, signalée à l'attention des observations par Louis (1) et par ses élèves, en particulier par Regnaud (2), est beaucoup plus commune qu'on ne le suppose généralement, parce qu'un grand nombre de ces faits passent inaperçus, comme je vous l'indiquerai. Un seul des organes génitaux peut être le siège des tubercules, la trompe par exemple, comme dans leur observation rapportée par Siredey (3). Ils peuvent envahir les ovaires et l'utérus, ou l'utérus et les trompes ; et les trompes sont toujours envahies quand il y a des tubercules de l'utérus. La généralisation de la tuberculisation peut être bien plus étendue encore ; on peut les voir tous envahis : ovaires, trompes, utérus et avec eux le péritoine pelvien, comme dans une observation de Regnaud (4). Ils peuvent envahir isolément ou concurremment les organes génitaux externes. Une des planches de la thèse de Brouardel représente un tubercule du vagin chez une fille impubère, chez lesquelles les tubercules génitaux sont plus communs que chez les adultes. J'ai vu chez une femme qui succombait à la phthisie, une des glandes de Bartholin suppurée tapissée de tubercules.

Les recherches microscopiques qu'a bien voulu faire pour moi un de mes internes les plus distingués, Reverdin, de Genève, me permettent de dire que, si on voit parfois, exceptionnellement, des

(1) Louis. *Recherches sur la phthisie*, 1825.
(2) Regnaud. Affection tuberculeuse de l'utérus. *Arch. gén*, 8e série, t. XVI.
(3) Siredey. *Thèse inaug.* Obs. XI, p. 123.
(4) Regnaud. *Loc. cit.* Obs. II, p. 299.

tubercules dans le tissu musculaire de l'utérus, comme l'établit une autre des planches de la thèse de Brouardel, ce n'est pas la règle. La règle est que les granulations grises et transparentes se développent immédiatement au-dessous de l'épithélium dans la couche la plus superficielle de la muqueuse. Les granulations, qui forment des agrégats dont les éléments sont d'abord séparés les uns des autres pour arriver ensuite à se confondre, de transparentes qu'elles étaient, s'opalisent en même temps que la lamelle épithéliale susjacente et donnent lieu en s'épaississant à une sorte de couche plâtreuse blanche ou très légèrement jaunâtre. Il en résulte que lorsque les granulations ont envahi toute la muqueuse utérine et sont arrivées à un certain degré de nécrobiose, toute la surface de la cavité utérine paraît incrustée d'une sorte de crépissage. Dans d'autres cas, on trouve, comme je l'ai vu chez une malade qui a succombé à une phthisie génitale, trois mois après un accouchement, disséminées sous l'épithélium, des petites macules jaunâtres, comme purulentes. A une époque plus avancée, surtout dans l'examen des trompes, on trouve des ulcérations qui se rapprochent par leurs caractères des cavernes pulmonaires, comme vous avez pu le constater sur une planche que je vous ai soumise.

Les observations qui ont servi à esquisser cette anatomie pathologique démontrent que, quel que soit le siège des tubercules et leur généralisation, cette altération de nutrition reste, actuellement du moins, ignorée pendant la vie, lorsqu'elle ne suscite pas une pelvi-péritonite qui vienne révéler l'existence du travail morbide, dont les organes génitaux sont le siège. Il y a cependant une exception à cette règle, consistant en ce que, dans certains cas, la tuberculisation de l'utérus peut, comme l'indique une observation de Tomlinson, rapportée dans la thèse de Brouardel (1), donner lieu à une sorte d'engorgement de l'utérus résultant d'une hypergenèse des fibres musculaires du corps de la matrice avec catarrhe purulent. Il est sans doute difficile de diagnostiquer cette forme de tubercularisation pendant la vie, mais cependant on peut y arriver. Mais ce sont là des faits exception-

(1) Thèse de Brouardel, obs. XLIV.

nels; aussi, peut-on dire que ce sont les signes de l'inflammation de la séreuse pelvienne, en particulier la douleur à laquelle elle donne lieu, qui appellent l'attention sur l'affection génitale procréatrice de la pelvi-péritonite. Aussi, est-on obligé, pour arriver à la détermination de la nature de cette affection génitale, d'étudier les circonstances pathologiques dans lesquelles la pelvi-péritonite s'est développée, ou qui lui succèdent.

Il y a d'énormes dissemblances dans les faits que nous étudions, suivant que la tuberculisation des organes génitaux survient dans les périodes ultimes de la phthisie, suivant qu'il y a, au contraire, coïncidence du développement des tubercules dans les organes génitaux et dans les poumons, suivant enfin que la tuberculisation génitale est la première manifestation de la phthisie.

Dans le plus grand nombre des cas, le développement des tubercules dans les organes génitaux est une manifestation tardive, très tardive même, de la diathèse générale, qui depuis longtemps a déterminé des altérations profondes des poumons et a suscité tous les phénomènes de la consomption. C'est dans ces cas une altération de nutrition pour ainsi dire ultime, dont les symptômes passent le plus souvent inaperçus au milieu du trouble de toutes ces fonctions et qui n'est reconnue qu'à l'autopsie. La connaissance de ces faits offre sans doute un assez grand intérêt au point de vue de l'histoire générale de la tuberculisation, mais en présente très peu au point de vue de la gynécologie, parce que l'existence de tuberculisation génitale à la période ultime de la phthisie n'a aucune importance pratique; aussi n'aurai-je pas à m'occuper des faits de cette espèce dans l'histoire des pelvi-péritonites que j'ai à vous exposer.

Dans les faits que nous avons à étudier, les tubercules génitaux sont une manifestation précoce, et même parfois très précoce, de la diathèse générale; ils se développent en même temps que des tubercules dans les poumons, comme cela a eu lieu dans deux observations publiées par Pelvet. On peut voir même le développement des tubercules dans les organes génitaux précéder l'éclosion des tubercules dans les poumons, et même parfois on peut les voir parcourir toutes leurs évolutions fatales sans que les organes thoraciques contiennent un seul tubercule, comme dans l'observation XI de Siredey. Il résulte de là que les faits de cette espèce, c'est-à-dire dans lesquels la tuberculisation des organes génitaux est primitive, par rapport à celle des autres organes, mériteraient assez légitimement le nom de phthisie génitale.

J'étudierai assez longuement les faits de cette espèce et chacune des variétés qu'elle peut offrir, à cause de l'importance capitale de leur connaissance pour la gynécologie. Ce qui est surtout utile, c'est de déterminer quel est l'ensemble symptomatique, qui caractérise cette affection, qu'il importe au point de vue du traitement de ne pas confondre avec les pelvi-péritonites chroniques simples.

Je dois vous signaler, sous ce rapport, que la pelvi-péritonite tuberculeuse peut avoir, comme l'a indiqué avec beaucoup de soin Kiwisch, une forme spéciale, qui suffirait à la caractériser, si elle était commune et non exceptionnelle comme elle me paraît être. Dans ces cas, la pelvi-péritonite présente tous les caractères qu'offre l'hydro-péritonite, qu'on observe chez les enfants affectés du carreau. J'ai vu chez une dame scrofuleuse, mais je ne l'ai vu que cette fois, surgir une pelvi-péritonite qui présentait les caractères signalés par Kiwisch, après de nombreuses courses en voiture le dernier jour de ses règles, qui coulaient encore assez abondamment. On trouvait notamment, le cinquième jour après le début, une tumeur rétro-utérine très volumineuse, qui offrait de la manière la plus nette la sensation de fluctuation toute spéciale que fournit l'hydro-péritonite. Confiant dans les indications de Kiwisch, je formulai un pronostic très sombre, qui malheureusement s'est réalisé, en ce que bientôt se produisirent des signes de tuberculisation pulmonaire, qui n'existaient pas lors de ma consultation, et la malade succomba à une phthisie rapide. Je noterai incidemment que le mari de cette dame n'était pas et depuis n'est pas devenu tuberculeux. Mais c'est le seul fait de cette espèce que j'aie vu; dans tous les autres, la péritonite tuberculeuse présentait des symptômes, sauf toutefois l'excessive rapidité de la formation de collections purulentes, analogues à ceux des péritonites vulgaires.

Les pelvi-péritonites tuberculeuses, au point de vue de leur début, se partagent en deux variétés : dans l'une, le développement des tubercules génitaux a lieu sans cause déterminante, ou sous l'influence d'une cause insignifiante, tandis que, dans l'autre, les tubercules surgissent dans le cours d'une pelvi-péritonite soit puerpérale, soit blennorrhagique, qui semble avoir appelé sur les organes génitaux la manifestation tuberculeuse.

Le début, dans la première variété, est souvent plus ou moins latent et souvent se rapproche de celui des orchites simples, ainsi que cela a eu lieu dans l'observation suivante d'une phthisique, dont j'ai fait l'autopsie avec mon ami Boucher.

OBSERVATION I

A la suite d'une menstruation, douleurs hypogastriques et ballonnement du ventre. Aux deux époques menstruelles suivantes, retour d'accidents semblables, mais qui paraissent avoir été de plus en plus graves à chacune des recrudescences. Quinze jours après la troisième recrudescence, la malade se décide, à cause de l'intensité des douleurs hypogastriques qui persistent depuis la dernière époque, à entrer à l'hôpital. Tumeur occupant la fosse iliaque droite et se continuant jusque dans le cul-de-sac vaginal correspondant; rudesse de la respiration aux sommets des poumons. Progrès de la tumeur péri-utérine en même temps que la tuberculisation pulmonaire suit une marche assez rapide. Mort. Tubercules des trompes. Péritonite pelvienne. Cavernes pulmonaires.

Le 30 novembre 1860, entre à l'hôpital Saint-Antoine, dans le service de M. Boucher de la Ville-Jossy, salle Sainte-Cécile, n° 23, G... (Corinne), âgée de vingt et un ans, dentelière, née à Paris, qui est venue demander son admission parce que depuis assez longtemps déjà elle souffre du bas-ventre.

Cette femme est accouchée régulièrement il y a cinq à six mois; les suites de couches ont été normales. Les accidents, suivant le récit de la malade, datent de quatre mois à peu près; ils sont survenus, sans cause connue, à la suite des règles. Le ventre est devenu douloureux et a offert un ballonnement assez considérable qui a persisté pendant quelques jours, puis a disparu lorsque les douleurs ont diminué. Depuis cette époque, les douleurs abdominales à deux reprises ont recouvré tout à coup une intensité semblable ou plus grande que celle qu'elles avaient offerte au début; le ventre s'est de nouveau ballonné, puis a cessé de l'être au bout de quelques jours, en même temps que les douleurs se sont amendées. Ces deux recrudescences se sont produites toutes deux quelques jours après les règles. La dernière a eu lieu, il y a quinze jours; depuis celle-ci, bien que le ballonnement du ventre ait disparu après quelques jours de durée, comme dans les premières attaques, la malade est restée en proie à des douleurs hypogastriques assez intenses; elles sont plus vives dans la fosse iliaque droite. On trouve dans cette région une tumeur douloureuse à la pression, dure, parallèle au ligament de Fallope, qu'elle dépasse d'un travers de doigt seulement et qui se trouve en connexion intime avec l'induration que le toucher fait constater dans le cul-de-sac vaginal droit.

Cette exploration fait reconnaître que l'utérus est légèrement dévié, dirigé de haut en bas et d'arrière en avant, mobile, mais que les mouvements qu'on lui imprime sont douloureux. Le cul-de-sac vaginal antérieur est souple ; le cul-de-sac gauche est libre ; le cul-de-sac postérieur présente une légère saillie, qui paraît être constituée par le corps de l'utérus en rétroflexion. Le cul-de-sac droit, souple dans sa partie externe, offre, accolée au bord correspondant de l'utérus, une tumeur dure, bosselée, dont la partie accessible au doigt offre le volume d'une noix, et qui paraît se confondre supérieurement avec la tumeur perçue dans la fosse iliaque droite. Cette femme, pâle, anémique, d'une constitution assez détériorée, présente, au-dessous des clavicules, une rudesse de la respiration, caractéristique, mais sans aucun autre signe de tuberculisation.

Malgré le repos et les moyens mis en usage, l'affection génitale, au lieu de s'amender, fait, pendant le mois de décembre, de sensibles progrès ; les règles sont irrégulières ; la tumeur, placée dans le cul-de-sac droit, augmente et envahit le cul-de-sac postérieur ; cette tumeur offre des bosselures et une sensation toute spéciale au toucher. A la rudesse de la respiration ont succédé les signes manifestes d'une tuberculisation pulmonaire à marche assez rapide. Aussi M. Boucher, se fondant sur les caractères spéciaux que présente au toucher la tumeur péri-utérine, ses bosselures, sa marche progressive en même temps que la tuberculisation pulmonaire suit une marche rapidement funeste, se crut-il autorisé, au commencement de janvier, à diagnostiquer une ovarite tuberculeuse.

En janvier et février, les accidents, loin de s'amender, vont chaque jour empirant. La malade, dont les symptômes péri-utérins n'ont présenté que quelques alternatives d'amendement et de recrudescence, s'affaiblit graduellement et succombe, le 10 avril 1861, au progrès de sa tuberculisation pulmonaire, quinze jours après avoir eu encore un léger écoulement sanguin par la vulve (perte peu abondante), et conservant son intelligence jusqu'au dernier moment.

Autopsie. — Excavations tuberculeuses au sommet des deux poumons ; tubercules ramollis dans le reste de leur étendue. Le péritoine, tant viscéral que pariétal, est parsemé de granulations miliaires, tuberculeuses ou plastiques, du volume d'une tête d'épingle ; vers la partie inférieure de la paroi antérieure de l'abdomen, la matière tuberculeuse devient plus abondante ; elle forme dans l'épaisseur du péritoine de petites masses aplaties, qui occupent, en ce point, presque toute l'étendue de la séreuse, et se prolongent avec elle jusque sur le fond de l'utérus. Le cul-de-sac péritonéal vésico-utérin a disparu par suite du dépôt des produits plastiques dont il est rempli.

L'utérus n'offre pas d'altération appréciable dans sa texture. *Les trompes sont littéralement farcies de matière tuberculeuse* en voie de ramollissement, ce qui leur donne un aspect noueux, bosselé ; les pavillons eux-mêmes présentent la même altération, et forment sur les parties latérales de l'utérus des tumeurs bosselées du volume d'un œuf de pigeon. C'est une de ces tumeurs que M. Boucher avait sentie pendant la vie dans le cul-de-sac vaginal droit et qui lui avait fait croire à une ovarite tuberculeuse.

Les ovaires sont plus rapprochés de l'utérus qu'à l'état normal ; leur parenchyme est remplacé des deux côtés par un épanchement sanguin qui paraît remonter à quelques jours, sorte d'apoplexie des deux ovaires. Adhérences filamenteuses, excessivement nombreuses dans le cul-de-sac péritonéal rétro-utérin, qui se continuent avec les adhérences qui réunissent et confondent, pour ainsi dire, les organes génitaux entre eux, à l'S iliaque et au rectum.

Nous n'ajouterons que de très courtes réflexions à cette observation, qui peut être considérée comme un type de l'orchite féminine tuberculeuse, et même comme un type de la marche la plus régulière possible de cette affection. Nous trouvons, en effet, dans cette observation, que les premiers symptômes se sont manifestés, sans aucune cause déterminante, à une époque menstruelle, et qu'ils ont été progressivement croissants pendant deux mois, par saccades correspondant à des époques menstruelles, avant qu'il y eût encore aucun trouble pulmonaire notable autre que la rudesse de la respiration. Nous voyons ensuite que les accidents du côté des organes génitaux ont été continuellement empirant, en même temps que des signes de plus en plus graves de la tuberculisation pulmonaire se produisaient. Nous constatons enfin que, bien que la consomption à laquelle la malade était en proie fût de plus en plus marquée, les règles se produisaient, ou plutôt des métrorrhagies irrégulièrement périodiques, qui indiquaient l'existence d'un fluxus dont les organes génitaux ont été le siège jusque dans les derniers jours de la vie. Aussi mon excellent ami M. Boucher avait-il pu, en se fondant sur ces trois ordres de signes, poser son diagnostic plusieurs mois avant la mort, et affirmer que cette malade succombait à une phthisie génitale, dont il avait déjà observé un exemple très remarquable, publié par Aran, et que nous allons rapporter.

OBSERVATION II

Pelvi-péritonite aiguë chez une jeune fille vierge. Énorme tumeur abdominale. Rupture du foyer purulent dans le rectum. Accidents graves d'entérite dysentériforme et d'affaissement. Rétablissement incomplet. Tuberculisation et diarrhée chronique. Mort. Vaste foyer purulent intra-pelvien communiquant avec l'S iliaque. Destruction de la trompe et de l'ovaire droits. Infiltration tuberculeuse de la muqueuse utérine. Ganglions tuberculeux. Poumons tuberculeux.

Une jeune fille, âgée de vingt-deux ans, domestique, est apportée dans mon service le 24 avril 1858, salle Sainte-Thérèse, avec des accidents inflammatoires aigus vers le bas-ventre. Bien que d'une constitution médiocre, cette jeune fille ne porte pas l'empreinte d'une altération grave de la santé générale. Son embonpoint, la fermeté des chairs, démontrent qu'elle a été prise de sa maladie au milieu d'un état de santé assez bon. La face est un peu pâle, les yeux brillants, les lèvres et les dents sèches, la langue jaunâtre et collante ; le pouls vif, petit, fréquent ; la peau chaude et sèche ; 96 pulsations ; 14 respirations. La malade est couchée sur le dos, dans l'immobilité la plus complète, et pourtant elle dit n'avoir pas de douleur.

En examinant l'abdomen, nous sommes frappé du développement considérable de sa moitié inférieure, surtout du côté droit ; la palpation nous montre une rénitence très marquée dans toute cette moitié inférieure ; elle nous fait découvrir, de plus, *une tumeur globuleuse et un peu allongée*, qui, partant du fond du bassin, remonte jusqu'à un travers de doigt au-dessous de l'ombilic, occupe la presque totalité de la moitié inférieure droite de l'abdomen, en empiétant sur la fosse iliaque, et s'étend au moins à cinq ou six travers de doigt en dehors et à gauche de la ligne médiane. Une matité notable se montre dans le côté droit du bas-ventre, pour disparaître vers la ligne médiane ; la sensibilité à la pression existe dans les deux fosses iliaques, surtout à droite ; de temps en temps, un élancement traverse la tumeur, de droite à gauche.

L'examen des organes génitaux est très difficile, car cette jeune fille est vierge. Pourtant, nous parvenons à reconnaître que le col de l'utérus est fortement porté en arrière, tandis que le corps de cet organe, refoulé en avant, est complètement immobile dans cette situation, par suite de la présence de la tumeur. La paroi antérieure du vagin est fortement déprimée, comme œdémateuse. Par le rectum, on constate l'immobilisation de l'utérus, et, de plus, le prolongement de la tumeur abdominale jusque sur le plancher du bassin du côté droit, un peu moins bas du côté gauche, et très profondément en arrière où elle déprime le cul-de-sac recto-vaginal. En saisissant la tumeur entre la main placée sur l'abdomen et le doigt placé dans le rectum, nous parvenons à lui imprimer des mouvements et à saisir une trace de fluctuation. L'utérus est séparé de la tumeur, à laquelle il adhère, par une espèce de dépression ou de sillon très marqué.

Les antécédents de cette jeune fille sont les suivants : elle est d'un tempérament lymphatique ; elle a été réglée difficilement à dix-sept ans, mais elle n'a jamais eu de maladies graves. Deux ans auparavant, c'est-à-dire il y a sept ans, elle a commencé à avoir des flueurs blanches, des maux d'estomac, des palpitations et un rhume qui n'a jamais disparu complètement depuis, mais sans hémoptysie. Les phénomènes de chloro-anémie qu'elle éprouve depuis cette époque ne se sont pas modifiés très sensiblement par la venue des règles, excepté peut-être les palpitations, qui ont disparu depuis un an ; ces phénomènes, disons-nous, ont engagé cette jeune fille à renoncer à son travail de couture, trop sédentaire, pour entrer en service.

Le début des accidents remonte au 15 avril ; à cette époque, sans cause connue, sans travail exagéré, elle a été prise de crampes d'estomac et de nausées, de quelques douleurs dans les jambes et dans le ventre. Elle a pris le lit le jour même, mais elle s'est levée le lendemain pour travailler, souffrant encore dans le ventre et ayant quelques nausées. Un vomitif, qui lui a été administré, a augmenté beaucoup les souffrances, à cause de l'ébranlement occasionné par les vomissements. Le 17 avril, même état, un peu de fièvre ; le 18, les maux d'estomac ont disparu, mais les douleurs sont encore vives dans le ventre. Une application de sangsues aux grandes lèvres amène un soulagement tel que, pendant vingt-quatre heures, la malade se croit guérie.

Le 20 avril, les douleurs reparaissent dans le ventre et surtout dans sa partie inférieure ; un peu de fièvre, point d'appétit. Le lendemain, on reconnaît, dans la partie inférieure du bas-ventre, du côté droit, une tumeur dont les progrès sont très rapides ; car, en deux jours, elle a atteint le volume que nous lui voyons aujourd'hui. Les bains de siège et les cataplasmes n'ont amené qu'un soulagement très médiocre, et la malade est apportée à l'hôpital dans un état de souffrance extrême, dont on se rend maître le soir même par des applications laudanisées sur le bas-ventre et l'administration de quelques grains d'opium à l'intérieur.

Le 25 avril, trente sangsues sur la fosse iliaque droite, une pilule de 0,05 d'extrait aqueux thébaïque toutes les quatre heures, cataplasmes laudanisés ; le soulagement est presque immédiat, et, le 26, nous la trouvons avec la face plus calme, la chaleur à la peau moindre, le pouls moins fréquent, 88 pulsations ; mais ce qu'il y a de plus remarquable, c'est le retrait de la tumeur, qui a diminué dans tous les sens, qui est moins dure à la pression et tout à fait indolente. Pourtant la percussion est douloureuse à l'hypogastre. Le toucher fait reconnaître la présence de la tumeur, surtout à droite de l'utérus, mais cet organe a recouvré un peu de sa mobilité, et la douleur provoquée par le toucher est beaucoup moins grande. Du reste, langue blanche et humide, soif vive et perte de l'appétit. — Vingt-cinq sangsues sur la fosse iliaque droite ; huile de croton, deux gouttes en deux pilules ; extrait aqueux thébaïque, 0,10 en deux pilules ; limonade ; bouillon.

Le 27 avril, état moins satisfaisant : chaleur à la peau, 92 pulsations, langue collante, soif vive, perte d'appétit ; la moitié inférieure du ventre très tendue et assez douloureuse ; très peu de garde-robes. Nous passons au traitement mercuriel ; frictions avec l'onguent mercuriel, trois fois par jour ; cataplasmes ; calomel 0,10 et extrait thébaïque 0,30 pour six pilules, une toutes les quatre heures ; lavement avec 45 grammes de sulfate de soude, 15 grammes de follicules de séné et 8 grammes de chlorure de sodium.

Le 28 avril, la malade se trouve assez bien des mercuriaux et des opiacés ; mais le pouls est redevenu fréquent ; 104 pulsations, la peau chaude, les lèvres et la langue sèches, la soif vive, l'appétit perdu, le ventre toujours tendu, surtout dans la fosse iliaque droite. — Même traitement : un bain. Dans la soirée, un besoin pressant d'aller à la garde-robe se fait sentir, et est suivi de l'expulsion d'une grande quantité de matières jaunâtres, purulentes, mélangées à des fausses membranes ; depuis ce moment, les évacuations se succèdent si rapidement que la malade passe presque la nuit tout entière sur le bassin ; aussi la trouvons-nous, le lendemain, dans un état d'accablement extrême, la face pâle, mais calme, la peau un peu froide, les lèvres, la langue et les dents sèches ; quelques envies de vomir ; le ventre est moins tendu, mais il existe encore une rénitence très marquée de la moitié inférieure de l'abdomen. La tumeur a entièrement disparu, et la tension est plus prononcée maintenant à gauche qu'à droite ; 100 pulsations. Limonade vineuse ; bouillon.

Le 30 avril, la diarrhée continue et la malade rend encore une assez grande quantité de matières blanches. Aussi l'affaiblissement produit par ces évacuations répétées continue-t-il, et même d'une manière assez inquiétante ; la face est un peu altérée ; mais ce qu'il y a surtout de remarquable, c'est le refroidissement des extrémités et la sécheresse de la langue ; pourtant, le ventre est à peu près indolent, et, sauf un peu de rénitence, du côté droit principalement, on ne pourrait pas se douter que l'abdomen a été le siège d'une affection aussi grave ; 84 pulsations ; 24 respirations un peu suspirieuses. Sous-nitrate de bismuth et diascordium, 4 grammes de chaque.

Sous l'influence de ces derniers médicaments, le dévoiement s'arrête enfin, et, en même temps que l'on voit disparaître les phénomènes qui ont accompagné la rupture du foyer du rectum, la peau reprend sa chaleur et le pouls sa fréquence primitive. Nous constatons, le 4 mai, que l'utérus est définitivement immobilisé et comme perdu au milieu d'une sorte de gangue inflammatoire, qui le fixe dans l'antéflexion et l'antéversion; le vagin est toujours très chaud; la peau chaude; le ventre seul paraît débarrassé, quoiqu'il y ait encore de la rénitence dans les deux fosses iliaques.

Quatre ou cinq jours après, les douleurs reparaissent dans le bassin, qui redevient sensible à la pression. La peau prend de la chaleur, la fièvre s'allume; ces accidents ne sont qu'incomplètement calmés par l'administration de l'opium à haute dose. Un vésicatoire est appliqué, le 1er juin, sur la fosse iliaque droite. Le jour même, la malade est prise de nouveau de diarrhée; évacuations répétées, avec ténesme, composées de matières liquides purulentes; irritation très grande à l'anus, cuisson en urinant, perte de sommeil; cette fois, le dévoiement est très difficile à arrêter; la malade a de dix à vingt garde-robes dans les vingt-quatre heures. Pendant deux jours, elle rend des matières purulentes; plus tard, les excrétions sont composées de matières bilieuses jointes à des débris membraneux; amaigrissement, pâleur, décoloration, facies terne; pouls vif et fréquent; 108 pulsations; rénitence dans la moitié inférieure du ventre, avec conservation de la sonorité dans toute son étendue; l'utérus est complètement immobile, adhérent des deux côtés, surtout à gauche, où il existe une tuméfaction notable, que l'on retrouve encore mieux par le rectum et dont on constate les relations avec l'organe utérin, auquel elle adhère.

Le rétablissement est long et difficile; aussi consentons-nous facilement à ce que la malade aille passer sa convalescence dans sa famille. Elle y reste sept semaines, du 21 juillet au 6 septembre; son état s'améliore, mais la guérison complète n'arrive pas; elle conserve de la diarrhée, des douleurs dans le bas-ventre, surtout à droite; elle rentre à l'hôpital dans un état d'amaigrissement très marqué, de pâleur et de souffrance. Quelques jours après, apparition de quelques boutons de varioloïde. A peine rétablie de cette légère affection, la malade commence à se plaindre de petits mouvements fébriles vers le soir; on trouve une altération dans le murmure respiratoire au sommet droit, de la respiration saccadée dans presque tout le poumon gauche, en arrière. Le ventre est indolent à la pression; mais l'utérus est absolument immobile dans le bassin, surtout du côté gauche, en arrière. Aux signes de tuberculisation pulmonaire s'ajoutent, de temps en temps, des douleurs assez vives dans le bas-ventre, qui témoignent d'une recrudescence de l'inflammation péri-utérine.

L'état chloro-anémique et la maigreur de cette malade nous engagent à la soumettre à l'emploi des toniques et des analeptiques; l'huile de foie de morue, le sirop de pyro-phosphate de soude et de fer, le vin de quinquina, modifient avantageusement son état; les accès fébriles intermittents sont définitivement enlevés par l'extrait de feuilles d'olivier; enfin, des bains de siége répétés sont administrés soit avec de l'eau tiède, soit avec de l'eau chargée de principes alcalins. Ces divers moyens combattent si efficacement les accidents que, contre toute attente, la malade commence à reprendre des forces et de l'embonpoint, et peut quitter l'hôpital dans les premiers jours de janvier, dans un état véritablement satisfaisant, conservant pourtant l'adhérence de l'utérus, surtout du côté gauche, et quelques signes de tuberculisation. Malheureusement, cette amélioration n'était pas définitive, et bientôt une diarrhée chronique la plonge dans un marasme profond auquel elle succombe, le 31 mai, dans le service d'un de mes collègues, M. Boucher de la Ville-Jossy, à l'obligeance duquel je dois d'avoir pu examiner les altérations pathologiques.

Autopsie. — Le cadavre est d'une maigreur excessive. La cavité abdominale, proprement dite, est parfaitement libre d'adhérences, l'extrémité seule de l'épiploon est adhérente, dans quelques points, à la paroi abdominale antérieure inférieurement et à la masse qui remplit exactement le petit bassin. Cette masse est surmontée par l'S iliaque du côlon, dont plusieurs anses ont contracté des adhérences intimes avec le fond de l'utérus et les annexes, que l'on n'aperçoit pas du reste tant il y a d'adhérences et de fausses membranes dans la cavité pelvienne. En ouvrant l'intestin, depuis l'S iliaque jusqu'à l'anus, on découvre, au niveau de l'angle supérieur gauche de l'organe utérin, à 0,15 au moins de l'anus, une ulcération de la grandeur d'une pièce de deux francs, traversée par des espèces de brides molles et jaunâtres, aux bords mous et également jaunâtres. Cette ulcération conduit librement dans une cavité qui pourrait loger un œuf de dinde, située transversalement de dedans en dehors et un peu de haut en bas, au milieu d'adhérences très nombreuses et d'un épaississement considérable du tissu cellulaire, qui forment une espèce de tumeur presque du volume du poing, accolée supérieurement au bord latéral gauche de l'utérus. Cette cavité est colorée en jaunâtre à son intérieur, sans doute par les matières stercorales, et les parois sous-jacentes sont brunâtres ; elle ne paraît pas toutefois contenir de matières en ce moment. Impossible de reconnaître d'une manière certaine la nature de cette cavité, mais on croit découvrir quelque chose qui rappelle la trompe, tandis que l'ovaire semble avoir été détruit ou être transformé en cette cavité qui communique avec l'intestin. Du côté gauche, l'ovaire et la trompe sont perdus, comme l'utérus, au milieu d'adhérences, mais moins serrées qu'à droite et infiltrées de sérosité. Ces deux organes sont accolés le long du bord gauche de l'utérus, en bas et un peu en arrière; l'ovaire est plutôt atrophié qu'augmenté de volume ; il en est de même de la trompe ; tous les deux sont fortement congestionnés. L'utérus, assez allongé et comme effilé, par suite de la compression qu'il a subie, est légèrement incliné vers le côté gauche, et, tandis que le cul-de-sac du vagin est presque effacé du côté droit, ce cul-de-sac est au contraire assez profond à gauche, ce qui donne au col une longueur trois ou quatre fois plus considérable dans cette direction (0,015 à gauche, 0,004 à 0,005 à droite). Le col de l'utérus est petit, fortement ulcéré sur la lèvre antérieure, qui est comme rongée par la dent fine d'un animal; un peu de mucus entre les lèvres, qui sont écartées légèrement l'une de l'autre. L'allongement de l'utérus paraît avoir porté sur le corps de l'organe, dont la cavité est très allongée et tapissée dans toute son étendue par de la matière tuberculeuse, jaunâtre, grumeleuse et solide, très adhérente à la muqueuse, qui semble avoir disparu. De petites masses tuberculeuses, caséiformes, sont disséminées, soit dans l'épaisseur de la tumeur, soit dans le tissu cellulaire pelvien ; peut-être sont-ce des ganglions tuberculeux, et, ce qui porte à le croire, c'est la présence au-devant de la colonne vertébrale de nombreux ganglions complètement transformés en matière tuberculeuse et dont quelques-uns sont plus gros que des œufs de pigeon. Injection très vive de la partie inférieure du gros intestin, avec de nombreuses ulcérations en grande partie cicatrisées; injection de la vessie et du canal de l'urèthre.

Foie graisseux et volumineux. Nombreux tubercules infiltrés dans les deux poumons, mais sans ramollissement.

Ce qu'il y a de plus intéressant à signaler dans cette observation, c'est, comme nous l'avons dit, la marche de la pelvi-péritonite, qui a été la première manifestation significative de la présence dans les organes génitaux de tubercules qui, sans doute, existaient déjà depuis un temps assez long lorsque l'inflammation de la séreuse s'est produite, mais qui, jusque-là, n'avaient suscité d'autre symptôme qu'une leucorrhée abondante, sans véritable valeur séméiotique. Nous avons d'abord à faire remarquer que, chez cette jeune fille, qui était vierge, cette pelvi-péritonite est survenue sans aucune cause déterminante, comme déjà dans l'observation précédente, contrairement à ce qui a lieu dans les autres variétés de l'orchite féminine. Nous avons ensuite à appeler l'attention sur l'anomalie des accidents du début, tout à fait insidieux, de cette pelvi-péritonite purulente qui, le lendemain de son invasion, permet à la malade de reprendre momentanément son travail. Nous avons à indiquer que cette affection ne donne lieu qu'à des douleurs très obscures, quoique cependant l'inflammation de la séreuse doive, le cinquième jour de son développement, se traduire par une tumeur qui remplit, le septième jour, la moitié inférieure de l'abdomen, et doive, le treizième jour, malgré un traitement très énergique, amener une évacuation purulente rectale d'une abondance excessive. Nous avons encore à mentionner, après l'amendement incomplet qui a suivi la fin de cette première évacuation purulente et l'affaissement considérable de la tumeur à ce moment, le retour d'accidents très analogues à ceux de l'invasion, mais beaucoup plus intenses et surtout beaucoup plus douloureux, et qui se sont manifestés, comme dans l'observation de M. Boucher, à une époque à peu près correspondante du mois à celle où a eu lieu le début de la pelvi-péritonite. Nous avons enfin à signaler la rapide et abondante suppuration qui s'est produite dans cette recrudescence, comme au début, et a reconstitué, en un temps très court, la tumeur qui avait presque disparu et qui est venue de nouveau se faire jour par le rectum vers le quinzième ou le seizième jour, ainsi presque à la même époque que le mois précédent. Après cette nouvelle et très abondante évacuation de pus et de fausses membranes par le rectum, qui semble avoir contenu les débris de l'ovaire et de la trompe, dont on n'a plus trouvé que des débris plus ou moins méconnaissables à l'autopsie, survient une fausse convalescence de la malade. Cette convalescence est si précaire, que cette jeune fille est bientôt obligée de rentrer une première, puis une seconde fois à l'hôpital, minée par la consomption à laquelle elle doit finir par succomber. Nous devons indiquer que les symptômes de l'affection génitale pendant le second séjour de la malade à l'hôpital étaient plus marqués que, sans le vouloir, l'a indiqué Aran, contre lequel cette jeune fille avait, dès cette époque, conçu une telle et si injuste prévention, que ce mauvais sentiment a été la cause de sa seconde sortie de Saint-Antoine. Malgré l'amendement qu'elle avait obtenu, l'appréhension qu'elle avait du toucher a persisté et a fait qu'elle n'a plus voulu ultérieurement rentrer dans le service d'Aran, qui tenait à voir l'autopsie. La répugnance invincible que cette malade avait contre toutes les personnes du service dans lequel elle avait d'abord été soignée a été cause du peu de détails que l'observation contient sur la dernière période de sa maladie. Il en est résulté en particulier le défaut de mention de la persistance des douleurs pelviennes qui, loin de disparaître pendant les progrès de la phthisie pulmonaire, persévéraient, si même elles n'ont pas été s'aggravant concurremment avec tous les phénomènes de la consomption.

J'ai signalé ces derniers détails, que je tiens de mon excellent ami M. Boucher, parce que la marche, que la pelvi-péritonite affecte chez un phthisique pendant l'évolution de la tuberculisation pulmonaire, est un élément très important pour le diagnostic de la nature de l'orchite qui, comme nous l'avons dit, peut être simplement chronique, avoir même pris la forme chronique parce que la femme est tuberculeuse ou prédisposée à le devenir, ou être une manifestation propre de la diathèse tuberculeuse. Dans le premier cas, on voit ordinairement les symptômes de la pelvi-péritonite chronique, au lieu de s'aggraver, offrir une rétrocession plus ou moins lente pendant la marche fatale de la tuberculisation pulmonaire, dont les progrès déterminent la cessation de la fonction menstruelle et en même temps celle des fluxus morbides correspondants vers les organes génitaux. Dans le second cas, au contraire, les symptômes continuent et empirent concurremment à ceux de la consomption. Ces progrès de l'affection génitale, la persistance dans une consomption avancée de la menstruation ou plutôt de métrorrhagies irrégulièrement périodiques, enfin la consistance pâteuse, d'un caractère tout particulier, de la tumeur, qui est constituée par la trompe ou l'ovaire infiltré de tubercules ramollis, et les bosselures plus ou moins irrégulières qu'elle présente, sont, je dois le dire, les seuls éléments qu'on puisse invoquer chez une phthisique, pour distinguer une orchite chronique simple d'une orchite tuberculeuse. Aussi, conçoit-on qu'on doive être infiniment réservé dans un semblable diagnostic et qu'on doive, dans le doute, admettre, pour le traitement, qu'il s'agit plutôt d'une orchite tuberculeuse pour sauvegarder la malade de médications téméraires. Cette difficulté du diagnostic, grande dans les deux premières variétés de l'orchite tuberculeuse que nous venons d'indiquer, est plus marquée encore dans la troisième variété de la phthisie génitale, qui nous reste à signaler, et qui est, croyons-nous, la plus commune, mais surtout la plus importante à connaître.

Dans cette variété, à laquelle appartient l'observation VI (1) de ma clinique, que je regrette de ne pas rapporter, la production morbide se développe dans les organes génitaux consécutivement à une pelvi-péritonite d'une date plus ou moins éloignée, qui, lorsqu'elle s'est manifestée, devait être bien légitimement considérée soit comme puerpérale, soit comme blennorrhagique, soit de toute autre variété. Dans ces cas, la tuberculisation des organes génitaux se produit, tantôt dans une période tardive, souvent très tardive, de l'orchite qui, après avoir été plus ou moins aiguë au début, avait revêtu la forme chronique simple pendant un temps assez long. Elle survient, tantôt au bout de plusieurs mois ou années après la guérison d'une pelvi-péritonite d'une variété quelconque, de telle sorte qu'alors l'orchite tuberculeuse paraît être une récidive de l'inflammation de la séreuse pelvienne, et

(1) Voyez t. II, p. 53.

cela d'autant plus facilement qu'un grand nombre de celles-ci ont un début insidieux. Ce qui caractérise surtout l'évolution des tubercules, soit dans une période tardive d'une orchite jusque-là simplement inflammatoire, soit lorsqu'elle se présente comme une pseudo-récidive de cette affection, c'est l'ensemble constitutionnel qu'offrent les malades. On trouve les troubles généraux habituels de la phthisie conjoints à une pelvi-péritonite chronique d'une marche souvent insolite, qui a pu donner lieu en particulier à des collections purulentes péri-utérines, sans qu'il y ait eu un travail inflammatoire bien caractérisé, et qui progresse sans rétrograder, quoiqu'elle offre des exacerbations irrégulièrement intermittentes. L'habitus extérieur des malades, le dépérissement auquel elles sont en proie, les sueurs dont elles sont incommodées la nuit, les troubles gastriques et intestinaux qu'elles présentent, enfin les caractères du mouvement fébrile, tout indique une consomption tuberculeuse, dont la gravité est en désaccord avec les signes physiques fournis par l'examen de la poitrine, qui parfois ne contient pas de tubercules ou ne contient que des tubercules commençants. Cette consomption tuberculeuse s'aggrave concurremment à l'affection génitale, qui suit lentement sa marche destructive jusqu'à la mort, comme dans une observation d'Aran, si elle n'est interrompue soit par la généralisation de l'inflammation à tout le péritoine, soit par une nouvelle poussée tuberculeuse qui déterminera, notamment dans les poumons, des altérations de nutrition, et suscitera des accidents plus ou moins rapidement mortels.

Nous n'avons pas à décrire les accidents rapidement funestes, qui caractérisent la généralisation de l'inflammation du péritoine pelvien au péritoine abdominal, indiqués dans une des observations de Siredey, parce qu'ils sont identiques à ceux qui surviennent, en pareille circonstance, dans les pelvi-péritonites purulentes. Nous avons seulement à signaler qu'on peut attribuer à cette terminaison, pour ainsi dire accidentelle, l'absence de tubercules pulmonaires dans l'observation de M. Siredey, qui fait exception à la loi posée par M. Louis, et qui, d'ailleurs, a été mentionnée dans l'orchite tuberculeuse chez l'homme, ce qui ajoute une nouvelle similitude entre ces deux affections homologues dans les deux sexes. Une terminaison aussi rapidement funeste peut être produite, comme dans une observation de Mme Boivin (1), par le développement d'une phthisie galopante ou du moins d'une affection aiguë de poitrine, symptomatique de l'altération de nutrition pulmonaire, qu'il était très difficile de caractériser dans ce fait. On peut faire une semblable remarque pour une des observations de Reynaud dans laquelle la terminaison également précoce a eu pour cause une méningite tuberculeuse, qui est survenue sous la même influence générale que l'altération de nutrition des organes génitaux. Nous ne pouvons passer en revue les diverses terminaisons fatales qui peuvent se produire dans l'orchite tuberculeuse consécutivement à l'éruption secondaire de granulations tuberculeuses dans les différents organes, parce que cela rentre dans l'histoire générale de la phthisie. Nous nous bornerons à dire que cette éruption secondaire a, le plus souvent, pour siège les poumons, qui s'affectent davantage, s'ils l'étaient, ou, s'ils ne l'étaient pas, sont envahis par des tubercules qui ont, en général, une évolution rapide. Nous ne décrirons pas les accidents divers, souvent très aigus, qui caractérisent une dernière phase de la maladie, dans laquelle prédomine l'ensemble séméiotique de la phthisie.

Au début des pelvi-péritonites tuberculeuses, les malades sont prises, tantôt sans cause, tantôt sous l'influence de la menstruation, de douleurs vives, aiguës siégeant dans le bas-ventre, s'irradiant dans les reins, la partie interne des cuisses, avec nausées, vomis sements, ballonnement du ventre, fièvre vive, qui font craindre une péritonite très aiguë. Mais bientôt un peu de rémission se produit dans les symptômes; leur gravité est loin de répondre, le troisième ou le quatrième jour, à l'acuité du début. Ce qu'il y a de spécial, c'est que l'inflammation, au lieu de marcher rapidement vers la suppuration ou la guérison, s'éternise, reste stationnaire; la tumeur que forme la collection péritonéale diminue lentement,

(1) Obs. de Mme Boivin, mémoire cité, obs. I, p. 3.
Avortement à cinq mois de grossesse à la suite d'une application de sangsues nécessitée par une affection aiguë de poitrine. — Mort le dixième jour de l'invasion de l'affection pulmonaire aiguë. — Pelvi-péritonite tuberculeuse. — Tubercules pulmonaires. — Collection purulente dans le grand lobe du poumon droit.

puis augmente tout à coup avec recrudescence des accidents généraux. Ce qu'il a de spécial, c'est la rapidité avec laquelle se produit la suppuration dans les pelvi-péritonites tuberculeuses, de telle sorte que, lorsqu'on voit une pelvi-péritonite non puerpérale donner lieu, en un très petit nombre de jours, à des collections purulentes considérables, on peut assurer, avec une sorte de certitude, qu'il s'agit de tubercules des organes génitaux. On a, de plus, comme élément de diagnostic différentiel des pelvi-péritonites chroniques simples, qu'on observe presque constamment chez des femmes prédisposées à la phthisie, que dans celles-ci une exacerbation de l'état pathologique pelvien est suivie d'une amélioration des symptômes thoraciques, tandis que, dans les pelvi-péritonites tuberculeuses, il y a en même temps exacerbation des accidents pelviens et des accidents thoraciques. Il n'y a plus d'hésitation possible quand la collection purulente s'est ouverte ou a été ouverte artificiellement et que l'incision reste fistuleuse. Aussi peut-on dire que, grâce aux travaux considérables dont la pelvi-péritonite tuberculeuse a été l'objet depuis une trentaine d'années, le diagnostic de cette néfaste affection génitale est en général facile.

La nature de cette pelvi-péritonite indique, d'une part, qu'il faut, au début, être très réservé dans l'emploi des émissions sanguines locales, et qu'il faut, dans tous les cas où les sangsues ne sont pas absolument indispensables, leur substituer des vésicatoires ou autres révulsifs ; elle indique, d'autre part, qu'on doit soumettre les malades à une médication générale : huile de foie de morue, eaux sulfureuses. Je n'ai pas à vous signaler la nécessité du repos absolu au lit, des applications appropriées sur la fosse iliaque malade, qu'on doit examiner attentivement chaque jour, de manière à saisir la fluctuation. L'ouverture de ces collections tuberculeuses ne donne pas lieu, dans ces cas, aux heureux résultats qu'on observe dans les pelvi-péritonites inflammatoires, mais elle empêche un assez grand nombre d'accidents de se produire. J'y ai eu recours, Aran et Gosselin également ; l'ouverture est restée purulente dans tous les cas, et même dans celui de Gosselin il y avait ouverture du kyste péritonéal dans l'intestin. Chez toutes ces malades, il y a eu, consécutivement à l'ouverture de l'abcès, une amélioration marquée. Dans l'observation d'Aran et dans celle de Gosselin, l'amélioration est telle que les malades sont sorties de l'hôpital et ont pu reprendre, pendant un certain temps, leurs occupations habituelles. Les améliorations si marquées et surtout si prolongées permettent de croire que la pelvi-péritonite tuberculeuse n'est pas fatalement mortelle. On peut espérer qu'on peut voir guérir certaines malades qui sont placées dans de si heureuses conditions de fortune qu'elles peuvent ne reculer devant aucune dépense pour aller prendre des eaux sulfureuses, sans craindre la fatigue d'un long voyage. Le plus grand nombre de ces malades sans doute succomberaient, mais un succès légitimerait d'avoir eu recours à la seule chance de salut qui restait à la malade.

TABLE

Pages.

PARIS. — IMPR. G. ROUGIER ET Cie, RUE CASSETTE, 1.

www.ingramcontent.com/pod-product-compliance
Ingram Content Group UK Ltd.
Pitfield, Milton Keynes, MK11 3LW, UK
UKHW020147250726
13967UKWH00002B/905

9 782012 965027